Immer zusammen
durch
DICK & DÜNN

LIEBE ZUR DIÄT umfasst 400 Diät-relevante Begriffe A–Z zu lebensbewegenden Themen wie Diäten-Wahn, Ernährungsumstellung, mehr oder weniger gescheiterte Abnehmversuche, emotionale Unterzuckerung und sonstige Stoffwechselgeschichten – von A wie *Ananas-Diät* über M wie *Muttermilch* bis Z wie *Zuckerbrot und Peitsche*.

LIEBE ZUR DIÄT ist ein Nachschlagewerk für all diejenigen, die sich gern mit Diät beschäftigen oder in der einen und anderen Weise von diesem Dauerlutscher betroffen sind. Von solchen Diätisten soll es jedenfalls reichlich geben. Jeder hat in seinem Leben schon einmal Diät gehalten – oder plant, es (wieder) zu tun – oder meint zumindest, der Partner sollte es tun – oder ist mit jemandem bekannt oder verwandt, der es getan hat.

LIEBE ZUR DIÄT dient als heiterer Ratgeber in Fragen der Ernährung und dem kaum noch überschaubaren Angebot an Diäten. Es erwähnt gleichermaßen unumgängliche Umstände der Liebe und des Lebens, die jeden Erfolg oder Misserfolg einer Diät begleiten. Alle 400 Kapitel, die leicht verdaulich zubereitet sind, nehmen Bezug aufeinander und ergänzen sich gegenseitig, sodass man kreuz und quer lesen kann.

Die Autorin Julianne Ferenczy ist Rechtsanwältin, Mediatorin, Paar- und Einzel-Coach. Bereits in ihrem Erstlingswerk **WÜRFEL LIEBE A bis Z** (Juni 2020) äußert sie den begründeten Verdacht, dass zwischen Liebe und Diät ein Zusammenhang besteht. Nun ist sie dieser Vermutung nachgegangen und offenbart in ihrem neuen Buch **LIEBE ZUR DIÄT – Was Liebe mit Diät zu tun hat**, wie sehr Akzeptanz und Selbstliebe, aber auch innere Größe und geistige Freiheit nötig sind, um sich unabhängig von gängigen Schönheitsidealen und vorgeschriebenem Essverhalten im eigenen Körper und Dasein wohlzufühlen.

LIEBE ZUR DIÄT erhebt keinen Anspruch auf aktuelle Richtigkeit, weder aus medizinischer noch aus Diät-wissenschaftlicher Sicht. Seitens Autorin und Verlag wird keine Haftung übernommen, was auch immer sich der Einzelne der werten Leserschaft als Konsequenz oder Ernährungsregel aufgrund des Gelesenen ausdenken mag. Alle Aussagen in diesem Buch erfolgen ausdrücklich ohne Gewähr. Nichtsdestotrotz verfolgen sie das hehre Ziel, ein Mehr an geistiger Freiheit, spielerischer Freude, gesunder Leichtigkeit und konzeptfreiem Umgang mit dem Leben, der Liebe und unserem körperlichen Sein zu vermitteln.

Bitte fragen Sie im Zweifel Ihren Arzt oder Apotheker,

aber grundsätzlich am liebsten sich selbst!

JULIANNE FERENCZY

LIEBE ZUR DIÄT
Was Liebe mit Diät zu tun hat

A–Z Nachschlagewerk
für Diätisten und ihre Angehörigen

1. Auflage 2022

Liebe zur Diät – Was Liebe mit Diät zu tun hat
Julianne Ferenczy

© 2022 Mind is King Verlag
Heidenheim a. d. Brenz
E-Mail: Wuerfel@LiebeAbisZ.com
Skype-Coaching: julianne.ferenczy
Facebook: Liebe A bis Z
Instagram: julianneferenczy

www.MindisKingVerlag.com
www.LiebezurDiät.com
www.LiebeAbisZ.com
www.julianne-ferenczy.com

Druck und Bindung: Finidr, s.r.o. (www.finidr.cz)
Covergestaltung: Mind is King Verlag
Cover Motiv: vectorpocket/deposiphotos.com
Rückseite Motiv: tatty77tatty/deposiphotos.com
Innencover Motiv: fleaz/istockphoto.com

ISBN 978-3-98228-230-5

Alle Rechte vorbehalten.
Die Verwertung der Texte, auch auszugsweise, ist ohne schriftliche Zustimmung des Verlages untersagt. Dies gilt auch für Vervielfältigungen und Übersetzungen und für die Verarbeitung mit elektronischen und digitalen Systemen.

Der Verlag weist ausdrücklich darauf hin, dass im Text enthaltene externe Links nur bis zum Zeitpunkt der Buchveröffentlichung geprüft werden konnten. Auf spätere Veränderungen hat der Verlag keinen Einfluss. Auch für den Inhalt der Links ist eine Haftung ausgeschlossen, da sich diese weder Verlag noch Autorin zu eigen machen.

INHALT

Vorwort	11
Gesundheitshinweise	12

A — 13
Abendbrot	14
Abführmittel	15
Abhängigkeit	16
Ablenkung	17
Abnehmen	18
Abspeisung	19
Abwechslung	20
Achtsamkeit	21
Adipositas	22
Akzeptanz	23
Alkohol	24
All-you-can-eat	25
Allergie	26
Allesfresser	27
Alter	28
Aminosäuren	29
Ananas-Diät	30
Antioxidantien	31
Apfelessig	32
Aphrodisiakum	33
Appetitzügler	34
Armlängentest	35
Askese	36
Atkins-Diät	37
Aufessen	38
Ayurveda-Diät	39

B — 40
Babynahrung	41
Babypfunde	42
Babyspeck	43
Backkünste	44
Ballaststoffe	45
Basenfasten	46
Bauch	47
Bauchgefühl	48
Bauchmassage	49
Befriedigung	50
Belohnung	51
Beschäftigung	52
Betäubung	53
Betthupferl	54
Beweglichkeit	55
Bewegung	56
Bewertung	57
Bikini-Diät	58
Bio	59
Biorhythmus	60
Blutgruppen-Diät	61
Blutzucker-Diät	62
Blutzuckerspiegel	63
Body-Mass-Index	64
Breatharian-Diät	65
Brigitte-Diät	66
Brot-Diät	67
Broteinheit	68
Buddha-Diät	69
Büfett	70
Bulimie	71
Bulletproof-Diät	72
Bundeslebensmittelschlüssel	73

C — 74
Café	75
Candida-Diät	76
Carnivore-Diät	77
Cellulite	78
Cheat-Day	79
Cholesterinspiegel	80
Clean Eating	81
Crash-Diät	82

D — 83
Darm	84
Darmflora	85
DASH-Diät	86
Dauerlutscher	87
Detox-Diät	88
Diabetes	89
Diät	90
Diäten-Falle	91
Diät-Produkte	92
Diäten-Wahn	93
Diätetik	94

Dinner Cancelling	95
Disziplin	96
DNA-Diät	97
Dosenfutter	98
Dream-Team	99
Drogen	100
Dukan-Diät	101
Durst	102

E	103
Eier-Diät	104
Einkaufen	105
Eiweiß-Diät	106
Energiedichte	107
Entgiftungskur	108
Entspannung	109
Entzündung	110
Ernährung	111
Ernährungsberatung	112
Ernährungsplan	113
Ernährungspyramide	114
Ersatzbefriedigung	115
Erscheinungsbild	116
Erwartungshaltung	117
Eskimo-Diät	118
Essstörung	119
Essverhalten	120
Evers-Diät	121
Extra-Pfunde	122

F	123
Familie	124
Fast-Food	125
Fasten	126
Fastenbrechen	127
Fatburner	128
FdH	129
Feierabend	130
Feinschmecker	131
Fernsehteller	132
Fertiggerichte	133
Fettabsaugen	134
Fette	135
Fettleibigkeit	136
Fettverbrennung	137
Fit-for-Fun-Diät	138
Fit-for-Life-Diät	139

Fitness	140
Fleischesser	141
Flüssignahrung	142
Freiheit	143
Fressanfall	144
Fruchtzucker	145
Frühstück	146
Frustessen	147
Frutarier	148
Fünf Elemente	149
Futterneid	150
Fütterung	151

G	152
Gastfreundschaft	153
Gemüse	154
Genuss	155
Geruchssinn	156
Geschmack	157
Geschmacksnerven	158
Geschmackssache	159
Geschmacksverstärker	160
Geselligkeit	161
Gesellschaft	162
Gesundheit	163
Getreide	164
Gewicht	165
Gewichtsverlust	166
Gewohnheit	167
Glückskekse	168
Gluten	169
Glyx-Diät	170
Gnadenbrot	171
Grazing-Diät	172
Grundumsatz	173
Gruppenzwang	174

H	175
Hamsterbacken	176
Handvoll	177
Hausmannskost	178
Heilfasten	179
Heißhungerattacke	180
Henkersmahlzeit	181
High-Carb-Diät	182
Hollywood-Diät	183
Hormon-Diät	184

Hormone	185
Hüftgold	186
Hunger	187
Hungerhaken	188
Hungersnot	189
Hungertod	190
Hygiene	191
Hypnose	192

I — 193
Idealgewicht	194
IIFYM-Diät	195
Imbiss	196
Immun-Diät	197
Industriezucker	198
Instantsuppe	199
Insulinspiegel	200
Intervallfasten	201
Intoleranz	202
Intuition	203
Intuitives Essen	204

J — 205
Japan-Diät	206
Jesus-Diät	207
Jo-Jo-Effekt	208
Junk-Food	209

K — 210
Kaffeeklatsch	211
Kalorien	212
Kalorienverbrauch	213
Kalorienzählen	214
Kalte Küche	215
Karma-Diät	216
Kartoffel-Diät	217
Keto-Diät	218
Ketose	219
Knabbereien	220
Kochbücher	221
Kochen	222
Kohlenhydrate	223
Kohlsuppen-Diät	224
Konfektionsgröße	225
Konkurrenz	226
Kontrolle	227
Konzepte	228
Körper	229
Körpergefühl	230
Körperkult	231
Krafttraining	232
Krankheit	233
Kräuterhexe	234
Krebs-Diät	235
Küche	236
Kultur	237
Kummerspeck	238
Kur	239
Kushi-Diät	240
Küssen	241

L — 242
Laktose	243
Langeweile	244
Langsamkeit	245
Leben	246
Lebensmittel	247
Lebensmittelindustrie	248
Lebensqualität	249
Leistungsdruck	250
Liebe	251
Liebesbeweis	252
Liebeskummer	253
Liebesmahl	254
Lieblingsessen	255
Lieferservice	256
LOGI-Diät	257
Low-Carb-Diät	258
Low-Fat-Diät	259

M — 260
Magen	261
Magenverkleinerung	262
Magersucht	263
Makrobiotik	264
Mangelerscheinungen	265
Markert-Diät	266
Mäßigung	267
Maßband	268
Meal Prep	269
Meditation	270
Medizin	271
Mensch	272

Metabolic-Diät	273
Milchprodukte	274
Militär-Diät	275
Mineralstoffe	276
Mischkost	277
Mitesser	278
Mittagessen	279
Mittelmeer-Diät	280
Mode	281
Model-Diät	282
Modelmaße	283
Molke-Diät	284
Mond-Diät	285
Mono-Diät	286
Montignac-Methode	287
Motivation	288
Muskelaufbau	289
Muttermilch	290
N	291
Nachtisch	292
Nährstoffmangel	293
Nahrung	294
Nahrungsergänzungsmittel	295
Nährwerttabelle	296
Naschen	297
Nervennahrung	298
New-York-Diät	299
Nimmersatt	300
Normalgewicht	301
NOVA-System	302
Null-Diät	303
Nüsse	304
Nutripoints-Diät	305
NuTron-Diät	306
Nutropoly-Diät	307
O	308
Oberweite	309
Obst	310
Olivenöl	311
Omega 3/6/9	312
One-Day-Diät	313
Orthorexie	314
OSC-Diät	315
Oversize	316
P	317
Paläo-Diät	318
Pausenbrot	319
Pfundskur	320
Pritikin-Diät	321
Problemzonen	322
Protein-Shake	323
Proteine	324
PSMF-Diät	325
Psycho-Diät	326
Q	327
Qi	328
Quark	329
Quinoa	330
R	331
Rauchen	332
Reizdarmsyndrom	333
Restaurant	334
Resteessen	335
Rettungsringe	336
Rezepte	337
Rohkost-Diät	338
S	339
Salz	340
Sättigung	341
Sauerkraut-Diät	342
Saugen	343
Scheinfasten-Diät	344
Schlaf	345
Schlank-im-Schlaf-Diät	346
Schlankheitswahn	347
Schlankmacher	348
Schokolade	349
Schönheitsideal	350
Schönheitsoperation	351
Schonkost	352
Schroth-Kur	353
Selbstliebe	354
Selbstversorger	355
Seniorenteller	356
Sex	357

Sirtfood-Diät	358
Sirtuin-Diät	359
Smoothie	360
Soziale Grillgruppe	361
Spiegel	362
Spiritualität	363
Sport	364
Steinzeitmensch	365
Sterbefasten	366
Sternzeichen-Diät	367
Stöcker-Diät	368
Stoffwechsel	369
Stoffwechsel-Diät	370
Stressbewältigung	371
Sucht	372
Superfood	373
Suppenkasper	374
Süßigkeiten	375
Süßstoffe	376

T	377
1000-Kalorien-Diät	378
Tagebuch	379
Thermogenese	380
Tiefkühlkost	381
Timing	382
Tod	383
Traumfigur	384
Trennkost-Diät	385
Trinken	386
Trostpflaster	387

U	388
Überessen	389
Unterschiede	390
Unterzuckerung	391
Unverträglichkeit	392

V	393
Veganer	394
Vegetarier	395
Verbot	396
Verdauung	397
Verstopfung	398
Verzicht	399

Vitamine	400
Völlerei	401
Vollkorn	402
Vollwertkost	403
Volumetrics-Diät	404
Vorratskammer	405

W	406
Waage	407
Wahrnehmungsstörung	408
Warrior-Diät	409
Wasser	410
Wasserverlust	411
Wechseljahre	412
Weight Watchers	413
Weihnachtskekse	414
Weizenwampe	415
Wellness	416
Winkearme	417
Winterspeck	418
Wissenschaft	419
Wohlfühlgewicht	420
Wohlstandsbauch	421
Wunder-Diät	422
Wunschgewicht	423

X	424
Xylit	425

Y	426
Yoga	427

Z	428
Zahnstocher	429
Zöliakie	430
Zucker	431
Zuckeraustauschstoffe	432
Zuckerbrot und Peitsche	433
Zuckerfreiheit	434
Zufall-Diät	435
Zufriedenheit	436
Zwischenmahlzeit	437
Zyklus	438

Nachwort	439	**Register**	454
Literaturhinweise	440	**Über die Autorin**	461
Online-Tipps	450		

VORWORT

Gegessen wird von allen Menschen, zumindest mehr oder weniger. Und zwar immer und überall. Dabei Diät gehalten sowieso, ob man nun abnimmt, zunimmt oder beides – oder einfach nur so tut.

Und über all das wird auffallend viel geredet und noch viel mehr geschrieben – von Medizinern und Ärzten, von Ernährungs-Experten und Gesundheits-Aposteln, von Sportlern und Fitness-Gurus, von Köchen und Hollywood-Stars, von Feinschmeckern und Backgenies, von Fastenbrechern und Kostverächtern, von Dicken und Dünnen. Die volle Bandbreite: Von Dr. Schlemmer bis Fräulein Mager sind alle mit von der Partie.

Allein der Überblick fehlt gelegentlich – jedenfalls mir persönlich geht es so, und zwar an der einen oder anderen Stelle, den sogenannten Problemzonen. Also brauchte es nachweislich ein **A–Z Nachschlagewerk für Diätisten und ihre Angehörigen**.

Deshalb ist es jetzt so weit!

Nach dem fetten Erfolg meines dicken Erstlingswerks *WÜRFEL LIEBE A bis Z* (2020), dem heiteren Ratgeber & Fragespiel in Sachen Liebe, Leben und Beziehung, folgt nun mein zweites Buch: **LIEBE ZUR DIÄT – Was Liebe mit Diät zu tun hat**.

Bereits in *WÜRFEL LIEBE A bis Z* äußerte ich den Verdacht, dass es Parallelen gibt zwischen Diät und Liebe, zwischen Ernährung und Beziehung, zwischen Essen und Selbstliebe, die es aufzuzeigen gilt. Es heißt nicht umsonst »Ich habe dich zum Fressen gern« oder »Liebe geht durch den Magen«.

Da wir uns gegenüber der Welt und unseren Mitmenschen meist 1:1 so verhalten, wie wir es mit uns selber tun, darf man entsprechende Vergleiche anstellen und Rückschlüsse ziehen. Wenn wir uns auf Diät setzen, lassen wir vielleicht auch die Familie, vor allem aber den Partner kürzertreten. Wenn wir uns zu Tode schlemmen, haben wir selten noch ein freies Ohr für die Sorgen anderer Leute. Wenn wir andauernd an unserer Figur herumnörgeln, erscheinen uns die körperlichen Umstände etwaiger Traumpartner gleichermaßen fraglich. Wie ich mir, so ich dir. Das Leben als ewiger Spiegel. Zeige mir, was du isst, und ich sage dir, wer du bist.

Unser persönliches Verhalten bezüglich Ernährung und Lebensmittelauswahl spiegelt unsere Einstellung zum Dasein im Allgemeinen und zu uns und unserem Körper im Besonderen. Aber auch umgekehrt: Wie wir wiederum andere behandeln, so behandeln wir auch uns selbst. Von streng, kritisch und unzufrieden über gönnerhaft, pseudo-relaxed und angehalten bis hin zu üppig, großzügig und verwöhnend. Und alle möglichen Facetten dazwischen – und das Ganze ständig im fröhlichen Wechsel.

In diesem Sinne begleiten uns unterschiedlichste Diäten seit jeher. Die meisten davon findet ihr wahrscheinlich in diesem Buch beschrieben. Mal darf man das eine nicht, dafür das andere umso mehr. Dann wieder soll man jenes lassen, um mehr vom Gegenteil zu versuchen. All die zahlreich aufgestellten Regeln anderer Leute sind mal mehr, mal weniger inspirierend, persönlich einen Neuanfang für mehr Freiheit und Glück zu wagen. Denn Freiheit und Glück hängen bekanntermaßen allein von unserer eigenen Motivation und Entscheidung ab. Und zwar auf allen Ebenen unseres Seins, besonders auch bei etwaigen Diäten, aber genauso in der Liebe!

Wir alle besitzen die geistige Freiheit, die Dinge so zu sehen, wie sie sind. Nämlich in sich perfekt und jederzeit veränderbar, und zwar beides zur selben Zeit. Mit einer solchen Sichtweise entscheiden wir uns für mehr Offenheit und Vollkontakt, für mehr Neugier und Begeisterung. Wir öffnen uns einfach allem gegenüber, was geschieht. Dabei bestimmen wir selbst unser Erleben von dem, was wir tun oder nicht tun, was wir essen oder nicht essen, wen oder was wir lieben oder nicht lieben, und übernehmen somit die volle Verantwortung für unser Leben. Das nennt man auch umfassende Liebe für alle Wesen und Selbstliebe für die eigene Person. Schon ist alles gut, bloß weil *du* dich dafür entschieden hast. Und jederzeit darfst *du* dich neu oder anders entscheiden.

Sobald wir diesen weiten Blick auf die Welt mit der freien Entscheidung in jedem Moment üben, für oder gegen ein schwieriges oder leichtes Essverhalten, für oder gegen ein ungesundes oder bekömmliches Lebensmittel, für oder gegen einen strengen oder lockeren Umgang mit uns selbst, haben wir schon gewonnen. Endlich können wir tun und lassen, was wir wollen, sogar oder gerade bezüglich unserer Ernährung.

Die einzige Verpflichtung, die wir haben und voller Stolz und Freude annehmen dürfen, ist die Entscheidung, für unser eigenes Glück und Wohlergehen verantwortlich zu sein. Das tun wir, indem wir sowohl in Sachen Diät als auch in der Liebe stets ausreichend für die richtige (körperliche) *Nahrung* sowie eine vollwertig zufriedenstellende (geistige und emotionale) *Nährung* sorgen.

Was das aber für jeden Einzelnen von uns bedeutet, für unseren Körper, für unser Gemüt und für die jeweilige Situation, das wird uns das Leben sicherlich gern wiederholt, mehr oder weniger eindeutig, zeigen und zu verstehen geben.

Von Herzen wünsche ich uns allen einen satten Vollkontakt mit dem Leben – voller Leichtigkeit, Lust und Freude auf dem Weg – durch dick und dünn!

Eure Julianne

GESUNDHEITSHINWEISE

PS: Dieses Buch ersetzt keine ärztliche oder medizinische Beratung. Es wird ausdrücklich keine Haftung für Ihre Gesundheit oder Ihr Wohlbefinden übernommen.

PPS: Es wird auch keine Garantie gegeben, dass die in diesem Buch aufgeführten, mehr oder weniger fundierten Fakten, Zahlen und Behauptungen zu hundert Prozent der wissenschaftlich überprüften Wahrheit entsprechen. Weder bin ich Medizinerin noch Ernährungswissenschaftlerin. Ich bin auch keine ausgebildete Diätassistentin bzw. Diätistin, wie es so schön heißt, sondern lediglich mit dem Thema Diät durch über die Jahre verteilte Selbstversuche vertraut.

A

Abendbrot	14
Abführmittel	15
Abhängigkeit	16
Ablenkung	17
Abnehmen	18
Abspeisung	19
Abwechslung	20
Achtsamkeit	21
Adipositas	22
Akzeptanz	23
Alkohol	24
All-you-can-eat	25
Allergie	26
Allesfresser	27
Alter	28
Aminosäuren	29
Ananas-Diät	30
Antioxidantien	31
Apfelessig	32
Aphrodisiakum	33
Appetitzügler	34
Armlängentest	35
Askese	36
Atkins-Diät	37
Aufessen	38
Ayurveda-Diät	39

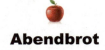

Abendbrot

> 1 Holzbrettchen
> auf Wachstuchpapier,
> die Funzel brennt,
> 2 Scheiben Graubrot,
> mit Butter beschmiert
> und mit dick Käse und Wurst belegt,
> dazu 1 Kanne Tee oder gleich 2 Bier.

Das Abendbrot ist landläufig bekannt als die den Tag abschließende Mahlzeit. Tendenziell dem rechtschaffenen Bürger vorbehalten, der nach verrichteter Arbeit nach Hause kommt und es sich zum Dank noch mal ordentlich schmecken lässt (Feierabend).

Die Scheibe Graubrot, der Plastiktüte entnommen, liegt bereits auf dem gleichfarbigen Holzbrettchen, das reichlich abgeschabt seine Jahre zählt (Alter). Das Messer gleitet durch die Markenbutter und verteilt sie gleichmäßig über löchrige Brotstruktur. Ist die Rinde knusprig, hat man Glück gehabt. Da läuft einem ein Gaumenkitzel der Vorfreude über die Zungenränder (Geschmacksnerven). Dazu gibt es Schmelzkäse, Metzgereiware sowie Ei- und Gurkenscheibchen (Milchprodukte und Fleischesser). Runtergespült wird das Ganze mit Hagebuttentee, oder besser gleich zwei helle Bier (Alkohol, Gewohnheit und Geschmacksverstärker).

Manche Leute raten tatsächlich, sich und anderen, dieses liebliche Ritual radikal einzustellen (Dinner Cancelling und Intervallfasten). Und zwar nur, um ein paar Pfunde loszuwerden (Extra-Pfunde). Das schmeckt nicht zwingend jedem, wenn uns die Butter vom Brot genommen wird (→Online-Tipps »Ernährungsdenkwerkstatt«). Das wäre fast so, als würden uns die Mutti und der Vati zur Strafe ohne Abendbrot ins Bett schicken (Verbot). Da rebelliert der Magen, da mault das innere Kind: *Was denn, ohne Essen schlafen gehen?* (Hunger). *Da verpasst man glatt das Beste vom Tag,* denkt der eine oder die andere, und fragt sich, was man sonst am Abend bis zum Einschlafen machen soll, wenn nicht mit Essen beschäftigt zu sein (Beschäftigung, Knabbereien und Ersatzbefriedigung).

Die Erlaubnis, sich zum Abendbrot zu setzen und sich den Magen zu füllen, bekommen also nur die braven Kinder unter uns (Aufessen und Belohnung). Weder gab es einen Grund zur Klage, noch musste jemand schimpfen. Wir haben uns den lieben langen Tag richtig verhalten. Mama und Papa haben uns deshalb ordentlich lieb – und schon öffnet sich die Kühlschranktür, es purzeln die leckeren Speisen, der Tisch wird gedeckt, die Stühle gerückt, unser »täglich' Brot« steht zum Abend bereit (Getreide, Jesus-Diät und Nahrung).

Hier versteckt sich die fürsorgliche Liebe zu uns als Menschenkind sozusagen unter jeder einzelnen Käsescheibe. Diese gilt es ordentlich zu lupfen, um genauer hinzuschauen, ob es nicht (manchmal) auch ohne geht. Ob man nicht freiwillig und gar zur eigenen Wellness bereits einige Stunden vor dem Zubettgehen auf weitere Nahrungszufuhr verzichten möchte (Entspannung). Der Schlaf wird tiefer, die Regeneration des Körpers angekurbelt (Heilfasten), das morgendliche Aufstehen ein Leichtes (Waage), und das Frühstück zum echt befreienden Fastenbrechen (*Breakfast*).

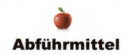

Abführmittel

> Abgeführt wird alles, was vom Organismus nach erfolgter
> Verdauung der ihm zugeführten Nahrungsmittel
> nicht verwendet werden kann.
> Der Körper entledigt sich seines Abfalls,
> der sogenannten *Exkremente*,
> und entleert sich dafür regelmäßig durch den Darm.
> Abführmittel schaffen Erleichterung, wenn der Darm sich nicht
> mehr von selbst entleert oder der Stuhlgang Schmerzen bereitet.

Erinnerungen aus der Kindheit drängen sich auf. Die Eltern drohen mit dem roten Blasebalg. Kein heiter lustiger Luftballon, sondern eine mit Wasser gefüllte, auch Klistier genannte Spritzkanone, die einem in den Allerwertesten geschoben wurde. Dass man daraufhin noch weniger Lust aufs »stille Örtchen« hatte, war klar. Denn von still konnte keine Rede sein. Der kindlichen Verstopfung wurde abwechselnd mit viel Schimpfen, wildester Ausmalung platzender Gedärme und sonstigen, vermeintlich der Abhilfe dienender Androhungen beigekommen. Die grobe Redewendung »*Ich gebe dir gleich einen Einlauf!*« kommt nicht von ungefähr. Was dabei zuerst kam, die Verstopfung oder das Schimpfen, kann oftmals nicht mehr eindeutig festgestellt werden. Jedenfalls sollen Menschen »nichts« mehr von sich hergeben wollen, wenn ihnen emotional oder sonst wie unwohl ist. In großer Not kommt eben die Notdurft zuletzt.

Später machen sich die Leute das mit dem Einlauf selber, dann sogar freiwillig, um sich einer inneren Spülung hinzugeben und sich auf die völlige Leere einzustellen (Darm und Heilfasten). Allen anderen wird geraten, vorbeugend viel Wasser zu trinken (Trinken), sich zu bewegen (Bewegung und Sport) und genügend Gemüse und Obst zu essen (Ballaststoffe und Vitamine). Dann bleibt der Darm in Schwung und bedarf keiner weiteren Hilfe.

Klappt es aus verschiedenen Gründen nicht mit der natürlichen Darmtätigkeit, greifen einige auch zu Abführmitteln (Medizin und Zuckeraustauschstoffe). Neben dem besagten Klistier kann man sich auch Zäpfchen in den Po einführen, oder aber Tabletten und Lösungen schlucken. Zur Auswahl stehen Magnesiumsulfat (*Bittersalz*) und Natriumsulfat (*Glaubersalz*). So etwas wird gern in Vorbereitung für die »Große Hafenrundfahrt« gereicht, die besonders im Alter zur Vorsorge empfohlene Darmspiegelung (Fasten). Ebenso helfen pflanzliche Abführmittel wie Aloe und Sennesblätter (Bio), die vermehrt salzhaltiges Wasser im Verdauungstrakt ansammeln. Etwas anders wirken Quellmittel wie Kleie oder Flohsamen, die Wasser binden und damit ein größeres Volumen vortäuschen, um so den Darm zur Entleerung anzuregen (Volumetrics-Diät). Hier muss man reichlich Flüssigkeit nachkippen, da es sonst zu einem Darmverschluss kommen könnte (→Literaturhinweise »Der Brockhaus Ernährung«). Grundsätzlich gilt, dass man sich von Abführmitteln nicht abhängig machen darf (Sucht und Abhängigkeit). Weder dienen sie als ständige Hilfe zum Abnehmen (Wasserverlust und Bulimie), noch sind sie als Ausgleich oder gar Ersatz für gesunde Ernährung zu verstehen (Vollwertkost und Nahrungsergänzungsmittel).

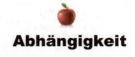

Abhängigkeit

> Klebt man zu sehr an etwas und glaubt, ohne es nicht froh sein oder gar leben zu können, sprechen wir von Abhängigkeit. Wir hängen so sehr daran, dass wir es nicht losbekommen, sogar dann, wenn wir es vielleicht schon längst nicht mehr haben wollen. Die Abhängigkeit von Diäten ergibt sich aus dem Zwiespalt, in dem wir uns befinden. Auf der einen Seite der Wunsch nach einer Traumfigur, auf der anderen Seite all unsere Bedürfnisse, die uns ständig dazwischenfunken.

»Dinge, zu denen man in Abhängigkeit stehen kann, lassen sich beispielsweise, aber nicht abschließend, wie folgt benennen: Kaffee, Kuchen, Zigaretten, Alkohol, Drogen, Zucker, Süßigkeiten, Schuhe, Liebe, Partner, Partnerin, Kinder, Sex, Porno, Konzepte, Komplimente, Haustiere, Urlaub, Lesen, Sport, Frühstück, Essen, Schminken, Friseur, Hausfreund, Geliebte, Glücksspiel, Geld, Beruf usw.« (→Literaturhinweise »Würfel Liebe A bis Z«, S. 18).

Auch an Diäten lässt sich auffallend gut kleben (Diäten-Wahn). Ob man nun so tut, alles im Griff zu haben, oder ob man rein gar nichts auf die Reihe bekommt. Dauernd ist man mit Essen und Trinken beschäftigt, und beschimpft sich spätestens am nächsten Morgen, dass man am Vorabend wieder über die Stränge geschlagen hat (Völlerei). Oder stranguliert sich mit fiesen Essensregeln, wechselnden Fastenzeiten und sonstigen Entzugsmodellen, um ein Dasein ohne Freude zu fristen. Das Thema ist jedenfalls nie vom Tisch. Mit irgendetwas muss man ja beschäftigt sein, und sei es mit *Wiederholungsmustern* (Gewohnheit und Sucht).

Einfach nur gegessen wird jedenfalls nicht mehr, besonders nicht in unserer heutigen Wohlstandsgesellschaft. Weder hat unsere Nahrungsaufnahme mit Hunger zu tun (Belohnung und Ersatzbefriedigung), noch müssen wir sehr viel Aufwand betreiben, um an Essbares heranzukommen (Wohlstandsbauch). Essen ist eine tägliche Dauerbeschallung. Das Gleiche gilt für unseren Kampf dagegen (Diät). Vielleicht ähneln wir dabei sogar unseren historischen Vorfahren (Steinzeitmensch). Die waren ebenfalls den ganzen lieben langen Tag mit Nahrung beschäftigt, jedoch im Unterschied zu uns mit logistischen Fragen wie Beschaffung, Zerlegung, Abtransport, Frischhaltung, Rationierung, Zubereitung und Zuteilung.

Bei uns geht das alles sehr viel schneller. Da reicht ein Blick auf das aufgedruckte Haltbarkeitsdatum einer breitgefächerten Produktpalette innerhalb der Kühlregale. Heute sind wir eigentlich nur noch mit dem Abtransport beschäftigt, dafür nicht weniger ausdauernd. So schieben wir den vergitterten Einkaufswagen durch die Gänge, fangen mehr oder weniger benötigte Schnäppchen ein, schleppen tüten- und stapelweise Lebensmittel nach Hause, und befüllen unsere Vorratskammern und Bäuche (Hamsterbacken und Einkaufen), um später beständig mit unseren Artgenossen über neueste Abnahmetricks zu grübeln, wie man die vielen Kilos wieder von den Hüften und aus dem Gesicht bekommt (Jo-Jo-Effekt und Karma-Diät). Dabei hängen wir zweifelsohne an der ewigen Hoffnung, dass bei der nächsten Diät alles ganz anders wird (Wunder-Diät). Eine Art Abhängigkeit, fast so wie in jeder guten Beziehung (Liebe).

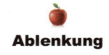

Ablenkung

> Ablenkung in Sachen Essen betrifft zwei Aspekte:
> 1. Beim Essen wird nicht geredet. Und auch sonstige Nebentätigkeiten wie Zeitung und E-Mails lesen sollten nicht von der einzig wichtigen Aktivität des Kauens ablenken.
> 2. Das Essen darf nicht dafür missbraucht werden, sich von wesentlichen Aufgaben oder Lebensfragen abzulenken. Eigentlich müsste man die Steuererklärung machen, stattdessen nascht man sich durch die Vorratskammer.

Früher mussten Kinder am anderen Tisch sitzen, dem sogenannten Katzentisch, damit die Eltern ungestört und ohne Ablenkung speisen durften. Das waren noch Zeiten. Heute läuft zusätzlich der Fernseher und jeder tippt weiter seine Nachrichten ins Smartphone, während man die Nudeln lauthalas in den Mund zu stopfen sucht. Von ruhigem Essen kann selten bis nie die Rede sein. Die Ablenkung arbeitet dabei auf mindestens zwei Ebenen. Zum einen sind wir während des Essens abgelenkt und sorgen dafür, dass das konstant auch so bleibt. Selten, dass einer allein vor seinem Teller sitzt, jeden Bissen dreißigmal kaut und dabei voller Dankbarkeit jede Geschmacksknospe erblühen lässt (Essverhalten und Geschmacksnerven). Zum anderen dient uns das Essen als ständige Ablenkung von sonst so schnöden Alltagssituationen. Gern ist einem immer mal wieder flau ums Herz (Liebe). Anstatt uns daraufhin so richtig aufopfernd der eigenen Person zu widmen und nach unseren wahren Bedürfnissen zu forschen (Selbstliebe), futtern wir sämtliche Weihnachtskekse auf, damit uns nicht nur zum Heulen, sondern nun auch zum Spucken zumute ist (Ersatzbefriedigung und Bulimie).

Da der Körper zur Verdauung von Nahrung entspannte Einsgerichtetheit bevorzugt (Verdauung, Verstopfung und Tod), wird besonders den Diätwilligen empfohlen, jede Ablenkung gering zu halten. Weder sollte man beim Essen mit tausend Dingen beschäftigt sein, um daraufhin nicht zu merken, wann man satt ist (Sättigung), noch solltem man jede Gefühlsregung, sei es Langeweile, Traurigkeit oder Unzufriedenheit, sofort und ausschließlich mit Nahrung beantworten (Hunger, Trostpflaster und Kummerspeck). Es handelt sich dabei eindeutig um starke Gewohnheiten, die jeder von uns etabliert hat.

Der eine kann nur essen, während er seine Lieblingsserie schaut (wer sonst spricht mit einem, und das in vorgefertigten Erlebnisbahnen). Er bekäme nichts runter, wenn nicht weitere Informationen ihn ablenken würden, weil er nämlich gar keinen Hunger hat. Die andere erlaubt sich, wenn überhaupt, nur im Stehen zu essen, das aber umso hurtiger. Unter dem Motto »Wer rastet, der rostet«, gönnt sie sich keine Pause im Erfüllungsgalopp. In der einen Hand die kalte Stulle (Kalte Küche), im anderen Arm Kleinkind, Wäschekorb, Telefon und Autoschlüssel, damit sie schnell noch mal zum Einkaufen fährt, um dort Tiefkühlkost, Fertiggerichte, Dosenfutter, Instantsuppen und andere Schnellgerichte zu besorgen (Fast-Food). Bei all der Ablenkung könnte man glatt das Essen vergessen (Intervallfasten). Wäre da nicht der stete Hunger nach Ablenkung, der uns wieder in die nächste Pizza beißen lässt. Ein Teufelskreis.

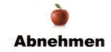

Abnehmen

> Der Duden kennt das Wort
> »*Dickenabnahme*«,
> also das Abnehmen an Dicke und Umfang.
> Im Übrigen kann man sich selbst oder anderen
> so allerlei Dinge abnehmen (Jesus-Diät).
> Nicht nur an Gewicht, sondern auch das Geld,
> den Hut, den Deckel, die Last, die Geschichte.
> Eine Lüge nimmt man keinem ab, auch nicht bei abnehmendem
> Mond. Bei Schlechtleistung wird die Abnahme verweigert.

Dass man abnehmen will, nimmt einem spätestens dann keiner mehr ab, wenn man bereits mehr als drei Versuche hinter sich hat und wiederholt gescheitert ist (Diäten-Falle). Dass man dafür rein gar nichts kann, dem Jo-Jo-Effekt sei Dank, müssten die anderen eigentlich langsam wissen. Tun sie aber nicht. Denn fast jeder glaubt, Abnehmen kommt von abnehmen *wollen*. Allein der Wille zählt (Motivation und All-you-can-eat). Schön wär's!

Beim Zunehmen ist das irgendwie anders. Ob man will oder nicht, die Waage klettert unaufhaltsam in die Höhe, so scheint es (Karma-Diät). Man hat gar nichts getan, wirklich! Weder hat man unbewegt auf dem Sofa gehockt (Fernsehteller und Bewegung), noch war man fortdauernd mit Naschen von Knabbereien beschäftigt. Ehrenwort! Es geschehen eben ständig Wunder, auch ungewollte (Wunder-Diät).

Der Wunsch nach Abnehmen von Gewicht scheint zumindest weit verbreitet. In Deutschland ist die Tendenz steigend. Im Jahr 2020 haben 7,17 Mio. Menschen behauptet, abnehmen zu wollen. Das entspricht knapp 10 % der Landesbevölkerung. Vier Jahre vorher waren es noch 1,5 Mio. weniger, die sich am Abnehmen interessiert zeigten. Entweder steigt das Gewahrsein für unser dicker werdendes Erscheinungsbild (Konfektionsgröße), oder die Bewertung von Schönheitsideal und Traumfigur verändert sich (Leistungsdruck). Vermutlich beides. Je dicker die einen, umso dünner wollen die anderen sein (Konkurrenz). Synchron dazu steigt seit Jahren der Absatz von Diäten und Diät-Produkten (Diäten-Wahn). Jeder ist infiziert, und sei es auch nur nach Ansicht seiner Mitmenschen: »*Solltest du nicht abnehmen?*«

Die Frage bleibt, *wer oder was* abnehmen muss (Mond-Diät). Bekanntermaßen nimmt man ja nicht nur an Hüftgold oder Bauch ab, sondern auch am Verstand, an der Bereitschaft zur Haushaltsführung, an der Liebesfähigkeit, an Toleranz anderen Leuten gegenüber, am Lebenswillen, an Großzügigkeit, an Freude, an geistiger Gesundheit.

Und sicher fällt einem noch so manch anderes ein, was man den Freunden, besonders aber dem eigenen Partner mit auf den Weg geben möchte:

»Bitte, nimm an Egozentrik ab. Nimm doch mal den Hut ab, wenigstens im Bett! Nimm mich ab und zu in den Arm. Nimm die Maske ab, wenn ich mit dir rede. Nimm die Brille ab, wenn ich dich küsse. Nimm mir meine Geschichte ab. Nimm mir meine Last ab. Nimm mir das Kochen ab. Nimm mir lieber die Tüte Chips ab!« Welcher Liebende würde da schon die *Abnahme* verweigern wollen und sagen: »*Das nehme ich (dir) nicht ab!*«

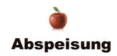

Abspeisung

> Jemanden einfach nur abzuspeisen,
> gilt als wenig mitfühlend,
> aber auch als unhöflich.
> Es mangelt einem an
> Gastfreundschaft,
> Geselligkeit und Großzügigkeit.
> Nur das Allernötigste wird gereicht.
> Nicht nur anderen, sondern auch sich selbst.

Die Speisung der Armen ist etwas anderes, als jemanden »abzuspeisen«. Bei Letzterem will man die Leute einfach nur loswerden, sobald man glaubt, seine Pflicht erfüllt zu haben (Gnadenbrot). Lediglich mit Brotkrumen abgespeist, die man ihnen lieblos hingeworfen hat, hofft man, dass die Gäste demnächst das Haus verlassen (Gastfreundschaft und Geselligkeit).

Im menschlichen Miteinander speist man leider die Familie, den Partner und die Freunde viel zu häufig mit leeren Worthülsen ab, mit gefühlsarmen Floskeln oder schulterklopfenden Herzlosigkeiten. Von echter Nahrung im Sinne einer emotionalen Wärme und geistigen *Nährung* ist wenig zu erkennen. Es kommt weder zu einer Begegnung im Vollkontakt noch zu einem lebendigen Austausch (Liebe).

Deshalb beschweren sich Menschen: »Ich lass mich doch von dir nicht einfach so *abspeisen!*« Sie wünschen sich Erklärungen, Begründungen, Argumente, Hinweise, Offenbarungen oder sogar echte Liebesbeweise, damit sie die Bedeutung und den Wert der Beziehung verstehen, fühlen und schlucken können (Aufessen und Verdauung). Sonst schlägt ihnen das Miteinander nur aufs Gemüt und auf den Magen (Liebeskummer und Frustessen).

Mit uns selbst machen wir es gerne ebenso (Null-Diät). Wir speisen uns ab, mit Gewohnheiten, mit Verhalten der Sucht, mit unbekömmlichen Speisen, mit lieblosen Dingen (Kalte Küche), und schicken uns trotz Hunger ohne Abendbrot ins Bett (Dinner Cancelling), tischen uns viel zu selten unser Lieblingsessen auf, geschweige denn ein Liebesmahl, werfen Pizzareste in die Mikrowelle (Resteessen) und uns selbst der inneren Leere zum Fraß. Wir sind Allesfresser anstatt Feinschmecker und wundern uns, wenn uns unser Leben seltsam fade schmeckt (Suppenkasper und Fertiggerichte).

Und schnell muss es natürlich gehen (Imbiss und Fast-Food). Wer hat schon Zeit für Fürsorge und Gemütlichkeit (Langsamkeit und Zufriedenheit).

»Da wirken mehrere Symptome der industriellen Überentwicklung zusammen: die geradezu perverse Vielfalt im Angebot von Fertigprodukten, die Werbung, geschäftstüchtige Pommesbrater und der Streß, der uns nicht die Zeit läßt, gesundes Essen zuzubereiten. Es ist ja auch bequemer, sich von fertig vorgekochten Sachen zu ernähren. Und dann schmeckt zumindest Kindern ein Würstchen mit Ketchup einfach besser als der gesunde Spinat.« (→Literaturhinweise »Mund auf, Augen zu«, S. 69).

Als Gegenmittel helfen nur viel Genuss sowie folgender Rat, der eigentlich dem guten Benehmen gilt, aber umgemünzt auf das genüssliche Essen ebenso funktioniert: *»Speise zu Hause wie ein König, dann kannst du beim König speisen wie bei dir daheim.«*

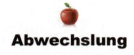

Abwechslung

Die einen mögen es eintönig,
weil sie sich daran gewöhnt haben,
ihnen würde Abwechslung nur auf den Magen schlagen.
Die anderen essen ständig etwas anderes,
von Rhythmus oder Regelmäßigkeit
ist bei ihnen keine Spur (Biorhythmus).
Beiden Seiten wird empfohlen, es mal umgekehrt zu versuchen.
Für den einen mehr spielerische Kreativität.
Für den anderen mehr festigende Beharrlichkeit.

    Beim Sex nennt man Abwechslung manchmal Seitensprung, sonst auch Fremdgehen. Beim Essen dagegen ist es meist weniger einschneidend, was man heute vermascht – und morgen wieder nicht (Knabbereien und Diät). Trotzdem bekommen auch hier die Partner Veränderungen oder aber den Mangel an kulinarischer Abwechslung mit. Spachtelt man Tag für Tag dasselbe, wird die Darmflora einsilbig und pupst höchstens vor sich hin (Superfood). Derartig eintönige Gespräche verpesten die Beziehungsluft (Langeweile). Ob das im Schlafzimmer gut ankommt, wage ich zu bezweifeln (Sauerkraut-Diät). Gehört man zu den Kreativen und tischt auch mal was Neues auf, sorgt das bestenfalls für positive Spannung. Oder aber, die ungewohnte Speise schlägt dem einen oder anderen spontan auf den Magen. Schon ist auch dieser schöne Abend ruiniert. Jedenfalls verändert sich unser kulinarischer Geschmack täglich oder sogar stündlich. Der Körper braucht verschiedene Substanzen, um bestmöglich funktionieren zu können. Mal ist es ein bisschen mehr Salz, dann wieder viele Vitamine, um sodann auf Fleisch abzufahren oder auf das obligatorische Dessert (Nachtisch).

    Kindern sagt man nach, dass sie, wenn man sie denn lässt, natürlich intuitiv das essen, was ihrem Organismus im jeweiligen Moment guttut. Da lutschen sie tagelang auf Nudeln herum, weil sie gerade Kohlenhydrate und Stärke brauchen. Oder wollen plötzlich in eine Banane beißen, aber auf keinen Fall ins Gemüse (Suppenkasper). Das Intuitive Essen lässt also Abwechslung in der Auswahl von Lebensmitteln zu, weil es nur den aktuellen Gelüsten und Bedürfnissen folgt (Biorhythmus). Es hält sich nicht an strenge Regeln oder tägliche Routine (Zyklus). Beides hat zwar seine Berechtigung – Regeln bringen nährende Beständigkeit in unsere Essgewohnheiten und Routine lässt gesunde Ernährungspläne in Fleisch und Blut übergehen. Doch hält man sich allzu starr entweder an Vorschriften einer Diät oder an ein einseitiges Essverhalten, werden wir, trotz Vielfalt an Möglichkeiten von Genuss und Wohlergehen, weder körperlich noch persönlich auf unsere Kosten kommen (Zufall-Diät).

    Denn alles ändert sich ständig, ob wir es merken oder nicht (Alter). Da dürfen wir uns gern immer wieder frisch in das Angebot der Abwechslung stürzen. Mal gibt es Kaffee, dann wieder Tee. Mal gibt es Salz, dann wieder Zucker. Mal Obst, dann Gemüse. Das hält beweglich, nicht nur den Gaumen, sondern besonders unseren Geist nebst Gefühlshaushalt (Beweglichkeit). In solchen Momenten der Vielfalt, die wir zu genießen lernen, geht es uns dann wahrscheinlich *zur Abwechslung* mal richtig gut.

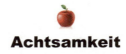

Achtsamkeit

> Einsgerichtetheit,
> das Eintauchen in den Moment.
> Im Hier und Jetzt.
> Voller Aufmerksamkeit mitbekommen, was geschieht.
> Kein Abdriften durch Gedanken oder Gefühle,
> keine Ablenkung.
> Sich dabei auf den Atem zu konzentrieren,
> kann eine Hilfestellung, ein Anker sein
> (Meditation und Rettungsringe).

»*Natürlich haben wir allerlei Vorstellungen, was es mit der Achtsamkeit so auf sich haben mag. Da wird immer wieder vom* Atmen *gesprochen. Achtsames Atmen. Solange wir atmen, sind wir am Leben (Tod). Da atmet man fast schon freiwillig mit.*« (→Literaturhinweise »Würfel Liebe A bis Z«, S. 23).

Falls man beim Essen überhaupt zum Atmen kommt, zählt man schon zu den Fortgeschrittenen. Viele Menschen sind derart mit Hinunterschlingen beschäftigt, dass von Luft holen keine Rede ist (Henkersmahlzeit). Oder sie schnappen so sehr nach dem Futter, dass die mitgegessene Luft als Rülpser dem Mund entfährt. Häufig dient als Ausrede, man würde lediglich geräuschvoll »ausatmen«. Was in partnerschaftlichen Schlafzimmern gern auch über das Schnarchen behauptet wird (Schlaf und Stressbewältigung). Meist aber fehlt es uns an der nötigen Langsamkeit und dem rechten Timing: Einatmen ... Ausatmen ... Besteck anheben ... Speisen erschnuppern (Geruchssinn) ... Einatmen ... Ausatmen ... Mund öffnen ... Bissen hineinschieben (Handvoll) ... Besteck ablegen ... Einatmen ... Ausatmen ... 30 Mal kauen ... Schmecken ... Fühlen ... Einatmen ... Ausatmen ... Besteck anheben. Genau deshalb verpassen wir regelmäßig, wenn wir längst schon satt sind (Sättigung). Und Spaß macht es irgendwie auch nicht (Genuss und Ablenkung). Würden wir uns aufmerksamer unserem Teller widmen, anstatt mit vollem Mund zu reden, derweil wir ins Handy starren und schnell noch eine Nachricht tippen, und anstatt weiter zu schaufeln, während wir noch kauen und schlucken, würden wir überwältigt sein von der Vielfalt der Geschmacksnoten (Geschmacksnerven), den Erlebnismöglichkeiten diverser Strukturen und Temperaturen, den Botschaften unserer Nahrung, ihren wohltuenden Qualitäten sowie überhaupt der reichen Auswahl an Lebensmitteln (Abwechslung).

»*Die Realität ist, dass jedes Molekül in der Welt mit uns kommuniziert. Wenn wir mit allen Dingen (einschließlich unserer Körper) molekular kommunizieren und uns erlauben würden, gewahr zu sein, würden wir die Informationen, die sie uns geben, empfangen und 90 Prozent der Dinge, die wir tun, nicht tun müssen – einschließlich der Art, wie wir essen.*« (→Literaturhinweise »Richtiger Körper für dich«, S. 94).

Achtsam zu sein bedeutet, all unsere Sinne freudvoll zum Einsatz zu bringen. Um mitzubekommen was geschieht (Meditation). Dadurch entdecken wir uns selbst (Selbstliebe), aber genauso die Welt, den Partner, die Familie, die Freunde und alles, was uns sonst noch lieb und teuer ist (Liebe). Also ein volles und sattes Leben!

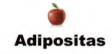

Adipositas

> Aus dem Lateinischen für *Fettsucht*.
> Süchtig ist man nach vielem (Sucht),
> warum also nicht auch nach Fett.
> Höflich medizinisch ausgedrückt
> für Fettleibigkeit und starkes Übergewicht.
> Als Krankheit anerkannt.
> Damit man sich nicht angesprochen fühlt,
> schaut man Reality-TV »*Mein Leben mit 300 kg*«.

Auch eine Zecke sieht noch niedlich bis harmlos aus, solange sie sich nicht festgebissen und mit Blut vollgesogen hat (Süßigkeiten). Dann aber wandelt sie sich in ein »Monster« und jagt uns Angst und Schrecken ein. Urplötzlich will man sie loswerden, und sei es, indem man ihr den Hals umdreht. Was die meisten reflexartig tun, und sogar empfohlen wird, um sich vor Krankheiten zu bewahren, die die Zecke überträgt.

Ähnlich ist es bei uns Menschen, die wir eigentlich alle recht niedlich sind. Sobald wir aber mit dem Saugen beginnen (Muttermilch), entwickeln wir uns zu ausgewachsenen Klopsen – für andere mehr oder weniger gut verdaulich. Ob das jeweils mit einem Zuviel an Fett oder doch mit anderen sozialen Unverträglichkeiten zu tun hat, ist im Einzelfall zu entscheiden. Es laufen sicherlich sehr freundliche Dicke herum und genauso besonders unangenehme Dünne, oder umgekehrt. Unterschiede und mögliche Mischformen sind zahllos und variieren bei jedem von uns auch noch minütlich.

Jedenfalls findet sich für die Unfreundlichkeit und Intoleranz gegenüber Mitmenschen kaum eine Messlatte. Mit Ausnahme vielleicht, wie stark entsetzt sie vor uns zurückweichen. Aber bei Übergewicht bzw. *Mehrgewicht* verhält es sich anders. Da weiß jeder, ab welchem Body-Mass-Index (BMI) man als adipös betrachtet wird:

- BMI ab 25 = *Präadipositas* (Übergewicht als Vorstufe zur Adipositas)
- BMI ab 30 = *Adipositas Grad I* (krankhaftes Übergewicht, Fettleibigkeit)
- BMI ab 35 = *Adipositas Grad II* (mittelschwere Fettsucht)
- BMI ab 40 = *Adipositas Grad III* (Adipositas permagna, ernsthafte Erkrankung)

Glücklicherweise gilt man weder als *charakterschwach* noch sonst wie menschlich unzulänglich, sondern zählt lediglich zu den chronisch an Fettsucht Erkrankten. Und diese Krankheit lässt sich (meist) heilen. Neben dem üblichen Abnehmen (Diät) stehen im Angebot, je nach Grad der Betroffenheit, diverse Kombinationen aus Ernährungs-, Bewegungs- und Verhaltenstherapien (Glückskekse, Psycho-Diät und Ernährungsberatung). Hilft all dies (über 6 Monate) nicht, kommen Magenverkleinerung und Medikamente auf den Plan (Medizin und Appetitzügler).

Starkes Mehrgewicht in den Griff zu bekommen, wird dringend empfohlen. Denn es führt zu Folgekrankheiten wie Diabetes (Typ 2), Herzkrankheiten (Fette und Stoffwechsel), Krebs (Krebs-Diät), Gallenblasensteinen, Verschleiß der Gelenkflächen, Rückenbeschwerden, Insulinresistenz (Insulinspiegel), Gicht, Unfruchtbarkeit, Fettleber, Sodbrennen, aber auch gefährliches Schnarchen (Schlaf und Tod).

Befürchtet wird also, dass die Dicken schneller in den Himmel kommen. Ob es dort jedoch etwas zu essen gibt, wurde bisher leider nicht überliefert (Lieferservice).

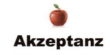

Akzeptanz

> Es ist der größtmögliche Respekt,
> den wir jedem Moment unseres Daseins zollen.
> Eine Hochachtung dem Leben gegenüber
> (Achtsamkeit und Genuss).
> Nur so akzeptieren wir unseren Körper,
> die Körper anderer Menschen,
> insbesondere aber, wie die Dinge sind.
> Entweder können wir sie ändern, oder eben nicht.
> Entweder *möchten* wir sie ändern, oder lieber doch nicht.

Das Ganze läuft auf Selbstverantwortung hinaus, die wir für uns selbst und für unser Leben zu übernehmen bereit sind (Freiheit und Selbstliebe). Anstatt unter irgendwelchen Umständen zu leiden, erkennen wir unsere Kraft der frohlockenden Erlebnis- und Handlungsweise, unter dem Motto: *»Du kannst nicht warten, bis das Leben nicht mehr schwer ist, bevor du dich entscheidest, glücklich zu sein!«*

Entweder ändern wir die Dinge oder aber akzeptieren sie, wie sie sind (oder sein könnten, wenn wir denn wollten). Tun wir es nicht, drehen wir uns im Kreis oder rennen wie ein Hamster im Rad, gefangen von unserer diversen Wahrnehmungsstörung (Spiegel und Erscheinungsbild). Kontraproduktiv setzen wir uns der privaten Erschöpfung aus (Leistungsdruck und Erwartungshaltung), was uns häufig genau das Gegenteil vom Gewünschten beschert (Wunschgewicht).

»Die Erfahrung ist, dass die Frauen, sobald sie ihren Körper erst einmal akzeptiert haben und nicht mehr unter dem Druck stehen, Diät halten zu müssen, automatisch an Gewicht verlieren und sich 'normale' Essgewohnheiten aneignen.« (→Literaturhinweise »Mund auf, Augen zu«, S. 192).

Das erinnert mich an Ehepaare, die sich nichts sehnlicher als Nachwuchs wünschen, aber lange Zeit erfolglos bleiben. Um daraufhin, sobald sie akzeptierten, anscheinend nicht fruchtbar zu sein, und sich beispielsweise zur Adoption entscheiden, spontan und mühelos schwanger zu werden und ein leibliches Kind zu gebären.

»Liebe ist ein Vogel der Freiheit. Sie kann nur fliegen, wenn man sie frei lässt. Sie nutzt ihre weit gespannten Flügel, um sich in ungeahnte Höhen empor zu schwingen. Sich gegenseitig diese Freiheit der Liebe einzuräumen, wurde von der Hippie-Generation der 1960er als 'freie Liebe' bezeichnet und für äußerst und einzig Glück bringend angesehen (Eifersucht). Es galt die Maxime: Nur wer den anderen frei lässt, liebt wirklich. Einige ansteckende Übertragungen später (Krankheit) hofft man nun zumindest: 'Was du liebst, lass frei. Kommt es zu dir zurück, gehört es dir. Kommt es nicht zurück, hat es dir nie gehört' (Anhaftung und Besitz).« (→Literaturhinweise »Würfel Liebe A bis Z«, S. 197).

Lässt man los, kommt das Glück freiwillig zu uns geflogen. Alles geschieht zu unserem Besten (Freiheit und Wunder-Diät). Ganz so, wie in der Liebe, wo so manch einer meint: *»Wahre Liebe lässt frei.«* Freiheit bringt immer Raum, auch für die uns allen innewohnende Intuition. Woraufhin wir von der rechten Ernährung, aber auch der wahren Liebe gefunden oder heimgesucht werden (Zufriedenheit und Hausmannskost).

Alkohol

> Alkohol lockert die Zunge.
> Im Wein liegt die Wahrheit.
> Alkohol gilt als legalisierte Droge.
> Geht öfter einher mit Verwirrung:
> *Wer von uns beiden trinkt? Fährst du oder muss ich?*
> Ab 0,5 Promille ist der Führerschein weg.
> Der geistige Überblick oft schon vorher.

Bier soll gut sein für die Haare, das Immunsystem stärken und das Risiko von Herzinfarkt und Diabetes senken (Krankheit). Ebenso hartnäckig hält sich die Diskussion, wie gesund das Glas Wein am Abend ist, mit dem man sich vor Alzheimer und Schlimmerem zu schützen glaubt (Langeweile und Betäubung).

»*1995 wurde belegt, dass die wohltuende Wirkung von Wein vor allem auf die enthaltenen Antioxidantien zurückzuführen ist: die hochwirksamen Polyphenole. Es wurde sogar bewiesen, dass einige dieser Polyphenole im Zuge eines mäßigen Weinkonsums vorbeugend gegen bestimmte Krebsarten und sogar die Alzheimerkrankheit wirken.*« (→Literaturhinweise »Die Montignac-Methode«, S. 63 f.).

Ein Glück, dass man zumindest von Bier-Shampoo nicht dick wird. Ansonsten sagt man sowohl dem Gerstensaft als auch dem Schoppen Wein eine hohe Umdrehung nach, und zwar besonders an Kalorien (Energiedichte und Flüssignahrung). Davon nimmt nicht nur die Frau, sondern bekanntermaßen auch der Mann an recht spannenden Stellen zu (Oberweite, Hüftgold, Problemzonen und Weizenwampe).

Der Botenstoff Histamin, der sich nicht nur in Wein, sondern auch in anderen lang gereiften oder gärenden Produkten wie Käse, Fisch und Sauerkraut befindet, verursacht beim Trinker möglicherweise Unverträglichkeiten. Auffällig sind Reaktionen wie Kopfschmerzen, Herzrhythmusstörungen, Magen-Darm-Beschwerden und Hautausschläge (Allergie und Intoleranz). Als Aphrodisiakum wirkt Alkohol nachweislich auch nur bis zum zweiten Glas. Danach kippt seine Wirkung ins Gegenteil um (Schlaf). Bevor es dazu kommt, versucht man noch sein Gegenüber mit prickelnden Säften zu bezirzen. Im Angebot sind Champagner, Schaumwein oder eben Bier. Einige müssen davon aufstoßen. *Prösterchen!* Deshalb kippen sie lieber glatte Flüssigkeiten wie einen klaren Kurzen oder bitteren Kräuter. Damit schlägt man auch hartgesottene Trinkgenossen schachmatt. Anlässe gibt es derweil viele. Nicht umsonst wird Alkohol als legalisierte Droge bezeichnet, zumindest aber als »Genussgift«, dem sich die Allgemeinheit hinzugeben pflegt. Keine Feierlichkeit ohne Hochprozentiges.

Hochzeiten, Geburtstage, Trauerfeiern, Abschiedsessen, Stehempfänge oder Kochgelage. Wein, Weib und Gesang. Bier, Männer und Fußball. Wenn man bei so einem Anlass nach *alkoholfreien* Alternativen fragt, wird man des Platzes verwiesen. Jede Soziale Grillgruppe pflegt da ihre ganz speziellen Gewohnheiten der Getränkeauswahl (Gruppenzwang). Die schicken Weiber sitzen beim Aperol Spritz im Straßenlokal. Echte Kerle beim Korn mit Bier in der Kneipe. Blasse Intellektuelle beim Rotwein im Garten. Die älteren Damen beim Likörchen im Café. Und wer noch zur Jugend gehört, muss aktuell »Beer Pong« spielen. Das ist ja auch nicht so schön.

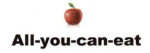

All-you-can-eat

»Hau weg das Zeug!«
So schallt es durch Hallen großzügiger Essensüberfrachtung.
Meist in Restaurants bei Gäste-Flaute,
wo allein das Pauschalangebot
zu überzeugen scheint.
Da kommt der Viel- und Allesfresser auf seine Kosten,
weil es verspricht, im Schnitt billiger zu werden.
Festpreisgarantie für unbestimmte Massen,
die man sich in den Rachen zu schieben gedenkt.

Sobald »All-you-can-eat« angeschlagen steht, scheint dies den gewissen Reflex auszulösen. Es erschallt der Ruf der Wildnis (Abspeisung). Raubtieren gleich, fallen Horden von Esslustigen ein. Ganz gleichgültig, ob sie Hunger haben oder nicht, da geht noch was (Völlerei). Da wird um die Wette geschaufelt und gespachtelt.

Deshalb meide ich gern entsprechende Lokalitäten, gleichwohl auch Büfetts, weil dort das erschreckende Prinzip des Futterneids zum Zuge kommt. Drängelei am Essenstisch, Geschiebe an den Suppentöpfen, Wettlauf um fette Bratenstücke, Wetteifern im Schnellkauschlucken. Vom Menschenverstand bleibt selten etwas übrig (Intuitives Essen). Nicht der Hunger treibt es rein, sondern der Geldbeutel: *»Das esse ich (alles) auf, dafür habe ich bezahlt!«* Derweil ziehen die Gebeutelten mit vollgeladenen Tellern um die Tische der sogenannten *»Erlebnisgastronomie«*. Mit dem ewigen Ziel vor Augen, endlich mal wieder »pappsatt« zu sein (Sättigung und Cheat-Day).

Ein Preis für alle, egal wer wie viel isst. Für die einen das Paradies auf Erden, für die anderen die reinste Qual. Denn so viel können sie niemals essen, um jemals auf ihre Kosten zu kommen (Suppenkasper und Aufessen). Noch dachte der Gast der grenzenlosen Schlemmerei, er bekäme tatsächlich etwas geschenkt. Doch da hat er die Rechnung ohne den Wirt gemacht. Der folgt nämlich der realitätsnahen Mischkalkulation, demnach stets nur die eine Hälfte der anderen die Haare vom Kopf frisst. Der Kahlgeschorene ist am Ende der Normal- bis Wenigesser (Normalgewicht). Um nicht ganz vom Wagen zu fallen oder vom Futtertrog verdrängt zu werden, überisst auch er sich lieber, damit sich das Ganze irgendwie gelohnt zu haben scheint (Überessen und Konkurrenz).

Fast so wie im echten Leben und in schlechtlaufenden Beziehungen, wo man mühselig versucht, *seinen Schnitt zu machen* – womit auch immer (Resteessen). Da wird sich bei jeder Gelegenheit an Allerlei überessen, was noch im Angebot scheint. Wenn schon keine Liebe mehr, dann wenigstens süße Schnittchen (Kaffeeklatsch). Wenn schon keine Leidenschaft mehr, dann zumindest ein voller Grillteller (Fleischesser). Hauptsache, die Leere wird gefüllt, die hungrige (Ersatzbefriedigung). Zurück bleibt ein schales Gefühl unerfüllter Wünsche und Bedürfnisse. Dem kann nur entgegengesteuert werden, indem wir die Betonung zwar auf »Eat« legen (Befriedigung), aber nicht mehr auf »Can« (Können), sondern endlich auf »Want« (Wollen). Das schmeckt definitiv vollmundiger, als einfach nur gestopft zu werden (Genuss und Freiheit).

Allergie

> Von Lebensmitteln verursachte Allergien lösen
> Reaktionen in Mund und Rachen sowie auf der Haut aus.
> Auch kommt es zu Magen-Darm-Beschwerden
> oder zu Atemproblemen.
> Nüsse sind berühmt dafür.
> Aber auch Weizen und Kuhmilch.
> Das Immunsystem reagiert
> auf eigentlich harmlose Eiweiße in der Nahrung,
> als wären sie Fremdkörper.

»Bei einer Nahrungsmittelallergie können schon kleine Mengen eines Lebensmittels ausreichen, um Beschwerden auszulösen. Die Symptome können sehr unterschiedlich sein und verschiedene Organe treffen.« (→Online-Tipps »Institut für Qualität und Wirtschaftlichkeit im Gesundheitswesen«).

Der Antikörper *Immunglobulin E* (IgE) soll eigentlich Parasiten abwehren, sorgt aber bei erhöhtem Aufkommen für eine allergische Reaktion. Als Allergieauslöser berühmt sind Weizen, Nüsse, Erdnüsse, Soja, Kuhmilch (Laktose) und Hühnereier.

Bei Weizen wurde nun auch die *»Weizen-abhängige-anstrengungsassoziierte Anaphylaxie«* (WDEIA) entdeckt, die bei Verzehr von Weizenprodukten nur in Kombination mit Trigger-Faktoren wie Anstrengung (Stressbewältigung und Sport), Alkohol oder Arzneimitteln auftritt. Die Reaktion reicht von leichter Nesselsucht bis hin zum lebensbedrohlich allergischen Schock (*Anaphylaxie*). Sagte ich es nicht bereits: Sport ist Mord! Insbesondere wenn man Kaffee und Kuchen liebt (Kaffeeklatsch).

Bei der Weizenallergie reagieren wir empfindlich auf ganz bestimmte Eiweiße im Weizen, die da wären Weizen-Albumin und Globulin, die in der äußeren Schale des Weizenkorns sitzen. Die allergische Reaktion zeigt sich durch juckende Quaddeln und Schwellungen der Haut, durch verstärkte Symptome einer Dermatitis (*Ekzeme*), durch Anschwellung der Schleimhäute oder durch unspezifische Magen-Darm-Beschwerden (Reizdarmsyndrom). Besonders häufig tritt diese Art der Allergie bei Bäckersleuten auf, da Weizen in unseren westlichen Industrieländern nun mal das meist verwendete Getreide ist (Weizenwampe). Übrigens ist eine Weizenallergie nicht das Gleiche wie die sogenannte Zöliakie, eine Überempfindlichkeitsreaktion auf *Klebereiweiß* (Gluten), der nämlich auch in anderem Getreide wie Roggen, Hafer, Gerste oder Dinkel vorkommt.

So gilt auch eine Reaktion auf Milchprodukte mit Blähungen und Durchfall nicht automatisch als Zeichen für eine Kuhmilch-Allergie, sondern weist möglicherweise (nur) auf eine Unverträglichkeit von *Milchzucker* (Laktose) hin. Das erinnert mich an Beziehungen mit ähnlich allergischen Reaktionen, bei denen es sich aber lediglich um Unverträglichkeiten im Umgang mit dem Partner handelt. Als »Trigger« reichen schon volle Mülleimer, nicht ausgeräumte Geschirrspüler, seltsam ausgedrückte Tuben Zahnpasta, alkoholisiertes Zuspätkommen, ausbleibende Liebeserklärungen oder lautes Schmatzen am Tisch, dafür seltener im Bett. Notfalls wechselt man hier zu einer Partner-reduzierten Lebensweise, um allergische Liebes-Schocks zu vermeiden.

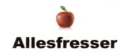

Allesfresser

> Der Koala-Bär als »Nahrungsspezialist« macht es sich einfach, hat es dafür aber umso schwerer. Er isst einzig und allein Blätter des Eukalyptusbaumes (Mono-Diät). Schwierig wird es für ihn, wenn Eukalyptusblätter ausverkauft sind aufgrund globalen Eukalyptus-Sterbens. Da hat es der Mensch als Allesfresser einfacher, wird dafür aber immer schwerer. Alles stopft er in sich hinein, was nicht bei Drei auf den Bäumen ist. Und stellt es mehr schlecht als recht seiner Verdauung anheim damit klarzukommen, derweil er über Natur und Welt hinwegrollt.

Unsere Auswahl an Nahrungsmitteln (Lebensmittel) ist groß, weil der Mensch (fast) alles essen und verdauen kann (Verdauung). Ein Segen bei Hungersnot (Hunger und Tod), ein Fluch für Wohlstandsgesellschaften (Wohlstandsbauch und Völlerei).

Wir essen sogar Plastik, aber auch andere kritische Stoffe, in Form von Nanopartikeln (Nahrungsergänzungsmittel und Hormon-Diät). Da kann noch nicht einmal die heilige Kuh mithalten, die in der Nahrungskette als missverstandene »Müllverbrennungsanlage« sämtliche Plastiktüten und sonstigen Unrat von Indiens Straßen grast (Mischkost).

Nanopartikel, kleiner als 100 Nanometer und mit dem normalen Mikroskop nicht erkennbar, finden sich gewollt in Produkten zur bakteriellen Abwehr oder als UV-Schutz. Oder aber sie entstehen als unangenehme Randerscheinung bei industriellen Verbrennungsprozessen und im Dunst des Straßenverkehrs. Dass sich dies mehr oder weniger toxisch auf unsere Gesundheit auswirkt, wird angenommen (Krankheit). Das Gleiche gilt für Mikroplastik, wovon wir pro Mahlzeit bis zu 100 kleinste Teilchen aufnehmen, die nicht nur über die Verpackung, sondern auch über Luft und Staub ins Essen gelangen. Besonders Kunstfasergewebe aus Kleidung, Vorhängen, Teppichen und Polstermöbeln sind verlässliche Lieferanten (Bio). Wenn man also den Partner an der Kapuzenschnur lutschen sieht, braucht man sich nicht zu wundern. Wie sagte es doch ein berühmter Sternekoch, befragt nach seiner größten Inspiration: *»Es gibt wahrscheinlich niemand zu, aber am besten geschmeckt hat immer noch die Schnur vom Anorak.«* (→Literaturhinweise »Würfel Liebe A bis Z«, S. 341).

Der Homo sapiens steht nicht alleine da mit seiner einverleibenden Art. Es gibt auch andere Allesfresser (lat. *Omnivore*) in unserer breitgefächerten Tier- und Menschenwelt, die nicht nur »Primärproduzenten« wie Pflanzen, Wurzelknollen, Knospen, Gräsern, Kräutern, Laub, Eckern, Eicheln, Pilzen, Obst, Früchten und Beeren verspeisen, sondern auch Lebewesen (»Konsumenten« genannt) wie Nagetiere, Vögel, Insekten, Frösche, große oder kleine Säugetiere, Mäuse, Würmer und öfter mal Aas. Alle anderen sind entweder reine Pflanzenfresser, die sich ausschließlich von Grünzeug ernähren (Vegetarier und Veganer), oder reine Fleischesser, die nur von Tieren leben.

Zu den allesfressenden »Nahrungsgeneralisten« zählen Menschen, Hunde, Schweine, Ratten, Füchse, viele Bärenarten, einige Wels-Arten, Krähen und Ameisen. Tendenziell recht nette Gesellen, die sich trotzdem erlauben sollten, wählerisch zu sein.

Alter

> Jedem Leben wohnt die Vergänglichkeit inne.
> Alter, Krankheit und Tod scheinen unumgänglich.
> Seit jeher bemüht sich der Mensch um lebensverlängernde
> Maßnahmen. Er möchte einfach nicht Abschied nehmen,
> jedenfalls nicht unnötig früh. Ernährungsgewohnheiten sagt man
> eine Auswirkung auf unser Leben und seine Dauer nach.
> Doch am Ende ist es mit dem Alter wie mit
> dem Gewicht auf der Waage ... es ist bloß eine Zahl.

Alt werden will keiner, lange leben jeder (Gnadenbrot). Mögen wir also ewige Jungbrunnen sprudelnder Vitalität und stählerner Gesundheit sein. Neben den Genen und jeweiligen Lebensumständen scheint unsere Ernährung ein Wörtchen mitzureden zu haben. Ein Zuviel an tierischen Proteinen fördert unseren Alterungsprozess, so sagt man (Fleischesser). Weniger davon sorgt für einen gesünderen Stoffwechsel (Vegetarier und Veganer). Gewisse Aminosäuren sind ein Grund dafür, so zum Beispiel Methion, das verstärkt in Rind-, Lamm-, Schweine- und Geflügelfleisch sowie in Eiern auftritt, aber auch Arginin, Leucin, Isoleucin und Valin. Sie alle sollen das Enzym *mTOR* aktivieren und dadurch den verjüngenden »Überlebensschaltkreis« lahmlegen. Es handelt sich zwar um ein für Überleben und Wachstum von Zellen wichtiges Enzym zwecks Zellerneuerung und Muskelaufbau. Dessen *Reduktion* scheint jedoch die positive Insulinempfindlichkeit zu steigern (Insulinspiegel, Montignac-Methode und Glyx-Diät) und die sogenannten *»Langlebigkeitsgene«* zu aktivieren (Sirtuin-Diät), nämlich durch zeitweiliges Umlenken der Energie von Zellwachstum (Sex) auf die DNA-Reparatur (→Literaturhinweise »Das Ende des Alterns«, S. 80 ff./152).

Auch hieß es lange Zeit, der Pflanzenwirkstoff *Resveratrol* (der sich nicht nur in gutem Rotwein befindet) sorge als eines der Antioxidantien für Langlebigkeit – zumindest bei Labormäusen. Wollte man sich aber, bevorzugt aus gesundheitlichen Gründen, nicht ständig dem Trunk hingeben (Alkohol), sollte bereits der vermehrte Verzehr von Weintrauben, Erdbeeren, Dattelpflaumen (*Kaki*), Tomaten, Oliven bzw. gelben, roten, orangen und blauen (pflanzlichen) Lebensmitteln (Sirtfood-Diät), oder gleich purem Weintraubenextrakt (Nahrungsergänzungsmittel), Wunder wirken. Irgendwann gab es dann das Aus für Resveratrol und dessen absolute Wirkung beim Menschen – zum großen Leidwesen derjenigen, die feuchtfröhliche Gelage lieben (Durst und Völlerei). Stattdessen gibt es nun den ernüchternden Hinweis, der treue Freund Hunger zeuge garantiert von dieser lebensverlängernden Wirkung (Fasten und Heilfasten). Das Gleiche gilt – aus bereits erwähnten Gründen – für Aminosäure-arme Ernährung und für viel Bewegung, besonders im Alter (Grundumsatz und Wechseljahre). Man muss sich also wiederholt der Gewissensfrage stellen, ob man lieber ein karges, dafür langes Leben führen möchte (Seniorenteller), oder aber ein üppiges Dasein bevorzugt, um dafür zeitlich eventuell kürzerzutreten. Eine lebenslange Qual der Wahl zwischen Hunger und Trunkenheit. Ob immer der gesunde Menschenverstand siegt, ist zweifelhaft (Steinzeitmensch). Meist ist es wohl nicht der Hunger, für den wir uns entscheiden. Und das bleibt sicherlich auch im Alter so, oder dann erst recht.

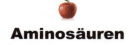

Aminosäuren

> Essenzielle Substanzen, die in jedem Lebewesen – weil für den Stoffwechsel unverzichtbar – vorhanden sind.
> Sie übernehmen verschiedene Aufgaben im Organismus.
> Meist werden die 21 bzw. 20 wichtigsten (*proteinogenen*) Aminosäuren erwähnt, die als Bausteine natürlich vorkommender Peptide und Proteine dienen.
> 9 bzw. 8 von diesen Aminosäuren sind unentbehrlich, können aber vom Körper nicht selbst hergestellt werden.
> Wir müssen sie über die Nahrung aufnehmen.

Irgendwie hören sich Aminosäuren gefährlich an: wo das Wort »Säure« vorkommt, muss es ätzend sein (Alter). Doch richtig ist, dass sie tolle Helferlein und für den Transport von Sauerstoff sowie für die Bildung von Hormonen, Enzymen, Peptiden (wichtig für die Haut) und von Proteinen bzw. Eiweiß verantwortlich sind. Eiweiße wiederum werden für die Bildung von Antikörpern, Muskeln, Hämoglobin, Kollagen und Nukleinsäuren benötigt. Unter Einbeziehung des *Selenocystein* – um es zu produzieren, müssen wir genügend Selen aufnehmen (Mineralstoffe), zum Beispiel durch Salz, Eier, Fleisch, Fisch und Paranüsse (max. 2 wegen radioaktiver Belastung) – ergibt dies 21 Aminosäuren. Davon können 8 Aminosäuren vom Körper nicht hergestellt, sondern nur über die Nahrung aufgenommen werden. Folgende Lebensmittel sind die besten Lieferanten für diese 8 *essenziellen* (unentbehrlichen) Aminosäuren (*Eiweißbausteine*):

1. *Isoleucin* für Muskelaufbau: Cashewnüsse, Erdnüsse, Hühnchen, Lamm, Parmesan, Erbsen, Linsen, Eier (Eiweiß-Diät).
2. *Leucin* für Muskelaufbau: Hühnerbrust, Lachs, Thunfisch, Rinderleber, Rindfleisch, Quark, Eier, Walnüsse, Erdnüsse, Mandeln, Sojabohnen.
3. *Lysin* für den Erhalt des Binde- und Muskelgewebes: Makrele, Lachs, Linsen, Bohnen, Erbsen, Eier.
4. *Methionin* für den Eiweißaufbau im Körper: Paranüsse, Lachs, Leber, Eier, Sesamsaaten, Rindfleisch, Getreide.
5. *Phenylalanin* für die Bildung von roten und weißen Blutkörperchen: Kürbiskerne, Lachs, Eier, Walnüsse, Soja, Kuhmilch, Kalbfleisch, Mandeln, Sonnenblumenkerne (Nüsse).
6. *Threonin* für den Knochenaufbau und die Bildung von Antikörpern: Lachs, Thunfisch, Erdnüsse, Gouda.
7. *Tryptophan* für die Herstellung des Glückshormons Serotonin: Parmesan, Cashewnüsse, Sesam, Datteln, Feigen, Kakao (Schokolade).
8. *Valin* als Blutzuckerregulator: Hähnchenbrustfilet, Rindfleisch, Eier, Walnüsse, Kürbiskerne, ungeschälter Reis (Blutzuckerspiegel).

Und der Gewinner ist? Genau: Das gemeine Frühstücksei (Frühstück). Für das Ei gab es inzwischen Entwarnung, galt es doch Jahrzehnte lang als Hauptschuldiger eines erhöhten Cholesterinspiegels. Jetzt aber trifft es die *gesättigten* Fettsäuren im Fleisch, die *fettreichen* Milchprodukte und den Mangel an *Bewegung*, die im Verdacht stehen.

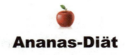

Ananas-Diät

> Man isst nur eine Sorte von Obst,
> nämlich *Ananas* (Mono-Diät).
> Dabei wird die Kalorienzufuhr auf 1000 kcal pro Tag reduziert.
> Es gibt täglich 2–3 Kilo der frischen (!) Frucht.
> Auch ungezuckerter Ananassaft und viel Wasser sind erlaubt.
> Die Ananas enthält zwei eiweißspaltende Enzyme namens
> Bromelain, entdeckt 1957, die das Fett zum Schmelzen bringen.
> Noch habe ich keine Erfahrung mit dieser Diät, rieche aber im
> Supermarkt gern pseudo-fachmännisch an Ananas herum.

Eine Ananas-Diät soll total einfach sein: Man darf *einfach* alles essen, wirklich alles ... *außer* Ananas. Hahaha, guter Witz! Eine ebenso wenig seriöse Erklärung lautet, dass der Saft der Ananas das Fett einfach wegätzt (wegen des hohen Säuregehalts), demnach alles, was man vor und nach der Ananas verzehrt, sich im Magen auflöst, bevor es vom Körper in Fett umgewandelt werden kann (Hüftgold). Leider stimmt das nicht, weil man ja gerade vorher und nachher nichts isst, außer eben Ananas. Und die kann sich schlecht selber wegätzen. Vielmehr spalten die Enzyme der Frucht die körpereigenen Eiweiße und kurbeln somit nicht nur die Verdauung an (Abführmittel), sondern steigern die Fettverbrennung (Fatburner). Dabei greift der Körper irgendwann auf bereits abgelagerte Fettreserven zurück. Es handelt sich um eine schnelle Gewichtsabnahme (Crash-Diät), denn bei einer derart stark reduzierten Kalorienzufuhr von nur 1000 kcal pro Tag nimmt der Körper fast automatisch ab (Wasserverlust).

Dass man die wenigen Kalorien allein mit Ananas befriedigen darf, erfordert erhöhtes Durchhaltevermögen (Disziplin). Meist geht es so lange gut, als dass man sich in der Karibik wähnt und den fruchtigen Geschmack verträgt (Fruchtzucker und Unverträglichkeit). Das ist wie im echten Leben. Irgendwann hängt einem das immer gleiche Erlebnis, es kann noch so toll (und lecker) sein, zum Hals heraus, sei es nun ein zugeteilter Partner, dessen ewige Liebesschwüre oder der wiederkehrende Festtagsschmaus (Liebesmahl). Gleichermaßen drohen bei einer höchst einseitigen Ernährung Mangelerscheinungen. Wie schon gesagt: Fährt man ständig die gleiche alte Leier, wird es schnell mal öde (Langeweile und Sex).

Im Übrigen wirkt die Ananas, aufgrund ihrer Vitamine, besonders Vitamin C, und ihrer Mineralstoffe, stark basisch und somit Stress abbauend (Stressbewältigung und Basenfasten). Kalzium ist gut für die Nerven, Jod und Eisen gut für das Gehirn. Das wiederum kann in manch einer Beziehung hilfreich sein (Liebe).

Sollte man also den Partner wiederholt Ananas in sich hineinschaufeln sehen, hat er entweder körperliche oder emotionale Verstopfungen, oder möchte seine eingeschlafenen Gehirnzellen ankurbeln und dabei schnell noch ein paar Pfunde loswerden (Erscheinungsbild). Möglicherweise ist er sogar darum bemüht, die Flora seines Genitalbereichs schmackhafter zu machen (Medizin). Vielleicht hat er aber auch nur davon gehört, dass Ananas als die Nummer Eins der natürlichen Potenzmittel gilt (Aphrodisiakum). Ob letzteres dann eher für oder gegen uns spricht, wäre wohl im Einzelfall zu klären.

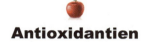

Antioxidantien

> Radikalfänger,
> chemische Verbindungen,
> die eine *Oxidation* anderer Substanzen
> verlangsamen oder sogar verhindern:
> Vitamin C (*Ascorbinsäure*) in frischem Obst und Gemüse,
> Vitamin E (*Tocopherole*) in Pflanzenölen (Olivenöl),
> Carotinoide (*Betacarotin*) in Obst, Gemüse und Eiern,
> sekundäre Pflanzenstoffe (*Flavonoide*) in Vollwertkost,
> und Enzyme (*Spurenelemente*) in Mineralstoffen.

Es wird angenommen, dass eine Antioxidantien-reiche Ernährung »[...] *die natürlichen Abwehrmechanismen des Organismus gegen die Alterung anregen, unter anderem, weil sie die Produktion von Enzymen verstärken, die freie Radikale beseitigen.*« (→Literaturhinweise »Das Ende des Alterns«, S. 43).

Um einen vorzeitigen Alterungsprozess zu vermeiden, gibt man sich den *Vitaminen C und E* sowie den *Carotinoiden* wie Beta-Carotin (natürliche Farb- und Inhaltsstoffe) in Karotten, Spinat, roter Paprika, Aprikosen und Mangos hin.

Man lässt sie unseren »oxidativen Stress« lindern, indem sie »freie Radikale« aus der Luft wie UV-Strahlen und sonstige Schadstoffe (Rauchen), aus der Nahrung und aus dem Körper abfangen (Stressbewältigung und Alter). Auch die körpereigenen Radikale, Zwischenprodukte unseres Stoffwechsels, sind hochreaktive, sehr aggressive, chemische Sauerstoffmoleküle oder organische Verbindungen, die Sauerstoff enthalten, deren einziges Bestreben es ist, einem anderen Atom oder Molekül Elektronen zu entreißen. Sie reagieren mit diesen und bilden dabei neue Radikale, die wiederum anderen Substanzen ebenfalls Elektronen wegnehmen. Es kommt zu einer Kettenreaktion, dem sogenannten »oxidativen Stress«, Ursache für diverse Krankheiten wie Diabetes, Herzinfarkt und Schlaganfall, dem Einhalt geboten werden sollte.

Der mediterranen Lebensweise verpflichtet, weil das Mittelmeer Entspannung pur verspricht (Mittelmeer-Diät), essen wir reichlich frisches Obst (*Apfel, Birne, Heidelbeere, Granatapfel*) und Gemüse (*Artischocke*), viel Vollkorn (Getreide), dazu pflanzliche Öle wie Olivenöl (*Vitamin E*), auch Zimt und Kakao, sowie eine Handvoll Pekannüsse (Nüsse). So reiten wir auf der »grünen Welle«. Morgens *grünen* Tee (Bulletproof-Diät), mittags *grüne* Mungobohnen (Ayurveda-Diät und Superfood), abends *grünen* Spinat (Aufessen und Aphrodisiakum). Dazu *grüner* Salbei, als Tee getrunken oder Kraut dem Essen beigemischt. Als Antioxidans soll er Entzündungen hemmen, als »Brain-Booster« das Erinnerungsvermögen stärken (Achtsamkeit und Kräuterhexe). Ob man das jedoch tatsächlich wünscht, in seinem Erinnerungsvermögen gestärkt zu werden, wird tendenziell davon abhängen, was es zu erinnern gibt. Nicht jeder möchte sich auf Streitigkeiten oder sonstige Widrigkeiten des Alltags besinnen. Stattdessen greift er lieber zum Bier, der gängigen Betäubung (Alkohol), einem Getränk aus *grünem* Hopfen, und schiebt sich fettige Knabbereien rein, bis er vor Übelkeit ganz *grün* im Gesicht wird. Ein »radikaler« Stressabbau wäre somit jedenfalls garantiert.

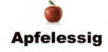

Apfelessig

> Nicht nur zum Putzen
> in Küche und Bad geeignet,
> sondern auch mit erstaunlicher Wirkung
> für den körpereigenen Haushalt.
> Ein altes Hausmittel für und gegen alles.
> Empfohlen werden täglich 15 ml (1 EL),
> oder zum Abnehmen 45 ml (3 EL)
> als Appetitzügler.

Mit Apfelessig kann man seine Wunder erleben (Wunder-Diät). In den Neunzigern habe ich mal auf Empfehlung eines Heilpendlers acht Wochen lang jeden Morgen ein paar Esslöffel davon zu mir genommen, auf nüchternen Magen, mit Wasser verdünnt. Es gibt Menschen, die schwören darauf, morgens, mittags und abends. Nach Ablauf vorgenannter Zeitspanne war es jedenfalls so weit. Seltsame Reinigungsprozesse machten sich auf meiner Haut bemerkbar. Der werten Leserschaft möchte ich weitere Details ersparen. Zumindest darf ich bestätigen, dass das Ganze nicht wirkungslos blieb, was mir von dem Pendel schwingenden Heiler aufgetragen worden war, um meine Darmflora von Bakterien zu befreien. Sozusagen ein Körper-internes Großreinemachen auf ganzer Linie (Detox-Diät).

Beim Abnehmen soll Apfelessig ebenfalls helfen, dabei den Blutdruck senken und die Fettverbrennung steigern. Normalerweise wird empfohlen, pro Tag 15 ml = 1 Esslöffel (EL) Essig zu sich zu nehmen. Als »Diät« verpackt heißt das dann, man trinke vor *jeder* Mahlzeit ein Glas Wasser mit 1 EL Apfelessig. Das macht dann schon 45 ml pro Tag. Bereits die Flüssigkeit an sich füllt den Magen und stoppt den Appetit (Appetitzügler), aber der saure Essig regt auch die Verdauung an (Sauerkraut-Diät).

Apfelessig soll gut sein für vieles. Neben Stoffwechsel und Blutzuckerspiegel auch für Leber, Darm, Haut und Haare. Er steigert die Fließfähigkeit von Blut, stärkt das Immunsystem, entgiftet Leber und Nieren (Entgiftungskur), senkt Blutzucker- und Blutfettwerte, bekämpft Fäulnisbakterien im Darm, fördert die Wundheilung, beugt der Verkalkung vor (Alter), macht Haut und Haare wie neu, drosselt die Talgproduktion der Haut (Mitesser), lindert Juckreiz, hemmt Entzündungen und eignet sich für kalte Wadenwickel gegen Krämpfe oder Fieber. Die Inhaltsstoffe des Apfels (Obst) kommen besonders durch den natürlichen Fermentierungsprozess voll zum Einsatz (Bio).

Schon die Römer nutzten Obstessig, um Wunden zu desinfizieren. Im Mittelalter wurde damit sogar die Pest bekämpft durch desinfizierende Waschungen der Gesunden, um sie vor Krankheitserregern zu bewahren. Neben reiner Haut und glänzenden Haaren sorgt Apfelessig also auch für Schutz vor Ansteckung. Das sollten wir in Betracht ziehen, wenn mal wieder über Schutzmaßnahmen gegen Virusübertragungen gesprochen wird. Vielleicht können wir öffentliche Badetage einführen, wo wir uns einander mit Apfelessig begießen, um ihn anschließend zu trinken. Ob eine solche äußere sowie innere Spülung der Stärkung unserer Gesundheit dient, gilt es zu überprüfen (Wissenschaft). Es wird jedoch zweifelsohne zu fröhlichen Gelagen kommen, die zu mehr Geselligkeit und einer sozialen Stärkung beitragen werden (Liebe).

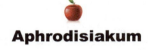

Aphrodisiakum

> Aphrodisiaka ist die Mehrzahl von Aphrodisiakum, abgeleitet von der griechischen Liebesgöttin Aphrodite. Gewisse Lebensmittel haben eine *aphrodisierende* Wirkung auf den Menschen und sein Lustempfinden. In der geschickten Küche der Anbahnung von Liebe und/oder Sex werden diese anregenden Mittelchen gerne eingesetzt. Wobei *Würde und Selbstachtung* das beste Aphrodisiakum überhaupt sein sollen (→Literaturhinweise »Intimität und Verlangen«, S. 92).

Man glaubt es kaum, aber Sellerie gehört dazu. Nicht, dass man in der plumpen Annahme verharrt, nur Alkohol sei antörnend (bis zu 0,5 Promille, danach kehrt sich die Wirkung um). Nein, auch gewisse Gemüsesorten setzen direkt an den Geschlechtsorganen an und sorgen für sexuelles Verlangen (Vitamine und Mineralstoffe). Da dachte man noch, es sei die edle Kochkunst oder die schicke Küchenschürze, die den Angebeteten in die Knie zwingt (Liebe, Magen und Sex). Bei Spargel, Karotte, Meerrettich und Maiskolben sind es wohl mehr noch die phallischen Formgebungen, die zu gewissen Hintergedanken anregen. Doch auch Artischocke, Chili oder Eisbergsalat geben das sexy Salz in die Beziehungssuppe (→Literaturhinweise »Sinnliche Rezepte für schöne Stunden« und »Balldinis Gaumensex«).

Nun gut. Die folgende Einkaufsliste erfolgt ausdrücklich ohne Gewähr:
• *Ananas*, die Nummer Eins unter den Lustmachern (Ananas-Diät) • *Avocado*, Vitamin E wurde als »Fruchtbarkeits-Vitamin« entdeckt und Vitamin B6 trägt bei zur Regulierung der Hormontätigkeit • *Artischocke* • *Austern* • *Muscheln* • *Meeresfrüchte* • *Granatapfel*, aus der Antike stammendes Symbol für Fruchtbarkeit (Antioxidantien) • *Brokkoli* • *Chili*, für die gute Durchblutung (Sirtfood-Diät) • *Champagner*, Hauptsache es kribbelt • *Trüffel*, moschusartiger Geruch, aber teuer (Geld war schon immer sexy) • *Brennnessel* (wer sich in die Nesseln setzt ...) • *Muskatnuss*, am besten frisch gerieben, wie so vieles • *Ingwer*, bringt nicht nur den Kreislauf auf Hochtouren • *Safran*, eine Art Rauschzustand aufgrund erhöhter Durchblutung • *Vanille*, ähnlich einem Sexuallockstoff • *Schokolade*, mind. 70 %, heiß mit Vanille, bekannt als Liebestrank der Azteken • *Wassermelone*, weil es die Erweiterung der Blutgefäße unterstützt • *Feigen* (Adam und Eva ahnten es und trugen ein Feigenblatt zwischen den Beinen) • *Erdbeeren* • *Himbeeren* • *Eisbergsalat* • *Spinat*, wenn man das schon früher gewusst hätte • *Grünes Blattgemüse*, hoher Gehalt an Magnesium unterstützt Testosteron-Produktion (Sex) • *Petersilie*, hier wirken ätherische Öle erotisierend • *Ginseng*, wohl das bekannteste aller natürlichen Potenzmittel • *Erdnüsse* • *Walnüsse* • *Mandeln* • *Kürbiskerne*, gut für Fruchtbarkeit und Testosteronspiegel • *Maca*, kleine Pflanze aus den peruanischen Anden (Superfood) • *Ginkgo*, positive Auswirkung auf alle Phasen der sexuellen Beziehung, die WHO empfiehlt die tägliche Verwendung • *Frische Minze* • *Honig*, das Wort »Honeymoon« kommt nicht von ungefähr • Hunderte verschiedener *Gewürze*, *Gewächse* und *Kräuterlein*, aus denen man den passenden Zaubertrank für die Liebsten zusammenbraut (Kräuterhexe). Die Auswahl ist groß. Aphrodite meint es also wirklich gut mit uns (Großzügigkeit).

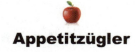

Appetitzügler

> Auf Essen muss man anscheinend Lust haben.
> Oder Frust schieben, dann geht es auch.
> Sonst spricht man davon, dass der Hunger es reintreibt.
> Will der Mensch weniger essen, um Kalorien einzusparen,
> abzunehmen oder gesünder zu leben,
> muss er an seinem Appetit schrauben.
> Dem Appetit gilt es Zügel anzulegen, damit das
> Schlemmer-Pferd nicht ständig mit einem durchgeht.

In der Apotheke kann man so manch ein Mittelchen für (oder gegen) Appetitlosigkeit bzw. Anorexie erwerben, das einem schlimmstenfalls die Kasse bezahlt (Adipositas und Magersucht). Bei Fettleibigkeit ist neben der Aktivierung der *Fettverbrennung* und dem Ankurbeln des *Stoffwechsels* das Zügeln des *Appetits* der Dritte im Bunde zum erfolgreichen Abnehmen. Dafür gibt es schlagende Argumente bereits in der Namensgebung für diverse Sättigungskapseln, Appetithemmer und Appetitblocker: »Fatburner«, »Booster«, »Fettbinder« oder einfach nur »Satt!« (Fette).

Viele dieser *Anorektika* werden als gesundheitliches Risiko eingestuft, da sie ähnlich wie Antidepressiva bestimmte Botenstoffe im Gehirn ansteigen lassen, die zu allerlei Nebenwirkungen und gar ungeklärten Todesfällen führen (Tod und Suppenkasper). Da lobe ich mir diese zehn Hausmittel, die ungefährlicher scheinen: *Ingwer*, *Chili* und *Vanille* (Aphrodisiakum), *Lachs* (Omega 3/6/9), *Äpfel* (Ballaststoffe), *mageres Fleisch*, *Pfefferminze*, *Linsen* (Proteine), *Mandeln* (Nüsse) und *Zitrone* (Stoffwechsel). Aber auch durch verstaubte Beziehungen schallt: »Nun zügele mal deinen Appetit, du ungestümer Lustmolch!« (Heißhungerattacke). Man sitzt noch nicht einmal am Tisch, da haut der/die/das Liebste schon in die Vollen (Völlerei), bekommt als Nimmersatt den Mund nicht voll genug (All-you-can-eat und Sättigung), und hat dauernd verstärkten Hunger, worauf auch immer (Sex und Ersatzbefriedigung).

Es mussten also auch beziehungstaugliche *Appetitzügler* her – und hier sind sie:
- Ungeschicktes Kochen ist schon mal ein erster Anfang (Kalte Küche)
- Vorher viel Wasser trinken ist eine weitere Maßnahme (Volumetrics-Diät)
- Die Mengen so portionieren, dass ein Zuviel ausgeschlossen ist (Mäßigung)
- Heikle Gesprächsthemen auf den Tisch bringen, dass einem der Appetit vergeht
- Ablenkungen einbauen, die einen vom Essen abhalten (Beschäftigung)
- Verhindern, dass es überhaupt zur Nahrungsaufnahme kommt (Liebe und Sex)
- Klammern im Mund, die einem vorgaukeln, eine gerade Zahnstellung zu verfolgen
- Eingriffe zulassen, die eine Nahrungsaufnahme erschweren (Magenverkleinerung)
- Beim Essen über Essen reden, damit man schon vom Zuhören satt wird (Hypnose)
- Dinge auf den Teller tun, die man nicht kennt (Dosenfutter)
- Alle Speisen wieder abräumen, sobald man sich was auftun will (Fast-Food)
- Besuch, der der Einladung »Fühlt euch wie zu Hause« Folge leistet (Geselligkeit)
- Alternativ Kinder bekommen, die einem die Haare vom Kopf fressen (Allesfresser)
- Einkaufen von Lebensmitteln von der To-Do-Liste streichen
- Wunsch nach Essen grundlegend vermiesen, indem man Karma erklärt (Waage)

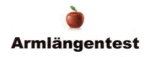

Armlängentest

> Muskeltest aus der Alternativmedizin (*Kinesiologie*).
> Ein Biofeedback-Instrument
> für eine direkte Kommunikation
> mit unserem Körper,
> basierend auf der Erfahrung, dass alles Wissen darum,
> was gut oder schlecht für uns ist,
> im Körper gespeichert ist.

»Die Kinesiologie hat ans Licht gebracht, dass das unterbewusste Denken sich über den Körper ausdrückt. In mehr als zwanzigjähriger Forschungsarbeit untersuchte David Hawkins die Validität und Nachvollziehbarkeit der kinesiologischen Muskeltests. Die Entdeckung, dass Muskeln sofort schwach reagieren, wenn der Körper einem schädlichen Reiz ausgesetzt ist, bietet eine eindrucksvolle Demonstration. Im gleichen Maß gilt jedoch auch, dass Substanzen, die für den Körper heilsam sind, eine starke Reaktion der Muskeln zur Folge haben.« (→Literaturhinweise »Stark oder Schwach?«, S. 26).

»Die Muskeltests stellen ein präzises Biofeedback-Instrument dar. [...] Erlebt der Patient den Reiz als stressfrei, so ist das Gehirn in der Lage, die Belastung des Muskels und den Reiz gleichermaßen zu verarbeiten. Liegt auf dem Reiz ein emotionaler oder körperlicher Stress, so erfährt das Gehirn des Patienten eine kurzzeitige Irritation und kann der Belastung des Muskels nicht standhalten. Der Muskel wird schwach.« (→Literaturhinweise »DuMonts große Enzyklopädie Naturheilkunde«, S. 314).

Das führt dazu, dass der zum Testen gedrückte Arm nach unten sinkt, oder der aus Zeigefinger und Daumen gehaltene Kreis nicht geschlossen bleibt, sondern leicht auseinandergezogen werden kann, oder dass beim Armlängentest einer der beiden aneinander gehaltenen Daumen versetzt mehr nach vorne zeigt als der andere.

»Passend dazu habe ich gute Erfahrungen gemacht mit dem auf der Kinesiologie basierenden Muskeltest, um herauszufinden, was momentan meine individuell zu mir passende Ernährungsweise sein könnte (Intuition und Individualität). Lediglich im Supermarkt zwischen den Regalen passiert es gelegentlich, dass die Leute sich wundern, sobald ich mit nach vorne gestreckten Armen die Lebensmittel austeste. Man kennt das, wenn Wünschelrutenläufer in der Wildnis oder am Strand auftauchen. Da wundern die Leute sich auch. Doch am Ende freut sich der Finder (Domino).« (→Literaturhinweise »Würfel Liebe A bis Z«, S. 121).

Der Armlängentest kann eine Unterstützung zum Intuitiven Essen sein. Sind wir uns bei der Wahl von Lebensmitteln nicht sicher, ob sie uns guttun, können wir unseren Körper noch direkter fragen, ob und was er essen möchte oder nicht. Wir bekommen seine Antwort über die Reaktion unserer Muskeln, die entweder entspannt bleiben – das heißt, dass sie JA sagen – oder aber sich anspannen und kürzer (oder schwächer) werden – das heißt, dass sie NEIN sagen (→Literaturhinweise »Der Körper lügt nicht«).

Taucht der Partner im gemeinschaftlichen Schlafzimmer auf und will erst einmal den Muskeltest durchführen, bei sich selbst oder direkt an unseren Gliedmaßen, müssen wir uns also nicht wundern. Wie mit einem Lügendetektor will er lediglich testen, ob wir eher Schlaf benötigen oder doch lieber Unterhaltung (Dream-Team).

Askese

> Aus dem Griechischen abgeleiteter Ausdruck für »Üben«.
> Aus religiöser oder philosophischer Motivation heraus
> geübte Selbstkontrolle und Disziplin.
> Freiwillige Enthaltsamkeit
> zwecks höherer Ziele (Spiritualität).
> Asketisch sich der Mäßigung und dem Verzicht
> zu verschreiben, ist allerdings nicht jedermanns Sache.
> Zu sehr mutet es an wie Darben und Verhungern.
> Und schon der Buddha riet zur »goldenen Mitte« (Bauch).

Entweder hat man vom *asketisch* abgemagerten Buddha gehört (Fasten und Hungerhaken) oder doch eher vom *dicken* lachenden Buddha (Fettleibigkeit und Oversize). Letzteren hat man zumindest schon mal im chinesischen Restaurant direkt am Eingang gesehen, wo er umspielt von Wassergeplätscher und Wohlfühlmusik für Wohlstand und Glückseligkeit steht, und im Übrigen nach den Regeln des Feng Shui dazu dient, die zahlenden Kunden anzulocken (All-you-can-eat).

Der abgemagerte Buddha, der sich vor 2500 Jahren zeitweilig in Askese übte, ist jedoch auch nicht der Weisheit letzter Schluss. Der historische Buddha Siddhartha Gautama, dem Hungertod nah, sah selber ein, dass die Lösung für *unbedingtes* Glück nur jenseits von Extremen zu finden ist (Überleben). Ab da beschritt er den goldenen Weg der Mitte zwischen Anhaftung und Abneigung, zwischen Völlerei und Verbot, zwischen Gut und Schlecht, zwischen Mögen und Nichtmögen. Die Balance und Ausgeglichenheit eines natürlichen Zustands von Sowohl-als-auch, der alles umschließt (Meditation und Intuition). Und der im *Tantra* durch die geistig freie Sichtweise geübt wird, dass man weder dick noch dünn, weder klein noch groß sein muss, um glücklich zu sein.

Vielmehr geht es um die *unbedingte* Freude, bloß weil die Dinge geschehen und von uns wahrgenommen werden (Achtsamkeit und Genuss). Alle fühlenden Wesen dürfen mitmachen, besonders aber der Mensch, der zur Reflexion fähig ist und erkennt, dass zwischen ihm als Erleber (Geist), dem Erlebten (Geschehen) und dem Erleben (Gewahrsein) keine Trennung besteht. Himmel und Hölle finden also zwischen unseren eigenen Ohren statt (Karma-Diät). Wir entscheiden selbst, wie wir die Dinge erfahren, ob nun als schön, schrecklich oder beides (Erscheinungsbild, Spiegel und Bewertung).

Askese zu üben, kann trotzdem recht interessant sein. Ein (freiwilliger) Verzicht auf Nahrung (Intervallfasten und Dinner Cancelling) bringt Reaktionen zutage, von denen man gehofft hatte, sie bereits hinter sich gelassen zu haben. Auch zeitweiliger oder dauerhafter Wegfall von Genuss- und insbesondere Rauschmitteln (Zuckerfreiheit, Rauchen, Alkohol und Drogen), sexuelle Enthaltsamkeit (Sex und Betäubung) und Mäßigung von Besitz, Kommunikation oder Bequemlichkeit (Ersatzbefriedigung) ist möglich. Wir lassen zu, dass wir mehr von innen heraus spüren, weil im Außen die Eindrücke heruntergefahren werden. Wir lassen zu, dass wir berührt werden. Ein solches »Zulassen« könnte auch einfach mal bedeuten, die Keksschachtel *zuzulassen* (Entspannung). Sozusagen ein goldener Anfang für die gemäßigte Mitte (Buddha-Diät).

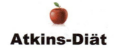
Atkins-Diät

> Fleisch, Wurst, Käse, Fisch, Eier, Speck, Butter,
> soviel das Herz begehrt.
> Hauptsache keine bis wenig Kohlenhydrate.
> Eine ideale Diät für Leute, die auf Hausmannskost stehen,
> nur dass sie auf die Beilagen verzichten müssen.
> Es gibt weder Brot, Nudeln, Reis oder Kartoffeln,
> noch Kuchen oder kohlenhydratreiches Gemüse und Obst.
> Dafür umso mehr Eiweiß und Fett.

Der Kardiologe Dr. Robert Atkins (1930–2003) hat anscheinend seine eigene Diät nicht überlebt. Vor seinem Tod wog der aus Amerika bekannte Diät-Spezialist über zwei Zentner, um dann im Alter von 72 schwer herzkrank und gesegnet mit Bluthochdruck an einem Sturz auf der Straße zu versterben.

Die Atkins-Diät war ehemals einschlagend, zumindest bei mir (Wunder-Diät). Ich erinnere mich an mein jugendliches Alter von 23 und den elenden Versuch, erneut so dünn wie während meiner Indienreise zu werden. Mit dem Unterschied, dass ich mich nach meiner Heimkehr nach Deutschland der Lebensmittelvielfalt westlicher Industriestaaten ausgesetzt sah und deshalb unmöglich auf meinen natürlichen Hunger verlassen konnte (Intuitives Essen). Denn da gab es nicht nur ein bescheidenes Schälchen Reis mit Gemüse am Tag, sondern ein Überangebot überbordender Supermarktregale und einen ewig vollen Kühlschrank (Einkaufen und Disziplin).

Doch dank Doktor Atkins konnte ich mengenmäßig zuschlagen (All-you-can-eat), musste auch keine Kalorien mehr zählen, jedoch jeden gesunden Menschenverstand völlig außer Acht lassen (Obst, Gemüse und Mangelerscheinungen). Zusätzlich begann ich äußerst kreativ zu werden, was das Vermeiden von Kohlenhydraten und Zucker anging (Zuckeraustauschstoffe). Aus rohen (!) Eiern (Eier-Diät) – man glaubt es kaum – habe ich mir Süßspeisen gezaubert, mich schaudert es noch heute: Eigelb vom Eiklar getrennt, das Eiweiß zu Schnee geschlagen und mit Süßstoff versetzt, das Eigelb mit künstlichem (!) Rum-Aroma vermischt und über den Eischnee gegossen. Fast hätte es wie Vanille-Eiscreme mit Eierlikör-Sauce ausgesehen, aber auch nur *fast* (Diät-Produkte und Fasten).

Ich weiß, es gibt keinen *Eiweißschock* (Eiweiß-Diät), doch bei der damaligen Ernährung ganz ohne Vitamine war ich zumindest einem traumatischen Schock nahe. Doch abgenommen habe ich, und zwar viel (Abnehmen). Nicht nur, weil mir von so viel Fleisch einfach nur speiübel wurde (Vegetarier und Bulimie), und ich früher oder später lieber ganz auf Essen verzichtet habe (Suppenkasper), sondern weil der Körper sich mangels Kohlenhydrate seine Energie irgendwann tatsächlich aus seinen Fettreserven holt (Fettverbrennung). Heute findet man Abwandlungen zu dieser Trennkost-Diät, die den hohen Fettanteil drosseln (Dukan-Diät). Jedenfalls schwören Verfechter der Atkins-Diät darauf, dass Mehrgewichtige mit einer Kohlenhydratreduktion (Low-Carb-Diät) zumindest in den ersten Wochen und Monaten schneller und mehr Kilos verlieren, als mit einer fettreduzierten Mischkost (Low-Fat-Diät). Wer also auf derartige *Schock*-Behandlungen steht, kann es ja mal versuchen.

Aufessen

»Wenn du nicht aufisst, gibt es drei Tage Regen!«
Wer hat sich bloß diesen Quatsch mit Sauce ausgedacht?
Früher (vor 100 Jahren) war es anscheinend überlebenswichtig,
alles in sich hineinzuschaufeln, was einem auf den Teller kam.
Derart wurde Speis und Trank geehrt, damit einem die
zukünftigen Bemühungen ums Sattwerden nicht verregneten.
Die Lobpreisung für die eingebrachte Ernte, das erlegte Wild,
die gesammelten Früchte und Samen, erfolgte durch ein
umfassendes Einverleiben von allem Essbaren.

Was haben nicht schon Erziehungsberechtigte auf Kinder eingeredet, damit diese den elenden Spinat aufessen, um groß und stark zu werden. Irgendwie muss man ja die liebe Brut durchbekommen. Wer möchte sich schon vorwerfen lassen, seine Abkömmlinge seien des Hungers gestorben (Hungertod und Babynahrung).

Besonders der berühmte Zappel-Kasper, der Frau Mama und Herrn Papa um den Verstand brachte, weil er seine Suppe nicht auslöffeln wollte (Suppenkasper), hat es in die Kinderbücher vieler Generationen geschafft. Dort kippelte er als »Struwwelpeter«-Geschichte für lange Zeit am Tische herum und wollte partout nicht seine Suppe essen. Schon nach fünf Tagen war er derart abgemagert (Crash-Diät), demnach von ihm nur noch das Holzkreuz auf seinem Grabe übrigblieb (Hungerhaken).

Ursprünglich hieß es auf Plattdeutsch: »*Wenn du dien Teller leer ittst, dann gifft dat morn goods wedder.*« Diese Redewendung wurde wohl missverstanden. Aus »goods wedder« wurde Sonnenschein bzw. gutes Wetter. Die Übersetzung wäre aber gewesen, dass es morgen »Gutes wieder« gibt. Leer gegessene Teller bedeuteten, dass am nächsten Tag frisches Essen und eben keine aufgewärmten Reste verköstigt wurden (Resteessen). Wenn das Kind nicht freiwillig aß, wahrscheinlich weil es ihm nicht schmeckte, drohte man einfach mit Wiederholung der Tortur. Alternativ verbietet man Kindern vom Tisch aufzustehen, bevor sie alles aufgegessen haben (Allesfresser). Mein Vater klopfte ehemals sogar mit dem Kochlöffel rhythmisch auf vollgestopfte Wangen, um uns Kinder zum zügigen Schlucken zu bewegen (Hamsterbacken). Derweil ich persönlich kein weiches Ei ohne Brot dazu essen kann, weil ich mal Stunden damit verbracht habe, ein kaltes Frühstücksei herunterzuwürgen, während meine Mutter den Countdown runterzählte (Eier-Diät).

Verknüpft mit dem Anspruch, den Teller immer leerzuessen, weil die Kinder in Afrika nichts zu essen haben, bleibt man der ewig kindlichen Schmach ausgesetzt: »Da waren wohl die Augen wieder größer als der Magen!« Oder: »Was man sich aufgetan hat, muss man auch aufessen!« Derartige Kindheitserinnerungen torpedieren noch heute jede Diät. Von weniger essen kann da selten freiwillig die Rede sein (FdH). Wer glaubt schon, seinem Sättigungsgefühl folgen zu dürfen (Intuitives Essen), wenn maßvolles Essen unter Strafe steht. Das brave Kind isst auf, komme was da wolle. Da bedarf es schon einer emotionalen Befreiung von der guten Kinderstube, um ein Zuviel auf unserem Teller zurückzulassen – oder erst gar nicht aus dem Kühlschrank zu holen.

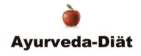

Ayurveda-Diät

> Ayurveda ist eine alte Heilmethode aus Indien.
> *ayur* = (langes) Leben
> *veda* = Wissen
> Sie gilt als »Mutter der Medizin«.
> Vor 5000 Jahren erst mündlich weitergegeben,
> um dann 1500 bis 1000 Jahre vor Christus
> schriftlich festgehalten zu werden.
> Der ganzheitliche Ansatz findet in der Diät seinen Ausdruck in
> Salat, Gemüse, Milchprodukten, gesunden Ölen und Ghee.

Sofort fallen mir grüne *Mungobohnen* ein, die im Rahmen einer ayurvedischen Ernährung garantiert jedem empfohlen werden (Superfood). Sie sind verwandt mit Erbsen und Linsen, und werden in Indien schon seit 1000 Jahren angebaut. Mungobohnen liefern, wie überhaupt Hülsenfrüchte, reichlich Proteine (23 g auf 100 g), stecken aber genauso voller Vitamine, Mineralien und sekundärer Pflanzenstoffe (Antioxidantien). Mit Vitamin E sind sie Radikalfänger und cholesterinsenkend.

Für die Ayurveda-Diät gilt es zuerst einmal herauszufinden, zu welchem der drei Lebensenergietypen (Dosha) man gehört (Fünf Elemente). Unterschieden wird in *Vata*, *Pitta* und *Kapha*. Das mochte ich schon immer, wenn mein »Typ« bestimmt wird. *Endlich werde ich erkannt*, so mein spontaner Gedanke. Ähnlich wie bei Sternzeichen (Sternzeichen-Diät) oder der Blutgruppe (Blutgruppen-Diät), bevorzugt aber auch bei »persönlichen« Fragebögen in Sachen Abnehmen (Ernährungsberatung).

»Vata« setzt sich zusammen aus Luft und Raum. Es steht für Bewegung und ist trocken, kalt, rau, luftig und schnell. Solche Leute sind kreativ, heiter und flexibel, verfügen über einen wachen Geist, bewegen sich viel und nehmen schwer zu. Sie mögen keine Kälte und neigen zu Nervosität, Schlaflosigkeit und schlechter Verdauung. Es eignen sich drei warme Mahlzeiten über den Tag verteilt, und viel Ruhe (Yoga).

»Pitta« steht für das Feuer. Es ist heiß, scharf, ölig und feucht. Diese Menschen haben einen starken Willen, viel Energie und Entschlossenheit. Sie sind oft muskulös (Sport) und verfügen über einen scharfen Intellekt, übernehmen gern Verantwortung, tendieren aber auch zu Kritik, Ungerechtigkeit und Ungeduld. Hier ist Entspannung förderlich sowie eine Mäßigung in Sachen Genussmittel (Rauchen, Alkohol und Sex).

»Kapha« bezieht sich auf Wasser und Erde. Es ist kalt, schwer, klebrig, süß. Diese robusten Typen weisen sich aus mit Beständigkeit, Stabilität und Fruchtbarkeit (Zyklus). Sie sind ausdauernd, liebevoll und geduldig (Familie). Gesegnet mit einem großen Herzen und viel Selbstvertrauen, können sie aber auch zu Starrsinn und Geiz neigen, und sind für Erkältungen und Depressionen anfällig (Kummerspeck). Empfohlen wird Bewegung und Sport sowie das Auslassen von Zwischenmahlzeiten.

Es folgt eine jeweils typgerechte Auswahl an Nahrungsmitteln und Gewürzen (Kräuterhexe). Jedoch alle drei Typen werden während dieser Diät auf Fleisch, Fisch und Eier verzichten (Vegetarier). Stattdessen gibt es neben Yoga, Meditation und Massage (Stressbewältigung und Schlaf) sehr viel Rohkost (Gemüse und Rohkost-Diät).

B

Babynahrung	41
Babypfunde	42
Babyspeck	43
Backkünste	44
Ballaststoffe	45
Basenfasten	46
Bauch	47
Bauchgefühl	48
Bauchmassage	49
Befriedigung	50
Belohnung	51
Beschäftigung	52
Betäubung	53
Betthupferl	54
Beweglichkeit	55
Bewegung	56
Bewertung	57
Bikini-Diät	58
Bio	59
Biorhythmus	60
Blutgruppen-Diät	61
Blutzucker-Diät	62
Blutzuckerspiegel	63
Body-Mass-Index	64
Breatharian-Diät	65
Brigitte-Diät	66
Brot-Diät	67
Broteinheit	68
Buddha-Diät	69
Büfett	70
Bulimie	71
Bulletproof-Diät	72
Bundeslebensmittelschlüssel	73

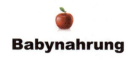

Babynahrung

Speziell auf das Baby abgestimmte Nahrung,
gern auch als Ersatz für die Mutterbrust.
Muttermilch ist zwar gut (Immun-Diät),
doch das Fläschchen mit Ersatzmilch (Pre-Milch)
oder das Gläschen mit Babybrei oft leichter zur Hand.
Das *Zufüttern* wurde entwickelt,
damit das Baby garantiert satt wird,
und Mutti auch mal freihat.

Das »bunte« Stillen (Abwechslung) wird dem Säugling nach den ersten 6–8 Wochen schrittweise beigebracht, damit er irgendwann den fliegenden Wechsel von der Mutterbrust zum Fläschchen ohne Murren hinbekommt. Manche Babys haben Probleme damit, die neue Flüssignahrung anzunehmen, sie kämpfen mit »Saugverwirrung« (Saugen und Rauchen). Doch wenn sie erst einmal an der Flasche hängen, bekommt man sie kaum wieder weg (Alkohol und Ersatzbefriedigung).

»*Die Erfolge des Zufütterns, oder der Ernährung der Kinder ohne Mutterbrust, sind seit den ältesten Zeiten so höchst traurig gewesen, daß nur eine sehr geringe Anzahl von Kindern, denen der Genuß der Muttermilch versagt war, am Leben erhalten wurden. Der Grund davon liegt sonder Zweifel in dem fehlerhaften Verfahren, welches dabei beobachtet worden ist und in der Unkenntniß derer, die sich diesem Geschäft widmen, so wie in der großen Menge von Vorurtheilen, die beim gemeinen Manne allerdings sehr schwer auszurotten sind.*« (→Literaturhinweise »Ueber das künstliche Auffüttern der Kinder, oder die Ernährung derselben ohne Mutterbrust«, S. 5).

Das arme Kind soll nicht des Hungers sterben (Aufessen). Ist die Mutterbrust in Sachen Milch wenig ergiebig, so sehr daran auch gesogen werden mag, muss eben nährstoffreicher Ersatz her (Kalorien). Es wird *zugefüttert* mit kindgerechter Beikost. Das Fläschchen mit Saughilfe wird gereicht und das Gläschen mit Spinat aufgedreht. Irgendwann wäre es sowieso so weit gewesen, das mütterliche *Abstillen* durchzuziehen (Babyspeck). Die Zähnchen der Sprösslinge sprießen bereits, ihre Verdauung stellt sich um (Darm). Und der kindliche Biss in Mutters Brust ist wenig zumutbar, weil herzlich schmerzhaft. Da kramt auch die liebendste Mutter irgendwann den Karottenbrei hervor, der, auf dem Babylöffel balanciert, garantiert auf das Lätzchen knallt (Gemüse und Suppenkasper).

Spätestens im Alter von Dreißig, so hofft man zumindest, sollte die kulinarische *Abnabelung* von Mutti (und Vati) dann geklappt haben (Selbstversorger). Nun wird am eigenen Lebensfluss gesogen – oder auch nur am eigenen Hungertuch genagt. Derweil man Kochen lernt, sein eigenes Essen zu kauen und feste Nahrung (noch) zu schätzen weiß (Alter), anstatt nur verzweifelt an allem und jedem herumzusaugen (Küssen).

Weil Erwachsene trotzdem gern an unbeschwerte Kindertage zurückdenken, gönnen sie sich immer mal wieder ein schönes Gläschen Babynahrung (Kalte Küche und Diät-Produkte). Besonders als Snack und Zwischenmahlzeit beliebt, sind *HIPPe* Geschmacksrichtungen erhältlich wie »Mango-Chutney mit Bulgur und Bio-Hühnchen« oder »Exotische Früchte mit Couscous« (Feinschmecker).

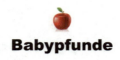

Babypfunde

> Babypfunde sind die Bezeichnung für alle Rundungen am Körper, die vor der Schwangerschaft nicht da waren und danach umso schwieriger wieder wegzubekommen sind.
> Ernährungs- und Verhaltenstipps für den
> »After-Baby-Body«
> richten sich an all jene Mütter (und Väter), die nach der Geburt mit Extrapfunden kämpfen, die sie an ihrer Oberweite eventuell noch akzeptieren, woanders aber nicht.
> Schade eigentlich!

Rundlich angelegtes Fett am Körper von Babys und Kleinkindern, besonders an Ärmchen und Beinchen, wird Babyspeck genannt (Grundumsatz). Da möchte man am liebsten hineinbeißen, so süß sieht das aus. Doch ab einem gewissen Alter kann man schwerlich behaupten, feiste Pausbacken und überfließende Pfunde kämen noch aus dieser Zeit, als man sich wärmedämmend mit ausreichend Vorrat für einen schubartig zur Geschlechtsreife zu erwartenden Wachstum wappnen musste. Irgendwann sind unsere Fettringe genauso wie Augenringe. Sie sind allein dafür da, den Fortschritt unseres Alterungsprozesses sowie die Anzahl durchzechter Nächte abzuzählen (Rettungsringe und Winkearme).

Aufatmen darf man erst wieder, wenn man selbst ein Baby bekommt. Ab da isst man für zwei, um ähnlich emsig von vorlauten Personen darauf hingewiesen zu werden. Die liebende Mutter sorgt jetzt, während sie das Kind in sich heranwachsen lässt, für doppelte Energiezufuhr. Der werdende Vater erklärt sich solidarisch und trinkt sich zumindest einen Bierbauch an (Weizenwampe). Derweil bedient sich die Schwangere möglichst auch allgemein belächelter Seltsamkeiten wie saure Gurken mit Schlagsahne, tonnenweise Eiscreme oder sehr viel Graubrot mit Leberwurst. Jegliche Gelüste, was immer dem Körper und seiner Eigentümerin in den Sinn kommen mag, dürfen nun frei von Gewissensbissen ausgelebt werden. Eventuell werden schon deshalb Frauen so gern schwanger. Es wäre jedenfalls ein ernstzunehmender Beweggrund.

Schade, zumindest unter dem Gesichtspunkt der enthemmten Nahrungszufuhr, dass diese Phase nur 9 Monate andauert. Danach ist Schluss mit hormonell begünstigter Schlemmerei. Sobald sich der Babybauch zurückgebildet haben *sollte*, die Leute einen aber weiterhin fragen, wann denn Stichtag sei, sprechen wir von Babypfunden. Unverzüglich rufen Kurse für Yoga und Wassergymnastik dazu auf, überschüssige Kilos abzuhungern, um die Traumfigur von *vor* der Schwangerschaft zurückzuerobern. Wer von uns tut da nicht schnell mal so, als wäre sie gemeint.

Dass dabei die Pfundskerle, die kleinen Racker, in die sportlichen Übungen mit eingebaut werden, ergibt sich aus der elterlichen Fürsorge. Das Kind mehr als zehnmal pro Tag gestemmt, zur allgemeinen Belustigung in die Lüfte geworfen, die Treppen hochgeschleppt, zusammen mit den großen Einkaufstaschen und Windeltüten, mehrfach im Wechsel von einer Hüfte auf die andere geschwungen, ins Gitterbettchen hinein und hinausgehoben – all das darf dem Workout-Pensum angerechnet werden.

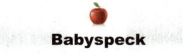

Babyspeck

> Das Baby muss durch den ersten Winter kommen.
> Wie bei der Made im Speck
> wird das Überleben durch Fett gesichert.
> Gewappnet für schwere Zeiten des Wachstums,
> rollt der Wonneproppen in sein Leben,
> und die Mutti gleich hinterher (Babypfunde).
> Spätestens in der Pubertät verflüchtigt sich das,
> zumindest beim Kind.

Bei Neugeborenen findet man es (noch) besonders reizend, dass sie so rund und speckig sind. Ihr Überleben scheint damit gesichert zu sein (Grundumsatz). Ihre wonnigen Rundungen bestehen hauptsächlich aus dem sogenannten braunen Fett (Bauch). Es gibt Wärme ab und dient so der Aufrechterhaltung der Körpertemperatur (Thermogenese), was dem Körper später durch *Muskelzittern* ermöglicht wird (Muskelaufbau). Das braune Fett befindet sich beim Baby vorwiegend im Nacken (deshalb aus reiner Gewohnheit eine später häufig geküsste Stelle), zwischen den Schulterblättern, über den Schlüsselbeinen, an den Achseln und um die Nieren herum.

Nicht nur das braune Fett, sondern alles isolierende Fett, der berühmte »Babyspeck«, verschwindet mit den Jahren (Eskimo-Diät). Der Speck kommt erst wieder, wenn man selbst ein Kind erwartet (Babypfunde). Manchmal auch schon früher (Extra-Pfunde). Scheint sich aber der Babyspeck über die Jahre nicht auswachsen zu wollen, handelt es sich wohl oder übel um Übergewicht (Body-Mass-Index).

Geben einem die Leute zu verstehen, wie viel süßer Babyspeck uns im Gesicht und um die Hüften sitzt, während sie uns in die Backen kneifen, erfolgt damit gleichermaßen eine Einschätzung unseres psychischen Befindens (Hamsterbacken). Mit Pausbäckchen und Schwabbelkinn wird man gern als »junggeblieben« bis »kindlich zurückgeblieben« eingestuft. *»Werde du erst einmal trocken hinter den Ohren!«* oder *»Krieg du erst mal dein Babyface aus dem Gesicht!«*, lauten Aufforderungen zu einer strikteren Ernährung, einer weniger aufgedunsenen Lebensführung (Alkohol) und zu vermehrten Bewegungseinheiten, sei es auch nur zur Stärkung der Gesichtsmuskulatur durch *Face Yoga* (Sport, Yoga und Erscheinungsbild).

Den Babyspeck wünscht sich so mancher zurück, sobald er vor lauter Frust und Liebeskummer abgemagert am Zahnstocher emotionaler Bedürftigkeit nagt. Wohlgenährt möchte einfach jeder sein, weil Sättigung nun mal mit fürsorglicher Liebe einhergeht (Nahrung). Wenn es weder mit der Mutti (Vati) noch mit dem Partner klappt, werden zur Beruhigung eben vermehrt Milchprodukte geschlabbert. Die sind schön fett und süß, versorgen uns wie kleine Kälbchen mit Muttermilch und bescheren uns schon bald feiste Gesichtszüge goldiger Kindertage. Weshalb wir uns vor einer Überfütterung in Acht nehmen und rechtzeitig für ein *Baby Led Weaning* (BLW) sorgen, »die vom Baby geführte Entwöhnung«. Das Baby entscheidet hier selber, wann es zu *essen* anfangen will, wann es also entwöhnt ist und keine Brust mehr braucht (Babynahrung). Das führt zu Selbstvertrauen und Eigenständigkeit (→Online-Tipps »Babyspeck & Brokkoli«). Was auch den Erwachsenen unter uns sicherlich wiederholt guttun würde (Selbstliebe).

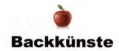

Backkünste

> Die Frau ist die große Kuchenbäckerin,
> der Mann ein geschickter Tortenmeister.
> Die Oma backt das Brot, der Opa kleine Brötchen (Getreide).
> Die Kinder backen Weihnachtskekse,
> der Italiener die beste Pizza.
> Alle anderen backen sich ein Ei darauf.

Begonnen hat es im Teenageralter, als ich zu jeder Fete mit selbstgebackenem Apfelkuchen nach Rezept meiner Mutter aufschlug (Kaffeeklatsch). Später probierte ich noch andere Rezepturen wie Marmor- oder Quarkkuchen, um schlussendlich an der Herstellung von Baiser aus Eischnee und Zucker als Backgenie kläglich zu scheitern. Danach war erst einmal Schluss mit Backen. Seither *lese* ich zwar Kochbücher, *träume* aber nur von gewagten Backkünsten, besonders von der Herstellung eines zuckerfreien »Chrunchy Nut Cheesecake« (→Literaturhinweise »Goodbye Zucker«, S. 201).

»*Bevorzuge, wenn du mit wenig Wirtschaftsgeld auskommen musst, die Herstellung von Hefegebäck, weil es auch mit wenig Fett und ohne Ei gut und schmackhaft wird. Bedenke, dass* eine minderwertige Zutat das ganze Gebäck verderben kann. Benütze deshalb nur einwandfreie Zutaten, namentlich stets frische Hefe.« (→Literaturhinweise »Kochen und Backen«, S. 165).

Ich gestehe, noch niemals in meinem Leben etwas unter Verwendung von Hefe zustande gebracht zu haben. Der Zug ist für mich abgefahren, da passt weder Topf noch Deckel, das ist mir einfach zu schwer. Wenn ich schon lese, ich soll »den Hefeteig in Ruhe ziehen lassen«, bin ich draußen. Irgendein Windzug ist immer. Auch bezweifle ich, ob ich überhaupt die richtige Ansprechpartnerin bin. Denn weder lasse ich etwas *ziehen*, noch *in Ruhe*. Davon können meine Partner sicher ein Lied singen (→Online-Tipps »Die Jungs kochen und backen«). Gut bin ich nur in Brotbacken, sofern es *ohne* Hefe geht. Da gibt es tolle Ideen und Rezepte für Quark- oder Chia-Brote (Quark und Getreide). Davon backe ich meistens gleich zwei auf einmal (Vorratskammer und Hamsterbacken). Ansonsten verschwinde ich in der Konditorei oder im Café, um dort Variationen der Backkunst zu bestaunen. Ob ich sie auch tatsächlich verspeise, hängt von meiner jeweiligen Diät und Laune ab (Broteinheit). Manchmal ist es das Gluten, das mich hindert (Zöliakie, Unverträglichkeit und Intoleranz). Ein andermal eher der Zucker, der untergemischt wurde (Zuckerfreiheit). Was ich aber auf jeden Fall immer tue, ist mir die Nase am Glas der Vitrine plattzudrücken. So viele Köstlichkeiten gibt es selten auf einen Schlag. In Gedanken probiere ich sie alle einmal durch und rufe meinem Körper zu: »Nimm dir alles, was du brauchst!« Die Energie schwingt nämlich durch den Raum, von dem leckeren Käsekuchen direkt zu mir herüber, und zwar ohne, dass ich ihn essen müsste (Qi). Schon hat sich mein Körper jenseits von Materie an allem gelabt und gesättigt und sich genommen, was er meint zu benötigen (Nährstoffmangel und Lieferservice). Unter dem Motto:

»*Jetzt gehe ich einfach durch die Vitaminabteilung und sage meinem Körper: 'Nimm dir alles, was du brauchst, Körper.' Vitamine sind eine Energie.*« (→Literaturhinweise »Richtiger Körper für dich«, S. 109).

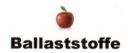
Ballaststoffe

> Ballaststoffe = Zellulose = Vielfachzucker
> = Saccharide = Kohlenhydrate.
> Können nicht oder nur schwer verdaut werden,
> verlangsamen die Verdauung
> und halten deshalb länger satt (Sättigung).
> Enthalten in Gemüse, Vollkorn (Getreide) und Fleisch.
> Werden in der Zutatenliste von Lebensmitteln zwar gesondert,
> aber *nicht* als Kohlenhydrate angegeben.

Der *Ballast* bei den Ballaststoffen liegt wohl insbesondere darin, dass man bei vermehrtem Verzehr öfter mal pupsen muss. Man hört sozusagen den Bakterien im Darm beim Essen zu (Verdauung, Darmflora und Superfood).

Jedenfalls ist von Ballaststoffen die Rede, seit ich denken (und essen) kann. Stets sollte man auf eine genügende Zufuhr von Ballaststoffen achten (Gemüse). Überall wird lobend gelockt: »Reich an Ballaststoffen« (Lebensmittelindustrie). Doch ständig habe ich das unangenehme Gefühl, mir eine Bürde aufzuladen, der ich nicht gewachsen bin. Wer möchte schon freiwillig Ballast aufladen. *Das Leben ist schon so schwer genug*, denkt da sicherlich der eine oder die andere. Es gibt jedoch Entwarnung, zumindest für diejenigen, die unbedingt abnehmen wollen (Blutzuckerspiegel).

»*Ballaststoffe sind vor allem in Kohlenhydraten mit niedrigem glykämischem Index enthalten, also in Gemüse, Hülsenfrüchten, Obst, ballaststoffreichem Vollkorngetreide sowie in sogenannten Vollwertprodukten. Sie liefern keine zusätzlichen Kalorien, spielen aber bei der Verdauung eine extrem wichtige Rolle. Sie senken die Kohlenhydratabsorption und damit die Glykämie.*« (→Literaturhinweise »Die Montignac-Methode«, S. 37).

Es gibt die *unlöslichen* (Zellulose, Hemizellulose) und die *löslichen* Ballaststoffe (*Pflanzenmehl- und Quellstoffe, Pektine*). Die unlöslichen Ballaststoffe verkürzen die Zeitdauer zwischen Nahrungsaufnahme und Ausscheidung. Durch einen schnelleren Transit verhindern sie eine Verstopfung auf den Straßen unseres Organismus. Ganz so wie Liebeskandidaten, die – mit schier *unlöslichen* Problemen in Beziehung und Umgang – für eine verstärkte Fluktuation in unserem Liebesleben sorgen, sodass es zu keinen unnötigen Engpässen kommt. Die löslichen Ballaststoffe wiederum sorgen für eine verminderte Aufnahme von Lipiden (Fette) im Darm und verhindern so eine Arterienverkalkung (*Arteriosklerose*). In Partnerschaft gesprochen sind das diejenigen Kandidaten und Kandidatinnen, die sich durch einen fließend ehrlichen Kommunikationsfluss auszeichnen, und sei es nur im Falle von Trunkenheit (Alkohol). Sie bringen emotionale Beweglichkeit ins Spiel und werden sich notfalls verdünnisieren, sobald es zur Verkalkung innerhalb der Beziehung kommt.

Des Weiteren sollen Ballaststoffe giftige Effekte chemischer Substanzen wie Farb- und Zusatzstoffe begrenzen und uns sogar vor Dickdarm- und Mastdarmkrebs schützen. In diesem Licht erscheinen mir Ballaststoffe doch recht sympathisch. Ich hoffe, dass sie auch bei »toxischen« Beziehungen helfen, zumindest wenn man diese als Ballast über Bord wirft. Kräftiges Pupsen als Warnsignal wirkt hier sicherlich Wunder.

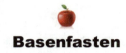

Basenfasten

> Unser *Basen-Säure-Haushalt* (pH-Wert)
> bestimmt Stoffwechsel sowie Gesundheit.
> Die beste Balance für den Körper besteht darin,
> weder übersäuert (*Azidose*) noch zu basisch (*Alkalose*) zu sein.
> Gesunde pH-Werte liegen bei:
> Blut (7,4), Magensaft (2,0), Urin (6,0), Speichel (7,1).
> Bei einer Skala von 1 bis 14 gilt ein pH-Wert von 7 als neutral.
> Unter 7,0 wird es sauer, ab 7,44 basisch.
> Krankheiten basieren häufig auf einer Übersäuerung.

Sauer macht lustig. Und Sodbrennen ist nicht gleich Übersäuerung. Urin zum Beispiel ist leicht sauer. Abhängig von der Ernährung pendelt sich sein pH-Wert zwischen 4,8 und 7,6 ein. Das »pH« steht für *pondus Hydrogenii*, das »Gewicht des Wasserstoffs« bzw. die Konzentration der Wasserstoff-Ionen in einer Lösung. Bei natürlichem Wasser liegt der pH-Wert zwischen 5,5 bis 8,5. Auch unsere Haut tendiert mit 5,5 hin zu sauer, weil sie aus einem Säureschutzmantel (*Schweiß- und Talgdrüsen*) besteht und uns so vor Bakterien und Pilzen schützt (Mitesser). Dasselbe gilt für die Scheidenflora (Medizin). Deshalb werden Bodylotions gern mit der Zahl 5,5 beworben.

Im Blut sagt der pH-Wert etwas darüber aus, wie gut das Hämoglobin in den roten Blutkörperchen Sauerstoff aufnehmen kann. Je höher, also basischer, umso besser (7,35–7,45). Doch bei 7,6 ist Schluss mit lustig. Da wird das Ganze zu basisch. Wiederum unter 7,1 allzu sauer. Beides kann tödlich enden (Tod). Normalerweise passiert die Regulation automatisch. Zu Unregelmäßigkeiten kommt es entweder ausgelöst durch den Stoffwechsel (*metabolisch*) im Falle von Krankheiten (*Kreislauf, Vergiftung, Fieber, Schock usw.*), so auch bei falscher Ernährung (Diabetes), oder aber durch die Atmung (*respiratorisch*), wenn die Abatmung von Kohlendioxid (CO_2) gestört ist (Sport und Bewegung). Wir verlieren zu viel *Säure* auch durch anhaltendes Erbrechen (Bulimie) oder bei Entwässerung (Abführmittel und Wasserverlust), oder fügen uns vermehrt *Basen* zu durch basisch (*alkalisch*) wirkende Lebensmittel oder Substanzen.

Für 5–14 Tage achtet man hier auf basenbildende Nahrung und sorgt für den Ausgleich etwaiger Übersäuerung (Detox-Diät und Entgiftungskur). *Basenbildner* sind Gemüse (*gedünstet*), Obst, Obstessig (Apfelessig), frische Kräuter, Sprossen, Salat, Kartoffeln, einige Nüsse und gute Öle wie z. B. Olivenöl. Verzichtet wird auf *Säurebildner* wie Fleisch, Fisch, Süßigkeiten, Milchprodukte, Brot- und Teigwaren, Weißmehl, Eier, Fertiggerichte, Alkohol und Nikotin. Dazu reichlich (*neutrales*) Wasser trinken. So führt man ein ausgeglichenes pH-Werte-Konto. Dafür gibt es Nährwerttabellen, die die säure- und basenbildende Wirkung von Lebensmitteln (je 100 g) auf die Nierenfunktion (*PRAL-Werte*) anzeigen (→Literaturhinweise »Säure-Basen-Balance«, S. 28).

Eine solche Anzeige sollte es auch für Paare geben. Sobald die Tendenz Richtung *Übersäuerung* durch allzu viel Ärger und Zwistigkeiten steigt, müssen »*Basis*«-bildende Maßnahmen ergriffen werden, die da wären Kuscheln, Vertrautheit, Austausch, Liebe, Sex und Zweisamkeit. Und schon klappt es wieder mit dem Beziehungs-Haushalt.

Bauch

> Der Bauch ist die Mitte unseres Körpers,
> sozusagen der Nabel zur Welt (Qi).
> Bauchformen gibt es unzählige,
> weil Menschen eben verschieden sind (Unterschiede).
> Was wir aber alle gemeinsam haben, ist die dort
> vermehrte Fetteinlagerung (Adipositas).
> Anscheinend gilt, je größer der Abstand zwischen Brustansatz
> (Oberweite) und Becken, umso schöner (Idealgewicht).
> Besonders, wenn man die Fußspitzen noch sehen kann (Waage).

Jeder darf stolz sein, überhaupt einen Bauch zu haben (→Online-Tipps »Bauchfrauen«). Er ist nicht nur der Nabel zur Welt, sondern das Zentrum für unser berühmtes Bauchgefühl (Intuition). Dabei kann man froh sein, wenn es einem noch nicht gänzlich abhandengekommen ist (Intuitives Essen und Diäten-Wahn).

Doch, falls man nicht gerade zu den Bauchtänzerinnen zählt oder auf Scheinschwangerschaften steht (Babypfunde), scheinen die meisten von uns westlich geprägten Menschen ihren Bauch wegtrainieren, zum Schmelzen bringen oder zumindest einziehen zu wollen (Erscheinungsbild). Obwohl in anderen Kulturen der Bauch voller Stolz vor sich hergetragen wird (Wohlstandsbauch), gilt er hierzulande eher als Zeichen für Trägheit (Bewegung und Fitness), Maßlosigkeit (Völlerei und Kontrolle) und grundlegend ungesunder Lebensführung (Fertiggerichte und Fast-Food). Die heute vorherrschende Devise lautet: *»Bauch rein, Brust raus!«* Sonst darf man nicht bauchfrei gehen, geschweige denn einen Bikini tragen (Bikini-Diät).

Dabei wird unterschieden, aus welcher Art von Fettgewebe unser Bauch besteht. Das seltenere *braune* Fett, das metabolisch aktiv ist (Stoffwechsel-Diät und Metabolic-Diät), aber im Alter abnimmt (Babyspeck), führt bevorzugt bei Kälte zur erhöhten Fettverbrennung (Thermogenese). Das *weiße* Fett isoliert gegen Kälte, dient als Energiespeicher und als Trenngewebe zwischen den Organen (Insulinspiegel).

Dabei nennt man das weiße, weiche, von Außen fühlbare Fettgewebe *subkutanes* Fett, das harte, unter der Bauchdecke liegende, ebenfalls weiße Fettgewebe *viszerales* Fett. Das weiche Fett, das Rollen wirft, sieht in unseren Augen weniger schön aus (Gesellschaft). Doch das harte Fett, das sich um die Organe legt und den Bauch nach außen drückt, gilt gar als Gefahr für unsere Gesundheit. Letzteres ist Hormon-aktiver (Hormone und Insulinspiegel) und macht einen anfällig für Herzinfarkt und Schlaganfall (Krankheit und Fettleibigkeit). Deshalb wird denjenigen, die einen entspannt flachen Bauch anstreben, neben richtiger Ernährung und Bauchmassage zu weiteren fünf Dingen geraten: 1. Stressbewältigung und genügend Schlaf, denn sobald der Körper glaubt auf der Jagd zu sein oder gejagt zu werden, schüttet er vermehrt das Stresshormon Cortisol aus (Hormon-Diät). 2. Fruktose reduzieren (Fruchtzucker und Zucker), sonst gibt es die berühmte »nicht-alkoholische Fettleber« (Entgiftungskur). 3. Die Zufuhr gesunder Fettsäuren wie Omega 3/6/9 erhöhen (Fette). 4. Keinen Alkohol trinken. 5. Mehr Sport und Bewegung in den Alltag einbauen. Na, wer hätte das gedacht!

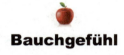

Bauchgefühl

> Emotionen machen sich in unserem Körper bemerkbar.
> Der Bauch ist ein »Wahrnehmungsorgan«.
> Etwas fühlt sich richtig oder falsch an.
> Hören wir auf diese innere Wahrnehmung,
> folgen wir unserer Intuition.
> Die Entscheidung folgt aus dem Bauch heraus.

Man glaubt es kaum, aber Eingeweide (*Darm, Leber, Milz, Magen, Nieren*) reagieren (*viszeral*) auf das im Außen Erlebte (Fünf Elemente). Hauptsächlich Menschen und unsere Beziehung zu ihnen wirken sich körperlich auf uns aus. Wir bekommen es im Bauchraum zu spüren – von Schmetterlingen im Bauch (Liebe) bis hin zum flauen Magen (Liebeskummer). All das sind untrügliche Zeichen auch für unsere jeweilige Gemütsverfassung (Intuition). Es zieht und zwickt in unseren Gedärmen (Reizdarmsyndrom), die Organe spielen verrückt (Darm), ein Pups liegt uns quer (Bauch), etwas schlägt uns auf den Magen, schnürt uns den Hals zu oder geht uns ganz einfach an die Nieren.

»Wir spüren viszerale Reaktionen und 'Bauchgefühle', wenn wir sehen, dass das Gesicht eines anderen Menschen eine Emotion zum Ausdruck bringt.« (→Literaturhinweise »Intimität und Verlangen«, S. 83).

Wenn wir schlau sind, nutzen wir diese Signale als Kommunikation mit uns selbst (Selbstliebe und Intuitives Essen). Folgen wir unserem Bauchgefühl, bedeutet das, gegen jede (*vermeintliche*) Vernunft, sogar gegen etwaige Bedenken und Glaubenssätze anderer Leute, unserem eigenen Gefühl treu zu bleiben (Soziale Grillgruppe, Familie und Gruppenzwang). Nicht der Intellekt entscheidet, der mit vielen Bewertungen und Vorurteilen einhergeht, sondern das nackte Erleben, sozusagen »gechannelt« von unserem eigenen Körper (Armlängentest und Hypnose).

Darauf ist häufig mehr Verlass, als wenn wir aus dem Kopf heraus versuchen, all den verschiedenen Ideen und Vorstellungen vieler Leute gerecht zu werden (Unterschiede, Konkurrenz und Diäten-Wahn).

»Die Erkenntnis, dass Organe Emotionen entwickeln und speichern können, beruht auf Jahrtausende langer Beobachtung und Erforschung auf verschiedensten Ebenen. [...] Ein gutes Bauchgefühl zeigt sich demnach auch durch innere Harmonie; die Gefühlswelt ist geordnet.« (→Literaturhinweise »Ich hör' auf mein Bauchgefühl«, S. 9).

Bauchgefühle und Herzensangelegenheiten gehen oft Hand in Hand. Das Herz schlägt schneller vor Begeisterung, wenn wir unserem Bauchgefühl folgen. Freude und Vorfreude als untrügliche Zeichen, auf dem besten Weg zu sein (Essverhalten). Hört der Bauch wiederum auf das Herz, liegen wir meist richtig mit unserer Entscheidung, besonders auch im Interesse unserer Umwelt (Liebe und Motivation). Den Kopf schalten wir am Schluss nur noch ein, um die richtigen Bedingungen für das Erreichen unserer Herzens-Ziele zu ermöglichen und zu erschaffen (Ernährungsplan und Gewohnheit).

Will unser Bauch (noch) nicht zu uns sprechen, zumindest nicht laut genug, hilft vielleicht eine kleine Bauchmassage. Ein bisschen Aufmerksamkeit hat noch keinem geschadet. Ansonsten gilt Mut zur Lücke: *»Bauch über Herz, Herz (Hals) über Kopf!«*

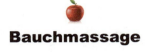

Bauchmassage

*Wenn schon der Bauch unsere Mitte ist,
das Maß aller Dinge,
zumindest was unsere Ernährung angeht,
dann sollten wir ihm auch mehr
Zuwendung und Pflege zukommen lassen.
Massage regt die Durchblutung, die Verdauung
und den Stoffwechsel an.*

Eine erste Bauchmassage bekam ich, als ich über ein Zuviel an Bauchfett klagte. Mein jugendlicher Kummer hatte sich nicht nur aufs Gemüt, sondern auf die Hüften gelegt (Hüftgold, Liebeskummer, Rettungsringe und Kummerspeck). Zukünftig, empfahl mir der herbeigerufene Shiatsu-Meister, sollte ich regelmäßig selbst eine morgendliche Umrundung meiner Bauchdecke vornehmen: Hände um den Bauchnabel gelegt, jeweils beide Daumen und Zeigefinger berühren sich leicht, und dann bis zu 30 × rechts herum, im Uhrzeigersinn um den Bauch gestrichen, gedrückt und massiert. Dadurch kommt der Energiefluss in Gang (Qi). Man erinnere sich an unsere innere Organuhr, die damit regelmäßig *aufgezogen* wird (Fünf Elemente, Biorhythmus und Fit-for-Life-Diät).

Bauchmassagen helfen bei Verdauungsproblemen und Reizdarmsyndrom. Das Blut kommt in Wallung, Verdauung und Stoffwechsel werden in Schwung gebracht. Schmerzen im Oberbauch oder Druck- und Völlegefühle können weggestrichen, Blockaden in der Beweglichkeit von Magen und Darm beseitigt werden. Bei Magenkrämpfen hilft zusätzlich viel Wärme durch ein aufgeheiztes Kirschkernkissen oder das Auflegen einer Wärmflasche. Nach Schlemmerei und Völlerei tut auch das Trinken von Verdauungstees mit Fenchel, Pfefferminze oder Süßholz gut (Kräuterhexe und Sättigung). Wir folgen hier ganz unserem Bauchgefühl (Intuition und Gesundheit).

Im Bauch sitzen nun mal Emotionen. Wenn sie in Bewegung gebracht werden, lösen sich nicht nur Blockaden in den Verdauungsorganen, sondern auch diejenigen Energien im Herzen, die mit der Verdauung von Erfahrungen beschäftigt sind. Da verdrückt man schon mal ein paar Tränen. Deshalb tut es gut, die Bauchmassage mit viel Gefühl durchzuführen (Selbstliebe), gern auch mit Massageöl und warmen Händen.

Will man übrigens Bauchfett loswerden, nehme man seine Speckfalten zwischen Daumen- und Zeigefinger, drücke sie liebevoll zusammen und arbeitet sich so für 2 bis 3 Minuten vom Unterbauch bis nach oben zur Brust voran. Wenn man dann noch Lust und Kraft hat, darf man beim Partner weitermachen (Liebe), sofern der sich für die ungewohnte Anwendung im mittleren Körperbereich erwärmen kann. Denn eine Bauchmassage scheint weder üblich noch bekannt zu sein. Nur wenige Leute bieten diesen Service an (Medizin). Ich erinnere mich an eine Kreuzfahrt durch die Karibik, die mich auf sandige Holzpritschen von Beach-Masseurinnen brachte. Dort bat ich eine mit allen Ölen ausgerüstete Fachkraft, meine Gedärme und Organe durchzuwalken. Doch nur zaghaft zeigte sie ihre massierende Körperkunst, um bei der ersten Träne meiner einsetzenden Tiefenentspannung abrupt aufzuhören: *Sind Sie krank?*

Vielleicht hätte ich lieber behaupten sollen, die Behandlung diene einzig der »Fett-weg-Massage«, und, falls ich weinen sollte, wären es allein Freudentränen.

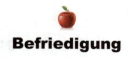

Befriedigung

> Friede tritt ein,
> sobald alle Bedürfnisse bedient sind.
> Wäre das bei jedem so, herrschte bald Weltfrieden.
> Alle fühlten sich wohlig und befriedet.
> Doch leider wird nicht immer und alles
> sofort und garantiert befriedigt (Wunschgewicht).
> Und bald schon wartet der nächste Wunsch (Nimmersatt).
> Tauschen wir aber Erwartung gegen Begeisterung ein,
> erleben wir schon Kleinigkeiten als Befriedigung.

Wenn es juckt, will man kratzen. Wenn wir allein sind, rufen wir jemanden an. Wenn wir Hunger haben, wollen wir essen (Fressanfall). Wenn wir Durst haben, wollen wir trinken, gern auch einen über den Durst (Betäubung). Bei Heißhungerattacken muss es besonders schnell gehen (Fast-Food). Die Auswahl der Dinge, die uns satt machen sollen, ist oft unkontrolliert (Mäßigung und Disziplin). Da werden jede Diät und jeder Ernährungsplan über den Haufen geworfen (Fastenbrechen). Ähnlich wie beim Sex, wenn es einen überkommt, wird man einfach nur Prinzipien-los (Frustessen und Resteessen). Leider ist danach der Hunger trotzdem nicht gestillt. Denn das Ganze hat mit *echtem* Hunger wenig zu tun. Der Körper fragt vielleicht nach Gemüsepfanne mit Sprossen (Kochen und Lieblingsessen), doch die innere Leere ruft ebenso, nämlich nach Liebe und Zuneigung (Langeweile und Unterzuckerung). Da der *emotionale* Hunger grundlegender, lauter und durchschlagender ist, tritt er schneller in Aktion. Schon haben wir Süßigkeiten und andere Ersatzbefriedigungen im Mund. Stopfen alles hinein, was im Angebot ist, bleiben aber bis zum Schluss völlig *unbefriedigt* (Bulimie).

Wünschen wir unseren Gefühlshaushalt zu befrieden, bedarf es einer gefühlsmäßigen (und nicht nur körperlichen) Befriedigung, die nicht allein durch Essen und Trinken zu erlangen ist. Da können wir noch so viel Alkohol kippen, Chips und Knabbereien schaufeln, oder Junk-Food und Schokolade mampfen. Wir müssen neue Quellen suchen, aus denen wir innere Erfüllung, Inspiration, Freude, Berührung, Zuwendung und Befriedigung erfahren (Beschäftigung).

»*Ich wusste, dass ich etwas verändern musste, hatte aber nicht die geringste Vorstellung, was meinem Leben Befriedigung, Freude und Sinn geben könnte. [...] Ich versöhnte mich mit dem Gedanken, dass ich vielleicht scheitern würde, wusste aber auch, dass ich wenigstens Gelegenheit hätte, daraus zu lernen. [...] Heute ist mir klar, dass es nur gelingen konnte, weil ich von einer Kraft angetrieben war: Begeisterung.*« (→Literaturhinweise »Begeisterung«, S. 128 ff.).

Etwas mit *Begeisterung* zu tun, ist die beste Antwort auf den Wunsch nach Befriedigung. Sogar mit Begeisterung zu essen bringt mehr Sättigung, als etwas lieblos in sich hineinzufüllen (Feinschmecker, Genuss und Liebesmahl). Die Frage ist also: Wovon bist du begeistert? Wofür schlägt dein Herz? Welche Speise begeistert dich am meisten? Welche Zubereitungsart hält deine Begeisterung am Leben? Wo isst du am liebsten? Was schmeckt dir am besten? Welchen Geschmack hat deine Begeisterung?

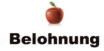

Belohnung

> Zur Belohnung gibt's ein Leckerli!
> Wenn du ein braves Kind bist,
> haben Mutti und Vati dich lieb (Muttermilch).
> Mach Platz. Mach Männchen. Funktioniere in deinem Leben.
> Mach alles richtig, so wie dir andere es sagen,
> dann gibt es auch was zu Futtern.
> Und wenn du besonders lieb warst,
> am Ende noch einen Keks dazu (Betthupferl).

Abwechselnd mit Sex- oder Essensentzug zu drohen, ist leicht: »*Wenn du nicht ... dann!*« Oder: »*... dann nicht!*« (Abendbrot und Dinner Cancelling). Der Wunsch nach Anerkennung, gern seitens der Außenwelt (Spiegel und Soziale Grillgruppe), aber auch nach Erfüllung all unserer Urbedürfnisse, sitzt tief. Alle wollen essen, alle wollen Sex, alle wollen geliebt werden. Doch die Gefahr ist groß, dass andere einem die Zuteilung verweigern. Schlimmstenfalls zur Strafe. Meist aber, weil sie sich aus lapidaren Gründen wie Desinteresse, Abneigung, Ablenkung oder anderweitiger Beschäftigung von uns abwenden. Oder es glatt vergessen mit dem Lieben, Loben und Belohnen. Wenn es also sonst keiner tut, müssen wir es eben selber tun (Nervennahrung und Selbstversorger).

Sobald wir von getaner Arbeit nach Hause kommen, will der allgemeine Mensch gelobt (und geliebt) werden (Feierabend). Deshalb gibt es erst einmal das berühmte Feierabendbier, den Absacker oder den Prösterchen-Sekt (Alkohol). Dazu eine leckere Mahlzeit und reichlich viele Knabbereien (Völlerei und Fernsehteller). Denn Liebe geht bekanntermaßen durch den Magen (Muttermilch). Schön salzig, fettig oder süß muss es sein (Geschmacksverstärker). Sonst spüren wir vielleicht nichts und die Belohnung kommt bei uns Tauben, Verhungernden und Dürstenden nicht an (Befriedigung). Sich zu belohnen, geschweige denn zu lieben, ist eben nicht so einfach (Selbstliebe und Diät). Oft greifen wir sogar nach dem Falschen (Ersatzbefriedigung), weil sich selbst (und anderen) zuzuhören noch niemandes Stärke war (Liebe). *Woher soll ich denn wissen, was mir guttut! Das sagt einem ja keiner!* (Intuition).

Weil man es als Kind schon gelernt hatte, dass es zur »Belohnung« immer etwas zu essen gab, meist etwas Süßes, machen wir heute genauso weiter. Wir stecken uns die Leckerlis zu, die wir in der Schublade verstecken. Wird man im Büro von der Chefin angeschnauzt, gibt es zur *Belohnung* einen Schokoriegel (den für Kinder), weil wir so brav den Stress aushalten und nicht schreiend davongelaufen sind (Stressbewältigung). Hupt jemand rücksichtslos auf der Straße herum, nimmt uns dabei die Vorfahrt und rammt seinen Stinkefinger in die Luft, stecken wir uns zur *Belohnung* schnell eine Zigarette an (Rauchen), weil wir so gutmütig sind und die Teilkasko schonen, anstatt dem Rabauken von hinten auf die Stoßstange zu brettern. Und falls wir Diät halten, müssen wir uns für all das Darben und Hungern natürlich besonders und regelmäßig belohnen (Cheat-Day). Das machen wir dann mit ausgewählten Heißhungerattacken und Fressanfällen wett (Fastenbrechen und Jo-Jo-Effekt). Unter dem Motto: Das hast du dir verdient! Jetzt hast du schon so lange ausgehalten, deshalb gibt's zur *Belohnung* einen Keks. Oder lieber gleich ganz viele (Diät-Produkte).

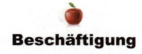

Beschäftigung

> Sei nicht ständig mit Essen beschäftigt,
> aber ebenso wenig mit Diät. Denn beides ist jeweils nur die
> andere Seite derselben Medaille (Gewohnheit).
> Suche dir lieber viele andere Beschäftigungen.
> Doch, während du isst,
> sei mit nichts anderem beschäftigt als mit Essen (Achtsamkeit).
> Wenn du darauf achtest, bist du stets beschäftigt,
> nämlich mit dem nackten Erleben des Moments.

»*Die Szene mit dem Ehepaar – sie wuselt in der Küche herum und regt sich darüber auf, dass er einfach nur im Wohnzimmersessel sitzt – gehört zu den Klassikern unter den Sketchen von Loriot. Man kann sie natürlich als eine Überspitzung der Kommunikationsprobleme interpretieren, die zwischen den Geschlechtern auftreten. Aber der Dialog karikiert noch ein anderes Problem: nämlich unsere Unfähigkeit, das Nichts zu ertragen.*« (→Literaturhinweise »Denken wird überschätzt«, S. 19).

Wer will schon in die Leere starren, sich gar langweilen und mit nichts und niemandem beschäftigt sein (Langeweile und Liebe). Das sind normale Horrorszenarien des Alltags, die es zu vermeiden gilt. So denkt zumindest der durchschnittlich viel beschäftigte Bürger, während er sich vor der Rente gruselt (Alter). Weshalb sonst genießt die Erlebnisgastronomie einen derart steten Zulauf (All-you-can-eat). Wenn es sonst nichts zu tun gibt, essen kann man immer (Essen und Zunehmen), um danach mit dem Gegenteil beschäftigt zu sein (Diät und Abnehmen). Sind wir jedoch ständig nur mit Essen und Zunehmen oder mit dem Gegenspieler Diät und Abnehmen beschäftigt (Orthorexie und Jo-Jo-Effekt), folgt auf die Frage: »Und was sind sie von Beruf?« bald nur die einzig mögliche Antwort: »Diätist«. Ob das aber unsere Persönlichkeit und das ganze Potenzial unserer Qualitäten und Möglichkeiten abdeckt, wage ich zu bezweifeln.

Es entspricht zwar menschlicher Gewohnheit, sich ständig mit Essen zu beschäftigen, also die Aufnahme von Nahrungsmitteln als dauernde Aktivität zu feiern (Zwischenmahlzeit und Einkaufen). Aber aus diesem hungrigen Kreislauf von Futterbeschaffung und Vertilgung dürfen wir Bissen für Bissen aussteigen, um uns gewagteren Lebensentwürfen zu widmen (Intervallfasten). Das Abenteuer lauert an jeder Ecke (Imbiss). Man muss nur mit inspirierenden Dingen zu tun haben, die unsere *Begeisterung* wecken, schon ist das Thema Essen (aber auch Diät) bald vom Tisch. Sind wir irre verliebt, vergessen wir glatt den Einkaufszettel. Sitzen wir voll konzentriert an einem Projekt oder bei der Arbeit, überhören wir glatt den Mittagsgong zum Essenfassen. Stemmen wir äußerst inbrünstig Hanteln, oder direkt den Partner, haben wir sicher wenig Lust auf (noch) schwerere Kalorienbomben (Sport und Sex).

Wollen wir uns dem Essen zuwenden, sollten wir mit nichts anderem beschäftigt sein. Nur das, was vor der Nase liegt, zählt (Kalorien). Und zwar in jedem Augenblick (Achtsamkeit und Meditation). Denn zu viel Ablenkung macht dick. Weil man nämlich nicht mitbekommt, dass man längst schon satt ist, während man sich den achten Toast reinschiebt (Fernsehteller). Schade eigentlich. Wo man doch gerade so schön beschäftigt war (Dauerlutscher).

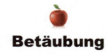
Betäubung

> Taub *vor* Schmerz, aber auch taub *für* Schmerz.
> Taub, blind und stumm.
> Die Betäubung auf allen Kanälen
> des menschlichen Miteinanders.
> Dabei helfen Geisteszustände der Umnachtung,
> beispielsweise durch Überessen und Völlerei,
> oder Trunkenheit (Alkohol) und sonstige
> Wahrnehmungsstörungen (Drogen).

Wer viel äußeren, aber auch inneren Schmerz erlebt, greift gern zur Abhilfe durch entsprechende Betäubungsmittel. Als Kunde im Zahnarztsessel diente ehemals noch hochprozentiger Alkohol zur Umnebelung der Schmerzsensoren, manchmal aber auch ein beherzter Schlag auf den Kopf zwecks Ohnmacht und Bewusstlosigkeit.

Heutzutage, in der Hauptsache vor groß angelegten OPs, kommen im Rahmen der Anästhesie verlässlichere Opioide, also synthetische Morphin-Substanzen zum Einsatz, um uns nicht nur der Narkose gewisser Körperpartien, sondern sogar der Vollnarkose anheimzustellen. Wir werden in einen künstlichen Schlaf versetzt, unser Schmerzempfinden wird gänzlich unterdrückt, unser Bewusstsein ausgeschaltet.

Es gibt Leute, die danach süchtig werden (Sucht und Abhängigkeit). *Es ist einfach zu schön, wenn der Schmerz nachlässt* (Drogen). Sagte schon derjenige, der mit seinem Kopf wiederholt gegen die Wand schlug (Witz!).

Um sich von gefühltem mentalen Schmerz, sei es innere Leere, Unzufriedenheit, Liebeskummer oder andere Empfindlichkeiten, zu befreien, dienen uns im täglichen Gebrauch eher nicht-klinische Substanzen wie Essen und Trinken als Füllstoff, Ersatzbefriedigung, Beschäftigung und Ablenkung (Frustessen, Rauchen und Saugen). Mit genügend Alkohol intus ist man derart betäubt, dass man glatt sein schmerzliches Unglück vergisst (Unterzuckerung). Zumindest, bis man wieder nüchtern wird (Blutzucker-Diät). Ausreichend viel Zucker löst auch einen Effekt der Betäubung aus. Steigt der Blutzuckerwert, rauscht es einem nicht nur in den Ohren (Blutzuckerspiegel), sondern es befällt einen der berühmte *Zuckerrausch* (Trostpflaster).

»*Auch Zucker dämpft unsere Stressreaktionen und besänftigt uns, hat sogar etwas Tröstendes und Euphorisierendes, weshalb wir bei Frust und Liebeskummer die Eis- und Schokoladenreserven plündern.*« (→Literaturhinweise »Der Ernährungskompass«, S. 114).

Betäubung wartet überall. Deshalb müssen Diabetiker beim Gang zum Zahnarzt besonders auf der Hut sein. Dort sorgt das für die Betäubung verwendete Adrenalin für einen gefährlichen Anstieg des Blutzuckerspiegels. Überhaupt, in aufregenden Situationen gilt es Obacht zu geben. Schon das Verlieben, der erste Kuss, die erregende Hochzeitsnacht, der erste Streit, oder der letzte, und viele andere Momente der trauten Liebe und gelebten Beziehungsführung, lassen den Blutzuckerspiegel bedenklich in die Höhe schießen. Deshalb, um entsprechend verantwortungsbewusst jedes Risiko zu minimieren, greifen Langzeit-Paare zu sanfteren Mitteln der Betäubung (Fernsehteller).

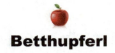

Betthupferl

> Von springenden Bettflöhen ist hier weniger die Rede.
> Es handelt sich vielmehr um eine
> süße Verlockung,
> die einen ins Bett hüpfen lässt.
> Wenn sonst nichts hilft uns in den Schlaf zu wiegen,
> legen zumindest Hotels gern
> Schokolade auf unsere Kopfkissen.

So mancher Schlafgeselle benötigt noch spät am Abend etwas zu Essen, damit er genügend *Bettschwere* erlangt (Verdauung und Magen). Sonst fliegt er aus der Kurve und bleibt nicht auf dem Kissen liegen. Dem einen reicht dafür ein kleines Stückchen Schokolade, beim anderen muss es gleich ein ganzes Abendessen sein (Biorhythmus).

Bei den Schweizern heißt es deshalb wohl »Bettmümpfeli«. Da sieht man die Leute schweres Nachtessen (Abendbrot) *mümpfeln*, eher selten direkt auf dem Kopfkissen angerichtet, als schnell noch aus dem Kühlschrank oder aus dem Topf gezaubert, bis sie endlich bettfertig darniederliegen. Doch auch *geistige* Schwere oder bleischwere *Glieder* helfen dem einen oder der anderen, in den Schlaf der Gerechten zu fallen (Schlaf und Alkohol). Man muss eben nur wissen, wer oder was einen bestmöglich ins Bett *hupfen* lässt (Betäubung und Sex). Empfohlen werden hier ungesalzene Nüsse, etwas Nussmus, proteinreiche Lebensmittel wie Joghurt, Magerquark und Hüttenkäse, Knäckebrot, Reis- oder Mais-Cracker, dunkle Schokolade (ab 70 %) oder warme Brühe.

Bedenklicherweise erbte der *süße* Gutenachtgruß (Süßigkeiten) seine Bezeichnung als »Betthupferl« doch tatsächlich von den leidigen Bettflöhen. Die fand man ehemals häufig unerwartet beim Zubettgehen vor. Da hüpfte einem der Floh von der Bettkante, sobald man sich in die Federn legte. Nur, dass er leider nicht *aus* dem Bette sprang, sondern direkt uns hinterher zwischen Laken und Daunendecke.

Das mit den Flöhen hat sich zwar bis heute weitestgehend gelegt. Dafür legen einem die Liebsten, vorrangig jedoch Pensionen und Hotels, ein Stück eingepackte Schokolade auf das glattgestrichene Kopfkissen, sozusagen als »Gruß des Hauses«. Eine unerwartete Überraschung für den Gast, für den Geliebten, für den zu Bett gehenden. Damit es uns zum Schlaf verlockt, die Träume versüßt und bestenfalls dazu nötigt, das Zähneputzen zu wiederholen (Hygiene).

Dass man eigentlich ab 2 bis 3 Stunden vor dem Einschlafen gar nichts mehr essen sollte, um eine tiefe Nachtruhe zu genießen, ist sicherlich landläufig bekannt (Timing und Dinner Cancelling). Deshalb eignen sich als Betthupferl beim Zubettgehen besonders Dinge, die man nicht verspeisen kann. Eine schöne Gutenachtgeschichte vorlesen, bis der Liebste schnarcht. Ein dickes Busserl auf die eingecremte Wange der Geliebten, die schon die Schäfchen zählt. Ein kleiner Streit zwischen Eheleuten, der einem das Blut noch mal in Wallung bringt. Weniger geeignet zeigen sich übrigens Gedanken an die Arbeit im Büro, womit einem das Einschlafen eher vergeht (Stressbewältigung). Auch vom Zusammenrechnen von Kalorien vertilgter Tagesumsätze, inklusive fettem Betthupferl, wird dringend abgeraten. Es wird einen sonst garantiert schlaflos im Bett wälzen und über die Klinge der Nacht hupfen lassen.

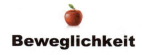

Beweglichkeit

> Beweglichkeit beginnt im Kopf.
> Von dort breitet sie sich aus auf unseren Körper.
> Oder genau andersherum (Yoga).
> Die Flexibilität unseres Körpers lässt auch unser
> geistiges Erleben raumgreifend und freier sein.
> Hauptsache, man kann sich noch die Schuhe zubinden
> und die Anzeige der Waage erkennen,
> ohne sich allzu sehr verrenken zu müssen.

Allein schon durch Zappeligkeit soll man dünn werden (Suppenkasper).

»Normalgewichtige scheinen häufiger eine Aufnahme von Mehrenergie mit mehr Gezappel zu kompensieren, als Übergewichtige dies tun. [...] Da Übergewichtige zudem beim Abnehmen noch ruhiger werden, kann dies sehr wohl die kleinen Unterschiede im Verbrauch erklären.« (→Literaturhinweise »Fettlogik überwinden«, S. 39 f.).

Erschallt die Empfehlung zu mehr Sport und Fitness, Krafttraining und Muskelaufbau, um gesund und schlank zu sein, also unseren Kalorienverbrauch mit der Kalorienzufuhr in Balance zu bringen, können wir jede kleinste Aktivität im Alltag hinzuzählen – also auch das allgemeine Zappeln (Sex und Küssen). Jede Bewegung zählt.

»Unsere Beweglichkeit beweist sich nicht nur auf dem WC, ob wir noch die Klopapierrolle hinter uns in der Wandhalterung erreichen. Da wendet man sich sicherheitshalber gleich der näherliegenden Reserverolle zu. Beweglichkeit zeigt sich vielmehr überall, nämlich besonders in der Art und Weise, wie wir auf die Dinge in unserem Leben reagieren (Alltag) und ob wir jenseits der Routine agieren (Gewohnheit und Rituale). Neben der Flexibilität des Körpers (Sport und Sex) zählt unsere geistige Flexibilität zu den wichtigsten Faktoren, die uns die volle Bandbreite an Möglichkeiten erfahren und ausdrücken lässt. [...] Da sich Körper und Geist im Zusammenspiel befinden und ausdrücken, hilft die Bewegung des Körpers gleichermaßen der geistig beweglichen Wahrnehmung (Yogi).« (→Literaturhinweise »Würfel Liebe A bis Z«, S. 100).

Beweglichkeit im Kopf bedeutet sicherlich auch, gewisse Konzepte, sowohl zum Thema Diät als auch der Liebe, wiederholt loszulassen (Gewohnheit und Verstopfung). Neue Wagnisse einzugehen in Sachen Ernährung kann genauso heilsam sein, wie hartnäckige Erwartungen in Sachen Beziehung und Glück aufzugeben. Wer nicht wagt, der nicht gewinnt. Plötzlich merkt man, dass man auch ohne Süßigkeiten überleben oder sogar allein aus sich selbst heraus froh sein kann (Zuckerfreiheit). Und vielleicht überrascht man noch seinen Partner mit spontanen Turnübungen, die auf mehreren Ebenen der Beziehung inspirierend sein können.

»Auf körperlicher Ebene ist es sicherlich ebenso typbedingt, wie sehr in der Beziehung Bewegung angesagt ist und deshalb entweder ständig Sport getrieben (Sport) oder das Plattsitzen von Sofakissen bevorzugt wird (Fernsehen). [...] Zumindest ist es eher hinderlich für die Begegnung, wenn immer nur der eine den beweglichen Teil übernimmt und der andere derweil auf dem Rücken rumliegt, mit dem verwegenen Gesichtsausdruck von 'Na, dann mal los, jetzt mach du mal schön!' (Vorspiel und Sex).« (→Literaturhinweise »Würfel Liebe A bis Z«, S. 101).

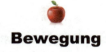

Bewegung

Sich regen, bringt Segen!
Nach dem Essen sollst du ruh'n oder tausend Schritte tun.
Heutzutage erhöht auf 10 000 Schritte pro Tag.
Der Körper ist am Leben, solange er sich bewegt.
Etwas, dass sich nicht bewegt, wird landläufig für tot erklärt.
Oder hat nie gelebt. Stillstand ist im Leben nicht vorgesehen.
Jede Aktivität erfolgt durch eine auch noch so kleine Bewegung.
Ihr verdanken wir unsere Flexibilität und Beweglichkeit.
Das gilt beim Putzen genauso wie beim Sex.

Wenn man sich kaum noch bewegt und jegliche Aktivität auf Sparflamme setzt, glaubt der Organismus doch glatt, dass irgendetwas nicht stimmen kann mit uns, und beginnt daraufhin, seinen Verbrauch an Energie zu drosseln. *»Man weiß ja nie«*, denkt er sich, *»vielleicht gibt es bald nichts mehr zu essen, wenn wir schon weder herumlaufen noch jagen oder auf der Pirsch sind, und es ist zu befürchten, dass wir schon bald alt aussehen, wenn ich als Organismus jetzt nicht gegensteuere!«* (Hunger und Tod).

In Fällen der Nahrungsknappheit, sei diese herbeigeführt durch Hungersnot oder aber durch selbst gewählte Diät, will der Körper besonders schlau und hilfreich sein. Eine Bewegung, die vorher normal viele Kalorien verbraucht hat, wird nun preiswerter, mit dem Verbrennen von weniger Energie angeboten. Man muss sich entsprechend doppelt anstrengen, um mit derselben Bewegung sein Fett loszuwerden. Dem Körper deshalb einen Vorwurf zu machen, wäre ungerecht. Er hat uns nämlich damals, in Zeiten als wir noch hungrig an Ästen lutschten (Dauerlutscher und Stöcker-Diät) und uns den Hirschen mit dreißig anderen Höhlenbewohnern teilen mussten (Steinzeitmensch und Geselligkeit) – und das meist auch nur dreimal im Jahr (Winterspeck und Weihnachtskekse) –, auf diese Art das Überleben gesichert.

Gerechterweise versteht unser körpereigenes System nicht, dass wir an vielen Orten unserer zivilisierten und überernährten Welt extra zu hungern versuchen. Das spricht für unsere menschliche Gleichheit und Verbundenheit, unabhängig davon, was, wo und wie viel gegessen oder eben nicht gegessen wird. Man stelle sich vor, da käme etwas durcheinander und die Menschen, die unbeabsichtigt an Hunger leiden, würden genauso schnell abnehmen, wie es uns bei vielen Diäten versprochen wird.

Schon ihretwegen, aus *humanistischen Gründen der Solidarität*, sollten wir uns freuen, dass jeder Körper ein sparsamer Geselle ist, der nur so viel Energie in Form von Fett hergibt, wie er vernünftigerweise glaubt, zwecks Abwendung eines Hungertods vertreten zu können. Wir müssen also schon sehr geschickte Zeichen setzen, wenn wir ihm etwas Mehrgewicht abzuknapsen und unseren Grundumsatz anzukurbeln wünschen. Dazu lässt sich der Körper eben nur überreden, wenn er weder extrem hungern muss, noch sich ungenügender Bewegung ausgesetzt sieht (Sport). Wir sollten demnach möglichst den Eindruck erwecken, als sei alles in bester Ordnung, indem wir weder darben noch in Schockstarre verharren (Stressbewältigung). Das gilt übrigens in jeglicher Beziehung (Liebe und Sex).

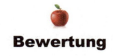

Bewertung

> Dein Wert ergibt sich aus deinem Sein.
> Du bist – also bist du es wert.
> Frei von Bewertung, hast du die freie Wahl.
> *»Beende die Bewertung, beende die Abhängigkeit.«*
> (→Literaturhinweise »Right Recovery for You«, S. 99)

»Alles, was wir als real ansehen, von einem Elementarteilchen bis hin zu Milliarden Galaxien, vom Big Bang bis hin zu einem möglichen Ende des Universums, ist an Beobachtung gebunden und damit an menschliche Wesen.« (→Literaturhinweise »Du bist das Universum«, S. 20).

Dabei sind wir in unserer Beobachtung ständig am Bewerten, von uns selbst und von anderen, mit mehr oder weniger Vorurteilen besetzt, und optimieren daraufhin unser Erscheinungsbild im Sinne der jeweiligen Erwartungshaltung. Wir vergleichen uns mit unseren Mitmenschen und treten in Konkurrenz (Konzepte). Wir eifern Schönheitsidealen nach, die nicht zwingend unsere eigenen sind. Wären wir in einer anderen Kultur groß geworden, hätten wir andere Traummaße als Maß aller Dinge anerkannt und würden heute ein anderes Maßband anlegen (Waage, Konfektionsgröße und Wahrnehmungsstörung). Mit der nackten Wahrheit hat das alles wenig zu tun.

»Wenn du ein Gewahrsein zum Ausdruck bringst, gibt es keine energetische Ladung. Du hast kein inneres Gefühl von 'gut' oder 'schlecht'. Du erkennst einfach an, was ist. [...] Bewertung [...] hat nichts mit dem zu tun, was wahr oder real ist. Sie basiert immer auf einer willkürlichen Ansicht. Es ist eine persönliche Voreingenommenheit, ein Glaubenssatz oder eine Meinung.« (→Literaturhinweise »Right Recovery for You«, S. 101/103).

Dabei machen wir unser Glück von Bedingungen abhängig, die unserer jeweiligen Bewertung unterliegen. Und glauben, tatsächlich glücklicher zu sein, wenn wir einem angesagten Standard entsprechen (Idealgewicht und Abhängigkeit).

»Ich sah mich prinzipiell durch die Augen anderer, schlanker Menschen – ohne zu wissen, was sie wirklich von mir dachten. In meinem Kopf zirkulierte das Heilsversprechen aller Abnehmwilligen: Wenn ich erst einmal so richtig schlank wäre, dann würden mir alle zu Füßen liegen. Dann wäre ich beruflich gleich noch erfolgreicher. Dann würde ich mir den Traummann schlechthin angeln.« (→Literaturhinweise »Fuck Beauty!«, S. 19).

Nur, dass die Schlanken und Schönen auch nicht garantiert glücklich sind, weil sie nämlich nicht wissen, wie lange das mit ihrem Aussehen so bleibt. Alles ist der Vergänglichkeit und Veränderung unterworfen (Alter und Schönheitsoperation). Nur die Mutigen entziehen sich der Meinung anderer Leute, besonders aber der eigenen vorgefertigten Beurteilung (Gesellschaft und Spiegel), ohne dabei in eine bloß umgekehrte unfreie Bewertung der Anti-Haltung zu verfallen (Suppenkasper).

Stattdessen, so der Rat, üben wir in jedem Moment den freudvollen und freien Blick auf »*die Dinge, wie sie sind*« (Selbstliebe, Freiheit und Genuss).

»Keiner sollte sich durch Selbstverurteilung einengen. Der Geist lässt sich durch nichts verbessern oder verschlechtern, und alle Arten von Gedanken und Gefühlen bezeugen einfach seine Ausdrucksvielfalt und Kraft.« (→Literaturhinweise »Wie die Dinge sind«, S. 82).

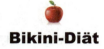

Bikini-Diät

Wie bei anderen Diäten auch,
wird die tägliche Kalorienzufuhr verringert,
und zwar für 2 Wochen.
3 × am Tag wird ausgewogen gegessen,
die Betonung liegt auf Genuss und viel Bewegung.
Der niedrig gehaltene Insulinspiegel soll hier für die
Gewichtsabnahme sorgen. Ob man danach zwingend einen
Bikini tragen wird, hängt sicherlich von der Jahreszeit ab.
Das Ganze hätte man also auch *Pullover-Diät* nennen können.

Das mit dem Bikini ist wohl eher ein Lockangebot für die Verschämten unter uns. Liest man Bikini-Diät, denkt man anstatt nur an Verzicht durch Diät sofort auch an Bikini und Badespaß, und somit an viele schlanke Frauen, die sich trauen am Strand im Zweiteiler herumzuspringen. Am besten noch lachend mit ihrem Partner oder anderen Vorzeige-Kandidaten Volleyball spielend, bevor sie sich freudvoll verschwitzt auf ihrem Strandlaken wälzend den Rücken eincremen lassen (Mittelmeer-Diät).

Es wird demnach mehr oder weniger geschickt mit unseren ganz persönlichen Schreckgespenstern gearbeitet. Rechtzeitig vor dem drohenden Sommerurlaub, oder wann immer wir gedenken uns halb-nackt ins Getümmel zu werfen, wird an unsere Schamgrenze appelliert und uns anheimgestellt, lieber noch schnell ein paar Kilos abzuwerfen. »Bikini« steht hier für schlank, sportlich, jung, fit, gebräunt, flirt- und liebestauglich (Fitness). Denn wer will schon Speckrollen über dem Gummibund zählen, bei sich selbst oder bei anderen (Kummerspeck und Rettungsringe). So will man wenigstens meinen.

Nicht jeder Frau scheint es erlaubt zu sein, einen Bikini zu tragen. Darin gar zu essen, umso weniger. Denn nur die Dünnen kommen in den Bikini-Himmel. Alle anderen, wenn es nicht sowieso schon aus religiösen Gründen geschieht, müssen sich mit täuschenden Schlankmachern, meist schwarzfarbigen Ganzteiler-Überwürfen, bevorzugt bestückt mit Hüft- und Schritt-umspielenden Röckchen, Schürzchen oder Lätzchen, ausrüsten (Konfektionsgröße). Damit dürfen sie großflächig bedeckt am Rande des Geschehens hocken und – zur Strafe – maximal an einer Salatgurke knabbern.

Sollte man sich rebellisch zeigen und trotzdem schlemmen, süß gekühlte Limonade, fette Würstchen und ein dickes Eis am Stiel verdrücken, obwohl man so einen raumgreifenden Einteiler trägt, oder gar einen knappen Bikini nebst Fettpolstern drum herum, erntet man nicht selten schräge Blicke. Entweder strafende oder neidische (Bewertung). Da darf man mutig bleiben, den Bauch ordentlich nach vorne strecken und zumindest denken: »Wer's hat, der hat's!« und »Von nichts kommt nichts«, um sodann hemmungslos weiter zu kauen und zu schlucken. Ob es sich also lohnt, für so ein bisschen Stoff derart zu hungern, dass man selbst am Strand oder in der Schwimmhalle darben muss, gilt es vorab zu klären. Und, hieße das Ganze stattdessen Pullover-Diät, womit kuschelige Kleidungsstücke zum wohligen Verstecken angepriesen werden, würde wahrscheinlich eher noch die eine oder andere von uns mitmachen, wetten?!

Bio

> Landwirtschaftliche Produkte aus ökologisch kontrolliertem Anbau und artgerechter Tierhaltung. Ohne chemisch-synthetische Dünge- oder Pflanzenschutzmittel, ohne Genmanipulation, ohne Wachstumshormone. Öko-Produkte dürfen nach der EG-Öko-Verordnung mit einem Bio-Siegel versehen werden.

Bio war und ist in aller Munde. Ehemals in den 60ern, als »Öko« noch ein Schimpfwort war, begann man (wieder) über die ernährungspolitische Welle der Naturkost-Bewegung zu sprechen und wünschte sich weniger Pestizide auf pflanzlicher Nahrung (Makrobiotik). Heute, einige Reformen in der Landwirtschaft später, ist ein Großteil der Bevölkerung auf das Verspeisen von Bio-qualifizierten Lebensmitteln umgestiegen. Das *Bio-Gütesiegel* erhalten diejenigen Produkte, die weder mit chemisch-synthetischen Mittelchen besprizt noch genverändert herangezüchtet wurden, bzw. Tiere, die nicht mit Wachstumshormonen zu Giganten hochgepäppelt oder mit Antibiotika vollgepumpt wurden (→Online-Tipps »Forum Bio- und Gentechnologie«).

Schon seit einigen Jahren wird um die von Genmanipulation betroffenen Nahrungsmittel gekämpft (*Mais, Soja, Baumwolle, Raps, Zuckerrübe*). Man befürchtet bei gentechnisch veränderten Organismen (*GVO*) negative Auswirkungen auf den menschlichen Organismus (Körper). Deshalb ist die Lebensmittelindustrie angehalten, Produkte kenntlich zu machen, deren Bestandteile, und sei es auch nur das Futter gewesen, genmanipuliert sind. Auf der Zutatenliste erfolgt ab 0,9 % der Hinweis »*genetisch verändert*« oder »*hergestellt aus genetisch verändertem ... (z. B. Mais)*« (→Online-Tipps »Bundesministerium für Ernährung und Landwirtschaft«).

Gentechnik (gezielte Eingriffe in das Erbgut) findet neben *grauer Gentechnik* in der Abfallwirtschaft und *blauer Gentechnik* bezogen auf Lebewesen des Meeres wie Speisefische oder Tiefseebakterien hauptsächlich Anwendung in diesen drei Bereichen:

»*Die rote Gentechnik hat ihr Einsatzgebiet in der Medizin. Hier werden Verfahren entwickelt, mit denen Krankheiten und Gendefekte frühzeitig erkannt werden können. [...] Die weiße Gentechnik arbeitet mit Mikroorganismen und Enzymen. Hier werden Produkte wie Bioethanol, Hormone und Waschmittel hergestellt. Die grüne Gentechnik wird in der Landwirtschaft und im Lebensmittelbereich eingesetzt. Es werden neue Pflanzenarten gezüchtet, die z. B. besonders widerstandsfähig gegen Schädlinge sind. Dieser Bereich der Gentechnik ist besonders umstritten.*« (→Literaturhinweise »Grundfragen der Ernährung«, S. 313).

Aus lieblichen Umständen heraus lebe ich seit einiger Zeit in der Nähe des ältesten Demeter-Hofs Deutschlands (biologisch-dynamische Erzeugnisse). Dort genieße ich es, glückliche Kühe herumspringen zu sehen und frisch geschleuderten Quark sowie unbehandelten Honig direkt aus dem Marktladen zu besorgen (Einkaufen).

Ich tue das übrigens am liebsten gemeinsam mit meinem gentechnisch unbedenklichen, aber von (meiner) Manipulation nicht ganz befreiten Partner, für dessen artgerechte Haltung ich jedoch (fast immer) garantieren kann (Liebe).

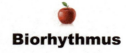

Biorhythmus

Es ist kaum zu glauben,
aber Mensch und Natur folgen einem bestimmten Rhythmus.
In den 1980ern war das die große Entdeckung.
Die Welt dreht sich, die Sterne funkeln,
der Mensch dreht sich mit, mal mehr, mal weniger freiwillig.
Ob er dabei funkelt, hängt von seiner Laune ab.

Ob man es nun glaubt oder nicht, aber dem menschlichen Dasein wird nachgesagt, im Zusammenhang mit Natur und Umwelt zu stehen. Weder unbeeinflusst noch sonst wie losgelöst, reagiert jeder Einzelne innerhalb universeller Geschicke auf seine Welt und aktiviert sie gleichermaßen (Karma-Diät). Der Mensch soll dabei gewissen Rhythmen unterworfen sein, wie der Berliner Arzt Wilhelm Fließ (1858–1928) herausgefunden zu haben glaubte. Abhängig von sich periodisch wiederholenden drei Rhythmen, und zwar des *Körpers* (23 Tage), der *Emotionen* (28 Tage) und des *Geistes* (33 Tage), wechseln sich für jeden von uns – berechnet nach dem jeweiligen Geburtsdatum – *gute* sowie *schlechte* Zeiten ab.

In Mode kam der Biorhythmus in den 1980er Jahren mit den ersten programmierbaren Taschenrechnern. Ehemals errechnete ich mir an einem futuristisch anmutenden Gerät, einem Palm-Organizer, wann mit meinen persönlichen »*Bad-Hair-Days*« oder aber meiner nächsten Glückssträhne zu rechnen wäre. Ähnlich versuchte ich mit meinem Ernährungsplan vorzugehen und mich anhand von körperlichen, emotionalen sowie geistigen Hoch- und Tiefphasen meinem Leben rhythmisch anzupassen (Heißhungerattacke und Völlerei). Ob man dieser Theorie nun unbedingt folgen sollte, ist bis heute umstritten (Wissenschaft und Mond-Diät).

Im Gegensatz dazu geht man innerhalb der Medizin und der Diätetik von einem einfachen *biologischen* Rhythmus aus, der *Chronobiologie* des menschlichen Organismus. Dies ist im Rahmen der Ernährung von Interesse, besonders hinsichtlich der besseren Verträglichkeit und Verdauung von Lebensmitteln. Dafür wird grob unterteilt in diejenigen, die gern früh ins Bett gehen, und den anderen, die es lieber später tun (Schlank-im-Schlaf-Diät), um entsprechend jeweils zu verschiedenen Zeiten aufzustehen (Frühstück und Dinner Cancelling). Da die heutigen Vorgaben für unseren Schul- und Berufsalltag fest vorgeschriebene Zeiten vorsehen, kann es beim einen oder anderen zu unangenehmen Verschiebungen kommen (Essstörung).

Die Traditionelle Chinesische Medizin (TCM) entwickelte einen noch genaueren Ansatz, nämlich die *Organuhr*, die dem körperlichen Energiefluss folgt (Qi). Demzufolge wird empfohlen, den verschiedenen Organen zu gewissen Zeiten Ruhe und Schlaf zu gönnen und ihre Phasen der Aktivität zur Heilung und für mehr Gesundheit zu nutzen (Medizin). Da bestimmt dann beispielsweise die Galle, wann wir zu schlafen haben (23–1 Uhr), und der Dickdarm, wann wir wieder aufstehen werden (5–7 Uhr). Zumindest braucht man sich nicht mehr zu wundern, warum der Partner wiederholt zwischen 1 und 3 Uhr aufwacht und nicht schlafen kann (Fünf Elemente). Ab jetzt wissen wir, dass er lediglich seine Leber überlastet hat (Alkohol), dabei aber sicherlich seinem ganz persönlichen Rhythmus gefolgt ist (Feierabend).

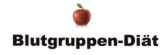

Blutgruppen-Diät

> Die Blutgruppe soll beim Abnehmen helfen.
> Auf Blutgruppe und Rhesusfaktor kommt es bereits
> bei der Zeugung von gesunden Abkömmlingen an.
> Im Falle der Nahrungsaufnahme ist es ähnlich:
> Blutgruppe 0 sollte auf die Jagd gehen (Fleischesser),
> Blutgruppe A verträgt nur Pflanzen (Vegetarier),
> Blutgruppe B mag Milchprodukte (Mischkost),
> Blutgruppe AB ist modern und isst (fast) alles.

Blut sagt einiges über uns aus (NuTron-Diät). Und weil »*Blut dicker als Wasser ist*« (Familie), kleben wir uns in den Personalausweis Angaben über unsere *Blutgruppe A, B, AB oder 0 (Null)* nebst *Rhesusfaktor* Plus oder Minus. Für den Fall der Fälle. Man weiß ja nie, wen man trifft (Liebe und Sex). Im Falle von Schwangerschaften war nämlich lange Zeit die Rhesus-Unverträglichkeit eine Gefahr. Sollte der Vater Rh-positiv, die Mutter Rh-negativ sein, wird Rh-positiv »dominant« vererbt (aber nicht, weil es vom Vater kommt). Das Kind wird also ebenfalls Rh-positiv. Dringt das Blut des Kindes in den Kreislauf der Mutter, löst es dort eine Immunreaktion aus. Es kommt zur Bildung von Antikörpern, die bei der *nächsten* Schwangerschaft ein Rh-positives Kind (weil meist vom selben Vater) angreifen würden (Unverträglichkeit und Tod). Heute gibt es übrigens Medikamente dagegen (Medizin) – oder Patchwork-Ehen (Trennkost-Diät).

Das gleiche Prinzip gilt bei der Blutgruppen-Unverträglichkeit, wenn das erste Kind Blutgruppe A, B oder AB hat, die Mutter aber Blutgruppe 0. Aufgrund ihrer Antikörper gegen A und B kommt es auch hier beim nächsten Kind zu Schwierigkeiten, die lediglich weniger schwer ausfallen als bei einer Rhesus-Unverträglichkeit.

Der US-Naturheilmediziner Dr. Peter D'Adamo (*1956) veröffentlichte 1996 seine Idee, den vier Blutgruppen eine jeweils »evolutionär« geeignete Ernährung zuzuschreiben. Wissenschaftlich unterlegt wurde diese Diät bisher nicht. Zumindest der bewusste Umgang mit Nahrung könnte trotzdem zur Gewichtsabnahme führen. Jedenfalls meint Dr. D'Adamo wie folgt:

- Jeder mit *Blutgruppe 0* gilt als typischer Steinzeitmensch und Jäger (Paläo-Diät und Fleischesser). Neben tierischen Proteinen verträgt er Gemüse und Obst, sollte jedoch Gluten aus Weizen (Weizenwampe) und weitestgehend auch Milchprodukte meiden.
- *Blutgruppe A* sind die Landwirte unter uns. Mit einem toleranten Immunsystem, aber empfindlichen Magen-Darm-Trakt ausgestattet, wird ihnen pflanzliche Kost wie Getreide, Gemüse und Obst, manchmal auch etwas Fisch empfohlen (Vegetarier).
- Typ *Blutgruppe B* ist der Ausgeglichene. Er steht für die internationale Völkerverständigung und Vermischung sämtlicher Kulturen (Mischkost). Mit robustem Verdauungstrakt gesegnet, schlemmt er sich durch alle möglichen Lebensmittel. Er muss nur bei Geflügel, Hülsenfrüchten, Weizen- und Roggenprodukten aufpassen.
- Leute mit *Blutgruppe AB* sollen für die Moderne und das Rätselhafte stehen. Als eine Mischung aus A und B können sie tatsächlich Weizen und auch alles andere gut verdauen. Nur bei Fleisch müssen sie sich zurückhalten. Was daran aber nun »rätselhaft« sein soll, ist mir schleierhaft, bleibt also definitiv ein Rätsel (Wunder-Diät).

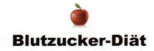
Blutzucker-Diät

Der individuelle Blutzuckerspiegel wird vor und nach einer Mahlzeit gemessen. Daran sieht man, welche Lebensmittel mit Organismus und Darmflora harmonieren. Ziel ist es, durch personalisierte Nahrungsaufnahme einen ungesund steilen Anstieg des Blutzuckers und den folgenden jähen Absturz zu vermeiden. Geeignet für diejenigen, die mit einem Blutzuckermessgerät umgehen und Blut sehen können.

Jeder Mensch reagiert auf gleiche Nahrungsmittel verschieden (Blutzuckerspiegel). Allgemeine Ernährungsratschläge sind deshalb immer nur von begrenztem Nutzen, weil sie zwar das Lebensmittel, nicht aber die essende Person berücksichtigen (→Literaturhinweise »Die letzte Diät«, S. 37).

Der Blutzuckerspiegel zeigt an, wie viel Zucker (*Glukose*) in unserem Blut befindlich ist. Eine Unterzuckerung sorgt für Heißhungerattacken und Fressanfälle. Eine Überzuckerung für Diabetes und andere Folgekrankheiten. Spätestens dann warten Insulinspritzen auf uns, um den ungesund hohen Blutzuckerwert zu senken (Insulinspiegel). Das Piksen an sich soll gar nicht so schlimm sein. Aber wer möchte schon dauerhaft mit einem Spritzenset unterwegs sein (Drogen). Um die Zuckerkrankheit zu vermeiden, können wir mit unserer Ernährung so manche Vor- und Nachsorge betreiben (Zuckerfreiheit, Weizenwampe und Gewichtsverlust).

»*Diabetiker und Prädiabetiker können wieder zu Nichtdiabetikern werden. Gleichzeitig normalisieren sich alle Begleiterscheinungen des gestörten Zuckerstoffwechsels, einschließlich des hohen Blutdrucks, entzündlicher Reaktionen, Glykierung, kleiner LDL-Partikel und Triglyzeride. Weizenverzicht macht also eine ganze Phalanx an Phänomenen rückgängig, die ansonsten in Diabetes mit all seinen gesundheitlichen Folgen, regelmäßiger Einnahme diverser Medikamente und dem Verlust mehrerer Lebensjahre münden würden.*« (→Literaturhinweise »Weizenwampe«, S. 142 f.).

Für eine Blutzucker-Diät gilt es, den persönlichen »Nüchternblutzuckerwert« festzustellen. Dies ist unser Richtwert, um spätere Ausschläge durch die Zufuhr von ausgewählten Lebensmitteln nach oben oder unten festzustellen. Dafür benötigen wir nur noch ein Blutzuckermessgerät: Hände waschen nicht vergessen, dann am Finger zustechen, Blutstropfen absaugen und auf Teststreifen befördern. Schon liegt das Testergebnis vor, das wir uns merken dürfen (Tagebuch). Oder man wählt ein Gerät mit Sensor, um sich das tägliche Stechen zu sparen. Ein Münz-großer Plastik-Chip mit einem unter die Haut ragenden Fühler wird am Oberarm angebracht und ist über eine App mit dem Messgerät verbunden. Die Standleitung beliefert uns mit den erforderlichen Glukosedaten und enthält sogar eine Alarmfunktion. Besonders für Kandidaten, die häufig von Liebeskummer befallen werden, sicherlich eine großartige Einrichtung, die jederzeit eine sofortige Befriedigung ermöglicht (Unterzuckerung und Schokolade).

Blutzuckerspiegel

> Gehalt an Zucker (Glukose) im Blut
> = *Glykämie* = Blutzuckerspiegel.
> Ein normaler Blutzuckerwert liegt bei *80 mg/dl*.
> Unterzuckerung = unter 60 mg/dl
> Überzuckerung = ab 140 mg/dl
> Bei Anstieg des Blutzuckerspiegels
> steigen ebenso Insulinspiegel
> und Cholesterinspiegel,
> ein mehr oder eher weniger flotter Dreier.

Jeder Stoffwechsel und jeder Blutzuckerspiegel (*Glukose-Spiegel*) reagiert anscheinend völlig verschieden auf identische Lebensmittel. Die *glykämische* Reaktion fällt bei jedem Menschen anders aus (Unterschiede und Glyx-Diät). Deshalb wird seitens der Ernährungswissenschaft empfohlen, die Lebensmittelauswahl auf uns persönlich abgestimmt vorzunehmen und die Umstände unserer Ernährung, aber auch jeder Diät, individuell zu gestalten (Ernährungsberatung, Diätetik und Freiheit).

Blutzuckerspiegel und Insulinspiegel laufen dabei Hand in Hand. Sie sind wie Pat und Patachon, wie Dick & Doof, wie Donald Duck und Daisy, ein Herz und eine Seele (Dream-Team). Geht der eine links herum, geht der andere rechts herum.

In der Bauchspeicheldrüse werden sowohl Insulin als auch Glukagon gebildet (Hormone). Das Insulin senkt den Blutzuckerspiegel (Insulinspiegel), indem es den Abtransport des Zuckers aus dem Blut zur Energie- und Fettspeicherung ermöglicht (Hüftgold). Das Glukagon lässt den Blutzuckerspiegel ansteigen (Zucker), indem es die Zuckerreserven aus der Leber wiederum freisetzt (Fettverbrennung). Also ein ständiges Hin und Her, ein dauerndes Auf und Ab (Biorhythmus und Timing).

Nur, dass nicht nur Blutzucker und Insulin miteinander verbandelt sind, sondern noch ein Dritter im Bunde ist. Auch unsere Cholesterinwerte hängen vom Blutzucker ab (Wissenschaft). Sozusagen ein flotter Dreier zwischen Blutzuckerspiegel, Insulinspiegel und Cholesterinspiegel (Abwechslung und Karma-Diät). Grund dafür ist, dass es bei erhöhten Zuckerwerten im Blut vermehrt zu Entzündungen in der Leber kommt, wodurch das Cholesterin ansteigt, was die Entstehung von Atherosklerose (Fetteinlagerung in Blutgefäßen) und Durchblutungsstörungen usw. begünstigt.

Ziel ist es demnach, den Blutzuckerspiegel in der Balance zu halten (Blutzucker-Diät und Waage). Weder Unterzuckerung (Heißhungerattacke) noch Überzuckerung (Diabetes) sind erwünscht. Organismus und Stoffwechsel mögen es ausgeglichen, harmonisch und jenseits von Extremen (Buddha-Diät und Askese). Den Extremen gehen wir aus dem Weg, indem wir ein Zuviel an Zucker und leeren Kalorien (Junk-Food, Süßigkeiten und Naschen), aber ebenso ein Auszehren des Körpers durch Überanstrengung, Stress oder Schlafmangel vermeiden (Sport und Stressbewältigung).

Wie in jeder Lage, wo die goldene Mitte durch steten Ausgleich angestrebt wird, hilft so manches Mal eine Dreiecksbeziehung – und sei es auch nur zwischen leckerem Essen, süßen Früchtchen und genüsslichen Knabbereien (Liebe und Sex).

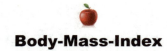

Body-Mass-Index

Abgekürzt BMI
= Körper-Masse-Wert.
Verhältnis von Gewicht zur Körpergröße.
Einschätzung von Untergewicht,
Normalgewicht und Übergewicht.
Formel:
*Körpergewicht [kg] dividiert [:] durch
Körpergröße [m] im Quadrat [m²].*

Wer nicht gerade als Mathegenie glänzt, darf sich seinen Body-Mass-Index online bei diversen Anbietern berechnen lassen (Ernährungsberatung und IIFYM-Diät). Meist kann man dort neben Gewicht und Größe auch sein Alter angeben, damit die Aussage über unseren Gemütszustand, äh, Gewichtszustand noch realistischer ausfällt. Daraufhin teilt uns der BMI von »offizieller Seite« her mit, ob wir uns aktuell im Bereich des Normalgewichts, Untergewichts oder Übergewichts befinden (Konfektionsgröße). Besonders Krankenkassen scheinen sich dafür zu interessieren (Gesundheit).

Mit dieser Formel, also Körpergewicht dividiert durch Körpergröße im Quadrat, wurde die ehemalige Berechnung eines Idealgewichts abgelöst, die da lautete: Körpergröße in Zentimetern abzüglich 100 cm abzüglich 15 %. Da landete man fast zwangsläufig bei Magersucht (Hungerhaken und Zahnstocher). Die Körpergröße im Quadrat darf man nur nicht missverstehen. Es gilt auf keinen Fall so lange zu futtern, bis der Körper ein *Quadrat* ergibt (Modelmaße). Sondern erst multipliziert man die Größe in Metern (z. B. 1,70) mit sich selbst (1,7 × 1,7). Mit diesem Ergebnis (2,89) wird das Körpergewicht (z. B. 80 kg) dividiert (80 : 2,89). So ergibt sich für die Person der Wert ihres BMI, hier 27,68. Wenn man vorher selten in den Spiegel geschaut haben sollte, weiß man zumindest jetzt anhand des BMI Bescheid, nämlich: *Es droht Präadipositas* (Adipositas und Körpergefühl). Wäre das übrigens mit der Berechnung von Liebe und Gelingen in einer Beziehung ähnlich einfach, würde ich mir glatt so eine Liste besorgen.

Kategorie	BMI (kg/m²)	
Starkes Untergewicht	< 16	
Mäßiges Untergewicht	16 – 17	Untergewicht
Leichtes Untergewicht	17 – 18,5	
Normalgewicht	18,5 – 25	Normalgewicht
Präadipositas	25 – 30	Übergewicht
Adipositas Grad I	30 – 35	
Adipositas Grad II	35 – 40	Adipositas
Adipositas Grad III	≥ 40	

Quelle BMI Tabelle: WHO 2000

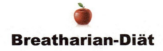

Breatharian-Diät

> *Breath* ist Englisch und heißt Atem.
> Die Breatharianer, Solarianer, Waterianer oder Pranarianer
> sind davon überzeugt, ohne feste Nahrung auszukommen.
> Sie ernähren sich ausschließlich von Luft und Licht,
> der sogenannten Prana-Nahrung.
> Wie die Verliebten es tun:
> »Allein von Luft und Liebe«.
> Diese Art von Yoga mit Lichtnahrung soll einer Erweiterung der
> Geisteskräfte und des Wahrnehmungshorizonts dienen.

»Es soll Leute geben, die über Jahre hinweg keine Nahrung zu sich nehmen. Wirklich! Und trotzdem überleben sie voll ernährt. Anscheinend haben sie die allgemein verträglichsten Nahrungsmittel für sich entdeckt: Sie leben allein von Luft und Liebe. Vielleicht ist ja Essen auch nur eine feste *Vorstellung (Konzepte)*. Genauso wie das Phänomen Zeit, das uns regelmäßig erinnert: Ich habe Hunger! *(Zeit)*. Luft und Liebe hört sich jedenfalls gut an, finde ich. Falls es mit der Liebe nicht sofort klappen sollte, beginnt man zumindest schon mal, sich mit der Luft des Atems zu füttern *(Meditation und Tod)*.« (→Literaturhinweise »Würfel Liebe A bis Z«, S. 120).

Die Breatharian-Diät beschränkt sich ausschließlich auf die Zufuhr von Energie, die wir durch Sonne, Erde und Luft erhalten, die *Prana-Nahrung (Null-Diät und Bio)*. Durch diesen radikalen Verzicht werden die Sinne aufs Äußerste geschärft, wie wir es auch vom Fasten und bei Zuckerfreiheit kennen *(Achtsamkeit und Hunger)*.

Nun gut. Allein von Licht und Luft zu leben, hört sich zuerst einmal erstaunlich an – sodann auch extrem und kaum durchführbar *(Überleben und Hungertod)*. Doch das australische Ehepaar Akahi Ricardo (*1986) und Camila Castello (*1988) als »Pranic Living Masters« schwört darauf, schon seit Jahren mit lediglich einem Stück Obst und einer Schale Gemüsebrühe an drei Tagen pro Woche auszukommen *(Intervallfasten)*. Und die Yogis von Tibet sind ebenfalls bekannt und berühmt dafür, allein von Brennnesseln leben zu können *(Yoga und Askese)*.

Empfohlen wird übrigens eine zweijährige Vorbereitungszeit (noch einmal deutlich: 2 Jahre) mit ausschließlich rohem Obst und Gemüse, Kernen, Samen und Nüssen *(Frutarier und Rohkost-Diät)*. Das Ganze wird abgeschlossen mit einem 21-Tage-Zyklus, dem »Lichtprozess«: 7 Tage weder Essen noch Trinken, danach 14 Tage ausschließlich Trinken. Wie zu erwarten war, warnen Experten der Diätetik natürlich vor Mangelerscheinungen, Dehydrierung und Kreislaufschwäche, und raten dringend, eine solche Diät nur in Begleitung eines Arztes zu versuchen, wenn überhaupt.

Im Rahmen einer Meditationspraxis mit Fasten und Schweigen, an der ich vor 100 Jahren teilgenommen habe, kann ich aus eigener Erfahrung berichten, dass man zumindest 24 Stunden nicht nur ohne Essen, sondern sogar ohne Trinken (und Reden) auskommen kann. Ich hätte es nicht für möglich gehalten. Aber es geht tatsächlich, ganz wie in jeder guten Beziehung. Übrigens steigt danach die Dankbarkeit ins Unermessliche, für jeden kleinsten Bissen und für jedes einzelne Wort *(Sex und Liebe)*.

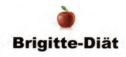

Brigitte-Diät

> Zeitschriften für Frauen werden gerne mit
> weiblichen Vornamen betitelt.
> Damit man weiß, wer sich angesprochen fühlen soll.
> »Brigitte« erscheint seit 1954. Frauenfreundschaften
> halten eben ewig. Das Thema Diät ebenso.
> Und seit 1969 halten die treuen Leserinnen nun Brigitte-Diät.
> Nicht nur *Brigitte*, sondern auch *Barbara, Petra* … und *Guido*.

Damals las meine Mutter mit Begeisterung die »Brigitte«. Mit dieser Frauenzeitschrift bin ich sozusagen großgezogen worden. Alle zwei Wochen durften wir Kinder in der frischen Ausgabe die Rätselseite bearbeiten. Eine Anbindung, die noch viele Jahre über die Kindheit hinaus anhalten sollte und mich als treue Leserin auszeichnete. So entging mir als Heranwachsende auch nicht der erste Trend mit der »Brigitte-Diät«. Im Jahr 1969 auf den Markt gebracht, ist die »Brigitte-Diät« somit eines der ältesten deutschen Diät-Programme (Mischkost und Kalorienzählen).

In jeder Ausgabe folgten neue Diät-Rezepte, die von der ganzen lieben Familie nachgekocht wurden. Ein »Baukastenprinzip« mit täglich drei Hauptmahlzeiten (Frühstück, Mittagessen und Abendbrot) sowie bis zu zwei Zwischenmahlzeiten (Imbiss). Mutet viel zu Essen an, war aber damals auf insgesamt nur 1000 (heute 1200 bis 1400) Kalorien beschränkt. Entsprechend hörte ich so zum ersten Mal vom Kalorienzählen. Und meine Liebe für das gewissenhafte Führen von Tabellen hatte seinen Lauf genommen (Tagebuch und Kontrolle).

Auch »Brigitte« entwickelte sich weiter und folgte den jeweils aktuellen Ernährungstrends. Heute wird den Leserinnen ein moderates Intervallfasten von zehn Stunden empfohlen, dafür die Zwischenmahlzeiten weitestgehend weggelassen (Dinner Cancelling). Es gibt reichlich Eiweiß (Proteine und Sättigung), viele Ballaststoffe zum Schutz vor Heißhungerattacken (Vollkorn und Getreide) und gesunde Fette (Olivenöl und Omega 3/6/9). Also ganz genauso, wie bei (fast) jeder anderen ausgewogenen Diät.

Dass der Hype um Diäten besonders in Frauenzeitschriften regelmäßig zum Frühling erblüht, ist der Mode und dem Absatz von Kleidungsstücken geschuldet (Bikini-Diät und Konfektionsgröße). All die Brigittes unter uns, alle Barbaras, Petras und Guidos dieser Welt, dürfen wieder abnehmen, sobald die warme Jahreszeit mit viel nackter Haut zu frohlocken beginnt. Es ist der ewig gleichlautende Tenor der Gewichtsabnahme, der als Standardantwort auf sämtliche Widrigkeiten unseres Alltags herhalten muss (Soziale Grillgruppe und Gruppenzwang). Wenn's denn so einfach wäre!

»*Die Brigitte-Diät will uns Frauen dazu verhelfen, so auszusehen wie die reizenden aufpolierten Fotomodelle der gleichnamigen Zeitschrift. […] Und wie erhalte ich das fragile Bikinifigürchen? Ich lege mir auf Brigittes Anraten ein Bauchkettchen zu; das wirkt nicht nur sexy, sondern am 'Bauchkettchen merken Sie sofort, ob Sie abgenommen haben. Und es signalisiert durch Zwicken und Zwacken, wenn sich Speckpolsterchen in der Taillengegend ansiedeln.'*« (→Literaturhinweise »Mund auf, Augen zu«, S. 226 f.).

Wofür wahre Freundschaft zwischen Frauen nicht alles gut ist! (Maßband).

Brot-Diät

Brot, Brötchen, Toast und Baguette.
4–5 Mahlzeiten pro Tag (1200–1600 kcal/Tag)
aus Getreide (High-Carb-Diät).
Brot ist reich an Mineralstoffen und Vitaminen.
Leider pro Tag begrenzt auf 250–300 g:
Vollkorn-, Misch-, Grau- oder Weißbrot.
Dazu reichlich trinken, damit die vielen Ballaststoffe
nicht zur Verstopfung führen.

Das hört sich für mich schon mal sehr gut an. Brötchen zum Frühstück, liebevoll gepacktes Pausenbrot am Vormittag, dicke Scheiben Landbrot zum Mittag, Zwieback oder Knäcke mit Butter und Marmelade am Nachmittag (Kaffeeklatsch), und des Abends das allabendliche Abendbrot. Damit kommt man schon mal über die Runden, und täglich auf eine ausreichende Menge an *Broteinheiten* (Kohlenhydrate und Backkünste).

Für diese Diät besonders geeignet ist natursaures Vollkornbrot. Das nur vorab. Brot an sich galt über viele Jahrhunderte hinweg als Hauptnahrungsmittel, hat sich aber in letzter Zeit einen schlechten Namen gemacht (Weizenwampe) – unter dem Motto: »*Der Mensch lebt nicht vom Brot allein*« (Spiritualität). Gequält von Glutenunverträglichkeit und Weizenallergie (Gluten, Unverträglichkeit, Zöliakie, Intoleranz und Allergie), lauern anscheinend überall gefährliche Kohlenhydrate (Low-Carb-Diät, Glyx-Diät und Montignac-Methode).

Da ist so eine »Brot-Diät« natürlich eine wahre Wohltat, der Renner für alle Brotliebhaber, der Retter in der Kohlenhydrat-Wüste. Endlich darf man gewissenlos Getreide futtern (Steinzeitmensch) und das Ganze noch Diät-Kost nennen (Abnehmen). Wenn man zusätzlich den durch Milchsäuregärung aus Vollkornsauerteig gewonnenen *Brottrunk* schlürft, ist man weit vorne mit dabei und unterstützt sogar sein Immunsystem (Verdauung, Immun-Diät und Sauerkraut-Diät).

Allein die Frage bleibt, was man sich auf das besagte Brot *legen* darf (Mono-Diät). Da hatte man sich gefreut auf fett beschmierte Butterstullen, mehrstöckige Club-Sandwiches, überbackene Käse-Baguettes, Toast Hawaii, Zwiebel-Mett-Brötchen oder die in Ei und Milch gewendete und in Butter ausgebratene French-Toast-Sünde. Um dann zu erfahren, dass es (auch hier) mager zugehen muss (Low-Fat-Diät). Erlaubt sind nur magere Wurst- und Käsesorten, magere Arten von Fleisch, Quark, Hüttenkäse, Fisch, Gemüse, Obst sowie Halbfettmargarine. Auf Butter, Margarine, Milch und Zucker ist während dieser Diät ganz zu verzichten (Zuckerfreiheit und Diät-Produkte). Das macht wohl nur Sinn, wenn man weiß, dass French-Toast neben »Rostiger Ritter« auch »Armer Ritter« heißt (Resteessen). Denn *arm* geht es tatsächlich zu, wenn man sein täglich' Brot weder mit fetten Leckereien belegen noch ungezählt vom Bäcker holen darf. Begrenzt auf 250–300 g pro Tag, sind max. 5–6 Scheiben Bauernbrot drin. Die verdrückt man leicht schon mal zum Frühstück (Nimmersatt und Hamsterbacken). Bevor man die Brot-Diät startet, sollte man also sicher sein, ob man sich gern die Butter vom Brot nehmen lässt. Alternativ schlage ich regelmäßige Cheat-Days vor, wo man zumindest rostfrei in den Partner, den armen Ritter, beißt (Zuckerbrot und Peitsche).

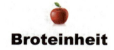

Broteinheit

> Broteinheiten (*BE*)
> galten lange als Maßeinheit für den
> Kohlenhydratgehalt eines Lebensmittels.
> Seit 2010 rechnen wir in *Kohlenhydrateinheiten (KE)*.
> Wichtige Angabe für Menschen mit Diabetes
> (Insulinspiegel).
> 1 BE = 12 g Kohlenhydrate bzw.
> 1 KE = 10 g Kohlenhydrate
> = 1 Scheibe Weißbrot (25 g).

Schade, dass wir nicht in Broteinheiten bezahlen. Ich gebe dir 5–6 Scheiben Brot, dafür kraulst du mir zehn Minuten den Rücken (Brot-Diät). Oder ich esse dir dein Toastbrot weg, dafür schulde ich dir die Erfüllung eines Wunsches (Wunsch-Diät). In der Weise könnten wir uns über diverse Brotsorten austauschen und ständig am Backen sein (Backkünste). Jeder hätte sein täglich' Brot zu essen oder würde sich beim anderen »eine Scheibe abschneiden« – wovon auch immer (Nahrung).

Ehemals im Jahre 1963 wurde die »Broteinheit« durch die *Verordnung über diätetische Lebensmittel* (DiätV) eingeführt, um den Kohlenhydratgehalt eines Lebensmittels zu bestimmen. Wollte man sich mit jemandem über Nahrungsmittel unterhalten, konnte man nun zumindest Angaben über den Gehalt einer Essware von sich geben (Energiedichte). Gesetzlich abgesichert bewegte man sich so auf dem Parkett wissenschaftlich fundierten Gesprächsstoffes für heitere Partyabende (Wissenschaft und Soziale Grillgruppe). Zum 1. Oktober 2010 wurde jedoch durch die 16. Verordnung zur Änderung der Diätverordnung die offizielle Bezeichnung Broteinheit aufgehoben. Seither sieht die deutsche Rechtsvorschrift über diätetische Lebensmittel vor, dass wir nicht mehr von Broteinheiten, sondern von *Kohlenhydrateinheiten* reden. Anstatt 12 g betragen sie nur noch 10 g Kohlenhydrate (KH). Damit hat sich nicht nur die Berechnungsmenge, sondern auch der Gehalt unserer Gespräche verringert.

Pro Lebensmittel wird also in einschlägigen Tabellen oder direkt auf dem Produkt angegeben, wie viel Gramm davon gegessen werden kann, um eine Broteinheit (BE) bzw. Kohlenhydrateinheit (KE) zu sich zu nehmen. Für Diabetiker ist das eine nicht zu unterschätzende und das Leben erleichternde Berechnung, der sie im Rahmen ihrer Nahrungsauswahl folgen sollten (Insulinspiegel und Blutzuckerspiegel).

Wird dem allgemeinen Büromenschen empfohlen, 50 % seiner Energiezufuhr (Kalorien) mit ca. 230 g KH (23 KE) für Frauen und 300 g KH (30 KE) für Männer pro Tag zu bestreiten, entnimmt man der Tabelle, wie viel Obst, Milchprodukte, Backwaren, Hülsenfrüchte, Kartoffeln und Süßigkeiten gegessen werden dürfen, bis 23 bzw. 30 KE erreicht sind. Das entspricht zum Beispiel 11,5–15 Brötchen, 23–30 EL Haferflocken, 23–30 Kartoffeln, oder differenzierter ausgedrückt für 23 KE: 100 g Haferflocken, 1 Joghurt, 2 Scheiben Vollkornbrot, 50 g Mandelmus, 100 g Naturreis, 100 g Erbsen und 1 kleines Glas Bier (Abendbrot). Der Mann darf hier 30 % draufschlagen, entweder indem er mehr Alkohol trinkt … oder sich einfach von der Frau eine Scheibe abschneidet.

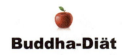

Buddha-Diät

> Erst hat der Buddha gefastet (Askese).
> Dann ist er den »Mittleren Weg« gegangen,
> zwischen Yin und Yang (Qi),
> zwischen den Extremen von
> Völlerei und Null-Diät.
> Manche denken an Intervallfasten oder Vegetarier,
> die anderen an den dicken Buddha im China-Restaurant.

Der Buddha vor 2500 Jahren war athletisch, schlank und gutaussehend. Ein junger Prinz aus Indien, wie es so schön heißt. Und genauso trug es sich zu:

»Ein Blick auf Buddhas Leben bringt uns seine Lehre näher. Er wurde vor etwa 2560 Jahren in eine königliche Familie hineingeboren, und obwohl die meisten Darstellungen von ihm asiatisch geprägt sind, sah er wohl eher europäisch aus. Seine Sippe war wenige Jahrhunderte zuvor während der großen Völkerwanderungen aus der heutigen Ukraine nach Nordindien gezogen. Er gehörte der Kriegerkaste an, und die Texte beschreiben ihn als groß, stark und blauäugig.« (→Literaturhinweise »Wie die Dinge sind«, S. 25).

Den Buddha mag man sich vielleicht weniger als Krieger und Kämpfer vorstellen, wo er doch ausdrücklich Liebe und Mitgefühl als Weg zur vollen Erkenntnis unserer geistigen Möglichkeiten gepriesen hat (Jesus-Diät). Trotzdem erfordert das Wohlergehen, anderer Wesen sowie von einem selbst, so manches Mal den vollen Einsatz unserer körperlichen Kräfte (Motivation und Körper). Schutz zu geben sowie das kraftvolle Einstehen für zeitlose Werte gehören definitiv zum Ausdruck aktiven Mitgefühls. Dafür lohnt es sich, genügend Muskeln und Fleisch auf den Rippen zu haben (→Literaturhinweise »Buddha kocht«). Da hilft kein ausgemergelter Körper (Askese und Hungerhaken), aber genauso wenig Übergewicht und Kurzatmigkeit (Muskelaufbau und Beweglichkeit). Kein Extrem ist auf lange Sicht hilfreich. Trotzdem glauben Leute gern, man erlange den Gleichmut, die Gelassenheit und die Großzügigkeit eines Buddha, indem man wöchentlich ins China-Restaurant pilgert und sich dort die »Acht Kostbarkeiten« reinpfeift (Völlerei und All-you-can-eat). Glücklicherweise ist das nicht ganz so einfach, will man meinen (Gesundheit, Feinschmecker und Genuss).

»Als Buddha von seinen Mönchen verlangte, nur bis zur Mittagszeit zu essen, war das sicherlich ein Einschnitt, der allerdings weniger radikal war, als es für uns heute erscheinen mag. Die Vorstellung, man solle ständig während seiner wach verbrachten Zeit sporadisch essen, ist nicht viel älter als die Glühbirne und entspricht mit Sicherheit nicht der Essensweise, die die Menschheit ursprünglich entwickelte.« (→Literaturhinweise »Wie Buddha das Intervallfasten erfand«, S. 35).

Der Viel- und Ständig-Esser mag nun denken, *ein Glück, dass ich weder Mönch noch Nonne bin*, sondern vom Steinzeitmenschen abstamme (Paläo-Diät). Doch auch ihm kann gelegentliche Mäßigung und Achtsamkeit nicht schaden (Vegetarier). Wer weiß schon, welche Erleuchtung sich daraufhin einstellen mag (Heilfasten). Es gilt wie immer: *»Probieren geht über Studieren«*. Wie der Buddha schon sagte: Sei dein eigenes Licht und überprüfe jede Wahrheit anhand deiner eigenen Erfahrung (Karma-Diät).

Büfett

Die Schlacht am Büfett (Futterneid).
Alle Speisen werden auf einmal aufgetischt,
ohne gesonderte Menüfolge.
Jeder nimmt sich, was ihm gefällt.
Gern auch alles durcheinander. Und schnell muss man sein.
Gern zusammengetragen von Gästen,
die jeder eine andere Sorte Nudelsalat mitbringt.
Häufig im Angebot von Hotels bei Vollpension
oder in Restaurants zum Mittagstisch (All-you-can-eat).

»Fast überall ist es gebräuchlich geworden, sich für alle und alle möglichen Einladungen, falls einem nichts besseres einfällt oder man zu nichts anderem Gelegenheit hat, mit einem sogenannten großen Abwasch zu revanchieren. Man bittet also zu einem großen Büffet. So hat man keine Servier- oder Sitzordnungsprobleme.« (→Literaturhinweise »1x1 des guten Tons«, S. 163).

Anstatt erst die Vorspeise, dann den Hauptgang und später die Nachspeise zu reichen, wird alles auf einmal auf eine große Tafel gestellt, wo sich die Gäste mit Teller und Besteck bewaffnet um die Kurven schieben dürfen. Jeder lädt sich selber auf, was ihm munden könnte. Schnellstmöglich schaufelt man sich alle Leckerbissen auf einmal auf, damit man nicht am Ende mit leeren Händen dasteht. Den Letzten bestraft das Leben. Kommt man zu spät oder eben als Schlusslicht dran, steht man vor abgegrasten Platten und leer geschabten Rechauds, den aufgebockten Warmhaltebehältern. Alles weggegessen, von der hungrigen Meute (Futterneid). Weder eine Putenbrust noch ein letzter Wackelpudding wurde übriggelassen. Da hat man die Rechnung ohne seine Mitesser gemacht. Das soll einem eine Lehre sein, um beim nächsten Mal der Erste in der Schlange zu sein, der sich auf das Büfett zu stürzen wagt (Soziale Grillgruppe). Geübte »Büfett-Stürzer« wissen, wie man es richtig macht. Die schicken schon mal die eigenen Kinder ins Rennen, die sich nicht nur die Beine in den Bauch stehen, sondern für Vati und Mutti eine dritte Scheibe Schweinebraten und mehrere Süßspeisen ergattern (Familie). Dass man beim Warten und Vorrücken in der Essensschlange auch nette Gespräche führen kann, meist über Auswahl und Qualität des Speiseangebots, ist wohl eher Nebensache. Wen interessiert schon auf einer Hochzeit, auf dem Familienfest oder der elenden Betriebsfeier, wie es den anderen Geladenen ergeht. Von Kennenlernen kann wenig die Rede sein, während man sich mit Ellenbogen und Bierbauch ausgerüstet nach vorne kämpft (Wohlstandsbauch und Weizenwampe). Hauptsache, man wird endlich wieder satt. Die Einladung soll sich ja irgendwie gelohnt haben. Zumindest der Preis für das Gastgeschenk muss reingeholt werden, und wenn man dafür die zu Herzen geschnitzten Radieschen verspeisen muss.

Das Beste am Büfett ist jedoch, daran dürfen wir uns erinnern, dass man nur nehmen und essen muss, was einem gefällt. Zwar wird man seltsam angeschaut, kehrt man einzig mit Salatgarnitur und Gemüse-haltigen Beilagen zurück. Doch jede Schlacht, auch die am Büfett, lässt sich nun mal unblutig am humansten gewinnen (Vegetarier).

Bulimie

Bulimia nervosa:
Esssucht mit Fressanfall,
gefolgt von einem selbst herbeigeführten Brechreiz,
der einen alles ausspucken lässt,
was man sich vorher übertrieben mühevoll
hineingestopft hatte.
Gilt als zwanghafte Essstörung.

»Das charakteristische Merkmal dieser Essstörung, die auch Esssucht genannt wird, ist ein regelmäßiger zwanghafter Essanfall, in dem in kurzer Zeit – etwa 2 Stunden – extrem hohe Kalorienmengen verzehrt werden. Durch selbst ausgelöstes Erbrechen oder den Missbrauch von Abführmitteln versuchen Bulimiker dem dickmachenden Effekt ihrer Essattacken entgegenzusteuern. Kennzeichen dieser Essanfälle ist, dass nicht aus Hunger oder Appetit gegessen wird, sondern dass eine generelle Gier nach Essen besteht.« (→Literaturhinweise »Die Psyche isst mit«, S. 50).

Es handelt sich um eine Sucht, zumindest aber Abhängigkeit, die zum Überessen führt, vorrangig zu Hause, selten bis nie in der Öffentlichkeit. Aus der Nummer kommt man schwer wieder heraus (Karma-Diät). Meist bedarf es tiefgreifender Hilfe, um zu verstehen, was einem das Gefühl vermeintlicher Kontrolle vermitteln soll, stattdessen jedoch zum totalen Kontrollverlust im Essverhalten führt (Drogen und Psycho-Diät).

»Wir wollen uns an dieser Stelle die Definition von Abhängigkeit noch einmal in Erinnerung rufen: Jedes wiederholte Verhalten, ob substanzbezogen oder nicht, das eine Person ungeachtet seiner negativen Auswirkungen auf das eigene Leben oder das Leben anderer zwanghaft immer weiter ausüben muss. Die typischen Merkmale jeder Abhängigkeit sind: Zwang, Besorgnis, gestörte Kontrolle, Fortdauer, Rückfall und Verlangen.« (→Literaturhinweise »Im Reich der hungrigen Geister«, S. 207).

Oft steht Erfüllungsdruck dahinter, das Bedürfnis nach einem makellosen Erscheinungsbild gepaart mit der Ablehnung des Körpers, der nie perfekt erscheint (Spiegel, Bewertung und Wahrnehmungsstörung). Unter dem Motto »*Spuck es aus, wenn es zum Kotzen ist!*«, können sich viele Betroffene schlecht abgrenzen, weder gegen Anforderungen von Familie, Partner und Gesellschaft, noch gegenüber ihrer eigenen Erwartungshaltung (Soziale Grillgruppe und Gruppenzwang).

Es gilt, das dahinterliegende Problem zu erkennen (Betäubung), die beherrschende Gedankenstruktur zu ändern, die Ruhe im Kopf zurückzuholen (Meditation und Spiritualität), sich mit persönlichen Wünschen und echten Zielen zu verbinden, und weniger Vorstellungen anderer Leute zu leben (Freiheit). Der Kampf gegen das Leben, gegen sich selbst (Selbstliebe), aber auch gegen die Bulimie, wird beendet, indem wir in die »Erlaubnis« gehen (→Online-Tipps »Andrea Ammann«). Ein ständiges »funktionieren müssen« darf abgelöst werden von gelebter Großzügigkeit sich selbst gegenüber, von einem Loslassen, einer totalen Entspannung. Es gibt nichts anderes zu tun, als die große Freiheit zu leben, jenseits von Zwängen und Erwartungen, jenseits von Konkurrenz und Leistungsdruck (Genuss und Liebe). Um am Ende nicht mehr an uns halten zu können, nun aber vor lauter Glück und Erfüllung (Zufriedenheit).

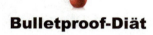

Bulletproof-Diät

> Bulletproofed (engl. *kugelsicher*)
> startet man in den Morgen mit einem Gemisch aus
> Kaffee, Weidebutter und MCT-Öl (Kokos).
> Bis High Noon (14 Uhr) gibt es nichts anderes.
> Eignet sich für Westernhelden, aber auch diejenigen,
> die gern an Tibet und salzigen Buttertee denken.

Tibetischer Buttertee gilt als gewöhnungsbedürftig. Denkt man an Gemüsebrühe anstatt Tee oder Kaffee, trinkt es sich leichter (Geschmack). Die Zutaten sind Wasser, Schwarztee, Süß- oder Sauerrahmbutter und Salz (→Literaturhinweise »Die Küche des Himalaya«, S. 251). Alles kräftig mit einem Schneebesen schlagen, schon sieht man die Yak-Karawanen über die Hochebenen Tibets ziehen.

Ähnlich ist es mit dem *Bulletproof-Kaffee*. Anstatt Kaffeesahne oder der obligatorischen Getreidemilch, nimmt man MCT-Öl sowie Weidebutter (Butter von Weidekühen), und verquirlt beides mit dem Kaffee, bis es fast wie Latte-Macchiato aussieht (und schmeckt). Dieser Mix gilt als Hochleistungsgetränk (Superfood und Dream-Team). Dabei steht MCT für *Medium Chain Triglycerides*: mittelkettige (gesättigte) Fettsäuren (Fette) aus Kokosöl oder Palmkernöl. Sie sind leichter verdaulich als LCT-Fette (langkettige Fettsäuren) aus Margarine, Butter oder Olivenöl, und wandeln dabei mehr Energie in Wärme um (Fatburner, Ketose und Abnehmen).

IT-Millionär Dave Asprey (*1973), Erfinder der Bulletproof-Diät, erlaubt, neben kugelsicherem Kaffee, erst ab 14 Uhr feste Nahrung, und zwar aus viel Fett (50–80 %) und Eiweiß (10–30 %), aber nur wenigen Kohlenhydraten (5–30 %) aus Gemüse und Salat (Bio). Zucker, Getreide, Hülsenfrüchte, Milchprodukte und süßes Obst sind verboten, ebenso Snacks oder Zwischenmahlzeiten (Keto-Diät und Intervallfasten).

»[...] *erfahren Sie, wie das Fett im Essen Ihnen helfen kann, schlank zu werden, dass Sie keine Kalorien zählen müssen, um Fett zu verbrennen, wie Obst den Fettabbau zum Stillstand bringen kann und warum Sie nicht den ganzen Tag über immer wieder etwas essen sollten.*« (→Literaturhinweise »Die Bulletproof-Diät«, S. 12).

Die Verträglichkeit von Kaffee, vorrangig auf leeren Magen, ist nicht garantiert. Ein Zuviel an Koffein soll nicht nur Harn-treibend sein und einem die körpereigenen Vitamine rauben (Nährstoffmangel), sondern zu Sodbrennen, Blähungen und Magenschmerzen führen. Die vermehrte Säureproduktion sorgt für die Gasbildung in Magen und Darm (Basenfasten). Besonders zwischen 8–9 Uhr kommt es zur Kollision mit dem körpereigenen Wachmacher Cortisol (Hormone), was wiederum Stress verursacht. Derweil der Kaffee seine Wirkung verliert (Dream-Team).

»*Wenn das Abnahmeprogramm gelingen soll, [...] empfiehlt es sich, den Kaffeekonsum einzuschränken bzw. am Anfang ganz darauf zu verzichten. [...] Trinken Sie also entkoffeinierten Kaffee oder allenfalls reinen Arabica-Kaffee, der viel weniger Koffein enthält.*« (→Literaturhinweise »Die Montignac-Methode«, S. 65).

Alternativ greift man gleich zu Tibetischem Buttertee, zieht schon früh morgens mit den Yaks um die Häuser, genießt den lieben langen Tag seelische Hochebenen und zieht die kugelsichere Weste nicht mehr aus (Stressbewältigung).

Bundeslebensmittelschlüssel

> Deutsche Datenbank mit alphabetisch sortierter
> Auflistung aller Lebensmittel, abgekürzt BLS.
> Durchschnittliche Nährwerte
> von Frischprodukten bis hin zu Fertiggerichten,
> alle beziffert mit jeweils 138 Angaben.
> Die Werte dienen als Richtlinie für sämtliche
> Studien und Erhebungen in Sachen Ernährung.
> Für die Nutzung werden Lizenzgebühren fällig:
> *www.blsdb.de/license*

Jede Nährwertangabe auf verpackten Lebensmitteln, aber auch bei Veröffentlichung von Rezepten, basiert auf dem Bundeslebensmittelschlüssel (BLS). Einem Gesetzestext gleich, gelten diese Angaben verbindlich für die gesamte Lebensmittelindustrie sowie im Rahmen jeder Ernährungsberatung und Diätetik.

Ob man von der *Pflicht zur Nährwertkennzeichnung* ausgenommen ist, hängt von der Größe des Betriebs (unter 10 Mitarbeitern und bis 2 Mio. Umsatz) sowie der Reichweite des Verkaufs ab (Umkreis weniger als 50 bis 100 km). Will man also den Vertrieb seiner selbstgemachten Marmelade in ganz großem Stil aufziehen (Selbstversorger), stellt daraufhin seine Produkte online und schickt den Partner über die Landesgrenzen hinaus mit Bollerwagen und Klingelbeutel los, muss man vorher auf den Einmachgläsern alles Wissenswerte textlich anbringen. Das gilt nur nicht für lose Waren (Kräuterhexe) oder unverarbeitete Einzelstücke (Gemüse und Obst), falls man diese lediglich regional vertreibt. Alle anderen Anbieter müssen Lebensmitteletiketten ausdrucken und Nährwerttabellen sowie Zutatenlisten erstellen. Glücklicherweise gibt es dafür Hilfe im Internet (→Online-Tipps »Rezeptrechner« und »Nährwertrechner«).

Die Schweiz ist großzügig und stellt sämtliche Nährwerte sogar kostenlos zur Verfügung, deckt aber nur 1150 Lebensmittel ab (→Online-Tipps »Schweizer Nährwertdatenbank«). Deutschland wartet zwar mit einer kostenpflichtigen, dafür fast 10 000 Lebensmittel umfassenden Übersicht auf (→Online-Tipps »Bundeslebensmittelschlüssel«). Dort findet man alle essbaren Unterteilungen von Brot und Kleingebäck über Wurst und Fleischwaren bis hin zu gängigen Menükomponenten einer pflanzlichen oder vorwiegend tierischen Zubereitung (NOVA-System).

Zu begrüßen wäre, solch eine Werte-abhängige Aufstellung (»Nutri-Score«) für die allgemeine Partnerführung anzubieten. Dann könnte es mit der Liebe und besonders der Verdauung von Beziehungen besser klappen. Abzudecken wären hier Themen von B wie Benimmregeln für Bett und Tisch über W wie Weihnachten mit der ganzen Familie bis hin zu gängigen Menükomponenten eher monogamer Paarungen, arbeitsreicher Patchwork-Varianten und diversen Ex-Partner-Verarbeitungen (→Literaturhinweise »Würfel Liebe A bis Z«, S. 475 f.). An bereits verköstigten Partnern sind nach Gebrauch bitte Zutatenliste und Nährwerttabelle anzubringen. Konsumentenkreise können so anhand von Angaben über Essverhalten, Grundumsatz und Mangelerscheinung, die persönlich zu erwartende Bekömmlichkeit ablesen (Unverträglichkeit und Intoleranz).

C

Café	75
Candida-Diät	76
Carnivore-Diät	77
Cellulite	78
Cheat-Day	79
Cholesterinspiegel	80
Clean Eating	81
Crash-Diät	82

Café

> Im Café gibt's Kaffee und Kuchen
> (Kaffeeklatsch).
> Da schnattert die Damenwelt,
> da rascheln die Herren im Zeitungswald.
> Der Umschlagplatz für
> Kalorienbomben und Liebestratsch,
> ... und draußen nur Kännchen.

Das Café, auch Kaffeehaus genannt, ist der ideale Ort zum Entspannen. Bei einer großen Schale Milchkaffee und einem fetten Mohn-Apfel-Kuchen mit Schlagobers ist die Welt noch in Ordnung, wenn man auch in ausgelegten Gazetten anderes lesen mag. Alternativ wendet man sich den anwesenden Gästen zu, um ihnen kräftig zuzulächeln, bis sie entweder zurücklächeln oder irritiert nach der Bedienung rufen (Karma-Diät).

In Cafés wird angebandelt und geschäkert, geflirtet und geliebäugelt. Zuckrige Liebesschwüre stehen dem Tortenangebot in nichts nach. Neben Kuchengabel und Kaffeelöffel wird mit allerlei Besteck der Liebeskunst hantiert. Nach süß geschichteter Schokotorte und kräftigem Koffeingetränk geht auch die widerstandsfähigste Dame in die Knie (Diabetes). Ab dem ersten Gedeck mit Schuss lockert sich auch die steifste Zunge verkrampftester Herren (Alkohol). Und schon tratscht und plaudert es sich leichter, es frohlocken die Gemüter, während die Kellner für Nachschub sorgend durch die Gänge flitzen (Lieferservice).

Ein spitz zulaufendes Kuchenstück mit einer schönen Tasse Kaffee ist nun mal der Inbegriff paradiesischer Schlemmerei (Kaffeeklatsch und Liebesmahl). Dass einen spätestens in der zweiten Runde der Zuckerschock ereilt, steht außer Frage (Zucker und Blutzuckerspiegel). Bei so viel Süßem kann man gar nicht anders, als liebreizend zu werden. Deshalb gern gewählt als Tummelplatz verliebter Pärchen, ist das Café ebenso bestens geeignet für Geschäftsanbahnungen und Verhandlungen ernsterer Natur.

Ehemals noch den älteren Leuten vorbehalten, die am Sonntag über die Kuchenbüfetts der Konditoreien herfielen (All-you-can-eat und Büfett), haben auch jüngere Generationen das Lieblingscafé in ihrem Viertel entdeckt. Hippe Lokalitäten schmücken sich mit ausrangierten Sofaecken und Ohrensesseln, in denen man versunken Latte Macchiato und Cappuccino schlürft. Dazu gibt es handgemachte Patisserie-Ware, selbstgebackene Kuchenwunder, verbotene Pralinensünden und ausgefallene Confiserie-Kunstfertigkeiten. Auf internationalem Parkett unterwegs, verspeist man Cookies, Petit Fours, Macarons und Tarteletten.

Ein Eclair (*Liebesknochen*) gibt es meist zu ganz besonderen Anlässen (Liebe). Hat sich der Partner wiederholt verdient gemacht, geht man schick zu zweit ins Café, wo er endlich was zu knabbern kriegt (Belohnung). Schon bei Hunden weiß man, dass Kauen beruhigt und glücklich macht (Saugen). Ein Grund mehr, so oft wie möglich im Café zu verschwinden, um regelmäßig für Entspannung und Stressbewältigung zu sorgen (Schokolade und Nervennahrung). Ob nun mit der Freundin, mit der man das Leben durchkaut, oder mit dem Liebsten, der auf seinem Knochen herumkaut. Ein Cafébesuch lohnt sich immer. Drinnen gemütlich bis stickig, draußen nur Kännchen.

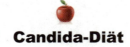

Candida-Diät

Candida ist ein Hefepilz im Darm,
deshalb auch *Anti-Pilz-Diät* genannt.
Beschwerden sind Kopfschmerzen, Schwindelanfälle,
Völlegefühl, Darmkrämpfe, Abgeschlagenheit, Gewichtszunahme.
Um das natürliche Gleichgewicht wiederherzustellen,
stellt man seine Ernährung in drei Stufen à 7–14 Tage um:
1. *Schonende Basis-Kost* (kein Zucker, Weizen, Alkohol)
2. *Mehr Abwechslung* beim Essen (Allergie)
3. *Die Ernährung normalisieren* (Darmflora)

»Heißhungerattacken auf Süßes, gespannter 'Blähbauch', Kurzatmigkeit oder Herzrasen – dies sind nur einige Anzeichen, die auf einen übermäßigen Befall des Körpers mit Pilzen hinweisen.« (→Literaturhinweise »DuMonts große Enzyklopädie Naturheilkunde«, S. 139).

Üblich sind bei Pilzbefall also Begleiterscheinungen wie ein gespannter Bauch nach Verzehr kohlenhydratreicher Nahrung, regelmäßige Heißhungerattacken auf Süßes (Unterzuckerung und Kaffeeklatsch), Muskelzittern, Augenflirren und Schwäche bei längerem Entzug (Zuckerfreiheit und Sucht), aber auch Kurzatmigkeit und Herzrasen, Probleme bei der Verdauung (Darmflora), chronische Infektionen und Hauterkrankungen (Entgiftungskur), Blasenentzündungen (Entzündung) sowie andauernde Müdigkeit (Schlaf und Stressbewältigung). Das hört sich alles nicht nur schwierig an, sondern ist es auch (Krankheit).

Man dachte noch, es sei der ganz normale Wahnsinn eines allgemeinen Familienlebens, der einen mit den Lidern hektisch klimpern und kurzatmig die Treppe, bepackt mit Einkaufstüten voller Lebensmittel zur Fütterung von Partner und Kindern, hoch ächzen lässt. Aber nein, es sind die Hefepilze, die sich im Darm breitgemacht haben und kräftig nach Nachschub von Futter schreien. Der Hefepilz an sich ist zwar nicht schädlich. Doch, kommt es zu einer übermäßigen Vermehrung, führt er zu diversen Krankheitsbildern, von einer typischen Hefepilzinfektion (*Candidose*) – entweder äußerlich auf Haut und Schleimhaut von Mund oder Genitalien, oder innerlich durch Entzündung von Organen und Gewebe – bis hin zur lebensbedrohlichen Blutvergiftung.

Dabei sind Schleimhäute als wichtiger Bestandteil unseres Immunsystems der Ort des Geschehens (Immun-Diät). Jedes mit der Außenwelt in Verbindung tretende Organ ist mit einer solchen Schleimhaut ummantelt. Dazu gehören neben Harn- und Geschlechtsorganen auch unsere Verdauungsorgane (Darm und Magen). Einem übermäßigen Befall gilt es dort vorzubeugen und den Pilzen ihren Nährboden zu entziehen. Stärke und Zucker stehen hier absolut auf der Abschussliste (Kohlenhydrate). Sie sind die liebste Nahrung von *Candida* – vielleicht entsprechend aus dem Lateinischen abgeleitet wie das englische *Candy* (Süßigkeiten). Damit entfallen auch Pizza und Pasta, wiederum das Lieblingsessen vieler Paare. Ohne Schmaus kein Rausch, will man meinen. Was aber als adäquate Maßnahme erscheint, wenn man weiß, dass Candida durch feuchtes Küssen und Geschlechtsverkehr übertragen wird.

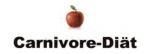
Carnivore-Diät

> Fleisch = *Carne* (lat.),
> *Carnivore* = Fleischesser,
> Fleischesser-Diät,
> Meat-Only-Diät,
> Zero-Carb-Diät (Low-Carb-Diät).
> Nur tierische Produkte sind erlaubt,
> also alles, was kreucht und fleucht.
> Ist nichts für Vegetarier oder Veganer.
> Aber auch nichts für vernünftige Menschen.

Der Fleischesser kommt hier voll auf seine Kosten. Als extreme Fortsetzung der Low-Carb-Diät oder Keto-Diät wird ähnlich wie bei anderen fleischlastigen Ernährungsformen (Atkins-Diät, Paläo-Diät und Eskimo-Diät) bevorzugt auf tierisches Eiweiß gesetzt. Kohlenhydrate fallen flach (Getreide und Gemüse).

Der erhöhte Fleischverzehr soll den Diätisten schnell in Ketose versetzen und sein Fett zum Schmelzen bringen (Hüftgold). Die Darmflora würde sich angeblich verbessern (was von der Ernährungswissenschaft bezweifelt wird), wenn wir weniger pflanzliche »Antinährstoffe« (*Oxalate*) wie beispielsweise Lektine und Gluten zu uns nehmen (Weizenwampe und Unverträglichkeit). Damit sollen sich auch Infektions- und Autoimmunerkrankungen sowie Entzündungen verringern (Krankheit und Aminosäuren), wir seien schneller satt (Sättigung und Proteine), und könnten übrigens das Ganze noch mit Intervallfasten kombinieren (Abnehmen und Dinner Cancelling).

Nun gut, da wünsche ich viel Erfolg. Jedem sein »Glücksschwein« auf dem Weg zur grazilen Ich-Werdung als zukünftige Leberwurst – in hautenge Lederhosen gezwängt, sobald die Traumfigur erreicht zu sein scheint. Da auch das Testosteron ansteigen wird (Hormone und Oberweite), wenn man weniger Ballaststoffe, dafür aber umso mehr tierisches Fett zu sich nimmt, wird es sicherlich mit der Paarbildung bestens klappen (Liebe und Sex). Frauen, die ebenfalls wünschen, diesen Weg »tierischer Lustbefriedigung« einzuschlagen, sollten sich vorsorglich einen Rasierapparat zulegen, oder alternativ nur mit Rasierpinsel ausgerüstete Partner wählen (Soziale Grillgruppe).

Wenn man es übertreiben möchte, wie es viele Puristen tun, isst man ausschließlich Rindersteaks und trinkt Wasser. Die anderen sehen es etwas lockerer und ernähren sich zusätzlich noch von Butter, Eiern, Käse und Milchprodukten (Mono-Diät). Dazu sind besonders Salz und Gewürze gefragt (Kräuterhexe). Streng verboten sind jedoch Obst und Gemüse (Kohlenhydrate, Ballaststoffe und Vitamine). Alles Pflanzliche wird als »Notnahrung« verteufelt (Hungersnot). Man habe sich nicht umsonst von seinen Blätter-kauenden Verwandten, den Affen, abgespalten und die Spitze der Nahrungskette erklommen (Steinzeitmensch).

Zum Frühstück gibt es Steak, Rührei, Speck, Feta-Käse-Omelette und Joghurt. Mittags dann Lachs, gegrilltes Huhn, Pute, Rind, Schnitzel oder Eier (Eier-Diät). Abends Brathähnchen, Hackfleisch-Pfanne, Hüttenkäse, Fisch und Steak. Dazu weder Brot, Reis, Kartoffeln noch Gemüse. Wer da nicht zum Tier mutiert, hat keine Eier in der Hose.

Cellulite

> Flächendeckend gefürchtete Dellen in der Haut,
> entsprechend *Orangenhaut* genannt,
> die Oberschenkel und Pobacken
> zu Problemzonen erklären.
> Grund ist meist schwaches Bindegewebe.
> 98 % der Frauen sollen betroffen sein.

Die von Cellulite zur Problemzone auserkorenen Körperstellen sind wohl Po und Oberschenkel, aber auch Oberarme und Bauch. Überall, wo Fett eingelagert wird, kann es zu Dellen, Wölbungen und Verhärtungen an der Hautoberfläche kommen. Das Bindegewebe ist zu schwach, um das Fett gleichmäßig unter der Haut zu verteilen (Winkearme). Entweder hat man also kein Gramm Fett an seinem Körper oder ein ausgezeichnet festes Bindegewebe, am besten schon von Geburt an. Nur dann gehört man nicht zum auserwählten Club der Cellulite-Trägerinnen (Soziale Grillgruppe). Alle anderen müssen sich anscheinend etwas einfallen lassen, um nicht als Orange entsaftet zu werden (Bewertung, Gruppenzwang und Fettabsaugen).

Das Ganze geht schrittweise vor sich. Zu Beginn muss man die Haut noch fest zusammendrücken, um die Dellen überhaupt zu erkennen. Sobald das Bindegewebe schwächelt (Alter), sieht man die Cellulite zumindest im Sitzen oder Liegen, auch ohne an sich herumzudrücken. Am Ende zeigt sich die sogenannte Orangenhaut immer und überall, mithin im Stehen, Gehen, Laufen oder Liegen (Leben). Und zwar unabhängig vom Gewicht (Waage). Meist reichen Stress, schlechte Ernährung (Zucker und Junk-Food), schwierige Angewohnheiten (Rauchen und Alkohol), zu wenig Bewegung (Sport) und kein ausreichender Schlaf (Stressbewältigung). Es kommt zu verengten Blutgefäßen, gedrosseltem Stoffwechsel und gestörter Kollagenstruktur des Bindegewebes. Schon hat man seine Dellen weg (Wahrnehmungsstörung).

Besonders helfen soll viel zu trinken, und zwar täglich ordentliche Mengen an Wasser. Auch regelmäßig Sport zu treiben, damit das Gewebe gut durchblutet und aufgepolstert wird, steht auf der Liste der Gegenmaßnahmen (Yoga und Muskelaufbau). Ratschläge wie ständiges Einsalben mit speziellen Cellulite-Cremes gelten dagegen als völlig nutzlos. Davon werden nur die Hersteller reich. Stattdessen wird kräftiges Klopfen auf die Oberschenkel empfohlen, oder das parallele Abstellen der Füße auf dem Boden zur besseren Blutzirkulation, anstatt mit den Beinen übergeschlagen stundenlang auf dem Bürostuhl zu hocken, und, nicht zu vergessen, Selbstbräuner auf die Haut aufzutragen (Bikini-Diät). Experten sprechen noch vom Vereisen der Fettzellen (Thermogenese), dem groben Wegwalzen mithilfe von Faszienrollen oder dem Weglasern unter örtlicher Betäubung, wo innerhalb von 2–4 Stunden überschüssiges Fett entfernt, störende Gewebefasern durchtrennt sowie Haut und Gewebe gestrafft werden. Doch anstatt sich solch grausigen sowie kostspieligen Torturen zu unterziehen, wirken auch althergebrachte Methoden. Da klopfen sich Partner einfach gegenseitig auf den Allerwertesten, und sei es eben nur unter der fadenscheinigen Behauptung, beim Kampf gegen Cellulite behilflich sein zu wollen (Liebe und Sex). Das fördert garantiert die Durchblutung, körperlich sowie emotional.

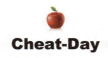

Cheat-Day

> Auch *Refill-Day* genannt.
> *To Cheat* ist Englisch und heißt
> Schummeln oder auch Betrügen.
> Für viele der Grund, überhaupt eine Diät anzufangen.
> Eine Woche lang wird Diät gehalten,
> doch am siebten Tag ist Pause.
> 6 Tage darben,
> 1 Tag schlemmen.
> Man fragt sich nur, wer hier wen »betrügt«?

Damit keiner hysterisch wird, weil kein Ende in Sicht, haben sich die Menschen den Cheat-Day ausgedacht (Stressbewältigung). Am siebten Tag macht das Leben wieder Sinn, mag so mancher Diätist hoffen. Sechs Tage hält man streng Diät, am siebten Tag lässt man fünfe gerade sein, vergisst jegliche Disziplin, schlägt über die Stränge, isst alles, was einem in den Sinn kommt, in der aktuellen Diät jedoch verboten ist, und lässt es sich ordentlich gut gehen (Völlerei). Auch der liebe Herrgott hat beim Erschaffen der Welt am siebten Tag geruht, die Füße hochgelegt und zur Belohnung sicherlich ein dickes Stück Torte verdrückt (Kaffeeklatsch).

Zweck des Cheat-Days ist es, sich Heißhungerattacke und Fressanfall von der Backe zu halten (Jo-Jo-Effekt). Es ist sozusagen ein kontrolliertes aus der Reihe Tanzen, damit man im Großen und Ganzen länger durchhält (Verbot und Kontrolle). Dabei soll der gefürchtete Hungermodus überlistet werden, wenn es regelmäßig etwas Ordentliches zu futtern gibt (Hunger und Stoffwechsel). Ein Trick, damit die Diät langfristig hilft – wobei auch immer.

Leider hat der Cheat-Day seine Tücken. Kommt man am Cheat-Day erst wieder richtig auf den Geschmack, was einem wirklich mundet, ist es meist umso schwerer, wieder loszulassen, um am nächsten Tag diszipliniert mit der geplanten Ernährungsweise fortzufahren (Fastenbrechen). Was einmal im Mund ist, spuckt man ungern wieder aus. Was einmal angeleckt wurde und geschmeckt hat, will man behalten (Küssen). Deshalb lecken Leute am Tisch tatsächlich Lebensmittel an, um sie gegenüber anderen am Tisch kenntlich gemacht für sich zu *reservieren*. Das lässt sich ebenso gut mit potenziellen Partnern tun. Da weiß der Rest der Bevölkerung gleich mal Bescheid.

Apropos Partner. Hat es mit der angeleckten Person geklappt und führt zu einer auf Dauer angelegten Lebensverbindung, kann es gelegentlich wider aller Vernunft geschehen, dass einem ein anderes Früchtchen daherkommt, das zum Anbeißen ist (Obst und Gemüse). Da wir nun gehört haben, dass ein Cheat-Day pro Woche empfohlen wird, um über einen längeren Zeitraum *auszuhalten* (Unverträglichkeit), könnte das auch in der Liebesbeziehung nützlich sein. Das heißt zwar nicht, dass man ständig fremde Leute abschlecken muss (Intoleranz), allerdings darf man sich wiederholt Auszeiten von der Beziehung und vom Partner gönnen (Selbstliebe und Entspannung). Schon wünscht sich der eine oder die andere: Möge doch jeder Tag ein *Cheat-Day* sein. Denn herzlich *gecheatet* lebt es sich meist leichter (Freiheit und Diät-Produkte).

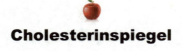

Cholesterinspiegel

> Cholesterin, auch *Cholesterol*,
> als wichtiger Bestandteil der Zellmembran,
> ist ein in menschlichen sowie tierischen Zellen
> vorkommender fettartiger Naturstoff. In Butter mit 2340 mg/kg,
> in geringen Mengen enthalten aber auch in pflanzlichen Ölen
> wie Maiskeimöl (55 mg/kg) und Rapsöl (53 mg/kg).
> Ausgeschieden wird es als Gallensäure über die Leber.

Cholesterin ist menschlich. Es dient der Stabilisierung von Zellmembranen, der Zellerneuerung, der Nervenfunktion (Liebe), der Produktion von Sexualhormonen (Sex) sowie anderen körperlichen Prozessen. Der Cholesterinspiegel eines Menschen in Deutschland liegt bei durchschnittlich 236 mg/dl (Milligramm pro Deziliter), in anderen Teilen dieser Erde wie beispielsweise China bei nur 94 mg/dl.

Erhöhte Cholesterinwerte, die für eine Verfettung der Gefäße bzw. eine Arterienverkalkung (*Arteriosklerose*) sprechen, führen nicht nur zu Gallensteinen (auch in der Leber), sondern zu Demenz (Alter), Krebs (Krebs-Diät), Herzerkrankungen und Herzinfarkt. Insbesondere die Kombination mit Vorerkrankungen in der Familie, mit Rauchen, Diabetes, Bluthochdruck, Übergewicht und Bewegungsmangel, hat lebensbedrohliche Folgen (Krankheit und Tod). Dies soll eigens für jüngere Männer gelten, eher weniger – und das ist erstaunlich – für ältere Männer und für Frauen jeden Alters. Ob das mit dem heiratsfähigen Alter *junger* Männer einhergeht, die durch den Druck der Ehe-wütigen Frauen in Stress versetzt zur Völlerei genötigt werden (Frustessen und Belohnung), ist nicht überliefert (Liebeskummer und Stressbewältigung), dafür aber, dass Stress zur Erhöhung des Cholesterinspiegels führt.

In der Hauptsache erfolgt ein gefährlicher Anstieg des Cholesterins durch einen erhöhten Blutzuckerwert im Blut (Blutzuckerspiegel, Fast-Food, Junk-Food und Süßigkeiten). Entsprechend gehen Diabetes und erhöhte Cholesterinwerte häufig Hand in Hand (Dream-Team). Wissenschaftler haben aber auch herausgefunden, dass der Cholesterinspiegel durch Entzündungen in der Leber steigt (Entgiftungskur).

Schon seit den 1960er Jahren wird grundsätzlich vor Cholesterin-haltiger Nahrung gewarnt, besonders vor gesättigten Fetten aus tierischen Quellen wie Eier, Wurst und Käse (Fleischesser und Milchprodukte). Die Zufuhr von gesättigten Fettsäuren ist auf 7–10 % der Gesamtenergie zu senken, die Zufuhr von mehrfach ungesättigten Fetten entsprechend zu steigern (Olivenöl und Omega 3/6/9).

Entsprechend lautet die Empfehlung: Weniger fettes Fleisch (Imbiss), weniger Käse, Sahne, Vollmilch und Butter (Milchprodukte), Eier nur maßvoll (Mäßigung und Eier-Diät), fettarme Zubereitung (Kochen), weniger tierische Lebensmittel (Vegetarier und Veganer), mehr frisches Obst und Gemüse (Frutarier), Verwendung guter Öle, Verzicht auf Alkohol und ausreichend viel Bewegung (Sport). Wenn dann noch die Frau dem Mann Entwarnung in Sachen Heirat und lebenslanger Eheversprechen gibt (Liebe), sollte das Cholesterin sicher sinken (Verzicht). Wobei wiederum festgestellt wurde, dass ein *Zuwenig* an Cholesterin (zumindest bei Kindern) zu Gewaltbereitschaft führt. Hier gilt es also stets, äußerst weise abzuwägen (Zuckerbrot und Peitsche).

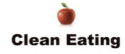

Clean Eating

> Wörtlich übersetzt: *»Saubere Ernährung«*.
> Fast-Food, Fertiggerichte und Instantsuppen sind tabu.
> Angesagt sind natürliche Lebensmittel (Bio).
> Ein Remake der guten alten Vollwertkost,
> mit viel Obst und Gemüse.
> Keine Weißmehlprodukte.
> Dafür Hülsenfrüchte, Nüsse, Samen, Trockenfrüchte, frische
> Milchprodukte, Eier, Fisch, Fleisch, Vollkornprodukte,
> Pseudogetreide (Quinoa) und Superfood (Bio).

Als Anhaltspunkt dient die Zutatenliste auf einem Produkt (Nährwerttabelle). Je mehr darauf steht, umso verarbeiteter das Ganze. Fünf Zutaten sind für ein »cleanes« Lebensmittel die Obergrenze. Und Konservierungsstoffe, Bindemittel oder Aromen sollten gar nicht erst darin vorkommen (Geschmacksverstärker und Lebensmittelindustrie). Das ist wie in jeder guten Beziehung – oder deren Anbahnung. Man hat fünf Dinge, die man gerade noch so durchgehen lässt, die sechste Auffälligkeit ist der Dealbreaker (Problemzonen). Ab da läuft dann gar nichts mehr, weder in der Liebe noch beim Sex. Derweil sollte man *clean* bleiben bei Industriezucker und Salz (Drogen). Genascht wird sozusagen nur noch ohne Verpackung, nackt und mit wenig unnötigem Anhang. Das Abnehmen steht dabei nicht im Vordergrund, sondern die entschlackte Lebenseinstellung zur Natürlichkeit. Hier also die 10 Clean-Regeln:

1. *Regionales Obst und Gemüse der Saison* hat Vorrang. Weder lässt man sich seine Nahrung extra einfliegen, noch greift man zu Ozonloch-erweiternder Treibhausware (Bio und Hygiene).
2. *Fertiggerichte* kommen nicht mehr in die Tüte (Kochen), kein Junk-Food, Fast-Food oder Dosenfutter. Ihre Zutatenlisten sind unverdaulich (NOVA-System).
3. *Weniger Salz*, dafür mehr frische Kräuter bringen den Geschmack auf den Teller.
4. Ein nährstoffreiches *Frühstück* ist Pflicht (das muss mir keiner zweimal sagen). Es stärkt die Konzentration und das Immunsystem (Immun-Diät).
5. Anstatt sich dreimal am Tag vollzuschlagen, soll man lieber bis zu sechs (!) Mal essen, also 2–3 *Zwischenmahlzeiten* einlegen (wenn man sonst nichts zu tun hat).
6. *Eiweißquellen* (Proteine) mit komplexen (nicht leeren) *Kohlenhydraten* kombinieren gegen Heißhungerattacken, also Fisch, Fleisch, Milch- oder Sojaprodukte zu Vollkorn (Brot, Nudeln, Reis, Quinoa) essen (das ist keine Trennkost-Diät).
7. Gute *ungesättigte Fette* bringen den Stoffwechsel in Schwung und halten die Zellwände flexibel. Hier greift man zu Olivenöl oder Lein-, Raps- und Walnussöl, Avocados, Nüssen und fettem Fisch (Omega 3/6/9).
8. *Weizenmehl* wird ausgetauscht gegen Vollkornmehl (Weizenwampe).
9. *Zucker* wird gemieden und *Süßstoffe* als Zusatzstoffe sowieso.
10. Mehr *Wasser* (2–3 Liter pro Tag) und weniger *Alkohol* trinken (Mäßigung). Gemäßigter Kaffeegenuss ist erlaubt, wobei pflanzlicher Milchersatz aus Mandel, Hafer, Soja oder Reis ohne Zuckerzusatz empfohlen wird (Milchprodukte).

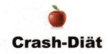

Crash-Diät

3 Kilos in 5 Tagen. Hauptsache schnell und radikal. Die Nahrungszufuhr wird derart gedrosselt (meist unter 1000 kcal), um den Körper zu zwingen, auf seine eigenen Fettreserven zurückzugreifen und so das Fett zum Schmelzen zu bringen. *Crash* (engl.) bedeutet übersetzt Schnelldurchlauf, wie Crash-Kurs in Sachen Ernährung, aber auch Zusammenstoß, Absturz oder plötzlicher Knall. Das passt, denn der Magen fängt laut an zu knurren, und vor lauter Hunger bricht man zusammen.

Schade nur, dass der Körper bei einem plötzlich sehr hohen Defizit an Nahrung, die benötigte Energie nicht sofort aus seinen Fettdepots zieht. Und uns selten auf Anhieb schlank und rank sowie gesund bis muskulös durchmodelliert erscheinen lässt. Denn das hat die Natur geschickt eingerichtet, allein damit wir nicht unverzüglich des Hungertodes sterben (Hungerhaken). Nur im äußersten Notfall gibt der Körper sein Fett wieder her (Bauch). Wo käme er sonst hin, wenn er die gut angefutterten Reserven so leicht verlieren würde (Hamsterbacken und Winterspeck). Was bei verringerter Nahrungszufuhr geschieht, lässt sich demnach in vier Stufen unterteilen:

1. Der Körper bedient sich zuerst am Glykogen (Kohlenhydrate), eine Energiespeicherform aus 80 % Wasser. Man verliert also bei sogenannten Blitz-Diäten sehr viel Wasser anstatt Fett, was einem beim Blick auf die Waage durch die Anzeige des unveränderten oder sogar gestiegenen Fettanteils bestätigt wird (Wasserverlust).

2. Danach bedient sich der Körper der Eiweiße (Proteine) und essenziellen Aminosäuren aus den Muskeln (Nährstoffmangel). Die Muskelmasse schwindet (Muskelaufbau). Für sie ist gerade keine Energie übrig. Die Muskeln sind sozusagen auf Diät gesetzt. Weniger Muskeln bedeutet weniger Energiebedarf. Wir essen zwar weniger, verbrauchen nun aber auch weniger (Grundumsatz). Somit steht es 1:1. Bis hierin hätte man sich das Ganze mit dem Hunger auch gleich schenken können.

3. Während der Kalorienbedarf gesunken ist, dient jetzt (endlich) das Fett als vorrangiger Energielieferant. Der Fettstoffwechsel steigt an (Fettverbrennung). Aber der Fettabbau geht trotzdem relativ langsam vonstatten, solange der Unterschied zwischen Verbrauch und Aufnahme von Kalorien zu gering ist. Da hilft dann nur viel, sehr viel Bewegung und viel, sehr viel Sport.

4. Verlust von Muskelmasse sowie die verminderte Nahrungszufuhr haben uns in den »Hungermodus« versetzt (Fasten und Stoffwechsel). Der Körper fällt vermeintlich in Winterschlaf, wir bewegen uns immer weniger und langsamer, der Energieverbrauch wird auf das Nötigste gedrosselt. Unser Körper spart, wo er kann. Sollten wir jemals wieder »normale« Mengen essen, wird der Organismus so schlau sein, diese – zwischenzeitlich sowieso nicht mehr gebrauchte – Energie sofort auf Halde zu legen (Rettungsringe). Der Crash sieht dann so aus, dass wir durch Mangel an Nahrung an die Wand des ebenso verringerten Energieverbrauchs knallen, um mit gleicher Wucht wieder zurückzuschnellen und über das Anfangsgewicht hinauszuschießen, um am Ende vielleicht noch mehr als vorher auf die Waage zu bringen (Jo-Jo-Effekt).

D

Darm	84
Darmflora	85
DASH-Diät	86
Dauerlutscher	87
Detox-Diät	88
Diabetes	89
Diät	90
Diäten-Falle	91
Diät-Produkte	92
Diäten-Wahn	93
Diätetik	94
Dinner Cancelling	95
Disziplin	96
DNA-Diät	97
Dosenfutter	98
Dream-Team	99
Drogen	100
Dukan-Diät	101
Durst	102

Darm

Im Darm wird ständig gearbeitet, unsere Nahrung verarbeitet und verdaut, das Gute dem Körper zugeführt und das Unbrauchbare abgeführt. Als Verbindung zwischen Magen und After windet er sich über mehrere Meter hinweg. Er besteht aus Dünndarm, Dickdarm und Mastdarm. Neben der Verdauung produziert der Darm bestimmte Hormone und hilft bei der Abwehr von Krankheitserregern. Dabei beeinflussen sich Darmflora und Gemütsverfassung wechselseitig (Reizdarmsyndrom).

Der *Dünndarm* liegt direkt am Ausgang des Magens, wo die Nahrung in den Darm gelangt und dort durch Enzyme (Verdauungssäfte aus Mund, Magen und Bauchspeicheldrüse) in Einzelteile aufgespalten wird, also in Zucker, Aminosäuren und Fettsäuren bzw. Kohlenhydrate, Proteine, Fette, Vitamine, Salze und Wasser. Dem wird reichlich Wasser beigefügt, um die ganze Masse sehr dünnflüssig zu machen. Durch die dünne Wand des Dünndarms gelangen die Nahrungsbestandteile so in das Blut und die Organe des Körpers. In der Wand des Dünndarms werden Hormone produziert, die u. a. im Gehirn ein Gefühl von Sättigung auslösen. Der Dünndarm besteht aus dem *Zwölffingerdarm* mit 30 cm (Neutralisierung des sauren Speisebreis), dem *Leer- oder auch Knurrdarm* mit 2 m nebst vielen Zotten und Falten (hier entstehen Luftgeräusche bei der Verdauung), und dem *Krummdarm* mit 3 m (insbesondere für die Abwehr von Keimen in der Nahrung zuständig). Der *Dickdarm*, in den der Dünndarm mündet, liegt im rechten Unterbauch. Er ist »nur« 1–1,5 Meter lang und besteht aus *Blinddarm* mit Wurmfortsatz, *Grimmdarm* und *Mastdarm*. Im Dickdarm wird dem Nahrungsbrei das Wasser zusammen mit Salzen wieder entzogen und als feste Verdauungsmasse vorbereitet, um durch folgende Wellenbewegungen der Dickdarmmuskulatur in Richtung Darmausgang geschoben zu werden. Der Dickdarm sorgt für die Aufnahme und Produktion von lebenswichtigen Vitaminen. Hierzu wird eine Vielzahl von Bakterien benötigt (Darmflora und Hygiene). Der *Mastdarm* endet mit dem Analkanal am After. Sobald die Verdauungsmasse hier ankommt, löst dies den Reiz zur Entleerung aus. Die Häufigkeit des Stuhlgangs ist individuell verschieden und hängt auch davon ab, wie ballaststoffreich die Nahrung ist (Ballaststoffe und Abführmittel).

Unser Darm wird nicht umsonst das zweite Gehirn genannt. Sein eigenes, autonomes Nervensystem ist mit dem zentralen Nervensystem im Kopf eng verbunden und gibt ständig Rückmeldung. Es findet eine gegenseitige Beeinflussung statt, zwischen Darmgesundheit und psychischem Befinden. Er ist nahezu identisch mit dem Kopfhirn. Man könnte glatt sagen, wir denken und fühlen mit dem Darm. Wir bekommen Verstopfung, weil wir Stress haben oder sonst wie emotional verkleistert sind. Wir leiden an Durchfall, weil der Darm geschwächt ist oder aber wir außer Stande sind, unserem Dasein eine Form – oder uns selbst wahre Kontur – zu geben. Wir pupsen und stänkern vor uns hin, weil wir das Leben sowie seine Umstände nur schwer verdauen oder gerade besonders schlecht gelaunt sind (Reizdarmsyndrom).

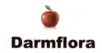

Darmflora

> Bakterien besiedeln unseren Darm (Darmflora = *Mikrobiom*)
> und sind ausschlaggebend für die Darmtätigkeit.
> Von ihnen hängt es ab, in welcher Weise wir Nahrung
> verarbeiten, entweder zu unserem Vorteil oder aber Nachteil.
> Faustregel: Je mehr gute Bacteroidetes und je weniger Firmicutes
> im Darm, desto einfacher das Abnehmen.

Milliarden von Bakterien leben in unserem Darm. Die einen werden uns durch Nahrung zugeführt (*probiotisch:* lebende Bakterienkulturen), die anderen ernähren sich von den Bestandteilen unserer Nahrung (*präbiotisch:* Ballaststoffe). Je größer ihre Artenvielfalt, umso besser unser Immunsystem (Immun-Diät). Eine *abwechslungsreiche* Ernährung unterstützt diese gesunde Bakterienvielfalt (Vollwertkost, Rohkost-Diät und Candida-Diät). Diesbezüglich haben Magen-Darm-Mediziner entdeckt, dass wir mit gewissen Bakterien besonders schnell abnehmen, wogegen andere gegenteilig wirken. So lassen wir Menschen uns in drei Darm- bzw. Bakterientypen (*Enterotypen*) mit unterschiedlichem Stoffwechsel unterteilen:

Darmtyp 1 – Dominierende Gattung *Bacteroides* (Stamm der Bacteroidetes) spricht zwar für Darm- und Gehirnhochleistung. Doch bei einhergehender *Artenarmut*, vorrangig beim Fleischesser, scheint es Krankheiten und Fettleibigkeit zu begünstigen. Denn Bacteroides können bestens Proteine aufspalten und Kohlenhydrate (Zucker) abbauen, sogar die unverdaulichen, und als Energie schneller zur Verfügung stellen.

Darmtyp 2 – *Prevotella*-Bakterien (ebenfalls Stamm der Bacteroidetes), eher vertreten beim Vegetarier, aber auch beim einseitigen Fleischesser, dienen dem Abbau von Zucker-Protein-Komplexen. Dieser Darmtyp weist häufiger Reizdarmsyndrom und Diabetes auf, wenn er nicht mehr Abwechslung in sein Essen bringt (Leben).

Darmtyp 3 – *Ruminococcus*-Bakterien, vertreten bei 70 % der Menschheit als Allesfresser, dienen dem Abbau von Zucker-Protein-Komplexen und Kohlenhydraten. Meist droht eine zu hohe Nahrungsverwertung, die den Büromenschen dick macht.

Dickmacher-Bakterien sind schwierige Gäste, die man einfach nur loswerden möchte. Sie sind zu gut darin, Nahrung abzubauen und als ein Zuviel an Energie anzubieten (Adipositas). Mehrgewicht entsteht, weil zu viele Kalorien aus der Nahrung gezogen werden. Als »gute Futterverwerter« speichern wir sie als Fettreserven in Vorsehung karger Zeiten, die nie kommen (Rettungsringe und Hüftgold). Da hilft allein, mehr zu verbrennen (Sport und Bewegung). Andere Bakterien hindern wiederum unsere Darmflora daran, genügend Hormone für die Sättigung zu produzieren. Wir haben schneller Hunger und essen mehr als nötig (Heißhungerattacke). Sympathischer scheinen mir da Schlankmacher namens *Akkermansia* aus der Dickdarmschleimhaut, die aus Joghurt und Kefir bekannten *Bifidos* (Milchprodukte) und der Kilo-Killer *Bacteroidetes*. Alle drei machen uns nämlich zu »schlechten Futterverwertern« (Suppenkasper). *Schlecht* ist in diesem Fall *gut*, weil weniger Kalorien in Energie umgewandelt und eingelagert werden. Unter dem Motto »*Liebe deine Bakterien wie dich selbst*« (→Literaturhinweise »Mythos Diät«), gilt ab jetzt, mit viel Liebe und Abwechslung nur noch die richtigen Bakterien zu füttern (Diät und Selbstliebe).

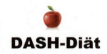

DASH-Diät

> Eine Diät, ursprünglich für Leute mit Bluthochdruck:
> Frisches Obst und Gemüse, gelegentlich Fisch und Fleisch,
> sowie fett-, salz- und zuckerarm.
> DASH als englische Abkürzung für:
> *Dietary* (Diät)
> *Approaches* to (Ansatz)
> *Stop* (stoppen)
> *Hypertension* (Bluthochdruck/Hypertonie)

Die DASH-Diät dient der Senkung von Bluthochdruck. Sie ist als langfristig angelegte, dauerhafte Ernährung konzipiert (Apfelessig). Man braucht dafür eine gewisse Portion an Sitzfleisch, und zwar nicht zu knapp. Denn pro Tag isst man stolze 1.600 Kalorien, was für viele von uns bereits als normale Menge an Nahrung ausreicht (Grundumsatz). Von Abnehmen kann da nicht automatisch die Rede sein. Die DASH-Diät schlägt demnach eher bei Voluminöseren zu Buche und führt sie langsam aber stetig zum gewünschten Erfolg (Waage).

Nichtsdestotrotz, ob nun dick oder dünn, Bluthochdruck ist für niemanden besonders förderlich, auch nicht für unsere Gesundheit. Meist unerwartet drohen Herzinfarkt und Schlaganfall. Der Bluthochdruck kommt auf leisen Pfoten, ist im Körper nicht zu spüren, sondern nur zu messen. Man erinnere sich an die pumpende Plastikmanschette um den Oberarm, den Finger am Puls und die zählenden Blicke von Arzt oder Krankenschwester auf tickende Uhrzeiger.

Diesbezüglich scheint das Leben an sich schon eine Aneinanderreihung von Risikofaktoren darzustellen. Ganz so wie in jeder guten Beziehung, wo einem der Blutdruck steigt, sobald der Partner wieder Dinge tut, die einem nicht einmal im Traum eingefallen wären (Liebe, Unterschiede und Geschmackssache).

Dabei zählen neben erblicher Veranlagung und körperlicher Erkrankung (*Nieren, Gefäße, hormonell*) ebenfalls Bewegungsmangel (Sport), ein Zuviel an Salz, erhöhter Cholesterinspiegel (Fleischesser), niedrige Kalzium-Zufuhr (Mineralstoffe), erhöhter Blutzucker (Süßigkeiten), schädlicher Stress (Stressbewältigung), Schlafmangel (Schlaf), Rauchen, ein Zuviel an Alkohol, Übergewicht und Bauchfettsucht (Adipositas) zu den belastenden Umständen unseres Alltags. Aufgrund von verursachten Gefäßschäden durch Fetteinlagerung, Verkalkung und Verengung (*Gerinnsel*), kommt es zu Herzmuskelverdickung bzw. Herzschwäche, Schrumpfniere, Hirnerweichung, Netzhautschäden oder Erblindung (Alter und Krankheit).

Hier sorgen für gesunde Abhilfe all jene Gefäß-freundlichen Lebensmittel, bei denen das kleine Wörtchen *arm* am Ende steht. Also: fettarm, salzarm, zuckerarm, cholesterinarm (Medizin). Nicht zu verwechseln mit: »*Männergespräche haben einen schlechten Ruf. Zu wortarm, zu themenarm, zu gedankenarm, zu gefühlsarm. Alles arm.*« (→Literaturhinweise »Sprechende Männer«, S. 7).

Falls man tatsächlich behaupten möchte, jeder Mann habe allein wegen übertriebener Wortgewandtheit seiner Frau gesteigerten Bluthochdruck, sollte man überlegen, als Ausgleich regelmäßig eine Gesprächs-Diät einzulegen (Dream-Team).

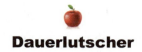

Dauerlutscher

> Knallharte Zuckerkugel
> in diversen Pastellfarben,
> so groß wie die kleine Fingerkuppe.
> Im Mund lutscht man damit so lange herum,
> bis der »Drops gelutscht« ist, wie es so schön heißt.
> Bis die runde Sache ein für alle Mal »gegessen« ist,
> kann es etwas dauern, mit dem Lutschen.
> So ein hartes Ding lässt sich eben nicht so schnell weglutschen.
> Und im Ganzen runterschlucken ist auch keine Dauerlösung.

Dauerlutscher waren in meiner Kindheit diese kleinen Zuckerkugeln, die sich in der Spitze der mit blauen Sternchen bedruckten Papiertüte verloren. Sie waren nicht so winzig, wie die bunten Zuckerperlen aus den Puppen-Milchfläschchen oder anderen gefüllten Plastik-Spielzeugen, aber auch nicht so groß wie Lollis, die sich (meist) Kinder in den Mund schieben, damit die Erziehungsberechtigen unverzüglich aufschreien, man dürfe damit niemals herumlaufen, weil stolpern, hinstürzen und sich den Lutscher samt Stil in den Rachen rammen könnte (Stöcker-Diät).

In den 60er Jahren, als ich noch ein Kind war, waren Dauerlutscher die preiswerteste Variante, um an Zucker zu kommen (Süßigkeiten). Sie kosteten bei uns am Bahnhofskiosk 1 Pfennig das Stück. So konnte man sich schon mal zehn davon leisten. Wirklich gemocht habe ich die Dinger nicht. Schmackhafter waren da schon die langen Schaumwaffeln, am besten an beiden Enden in Schokoglasur getaucht, wenn man sich die Luxusvariante gönnte. Allerdings mussten bei finanziellen Engpässen eben die Dauerlutscher her, da hatte man zumindest länger was zu tun. Das war fast wie Küssen mit Zunge, wie man um die kleinen Kugeln herumschlecken konnte, nur, dass wir damals von Zungenküssen noch keine Ahnung hatten.

Im Zeitalter des Überflusses lutschen wir natürlich auf anderen Sachen herum, als nur auf zuckrigen Mini-Kugeln. Ganz so bescheiden ist wohl kaum noch einer. Uns würde die Menge an Zucker auch nicht mehr den gesuchten Kick verpassen (Befriedigung und Sucht). Schade eigentlich, wo doch das einsgerichtete Lutschen (Achtsamkeit) auf Dauer mit nachhaltigem Geschmackserleben punktet und mit insgesamt weniger Kalorien zu überzeugen weiß (Ablenkung und Dinner Cancelling).

Als Dauerlutscher (oder auch *Dauerbrenner*) werden im Übrigen all jene Themen benannt, auf denen man schon ewig lange herumkaut. Oft zu zweit als Paar oder in Gruppen als Team. Da wird die Sache hin und her gewälzt, immer wieder von allen Seiten betrachtet (belutscht), und es kommt trotzdem nichts Sinnvolles dabei heraus. Dann ist die Sache »ausgelutscht« wie eine Zitrone, oder einfach »der Drops gelutscht«. Da ist nichts mehr zu holen, auch nicht »Süßes oder Saures« wie beim Flaschendrehen.

Das Thema Diät ist auch so ein Dauerlutscher (Abhängigkeit). Aber wer sagt denn, dass man jedes Ding zu Ende lutschen muss. Nicht nur die Ungeduldigen unter uns beißen da gern schon mal vorzeitig zu und lassen es krachen. Ob das wiederum gut für die Zähne ist, wird sich zeigen müssen (Alter und Xylit).

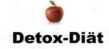

Detox-Diät

> *Detoxication* (engl.) = Entgiftung.
> Ähnlich der Entgiftungskur,
> aber auch wie Basenfasten oder Heilfasten,
> nur dass man vorrangig abnehmen möchte.
> Saft- und Suppenfasten
> mit gesundem Obst und Gemüse (Smoothie).
> 7–21 Tage ohne feste Nahrung.

Entgiftung scheint voll angesagt zu sein. Alles ist Tabu! Kaffee, Alkohol, Zucker und Zigaretten (Null-Diät). Stattdessen gibt es nur Gemüsebrühe oder frisch gepresste Säfte aus Obst und Gemüse (Trinken und Flüssignahrung).

Lange hatte ich angenommen, Detox-Diät habe etwas mit dem Nervengift *Botox* zu tun. Man isst solange nichts, bis einem vor lauter Frust die Gesichtszüge einfrieren. Landläufig nennt man das wohl »Verjüngungskur«. Alle sind überrascht, wie glatt man plötzlich aussieht, sozusagen geläutert – zumindest auf äußerer Ebene (Buddha-Diät, Jesus-Diät und Spiritualität). Allerdings wird man leider nicht jünger, sondern mit jedem Tag älter (Alter und Tod). Trotzdem kann so ein bisschen »Detox« nicht schaden. Entgiften wir dabei nicht nur den Körper, durch das Einhalten ausgewählt gesunder Ernährungspläne, sondern reinigen auch unseren persönlichen Gedanken- und Gefühlshaushalt, sehen wir am Ende vielleicht tatsächlich weniger »alt« aus. Denn es heißt ja nicht umsonst, dass spätestens ab Vierzig es den Leuten ins Gesicht geschrieben steht, was sie die letzten Jahre gedacht und gefühlt haben (Leben). Da hilft dann meist nur noch plastische Chirurgie (Schönheitsoperation).

Folgt man einer Detox-Diät, gilt es jedenfalls, Nerven zu bewahren. Sich von Giftstoffen zu trennen, ist nun mal nicht nur einfach (Abhängigkeit und Sucht). Davon können die Mülldeponien dieser Erde sicherlich ein Lied singen. Auch unser Körper weiß nicht, wohin mit sich, wenn ihm das Süße, Salzige und Fettige entzogen wird (Zuckerfreiheit, Salz und Fette), während er zeitgleich seine Altlasten zu entsorgen hat. Es kommt zu schlechtem Atem (Fasten und Ketose), schlechter Laune (Unterzuckerung und Heißhungerattacke) und schlechter Beziehungsluft (Mangelerscheinungen und Futterneid). Wir jaulen auf, weil alte Gewohnheiten nicht greifen sollen … und wir nicht nach der Tüte Chips und dem Glas Wein (Feierabend). Man befürchtet, zwangsläufig richtig sauer zu werden, obwohl doch bei einer Entgiftung alle Säure-bildenden Lebensmittel wie Fleisch, Getreide, Milchprodukte, Alkohol und Zucker weggelassen werden (Basenfasten). Ob da basische Dinge wie Obst, Gemüse, Samen und Kerne (Nüsse) helfen, die gute Laune zu sichern, ist empirisch nicht abschließend erforscht (Hamsterbacken und Knabbereien). Alternativ versucht man, es zügig hinter sich zu bringen. Da werden einfach drei Tage eingeschoben, wo man nur Wasser und Säfte aus Obst und Gemüse zu sich nimmt. Saftfasten garantiert schnellen Gewichtsverlust (Waage und Wasserverlust). Und notfalls kann man die drei Tage auch einfach nur durchschlafen (Schlaf und Stressbewältigung). Damit wird zeitgleich etwaigem Beziehungsstress die Luft rausgenommen (Entspannung). Eine entgiftete Partnerschaft wiederum sorgt für entspannte Gesichtszüge. Und schon spart man sich weiteres Botox.

Diabetes

*Zuckerkrankheit als Oberbegriff für Diabetes.
Erkrankung des Stoffwechsels
bei erhöhtem Blutzuckerspiegel aufgrund
Insulinmangel (Typ 1) oder Insulinresistenz (Typ 2).
Die mit dieser Krankheit betroffenen Menschen
erkennt man am ehesten an ihrem Spritzenset und
der Fähigkeit, sich selbst Insulin zu injizieren (Typ 1).*

»Diabetes mellitus ist der Sammelbegriff für vielfältige Störungen des menschlichen Stoffwechsels, deren Hauptmerkmal die chronische Hyperglykämie (Überzuckerung) ist. Daher spricht man auch von der 'Zuckerkrankheit'. Doch nicht immer ist bei einem Diabetes nur der Kohlenhydratstoffwechsel gestört. Immer wieder lässt sich nachweisen, dass auch Fett- und Eiweißstoffwechsel aus der Balance geraten sind.« (→Online-Tipps »Diabetes Stiftung Düsseldorf«).

350 Mio. Leute sollen weltweit unter Insulinmangel oder Glukoseintoleranz leiden. Bei vielen bleibt eine Stoffwechselerkrankung jedoch unerkannt. Denn Diabetes entsteht schleichend und verursacht nicht sofort akute Beschwerden, die da wären häufiger Harndrang, starker Durst, Müdigkeit, Abgeschlagenheit, trockene bis juckende Haut, Gewichtsverlust, Azetongeruch des Atems, Übelkeit, Erbrechen, Bauchschmerzen.

Die seltenere Form ist *Diabetes Typ 1*, eine Autoimmunkrankheit. Das eigene Immunsystem hemmt die Produktion des Hormons Insulin, indem es die sog. Inselzellen in der Bauchspeicheldrüse zerstört. Es fehlt an Insulin, das die Glukose (*Traubenzucker*) als Energielieferant in die Körperzellen befördert (Lieferservice). Der *Insulinmangel* kann nur durch Spritzen von Insulin ausgeglichen werden (Insulinspiegel). Dieser Typ wird auch »Jugenddiabetes« genannt, weil er häufig vor dem 40. Lebensjahr auftaucht.

Die gängigere Form ist *Diabetes Typ 2*, die viele im Alter ereilt. *Glukoseintoleranz* und *Insulinresistenz* sind Vorstufen (Intoleranz). Meist aufgrund falscher Ernährung reagieren die Körperzellen, besonders in Leber und Muskeln, unempfindlich auf das Hormon Insulin. Auch hier wird weniger Zucker aus den Blutbahnen in die Zellen abtransportiert, es steigt der Blutzuckerspiegel. Zu den Risikofaktoren gehören neben genetischer Veranlagung eine ungesunde Lebensweise, starkes Übergewicht (Fettgewebe am Bauch schüttet Botenstoffe aus, die eine Insulinresistenz fördern) und mangelnde Bewegung. Für bessere Blutzuckerwerte werden Sport und Gewichtsreduktion empfohlen. Je nach Grad der Abhängigkeit versucht man dabei auf Industriezucker zu verzichten (Sucht, Gewohnheit und Zuckerfreiheit), und vielleicht sogar auf Weizen (Weizenwampe, Broteinheit und Ernährungsberatung).

»Sobald Sie jedoch keinen Weizen mehr essen, kommt ein Dominoeffekt in Gang: weniger Blutzuckerausschläge, keine Exorphine, die 'mehr!' fordern, Schluss mit dem Teufelskreis aus Blutzucker und Insulin. Ohne diesen Kreislauf wird der Appetit nur noch vom echten körperlichen Bedürfnis nach Selbsterhaltung reguliert, nicht davon, sich etwas zu gönnen. Weniger Appetit bedeutet eine geringere Kalorienzufuhr. Dadurch wird Bauchfett abgebaut, die Insulinresistenz geht zurück, der Blutzucker sinkt.« (→Literaturhinweise »Weizenwampe«, S. 142).

Diät

Bei Diät geht es um Ernährung (Nahrung).
Die richtige für viel Gesundheit und Kraft.
Die schlaueste gegen Altern und Krankheit.
Die beste zum Zunehmen. Die schnellste zum Abnehmen.
Die leichteste zum Durchhalten.
Die effektivste zum Aufbau guter Gewohnheiten.
Die nachhaltigste zum Vermeiden falscher Wiederholungen.
Oder einfach nur D–I–Ä–T: *Die Ich Ändernde Transformation*.

Als Quartals-Diätist und Stamm-Diätler kenne ich mich zwar aus mit Diäten, aber längst nicht mit allen (→Online-Tipps »Diätplan kostenlos«). Es ist ein endloses Spektakel. An jeder Ecke und Kante unseres Seins wird angesetzt, um unserem Körper beizukommen und ihm zu Leibe zu rücken (Problemzonen). Entweder soll er zunehmen (Suppenkasper, Hungerhaken und Krebs-Diät) oder abnehmen (Adipositas, Fettleibigkeit und Diabetes). Er muss fitter (Sport und Alter) oder grundlegend in Form gebracht werden (Babypfunde und Cellulite). Mal will man Krankheit vermeiden, ein anderes Mal Gesundheit herbeiholen. Immer ist irgendetwas los, Ruhe tritt selten ein, und seien es auch nur die Weihnachtskekse, die wiederholt für Ärger und Kummerspeck sorgen (Liebeskummer und Stressbewältigung).

Warum nun hat Diät etwas mit Liebe zu tun? Ganz einfach: Diät halten können wir nur aus Liebe, und zwar zu uns selbst (Selbstliebe). Liebe ist der einzige Garant, dass es mit uns und unserem Wohlfühlgewicht klappt. Das ist wie bei Liebesschwüren und Eheversprechen gegenüber Lieblingsmenschen, die man am Ende nur aus Zuneigung einhalten wird, und gelegentlich aus Genuss oder Gewohnheit *bricht* (Cheat-Day und Fastenbrechen). Wollen wir aber stattdessen mithilfe von Diät die Liebe der anderen ergattern (Erscheinungsbild und Gruppenzwang), sind häufig Angst und Abhängigkeit im Spiel. Wir wollen dick oder dünn sein, um der Außenwelt zu gefallen und um in das enge Raster angesagter Schönheitsideale zu passen (Konzepte und Soziale Grillgruppe).

»Plötzlich begriff ich mit erstaunlicher Klarheit, dass alles, was ich künftig sagen oder tun würde, von einem Ort der Liebe und nicht der Angst kommen musste, wenn ich mein Leben wirklich transformieren wollte.« (→Literaturhinweise »Finde deinen Himmel auf Erden«, S. 51).

Wir dürfen uns unser Leben schmecken lassen (Freiheit). Stimmig und freudvoll ausgewählte Lebensmittel gehören als verdiente Pflege sicherlich dazu (Lieblingsessen). Wir ernähren uns wohlwollend und wertschätzend, sorgen aber auch emotional und geistig für nährende Zuwendung (Achtsamkeit, Langsamkeit, Intuition und Spiritualität). Jeder verdient es, *liebevoll* mit sich umzugehen, anstatt sich allein der Fütterung hinzugeben (Abspeisung und Gnadenbrot), sich abzufüllen oder mundtot zu machen (Alkohol und Rauchen), sich bis zur Bewusstlosigkeit zu überessen (Betäubung und Sucht) oder alles unbesehen in sich hineinzustopfen (Völlerei und Frustessen).

Diät als wahre Liebe verstanden, die uns durch den Magen und das Bewusstsein geht, ist unsere Chance. Nur so wandeln wir uns garantiert zu echten Liebenden. Und allein in diesem Sinne sollten wir D–I–Ä–T halten: als *Die Ich Ändernde Transformation*.

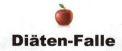

Diäten-Falle

> Entweder schlemmen wir ... oder halten Diät.
> Es sind zwei Seiten derselben Medaille.
> Ständig sind wir mit Essen beschäftigt.
> Man glaubt, man hält Diät,
> dabei isst man nur das Falsche.
> Erlangt man nicht das gewünschte Resultat,
> sind wir selber schuld, oder die Diät,
> nicht aber die Tatsache, dass wir Diät halten.
> Die *Falle* sind wir selbst, sobald wir an *Diät* denken.

Anstatt Diät zu halten, sollten wir uns einer auf unsere Person zugeschnittenen Ernährung nähern, die uns das Leben (wieder) genießen lässt (Unterschiede). Dabei sind gewisse Umstände allgemein bekannt dafür, dass sie unsere Wahrnehmung trüben (Wahrnehmungsstörung) und uns über kurz oder lang in den Wahnsinn treiben (Diäten-Wahn). Auf unserem Weg einer mehr oder weniger geschickten Ernährungsfindung locken sie uns in die berühmt-berüchtigten *Diäten-Fallen*:

- *Schlechte Gewohnheiten* (Essverhalten und Essstörung)
- *Essen ohne Hunger* (Trostpflaster und Ersatzbefriedigung)
- *Kein Genuss, weder bei der Diät noch bei einer Ernährungsumstellung*
- *Zu viel Verbote oder Verzicht* (Freiheit und Orthorexie)
- *Leistungsdruck* (Traumfigur und Schönheitsideal)
- *Fehlende Motivation, oder die falsche* (Liebe und Selbstliebe)
- *Sport und Bewegung nur mit anschließendem Essen als Belohnung*
- *Zu wenig Schlaf* (Betthupferl und Beschäftigung)
- *Zu viel Ablenkung beim Essen und dessen Zubereitung* (Achtsamkeit)
- *Nach Abschluss einer Diät Rückfall in alte Essgewohnheiten* (Jo-Jo-Effekt)
- *Fehlender Überblick – ohne Plan, was einem guttut* (Intuition)
- *Obst und andere Lebensmittel als missverstandene Schlankmacher* (Zucker)

Innerhalb von Ehen und Beziehungen wiederum machen uns folgende *Liebes-Fallen* zu schaffen, die es gilt, zu umschiffen:

- *Schlechte Gewohnheiten* (Erwartungshaltung und Liebeskummer)
- *Liebe ohne Hunger* (Trostpflaster und Ersatzbefriedigung)
- *Kein Genuss, weder mit dem Partner noch nach einem Partnerwechsel*
- *Zu viel Verbote oder Verzicht* (Freiheit und Kontrolle)
- *Leistungsdruck* (Traumfigur und Schönheitsideal)
- *Fehlende Motivation, oder die falsche* (Liebe und Selbstliebe)
- *Sex mit Bewegung nur mit anschließendem Essen als Belohnung*
- *Zu wenig Schlaf* (Betthupferl und Sex)
- *Zu viel Ablenkung bei Aktivitäten mit Partnern* (Abwechslung und Cheat-Day)
- *Nach Beziehungsende Rückfall in alte Single-Gewohnheiten* (Jo-Jo-Effekt)
- *Fehlender Überblick – ohne Plan, was einem guttut* (Bauchgefühl)
- *Partner und Familie als missverstandene Glücksmacher* (Glückskekse)

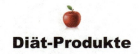

Diät-Produkte

> »*Du darfst*«.
> Mit dieser Produktbezeichnung rollten 1973 die ersten Kalorien-reduzierten Lebensmittel in deutsche Kühlregale. Es war die große Erlaubnis zum Essen, auch für die Dicken unter uns, die »*so bleiben wollen, wie sie sind*«. – Sehr freundlich! Und ebenso ungesund, wie sich später herausstellte. Weniger Kalorien, gepaart mit der suggestiven Aufforderung, man *dürfe*, was auch immer, führt meist dazu, einfach mehr zu essen. Irgendwie muss man ja auf sein Fett kommen.

Diät-Produkte haben eine ähnliche Wirkung wie Lebensmittel, auf denen BIO steht. Man greift mit weniger schlechtem Gewissen zu, und das bevorzugt doppelt bis dreifach. »Ist ja Bio!«, hört man die Glocken glücklicher Kühe läuten, die Sahne frisch im Butterfass glucksen, eigentlich schon das Gras beim Nachbarn wachsen. Das Glück ist zum Greifen nah. Diät-Produkt-Hersteller helfen uns da bereitwillig auf die Sprünge, indem sie Logos mit Glücksklee, Herzen oder eng geschnürten Gürteln als Maßband schlanker Taillen verwenden (Idealgewicht).

Da wird man allein vom Essen schlank, glücklich und liebenswert. Derweil es in der Kasse der Lebensmittelindustrie fröhlich klingelt (Wahrnehmungsstörung).

Fast allen Lebensmitteln können Kalorien entzogen werden. Da wird das Fett von Vollfett über Halbfett bis auf 0 % reduziert. Dort wird der Zucker mit kalorienfreien Alternativen ersetzt (Xylit und Süßstoffe). Woanders wird die jeweils kalorienärmste Auswahl an Essbarem zusammengemischt (Dream-Team und NOVA-System).

Nur allen *natürlichen* Lebensmitteln kann man keine Kalorien entziehen (Bio). Das muss man nämlich auch nicht. Denn Gemüse, Obst, Hülsenfrüchte und Co. sind sowieso schon aus sich selbst heraus kalorienarm, ballaststoffreich und deshalb gut für unseren Körper (Ballaststoffe, Superfood und Vitamine).

Im Übrigen werden die Kalorien-er*leichterten* Light-Produkte eher kritisch gesehen, weil sie zu einem Mehr an Essen verführen (Diäten-Falle). Sie gaukeln einem vor, uns schlank und gesund zu halten, obwohl sie nur die eine Zutat gegen die andere austauschen, was aber nicht gleich schlank und gesund bedeutet (Konfektionsgröße).

Der Mangel an Fettstoffen schadet vielmehr unserer Gesundheit, da der Organismus nicht ohne Fett überleben kann. Die richtigen Fette schützen Herz, Nieren und Lunge. Dabei kommt es nachweislich nicht so sehr auf die Menge von Fett an, sondern auf dessen Qualität (Olivenöl). Und auch Zuckeraustauschstoffe sind nicht ohne, denen man nachsagt, Krebs zu erregen, zumindest aber bei übermäßigem Verzehr zu Durchfall zu führen. Nun gut. Durchfall wird ja gern mal in Kauf genommen (Bulimie). Auch da hofft man auf die schlankmachende Wirkung (Wasserverlust). Hauptsache, die Kalorien bleiben draußen oder verlassen uns zügig, bevor sie sich anzusetzen drohen. Sozusagen Essen ohne Reue, Schlemmen ohne Konsequenzen, Ursache ohne Wirkung (Karma-Diät), Sex ohne Liebe, 0 % Gefühl. Und natürlich »*Du darfst*« – auch wenn man gar nicht will.

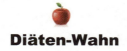

Diäten-Wahn

> Von einer Diät zur anderen taumelnd, hoffen wir auf den ganz großen Durchbruch. Endlich dünn! Endlich dick!
> Was immer einem als Traumfigur oder Schönheitsideal gerade vorschwebt, wird gnadenlos verfolgt.
> Hauptsache, die Waage stimmt.
> Von der man am liebsten gar nicht mehr heruntersteigt.
> Weil wir dabei unsere Umwelt kaum noch mitbekommen und die Dinge grundlegend nicht so sehen, wie sie sind, sprechen wir von Diäten-Wahn (Wahrnehmungsstörung).

Es *wähnte* mir schon lange, dass das mit den Diäten niemals aufhören wird (Dauerlutscher). Viele von uns teilen wohl dieselbe Wahrnehmungsstörung, eine Diät sei das Non-Plus-Ultra, das Allheilmittel für andauerndes Glück. Klappt es nicht mit der einen, klappt es mit der anderen. Klappt es mit der wieder nicht, muss die nächste her. Und Schuld hat die Diät (Jo-Jo-Effekt und Diäten-Falle). Ganz wie im echten Leben. Da hat auch immer nur der Partner Schuld. Und beim Nächsten wird alles anders!

So springt man von einer Ernährungsweise zur anderen, jagt dem Idealbild alter oder neuer Zeiten hinterher (Mode, Modelmaße und Körperkult), ohne sich überhaupt noch zu erinnern, wie dies an einem selbst aussah oder aussehen sollte. Wann war das noch mal, dass man genau so aussah und sich auch genauso fühlte, wie man aussehen und sich fühlen wollte? War das noch *vor* der Pubertät gewesen (Babyspeck) oder eher *nach* den Wechseljahren (Alter)? Oder tatsächlich erst, als man tot im Sarg lag (Tod)? Und hätte man sich vielleicht lieber keinen Partner zulegen dürfen, weil Stress dick macht (Stressbewältigung), oder sollte sich vielmehr unbedingt an einen klammern, sozusagen als Appetitzügler und Schlankmacher?

Nur wenigen Glücklichen scheint es gegeben zu sein, sich auf diesem Gebiet der Nahrungsaufnahme einfach nur in Ruhe zu lassen, und dabei zu essen, was vor der Nase liegt (Achtsamkeit). Zu speisen, sobald man Hunger hat. Zu sich zu nehmen, was sich bekömmlich und gut anfühlt (Bauchgefühl und Intuitives Essen). Ach, was muss das herrlich sein. Es verspricht *paradiesische* Zustände der Gelassenheit und himmlische Zeiten des gefühlten Glücks (Wohlfühlgewicht, Glückskekse und Ernährung).

Stattdessen darben wir vor uns hin, hungern uns und unsere Gefühle aus, schwören ab von Schlemmerei und Völlerei, knabbern auf Gurkenscheiben herum, frieren uns einen Ast ab (Mangelerscheinungen), und können dann doch wieder nicht lassen von all den Verlockungen, geschweige denn das vermeintliche Normalgewicht halten. Daraufhin kippen wir ins Gegenteil um und schlagen bei allem zu, was nicht bei Drei auf den Bäumen ist (Süßigkeiten und Fleischesser). Diese Extreme führen schnell zu weiteren Wahnvorstellungen (Essstörung). Plötzlich sehen wir Essen, wo es nichts zu essen gibt. Und verspüren Hunger, obwohl gerade erst das Mittagessen verspeist wurde (Kaffeeklatsch). Schon befinden wir uns voll im besagten »Diäten-Wahn«. Am Ende hilft nur noch strengste Einhaltung großflächigen Fastens, und zwar: »*Das große NEIN zur Diät. Finger weg von jeder Form von Diät!*« Ab jetzt wird gegessen, was auf den Tisch kommt … und sei es noch so lecker (Lieblingsessen und Freiheit).

Diätetik

> Die *Ernährungslehre*
> (aus dem Griechischen: Lebensweise),
> auch Diätologie oder Ernährungsberatung.
> Die Lehre über die Zusammensetzung von der Nahrung sowie der menschlichen Ernährung in jeweiligen Lebenssituationen
> (Alter, Zyklus, Wechseljahre, Krankheit etc.).
> Diätassistent bzw. Diätistin ist ein Gesundheitsfachberuf.

»Der – sicher etwas ernüchternde – Stand der Wissenschaft lautet also: Die meisten Diäten scheinen weder nachhaltig zu funktionieren noch für unseren Körper besonders gesund zu sein.« (→Online-Tipps »Utopia«).

Glücklicherweise müssen sich Diätologen bzw. Diätistinnen nicht nur mit Diät beschäftigen. Obwohl sie ihren Patienten ständig *Diätkost* zusammenstellen dürfen, sind sie grundsätzlich erst einmal Experten der Ernährungsberatung. Und die sieht ausdrücklich eine umfassende Betrachtungsweise des Menschen, seiner Lebensweise und seiner Möglichkeiten vor (→Online-Tipps »Verband der Diätassistenten«). Dazu gehören im Überblick:

- *Alter und Geschlecht* (Erscheinungsbild und Spiegel)
- *Körperwahrnehmung* (Körpergefühl und Intuition)
- *Körperliche Aktivität* (Bewegung und Sport)
- *Arbeit* (Feierabend und Fernsehteller)
- *Lebensmittel und Nährstoffe* (Nährstoffmangel und Mangelerscheinungen)
- *Familie und Lebensstil* (Freiheit und Pausenbrot)
- *Kultur* (Gruppenzwang und Gesellschaft)
- *Körpergröße und Gewicht* (Waage und Maßband)
- *Geistiges Wohlbefinden* (Lebensqualität und Feinschmecker)
- *Kochkompetenzen* (Kochen und Kalte Küche)
- *Lebensumfeld* (Soziale Grillgruppe und Bewertung)
- *Symptome und Gesundheitszustand* (Gesundheit und Beweglichkeit)
- *Geschmack und Essverhalten* (Unterschiede und Abwechslung)
- *Religion und Überzeugungen* (Spiritualität und Konzepte)
- *Fähigkeiten* (Akzeptanz und Disziplin)
- *Medikation* (Medizin und Krankheit)

Eine Diät ist eben nicht immer gleich eine Diät, sondern im besten Falle ein Gesamtkonzept – für mehr Zufriedenheit und Gelassenheit, für mehr Befriedigung und Erfüllung, als Resultat gern gekrönt von einem persönlichen Wohlfühlgewicht (Grundumsatz und Belohnung).

»*Jeder Mensch ist einzigartig und gleicht keinem anderen. Man kann, auch in der Ernährungslehre, nicht alle Menschen über einen Kamm scheren. Der bewusstlebende Mensch wird auf sein weises 'Gefühl' hören müssen, auf seinen lebenden Selbst-Kern, auf die Sprache 'des Nahrungsmittels', nach dem er ein spontanes Verlangen verspürt. BEWUSST essen, ohne der eigenen einzigartigen Natur Gewalt anzutun.*« (→Literaturhinweise »Das Füllhorn«, S. 29).

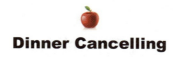
Dinner Cancelling

> Drei Hauptmahlzeiten und
> zwei Zwischenmahlzeiten pro Tag,
> diese satten Zeiten sind vorbei.
> Ab jetzt entfällt das Abendessen (engl. *Dinner*).
> Es wird ersatzlos gestrichen (engl. *cancelled*).
> Zwischen letzter Nahrungsaufnahme und Frühstück
> müssen 14 Stunden liegen (Intervallfasten).
> Die nächtliche Hormon-Produktion wird angekurbelt
> und wirkt verjüngend (Schlank-im-Schlaf-Diät).

Wer möchte schon freiwillig auf sein Abendbrot verzichten, will man meinen (Verzicht und Verbot). Und das Frühstück einfach wegzulassen, wäre auch nicht so schön. Wiederum scheint das Mittagessen ähnlich ungeeignet, einfach auszufallen. Was sollen die Kollegen denken. Aber will man wirklich Kalorien einsparen und dadurch an Gewicht verlieren, gilt es nun mal, einige Stunden am Tag ohne Nahrung auszukommen (Mäßigung). Eine der drei Mahlzeiten muss dran glauben – einfach nur Zwischenmahlzeiten ausfallen zu lassen, reicht meist nicht. Wichtig ist eben, dass am Ende genügend Stunden zwischen der einen und der nächsten Nahrungsaufnahme liegen. Man nennt das deshalb auch *intermittierendes Fasten* (Intervallfasten).

Ist man der gängige Morgenmuffel, der erst um elf aus den Federn kommt (Schlaf), scheint es ein Leichtes, das Frühstück über die Klinge springen zu lassen (Bulletproof-Diät). Wen kümmern schon Sprichwörter wie »Morgenstund' hat Gold im Mund« oder »Der frühe Vogel fängt den Wurm«. Man kaut weder gern auf Edelmetall noch auf lebendigen Tieren herum (Vegetarier und Warrior-Diät). Auch das Mittagessen wäre eine Möglichkeit, um Zeit zu schinden für kulinarische Enthaltsamkeit. Der Kühlschrank bleibt zu, die Lunchbox zu Hause, es gibt weder Kantinenbesuche mit den Bürogenossen noch Brunchen mit Freunden und Familie. Hier drohen Vereinsamung und Entwurzelung auf ganzer Linie (Soziale Grillgruppe und Hungersnot).

Bliebe eben noch das Abendessen (*Dinner*). Vielleicht tatsächlich die schlaueste Wahl, weil man alternativ unverzüglich in Tiefschlaf verfallen darf. Derweil man auf den nächsten Morgen und ein üppiges Frühstück hofft (Schlank-im-Schlaf-Diät und Tod). Zwar fallen damit auch fast alle abendlichen Veranstaltungen (Fernsehteller) und Verabredungen (Geselligkeit) flach, ganz zu schweigen von üppigen Dates und kulinarischen Stelldicheins (Liebesmahl und Restaurant). Doch als Belohnung warten Traumfigur und Wunschgewicht. Innerhalb von 14 Tagen soll man bis zu 5 Kilo abnehmen. Dafür gönnt man sich am Nachmittag um 16 oder 17 Uhr jeweils die letzte Mahlzeit (Henkersmahlzeit), um sich sodann täglich mit der aufkeimenden Leere und Langeweile auseinanderzusetzen (Beschäftigung, Belohnung und Ersatzbefriedigung).

Man darf jedenfalls davon ausgehen, dass es zu, wie auch immer gearteten, bewusstseinsverändernden Erfahrungen kommt (Crash-Diät). Da das Ganze noch einen Anti-Aging-Effekt haben soll (Hormone), sollte man diesen zumindest gewinnbringend bei der Planung neuer Aktivitäten zum Einsatz bringen (Liebe und Sex).

Disziplin

Das Beherrschen des eigenen Willens.
»Nun reißen Sie sich mal, bitte schön, zusammen!«
So schwer kann das ja wohl nicht sein.
Ein bisschen Disziplin hat noch keinem geschadet.
Ohne Fleiß, kein Preis.
Hier herrscht Zucht und Ordnung.
Der Wille war stark, das Fleisch war schwach.
Selbstdisziplin vs. Selbstliebe.
Freiheit ist die höchste Disziplin im Leben.

»Wir glauben, daß restriktive Methoden zur Bekämpfung des Übergewichts auf archaischen Vorstellungen beruhen. Wir halten es für absurd, sich selbst zu bekämpfen. Wer auf Willenskraft, Selbstverleugnung, Disziplin, Selbstkontrolle und ähnlichen Bundesgenossen baut, entfesselt einen permanenten Kampf in seinem Innern, der psychische Verheerung zur Folge hat. Derartige Roßkuren zeitigen übrigens selten dauerhafte Ergebnisse.« (→Literaturhinweise »Psycho Diät«, S. 12).

Einige schwören darauf: Disziplin als Muskel, den es zu trainieren gilt (Muskelaufbau). Unter Einhaltung eiserner Regeln werden sie ihren Regungen und Gelüsten Herr (Kontrolle und Diät). Sie meistern den Verzicht, lassen keine einzige Mahlzeit aus, schlagen nie über die Stränge, stopfen auch nicht wahllos Dinge in sich hinein, und jeden Tag vor dem Zubettgehen notieren sie fein säuberlich, wie viel sie wovon und wann gegessen haben (Tagebuch).

Um Ziele im Dasein zu erreichen, werden überall Hinweise verteilt, wie wir uns zu disziplinieren und genügend Fokus aufzubringen haben (Achtsamkeit). Der Weg ist das Ziel … und dieser Weg ist lang. Schlappmachen gilt nicht (Militär-Diät). Talent und Intelligenz mögen angeboren sein, Disziplin aber kann man lernen. Beispielsweise so:

1. Klein anfangen und steigern; 2. Langsam gehen, aber nicht rückwärts (Langsamkeit) 3. Prioritäten setzen (Motivation); 4. Persönliche Hoch-Zeiten nutzen (Biorhythmus); 5. Erfolg visualisieren (Traumfigur); 6. Klare Fristen setzen (Zuckerbrot und Peitsche); 7. Unterstützung suchen (Ernährungsberatung und Familie); 8. Teilerfolge belohnen (Belohnung und Cheat-Day); 9. Pause machen (Entspannung); 10. Zweiflern aus dem Weg gehen (Soziale Grillgruppe); 11. Die 21-Tage-Regel nutzen, um Gewohnheiten zu etablieren.

Mit Disziplin kommt man weit, doch niemals bis ans Ende. Am Schluss zählt nur gelebte Einsicht (Leben und Intuition). Der Tugendhafte ist zwar ein braves Kind. Eisern hält er durch, macht sich seltsame Verbote zu eigen und folgt weder wechselnden Impulsen noch sonstigen Schnapsideen (Zyklus und Alkohol). Und all das nur, um ins Raster etwaiger Idealvorstellungen zu passen (Idealgewicht und Konfektionsgröße). Gleichwohl auch dem besten Dompteur des inneren *Schweinehunds*, wie man mangelnde Einsicht in glücksbringende Notwendigkeiten nennt, wird der Tod die Frage aller Fragen stellen: »Hast du gewagt, probiert, gelacht, entdeckt, gelebt?« Da sollte man wenigstens schon aus Gewohnheit antworten können: *Ja, danke, es hat Spaß gemacht!*

DNA-Diät

> Mit ein *bisschen Spucke* gelingt uns jede Diät.
> Unsere DNA (auch DNS) soll darüber Aufschluss geben,
> was wir essen sollten oder lieber nicht.
> Ermittelt werden
> *7 Stoffwechseltypen* und *3 Sporttypen*.
> Zusätzlich erfährt man, ob eine genetische Neigung zu
> Übergewicht, Hunger und Jo-Jo-Effekt vorliegt.

Kostenlos ist das Ganze natürlich nicht. Wer eine DNA-Diät (auch Gen-Diät) starten möchte, muss erst einmal tief in die Tasche greifen, um ebenso tief in seiner Vergangenheit zu schürfen. Die Frage ist, ob der persönliche Stoffwechsel zum Eiweißtyp oder doch mehr zum Kohlenhydrattyp neigt, ob man vom Fleischesser oder vom Vegetarier abstammt, oder ob wir nicht alle einfach nur Steinzeitmenschen sind.

Gratis bekommt man den DNA-Test nur, wenn man sich auffällig bis kriminell verhält, oder aber die Alimente für Abkömmlinge zu prellen gedenkt. Behauptet der Mann (Frauen können das schwerlich) steif und fest, weder der leibliche Vater noch zu Unterhaltszahlungen bereit zu sein, kommt es zu einer mehr oder weniger auffälligen Untersuchung der Abstammungsfolge. Ein bisschen Spucke oder das Haar aus der Bürste sind völlig ausreichend. Schon weiß man, ob der Papi – je nach »Nutri-Typ« – eher Kohlenhydrate, Fette oder Proteine essen sollte, und ob er mehr Kraft- oder Ausdauersport betreiben muss, um länger fit zu bleiben (und Alimente zu zahlen). Damit wäre jedenfalls beiden Seiten auf mehreren Ebenen geholfen.

Anders als bei der Blutgruppen-Diät, deren Unterteilung nur anhand der vier üblichen Blutgruppen erfolgt, gibt der DNA-Test als Stoffwechselanalyse Aufschluss über die individuelle Genetik, die für die jeweilige Testperson bestimmte Nährstoffe erforderlich und gewisse Lebensmittel bekömmlicher als andere erscheinen lassen (Unverträglichkeit und Nährstoffmangel). Im Angebot stehen Selbsttests für daheim, die 23 oder 7 Gene analysieren und den Sport- und Stoffwechseltyp bestimmen, um daraufhin einen ausführlichen Ernährungsplan aufzustellen sowie Empfehlungen für Sport und Bewegung abzugeben. Dafür schiebt man sich ein Wattestäbchen in den Mund, rubbelt an der Schleimhaut herum, reicht diese Speichelprobe beim jeweiligen Anbieter ein und erhält nach einer gewissen Wartezeit sein Testergebnis. Danach weiß man, ob der eigene Körperbau zum Stoffwechseltyp *ektomorph* (groß und dünn, benötigt mehr Muskelaufbau), *endomorph* (voluminöser Futterverwerter, muss weniger essen) oder *mesomorph* (V-förmig, athletisch, braucht Vitalstoffe und Proteine) tendiert, wobei der allgemeine Mensch meist eine Mischung aus allen drei Typen ist.

Sollte man nun von einer mehr oder weniger bekannten Bezugsperson unter dem Vorwand der Diät-Analyse nach einer Speichelprobe gefragt werden, sei es auch, indem man eine Briefmarke anlecken darf, ist zumindest vorher abzuwägen, ob es sich lediglich um ein Ausspionieren der Ess- und Bewegungsgewohnheiten handelt, um in den engeren Kreis potenzieller Partner aufgenommen zu werden (Sex), oder aber, ob man demnächst zur Kasse gebeten wird und bisher verschollen geglaubte Nachkommen auf der Matte stehen hat (Liebe).

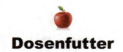

Dosenfutter

> Luftdicht in Konservendosen verpackt,
> wird Essbares länger haltbar gemacht.
> Damit man einige Jahre überwintern kann
> (Vorratskammer und Hamsterbacken).
> Es gibt vorausschauende Leute,
> die sich damit vorsorglich eindecken (Meal Prep),
> während sie dem Weltuntergang entgegensehen.
> Falls es dazu nicht kommen sollte, kann man den Not-Vorrat
> auch an Haustiere und Partner verfüttern.

Ravioli aus der Dose sind für mich das Sinnbild eines jugendlich unbefleckten Liebeslebens. Mein damaliger Schwarm aus Teenie-Zeiten wärmte sie mir regelmäßig im Wasserbad auf, um uns erfolglos einzuheizen. Weder konnte er kochen, noch wusste er sonst viel über die Liebe. Trotzdem gönne ich sie mir alle Jahre wieder, denn sie flutschen so herrlich um die Zunge herum (Küssen). Da kann man kaum widerstehen, geschweige denn aufhören. Obwohl die Vitamin-freie Tomatensauce eher seltsam schmeckt, die Nudelkissen sicherlich mit fragwürdigen Fleischzusammenstellungen gefüllt sind, und der Kaloriengehalt selten im begründeten Verhältnis zur geleisteten Tagesarbeit steht (Energiedichte und Grundumsatz).

Dazu fällt mir das heitere Dosenwerfen ein. Als Kinder haben wir die Mutter angefleht, Mengen an Konserven mit eingelegtem Gemüse, am besten noch »Junge Erbsen mit Möhrchen« zu besorgen, nur damit wir endlich die Blechdosen für unser Wurfspiel zusammenbekamen. Wir wollten im Kinderzimmer Kirmes spielen und die silberfarbigen Dosen mit einem Stoffball vom Stapel fegen. Das Angebot an Dosenfutter ist natürlich vielfältiger und reicht weit über Ravioli und Erbsen-Karotten-Mais-Variationen hinaus. Von Sauerkraut bis typischer Gulasch-Kanone, von Erbseneintopf bis zum üblichen Chili con Carne (Hausmannskost), von Champignonköpfen bis zum Dosenbrot, ist jede Art von verpacktem Essen erhältlich. Man kann sich fast vollständig von Konserven ernähren. Und seien wir ehrlich: Wer hat nicht schon zugegriffen im Outdoor-Laden, dem Paradies aller Wandervögel und Abenteuerlustigen, um sich mit Expeditions-Verpflegung und sonstigen Notfall-Rationen aus der Dose einzudecken. Dass es dabei selten ums nackte Überleben ging, sondern allein um die verwegene Vorstellung, endlich auszuwandern und in die weite Welt zu ziehen, ist Nebensache.

Wenn es hart auf hart kommt, wird es das treue Dosenfutter sein, das in der Vorratskammer strammsteht und uns durch harte Winter und mehr oder weniger große Hungersnöte bringt. Ein alter Brauch erinnert daran, wie kostbar haltbar gemachtes Essen ist. So hängt man all den frisch Vermählten heimlich eine Menge leere Dosen an das Hochzeitsauto. Sobald das Brautpaar einsteigt und davondüst, klappern die Blechbüchsen am Bindfaden scheppernd hinterher. Sie machen ordentlich viel Radau und vertreiben nicht nur böse Geister, sondern erinnern die Liebenden daran, trotz zukünftig innerhalb ihrer Beziehung auftretender Dürreperioden, regelmäßig gemeinsam eine Dose Ravioli zu genießen (Trostpflaster und Liebesmahl).

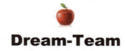

Dream-Team

*Gewisse Kombinationen von Lebensmitteln erzielen eine bessere Wirkung.
Auf die Mischung kommt es an.
Einer kann besser mit dem anderen.
Gleich und gleich gesellt sich gern. Gegensätze ziehen sich an.
Traumpaare gibt es bei der Diät genauso wie in der Liebe.*

Berühmte Kombinationen an Nahrungsmitteln werden nachfolgend aufgelistet und können von der werten Leserschaft gern einmal ausprobiert werden. Gleichermaßen gibt es im Leben sowie in der Liebe weitere Traumpaare möglicher Kombinationen an Gegensätzen, die ebenfalls allesamt als Sowohl-als-auch für mehr Lebensqualität und Abwechslung stehen:

- *Kartoffeln und Eier* (Kartoffel-Diät), verbesserte Eiweißaufnahme
- *Eis mit Schlagsahne* (Nachtisch), bessere Verträglichkeit
- *Butter auf Brot* (Abendbrot), das sollte man sich nicht nehmen lassen
- *Salz und Pfeffer* (Geschmacksnerven), schon klappt jeder Wohnungseinzug
- *Pommes mit Mayo* (Imbiss)
- *Bratwurst und Ketchup* (Fleischesser)
- *Bier und Chips* (Fernsehteller)
- *Wein und Käse* (Milchprodukte)
- *Oliven und Nüsse* (Knabbereien)
- *Campari und O-Saft* (Alkohol)
- *Champagner und Kaviar* (Feinschmecker)
- *Tee mit Zitrone* (Askese)
- *Kaffee und Kuchen* (Kaffeeklatsch)
- *Toast mit Marmelade* (Frühstück)
- *Milch und Honig* (Schlaf)
- *Nachos mit Salsa* (Geselligkeit)
- *Fisch und Meerrettich* (Omega 3/6/9)
- *Braten mit Sauce* (Hausmannskost)
- *Dangui-Wurzel in Hühnersuppe* (Kräuterhexe)
- *Bad Carb und Good Carb* (Kohlenhydrate)
- *Zeitung auf Klo* (Verdauung)
- *Himmel und Hölle* (Zufriedenheit und Langeweile)
- *Dick und dünn* (Erscheinungsbild und Spiegel)
- *Abnehmen und Zunehmen* (Waage und Wahrnehmungsstörung)
- *Essen und Diät* (Völlerei und Kontrolle)
- *Topf und Deckel* (Küche und Kochen)
- *Yin und Yang* (Unterschiede und Akzeptanz)
- *Mann und Frau* (Liebe und Sex)
- *Du und Dein Körper* (Freiheit und Selbstliebe)

Drogen

> Rauschmittel und Rauschgifte sind
> Substanzen, die die Psyche beeinflussen
> (Wahrnehmungsstörung).
> Es gibt *weiche* (legale) und *harte* (illegale) Drogen.
> Von aufputschend über sedierend bis berauschend.
> Alkohol ist erlaubt.
> Cannabis (Hanf) noch nicht.
> Heroin auf keinen Fall.

Drogen zerstören das Leben. Das eigene und das der anderen (Familie und Liebe). Wir verlieren den Bezug zur Realität, die Kontrolle über unser Verhalten und den Kontakt zu geliebten Menschen. Dafür reicht dem einen das Glas über den Durst (Alkohol) oder die Familienpackung Kekse (Knabbereien), dem anderen die Tüte Gras (Rauchen) oder der Schuss in den Arm (Sucht). Essstörungen wie Magersucht, Bulimie, Heißhungerattacken und Fressanfälle werden in ihrer Wirkung, aber besonders hinsichtlich ihrer Beweggründe, mit dem Konsum von Drogen verglichen. Betäubt vergessen wir einen Moment lang all unsere Schwierigkeiten, brauchen aber stetig mehr von dem Stoff, damit es wirkt (Belohnung und Stressbewältigung).

»*Genau wie Drogenabhängige haben auch adipöse Personen verminderte Dopaminrezeptoren.* […] *'Es zeichnet sich immer mehr ab, dass Ess- und Drogenprobleme eine gemeinsame neuroanatomische und neurochemische Grundlage haben'* […] *Nicht nur die identischen Anreiz-Motivations- und Bindungs-Belohnungs-Kreisläufe im Gehirn von übermäßigen Essern und Drogenabhängigen sind gestört, sondern auch die impulsregulierenden Funktionen des Cortex.*« (→Literaturhinweise »Im Reich der hungrigen Geister«, S. 209).

Bereits in der Altsteinzeit (600 000–10 000 v. Chr.) konnte man den Wunsch nach Betäubung feststellen. Steinzeitmenschen hielten sich zwar noch an Tollkirsche, Stechapfel, Bilsenkraut und Fliegenpilz (Kräuterhexe), zauberten daraus jedoch ein dem Alkohol sehr nahekommendes Gebräu.

»*Pflanzensäfte sind ebenfalls denkbar, vielleicht sogar berauschende; eventuell wegen ihres Alkoholgehaltes, möglicherweise aber auch wegen der psychotropen Wirkung von pflanzlichen Drogen* […]. *Es ist nicht auszuschließen, dass derartige Substanzen konsumiert wurden, die auf das zentrale Nervensystem wirken und das Bewusstsein verändern.*« (→Literaturhinweise »Europäische Esskultur«, S. 26).

Jede an Sucht grenzende Abhängigkeit bestimmt den Alltag eines Konsumenten (Diäten-Wahn und Orthorexie). Die Gesellschaft toleriert das eine oder andere, mehr oder weniger (Soziale Grillgruppe). Besessenheit von Schokolade, Süßigkeiten, Zucker und Schweinebraten, oder Alkohol, Zigaretten, Fernsehen, Porno, Sex und Gewinnspielen, wird noch als *normal* eingestuft (Psycho-Diät). Erst harte, psychoaktive Drogen mit halluzinogener Wirkung wie Heroin, Ecstasy, Kokain etc. sind verboten. Obwohl in LSD (*Lysergsäurediäthylamid*) noch das Wort »Diät« vorkommt, und man von Heroin recht zügig abnimmt (Tod), wird dringend davon abgeraten (Verbot). Denn man verliert nicht nur völlig die Orientierung, sondern sein gesamtes Leben (Freiheit).

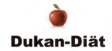

Dukan-Diät

> Eine Eiweiß-Diät, diesmal aus Frankreich.
> Herr Dr. Pierre Dukan wollte es wissen,
> und hat sich nur noch von Käse ernährt … Witz!
> Die Diät ist in 4 Phasen unterteilt:
> Angriffsphase, Aufbauphase,
> Stabilisierungsphase, Erhaltungsphase.
> Dabei darf man so viel essen wie man will,
> aber nur aus einer Liste von 100 Lebensmitteln.

Dass es sich bei der Dukan-Diät um eine Eiweiß-Diät eines Franzosen handelt, liegt nahe. Frankreich ist nun mal das Land des Käses (Milchprodukte). Ernährungsmediziner Dr. Pierre Dukan (*1941), Erfinder und Namensgeber, macht es ähnlich wie sein Vorgänger Dr. Robert Atkins (1930–2003) mit dessen Atkins-Diät, versucht jedoch den Fettgehalt in der Nahrungsaufnahme geringer zu halten (Kalorien und Low-Fat-Diät). Auch erlaubt er großzügigerweise, irgendwann wieder Obst und Gemüse zu essen. Ein Glück für die Vernünftigen unter uns (Bio, Vegetarier und Genuss).

Die Unterteilung dieser Diät in vier Phasen hört sich an wie eine Kampfansage für die geplante Machtübernahme eines feindlichen Lagers (Militär-Diät). Dein Körper als Feind, den es zu überrumpeln gilt. Oder vielleicht doch eher die Waage, die Böse.

1. *Angriffsphase*: Attacke auf die Kilos, die in 8–10 Tagen rasant purzeln sollen (Wasserverlust und Crash-Diät). Zwar darf man essen so viel man will, aber ausschließlich von 100 erlaubten eiweißreichen, fettarmen und (fast) Kohlenhydrat-freien Lebensmitteln (Low-Carb-Diät und Fleischesser). Zucker ist und bleibt tabu (Zuckerfreiheit).

2. *Aufbauphase*: Es wird zwar langsamer, dafür nicht weniger hoffnungsfroh das Wunschgewicht angepeilt. Neben weiterhin sehr viel Proteinen sind gewisse leichte Gemüsesorten auf dem Speiseplan. Das Ganze dauert so lange, bis das optimale Gewicht erreicht wurde (Bewertung). Bekanntermaßen kann das lange dauern. Wie bei fast allem, was aufgebaut werden soll (Muskelaufbau und Liebe).

3. *Stabilisierungsphase*: Nun gilt es, das erreichte Idealgewicht zu halten (Jo-Jo-Effekt). Erlaubt sind endlich wieder Obst (Fruchtzucker), Brot (Kohlenhydrate), Vollfett-Käse (Fette) und stärkehaltige Produkte wie Kartoffeln etc. Dazu gibt es jede Woche zwei Belohnungsmahlzeiten (Belohnung und Cheat-Day). Diese Phase dauert 10 Tage pro (!) verlorenem Kilo (Fastenbrechen). Das ist ähnlich wie bei Trennungen, denen nachgesagt wird, man bräuchte für die »Verdauung« des Trennungsschmerzes die Hälfte der Zeit, die die verlorene Liebesbeziehung gedauert hat (Liebeskummer und Kummerspeck).

4. *Erhaltungsphase*: Heißt es »eigentlich«, folgt garantiert ein »Aber«. So auch hier. *Eigentlich* darf man alles essen, *aber* drei Regeln sind zu beachten:
- Pro Woche einen Eiweiß-Tag (Intervallfasten), am besten *Donner*stag
- Jeden Tag mindestens 20 Minuten Bewegung (Sport)
- Jeden Tag 3 EL Haferkleie (Verdauung und Sättigung)

Und das ein Leben lang. Ich sagte ja, Kampfansage auf ganzer Linie (Disziplin).

Durst

> Die Meinungen gehen hier auseinander.
> Die einen sagen, trinken kann man nie genug.
> Die anderen raten, wirklich nur dann zu trinken,
> wenn man Durst verspürt (Intuition).
> Die Frage ist nur, ob man weiß, was Durst ist (Hunger).
> Und dann, was man daraufhin trinken wird,
> wenn man denn durstig ist, um einen über den Durst zu trinken.
> Weitestgehend sind sich da alle einig,
> nämlich am besten Wasser, zumindest theoretisch.

Vor Wasserverlust wird grundlegend gewarnt (→Literaturhinweise »Sie sind nicht krank, Sie sind durstig!«). Weder möchte man auf der Waage etwas davon hören, während man beim mühseligen Abnehmen auf *harte* Fakten hofft (Hüftgold und Abnehmen), noch zu den Verdurstenden gehören, die deshalb an Dehydrierung zugrunde gehen (Alter, Tod und Sterbefasten).

Experten der Traditionellen Chinesischen Medizin (TCM) warnen dagegen vor Unterkühlung des Körpers durch ein Zuviel an Trinken (Fünf Elemente). Sie empfehlen auf unser Bauchgefühl zu hören und nur den »echten« Durst zu löschen (Intuitives Essen). Alles zwischen *800 ml und 3 Liter* wird als angemessen erachtet (Handvoll). Im Übrigen wird geraten, nicht *zu kalte* Getränke zu sich zu nehmen. Es gibt mithin Leute, die ihr Glas mit Weißweinschorle oder Weizenbier vorab mit den Händen *anwärmen*.

Will man nun den Durst als Ruf des Körpers nach Flüssigkeit befrieden, denken die meisten sicherlich an natürliches Wasser, jedenfalls wenn sie in der Wüste am Verdursten sind. Nun gut. In der Werbung wird da gelegentlich auch mal eine gekühlte Flasche Coke ins Bild gehalten, als eine eher typische Fata Morgana der Lebensmittelindustrie (Wahrnehmungsstörung).

Doch auch im echten Leben sind das gezischte Bier und die kribbelnde Brause anscheinend allzu verlockend, genauso der Saftmix und der Smoothie, als dass wir der breiten Palette an Flüssignahrung widerstehen können, obwohl sie allesamt als die Nummer Eins der heimlichen Dickmacher gelten (Kalorien und Zucker). Nur Models, Schauspieler und Fitnessleute scheinen ständig Durst auf Wasser zu haben. Sie sind berühmt dafür, überall ihre mit Saugpropfen versehene 1,5-Liter-Flasche mitzuschleppen (Muttermilch und Saugen). Deshalb sind die Normalsterblichen dazu übergegangen, sich ebenfalls mit solchen Saugflaschen auszustatten, um zumindest sportlich und/oder schlank zu *wirken* (Erscheinungsbild und Sport).

Viele andere hängen gleichermaßen an der Flasche, stehen dabei aber auf härtere sowie bewusstseinsverändernde Dinge wie Alkohol, also zumindest auf das berühmte Feierabendbier (Abendbrot) oder das frohlockende Glas Sekt in der Hand (Geselligkeit). Selten lässt man sich das kühle Kribbeln entgehen, und hat schon aus purer Gewohnheit pünktlich Durst (Abhängigkeit und Beschäftigung). Bei so vielen Getränken zur Auswahl kann zwar von Durst kaum die Rede sein, aber er überzeugt immer wieder als gute Begründung für ein heiteres Trinkgelage (Gruppenzwang).

E

Eier-Diät	104
Einkaufen	105
Eiweiß-Diät	106
Energiedichte	107
Entgiftungskur	108
Entspannung	109
Entzündung	110
Ernährung	111
Ernährungsberatung	112
Ernährungsplan	113
Ernährungspyramide	114
Ersatzbefriedigung	115
Erscheinungsbild	116
Erwartungshaltung	117
Eskimo-Diät	118
Essstörung	119
Essverhalten	120
Evers-Diät	121
Extra-Pfunde	122

Eier-Diät

> Das allgemeine Frühstücksei enthält zwar Cholesterin,
> aber auch gesunde Inhaltsstoffe
> wie Eiweiß (Proteine) und diverse Vitamine.
> Das gilt (leider) nicht für Ostereier (Schokolade).
> Ein (1) Hühnerei pro Tag
> soll unbedenklich sein (Wissenschaft).
> Auf diese Mengenempfehlung pfeift die Eier-Diät,
> und backt sich ein Ei darauf.
> Es gibt 5 Eier pro Tag bzw. 35 Eier pro Woche.

So viele Eier kann man, glaube ich, gar nicht essen, um es Eier-Diät zu nennen (Eiweiß-Diät). Hauptsächlich, weil davon abgeraten wird, mehr als 1 (ein) Ei pro Tag zu sich zu nehmen. Manche sagen sogar maximal 2 Eier pro Woche. Im Rahmen der Eier-Diät soll man nun tatsächlich 5 pro Tag und bis zu 35 Eier pro Woche verspeisen. Dazu Salat, manchmal auch Gemüse und Obst, mageres Fleisch und Fisch. Verboten sind Zucker (Zuckerfreiheit), Kohlenhydrate wie Brot, Nudeln, Reis und Kartoffeln (Low-Carb-Diät und Keto-Diät), und Fette wie Butter, Margarine und Öl (Low-Fat-Diät).

Demnach eine typische Mono-Diät, bei der auf ein einziges Lebensmittel gesetzt wird (Ananas-Diät und Sauerkraut-Diät). Dafür muss man »Eier haben«. Es bedarf eines gewissen Mutes, so viele Eier zu köpfen (Veganer). Schon bei dem Gedanken daran könnte mir glatt übel werden (Aufessen). Margaret Thatcher wird jedenfalls nachgesagt, dass sie im Jahr 1979 mit dieser Eier-Kur innerhalb von zwei Wochen neun Kilo abgenommen hat. Man nennt sie nicht umsonst die »Eiserne Lady«.

Die Eier-Diät soll zwar auf 2 Wochen begrenzt sein, um einen Nährstoffmangel auszuschließen. Eier an sich sind aber eiweißreich (das Wort Ei lässt das vermuten) und sollen beim Abnehmen helfen (Proteine). Nicht nur deshalb beginnt man gern den Tag mit einem weichgekochten Ei (Frühstück). Doch auch Rührei, Spiegelei, Omelett und Eiersalat sind mögliche Varianten. Es ist eine Wissenschaft für sich, wie man Eier gut und richtig zubereitet (→Literaturhinweise »Richtig geile Eier«). Nicht zu verwechseln mit *Oologie*, der »Eierkunde« im Rahmen der Ornithologie bzw. Vogelkunde.

Weil das Frühstücksei vom Huhn, einer Vogelart, abstammt, also eigentlich ein Küken werden sollte, das man ungefragt der Mutter entreißt (Frutarier), könnte man sich das mit den vielen Eiern vielleicht noch mal überlegen. Besonders, wenn man an die Legebatterien von Hennen in Käfighaltung denkt. Der Veganer greift stattdessen zu Tofu und anderen pflanzlichen Alternativen. Damit schützt er Hahn, Huhn und Ei (Familie). Und vermeidet Salmonellen, Cholesterin (Ablagerungen im Herzen) sowie Antibiotika und Medikamente aus Rückständen von Hühnerfutter. Gleichzeitig spricht er sich gegen das rücksichtslose Töten von Millionen männlicher Küken aus, was erst ab 2022 verboten ist. Zukünftig müssen Züchter schon vor dem Schlüpfen wissen, ob sie Verwendung für den Hahn haben (Fleischesser) oder nicht (Tod). Insbesondere Leute mit »Eiern in der Hose« bemühen sich hier um eine ethisch vertretbare Nutztierhaltung für alle Lebewesen (→Online-Tipps »Bruderhahn-Initiative«).

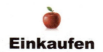

Einkaufen

> Es scheint eine unserer Lieblingsbeschäftigungen zu sein.
> Das ewige Jagen und Sammeln.
> Und das schon seit Generationen (Steinzeitmensch).
> Heute geht man in den Laden
> und legt das Geld auf den Tisch.
> Weil man schon alles hat und sich deshalb
> kaum noch erinnern kann,
> was man wirklich braucht,
> gibt es Einkaufszettel.

Ich erinnere mich an die Ausstellung eines Künstlers mit gesammelten Einkaufszetteln, die er auf der Straße, auf dem Boden von Supermärkten oder zurückgelassen in vergitterten Einkaufswägen gefunden hatte. Aufgelesene Zeugnisse fein säuberlich oder wild gekritzelter Notizen fremder Leute, die mit unterschiedlichsten Handschriften ihre Besorgungen des täglichen Lebens in nichtsdestoweniger äußerst ähnlicher Weise festhalten.

Besonders die wechselnde Auswahl und individuelle Zusammenstellung verschiedener Produkte ist inspirierend. Es liest sich entweder wie ein Liebesroman oder doch eher wie ein Krimi: Eier, Speck, Tomaten, Vollkornbrot, O-Saft, Gummibärchen, Shampoo, Rotwein, Mörtel, Blumenerde, Kartoffeln ... Kabelbinder, Mayonnaise, Reißzwecken. Entsprechend lohnt sich auch immer wieder der inspirierende Blick in fremde Einkaufskörbe (Unterschiede).

Bei mir fangen tendenziell fast alle leckeren Sachen mit S an. Schokolade, Sekt, Schaumküsse, Sahne, Salami ... Sellerie (Aphrodisiakum). Da hat man schon mal einen Anhaltspunkt, was auf die Einkaufsliste muss. Im Übrigen steht meist dasselbe drauf, was im wöchentlichen Rhythmus abgearbeitet wird (Gewohnheit). Und das geht so: Einkaufen, nach Hause transportieren, einsortieren, aufessen, aufschreiben, losgehen, einsammeln, einkaufen, nach Hause transportieren, einsortieren, aufessen ... usw. Jedenfalls heißt es, man sollte nicht ohne vorbereiteten Einkaufszettel losziehen. Genauso wenig, wie man mit Hunger zum Shoppen geht. In beiden Fällen droht die Gefahr, viel zu viel nach Hause zu schleppen (Nimmersatt und Meal Prep).

In langjährigen Ehen schickt gern Mutti den Vati mit der Liste los. Entweder aus Gründen der Vergesslichkeit (Alter) oder damit er auch ja nicht vom Weg abkommt: *»Liebling, hatte ich nicht einfach nur Leberwurst aufgeschrieben? Was bringst du dann Käse mit? Warst du etwa wieder bei der hübschen Fachverkäuferin im Milchgeschäft?«*

Manchmal wagen sich Partner sogar zu zweit zum Einkaufen, um die Gelegenheit zu nutzen, dem anderen den Einkaufswagen in die Hacken zu rammen (Unverträglichkeit). Nur aus reinem Versehen, versteht sich. Leute in Beziehung kann man auch öfter mal dabei beobachten, wie sie an der Kasse darum rangeln, wer von ihnen die Rechnung übernimmt. Schön ist es, wenn einer großzügig für alles zahlt. Das nennt man wohl gemeinsame Haushaltsführung. Wer danach die Einkaufstüten trägt, ist zweitrangig. Im Zweifel der Stärkere (Liebe und Energiedichte).

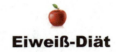

Eiweiß-Diät

> Grundsätzlich gilt, dass man versuchen sollte, ausreichend Eiweiß (Proteine) zu sich zu nehmen. Im Rahmen einer Eiweiß-Diät achtet man für 7–10 Tage darauf, neben einem erhöhten Kalorien-Defizit die Ernährung zu 50 % aus Eiweiß, 35 % Fett und 15 % Kohlenhydraten zusammenzusetzen. Trotz verringerter Kalorien isst man ohne zu hungern, weil Proteine länger satt halten.
> Als grobe *Faustformel* bietet sich an:
> 3 Teile Eiweiß, 1 Teil Fett, 1 Teil Kohlenhydrate.

Schock, schwere Not. Da dachte man noch, man tut sich etwas Gutes, wenn man ordentlich viel Eiweiß (Proteine) isst. Und dann ist es doch wieder falsch. Denn der *Eiweißschock* droht. Auffallend, sagt man, nach Eiern (Frühstück). Oder nach Austern, aber wer will die schon freiwillig essen (Vegetarier). Allerdings folgt hier Entwarnung: Einen »Eiweißschock« kann man nicht bekommen, denn den gibt es überhaupt nicht. Was stattdessen vorkommen kann, ist eine Unverträglichkeit oder Allergie, die zu Blähungen, Durchfall, Übelkeit, Erbrechen, Schwindel oder Kreislaufproblemen führt. Aber eben nicht aufgrund des Eiweißes, sondern wegen des jeweiligen Nahrungsmittels.

Wir können uns deshalb getrost der Eiweiß- bzw. Protein-Diät zuwenden. Eiweiß ist gut, hält lange satt (Sättigung) und wird von uns dringend benötigt. Denn ein Zuwenig führt zu Mangelerscheinungen oder Wundheilungsstörungen (Obst und Gemüse). Die im Eiweiß enthaltenen 21 Aminosäuren übernehmen nämlich zentrale Aufgaben, gleichwohl alle drei Hauptzutaten unserer Ernährung, also Proteine, Fette und Kohlenhydrate, von unserem Körper gebraucht werden. Keine dieser Zutaten sollte man vernachlässigen. Nur das Mengenverhältnis wird im Rahmen einer Eiweiß-Diät oder einer eiweißreichen Ernährung verschoben (Low-Carb-Diät und Zuckerfreiheit).

Abhängig von mehreren Faktoren benötigt der eine mehr Proteine, der andere weniger (Unterschiede). Generell rechnet man 0,8–1 g Eiweiß pro Kilo Körpergewicht, bei sportlichen Personen besser 1,5–2 g (Sport und Bewegung). Besonders, wenn man abnehmen will, sollte man sich an diese Vorgaben halten, um nicht Muskeln abzubauen, die äußerst gut Energie (und Fett) verbrennen (Muskelaufbau). Wiederum soll ein Zuviel an Eiweiß der Niere schaden.

Wiege ich 65 kg, achte ich als eher unsportliche Person auf eine Eiweißzufuhr von ca. 65 g pro Tag (was ich selten tue). Dafür müsste ich nur 10 Eier (13 g Eiweiß auf 100 g) essen (Eier-Diät). Es eignen sich aber auch Seelachs (19,2 g) (Omega 3/6/9) und magere Hähnchenbrust (20 g) für Fleischesser, oder andere tierische Produkte wie Magerquark (12,2 g), Hüttenkäse (13,3 g), Harzer (30 g) und Parmesan (38 g), oder alternativ auch Eiweißlieferanten aus Pflanzen (Veganer) mit ebenfalls hohem Proteinanteil wie Avocado (2 g), Spinat (3 g), Brokkoli (3,5 g), Kichererbsen (19 g), Kürbiskerne (24 g), die jedoch recht fetthaltig sind (Kalorien), Mandeln (20 g), Chiasamen (21 g), Erdnüsse (25 g), Hanfsamen (37 g) und Sojaflocken (40,6 g). Dies sind nur einige der empfohlenen Lebensmittel einer Eiweiß-Diät (Protein-Shake). Das Ganze darf man 7–10 Tage lang aushalten, und schon ist man schlank wie ein ... Eierbecher?

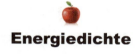

Energiedichte

Die Verteilung von Energie
auf eine bestimmte Größe (kcal/g).
Kapazität bzw. Brennwert pro Volumen oder Masse (Gewicht).
Bei Brennstoffen ist es der Heizwert.
Bei Lebensmitteln die verwertbare Energie (Kalorien).
Ein hoher Anteil an Wasser und Ballaststoffen
spricht für eine geringere Energiedichte,
ein hoher Anteil an Zucker, Fett und Stärke
für eine höhere Energiedichte.

Rechnerisch geht es recht einfach. Man nimmt den Wert des Kaloriengehalts auf 100 g eines Nahrungsmittels und teilt diesen durch 100. Schon weiß man die Energiedichte. 100 g Apfel haben 50 Kilokalorien (kcal), das ergibt bei 50:100 eine Energiedichte von 0,5.

Da gewisse Dinge eine geringere Energiedichte auf 100 g aufweisen als andere, muss man, um auf denselben Schnitt an Kalorien zu kommen, von dem einen weniger essen als von dem anderen. Wie im echten Leben, braucht man mit dem einen Menschen nur einen Moment beisammen zu sein, um völlig erfüllt zu sein. Beim anderen dagegen dauert es Stunden, trotzdem ist nicht sicher, ob überhaupt etwas dabei herauskommt.

Für eine Diät kann man nun versuchen, den Teller mit niedriger Energiedichte zu füllen (ca. 125 kcal / 100 g), also mit Mengen an Obst, Gemüse, Blattsalaten, magerem Fleisch und Fisch, oder fettarmen Milchprodukten. Aufgrund verminderter Kalorienzufuhr nimmt man so automatisch ab (Volumetrics-Diät und Kalorienzählen).

Zwar liegt der Brennwert für Fett bei 910 kcal pro 100 g, der für Eiweiß und für Kohlenhydrate jeweils bei nur 410 kcal pro 100 g, weswegen häufig angenommen wird, man müsse vorrangig auf Fett verzichten (Low-Fat-Diät). Allerdings gilt es zu unterscheiden in *weniger* gesunde (tierische) Fette und in *gesündere* (pflanzliche) Öle und Fette. Gutes Fett kann beim Abnehmen sogar helfen (Omega 3/6/9 und Olivenöl). Und bei Kohlenhydraten liegt die Betonung wiederum nicht auf Zucker (Süßigkeiten), sondern auf vitalen Nährstoffen aus Obst, Gemüse, Hülsenfrüchten, Kartoffeln und Vollkorn (Vitamine, Ballaststoffe und Nährstoffmangel).

Warum die Energiedichte noch zusätzlich zum Kaloriengehalt berechnet wird, begründet sich im Wunsch der Diätisten, sich mengenmäßig mit kalorienarmer Nahrung vollzuschlagen (Völlerei). Isst man für dieselbe Energie von 150 kcal 1 Kilo Gurkensalat (Energiedichte 0,1) anstatt ein ½ Buttercroissant (Energiedichte 5,1), soll sich wohl das Gefühl von Schlemmerei stärker breitmachen (All-you-can-eat). Eine weitere Idee dahinter lautet: *»Wer satt ist, sündigt weniger!«* Soviel zur Theorie. Doch *Quantität* ist nicht immer gleich *Qualität* (Waage und Traumfigur). Ein Partner bringt vielleicht viel Masse mit sich, stellt aber trotzdem mangels Energiedichte den anderen nicht zufrieden (Geschmackssache und Sättigung). So ist eine kleine süße Praline manchmal mehr wert als ein Haufen billiger Schokolade (Feinschmecker und Handvoll), zumindest aber bekömmlicher als ein ganzes Kilo Gurkensalat (Mäßigung und Genuss).

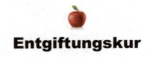

Entgiftungskur

> Der Körper wird durch falsche Ernährung regelrecht vergiftet. Auch Alkohol, Drogen, Tabletten und medizinische Behandlungen führen zu Schadstoffen, die unserem Organismus zusetzen. Sich davon regelmäßig zu befreien, sich also zu *entgiften*, wird empfohlen und kann Wunder wirken.
> Es bieten sich an:
> Saftkuren oder Heilfasten (Kur),
> Zuckerverzicht (Zuckerfreiheit) und
> Bitterstoffe (Nahrungsergänzungsmittel).

Entschlackung hieß es früher. Doch seitdem die Leute meinen, im Körper gäbe es keine »Schlacken«, ist man auf das Gift gekommen. Heutzutage ist mithin Entgiftung angesagt (Detox-Diät), obwohl das schon die alten Römer kannten (Fasten). Und, es sich trotzdem irgendwie *entschlackend* anhört, was es da alles zu tun gibt (LOGI-Diät).

Durch ausgewählte Maßnahmen der Ernährung und der physischen sowie psychischen Behandlung soll alles, was einem nicht guttut, aus Körper und Geist herausgeschwemmt werden (Entzündung und Sucht). Dabei entledigt man sich auch aller Schadstoffe, die von Arzneimitteln wie Tabletten und Antibiotika oder sonstigen medizinischen Behandlungen herrühren mögen (Krebs-Diät und Hormone).

Besonders mentale Altlasten dürfen über Bord geworfen werden, wenn man sich der Prozedur einer Entgiftungskur unterzieht (→Literaturhinweise »Ich kauf nix!«). Glaubenssätze aus negativen Gedankenmustern und Bewertungen werden aufgespürt und ins positive Spiegelbild verkehrt (Spiegel und Selbstliebe). Für einen gewissen Zeitraum hält man sich fern von belastenden Gewohnheiten (Abhängigkeit und Dauerlutscher). Der Mensch bekommt eine Verschnaufpause, eine Auszeit von allem, was ein Zuviel ist. Verzicht auf Kaffee scheint da noch die kleinste Hürde zu sein, die es zu nehmen gilt (Drogen, Alkohol, Rauchen, Süßigkeiten und Junk-Food).

Fast immer ist die Leber als größtes und wichtigstes Organ des Stoffwechsels betroffen, wenn wir uns ungesunder Lebensweisen hingeben oder giftigen Umwelteinflüssen ausgesetzt sind. Ist sie überlastet, sprechen wir von einer *vergifteten* Leber, die den Abbau von Fett verhindert. Eigentlich reguliert sie den Eiweiß-, Fett- und Zucker-(Kohlenhydrat)Stoffwechsel und dient als Filter- und Entgiftungsstation. Aus ihren Speichern wird bei Energieengpässen Glykogen zurück in Glukose verwandelt und dem Körper zur Verfügung gestellt (Zucker und Insulinspiegel). Sind diese Speicher jedoch voll, muss Glukose in Fett umgebaut werden. Deshalb sprechen wir auch von der »Fettleber«, die übrigens Dicke sowie Dünne ereilt, die eben durch allzu fetthaltige Ernährung, aber auch übermäßigen Alkoholkonsum (das tägliche Feierabendbier) entsteht. Daraufhin zu erwartende Beeinträchtigungen oder Krankheitssymptome wie Abgeschlagenheit, Müdigkeit, Schlafstörungen, Depressionen, Unkonzentriertheit, Verdauungsbeschwerden (Darmflora), Übergewicht, Unwohlsein, Hautprobleme, Kopfschmerzen, geschwächtes Immunsystem und chronische Infektionen, geben sicherlich den nötigen Anreiz für eine Entgiftungskur (Cholesterinspiegel und Hygiene).

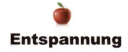

Entspannung

> Spannung kann positiv oder negativ wirken.
> Gute Spannung sorgt für Konzentration und Intensität.
> Falsche Spannung für Stress und Überforderung.
> Erstere wollen wir fördern, letztere loswerden.
> Essen führt zur Entspannung,
> oder ganz das Gegenteil.
> Gute Nahrung zum richtigen Zeitpunkt
> bedeutet, innerlich gelassen zu bleiben und
> äußerlich voll entspannt zu sein.

Echte Entspannung hat etwas mit *Loslassen* zu tun (Schlaf). Leider seltener mit Ablenkung. Das erste ist nämlich schwieriger, das andere leichter: Laptop hochgeklappt, Fernseher angeschaltet, Handy rausgeholt, Kühlschranktür geöffnet (Nervennahrung).

Durch die meisten Tätigkeiten wünschen wir uns zwar Ent–Spannung, lenken aber unsere Anspannung lediglich auf ein anderes Thema um. Die Spannung bleibt, unter dem Motto: Hauptsache, wir sind beschäftigt, womit auch immer (Leistungsdruck und Beschäftigung). Erst versuchen wir, die Herausforderungen von Beruf und Alltag zu meistern sowie allen Anforderungen von Liebe und Beziehung gerecht zu werden (Familie). Dabei nehmen wir eine Flut von Informationen auf, werten jede Regung unserer Mitmenschen aus, reagieren und agieren – mehr oder weniger – auf alles, was uns umgibt, gestalten unser Leben und unsere Geschicke nach bestem Wissen und Gewissen, und je nach vorhandenen Kräften. Dann, irgendwann danach, wenn endlich Zeit scheint für uns »privat«, versuchen wir, zur Besinnung zu kommen, zu uns zu finden, endlich selber dran zu sein (Selbstliebe). Da ruft bereits unsere innere Stimme recht laut: *Jetzt ist Entspannung angesagt! Jetzt kümmere dich mal nur um dich! Jetzt tu dir endlich mal was Gutes! (*Zwischenmahlzeit, Naschen und Feierabend).

Und doch geht es meist wie gewohnt weiter, mit dem Ergreifen und Inhalieren von Dingen. Was wir nur leider nicht bemerken, während wir Nachrichten, TV-Serien, Social Media Beiträge, Werbespots, Musikvideos, WhatsApp-Chats, Kreuzworträtsel, Essen, Süßigkeiten, Chips, Erdnüsse und Schokolade in uns hineinstopfen, um die gefühlte Spannung zu besänftigen oder gar zu betäuben (Alkohol und Rauchen). Ständig in Bewegung seiend, bleibt die Richtung dieselbe, nämlich zu uns hin. Äußeres ergreifend, nur um es nach innen zu schaufeln (Essen und Dauerlutscher), anstatt voll entspannt den Moment zu genießen, einfach so (Fasten, Genuss und Stressbewältigung).

Selten, dass wir tatsächlich nur *loslassen* (Meditation und Wellness). Es ist wie das Öffnen einer Faust, in der wir verzweifelt versuchen, eine Handvoll Sand zu halten, der uns gnadenlos durch die Finger rinnt (Tod). Zum L o s l a s s e n gilt es, jeden Finger einzeln zu lockern, die süßen und salzigen Verlockungen im Supermarkt aus der Umklammerung zu entlassen, sie ohne wildes Geschrei zurück ins Regal zu legen, die bereits gekauften Entspannungs-Killer im Müll zu entsorgen, das Leben auch mal abzuwarten, immer öfter inne- und anzuhalten, mehr und mehr *zuzulassen* – und wenn es auch nur bedeutet, den Kühlschrank einfach mal *z u z u l a s s e n* (Askese).

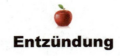

Entzündung

> Die *stille* Entzündung,
> im Gegensatz zur akuten Entzündung
> bei Verletzungen oder Infektionen,
> hat die Aufgabe, uns vor Viren und Bakterien
> aus der Umwelt zu schützen.
> Als Teil des Immunsystems (Immun-Diät)
> ist sie eng verknüpft mit dem gesamten Stoffwechsel.
> Wird die stille Entzündung zu einer *chronischen*,
> ist sie Ursache für viele Krankheiten.

»Das Immunsystem kann diese Aufgabe jedoch nur erfüllen, wenn es den gesamten Körper überwacht. [...] Es ist deswegen überall im Körper mit vielen verschiedenen Arten von Zellen und Botenstoffen präsent – unter anderem im Darm, im Herz, im Gehirn oder im Fettgewebe, um nur einige Bereiche zu nennen. [...] Sobald im Immunsystem aber ein Problem auftaucht, dreht sich der Spiess um: Das Problem kann dann sehr schnell den ganzen Körper betreffen. Dies ist ein zentraler Aspekt der stillen Entzündung.« (→Literaturhinweise »deFlameYou!«, S. 12).

Entzündungen werden meist in Lunge oder Darm ausgelöst, die beiden »Einfallstore«, wo Krankheitserreger in unseren Körper eintreten, durch die Luft, die wir einatmen, durch die Nahrung, die wir essen. Wird die stille Entzündung aufgrund Dauerbelastung *chronisch*, ist sie der Herd für gesundheitliche Schwierigkeiten, und zwar gleich über den gesamten Körper verteilt (Stoffwechsel und Dauerlutscher).

»*Chronische Entzündungen wurden mit weltweit mehr als 50 Prozent der heutigen Todesfälle als bedeutendste Todesursache erkannt, die auf entzündungsbedingte Erkrankungen wie ischämische Herz-Erkrankungen, Schlaganfall, Krebs, Typ-2-Diabetes, chronische Nierenerkrankungen, nicht-alkoholbedingte Fettleber sowie autoimmune und neurodegenerative Zustände zurückzuführen sind.*« (→Literaturhinweise, a. a. O., S. 11).

Wir können uns demnach direkt auf die stille Entzündung konzentrieren, die übrigens im Alter steigt. Sie soll durch gesunde Ernährung (Mittelmeer-Diät) und rechte Lebensweise (Bewegung) reduziert und im Rahmen gehalten werden (Entgiftungskur). Bevorzugt die Zellen in unseren Fettpolstern seitlich vom Bauch produzieren gefährliche Hormone und Entzündungsstoffe (Hüftgold und Adipositas). Um das gesunde Abnehmen geht also selten ein Weg herum (Sirtuin-Diät).

Berühmt für ihre entzündungshemmende Wirkung ist neben Quinoa, Hirse, Vollkornreis, Kürbiskernen, Mohn, Sonnenblumenkernen, Mandeln (Nüsse), Spinat, Brennnesseln, Salbei usw. besonders die Pflanze Kurkuma (Gelbwurz, indischer Safran, gelber Ingwer) bzw. deren Farbstoff (E100) *Curcumin* als sekundärer Pflanzenstoff (Superfood, Kräuterhexe, Heilfasten und Ayurveda-Diät), bekannt durch das Gewürz Curry. Entsprechend merken wir uns für die Liebe und das Glück, dass der *stille* Ärger vielleicht noch auszuhalten sein und Aufgaben in Alltag und Haushalt erfüllen mag, sobald er aber zum *chronischen* Entzündungsherd mutiert, auch die beste Beziehung in Flammen aufgehen lässt. Weshalb zum regelmäßigen *Ablöschen* geraten wird (Küssen).

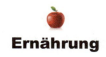
Ernährung

> Auf Englisch: *Nutrition, Food, Nourishment* und *Feeding* (Fütterung).
> Also alles, was mit »Nutri« anfängt,
> hat auch meist etwas mit Nahrung zu tun
> (Nutripoints-Diät, NuTron-Diät und Nutropoly-Diät).
> Was wir essen, nährt uns bestenfalls auf allen Ebenen.
> Das Wissen darum finden wir in der *Diätetik*
> (Ernährungsberatung).

Ernährung ist das tägliche Bemühen des Menschen um Sättigung, Gesundheit, Leben und Überleben, aber vorrangig auch um Essen, Genuss, Völlerei und … Diät. Anscheinend gibt es das eine nie ohne das andere. Wer sich ernährt, muss auch aufhören können (Dream-Team). Der dauernde Spagat zwischen Zugreifen und Loslassen, zwischen Essen und Diät, spiegelt unseren Versuch eines ständigen Balancehaltens (Buddha-Diät). Deshalb findet man auf dem Buchmarkt mindestens so viel Diät-Literatur wie es Bücher über Kochen und Backen gibt (Diäten-Wahn und Rezepte).

Über Generationen hinweg gab es schon immer zahlreiche Ernährungstrends. Die Diätetik fasst dieses Wissen zusammen. Doch nicht jedem Trend muss zwingend Folge geleistet werden. Durchgesetzt hat sich wohl lediglich, dass wir uns abwechslungsreich und vollwertig ernähren dürfen (Abwechslung und Vollwertkost). Gesundes Essen und Trinken verspricht ein gesundes Leben nebst angenehmem Körpergefühl. Was will man mehr (Alter und Tod).

Nun gut. Da könnte einem noch die Liebe einfallen, die wir uns alle von Herzen wünschen, und womit wir unsere Bäuche zu füllen hoffen (Trostpflaster und Belohnung). Nicht umsonst isst man bei Liebeskummer mehr (Kummerspeck und Rettungsringe), aber auch bei sonstigem Stress und unverdautem Alltagsgeschehen (Stressbewältigung und Beschäftigung). Sich dessen bewusst zu werden und gewahr zu sein, sobald es wieder losgeht, dass wir nicht nur unseren Körper satt machen, sondern unser Gemüt und Herz zu nähren versuchen (Ersatzbefriedigung), gilt als Basis, aber auch hohe Kunst des Ausbalancierens (Achtsamkeit und Meditation). Besonders wenn wir verstehen, welche Dinge uns wirklich nähren und auf allen Ebenen unseres Seins satt zu machen taugen, erklimmen wir eine weitere Sprosse zu mehr Glück. Folgen wir hier unserer Intuition und entdecken die für uns passende Nahrung, kommen wir einen riesigen Schritt voran auf unserer *Ernährungsleiter* Richtung himmlisch paradiesischer Zustände (Spiritualität). Insbesondere unser Wohlfühlgewicht von Körper und Geist wird es uns danken (Motivation).

Essen als Genuss ist die beste Ausrichtung, die wir pflegen dürfen. Die Freude als Navigationsgerät für unsere persönliche Ernährungsfindung. Also unaufhörlich da entlang, wo es sich angenehm, freudvoll und stimmig anfühlt (Intuitives Essen). Ob dabei nun Ernährungsberatung oder Armlängentest behilflich sind, ist zweitrangig. Hauptsache, wir ernähren uns neben Obst, Gemüse, Getreide, Vollkorn, Ballaststoffen, Vitaminen und Nährstoffen auch mit viel Liebe, Selbstliebe, Begeisterung, Glück, Beweglichkeit, Zufriedenheit und Wohlbefinden (Lebensqualität).

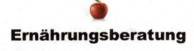

Ernährungsberatung

> Experten in Sachen Ernährung (Diätetik)
> beraten ihre Kunden hin zu einem neuen Essverhalten
> und einer gesunden Auswahl an Lebensmitteln.
> Dafür erstellen sie gern einen Ernährungsplan.
> Entweder erfolgt die Beratung individuell zugeschnitten
> durch einen persönlichen Coach,
> oder eher pauschal über eine Online-Webseite.

Beratung gibt es überall, fast jeder ist ein Experte auf seinem Gebiet, zumindest aber Coach. In der Ernährungsberatung finden wir Diätistinnen, Diätassistenten, Diätologen, Mediziner und Ärzte (Diätetik). Überall tummeln sich Gesundheits-Apostel, Sportler und Fitness-Gurus, Köche und Fernseh-Stars, Feinschmecker und Backgenies, Fastenbrecher und Kostverächter. Die volle Bandbreite (→Online-Tipps »Verband der Diätassistenten«). Alle wissen mehr oder weniger Bescheid, wie es mit dem Abnehmen oder Zunehmen, der Gesundheit und der passenden Zusammenstellung von Lebensmitteln, dem Dünn- oder Dicksein, funktioniert (Wissenschaft).

Gern auch auf einen Schlag für alle Diätisten im Sammelpack, findet man im Internet unzählige Online-Angebote, die »*nur einen Mausklick entfernt*« von unserer Traumfigur und unserem Wunschgewicht liegen – genauso aber auch von unserem Geldbeutel. Da muss man sich nur noch entscheiden, ob man eher der Gemeinde der Weight Watchers, der Low-Carbler oder Low-Fatler, oder wahlweise doch lieber den Zuckerbefreiten oder Veganern angehören möchte (Spiritualität). Und schon geht es los mit dem »ganz persönlichen« Fragebogen, der uns in Kürze die endgültige Lösung für all unsere Problemzonen aufzeigen wird (Glückskekse). Übrigens liebe ich diese »Fragebögen« ... endlich interessiert sich mal jemand für mich!

Bei jeder Online-Seite sollte man bitte erst ins *Impressum* schauen, um zu erkennen, wer einem was und warum *verkaufen* möchte (Lebensmittelindustrie und Diät-Produkte). Nennen sich die Experten auf der Webseite nur mit Vornamen, ist das zwar schön vertraulich, sozusagen gleich auf Du, aber auch äußerst plump und unprofessionell. Falls sogar das ganze Impressum fehlt, sollte man sofort mit einer anwaltlichen Abmahnung drohen. Wer die Wahrheit spricht, muss sich nicht verstecken. Tut er es aber, hat er meist nur eins im Sinn, nämlich unser liebes Geld.

Von Gesundheit und guter Ernährung ist häufig nur die Rede, um uns zum Kauf diverser Produkte und Dienstleistungen zu animieren (Einkaufen und Diät-Produkte). Als Lockangebote dienen ein neuer Ernährungsplan (natürlich hochindividuell *nur* auf uns zugeschnitten), die Berechnung unseres ganz persönlichen BMI (Body-Mass-Index) oder ein tolles Programm zur neuen Ernährungsweise, eng verknüpft mit Nahrungsmitteln, die man selbstverständlich *nur* auf jener Webseite kaufen kann (Wunder-Diät). Trotzdem gebe ich hier gern einige, auch kostenlose Vorschläge bekannt, wo man sich seine Unterstützung in Sachen Diät, Ernährung und Wohlfühlgewicht übers Netz einholen kann (→Online-Tipps »Deutsche Gesellschaft für Ernährung«, »Österreichische Gesellschaft für Ernährung«, »Schlankr.de« und »Das Wohlfühlgewichtprogramm«).

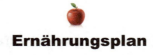

Ernährungsplan

> Man hat einen Plan,
> wie man sich seine Ernährungsumstellung wünscht.
> Hehre Ziele zum Aufbau neuer Gewohnheiten.
> Gern auch innerhalb einer Ernährungsberatung aufgestellt.
> Von Montag bis Sonntag,
> morgens, mittags, abends und zwischendurch.
> Ob man sich daran hält, ist Geschmackssache.
> Und eine Frage der Motivation.

Wenn man überhaupt einen Plan hat, scheint das schon mal von Vorteil zu sein. Man weiß zumindest, wo es langgeht. Wer jedoch keinen Plan hat, ist zwar verwirrt, muss sich aber auch nicht an irgendwelche Regeln halten (Freiheit). Wie meine Mutter zu sagen pflegte: »Viel am Schuften, ansonsten wenig Durchblick, schon ist man glücklich.« Planvolles Betrinken könnte gleichermaßen behilflich sein (Alkohol und Betäubung).

Dessen ungeachtet, wird man sich für eine geplante Umstellung des Essverhaltens, auch im Rahmen einer eigenen Ernährungsberatung, erst einmal einen individuellen Überblick verschaffen wollen:

- *Was ist das Ziel, wo soll es hingehen?* (Wunschgewicht und Erscheinungsbild)
- *Ist dieses Ziel realistisch?* (Gewohnheit und Abhängigkeit)
- *Warum möchte ich dahin?* (Motivation und Schlankheitswahn)
- *Passt dieses Ziel zu mir und meinem aktuellen Leben?* (Bewertung und Sättigung)
- *Welche Ernährung könnte zu diesem Ziel führen?* (Unterschiede und Akzeptanz)
- *Welche Lebensmittel passen zu mir?* (Lieblingsessen und Schonkost)
- *Gibt es dafür eine entsprechende Diät, die ich mag?* (Intuition und Bauchgefühl)
- *Wie lange soll man durchhalten, damit man auch ankommt?* (Timing und Tod)
- *Was geschieht, wenn einem die Puste ausgeht?* (Cheat-Day und Abwechslung)
- *Woran merke ich, dass ich angekommen bin?* (Wahrnehmungsstörung und Spiegel)
- *Von wem lasse ich mich beraten?* (Waage und Genuss)
- *Wann höre ich auf?* (Fastenbrechen und Freiheit)
- *Warum höre ich auf?* (Geselligkeit und Leistungsdruck)
- *Was geschieht, wenn ich kein Ziel erreiche?* (Lebensqualität und Zufriedenheit)
- *Gibt es noch andere Ziele in meinem Leben?* (Schokolade und Liebe)
- *Wofür lohnt es sich zu leben?* (Wohlstandsbauch und Wohlfühlgewicht)
- *Was hat das möglicherweise mit anderen Menschen zu tun?* (Liebesbeweis und Sex)
- *Wie verhalte ich mich mir und anderen gegenüber?* (Selbstliebe und Liebesmahl)
- *Darf ich glücklich sein, so wie ich bin, schon jetzt?* (Glückskekse und Wunder-Diät)

Am Ende dürfen alle glücklich und zufrieden sein. Vollkommen satt, ganz ohne Diät. Kein Darben, kein Hungern, keine Verbote. Nur freiwilliger Verzicht, wenn es denn hilft. Mäßigung allein zum Zweck, das Leben nicht zu verpassen, weil wir gerade wieder mit unserer Verdauung beschäftigt sind. Denn das wahre Ziel liegt nur dort, wo Freiheit, Liebe und Freude warten. Besonders diese drei rufen wir auf den (Ernährungs-)Plan!

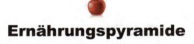

Ernährungspyramide

Die Empfehlung für ein gesundes Mengenverhältnis gewisser Lebensmittel zueinander, die wir täglich zu uns nehmen, wird in Form einer Pyramide dargestellt.
Die breite Basis bestand bisher aus Kohlenhydraten, die aber von Gemüse und Obst mehr und mehr verdrängt werden.
Weniger stark vertreten sind die eiweißhaltigen Produkte.
Die Spitze mit der kleinsten Menge fällt auf Fettes und Süßkram.

Es gibt unterschiedlichste Darstellungsformen und Aufteilungen. Nämlich genau so viele, wie es verschiedene Ansätze und Meinungen zur ratsamen Ernährungsweise gibt (Ernährungsberatung). Diese »Ernährungspyramiden« haben sich über die Jahre regelmäßig verändert und den neuesten Erkenntnissen der Wissenschaft angepasst (→Online-Tipps »Ernährungspyramide«). Auch die Pyramiden in Ägypten wurden nicht an einem Tag erbaut (Kultur).

In unserer westlichen Welt besteht der größte Anteil unserer Energiezufuhr aus *schweren* Kohlenhydraten (35–60 %). Man denke an Brot, Kartoffeln, Reis und Nudeln, die selten fehlen dürfen (Hausmannskost). Sie bilden die breite Basis, um nicht *Masse* zu sagen, allerdings laut Empfehlung immer häufiger ersetzt von Gemüse (15–30 %) und Obst (15–20 %), natürlich frisch und schonend zubereitet (Rohkost-Diät). Danach erst rät man uns zu eiweißhaltigen Lebensmitteln (10–15 %), besser aus pflanzlicher als aus tierischer Quelle (Proteine), also zu Hülsenfrüchten, Soja und Nüssen, aber auch zu Milchprodukten, Fisch, Fleisch, Geflügel und Eiern.

Das bescheidene Schlusslicht bilden die Fette und Öle (nur sparsam zu verwenden), dicht gefolgt von der mengenmäßig kleinsten Spitze – die bei fast jeder Diät gern gekappt wird – bestehend aus Alkohol, Süßigkeiten und salzigen Knabbereien, die allesamt nur mit Vorsicht zu genießen sind. Hinzugekommen ist als Grundstock jeder guten Ernährung das Trinken von ausreichend viel Flüssigkeit in Form von Wasser und ungesüßten Getränken.

Da ich Fan von Gemüse bin (Vegetarier), findet ihr hier keine *normale* Lebensmittelpyramide für Allesfresser (Mischkost), sondern die vegane Variante, mit Betonung auf Gemüse und Obst statt Kohlenhydraten (© ecodemy.de), gern noch flankiert von Sport und Bewegung.

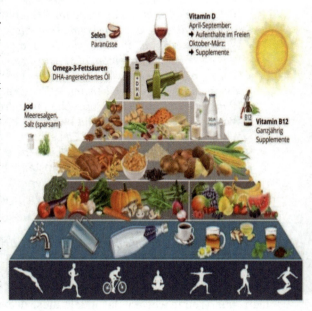

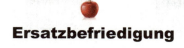

Ersatzbefriedigung

Essen muss oft als Ersatz herhalten.
Nur wofür, ist die Frage.
Das gilt es herauszufinden,
falls man weniger (oder mehr) essen will.
Und, um ein erfülltes Dasein zu führen (Sättigung).
Wäre doch schade, wenn wir ständig nur
auf der Ersatzbank unseres eigenen Lebens hocken
und uns selbst nie mitspielen lassen.
Es gibt eben keinen echten Ersatz für uns selbst.

Auch innere Leere will gefüllt sein (Hunger). Sei es Traurigkeit oder Unzufriedenheit, Langeweile oder mangelnde Inspiration, die uns innerlich aushöhlt. Dabei mangelt es nur scheinbar körperlich am erfüllenden Zustand, richtig satt zu sein (Sättigung). Es ist vielmehr der emotionale Hunger, der uns häufig umhertreibt. Egal, wie viel wir essen, wir bleiben hungrig (oder durstig), weil wir es gefühlt wirklich sind. Bekommen wir uns auf der Gefühlsebene nicht satt, können wir bis zum Sankt Nimmerleinstag essen (Völlerei und Nimmersatt), und fühlen uns trotzdem genauso schlecht wie vorher, wenn nicht sogar schlechter (Magersucht und Überessen).

Überfällt uns Liebeskummer oder grundlegende Unterzuckerung dramatischer Natur, wollen wir beschäftigt und abgelenkt sein (Beschäftigung und Ablenkung). Hat uns sonst niemand lieb, dann zumindest der Kühlschrank und die Speisekammer (Tiefkühlkost und Vorratskammer). Haben wir etwas Großartiges geleistet, sei es auch nur den lieben langen Tag herumzubekommen, wollen wir uns gelobt und belohnt wissen (Belohnung und Feierabend). Leiden wir an gefühlsmäßigem oder materiellem Mangel, möchten wir trotzdem wertgeschätzt werden und erfüllt sein (Gnadenbrot und Hamsterbacken). Erhaschen uns Komplexe von Minderwertigkeit oder widrige Lebensumstände, wünschen wir beruhigt und aufgemuntert zu werden (Trostpflaster).

Als *Ersatz* dienen hier diverse Dinge, die zur *Befriedigung* von seelischem und geistigem Hunger taugen (Betäubung). Sei es das Feierabendbier (Oberweite), die Pralinenschachtel (Liebesbeweis), die Tüte Chips (Fernsehteller), die Gummibärchen (Geselligkeit), die Schweinshaxe (Soziale Grillgruppe), die Tortenschlacht (Kaffeeklatsch), die Zigarette danach (Rauchen), der falsche Liebesschwur (Cheat-Day), der erhaschte Kuss (Liebe und Sex), der Dauerlutscher (Saugen). Alles schön und gut.

Aber erst die Befriedung unseres Herzens (Selbstliebe, Zufriedenheit und Entspannung) stopft emotional Hungerlöcher (Bauchgefühl). Erst dann hören wir auf, alles Mögliche und Unmögliche wahllos in uns hineinzustopfen (Essstörung und Bulimie). Je mehr tief empfundenes Vertrauen entsteht, aus dem Dasein selbst und dem Raum unseres Erlebens heraus *genährt* zu sein, umso eher erkennen wir den *echten* Hunger, den wir wahrhaftig zu stillen wünschen (Achtsamkeit). Das gilt für Körper und Organismus, aber eben genauso für Geist und Herz. Tritt diese Erfüllung ein, auf äußerer sowie innerer Ebene (Ernährung und Nahrung), wissen wir am Ende, dass wir selbst es sind, die *ersatzlos* für die volle Befriedigung unseres Lebens sorgen (Karma-Diät).

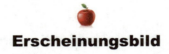
Erscheinungsbild

> Es kommt auf die innere und äußere Haltung an.
> Du kannst noch so sehr mit einer Traumfigur gesegnet sein.
> Wenn es dir an Grandezza,
> einer gesunden Prise Stolz,
> einer dicken Portion Selbstliebe sowie
> einem satten Herzen voller Liebe fehlt,
> hilft das alles nichts (Motivation).
> Unser Erscheinungsbild wird immer davon geprägt sein,
> wie wir zu uns und unseren Mitmenschen stehen.

Die zur Auswahl gestellten Optionen für das Älterwerden münden seit jeher in der Fangfrage: »Willst du lieber enden wie eine *Ziege* oder wie eine *Kuh*?« (Alter und Wechseljahre). Also dünn oder dick? Gesicht oder Figur? Beide Beschreibungen sind als Beleidigung zu verstehen (Konzepte). Mit keiner der Alternativen wird man einen Blumentopf gewinnen (Schönheitsideal). Als dürre Ziege gilt man als zickig und gestört (Null-Diät). Als dicke Kuh als stumpfsinnig und ungraziös (Grazing-Diät). Beides basiert eindeutig auf einer Wahrnehmungsstörung (Konkurrenz und Bewertung), begründet aber die andauernde Beschäftigung mit Ernährungsregeln und Diäten (Diäten-Wahn).

»*Eine kluge Frau ist eine Frau, die keine Ansicht darüber hat, wie sie aussieht. Sie ist alters- und zeitlos. Sie kann sich sexy kleiden und gut aussehen und all die richtigen Dinge tun, und es ist ihr nicht wichtig.*« (→Literaturhinweise »Richtiger Körper für dich«, S. 156).

Am Ende kommt es auf unsere positive innere Haltung an, die sich äußerlich in liebevollem Handeln zeigt (Karma-Diät). Sind wir bereit, sämtliche Vorstellungen über eine Traumfigur und ein Normalgewicht loszulassen, kann die unbedingte, wahre Liebe vollumfänglich in Erscheinung treten. Besonders unsere Mitmenschen werden es uns danken (Unterschiede und Geselligkeit). Und der tägliche Blick in den Spiegel ebenfalls. Hilfreich ist es, mit einer fürsorglichen Haltung uns selbst gegenüber zu beginnen. So werden wir unsere kindliche Ohnmacht auch in Sachen Diäten-Wahn endgültig los (Freiheit). Wir trauen und erlauben uns eine totale Entwöhnung von all unseren Vorstellungen, Vorurteilen und Abhängigkeiten. Bei Neugeborenen nennt man das auch *Baby led weaning* (BLW), »die vom Baby geführte Entwöhnung« (Babyspeck).

»*In erster Linie geht es um die Selbstbestimmung und Selbstkontrolle, die man dem Baby beim Essen gibt. Das Baby bestimmt selbst, was und wie viel es essen möchte. […] Beim Krabbeln-, Laufen- und Sprechenlernen ist es für uns selbstverständlich dem Kind die Selbstbestimmung zu geben. Beim Essenlernen wollen aber viele Eltern die Kontrolle übernehmen. Dabei muss das Essen genauso geübt werden, wie Krabbeln-, Laufen und Sprechenlernen. […] Bei BLW steht nicht das Abstillen im Vordergrund, sondern gerade in den ersten Wochen und Monaten das spielerische Entdecken und Erfahren von Nahrung.*« (→Online-Tipps »Babyspeck & Brokkoli«).

Mit viel Selbstliebe und Intuitivem Essen werden wir das Kind schon schaukeln, bis es als der herrliche Schwan in Erscheinung tritt, der wir schon immer waren.

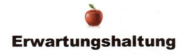

Erwartungshaltung

Vom Leben erwarten wir viel, oder eher wenig.
Von anderen Menschen auch, von uns selbst aber am meisten,
oder überhaupt nichts (Selbstliebe).
Erwartungen können Vorfreude und Ansporn sein.
Oder stehen in ewiger Konkurrenz zum echten Geschehen,
und erschweren uns so das Leben.
Wir *warten* auf etwas, das dann doch immer anders kommt.

»Die (falsche) Erwartungshaltung beinhaltet ein gewisses Anspruchsdenken. Man erhebt die Forderung, die (eigenen) Erwartungen bezüglich des Lebens, bitte schön, erfüllt zu wissen. [...] Genau für diese satte, voller Überraschungen steckende Erlebnisfähigkeit, die alle Erwartungen übertrifft, üben wir, von jeglicher Erwartungshaltung loszulassen (Anhaftung und Offenheit). [...] Wir warten einfach nicht mehr. Auf nichts und niemanden (Pünktlichkeit). [...] Wir warten nicht auf den nächsten Urlaub. Oder auf das nächste Wochenende. Auch nicht darauf, dass wir irgendwann glücklich sind. Oder 3 Kilo leichter. Oder verlobt. Oder verliebt. Oder endlich zu zweit. Oder endlich allein.« (→Literaturhinweise »Würfel Liebe A bis Z«, S. 167).

Hören wir nicht auf damit, ständig Erwartungen zu haben, ist die Enttäuschung vorprogrammiert. Denn die Dinge kommen meist anders als gedacht (Wunder-Diät und Karma-Diät). Die erträumte Traumfigur oder das gewünschte Wunschgewicht bleiben aus (Spiegel und Waage). Oder man sieht einfach nicht so aus, wie man es sich mit 20 Kilo weniger vorgestellt hatte (Wahrnehmungsstörung und Bewertung). Oder die Leute lieben einen trotzdem nicht, obwohl man mit Modelmaßen und Idealgewicht gesegnet ist (Liebe und Sex). So ein Ärger auch, aber irgendwie normal (Leben).

»Leiden [...] entsteht, wenn wir die Realität wie-sie-ist dadurch ersetzen, wie wir sie gern hätten.« (→Literaturhinweise »Auf dem Weg«, S. 129).

Nichts ist sicher, außer der Tod. Da kann man auch gleich alle Erwartungen über Bord werfen. Und Lebewohl sagen (Winkearme) zu all den vielen Vorstellungen über Bedingungen, die wir für unser Glück zu benötigen glauben (All-you-can-eat und Verstopfung). Mit weniger Gepäck lebt es sich leichter (Freiheit und Stressbewältigung). Ohne Hoffnung, keine Furcht. Ohne Erwartung, keine Enttäuschung. Allein *wie die Dinge sind*. Mal rund und fröhlich, mal schlank und sexy, mal dick und traurig, mal dünn und gestresst. Wie im echten Leben. Es ändert sich die ganze Zeit.

»Die Angst, andere zu enttäuschen, ist einer der größten Stolpersteine, die zum Verlust unseres Selbst, unserer Authentizität führen können. Wir versuchen, den Erwartungen anderer gerecht zu werden, statt zu sein, wer wir sind.« (→Literaturhinweise »Finde deinen Himmel auf Erden«, S. 234).

Den Moment zu genießen, was immer sich auch zeigen mag, und sein Bestes hineinzugeben, was immer zum Wohle aller anliegt, ist eine hohe Kunst der Authentizität und der Begeisterung (Lebensqualität). Was uns dabei hilft, wenn wir denn schon *erwarten* wollen, ist stets nur das Beste von jedem und allem zu *halten* – von der Welt, vom Dasein, von den Mitmenschen, der Familie, dem Partner, vom Geschmack, der Nahrung, dem Körper, besonders aber von uns selbst (Selbstliebe).

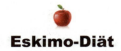

Eskimo-Diät

Eskimos (oder Inuit/Inuk) sind bekannt dafür,
dass sie miteinander *schnäbeln* (Küssen).
Sie reiben also die Nasen aneinander,
um sich liebzuhaben,
vielleicht aber auch, weil ihnen so kalt ist.
Auf 1200 Kalorien pro Tag beschränkt,
ernährt man sich vorrangig von Fisch.
Dazu gibt es übliche Beilagen wie Reis und Gemüse,
doch weder Fleisch noch Geflügel.

Politisch korrekt müsste man vielleicht lieber »*Diät der indigenen Völker des nördlichen Polargebiets*« sagen. Andere bevorzugen auch als Bezeichnung für die Volksgruppe aus dem hohen Norden »Inuit« (Plural »Inuk«), was übersetzt »Mensch« bedeutet. Das würde zumindest auf fast jeden von uns zutreffen (Steinzeitmensch).

Der Umbenennungswille rührt jedenfalls von dem Missverständnis, Eskimo bedeute »Rohfleischesser«, was so mancher als Beleidigung versteht (wohl nicht die Carnivore-Diätisten). Richtig aber ist, dass die Bezeichnung Eskimo ursprünglich von »Schneeschuhflechter« aus der nordostamerikanischen Algonkin-Sprache herrührt. Es darf also weiterhin *Eskimo* gesagt werden, während man sich kalte Weiten, aufgehackte Eislöcher, hechelnde Schlittenhunde, in Pelz und Fell gewickelte Menschenbabys und (rohes) Robbenfleisch kauende Familienhorden vorstellen möchte.

Ob es in Alaska oder Grönland, zwischen Eisklötzen und Schneeflockengestöber vor der Tür, ständig nur Tiefkühlkost zu essen gibt, könnte zwar angenommen werden. Nicht umsonst heißt eine bekannte Frost-Marke *ähnlich* wie die dort übliche Behausung »Iglo«. Doch dem ist nicht so, wer hätte das gedacht (Konzepte). Frisch gefangene Tierprodukte wie Fisch und Fleisch stehen auf der Speisekarte, die *unverzüglich*, oftmals noch blutig gegessen werden. Sie gelten als sichere Quelle für lebenswichtige Nährstoffe, Fettsäuren und Proteine (Vitamine, Omega 3/6/9 und Eiweiß-Diät). Im Gegensatz zur Low-Fat-Diät wird ordentlich viel Fett aus Tran, auch Polaröl oder Fischöl genannt, von Fischen, Robben und Walfleisch verspeist. Je mehr Fett, auch am Körper, umso wärmer ist dem Menschen (Winterspeck und Babyspeck). Die Eskimos sollen dafür sogar ein vor Gesundheitsschäden, speziell aufgrund fettreicher Ernährung, schützendes Gen entwickelt haben (DNA-Diät und Cholesterinspiegel). Da das bei uns eher nicht der Fall ist, empfiehlt man hierzulande die fettarme Zubereitung (Mäßigung).

Wahrscheinlich wurde die Eskimo-Diät von Frauen erdacht, weil die immer so kalte Füße haben. Ruft der Mann entsetzt: »Du hast ja Eisklötze unter der Bettdecke!«, schiebt sich die Partnerin schnell neues Heizmaterial wie fetten Lachs, Hering oder Makrele in den Rachen (Energiedichte und Heißhungerattacke). Wer da der größere Fang ist, der Partner oder der Fisch, den man sich an Land gezogen hat, sei hier dahingestellt. Hauptsache, es kommt zwischen dem Paar aufgrund angeheizter Kalorienverbrennung zum Schnäbeln. Denn am Ende sind wir alle ein bisschen *Inuit*, die es einfach nur lieben, wenn es im Iglu unseres Herzens heiß hergeht (Thermogenese).

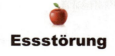

Essstörung

> Von einem natürlichen Essverhalten ausgehend,
> werden wir durch diverse Fehlvorstellungen
> gestört und an der Umsetzung gehindert.
> Wir essen zu wenig, zu selten, zu viel, zu oft,
> zu einseitig, zu streng, zu lustlos, zu ungesund,
> spucken alles wieder aus (Bulimie)
> oder schlucken es gar nicht erst herunter (Suppenkasper).

Offiziell anerkannte Essstörungen sind Anorexie (Magersucht), Bulimie, Binge-Eating-Störung (Heißhungerattacke und Fressanfall) und mehr oder weniger auch Orthorexie. Ob *Futterneid* ebenfalls dazu gehört, wäre noch zu erörtern, kann aber zumindest ein erster Schritt zu einer anhaltenden Störung sein. Häufig ist man schon gestört, wenn andere es sich gut gehen und schmecken lassen (Meal Prep). Jedenfalls sprechen wir nur dann von einer (krankhaften) Essstörung, wenn wir die Kontrolle über das Essen verlieren, oder zwanghaft wiedererlangen wollen, indem wir uns alles einverleiben (Völlerei, Allesfresser und All-you-can-eat). Oder die Nahrungsaufnahme todesmutig ganz verweigern (Hungertod), um daraufhin hinsichtlich unseres Körpers und Aussehens den Kontakt zur Realität zu verlieren (Erscheinungsbild, Waage, Spiegel und Maßband). Lustig ist das Ganze nicht, geschweige denn nur eine Marotte oder schlechte Angewohnheit (Krankheit und Wahrnehmungsstörung).

»*Konsumenten harter Drogen bezeichnen ihre Sucht häufig als 'schlechte Angewohnheit'. Als Suchtexpertin weise ich darauf hin, dass schlechte Angewohnheiten keine körperlichen Entstellungen bewirken und auch keinen negativen Einfluss auf Stimmung, Energie, Gesundheit und Selbstwertgefühl haben. Unbedeutende Gewohnheiten sind relativ leicht zu durchbrechen. Ein zwanghaftes Essverhalten, das gegen das Eigeninteresse und elementare Instinkte verstößt, kann Ihnen dagegen nur durch den vom Gehirn erzeugten Suchtdruck aufgezwungen werden, gegen den auch die Konsumenten harter Drogen kämpfen.*« (→Literaturhinweise »Die Heißhunger-Kur«, S. 23).

Vielmehr handelt es sich bei der Essstörung um eine psychosomatische Erkrankung. Sie beruht auf komplexen Zusammenhängen individueller, familiärer und gesellschaftlicher Bedingungen (Erwartungshaltung, Modelmaße, Schönheitsideal, Gesellschaft und Gruppenzwang). Wer herausfinden möchte, ob es ihn betrifft (Kur), kann einen Selbsttest durchführen (→Online-Tipps »Essstörung-Selbsttest«). Ehrliche Antworten auf Fragen, ob man ständig mit Essen beschäftigt ist (Naschen) oder Angst vor der Waage hat (Bewertung), bringen jedenfalls bei mir ein widersprüchliches, aber unerbittliches Ergebnis: »*Sie geben an, dass Sie sich zwar nicht mit dem Thema Essen, Gewicht und Figur auseinandersetzen, dennoch Angst davor haben zuzunehmen. Sie scheinen grundsätzlich zufrieden mit Ihrem Gewicht zu sein, obwohl Sie fürchten, die Kontrolle über Ihr Gewicht zu verlieren. Es ist typisch für eine Essstörung, dass das Gewicht in direktem Zusammenhang zur eigenen Stimmungslage steht. Obwohl Sie sich sehr viel mit Essen, Gewicht und Figur beschäftigen, halten Sie Ihr Essverhalten für normal.*«

Irgendwie erscheint mir die Auswertung wie in jeder guten Beziehung. Da hat man auch immer verloren, und zwar egal, was man sagt!

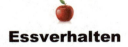

Essverhalten

> Wir verhalten uns alle in der Weise,
> die uns am meisten Glück verspricht.
> Das gilt von Essstörung bis Schlemmerei,
> von Askese bis Völlerei,
> von Verbot bis Mäßigung.
> Jede Ernährungsweise oder Diät
> soll uns in Form bringen,
> damit wir besser in unsere (wechselnde)
> Vorstellung von Glück passen.

Es gibt unzählige Ratschläge, Empfehlungen, Gebote und Verbote in Sachen Lebensmittelauswahl und Nahrungsaufnahme (Diätetik). Für die rechte Verdauung wird jeder Bissen 30 bis 40 Mal gekaut (Saugen und Handvoll). Für die tägliche Disziplin werden Ernährungspläne erstellt und ihre Einhaltung unter Belohnung oder Strafe gestellt (Cheat-Day und Waage). Die radikale Umstellung von einer Ernährungsweise auf die nächste wird mehr oder weniger schonend vorbereitet (Crash-Diät und Fastenbrechen). Für Abwechslung wird gesorgt (Mischkost), oder sie ist gänzlich unterbunden (Mono-Diät). Belohnungen werden ausgeschrieben in Form von Idealgewicht, Wunschgewicht, Traumfigur und Schönheitsideal. Getrunken wird unbedingt vor dem Essen (Volumetric-Diät), oder auf jeden Fall erst danach (Trinken und Wasser), oder überhaupt nicht mehr (Alkohol und Betäubung). Bewegung und Ausdauer stehen selbstverständlich auf dem Plan (Sport und Fitness), damit einem auf keinen Fall langweilig wird (Ablenkung und Beschäftigung). Die Darmbakterien werden gezüchtet oder aber zur Adoption freigegeben (Darmflora), der Stoffwechsel als überempfindliche Diva gehegt und gepflegt, und Blutzucker- sowie Insulinspiegel unter ständige Beobachtung gestellt (Spiegel und Bewertung). Nur, ob das alles hilft, und wobei oder wogegen, gilt es wiederholt im Einzelfall zu klären.

»Wir wissen nicht, welche 'Diät' die beste ist. Aber welche Essgewohnheiten die besten sind, das können wir sagen. Und zwar: echte Lebensmittel, nah ihrer natürlichen Form, meist Pflanzen, ein wenig angereichert durch fast alles, wonach Ihnen der Sinn steht. So einfach ist es, so schwer es einem auch fallen mag, das zu akzeptieren.« (→Literaturhinweise »How to Eat«, S. 20).

Ist das Glück das Ziel aller Dinge, dann scheint es recht individuell zu sein, wie wir uns ihm annähern wollen oder können, um uns auch in Sachen Ernährung entsprechend zu verhalten (Gewohnheit, Gruppenzwang und Abhängigkeit). Jeder sieht sein Wohl woanders schlummern (Schlank-im-Schlaf-Diät). Demnach gilt es wiederholt, die eigene persönliche Haltung zu den Dingen zu gewinnen, warum wir uns wie wozu stellen möchten. Welche Motivation inspiriert uns, welche Beweggründe leiten uns? Auf die Antwort folgt automatisch, oft auch neu erlernt, der Schritt in die richtige Richtung, Wünsche und Ziele tatsächlich umzusetzen (Karma-Diät). Anders verhält es sich auch nicht beim Essen, Abnehmen, Zunehmen, über die Stränge schlagen, Darben oder Hungern. Jedes Verhalten beginnt bei uns, aber endet garantiert auch dort (Freiheit).

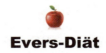

Evers-Diät

Der Arzt Dr. Joseph Evers begeisterte sich
an der Ernährung primitiver Naturvölker.
Damit wollte er Stoffwechselerkrankungen heilen.
Seine Diät besteht vorrangig aus rohen und
naturbelassenen Lebensmitteln (Rohkost-Diät und Bio).
Rohes Gemüse, Obst, Getreide, Blattsalate, Nüsse,
naturreiner Honig, aber auch Milch und Milchprodukte,
frischer Fisch, roher Schinken und rohes Fleisch,
Hauptsache alles nicht gekocht (Kalte Küche).

Der Verzehr von überwiegend pflanzlicher Rohkost verspricht hier eine minimierte Aufnahme an Kalorien (Abnehmen und Gewichtsverlust). Ähnlich der *Schnitzer-Kost*, entwickelt von dem Zahnarzt Dr. Johann Georg Schnitzer (*1930), steht eine vegane Kost im Vordergrund (Veganer und Vegetarier). Beide Ärzte plädieren für die Rückbesinnung auf eine »zivilisierte Urnahrung«, demnach der Mensch vorzugsweise ein Früchteesser ist (Frutarier und Steinzeitmensch).

Natürlich kann ich mir gut vorstellen, wie Zahnärzte beim Blick in unsere Münder erstarren, gar entsetzt zurückweichen und auf einen unverzüglichen Verzicht auf Zucker bestehen (Zuckerfreiheit). Bei so viel Karies und Co. kann ja etwas nicht stimmen mit unserer Ernährung. Das haben uns schon damals die Bakterienfreunde aus dem Kinderbuch »Karius & Baktus« verdeutlicht, wenn sie sagten:

»*Du darfst nicht vergessen, dass wir Tag für Tag wachsen und größer werden, weil wir so viel Kuchen und Bonbons futtern!*« (→Literaturhinweise »Karius & Baktus«, S. 7).

Schon im Jahre 1940 hatte auch Herr Dr. Evers (1894–1975), Landarzt aus Westfalen, der Bevölkerung auf den Zahn gefühlt. Seinen Beobachtungen zufolge ist die gesamte verarbeitete und konservierte Nahrung (Fertiggerichte und Dosenfutter) verantwortlich für die Entstehung von Krankheiten wie beispielsweise Multiple Sklerose. Auch er blickte der Menschheit aufs Gebiss und schloss daraus, dass wir allesamt eigentlich Früchte- und Wurzelesser sind. Darauf basierend entwickelte er zwei Wege der Ernährung. Einmal eine Kur für die Erkrankten (Stoffwechsel und Diabetes) und einmal eine Rohkost für die Gesunden (Krankheit und Gesundheit).

Übrigens wurde im Laufe der Zeit dringlich vom Verzehr von Rohmilch und rohen Eiern abgeraten. Hygienemangel und Salmonellengefahr drohen, die einen mehr krank als schlank machen. Da helfen wohl auch keine netten Geschichtchen über süße Bakterien wie *Karius*, *Baktus* und *Salmonella*, die sich in unserem Körper niederzulassen versuchen (Darmflora). Was aber gegen sämtliche Stoffwechselstörungen (Immun-Diät und Entzündung) helfen soll, sind naturbelassene Lebensmittel (Clean Eating und Bio) und ausreichend viele Ballaststoffe durch Vollkorn, gekeimtes Getreide, frisches Obst, Gemüse und Salat (Bio), dazu pflanzliche Öle (Olivenöl) sowie Milchprodukte, Milch und Honig. Also fast schon paradiesische Zustände. Nur nicht für Karius und Baktus, denen man damit so richtig die gute Laune vermiest und sie ihrer Lebensgrundlage beraubt (Futterneid). Schade eigentlich. Sie sind einfach zu *süß*, die beiden!

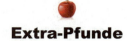

Extra-Pfunde

> Die Pfunde kommen mit der Ehe.
> Eine glückliche Ehe macht dick, eine unglückliche auch.
> Egal wie man es macht,
> am Ende geht man durch dick und dünn.
> So hat man es am Anfang der Eheschließung versprochen,
> und wird es bestmöglich auch bis zum Ende durchhalten
> (Appetitzügler und Cheat-Day).
> Sonst greift man zur Trennkost-Diät.

Pfunde versucht man im Griff zu haben (Waage). Bekommt man noch *extra* welche hinzu, kann man sich entscheiden, auf welcher Seite des Lebens man steht (Beurteilung). Entweder ist das eine weitere Bürde und Last (Ballaststoffe) oder aber eine Auszeichnung und auserwählt glückliche Sonderbehandlung (Hamsterbacken).

Es kann jeden treffen. Alle sind potenziell dran mit der extra Zuteilung. Am Ende macht alles dick. Reisen macht dick. Arbeiten macht dick. Stress macht dick (Stressbewältigung). Mangel an Schlaf macht dick. Fehlende Entspannung macht dick. Ehen machen dick. Kinderkriegen macht dick (Babypfunde). Liebeskummer macht dick. Single-Dasein macht dick (Naschen). Essen macht dick (Diätetik). Diäten machen dick (Jo-Jo-Effekt). Das Leben an sich macht dick (Konfektionsgröße).

Ist man zu zweit unterwegs, verdoppelt sich das Ganze. Ist das Paar erst einmal in den Hafen der Ehe eingefahren, wird der Kochlöffel geschwungen (Kochen und Küche). Man ist derart vom Glück beseelt, dass man sich ständig gegenseitig bekochen möchte, zum Fressen gernhat und die Liebe durch den Magen wandern lässt (Liebesmahl und Wohlstandsbauch). Da wird zusammen geschlemmt und gefuttert, wenn es sonst nichts Spannenderes zu tun gibt (Fit-for-Life-Diät und Abwechslung).

Frauen sagt man nach, dass sie *während* der Ehe zulegen (Einkaufen und Belohnung). Männer tun es erst *nach* der Scheidung (Betäubung und Frustessen). Das hat zumindest eine Studie der Ohio State University aus Columbus (1986–2006) für die Überdreißigjährigen ergeben (Wissenschaft und Alter). Ich vermute, dass die alleingelassenen Herren der Schöpfung nur noch zu Junk- und Fast-Food greifen. Es fehlt die Frau im Haus, die ihnen regelmäßig das Essen auf den Tisch stellt (Hausmannskost).

Im Umkehrschluss müssten die freigelassenen Hausfrauen nach beendeter Ehe (wieder) schlank werden, weil sie jetzt nur noch essen, wann ihnen persönlich danach zumute ist (Intuitives Essen und Timing). Jedoch sind das nur Mutmaßungen. Jedenfalls sprechen die Wissenschaftler von einem geschlechtsspezifischen »*Gewichtsschock*« beim Wechsel des Familienstands. Ob dabei eher das eine oder das andere Gewicht zur Eheschließung oder zur Scheidung führt, wurde bisher nicht näher nachgewiesen (Schönheitsideal). Schon aus diätischer Sicht muss man sich also gut überlegen, ob man den Heiratsmarkt überhaupt erst verlassen, ansonsten den Bund einer Ehe später wieder auflösen oder aber lieber gleich Single bleiben sollte. Unter dem Gesichtspunkt der Gewichtsschwankung, der man gemeinsam trotzen wird dürfen, macht zumindest das Eheversprechen umso mehr Sinn, wenn es heißt: »*Durch dick und dünn, bis der Tod euch scheidet.*« Es heißt ja eben nicht: »bis die Waage ausschlägt«.

F

Familie	124
Fast-Food	125
Fasten	126
Fastenbrechen	127
Fatburner	128
FdH	129
Feierabend	130
Feinschmecker	131
Fernsehteller	132
Fertiggerichte	133
Fettabsaugen	134
Fette	135
Fettleibigkeit	136
Fettverbrennung	137
Fit-for-Fun-Diät	138
Fit-for-Life-Diät	139
Fitness	140
Fleischesser	141
Flüssignahrung	142
Freiheit	143
Fressanfall	144
Fruchtzucker	145
Frühstück	146
Frustessen	147
Frutarier	148
Fünf Elemente	149
Futterneid	150
Fütterung	151

Familie

> Die Familie frisst einem die Haare vom Kopf.
> Futterneid gibt es bei uns nicht.
> *»Solange du die Füße unter unseren Tisch stellst …«*
> Als Familie wird gemeinsam gegessen.
> Zu den Mahlzeiten hat man pünktlich zu erscheinen.
> Wenn's dir nicht schmeckt, kannst du ja ausziehen!
> Keine kocht so gut wie Mutti.
> Zu Hause schmeckt es doch am besten.
> Bei uns gab es immer … mit Sauce.

Hat man sich erst einmal an das Essen zu Hause gewöhnt, wird man es nie wieder los (Geschmacksnerven und Geruchssinn). Daheim schmeckt es für jeden von uns, also bei allen Müttern, immer am besten (Muttermilch und Gewohnheit).

Erinnere ich mich an kalte Wintertage, wenn wir Kinder halb erfroren vom Schlittschuhlaufen auf Hamburger Kanälen zurückkehrten, gab es als Aufwärmmanöver unverzüglich kleine Nudeln mit buntem Brühwürfelpulver aus einem weißen Schächtelchen. Meine Mutter kippte den Inhalt in sprudelndes Wasser und rührte fünf Minuten darin herum. Seither, obwohl ich sie selten wieder gegessen habe, liebe ich Instantsuppe (Geschmackssache). Sie steht für mich für Heimat, Geborgenheit und Mutterliebe. Ich brauche nur daran zu denken, schon geht es mir gleich viel besser (Trostpflaster und Dosenfutter).

An Esstischen weltweit verstreuter Familienbande wird seit jeher über die Zukunft der Menschheit entschieden. Was einmal aufgetischt wurde, behält für Generationen seinen angestammten Platz. Gab es zu Weihnachten Kalbsbraten, gibt es jedes Jahr wieder Kalbsbraten (Fleischesser). Aß man zu Ostern selbstgebackenes Brot mit Butter, muss es eben beim nächsten Mal dasselbe sein (Backkünste). Wenn zum Sonntagsbraten garantiert braune Sauce floss (Hausmannskost), wird man auch später Fleisch ohne Flüssigkeit als »zu trocken« kaum hinunterbekommen (Suppenkasper).

Standen am Anfang noch Lagerfeuer und Grill im sozialen Mittelpunkt des Geschehens (Steinzeitmensch), waren es bald gemeinsame Suppentöpfe mit einem Löffel für die ganze Sippschaft (Gesellschaft). Als dann alle genug zu futtern hatten, und sich Tisch und Stühle leisten konnten, anstatt im Wald auf der Jagd zu sein, fungierte die gemeinsame Mahlzeit als Mittelpunkt und Zusammenhalt der Familienkultur. Dem konnte man sich nur entziehen, wenn man als ausgestoßen galt (Soziale Grillgruppe).

»Die städtische Lebensform führte dazu, dass die gemeinsame Mahlzeit der Hausgenossen und des erweiterten Familienkreises zur Keimzelle einer neuen Nahrungskultur wurde […].« (→Literaturhinweise »Europäische Esskultur«, S. 146).

Hat man nun weder Partner noch Familie zur Hand, lebt im Einzel-Haushalt mit minimaler Haustierbestückung, oder wohnt in IKEA mit wegklappbarer Single-Küche, darf ich alternativ für drohende Notfälle mangelnder Zugehörigkeit und emotionaler Unterzuckerung empfehlen, stets ausreichend viele Nudelsuppenschächtelchen vorrätig zu halten (Vorratskammer und Ersatzbefriedigung).

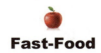
Fast-Food

> Der *Quickie* unter der Nahrungsaufnahme.
> Hat nichts mit Fasten zu tun,
> sondern mit dem englischen Wort *fast* wie schnell.
> Schnell das Fisch-Brötchen auf die Hand,
> die Curry-Wurst im Stehen,
> den Döner an der Ecke,
> das Hähnchen am Grill,
> den Burger durch das Autofenster.

Hauptsache, es geht fix und man steht sich nicht die Beine in den Bauch (Kochen und Langeweile). Das Äußerste der Gefühle sind da noch das Aufbrühen von Wasser für die Instantsuppe, das in die Röhre schieben der Tiefkühlpizza oder der schnelle Gang zum Imbiss an der nächsten Ecke, heute vielerorts ersetzt durch Burger- und Döner-Ketten sowie asiatische Schnell-Restaurants.

Als die »To-go-Falle« heutiger Ernährungsgewohnheiten bekannt, gibt es überall und ständig etwas zum Mitnehmen, was man sich im Gehen noch schnell in den Rachen schiebt oder die Gurgel hinunterspült (Abspeisung und Sucht). Als Unsitte verpönt, laufen unisono Angestellte bis Geschäftsleute mit der Brötchentüte vor dem Mund durch Straßenschluchten. Mit der anderen Hand das Handy ans Ohr gedrückt, in das schmatzend letzte Anweisungen für das nächste Meeting getrötet werden, stolpern sie durch die Mittagspause (Meal Prep). Zwar *fast* (schnell), aber wenig *food* (Nahrung).

Die Küche bleibt kalt bzw. wird gar nicht erst betreten. Sozusagen *betretenes* bis *eisiges* Schweigen auf ganzer Linie, zumindest was Herd und Kochtopf angeht (Kalte Küche und Rohkost-Diät). Ob sich das entsprechend auf die Beziehungsführung auswirkt, darf vermutet werden. Wer schon satt nach Hause kommt, setzt sich nicht noch an den Esstisch, um dem Partner beim Kauen zuzusehen oder gar gemeinsam den Tag Revue passieren zu lassen (Feierabend). Da läuft in der Glotze meist ein spannenderes Programm, und dazu gibt es schnell noch ein paar Knabbereien – bevor Mutti ins Wohnzimmer eilt, um einem die Fernbedienung sowie Chips und Bier zu entreißen (Kontrolle und Fernsehteller).

Bleibt später das Ehebett ähnlich kühl, wundert man sich. So *fast* kann man gar nicht schauen, als dass die Nummer vorbei ist (Sex und Crash-Diät). Von heißer Leidenschaft ist selten die Rede, eher von Heißhungerattacken, die den unbefriedigten Feinschmecker überfallen, der vom vielen Fast-Food mit der gewissen Leere im Bauch steinernen Herzens zurückgelassen wurde (Junk-Food und Dosenfutter).

Treffen sich zwei Fast-Food-Experten zwischen den Laken, die beide an ähnlichen Mangelerscheinungen leiden, wird aufs Wärmste empfohlen, ganz viel Muße mitzubringen (Langsamkeit und Achtsamkeit). Um ganz im Sinne der *Slow-Food-Bewegung* erst einmal in aller Ruhe die kulinarischen Menü-Prospekte diverser Lieferdienste durchzublättern, telefonisch seine Bestellung durchzugeben und sich sodann genüsslich und mit viel Ausdauer anderen körperlichen Freuden hinzugeben (Küssen). Bis der Lieferservice tatsächlich vor der Tür steht, bleibt genügend Zeit. Notfalls isst man die Pizza danach auch gerne kalt (Fastenbrechen).

Fasten

»Fasten your seatbelts«
bedeutet in etwa übersetzt:
Schnall' den Gürtel enger,
wenn du abheben willst.
Oder: *Schnall' dich an*, beim Fasten geht's rund!
Hat nichts mit Fast-Food zu tun,
aber mit Heilfasten, Scheinfasten,
Intervallfasten, One-Day-Diät, Null-Diät,
Dinner Cancelling, Breatharian-Diät und Sterbefasten.

Das Fasten gilt als eine Tugend, die höchste Zier innerer sowie äußerer Läuterung (Spiritualität und Askese). Wer verzichten kann auf Speis und Trank (*Wein, Weib und Gesang*), dem wird ein ordentliches Maß an menschlicher Reife zugesprochen (Motivation). Fasten ist nicht ohne. Aber auch nicht *mit*. Es gibt nämlich nichts zu essen. Vielleicht einen Kräutertee, manchmal auch klare Brühe oder verdünnte Obst- und Gemüsesäfte zu trinken, aber sonst nichts, nada, niente (Flüssignahrung und Verzicht).

Da das Ganze kein Pappenstiel wird, sollte man sich und seinen Körper gut einstimmen, bevorzugt aber auch den Partner und sonstige Familienangehörige, auf die es Rücksicht zu nehmen gilt. Man hat schon schauerliche Dinge von Leuten gehört, die aufgrund von Heißhungerattacken und Halluzinationen von Butterbrotstullen ungenießbar bis gemeingefährlich wurden (Futterneid). Es heißt nicht umsonst: *»Fasten your seatbelts«*. Der eine schnallt den Gürtel enger, die anderen legen ihre Sicherheitsgurte an. Mit Turbulenzen darf gerechnet werden. Sobald einer auf Diät oder gar Extrem-Hungern schaltet, um in leichtere Sphären abzuheben, kann der Haussegen schon mal schief hängen (Traumfigur und Feierabend).

Ein gesundes Fasten, das einer Entgiftung, Entschlackung und Grundsanierung dient (Heilfasten, Entgiftungskur und Detox-Diät), wird sorgfältig vorbereitet, aber auch nachbereitet (Fastenbrechen). Am Anfang steht der Entlastungstag (Mäßigung) nebst ausgiebiger Darmentleerung. Jedes Gerümpel im Darm sorgt dafür, dass uns ein nagendes Hungergefühl während der Fastentage nicht in Ruhe lässt. Deshalb kommen Glaubersalz und zusätzliche Darmspülungen zum Einsatz (Medizin und Abführmittel).

Damit einen weder Depressionen noch andere Gemütsverdunkelungen ereilen, ausgelöst mangels Essen und fehlender Ersatzbefriedigung, wird der Fastende für die kommende »Dürreperiode« von 6, 14, 21 oder mehr Tagen wie ein rohes Ei behandelt. Empfohlen wird ihm, falls möglich, sich von jeder Arbeit freizuhalten (Schlaf). Am Tage wickele man sich in warme Tücher (bei Babys nennt man das »Pucken«), gehe häufig an der frischen Luft spazieren, übe sich in leichten gymnastischen Übungen, in Yoga oder im Schwimmen, entspanne sich emotional sowie geistig (Entspannung und Meditation), höre gute bis beruhigende Musik, salbe sich mit duftenden Ölen ein (Geruchssinn), putze sich häufiger mal die Zähne (wegen Mundgeruch), trinke reichlich Wasser und Kräutertee (Kräuterhexe), und befülle sich auch intellektuell mit sinnvollen Inhalten. Das schont grundlegend die Nerven, die eigenen, aber besonders die der Mitmenschen.

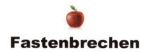
Fastenbrechen

> Fasten kommt nicht von ungefähr von »fast«:
> *Fast* hätte ich es geschafft …!
> Das Versprechen zu *brechen* geht leichter,
> dafür sind gute Vorsätze da.
> Brechen = *break* (engl.)
> *Breakfast* = break through
> Der frühe Durchbruch (Frühstück).
> Statt Erbrechen (Bulimie)
> den Hunger brechen, also endlich wieder essen.

Schon so manches Mal in meinem Leben habe ich gefastet. Mal mehr, mal weniger freiwillig. Einmal waren es ganze zehn Tage. Das volle Programm mit Einlauf, Glaubersalz und Hungersnot. Nur von ekstatischen Hochgefühlen war wenig zu spüren. Vergeblich wartete ich auf Adrenalinschübe heiliger Euphorie, wie sie einem ab dem dritten, spätestens vierten Tag versprochen werden (Ketose). Doch Askese und Verzicht waren für mich noch selten ein Grund zur Freude (Verbot und Nimmersatt). Allein schon zu wissen, ab jetzt gibt es nichts Festes mehr zu beißen, lässt die besten Vorsätze wackeln und mich mit den Zähnen klappern (Flüssignahrung und Hungertod).

Umso sehnsüchtiger wartete ich darauf, endlich wieder futtern zu dürfen. Da brauchte nur der letzte Fastentag zu nahen. Und schon biss ich herzhaft in alles hinein, dessen ich habhaft wurde. Weder habe ich langsam gekaut, noch maßvoll ein halbes Äpfelchen verspeist. Dafür bin ich nicht geschaffen (Mäßigung). Wenn es einmal heißt, ich dürfe essen, dann wird auch gegessen, und nicht zu knapp (Völlerei und Cheat-Day).

Danach war mir übrigens garantiert schlecht, und mies gelaunt war ich noch dazu. Weil ich nämlich wusste, dass alle Mühe umsonst gewesen war (Waage und Gewicht). Jedes verlorene Gramm war wieder zurück auf meinen Hüften, wenn nicht sogar doppelt (Jo-Jo-Effekt). Und mir vorzumachen, ich hätte aus rein *gesundheitlichen* Gründen im Wege der Entgiftungskur gefastet, die Gewichtsabnahme wäre also vollkommen egal, ist mir beim besten Willen nie gelungen (Heilfasten und Detox-Diät). Über eine derartige Überzeugungskraft mir selbst gegenüber verfüge ich bis heute nicht (Wahrnehmungsstörung und Leistungsdruck).

Der Erfolg des Fastens steht und fällt mit dem Übergang von Nicht-Essen zum Essen, dem besagten Fastenbrechen. Man soll sich innerhalb der bis zu drei folgenden *Aufbautage*, wie sie so schön heißen, langsam und behutsam an die Aufnahme von fester Nahrung gewöhnen (Schonkost). Weder überfordert man seinen Magen, noch überstrapaziert man den auf Pause geschalteten Darm (Verdauung). Deshalb gibt es am ersten Tag als Übergangslösung einen halben (½) Apfel. Schon das ist ein Grund, um gar nicht erst mit dem Fasten zu beginnen. Wenn es doch wenigstens, sobald man mit hechelnder Zunge durch die Ziellinie gekrochen kommt, zur Belohnung einen riesigen Eisbecher geben würde (Nachtisch). Aber nein, das soll gefährlich und ungesund sein. Stattdessen wird der (halbe) Apfel ausgiebig gekaut und *eingespeichelt*. Wen das inspiriert, ist jedenfalls beim Fasten sowie beim Brechen genau richtig (Dream-Team).

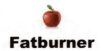

Fatburner

> Alles, was *burnt*, ist in,
> also heiß, sexy, cool und voll angesagt.
> Sozusagen der »fette Burner«!
> Angesagt ist heute besonders,
> was Kalorien zum Brennen und
> Fett zum Schmelzen bringt.
> Bei der Fettverbrennung sollen
> spezielle Lebensmittel helfen
> (Superfood).

Der »Burner«, mithin richtig toll, sind all jene Lebensmittel, die unseren Stoffwechsel ankurbeln, die Fettverbrennung in Gang setzen (Stoffwechsel und Verdauung) und unser Fett zum Schmelzen bringen (Fette). Sie lassen uns reichlich Kalorien verbrennen und damit ordentlich viel Fett loswerden (Hüftgold und Rettungsringe). Soweit die Versprechungen.

Schon, wenn man das Wort *Fatburner* nur liest oder sagt, brennt die Hütte. Mit quietschenden Reifen ist man bereits voll auf der Überholspur jeder Diät (Crash-Diät). Die Vorfreude auf Fettverlust brennt lichterloh, das Strohfeuer der Begeisterung ist entfacht. Alles, was super ist, wird mit dem Ausruf FETT! besiegelt. Alles, was irgendwie toll ist, bringt es so richtig, fackelt die Hütte ab, ist eben der BURNER. Die Steigerung davon wäre der »FETTE BURNER«, eben *Fatburner*.

Die besonders hippen Diätisten greifen zu künstlich hergestellten Wirkstoff-Komplexen, die den Stoffwechsel so beeinflussen, dass dieser *ohne* Änderung von Ernährungsgewohnheiten oder sportlicher Betätigung die Körperfettverbrennung steigert. So lockt zumindest die Werbung der Lebensmittelindustrie (Protein-Shake). Unter dem Motto: Wunder werden wahr (Wunder-Diät). Hauptsache, nicht bewegen. Und auf keinen Fall aufhören zu essen (Nimmersatt und Sport). Es reicht, dass die Verpackung des anzurührenden Trockenpulvers sportlich bis energetisch daherkommt.

Wer es natürlicher mag (Bio), bekommt Schützenhilfe vom *Superfood*. Diese gewissen Lebensmittel nimmt man ungeachtet der Kalorienmenge zu sich (Kalorienzählen). Ihre Verdauung lässt uns extra Kalorien verbrauchen. Wir nehmen demnach beim Essen ab. Die Hitliste wird hier angeführt vom heißen Chili. (Sag ich doch: der Burner!) Es folgt eine Abkühlung durch Magerquark und Fisch, dicht gefolgt vom einfachen Apfel: *An Apple a day keeps the doctor away* (Selbstversorger und Obst). Dann kommen Eier (Proteine und Sättigung), Spargel und Champignons (Gemüse), Kichererbsen, Mandeln (Nüsse), Avocado (Cholesterinspiegel und Heißhungerattacke), grüner Tee, ein Schuss Leinöl (Omega 3/6/9) und Leinsamen (Krebs-Diät), Harzer Käse (Milchprodukte) und Vollkornbrot (Getreide und Vollkorn). Hört sich alles in allem nach einer vernünftigen Ernährung an (Mischkost und Vollwertkost). Wenn einem dann noch das Essen auch innerhalb der Beziehung frisch zubereitet und mit viel Liebe serviert wird, verlieren wir sicherlich so manche Pfunde (Liebe und Sex). Während wir dem Partner, der uns täglich auf Trab hält, zurufen: »*Du bist der Burner!*«

FdH

Friss die Hälfte!
Mäßigung zu 50 %.
So einfach, und doch so schwer.
Wer will schon freiwillig verzichten.
Bei Verzicht hört die Freiheit auf.
Oder fängt erst richtig an (Fasten).
Wenn man denn weiß,
was es zu halbieren gilt.
Oder aber eher zu verdoppeln (Selbstliebe).

Intervallfasten und Dinner Cancelling sind das neue FdH. *Einfach weniger essen*, so lautete schon immer die Devise. Das hat meine Mutter bereits im letzten Jahrhundert verzweifelt versucht, einem meiner Ex-Partner nahezulegen. Wir saßen mit geladenen Gästen an gedeckter Tafel, und ich weiß noch, wie sie sich *demonstrativ!* nur eine minimale Handvoll auf den Teller lud. In der hehren Hoffnung, ihr Fast-Schwiegersohn würde es ihr formvollendet nachtun. Tat er aber nicht. Sondern schaufelte sich die vielfache Menge an Essen auf (Nimmersatt und Hamsterbacken). Ohne Rücksicht auf Verluste. Die Mitstreiter am Tisch sollten zusehen, wovon sie satt wurden (Resteessen). Es stand »hemmungslos« gegen »zurückgenommen« (Konkurrenz). Wer dabei letztendlich gewonnen hat, ist wohl Geschmackssache (Hunger und Gastfreundschaft).

Jedenfalls habe ich von F wie *Friss*, d wie *die* und H wie *Hälfte* schon in jungen Jahren gehört. Eine Diät-Regel, die einem lapidar vor die Füße geworfen oder doch eher vor den Latz geknallt wurde: *Friss oder stirb!* Man soll zusehen, wie man sich zügelt (Mäßigung). Dass dabei von Fressen (selten von Futtern) die Rede ist, macht es nicht sympathischer. Schöner wäre »Speisen« (Achtsamkeit), dann hieße es SdH. Oder IdH: *Iss die Hälfte!* Hört sich doch schon sehr viel wohlwollender an (Bewertung und Liebe).

Der Ansatz liegt in der Kalorienreduktion durch den bewussten Umgang mit den Mengen, die wir uns zutrauen oder zumuten (Magen). Es bleibt bei der für uns normalen Zusammenstellung an Lebensmitteln (Lieblingsessen). Wir müssen lediglich alles, was wir zu uns nehmen, vorher halbieren. Die eine Hälfte essen wir, die andere lassen wir liegen (Aufessen). Oder tun sie uns gar nicht erst auf (Verzicht). Dabei steht uns ein bester Freund und Helfer zur Seite: der Hunger (Körpergefühl und Intuition).

»[...] *dann können wir dieses unglaubliche Vergnügen genießen, dass das Stillen von Hunger erzeugt.* [...] *Hören Sie auf, Hunger als etwas Schlechtes zu sehen, sondern sehen Sie ihn als den Freund, der er wirklich ist.* [...] *Je länger Sie es ohne Essen aushalten, desto größer ist Ihr Appetit und desto schöner wird es, wenn Sie dann schließlich eine Mahlzeit zu sich nehmen.*« (→Literaturhinweise »Endlich Wunschgewicht!«, S. 114 f.).

Das *Halbierungsprinzip* rät man meist lieber dem Partner, sobald der nämlich in die leckere Bratwurst beißt (Futterneid), oder der Liebsten, die gerade der Kauflust verfallend das Scheckbuch zückt (Ersatzbefriedigung). Doch in Sachen Liebe, Geld und Beziehung, aber auch Selbstliebe, Ernährung und Genuss, wird die Anwendung von *FdH* seine wirklich sättigende Wirkung erst und nur so entfalten: *Freiheit den Hungrigen!*

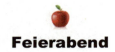
Feierabend

> Am Ende des Tages,
> nach verrichteter Arbeit,
> wird gefeiert.
> Endlich frei.
> Das verdiente Feierabendbier.
> Der obligatorische Fernsehteller.
> Aber auch Schluss mit lustig:
> *»Jetzt ist aber mal Feierabend!«*
> Keine Lust mehr auf Diäten-Wahn.

Zur Belohnung, dass man den lieben langen Tag durchgehalten hat, gibt es zum Abendbrot das genüssliche Feierabendbier und zum Krimi den Knabberspaß (Kalorien). So zumindest stelle ich mir den »redlich verdienten« Feierabend vor. Weit entfernt von Dinner Cancelling oder sonstiger Askese mit Schlank-im-Schlaf-Diät. Dafür muss man noch nicht einmal zur Arbeit gegangen sein (Warrior-Diät). Gründe zum Feiern gibt es immer. Jede Tageszeit ist zum Feiern da, ob man nun *am Tag* geschuftet hat oder nicht. Was sollen sonst all die Leute sagen, die Nachtschicht schieben.

Zu Hause, nach getaner Arbeit, und sei es nur, dass man durchgehend *geatmet* hat (Achtsamkeit und Tod), wird der Esstisch vollgepackt mit Leckereien (Geselligkeit und Großzügigkeit). Man weiß ja nie, wer noch kommt (Soziale Grillgruppe). Dass man manchmal alleine bleibt, weil sonst kein Gast das Haus betritt, wird jedenfalls der Üppigkeit im Nahrungsangebot keinen Abbruch tun (Völlerei und Überessen). Unter der Devise: »Was auf den Tisch kommt, wird gegessen!« (Aufessen und Heißhungerattacke).

Der allgemeine Diätist, der mit Gewicht und Pfunden kämpft, sucht derweil nach tauglichen Alternativen zu Speis und Trank zum Feierabend (Abwechslung). Es sollte doch möglich sein, sich mit anderen Dingen als mit Essen und Trinken zu beschäftigen und für den täglichen Fleiß des Lebens zu entlohnen (Belohnung und Ersatzbefriedigung). Da rennen dann einige zum Sport. Oder legen Puzzle. Oder üben sonstige Geduldspiele des Alltags, wie beispielsweise Kinder zum Schlafen zu bringen. Oder gehen stundenlang mit dem Haustier um den Block (Bewegung), ob das nun pinkeln will oder nicht (Imbiss). Oder kümmern sich aufopferungsvoll um Mitmenschen in der Disco oder Bar (Gesellschaft und Liebe). Oder fangen ersatzweise mit dem Rauchen an (Sucht). Oder langweilen sich einfach zu Tode und gehen schon deshalb frühzeitig ins Bett (Schlaf und Stressbewältigung).

Ablenkung vom Essen sollte jedenfalls möglich sein. Und sei es nur das allabendliche Fernsehprogramm und der Partner, der sich verzweifelt dazwischenwirft (Fernsehteller). Liebgewonnene Gewohnheiten unseres Essverhaltens lassen sich übrigens besonders schwer am Abend aufgeben (Betäubung und Abhängigkeit). Morgens dachte man noch: »Na klar, das werde ich heute auf jeden Fall anders machen!« (Fitness und Yoga), um sich spätestens beim einsetzenden Nachmittagstief jedes Mal dringlicher auf den Abspann des Tages zu freuen, den man garantiert wieder feierlich begehen wird – nämlich mit verdientem Feierabendbier und reichlich Knabbereien.

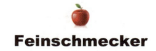

Feinschmecker

> Ein *Gourmet* in allen Lebenslagen.
> Der Gentleman genießt und schweigt.
> Wählerisch zu sein, hat sich schon manches Mal ausgezahlt.
> Das Schrotkorn im Wildragout findet nur derjenige,
> der sich Zeit nimmt (Langsamkeit und Genuss).
> Der andere hat längst schon draufgebissen.
> Ob es immer teuer sein muss, ein Feinschmecker zu sein,
> ist sicherlich Geschmackssache. »Gourmet-Tempel« der
> billigeren Art haben jedenfalls rund um die Uhr geöffnet.

Genuss ist anscheinend Geschmackssache. Ein »Das schmeckt mir nicht« lässt sich selten mit guten Argumenten vom Tisch fegen (Unterschiede und Bewertung). Was der eine liebt, findet der andere unerträglich (Geschmack). Das ist meist schwieriger für denjenigen, der den Suppenkasper satt zu kriegen versucht (Familie), hat aber auch in anderen Beziehungen eine bremsende Wirkung auf die gemeinsame Begeisterungsfähigkeit (Liebe und Sex). Doch, Feinschmecker oder gar komplizierter Esser zu sein, die Grenzen sind nicht immer eindeutig, soll auch sein Gutes haben:

»Wer wählerisch bleibt, isst bewusster, stopft sich nicht unnötig voll und schafft es besser, auf sein Sättigungsgefühl zu achten.« (→Literaturhinweise »Die neue Nebenbei-Diät«, S. 99).

Der Feinschmecker lässt es sich schmecken, ganz wie es ihm gefällt und mundet. Nichts Grobes, sondern nur *Feinstes* gönnt er sich (Geruchssinn und Geschmacksnerven). Feines Gebäck anstatt klobigen Keksen, feines Ragout anstatt derbem Fleischeintopf (Hausmannskost), ein feiner Tropfen Wein anstatt grobem Gerstensaft. Kulinarisch ist der Feinschmecker häufig ein Meister der erlesenen Küche, schwingt den goldenen Kochlöffel nach ausgewählten Rezepturen, und schwelgt schon allein beim Probieren der Sauce Hollandaise. Ein Genussmensch auf ganzer Linie.

Besonders seltene und kostspielige Delikatessen haben es dem Feinschmecker angetan (Aphrodisiakum). Trüffel und Austern, Spargel und Schinken, Champagner und Cognac, handgezogene Pasta und Pinienkern-Pesto, Pralinen und Baumkuchen. Die Liste ist schier endlos (Nimmersatt).

Dem Diätisten wird empfohlen, ein bisschen mehr den Feinschmecker aus sich herauszukitzeln und seinen Gaumen mit Köstlichkeiten zu verwöhnen (Selbstliebe und Lieblingsessen). Wenn schon darben, dann auf hohem Niveau. Dazu darf man sich den Tisch schön eindecken, gutes Porzellan oder die Lieblingsschale wählen, mit hübschem Besteck hantieren und eine Serviette reichen. Wir sind unser liebster Gast (Geselligkeit und Gastfreundschaft), laden dazu aber gern auch angenehme Tischnachbarn ein, die wir mit unserer Feinkost verwöhnen dürfen (Liebe und Liebesmahl).

»Machen Sie aus Ihren Mahlzeiten ein Fest für die Sinne. […] Ein Genuss für die Sinne ist immer auch eine Freude für die Seele. Goethe beginnt sein 'Tischlied' nicht umsonst mit dem Ausruf: 'Mich ergreift, ich weiß nicht wie, himmlisches Behagen.« (→Literaturhinweise »Die Psyche isst mit«, S. 117 f.).

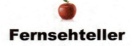

Fernsehteller

> Der Snack zum allabendlichen Fernsehprogramm.
> Vorbereitete Häppchen vor der Flimmerkiste.
> Nicht unbedingt zu verwechseln
> mit den drei großen F:
> Freund/in,
> Futtern,
> Fernsehen.

In ehemaligen Kindertagen bereitete uns noch die Mutter einen leckeren Teller zum Abendbrot vor, mit in Quadrate geschnittenen Brothäppchen, belegt mit Mortadella und Gummikäse, garniert mit gesalzenen Gurkenscheiben und Tomatenvierteln, dazu mit Mayonnaise geschmückte Eihälften und kleine Mini-Salamis. Parallel lief das kindertaugliche Abendprogramm in der Schwarz-Weiß-Flimmerkiste im elterlichen Wohnzimmer – fertig war der »Fernsehteller« (Lieferservice). Nichts war besser, als mit wechselnder Zusammenstellung kulinarischer Köstlichkeiten überrascht zu werden, derweil man dem Sandmännchen über den Bildschirm folgte und in wolkigen Gutenachtgeschichten verschwand (Schlaf und Entspannung).

Später, im erwachsenen Beziehungsalltag, wartet man geduldig auf die Fortsetzung zum Feierabend, gibt die Hoffnung nicht auf, es gäbe irgendwann den Überraschungsteller, vom Liebsten kreiert, den Fernsehteller zum Nachtprogramm (All-you-can-eat und Meal Prep). Oder zumindest zum Abendbrot, sowohl als Beschäftigung als auch zur Ablenkung vom sorgenvollen Alltagsgeschehen. Anstatt schwer zu kauen an Bürostress und Familienbürden (Ballaststoffe und Stressbewältigung), schluckt man lieber leichte Kost zur Fernsehserie. Alternativ reicht man Nüsschen und greift in die fernsehtaugliche Mischung aus Salzgebäck (Knabbereien). Jeder Schuss eine Kalorienbombe, jeder Tote eine Butterstulle, jede Werbepause Nachschub fürs Gemüt (Süßigkeiten), jeder Abspann begleitet von Flüssignahrung (Alkohol). So lässt es sich auf dem Sofa recht gut aushalten. Obwohl man weder lesen noch fernsehen sollte, während man isst, gibt es kaum etwas Schöneres (Ablenkung). Von vorne berieselt, von innen beladen (Nahrung und Magen). Links das Bier, rechts die Fernbedienung. Die volle Unterhaltung auf sämtlichen Kanälen.

Im Varieté des Hamburger Hansa-Theaters gab es ihn damals sogar auf der Speisekarte: den *Fernsehteller* für den geselligen Kabarett-Abend (Zwischenmahlzeit). Eine Scheibe Schwarzbrot mit Käse und Wurst belegt, darüber gefächert eine halbe, in Streifen aufgeschnittene Essiggurke, dazu zwei Salzstangen, genau abgezählt (Kalte Küche). Eine wahre Offenbarung, aber auch eine große Inspiration für den Abend zu zweit daheim, wo Mutti dem Vati noch die Häppchen reicht (Hausmannskost). Um sich allabendlich mehr recht als schlecht als begnadete Varieté-Künstlerin zu verdingen, die sich kopfüber von der Deckenlampe hängt und hin und zurück zum Kühlschrank hangelt (Sport, Sex und Bewegung). Derweil die lieben Kinder begeistert Beifall klatschen, der Herr Papa blind vom Programm an der Fernsehzeitung nagt, der Hund irritiert mit dem Schwänzchen wedelt und die Frau Mama vergeblich nach der Fernbedienung angelt (→Literaturhinweise »Pole Dance Fitness«).

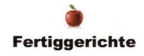

Fertiggerichte

Anstatt zu kochen, lässt man kochen.
Nicht im Restaurant,
im Imbiss oder
von Muttern,
sondern von den
Nahrungsmittelkonzernen.

Das Fast-Food für die Küche, das Kochen in der Mikrowelle, der Genuss von Künstlichkeit, das schnelle Aufreißen von Tüten und Schachteln, das Aufwärmen undefinierbarer Inhalte, garniert mit diversen Geschmacksverstärkern, Transfetten (Fette) und Zuckeraustauschstoffen (NOVA-System). Die Lebensmittelindustrie hat sich dazu schöne Bilder von echtem Essen und glücklichen Familien ausgedacht, die sie auf die Verpackungen ihrer »Fertiggerichte« drucken lässt (Instantsuppe und Dosenfutter).

»*Dahinter sitzen Rechtsabteilungen, die Slogans so formulieren, dass sie an der Grenze sind, wo ein Verstoß gegen § 12* [Verbot der gesundheitsbezogenen Werbung] *vorliegt, die Botschaft, welche unterschwellig vermittelt werden soll, aber trotzdem beim Verbraucher ankommt.*« (→Literaturhinweise »Zusatzstoffe und E-Nummern«, S. 13).

Eine Gesellschaft der Ungeliebten und Unbekochten, will man meinen (Kalte Küche). Anstatt mit Liebe gekocht, gibt es kalten Kaffee und aufgewärmte (Koch-)Kunst (Kochen). Hat man sich daran erst einmal gewöhnt und denkt, das wäre normal, wird es schwer mit dem Erreichen unserer Geschmacksnerven (Bio und Vollwertkost). Gemüse, wenn überhaupt, schmeckt nur noch, wenn es aus der Dose kommt. Kartoffelpüree ist nur dann genießbar, wenn es garantiert industriell hergestellt wurde. Ohne Ketchup geht da gar nichts mehr (Soziale Grillgruppe). Maggi und Co. sind überall mit dabei. Schon ist eine suchtvolle Beziehung garantiert (Sucht und Abhängigkeit). Unterschieden wird hier zwischen emotionaler und chemischer Begierde, dem »Craving« (Drogen).

»*Je raffinierter die Verarbeitung von Lebensmitteln, die wir regelmäßig essen, ist, je geschmacksintensiver und aromatisierter sie sind, umso mehr chemisches Craving entwickeln wir. Sind wir an industriell hergestellte Lebensmittel gewöhnt, sehen wir* [...] '*normale', also unverarbeitete Lebensmittel gar nicht mehr.*« (→Literaturhinweise »Abnehmen für hoffnungslose Fälle«, S. 23).

Das Glückshormon Dopamin des körpereigenen Belohnungssystems wird eben nicht nur bei Sport, Sex, Liebe, Musik und allem, was wir als schön empfinden, ausgelöst (Liebesbeweis). Sondern besonders auch durch sehr *fettes, sehr gewürztes* und/oder sehr *süßes* Essen (Knabbereien und Süßigkeiten). Doch je mehr und leichter wir davon bekommen, umso unempfindlicher werden unsere Dopamin-Rezeptoren und umso mehr brauchen wir davon (All-you-can-eat und Belohnung).

Das bemerken nicht nur wir als Konsumenten, sondern auch die Hersteller (Lebensmittelindustrie). Und schon landet deren Wissen in allen Fertigprodukten dieser Welt, um unsere Aufmerksamkeit auf ihre Waren zu lenken und uns das Geld aus der Tasche zu ziehen (Einkaufen und Junk-Food). Dabei machen Fertiggerichte ihrem Namen alle Ehre: Sie machen uns über kurz oder lang einfach nur *fertig* (Nährstoffmangel und Mangelerscheinungen).

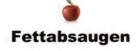

Fettabsaugen

Gesaugt wurde schon immer.
Erst an Muttis Brust (Muttermilch und Saugen),
dann im Haushalt der Staub,
nun auch an Körperformen.
Das Fett muss weg.
Wenn man sonst nicht loslassen kann,
von Bauchumfang oder falschen Vorstellungen,
dann eben mit Gewalt.

Das Saugen von Fett am Körper gestaltet sich recht unangenehm, zumindest für den Besaugten. Einem Staubsauger gleich werden lange Gerätschaften in Bauch, Hüfte, Rücken, Po oder Oberschenkel eingeführt, wo vorher die Haut durch schwarze Filzstiftstriche markiert wurde. Sobald man einmal so einen Eingriff im Fernsehen oder im Netz beobachten durfte, überlegt man es sich mehr als zweimal, ob man tatsächlich *Problemzonen* zu haben meint. Wie der Breitmaulfrosch, der vom Storch gefragt wird, wo es denn die leckeren Breitmaulfrösche zu fressen gibt. Um zu antworten: »Broitmoilfrööösche güb's hür gor nich!«

Beim klinischen Absaugen von Körperfett ist von einer »Wunschmedizin« die Rede, also einer medizinischen Behandlung ohne direkten gesundheitlichen Nutzen (Wunschgewicht). Ein Spannungsfeld zwischen Handlungsfreiheit des Patienten, ärztlichem Standesrecht und staatlichen Schutzpflichten (→Literaturhinweise »Die Schönheitsoperation im Strafrecht«). Das eigene Erscheinungsbild scheint dem persönlichen Wunschdenken nicht zu entsprechen (Spiegel und Gruppenzwang). Das Problem dabei ist, dass es sich häufiger um Wahrnehmungsstörungen handelt, als um wirkliche Notstände (Magersucht und Schlankheitswahn).

Jedenfalls habe ich gehört, dass der Körper nach dem Fettabsaugen (Liposuktion) neben Dellen und Blutergüssen auch mehrere Löcher aufweisen wird, die einen noch lange an den Einsatz der Löschfahrzeuge, äh, Sauginstrumente erinnern. Nämlich genau dort, wo sie einem unter die Haut gegangen sind. Die sollten, so hofft man zumindest, ohne vernarbte Rückstände verheilen. Sonst ist man bald gelöchert wie ein Schweizer Käse, falls man diese als *Schönheitsoperation* verkaufte Prozedur jedes Mal wiederholt, wenn andere Leute zur jährlichen Frühlingsdiät schreiten (Bikini-Diät).

Jedem, der sich tatsächlich einer solchen Tortur unterziehen möchte, wird dringend empfohlen, die Auswahl an Medizinern, Kliniken und Verfahren genauestens auf Qualität und Seriosität zu prüfen. Man stelle sich vor, der Herr Doktor ist auch sonst ein Pfuscher, bekannt dafür, im eigenen Zuhause nur schluderig, mit Staubsauger ausgerüstet durch die Wohnung zu schlurfen, wenn überhaupt. Einer, der geflissentlich die Ecken auslässt, weder Gegenstände vom Regal hochhebt noch unter dem Sofa saugt, der regelmäßig das Schlafzimmer vergisst, geschweige denn den Beutel ausleert, und auch sonst eher wenig gute Laune verströmt, während er missmutig seinen Saugrüssel vorwärts rammt. Um derartige Unlust-Sauger zu entlarven, sollte man potenzielle Ärzte probeweise zum Großreinemachen laden, um ihnen ggf. vorab die Meinung zu saugen.

Fette

»Gesättigtes« oder »ungesättigtes« (Omega 3/6/9),
»gutes« oder »schlechtes«,
»braunes« oder »weißes« Fett (Bauch).
Grundlegend sind Fette (*Lipide*) lebensnotwendig.
Das Fettgewebe ist Teil unserer biologischen Grundausstattung.
Lebensmittel, besonders zur Fetterhaltung (Kalorien),
sollten aus gesunden Quellen stammen (Bio).

Gesättigte Fettsäuren findet man in tierischen Substanzen wie Milchprodukte, Fleisch und Wurstwaren (Fleischesser), aber auch als Bestandteil pflanzlicher, fester Fette wie Kokos- und Palmkernöl (Bulletproof-Diät). Für sie gab es gesundheitlich betrachtet gewissermaßen Entwarnung, zumindest bei pflanzlicher Herkunft. Dagegen galten die *ungesättigten* Fettsäuren ja immer schon als gesund (Omega 3/6/9). Fett an sich ist also in Ordnung. Ohne Fett geht gar nichts (Gesundheit). Gewisse Vitamine lassen sich zum Beispiel nur mit Fett zugänglich machen (Gemüse). Doch ich gebe zu, spontan greife ich eher bei »gesättigten« Fetten zu, schon weil das Wort »satt« darin vorkommt. Wer will schon freiwillig bei »ungesättigt« mitmachen (Sättigung und Befriedigung). Gewarnt wird umso mehr vor industriell teil- bis durchgehärteten Pflanzenölen, die mit ihren *Transfetten* ausgesprochen ungesund sind und vorrangig in Süßigkeiten und Gebäck, aber auch in Fertiggerichten und Fast-Food Verwendung finden (Junk-Food und Lebensmittelindustrie). Diese *trans*-Fettsäuren (TFS) sind schwer verdaulich, verlangsamen den Stoffwechsel und sorgen für einen ungünstig hohen Cholesterinspiegel. Im Gegensatz dazu schützen *einfach ungesättigte* Fettsäuren wie Omega-9 bzw. Ölsäure (*Olivenöl, Eier*) sowie *mehrfach ungesättigte* Fettsäuren wie Omega-3 (*Lachs, Leinöl*) und Omega-6 (*Nüsse, Eier*) vor Herz-Kreislauf-Erkrankungen. Im richtigen Verhältnis zueinander lindern sie Entzündungen, verringern die Gefahr von Diabetes und wirken vermutlich Darmkrebs vor (Darm und Krebs-Diät). Omega-3-Fettsäuren können wohl auch bei Depressionen und gegen Rheuma helfen (Krankheit).

Entsprechend geht die ernährungsbewusste Aufforderung dahin, anstelle einer Tüte Chips lieber eine Handvoll Nüsse, Oliven oder eine Avocado zu naschen. Walnüsse sollen sogar die Fettverbrennung ankurbeln (Fatburner). Anstatt der großen Angst vor jeder Art von Fett zu verfallen, die sich flächendeckend auf das Sortiment unserer Supermärkte auswirkt (Diät-Produkte), darf man sich *»die Butter nicht vom Brot nehmen lassen«* und stattdessen auf hochwertige Fette und Pflanzenöle setzen. Da trifft man dann auf kaltgepresste Öle aus Oliven, Leinsamen, Raps, Walnuss, Kürbiskern, Sesam, Kokos, Ölpalmfrucht, Soja, Distel und Sonnenblume. Das hört sich nicht nur herrlich sommerlich an, sondern schmeckt auch so. Nichts ist besser, als frisches knuspriges Brot in Olivenöl getunkt und mit Himalaya-Salz bestreut (Kohlenhydrate). Besonders, wenn bei der Herstellung des Öls auf die Raffination mit chemischen Lösemitteln verzichtet wurde (Bio). Festzuhalten bleibt, dass wir Fett zum Überleben benötigen (Babyspeck, Muttermilch und Eskimo-Diät). Es dient als Energiequelle und eiserne Reserve. Deshalb sollte sich jeder grundlegend freuen, wenn er *»sein Fett wegbekommt«*. Und wer will schon im Ernst für ewig auf seine Butterstulle verzichten (Abendbrot und Verzicht).

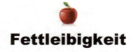

Fettleibigkeit

Die Frage ist, ab wann wir von Fettleibigkeit sprechen (Adipositas).
Jeder Mensch hat Fett am Körper und braucht es auch.
Nicht zu viel und nicht zu wenig. Der ideale Körperfettanteil wird durch verschiedene Methoden ermittelt:
1. Diverse *Körperfett-Tabellen* oder
2. *Caliper-Zange* von Jackson & Pollock für die direkte Hautfaltenmessung.

Der Körper wird in mehrere Hauptbestandteile unterteilt, die wir auf die Waage bringen. Neben Wasser und Muskelmasse wiegen wir hauptsächlich unseren Fettanteil, den wir mal mehr, mal weniger behalten möchten (Gewicht und Waage). Als Grundlage für ein »Normalgewicht« bemisst man den *gesunden* Körperfettanteil von Frauen und Männern unterschiedlich, und zwar auch abhängig von Alter und Größe, aber besonders vom Kontinent, auf dem man gerade lebt (Unterschiede). In den USA gelten Männer mit 12–25 %, Frauen mit 21–36 % Fettanteil als gesund, dagegen bei uns in Deutschland nur mit mageren 12–20 % bzw. 20–30 %. Das sind zwar nur Querschnittwerte, sie zeigen jedoch, was jeweils in der Gesellschaft aktuell angesagt ist (Konfektionsgröße).

Für mich, mit einem um 30 % herumschwimmenden Fettauge, ist es dabei gut zu wissen, dass die Frau mehr Fett am Körper benötigt als andere Leute (Eskimo-Diät und Gesundheit). Und zwar für ihren Eisprung und zum Schutz der Gebärmutter (Wechseljahre). Ebenfalls besteht das weibliche Brustgewebe hauptsächlich aus Fett (Oberweite). Wer will sich da schon beschweren? Männer dagegen lagern ihr Fett vorrangig im Bauchraum ab (was vermehrt zu Scheinschwangerschaften führt). Da dies schlecht für ihre körperliche Verfassung ist, sollten sie mit einem geringeren Fettanteil als Frauen ausgestattet sein. Oder in die USA auswandern (Wohlstandsbauch).

Es trifft aber auch die Dünnen unter uns, dass sie ein Zuviel an Fett herumtragen. Es kann sich unter der Haut oder um die inneren Organe liegend verstecken (Cellulite). Mit diesem Argument werden dann Personenwaagen mit der berühmten *Körperfettanteilsbemessungsfunktion* beworben (Lebensmittelindustrie).

Wiederum zeugt ein geringer Körperfettanteil nicht zwingend für eine blühende Gesundheit. Gelegentlich könnte der Grund hierfür in Krankheit, Mangelernährung oder vermehrtem Konsum von Drogen und Alkohol zu finden sein. Man ist also aufgefordert, sein Gespür für gesundes Lebensfett selbst zu entwickeln.

Klassifikation	Frauen	Männer
Untergrenze	10-13 %	2-5 %
Athletisch	14-20 %	6-13 %
Fit	21-24 %	14-17 %
Durchschnittlich	25-31 %	18-24 %
Fettleibig	>32 %	>25 %

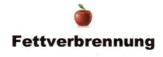
Fettverbrennung

> Hat nichts mit industrieller Müllverbrennung zu tun.
> Ist aber ähnlich aufwendig.
> Je mehr Fett wir in uns hineinschaufeln,
> umso mehr hat unser Stoffwechsel zu tun.
> Fettverbrennung bedeutet nicht automatisch Fettverlust.
> Will man seine Fettdepots schmelzen lassen,
> muss die Fettverbrennung zwar angekurbelt werden,
> doch mit der passenden Menge an Brennstoff (Kalorien).

»Alle Fette machen unser Blut dicker, und das behindert die normalen Selbstreinigungsmechanismen des Körpers. [...] Da mag eine Ernährungsform noch so gesund erscheinen, weil sie kein Fastfood, nichts Gebratenes und keine industriell verarbeiteten Nahrungsmittel zulässt – wenn sie dann reich an pflanzlichem oder tierischem Fett und Eiweiß ist, wird sie die Leber trotzdem überlasten und träge machen, [...] Grundinformation, dass es wichtig ist, das Blut mit mehr Obst, Gemüse und grünen Blättern dünner zu halten sowie den Fettverzehr einzuschränken [...]« (→Literaturhinweise »Heile dich selbst«, S. 19).

Sein Fett wegzubekommen, davon träumt jeder Zweite (Extra-Pfunde). Trotzdem geht man in Deckung, wenn es heißt »Jeder bekommt sein Fett weg«. Sobald es an die Abrechnung geht, will irgendwie keiner zahlen (Karma-Diät). Trotzdem aber sollten wir die individuellen Zusammenhänge zwischen Fett, Fettverbrennung und Fettleibigkeit verstehen und anzuwenden versuchen (Rettungsringe und Adipositas).

Viele schwören darauf, einfach nur alle Fette wegzulassen (Low-Fat-Diät). Kein Öl, kein Fett, keine Butter, kein Croissant (Frühstück). Parallel wird auf wundertaugliche »Fatburner« wie Apfelessig und Co. gesetzt (Superfood und Thermogenese). Sobald man diese Turbo-Fettverbrenner zu sich nimmt, soll alles wie von selber gehen. Da purzeln die Pfunde, da schmilzt das Fett. Nicht in der Pfanne, sondern auf den Hüften (Hüftgold).

Tipps gibt es jedenfalls reichlich, um den Stoffwechsel anzuregen. Obwohl die stete Devise lautet: *Verbrauche mehr Energie, als du zu dir nimmst!* (Kalorienverbrauch und Mäßigung), gibt es weitere Hoffnungsträger: Iss eiweißreich (Proteine und Sättigung), trinke öfter grünen Tee und Zitronen-Wasser (Apfelessig und Model-Diät), schlafe mehr (Schlaf und Stressbewältigung), gehe regelmäßig laufen (Bewegung und Sport), lege dir Muskeln zu und trainiere abwechslungsreich (Muskelaufbau und Abwechslung), nutze dabei den Nachbrenneffekt eines erhöhten Grundumsatzes (Krafttraining), vermeide den Anstieg der Insulinausschüttung durch Weglassen einfacher Kohlenhydrate aus Junk-Food (Blutzuckerspiegel und Insulinspiegel), nimm genügend gesunde Fette zu dir (Omega 3/6/9 und Olivenöl), genieße dein Essen mit Zeit (Langsamkeit und Achtsamkeit), iss öfter mal im Freien (Meal Prep und Sex) oder alternativ bei Kerzenschein (Feinschmecker und Liebe).

»Speisen Sie unter freiem Himmel und beenden Sie den Festschmaus lange vor dem Schlafengehen. Dann werden alle Ihre Fett-Gäste zu einer erfolgreichen Party beitragen und Sie werden lange von diesem Partyerlebnis profitieren.« (→Literaturhinweise »Fett: Das Handbuch für einen optimierten Stoffwechsel«, S. 129).

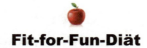

Fit-for-Fun-Diät

> Eine Zeitschriften-Diät
> (Brigitte-Diät).
> Seit 1994 wird berichtet über
> Fitness, Ernährung und Gesundheit.
> In Anlehnung an den Namen der Fit-for-Life-Diät.
> Wenn schon am Leben (engl. *life*),
> dann aber mit Spaß (engl. *fun*).
> In 14 Tagen zur Traumfigur
> (Kalorienzählen und Sport).

Die Zeitschrift »Fit For Fun« wurde zwar 2021 eingestellt und erscheint seither als Beilage zum »Focus«. Das heißt aber nicht, dass wir keinen Spaß (»Fun«) mehr mit ihrer Diät inklusive Rezept-Vorschlägen haben dürfen. Was jedoch eine kalorienreduzierte Ernährung mit Spaß zu tun haben soll, wissen wohl nur die schlanken Sportskanonen unter uns. Der Fokus liegt jedenfalls weiterhin auf »Fitness, Food & Lifestyle«. Die Themen reichen von Abnehmen und Ernährung über Sport und Gesundheit bis hin zu Liebe und Beauty (Schönheitsideal und Sex).

Bei dieser Diät ist an jedem Tag viel Bewegung, aber auch Entspannung angesagt. Sport ist Nummer Eins für Gewichtsabnahme und körperliches Wohlbefinden. Der zweite Platz geht an die geistige Wellness (Meditation und Intuition). Wer hat schon Spaß, wobei auch immer, wenn er gestresst ist (Stressbewältigung). Nur ein fitter Geist fühlt sich wohl in einem fitten Körper. Dann kommt die Freude von ganz allein (Wohlfühlgewicht). Der Diätplan gilt für 14 Tage, mit 1400 kcal auf drei Mahlzeiten pro Tag verteilt (Ernährungsplan). Snacks mit 200 kcal sind zusätzlich erlaubt (Zwischenmahlzeit). Gefrühstückt wird mit 400 kcal, zum Mittagessen und Abendbrot gibt es je 500 kcal, am Abend eher kohlenhydratarm (Schlank-im-Schlaf-Diät und Low-Carb-Diät). Der ganze *Spaß* basiert auf folgenden Ernährungstipps:

1. Kaloriendefizit von 200 bis 500 kcal (Grundumsatz), aber keine Crash-Diät
2. Eiweißreiche Ernährung mit 30 % der Nahrungszufuhr (Proteine)
3. Erhöhung von Insulinspiegel und Blutzuckerspiegel wird vermieden durch *komplexe* Kohlenhydrate mit 50 % der Nahrungszufuhr (Vollkorn) anstelle von einfachen Kohlenhydraten, Verzicht auf Junk-Food (Zuckerfreiheit)
4. Gesunde Fette mit 20 % der Nahrungszufuhr (Omega 3/6/9, Nüsse und Olivenöl)
5. Ausreichend Schlaf und Entspannung (Hunger und Sättigung)
6. Viel Trinken (Wasser), mehrmals auch grünen Tee (Superfood) oder lauwarmes Zitronenwasser (Stoffwechsel und Vitamine)
7. Scharfe Gewürze wie Ingwer, Chili und Zimt (Kräuterhexe und Fatburner)
8. Muskelaufbau (Sport, Bewegung und Abwechslung)
9. Ballaststoffe aus Gemüse und Obst verlangsamen die Verdauung und vermeiden Heißhungerattacken
10. Auf sein Bauchgefühl hören (Intuitives Essen)

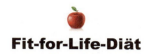
Fit-for-Life-Diät

> Fit fürs Leben.
> Dabei andere am Leben lassen.
> Vegan bis vegetarisch.
> 70 % wasserhaltige Nahrung (Obst und Gemüse),
> 30 % konzentrierte Nahrung.
> Bis 12 Uhr gibt es nur Obst,
> zum Mittag Salat (Rohkost-Diät),
> am Abend Gemüse (Trennkost-Diät).

»Wenn Sie überschäumende Lebensfreude empfinden und sich in der bestmöglichen Verfassung befinden wollen, müssen Sie lebendige Nahrung zu sich nehmen.« (→Literaturhinweise »Fit for Life«, S. 66).

Im Juni 1985 veröffentlichte das Ehepaar Harvey (77) und Marilyn Diamond (78) ihren weltweiten Bestseller »Fit for Life« mit folgenden drei Grundsätzen: *1. Nahrung mit hohem Wassergehalt* (Obst und Gemüse). *2. Richtige Zusammensetzung von Nahrungsmitteln* (Trennkost-Diät). *3. Richtiger Obstverzehr* (Obst und Timing).

Um nicht nur »fit fürs Leben« zu sein (Fitness), sondern einen erfolgreichen Gewichtsverlust hinzubekommen, priorisiert man Obst zum Frühstück, Salat zum Mittagessen und Gemüse zum Abendbrot. Obst isst man ausschließlich auf leeren Magen, getrennt von anderen Lebensmittelgruppen. Bis 12 Uhr mittags isst man sowieso nichts anderes (Bulletproof-Diät). Obst ist wasserhaltig und unterstützt die Entgiftung des Körpers. Die Nahrungsaufnahme richtet sich nach drei Zyklen des Stoffwechsels: 12–20 Uhr Aufnahme, 20–4 Uhr Ausnutzung, 4–12 Uhr Ausscheidung (Biorhythmus und Intervallfasten) – ähnlich dem Ablauf der *Organuhr (*Fünf Elemente).

Dabei verzichtet man großflächig auf Fleisch und tierische Produkte (Japan-Diät und Detox-Diät). Wenigstens mischt man Milchprodukte nicht, weder mit Obst noch mit anderen Nahrungsmitteln. Unter dem Motto: Milch verträgt sich mit gar nichts (Milchprodukte und Laktose). Ebenso erfolgt die Aufnahme von Eiweiß (Proteine) und Stärke (Kohlenhydrate) getrennt voneinander (Verdauung, Unverträglichkeit und Montignac-Methode).

»*Die richtige Lebensmittelkombination schafft die Voraussetzung für Gewichtsabnahme. Wenn Sie Lebensmittel zu sich nehmen, die Ihren Magen in drei Stunden statt in acht Stunden passieren, bleiben Energiereserven für fünf Stunden. Energie, die Sie für die Entgiftung Ihres Körpers und für die Gewichtsabnahme einsetzen können.*« (→Literaturhinweise »Fit for Life«, S. 91 f.).

Damals war es eine wahre Revolution, den Leuten Obst zum Frühstück angedeihen zu wollen (Vegetarier). Besonders in Amerika, dem Land der unbegrenzten Möglichkeiten, wo man schon früh morgens beginnt (Fastenbrechen), Pfannkuchen mit Ahornsirup zu übergießen und dazu Grillwürstchen, Speck, Spiegeleier und Kartoffelpuffer zu verdrücken (Fleischesser, Soziale Grillgruppe und Dream-Team).

Heute sieht man Fit-for-Life-Fans überall auf der Welt. Man erkennt sie daran, dass sie in Frühstücksräumen der Hotels vor Tellern nur mit Obst sitzen, zumindest aber verzweifelt das Büfett-Angebot nach frischen Früchten abgrasen (All-you-can-eat).

Fitness

> Fit wie ein Turnschuh.
> Seit es »Trimm-dich-Pfade« gibt,
> wird Sport ganz großgeschrieben.
> 1962 noch *Schweißtropfbahn* genannt,
> in den 1970er Jahren
> dann Trimm-dich-Bewegung.
> Das schweißt die ganze Familie zusammen,
> die sich an hölzernen Fitnessgeräten
> durch den Wald hangelt (Krafttraining).

Fit scheint irgendwie in zu sein (Mode). Ob nun *fit* für die Fit-for-Life-Diät oder doch lieber Fit-for-Fun-Diät. Hauptsache, der Körper ist beweglich, stark und leistungsfähig. Früher hieß es noch: »Sport ist Mord«. Aber heutzutage wird ständig und überall auf unsere allgemeine Fitness abgezielt (Muskelaufbau und Bewegung), und sei es auch nur durch dumme Bemerkungen: *»Na, alles fit im Schritt?«*

Sport-Studios und Fitness-Buden schießen wie Pilze aus dem Boden. An jeder Straßenecke warten sie, mit unübersehbarer Leuchtschrift auf riesigen Bannern und Flatterfahnen, um uns in ihren Dunstkreis von Schweiß und Anstrengung zu locken. Monatsgebühren werden dauerhaft gesenkt, damit wir endlich ein Abo auf körperliche Ertüchtigung abschließen, was wir dann sowieso nie nutzen, außer für unser schlechtes Gewissen (Motivation). Dazu warten für den treuen Stammgastkunden garantierte Preisnachlässe für den andauernden Genuss von Protein-Shakes und Iso-Getränken (Flüssignahrung). Versprochen werden Traumfigur, Sixpack und schmerzfreier Rücken, sobald man an den Gewichten hängt oder über den Bock zu springen wagt.

Das war schon damals in der Schule so, wenn man im Sportunterricht am Doppelbarren hing. Da hat der Lehrer ähnlich liebreizend auf einen eingeredet, man möge doch nun mal dalli, wird's bald, also genauso zügig wie konsequent, mit beiden Beinen geschlossen über den Holm grätschen. Damit wurde nicht nur die gute Zeugnisnote, sondern das persönliche Ansehen vor der versammelten Klasse infrage gestellt – wenn nicht sogar vor der gesamten Menschheit (Erscheinungsbild und Gruppenzwang). Wohl oder übel musste man letztendlich in den Abgrund springen. Ob sich das auf lange Sicht gelohnt hat, wagen so manche Sportmuffel zu bezweifeln.

Zumindest war es ein Erlebnis, ein unvergessliches Abenteuer, eine Herausforderung auf ganzer Linie (Konkurrenz und Körperkult). Nicht nur, dass man leicht bekleidet aus der Umziehkabine treten musste (Spiegel und Bewertung). Auch ließ man sich von hart geworfenen Bällen ungemütlicher Mitschüler abstrafen, joggte mehr unfreiwillig als fit-willig um irgendwelche Sandbahnen herum, krachte aus dem hohlen Brückenstand auf muffige Matten nieder, zog, an Seilen oder Sprossenleitern hängend, Extremitäten in gefährliche Winkellagen, und stemmte Medizinbälle in die Höhe, wohl in Vorbereitung sozial-familiär wartender Aufgaben der Pflichterfüllung. Und das alles nur, um später bei »Bauch, Beine, Po« zu landen und als rüstiger Rentner noch lange bei der Wassergymnastik zu glänzen (Soziale Grillgruppe).

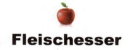

Fleischesser

Der berühmte »Grillteller« lässt das Herz eines jeden Fleischliebhabers höherschlagen. Dafür wird im Restaurant alles umgebracht, was nicht bei drei auf den Bäumen ist. Wobei Bäume hier nur eine Metapher sind. Denn in üblichen Viehunterkünften, Hühnerbatterien und Schlachthallen steht selten Grünes herum. Da es sich bei all dem aufgetischten Fleisch um getötete Wesen handelt, lässt die Bezeichnung »Schlachtplatte« dies schon eher assoziieren. Daher der Hinweis: Esse nur das, was du selbst zu geben bereit bist!

Um 1 kg Fleisch zu verköstigen, müssen erst einmal *15 500 Liter Wasser* verbraucht werden. Nicht nur, dass das arme Vieh sonst verdursten würde (Trinken), sondern ihr pflanzliches Futter (anteilig 7 kg) muss heranwachsen, und dafür bedarf es der steten Bewässerung. Das muss man dann hochrechnen auf ein ausgewachsenes Rind, das zwischen 700 und 1100 kg wiegt. Mit pflanzlichen Nahrungsmitteln für uns Menschen wäre das nicht passiert (Vegetarier). Für die Herstellung von beispielsweise 1 kg Soja liegt der Verbrauch bei nur *1053 Litern*. Im Vergleich ist also der klima- und umweltbezogene »Fußabdruck« enorm, den der Fleischesser hinterlässt. Doch nicht nur wegen herrschender Wasserknappheit wird empfohlen, weniger tierische Produkte zu verzehren (Verzicht), sondern auch, weil es gesünder ist (Fette und Omega 3/6/9), und ganz besonders, um die Tiere als liebenswerte Weggefährten endlich in Ruhe zu lassen (Veganer und Frutarier). Anstatt sie ständig zu töten und zu verspeisen, Wild zu jagen oder Fische zu angeln, kann man ja mal beginnen Müll zu sammeln (→Online-Tipps »PETA Deutschland«). In unseren Gewässern und Wäldern liegt genug davon herum. Das kann eine fröhliche Beschäftigung werden, zu zweit durch Stadt und über Land zu wandern, mit Müllbeuteln gewappnet, um all den Unrat und die weggeschmissenen Kippen fremder Leute einzusammeln (Rauchen). Als goldenes Beispiel voranschreitend, hat man plötzlich eine gemeinsame Aufgabe, die das Leben nicht nur sinnvoll gestaltet (Bio), sondern einen als Paar zeitlos zusammenschweißt (Liebe und Dream-Team).

Die anderen bleiben weiterhin dabei, Soziale Grillgruppen zu bilden, um sich regelmäßig zusammenzurotten und Fleischstücke mit Kräuterbutter und Ketchup zu begießen. So viele Würstchen, Koteletts, Hühnerschenkel, Hackbraten, Steakscheiben und Speckstreifen wie bei derartigen Grillevents, kommen selten zusammen (Carnivore-Diät). Am Ende weiß man gar nicht mehr, welches Schweinsohr zu wem gehört. Es heißt nicht umsonst, dass man schnell so aussieht, wie das was man isst. Rosig wie eine Schweinebacke, schwächlich wie eine Hühnerbrust oder lang wie eine Bohnenstange (Gemüse). Doch ich gebe es zu, so eine luftgetrocknete Schinkenscheibe, mit der der Wirt beim Italiener winkt, lässt einem schon mal das Wasser im Mund zusammenlaufen. Und selten, dass man bei der drallen, in Plastik gewickelten Teewurst tatsächlich an ein *echtes* Tier denkt, das da um sein Leben fleht. Wenn der Partner in Lack und Latex gehüllt im Schlafgemach um Erbarmen winselt, denkt die Hausherrin ja auch eher: »Was kann ich dafür, dass du so lecker bist?!« (Wahrnehmungsstörung).

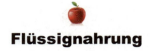

Flüssignahrung

> Als Neugeborenes saugt man Nahrung
> aus Mutters Brust
> (Muttermilch und Trinken)
> Kurz vor dem Ableben entschwindet
> dem Körper sodann sämtliche Feuchtigkeit
> (Sterbefasten und Tod).
> Dazwischen nuckeln wir uns durchs Leben.
> Und freuen uns über jede getrunkene Kalorie,
> die uns am Leben hält (Wasser und Alkohol).

Kalorien nimmt man nicht nur durch feste Nahrung zu sich, sondern auch durch kalorienhaltige Flüssigkeiten. Angefangen von der Muttermilch (Milchprodukte) über die Apfelschorle bis hin zum Alkohol. Nur Wasser – unser aller Lebenselixier – hat keine Kalorien, sondern verbraucht sogar welche. Und zum Beweis, dass man allein durch Trinken überleben kann, dienen all die Fastenkuren, bei denen nur Gemüsebrühe und Obstsaft erlaubt sind (Heilfasten und Entgiftungskur).

Menschen, die nun behaupten, sie würden überhaupt nichts *essen* und trotzdem nicht abnehmen, wird entsprechend auf den Zahn gefühlt bzw. auf das Getränk geschaut (Tagebuch und Kalorienzählen). Gezuckerte Limonaden und Energy-Drinks sind die Dickmacher Nummer Eins (Zucker). Sie sorgen für Mehrgewicht und Fettleber (Adipositas). Besonders Kinder und Jugendliche sind gefährdet, da sie noch nicht lange genug von der Muttermilch entwöhnt wurden (Saugen und Gewohnheit). Für sie gibt es schon zum Frühstück gezuckerte Schokomilch, in der Schule süß schmeckenden Eistee oder Multivitaminsaft aus dem Tetrapak, zum Mittagessen zuckrige Cola, schlimmstenfalls alternativ mit Süßstoff oder Zuckeraustauschstoffen versetzt (Null-Diät), am Nachmittag weitere koffeinhaltige Wachmacher, die »Monster« heißen, wenn die Kleinen sich sowieso schon so fühlen, am Abend zur Abwechslung Limonade mit Kohlensäure – und regelmäßig für zwischendurch an der Supermarktkasse das Nuckelfläschchen mit Fruchtpüree gefüllt (Fruchtzucker).

Als Erwachsener macht man ähnlich weiter, ergänzt das Ganze nur mit Alkohol wie Bier, Sekt, Cocktails, Absacker, Punsch und Jägertee (Feierabend und Betthupferl), und mit geballter Energiedichte aus Smoothies (Obst), Protein-Shakes (Diät) und offiziellen »Trinkmahlzeiten« (Diät-Produkte). Die Kalorien der Getränke-Palette – jeweils auf 250 ml gerechnet – reichen von 0 kcal (Wasser) bis weit über 200 kcal, angeführt von Weißwein (250 kcal) und gefolgt von Pina Colada (235 kcal), Rotwein (210 kcal), Buttermilch mit Frucht (160 kcal), Obst-Smoothie (135 kcal), Energy-Drink (116 kcal), Orangensaft (115 kcal), Cola (105 kcal), Bier (100 kcal), Eistee (70 kcal) und Iso-Getränken (60 kcal). Eigentlich sprechen wir von »Flüssignahrung«, wenn das Getränk nicht nur aufgrund seiner Kalorienmenge eine ganze Mahlzeit ersetzt, sondern auch mit Nähr- und Mineralstoffen aufwartet (Nährwerttabelle). Anstatt also zu kochen, trinken wir uns satt (Kalte Küche). Gern werde ich mir das vormerken, falls es mal so weit kommen sollte, dass ich nicht mehr kräftig zubeißen kann (Alter).

Freiheit

> Es ist ausnahmslos dein Leben!
> *Es ist immer deine Wahl.*
> Du bist niemandem außer dir selbst
> zur Rechenschaft verpflichtet.
> Du darfst in Kontakt sein mit dir und deinem Körper
> und dir voll und ganz vertrauen.
> Keine Sorge: Deine Selbstliebe wird dich
> auch andere Menschen lieben lassen, sogar besser.
> Denn der *freie* Vogel fängt den Wurm, äh, die Liebe.

»There is only one person that's responsible for your life and that is YOU! Not your boss, not your spouse, not your parents, not your friends, not your clients, not the economy, not the weather. YOU!« (→Literaturhinweise »30 Days – Change your habits, Change your life«, S. 5).

Auf Deutsch gesagt: Du allein bist für dein Leben, dein Erscheinungsbild und dein Wohlgefühlgewicht nicht nur verantwortlich, sondern auch frei in der Wahl deiner Bewertung des Geschehens (Karma-Diät und Selbstversorger).

»*Du musst in der Erlaubnis deinem Körper gegenüber sein. Erlaubnis heißt: Alles ist nur eine interessante Ansicht. […] Wenn nichts richtig wäre und nichts falsch wäre, was wären du und dein Körper? Ihr wärt, was immer ihr wählt zu sein. Und ihr wärt glücklich!*« (→Literaturhinweise »Richtiger Körper für dich«, S. 56).

»*In meiner Ausbildung wurde die Wichtigkeit dessen betont, Menschen dazu zu ermächtigen, mehr Wahl und Kontrolle in ihrem Leben zu haben. […] Dies ist deine Wahl. Es mag zu Anfang ein wenig beängstigend erscheinen, aber mit Mut und Entschlossenheit kannst du über das Abhängigkeitsverhalten hinausgehen, von dem du dachtest, es würde dich für den Rest deines Lebens in der Hand haben.*« (→Literaturhinweise »Right Recovery for You«, S. 8 f.).

Unsere geistige Freiheit liegt – in jedem Moment – in der Entscheidung begründet, ob wir Diät halten oder nicht, was wir essen oder nicht, ob wir trinken oder nicht, wen wir lieben oder nicht (Liebeskummer und Glückskekse). Und zwar, weil wir es so wollen und es uns guttut. Wir folgen unserer Intuition, unserem Bauchgefühl, unserem persönlichen Körpergefühl (Selbstliebe, Intuitives Essen und Abwechslung).

»*Bei allem geht es letztlich um das Erschaffen einer inneren Freiheit. Es geht nicht darum, die Persönlichkeit zu verändern oder die Muster, die man eben so hat. Freiheit bedeutet, Wahlmöglichkeiten zu haben, sich selbst mehr Möglichkeiten zu geben, um ein zufriedener und glücklicher, um ein für sein Leben begeisterter und motivierter Mensch zu sein.*« (→Literaturhinweise »Motivation und Begeisterung«, S. 20).

Ob das dann am Ende nun Laktose-frei, Gluten-frei, Getreide-frei, Hefe-frei, Zucker-frei oder frei von jeglichem Ernährungsplan und sämtlichen Regeln ist, so sei es doch bitte niemals Spass-befreit. Denn aus Freude, Vergnügen und Humor setzt sich die beste und überzeugendste Motivation für unsere Freiheit zusammen. Im glücklichen Sinne eines in seinen Möglichkeiten gefeierten Lebens: Es siege die *Freiheit zur Freude*!

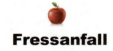

Fressanfall

> Unkontrollierter Überfall.
> Derbes Wort für Essen.
> Essen wie ein Tier = Fressen.
> Befallen von einer Heißhungerattacke (Essstörung).
> Der Hunger treibt es rein. Oder die Gier.
> Meist aber die Sehnsucht nach Liebe und Leben
> (Ersatzbefriedigung).

Wilde Tiere fallen einen an. Oder fiese Halunken, die einem auf der Straße auflauern. Auch die Angst fällt uns im Dunkeln an. Oder die Sentimentalität, die Sehnsucht und andere Gefühlsausbrüche, denen man sich unkontrolliert ausgesetzt sieht (Liebeskummer und Unterzuckerung). Unsere Reaktionen daraufhin variieren (Verstopfung und Völlerei). Wir laufen weg oder greifen an, oder tun so, als ob nichts ist, oder stellen uns tot, oder ganz bewusst der Gefahr (Psycho-Diät und Freiheit).

Befällt uns der Hunger oder Appetit, können wir mehr oder weniger freiwillig wählen: Entweder stopfen wir los, reißen gleich noch vor der Supermarktkasse das Papier vom Produkt und verschlingen es (Fast-Food). Oder warten, bis wir zu Hause sind, damit wir zumindest unbeobachtet unserer Heißhungerattacke erliegen (Bulimie). Oder wir rufen: »Halleluja, endlich Fastenzeit!« (Heilfasten). Und freuen uns über das Erreichen der Vorstufe zur Ketose (Keto-Diät). Oder wir decken langsam den Tisch, zünden eine Kerze an, schauen den Kartoffeln beim Kochen zu, und kauen schon mal trocken jeden Bissen dreißigmal (Achtsamkeit, Langsamkeit und Feinschmecker).

Die Bandbreite an Reaktionen auf Hunger ist jedenfalls groß. Eine Möglichkeit ist der Fressanfall. Man erinnere sich an den revolutionären Film »Das große Fressen« (1973). Nach meinem damaligen Kinobesuch hatte ich lange keinen Appetit mehr (Suppenkasper). Grund dafür war die auf der Leinwand gezeigte Hemmungslosigkeit in der Auswahl der »Lebensmittel«, die sich die Schauspieler einverleiben mussten. Auf Details verzichte ich, weil mir sonst garantiert wieder übel wird (Unverträglichkeit).

Nicht nur der körperliche Hunger beschert uns übermäßiges Essen, sondern besonders der emotionale, ausgelöst durch Mangel, Verbote und Verzicht, oft über einen längeren Zeitraum hinweg, dem man die Stirn bieten will (Fastenbrechen). Die Leere im Herzen, die gefüllt werden muss (Selbstliebe). Der Hunger nach Anerkennung und Leben, der zu befriedigen am leichtesten durch Nahrungszufuhr scheint (Nahrung).

Ereilt einen der Fressanfall, wird, wie das Wort schon sagt, *gefressen*. Im Unterschied zum gesellschaftsfähigen Speisen wird hier eher wie bei den Hottentotten geschlungen, gestopft, gefuttert und über alles wahllos hergefallen (Steinzeitmensch). Es werden Massen verdrückt ohne Ende in Sicht (Überessen), und tendenziell ohne Sinn und Verstand (Junk-Food). Das »gefundene Fressen« besteht regelmäßig aus viel Fett, Zucker und Salz (Süßigkeiten und Knabbereien). Selten, dass eine Fressattacke mit Salat und Gurkenscheibchen bedient wird. Unser Körper folgt der Illusion, schnell und viel zu bekommen (Geschmacksverstärker). Ähnlich wie bei Liebe und Sex, wenn Heimatfilme oder Pornos herhalten müssen. Danach ist einem zwar speiübel vor derart zuckrigem Schwindel, doch feit es einen selten vor dem nächsten Mal (Sucht und Befriedigung).

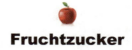

Fruchtzucker

Hört sich gesund an, wird auch *Fruktose* genannt,
ist 10 × süßer als Glukose (Zucker),
kommt jedoch nicht nur in Früchten vor.
Als Einfachzucker (Kohlenhydrate) geht er sofort ins Blut,
deshalb als schneller Energielieferant beliebt.
Bekannt aus Obst, darin aber mit viel Wasser verdünnt.
In Übermengen genossen, macht Fruktose dick
(Zuckeraustauschstoffe). Es mindert das Gefühl
von Sättigung und hat eine hohe Suchtwirkung.

Das positive Image von gesundem Obst färbte bisher auf den Fruchtzucker ab. Doch hat sich das zwischenzeitlich geändert für die leckeren Früchtchen. Ist im Himmel sowie auf Erden von der »verbotenen Frucht« die Rede, von der man versucht ist zu kosten, wird nun besonders vor reinem (zugesetztem) Fruchtzucker gewarnt.

Als Stein des Anstoßes ist nicht der gemeine Apfel gemeint oder die tollkühne Kirsche. Fruktose ist ein natürlicher Bestandteil von Obst, aber auch von Gemüse und anderen Lebensmitteln (Kohlenhydrate und Zucker). In frischem Obst und Gemüse ist der Fruchtzuckeranteil unter anderem stark mit Wasser verdünnt (Ballaststoffe). Um also mit entsprechend gesunder Rohkost einen gefährlich hohen Fruchtzuckerspiegel zu erreichen, müsste man Tonnen davon essen. Das wird schon wegen Überfüllung kaum zu schaffen sein (Volumetrics-Diät), ist aber mit Smoothies und anderen gezuckerten Getränken aufgrund hoher Energiedichte sehr viel leichter möglich (Flüssignahrung). Unterscheiden müssen wir am Ende immer zwischen Fruktose in Obst (Bio) und Fruktose in industriell hergestellter Nahrung (Zuckeraustauschstoffe).

Weil Fruktose süßer schmeckt, kann man zwar weniger davon verwenden, um Lebensmittel zu versüßen. Das ist zum einen preiswerter (Lebensmittelindustrie) und weist zum anderen weniger Kalorien auf (Diät-Produkte). Dafür macht es aber umso süchtiger, weil es wie Ethanol wirkt (Alkohol, Sucht und Abhängigkeit). Ein Test im Labor hat gezeigt, dass Ratten Fruktose sogar Kokain vorziehen (Drogen).

Für den Gaumen macht das vielleicht keinen Unterschied, welche Art von Zucker wir essen (Geschmacksnerven), doch spätestens im Darm zeigen sich die Vor- und Nachteile. *Glukose* wird über das Blut gleichmäßig im Körper verteilt, auch löst es die Produktion von Insulin aus, was die Bildung von Hungerstoffen wie beispielsweise Neuropeptid Y (Aminosäuren) vermindert und zum natürlichen Gefühl der Sättigung führt. *Fruktose* dagegen wird vom Körper eher schlecht absorbiert, hemmt dabei das Sättigungshormon Leptin (Hunger) und gelangt über die Blutbahnen direkt in die Leber, die als »Entgiftungsorgan« herhalten muss. Dort sorgt es für eine »Vergiftung« aufgrund erhöhter Bildung von Harnsäure, wie es auch bei Alkohol geschieht, weshalb es auf Dauer zu der bekannten *Fettleber* kommt (Entgiftungskur).

Alles in allem eine gute Ausrede, falls man mit einer »Fettleber« erwischt werden sollte: »Nein, Liebling, weder trinke ich zu viel Bier noch nehme ich Drogen, ich esse einfach nur sehr, sehr viel Obst – allein aus gesundheitlichen Gründen.«

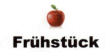

Frühstück

> Der frühe Start in den Tag.
> Was du am Morgen zu dir nimmst, bestimmt nicht nur
> den Rest des Tages, sondern auch deine gute Laune.
> Lange Zeit hieß es: *Frühstücke wie ein König,*
> speise zu Mittag wie ein Edelmann,
> esse dein Abendbrot wie ein Bettler.
> Dann schwenkten einige um auf nur Obst bis 12 Uhr,
> oder gar kein Frühstück, oder nur einen Kaffee,
> den aber gern noch ohne alles.

Frühstück heißt auf Englisch immer noch *Breakfast,* nämlich »Break« wie Brechen (wieder essen) und »Fast« wie Fasten (nichts essen). Um überhaupt am frühen Tag von Fastenbrechen sprechen zu können, muss man also etwas zu *brechen* haben, nämlich das *Fasten* vom Vorabend durch die liebe lange Nacht hindurch, das man nun am Morgen beenden darf (Schlank-im-Schlaf-Diät und Abendbrot).

Wie viele Stunden gefastet wird, man also ohne Nahrungszufuhr überleben muss (Hungertod), um Fastenbrechen bzw. Frühstücken zu dürfen, darüber sind sich die Fachleute bisher nicht einig. Die einen sprechen von 8 bis 11 Stunden guten Schlafs, der durch einen Stopp an Essen mindestens 2 Stunden vorher garantiert wird. Die anderen gar von 16 Stunden, in denen nichts gegessen wird, um seiner Gesundheit Gutes zu tun (Intervallfasten). Ob man so lange schlafend durchhält, ist nicht jedem garantiert.

Irgendwann reifte dann das Obst heran und Fachleute kamen auf die Idee, das Frühstück leichter zu gestalten oder ganz ausfallen zu lassen. Zum Beispiel sieht die Fit-for-Life-Diät vor, dass man sich bis 12 Uhr mittags allein von Früchten ernährt, um dann spätestens um 20 Uhr mit dem Essen wieder aufzuhören. Alternativ schwärmen andere für die Bulletproof-Diät, wo man morgens zumindest einen Kaffee mit ganz viel Kokosöl und Weidebutter trinken darf.

Die Lebensmittelindustrie hält tapfer dagegen und bewirbt Produkte ihrer Wahl mit leckeren Werbespots, in denen glückliche Familien und verliebte Paare beim morgendlichen Frühstück gesichtet werden (Liebe). Und die essen alle kein Obst, sondern deftige Brötchen mit köstlicher Schokocreme darauf, mindestens drei Eier mit Speck, dazu ganz viel gezuckertes Müsli mit Milch und Gläser voller Multivitaminsaft (Milchprodukte, Kohlenhydrate, Fette und Zucker).

Einige fragen sich noch, woher das Sprichwort kommt: »*Morgenstund' hat Gold im Mund*«. Doch die Revoluzzer unter uns ahnen es bereits: Goldene Zeiten warten zur frühen Stunde, in denen der Mund voller Gold soll sein: Der Liebsten an die Wäsche und in die Hüften gebissen (Hüftgold und Sex). Oder satt und goldig gefrühstückt! Nämlich goldgelbes Dotter eines weich gekochten Frühstückseis, dazu zwei goldgebackene Semmeln, mit güldener Butter bedeckt, saftig ausgepresstes Glück goldgereifter Orangen und sehr viel Gold-Kaffee mit fett schwimmender Sahne obenauf, in der sich die goldschimmernden Strahlen der Morgensonne brechen. Schon hat man ein herrliches »Breakfast« – und dabei mit *fast* allen Ernährungsregeln *gebrochen.*

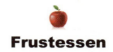

Frustessen

> Der Frust mit der Lust.
> Aus Frust geschieht so manches.
> Da werden Ehen geschlossen
> oder wieder annulliert (Liebeskummer).
> Da wird Schokolade gestopft (Trostpflaster),
> sich der Völlerei hingegeben und
> für Ersatzbefriedigung gesorgt (Rettungsringe).
> Und dabei Kummerspeck angefuttert
> bis der Arzt kommt (Diabetes und Problemzonen).

Frust ist eine emotionale Unterzuckerung, die einhergeht mit Erwartungen, die nicht erfüllt wurden (Leben). Das gefühlte Loch der Enttäuschung, das dadurch entsteht, wird bevorzugt mit Essen und Trinken gefüllt (Fressanfall und Hamsterbacken). Womit sonst, will man meinen, wenn niemand anderes mitspielen will (Ersatzbefriedigung). Ruft die Liebe deines Lebens nicht mehr an, oder hat es noch nie getan, muss beim Warten eben die Tüte Gummibärchen dran glauben. Schnauzt der Chef dich zum wiederholten Male begründet oder unbegründet an (Karma-Diät), stopft man, anstatt ihm das Maul, alle Zimtschnecken aus der Büroküche in sich hinein, die eigentlich für die gesammelte Belegschaft gedacht waren (Stressbewältigung). Laufen die Dinge nicht genau so, wie wir sie erwarten, und das tun sie ja hin und wieder nicht, schieben wir nicht nur Frust, sondern ordentlich Kohldampf (Hunger und Heißhungerattacke).

Aus vielerlei Gründen, die alle irgendwie mit Lust oder Frust zu tun haben, können wir reichlich Lebensmittel verdrücken. So können wir essen, weil wir endlich einmal glücklich sein wollen (Selbstversorger) oder weil wir irgendwie trotzdem nie glücklich werden (Selbstliebe). Wir können essen, weil wir hungrig nach Leben sind oder weil nichts dergleichen geschieht (Feierabend). Viele essen, weil das Leben schon anstrengend genug ist (Belohnung). Oder, weil sie auch sonst nichts fühlen (Intuition). Wir können noch viel mehr essen, weil wir uns beruhigen wollen (Nervennahrung). Und alles nur, weil wir uns genährt und geliebt fühlen wollen (Liebe und Muttermilch).

Ständig nach Glück sehnend, haben wir natürlich auf alles Lust, was geschehen sollte, damit wir uns beschenkt wissen, nämlich von stets *positiven* Begebenheiten und Umständen (Wunder-Diät und Erwartungshaltung). Der Frust mit der Lust liegt jedoch darin versteckt, dass die Dinge nie garantiert so kommen, wie wir dachten, und selten so bleiben, wie wir es gerne hätten (Wahrnehmungsstörung). Schwierig, aber wahr.

Deshalb gilt ab heute: *Lust statt Frust!* Unter dem befreienden Motto: »Ich will, was ich habe«, genießen wir voller Dankbarkeit jeden Moment, was immer anliegt zu erleben oder zu tun (Zufriedenheit).

»Betrachten Sie Ihre Lage mit Dankbarkeit. Von der Dankbarkeit zur Freude ist es nur ein kleiner Schritt.« (→Literaturhinweise »Finde deinen Himmel auf Erden«, S. 244).

So vergeht einem jeder Frust im Leben, man könnte glatt Lust auf mehr bekommen. In diesem Sinne lautet unser Mantra: *Danke, mehr bitte!* (Lieblingsessen).

Frutarier

Frutarier, auch *Fruganer* genannt, ernähren sich
vegan auf Basis von Früchten (Obst).
Dabei bedienen sie sich nur der Dinge,
die ihnen die Natur »freiwillig« gibt.
Keiner Pflanze und keinem Tier soll Gewalt zugefügt werden.
Weder wird das Korn gedroschen, noch die Ernte gepflückt.
Auch Honigprodukte sind meist tabu
und die Verwendung von Gemüse umstritten.

Die »Früchtler« erscheinen wie eine Sekte auf verlorenem Posten. Es soll nur wenige von ihnen geben, die dieser »*gewaltfreien Kommunikation*« gegenüber allem Essbaren folgen. Sie sprechen nicht nur dem Menschen sowie dem Tier volle Immunität und Unversehrtheit zu, sondern auch den Pflanzen. Der Zerstörung der Pflanzenwelt wollen sie Einhalt gebieten. Gegessen wird nur, was ohne Beschädigung der gebenden Mutterpflanze zu entnehmen ist. Dazu gehören Obst, Nüsse und Samen. Einige Frutarier gehen sogar so weit, dass sie die Früchte nicht pflücken, sondern warten, bis sie freiwillig vom Ast fallen. Auch Knollen, Blätter und Wurzeln werden nicht gegessen, wenn es die Pflanze schwächen und sie am Überleben hindern könnte. Und Getreide wird nur genossen, falls es als bereits *abgestorben* zu betrachten gilt (Rohkost-Diät).

Das erinnert mich an die ewigen Liebenden unter uns, die auch in der Liebe auf *Fallobst* hoffen, unter dem Motto »Wahre Liebe lässt frei« oder ganz nach Konfuzius: »Was du liebst, lass frei. Kommt es zurück, gehört es zu dir – für immer.« Was hat man da nicht schon alles gewartet und auf potenzielle Partner eingeredet, wie frei sie wären und auch bleiben würden, wenn sie das denn nur glauben könnten, um sie sodann nach zermürbenden Stunden der Gehirnwäsche ins Körbchen der Beziehung zu sammeln, wie überreif gewordene Früchtchen. Dass es dann – schnell vernascht – mit der Freiheit genauso wenig klappte wie mit der Liebe, steht auf einem anderen Blatt Papier (Rezepte und Naschen). Da hat man gelegentlich die Rechnung ohne den Wirt gemacht (Kochen und Restaurant). Sicherheitshalber wählen die ganz sensiblen Sammler nur die Liebesmüden, deren Gefühle schon abgestorben oder zumindest brachzuliegen scheinen. Die findet man zu vorgerückter Stunde in der Disco am Tresen kleben oder in Kontaktportalen nach dem hundertsten Wegwischen um Hilfe rufen (Resteessen).

Für die Teilnahme am Frutarismus (1893) als Diät eines »kosmischen Gesetzes« zählt allein der gute Wille, will man meinen (Breatharian-Diät). Doch auch Mahatma Gandhi (1869–1948), ein prominenter Fruganer, der dem Ruf nach Freiheit und Unabhängigkeit sein Leben lang treu blieb, musste seine gewaltfreie Ernährung nach fünf Jahren aufgeben, nur weil er an einer Rippenfellentzündung erkrankte. Sich ausschließlich von *freiwillig* zur Verfügung gestellten Subjekten zu ernähren, führt nun mal, wie im echten Leben, zu Mangelerscheinungen. Beim Frutarier erkennt man dies wohl an ausfallenden Haaren und Zähnen. Bei all den anderen Traumtänzern, die nach der auf jede Gegenleistung verzichtenden Liebe suchen, am enttäuscht dreinschauenden Blick und an herunterhängenden Mundwinkeln (Unterzuckerung).

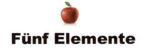

Fünf Elemente

Ernährung im Sinne der
Traditionellen Chinesischen Medizin:
Holz
Feuer
Erde
Metall
Wasser

Die Traditionelle Chinesische Medizin (TCM) ist eine über Jahrtausende bewährte Gesundheitslehre, auf der die Ernährung nach den Fünf Elementen basiert. Unsere Welt besteht neben Luft (und Liebe) aus den Elementen *Holz, Feuer, Metall, Wasser und Erde* (Küche). Ein Kreislauf des Entstehens und Vergehens (Ayurveda-Diät). Ein sich gegenseitig befeuernder Energiefluss (Qi) zur Stärkung von Geist und Körper.

»*Die 5-Elemente-Lehre sieht Körper und Geist als Einheit. Demnach hat das, was du für deinen Körper tust, auch Auswirkungen auf deinen Geist.*« (→Literaturhinweise »Iss, was du bist«, S. 12).

Jedem der fünf Elemente werden ein bestimmter Geschmack, eine spezielle Wirkung und das Zusammenspiel mit einem der Organe unseres Körpers zugeordnet. Anhand der körperlichen Konstitution kann man sehen, welches Element durch Ernährung (Medizin) und Bewegung (Sport) gestärkt werden sollte (→Online-Tipps »5-Elemente«). Entsprechend im Kreislauf der aufeinander folgenden Elemente, unter Berücksichtigung einer ausgleichenden Balance, werden Lebensmittel ausgesucht, zubereitet und gegessen (Kräuterhexe): • Holz – *Sauer* – Leber und Gallenblase • Feuer – *Bitter* – Herz und Dünndarm • Erde – *Süß* – Milz und Magen • Metall – *Scharf* – Lunge und Dickdarm • Wasser – *Salzig* – Niere und Blase.

Bei Anwendung der TCM findet die sog. *Organuhr* Berücksichtigung, demnach ähnlich einem Biorhythmus jedes Organ seine individuellen Arbeits- und Ruhezeiten hat (→Online-Tipps »Carstens Stiftung«). Das Kochen und die Ernährung nach diesen Prinzipien lässt unsere Energie – das Qi in unserem Leben – fließen:

3–5 Uhr (Lunge) – *Tief einatmen!* (Schlaf bei geöffnetem Fenster. Sag ich doch!)

5–7 Uhr (Dickdarm) – *Loslassen und reinigen!* (Wasser und Trinken)

7–9 Uhr (Magen) – *Aufnahme!* (Frühstücken und Fütterung)

9–11 Uhr (Milz) – *Zeit zum Denken!* Der Schreibtisch ruft – oder auch das Café.

11–13 Uhr (Herz) – *Lebensfreude!* (Fit-for-Fun-Diät)

13–15 Uhr (Dünndarm) – *Auf den Bauch hören!* (Bauchgefühl)

15–17 Uhr (Blase) – *Nutze deine Stärken!* Aus dem Mittagstief kommen (Fitness)

17–19 Uhr (Niere) – *Tempo drosseln!* (Langsamkeit und Feierabend)

19–21 Uhr (Kreislauf) – *Bewusst genießen!* (Genuss und Achtsamkeit)

21–23 Uhr (Dreifach Erwärmer) – *Gedanken fließen lassen!* (Stressbewältigung)

23–1 Uhr (Gallenblase) – *Zeit zum Schlafen!* (Schlank-im-Schlaf-Diät)

1–3 Uhr (Leber) – *Entgiften!* (Entgiftungskur)

Am Ende gilt für jeden von uns: »*Wer in seinem Element ist, hat sein Potenzial erkannt.*« (→Literaturhinweise »In meinem Element«, S. 21).

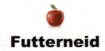

Futterneid

*Wer nicht genug zu haben glaubt,
neidet dem anderen sein Futter.
Entweder als Grundhaltung (Nimmersatt)
oder bei besonderen Anlässen (Hunger).
Den Tieren abgeschaut, spricht man gern von
Stutenbissigkeit, Hundeblick, Lammfrömmigkeit
oder eben Futterneid.
Weder wird das Essen geteilt,
noch darf der andere probieren.*

»Darf ich mal probieren?« ist eine in Beziehungen mehr oder weniger gefürchtete Frage (Mitesser). Die jeweilige Antwort bestimmt, ob der Haussegen schief hängt oder nicht. Ähnlich beim Ansinnen, sich gemeinsam die Wurst mit Pommes zu teilen – oder zu zweit im Restaurant von der Speisekarte nur *ein* Gericht zu bestellen (FdH). Hat man willensstark auf zwei Essen bestanden, gibt es trotzdem permanent Kandidaten, die auf jeden Fall beim anderen »mal probieren« wollen. Es soll sogar Leute geben, die gar nicht erst fragen, bevor sie mit gezückter Gabel zielsicher auf das beste Stück des Partners zustechen. Mit den Augen kleben sie längst schon an dessen Teller, seit der Kellner ihn auf den Tisch gestellt hat, obwohl ihr eigenes Menü direkt vor ihrer Nase steht. Unter dem Motto: Das Gras beim Nachbarn ist immer grüner! ereilt einen »der Neid der Besitzlosen«, möchte man meinen (Unterzuckerung und Hunger).

Ständig nicht nur das eigene, sondern das Essen andere Leute essen, zumindest *probieren* zu müssen, deutet auf stete Unruhe und Sorge hin, irgendetwas zu verpassen (Nimmersatt). Oder man nennt es auch Neugier. Für diese Menschen scheinen kulinarische Angebote wie Büfetts und All-you-can-eat wie gerufen zu kommen. Da »probiert« man sich durch gefühlte 800 Schälchen ähnlicher Substanzen, um am Ende von allem noch einmal eine ordentliche Portion zu nehmen (Völlerei und Überessen). Am Ende schlagen zugeteilte Partner vor, doch nur *ein* Gericht zu nehmen, weil es der andere sowieso essen wird. Das kommt billiger und hält schlank. Ob es dabei zu einer 50:50 gerechten Teilung kommt, hängt vom individuellen Durchsetzungsvermögen ab.

»Obwohl man eigentlich Mitfreude für das Glück derjenigen, die man zu lieben glaubt, haben will, könnte oder sollte, fühlt man sich durch fremdes Glück, sogar innerhalb der eigenen Liebesbeziehung oder Familie, angegriffen, zumindest aber gestört (Konkurrenz, Zorn und Rache). Das geschieht meist dann, wenn wir uns im Defizit erleben und Mangel an Glück erfahren.« (→Literaturhinweise »Würfel Liebe A bis Z«, S. 451).

Es spricht jedenfalls für ein gegenseitiges Vertrauen, mit dem anderen teilen zu wollen (Dream-Team). Manche tun auch nur so, indem sie ganz bis zum Schluss warten, um dann zu fragen: *»Kannst du nicht mehr? Soll ich für dich aufessen?«* (Resteessen). Da kann ich nur empfehlen, miteinander viel vom Richtigen zu futtern (Liebe), damit sämtlicher Neid befriedet wird (Sättigung). Auf diese Weise beliefert Futterneid uns mit sachdienlichen Hinweisen für die einzuschlagende Wunscherfüllung (Nahrung). Je mehr wir auf etwas neidisch sind, umso mehr sorgen wir dafür, dass es uns widerfährt.

Fütterung

Auf Englisch: *Feeding* (Ernährung).
Nicht zu verwechseln mit der
Abspeisung oder dem Gnadenbrot.
Nicht nur Haustiere, Nutztiere und Raubtiere
werden gefüttert.
Sondern auch Kinder, alte Leute und Partner.
Entweder mit echtem Essen oder
manchmal auch mit falschen Gefühlen.

Bei der Teilnahme an einem Workshop emotionaler Erbaulichkeit (in Hamburg vor 100 Jahren) habe ich eine spannende Partnererfahrung machen dürfen. Es ging um die gegenseitige Fütterung für mehr Genuss zu zweit (Futterneid), die ich hier zum Besten geben möchte:

»Es gibt Übungen bei Sex-Befreiungs-Wochenenden, die ebenfalls mit Essen zu tun haben (Workshops und Tantra). Der eine Partner verbindet dem anderen die Augen, der sich dann blindlings voll entspannt auf die Matte legt, um mit allerlei Leckereien gefüttert zu werden (Entspannung). Das stärkt die Bereitschaft des (blind) Essenden, sich hinzugeben, sich zu öffnen, sich anzuvertrauen, mehr und mehr zu genießen, zu schmecken, zu fühlen, zu riechen, also mit all seinen Sinnen ganz und gar im Moment anzukommen (Achtsamkeit, Meditation und Hingabe). Dagegen lernt der Fütternde, in seiner gebenden Rolle ganz aufzugehen, ohne auf eine direkte Gegenleistung zu hoffen (Großzügigkeit). Auch Hungerneid wäre hier eher unangebracht und fehl am Platz (Neid). [...] Spannend bei der gegenseitigen Fütterung ist, dass der Genuss auf beiden Seiten entsteht. Der Gefütterte, der eher passiv scheint, liegt bequem und muss nichts weiter tun, als bereit zu sein loszulassen – möglicherweise eine größere Anstrengung, als man denkt, bis man überhaupt so weit ist, die Dinge (mit sich) geschehen zu lassen. Er wird schön langsam und genüsslich leckere Erdbeeren saugen, Schoggi-Pfefferminz-Quadrate lutschen, mit Trauben über die Lippen gestrichelt werden, an herrlich duftenden Melonenscheiben schnuppern und crispy Vorfühl-Freuden einer Kokosmakrone entdecken. Für den Fütternden, den aktiveren Part der Übung, ist das eine ebenso unerwartete Bereicherung (Freude und Mitfreude). Zu sehen, wie es dem Beschenkten ein Lächeln aufs Gesicht zaubert, lässt tiefe Berührtheit entstehen. Jemandem etwas geben zu dürfen, dem anderen Genuss zuzuführen, dessen Vertrauen und Offenheit zu spüren, Quelle von Freude für sein Gegenüber zu sein, ist ein fast größeres Geschenk für den Gebenden als für den Empfangenden. Wie es schon in der Bibel heißt: 'Geben ist Empfangen.'« (→Literaturhinweise »Würfel Liebe A bis Z«, S. 170 f.).

Ob man es hinbekommt, im Beziehungsalltag entsprechende Fütterungszeiten einzubauen, ist eine Frage der Motivation und des guten Willens. Hat man ein *Haustier* zum Partner, stellt man einfach in aller Ruhe zwei gefüllte Schälchen auf (Knabbereien und Alkohol). Wird man stattdessen von einem *Nutztier* begleitet, gibt es öfter mal das Lieblingsessen oder ein Liebesmahl (Entspannung und Achtsamkeit). Ist der Partner jedoch eher einem *Raubtier* gleich, kann die Fütterung auch mal schnell bis knackig vonstattengehen (Fast-Food und Rohkost-Diät).

G

Gastfreundschaft 153
Gemüse 154
Genuss 155
Geruchssinn 156
Geschmack 157
Geschmacksnerven 158
Geschmackssache 159
Geschmacksverstärker 160
Geselligkeit 161
Gesellschaft 162
Gesundheit 163
Getreide 164
Gewicht 165
Gewichtsverlust 166
Gewohnheit 167
Glückskekse 168
Gluten 169
Glyx-Diät 170
Gnadenbrot 171
Grazing-Diät 172
Grundumsatz 173
Gruppenzwang 174

Gastfreundschaft

»Selber essen macht dick!«
Eindringlich wird man ans Teilen erinnert (FdH).
Besonders mit anderen Kindern (Süßigkeiten).
Fehlende Gesellschaft beim Essen
soll das Körpergewicht beeinflussen.
Ob der Fernseher hilft, ist zu bezweifeln (Fernsehteller).
Man sollte sich Gäste einladen,
daraus erwächst Freundschaft,
auch sich selbst gegenüber.

Sich selbst sein liebster Gast zu sein, wäre schon mal ein Anfang. Ein erster Schritt auf dem Weg zu mehr Freundschaft und Fürsorge. Was du dir tust, kannst du auch für andere tun. Wie ich mir, so ich dir (Spiegel). Wir üben, mit uns selbst in Kontakt zu treten, um es auch mit anderen zu versuchen (Lieblingsessen und Liebesmahl). Wir empfangen uns gastfreundlich im eigenen Leben (Selbstversorger), um ebenso unsere Mitmenschen willkommen zu heißen (Geselligkeit). Wir bewirten uns und unsere Gäste aufs Freundlichste (Familie).

Gastfreundschaft erklärt den anderen zum Freund (Gesellschaft). Geladene Gäste dürfen sich auf unsere Kosten wohlfühlen, Großzügigkeit siegt: *Komm herein! Du bist willkommen! Ich werde dich bewirten! Dir soll es gut ergehen! Ich werde mich um dein leibliches und persönliches Wohl bemühen! Fühl dich bei mir wie zu Hause!*

Und, man sage und staune, die Leute tun es wirklich. Sie fühlen sich bei uns wie zu Hause. Holen sich ungefragt das Bier aus dem Kühlschrank, packen die Füße auf den Tisch, regieren über die Fernbedienung und zappen sich unreflektiert durch das Abendprogramm. Dabei rufen sie lauthals nach Bedienung (Fernsehteller). Da möchte man so manches Mal bereuen, überhaupt die Tür geöffnet und sie hineingelassen zu haben. Wie heißt es doch so treffend: »Besuch ist wie Fisch, nach drei Tagen stinkt er.«

Die Herausforderung beginnt immer dort, wo Gast und Gastgeber aufeinandertreffen. Der Gast hätte gern ein Bier getrunken, der Gastgeber hat nur Perlwein im Haus. Der Gastgeber tischt Sonntagsbraten auf, sein Gast ist schon seit Jahren Vegetarier. Der Gast will Nachtisch, der Gastgeber predigt Zuckerfreiheit. Damit sich überhaupt beide Seiten miteinander wohlfühlen, bedarf es einer gehörigen Portion an Bereitschaft für die drei D: Demut, Dankbarkeit und Duldung (Akzeptanz).

»Iss, was dir gegeben wird. Nimm jede Mahlzeit als eine Opfergabe, als einen Segen an, als ein Geschenk der Götter oder des Universums. Und nimm die Konsequenzen an, welche es auch sein mögen […].« (→Literaturhinweise »Auf dem Weg«, S. 298).

Nur diese Art von Gelassenheit lässt Gast und Gastgeber zu wahren Freunden werden, ein Zusammenspiel aus Gebenden und Nehmenden (Liebe). Entsprechend üben wir Offenheit, anderen, aber auch uns selbst gegenüber. Wir erfreuen uns an jeder Speise, genießen mit Neugier, was uns das Leben auf den Teller legt, sind stets Gast und Gastgeber in einem, essen auch mit uns selbst niemals *allein* (Zufriedenheit und Selbstliebe). Getreu dem nährenden Lebensmotto: *»Fühl dich wie zu Hause!«*

Gemüse

> Gemüse nennt man das, was aus der Erde wächst
> und zum Essen geeignet ist.
> Gemüse ist also Nahrung.
> Man kann es selbst anpflanzen und ernten,
> oder in der Lebensmittelabteilung
> und auf dem Markt einkaufen.
> Gegessen wird es, je nach Sorte, roh oder gekocht.
> Es wird nicht zerkocht, sondern bissfest gehalten, auch
> wegen der guten Inhaltsstoffe, die sonst verloren gehen.

Fünf (5) Portionen pro Tag von Gemüse und/oder Obst ist zurzeit die goldene Regel (Vitamine und Ballaststoffe). Eine Portion ist jeweils eine Handvoll. Mithin soviel, wie man mit der hohlen Hand schöpfen und halten kann. Das kann irritierend sein, wenn man bereits einen ganzen Blumenkohl in Händen hält. Da hat man dann den Hinweis mit dem Schöpfen vergessen. Dafür muss man erst das Gemüse in Bissen-große Stücke teilen, um es portionsweise zu *schöpfen*. Nicht, dass man nicht auch eine ganze Salatgurke verdrücken darf, aber es geht hier erst einmal um das Maß, das als tägliche Mindestmenge empfohlen wird. Es sollte bei keiner Mahlzeit fehlen.

Die Auswahl ist reichhaltig. Gemüse gibt es sozusagen wie Sand am Meer. Nur gibt es Leute, die noch nicht wussten, dass man es essen kann. Es gibt sogar welche, die haben noch nie von Gemüse gehört. Oder dachten, es wäre das, was sie als roten Klecks auf der Verpackung ihrer Pizza abgebildet sehen (Tiefkühlkost und Fertiggerichte). Dabei sind das die Salami-Scheiben, die, ähnlich nach Plastik schmeckend wie die übersäuerte Tomatensauce, schwer im Magen liegen (Unverträglichkeit).

Gemüse gilt schon bei Kindern als eher kritisch (Muttermilch). Von wie viele Geschichten hat man schon gehört, wo die lieben Kleinen den frisch gefütterten Spinat an die Wand spucken, oder der Mutti gleich ins Gesicht. Irgendwie wollen sie das Zeug nicht schlucken, scheint es. Bis man sie endlich damit spielen lässt oder es ihnen in lustige Gestalten und Formen schneidet. Dabei erzählt man Wunder-Geschichten von sprechendem Gemüse und flüchtenden Obststückchen, die man schnell fangen und aufessen muss (Wunder-Diät, Aufessen, Gewohnheit und Cheat-Day).

Gemüse und Obst spielen in unseren Liebesbeziehungen eine mal mehr, mal weniger tragende Rolle (Aphrodisiakum). Sätze wie »Du bist mir so ein *Früchtchen*!« lassen vermuten, dass Früchte gewisse Eigenschaften aufweisen, die auch Partner an den Tag legen. Von fruchtig sexy bis rottend vergärt kann man sich da allerhand vorstellen (Sex). Ebenso dienen sie für ewig erforderliche Maßnahmen, die Liebe in Schwung zu halten, als knackiges Versprechen oder gesottene Drohung (Motivation), meist als die berühmt-berüchtigte »*Karotte* vor der Nase« (Zuckerbrot und Peitsche).

Mit Gemüse umzugehen kann man übrigens lernen (Kochen und Rezepte). Besonders beim Essen, aber auch in anderen Bereichen des menschlichen Miteinanders, scheint »*junges Gemüse*« bevorzugt. Es verspricht, frisch und bissfest zu sein. Also, lass den Partner nie zu lange schmoren, nur so behält er seine leckere Form.

Genuss

> Was für den einen Genuss,
> ist des anderen Verdruss.
> Der eine lässt es sich schmecken,
> der andere muss zuschauen.
> Je mehr Sinne einbezogen sind,
> umso mehr gibt es zu genießen.
> Das Auge isst mit
> (Geschmacksverstärker).

»*Die meisten Menschen können eine ständige Intensität an Genuss in ihrem Körper nicht aushalten. […] Wenn du in der orgasmischen Qualität des Lebens bist, ist alles ein Genuss, der deine Möglichkeiten zu größerem Genuss immer noch erweitert.*« (→Literaturhinweise »Richtiger Körper für dich«, S. 200).

Den wahren Genussmenschen erkennt man wohl daran, dass er sich Zeit nimmt, um mit all seinen Sinnen zu genießen (Feinschmecker und Achtsamkeit). Neben *Geschmackssinn* der Geschmacksnerven, *Geruchssinn* der Nase, *Sehsinn* der Augen, *Tastsinn* der Haut und *Gehörsinn* der Ohren (→Online-Tipps »ASMR-Ohrgasmus«) gehören tatsächlich noch weitere Sinne dazu (Intuition).

»*Die meisten Leute antworten 'fünf' – Geschmackssinn, Tastsinn, Geruchssinn, Sehsinn und Gehör. Manche werden sagen, dass es einen sechsten Sinn gibt, und schlagen die Intuition vor. Nur ganz selten nennt jemand eine höhere Zahl.*« (→Literaturhinweise »In meinem Element«, S. 49).

Wir Menschen sind noch mit vier weiteren Sinnen ausgestattet, nämlich dem *Gleichgewichtssinn* bzw. Vestibulärsinn für Gleichgewicht und Beschleunigung (Langsamkeit und Fast-Food), dem *Temperatursinn* bzw. Thermozeption für Kälte oder Hitze (Thermogenese), dem *Schmerzempfinden* bzw. Nozizeption mit einem Sinn für Vorsicht (Belohnung und Zuckerbrot und Peitsche), und mit dem *Bewegungssinn* bzw. Propriozeption zur Lokalisierung unseres Körpers im Raum (*Wo bin ich?*).

Der wahre Genuss in Lebensführung und Ernährungsweise tritt ein, sobald wir weder aus dem Tritt bzw. Gleichgewicht kommen (Normalgewicht), noch uns die Zunge verbrennen (Junk-Food und Alkohol), weder uns und andere verletzen (Vegetarier und Frutarier), noch erstarrt auf dem Sofa hocken (Sport und Bewegung). Das gilt für eine gesunde Auswahl an Lebensmitteln gleichermaßen wie für Liebesbeziehungen.

Auch in der Liebe genießen wir es, die Balance zu wahren, unnötige Schmerzen zu vermeiden, zwischen kalt und heiß unterscheiden zu können (Aphrodisiakum), und geistige sowie emotionale Beweglichkeit zu wahren. So können wir das Leben in vollen Zügen genießen (Lebensqualität), Vollkontakt zu Menschen aufnehmen, zu anderen und zu uns selbst, und dabei Essen und Trinken als *sinnlichen* Genuss erfahren (Geschmack).

»*Denn nur wer lustvoll und mit gutem Gewissen ißt, wer sich die genußvolle Befriedigung dieses Grundbedürfnisses gönnt, hat auch den Diät/Freß-Zwang nicht mehr nötig. Der hat ganz einfach Spaß am Essen.*« (→Literaturhinweise »Mund auf, Augen zu«, S. 101).

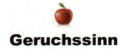

Geruchssinn

Meine Nase hat mich noch nie getäuscht, sagen manche.
Ist der Geruchssinn gestört,
fehlt auch der Geschmack.
Was man nicht riechen mag,
schmeckt einem meist nicht.
Es stinkt zum Himmel, oder lässt einem das
Wasser im Mund zusammenlaufen.
Immer der Nase nach, dem Leckerli auf der Spur.

Unser Geschmack wird angeschoben vom Geruch. Zu riechen gibt es mehr als eine Billion unterscheidbarer Gerüche und Aromen. Wir erschnuppern uns die Welt, besonders aber unser Essen, damit wir uns vieles ersparen können, falls es bereits zum Himmel stinkt. Die Geschmacksnerven müssen nicht überstrapaziert werden mit schlecht Riechendem, was sowieso nicht schmecken wird: »Achtung, vergammelt!« Weht uns dagegen der angenehme Duft frischer Brötchen um die Nase, treibt es einen sofort in die Küche: »Hallöchen, das riecht ja wunderbar, her damit!« (Aphrodisiakum).

Entsprechend findet die Wahl potenzieller Partner über die Nase statt, weil wir die hormonell passenden Kandidaten erschnuppern (Hormone und Küssen). Augen und Ohren spielen in einer Beziehung zwar eine wesentliche Rolle. Ein schöner *Anblick* am Morgen und die richtigen *Laute* der Liebe sind nicht zu unterschätzen (Sex). Trotzdem, gegen müffelnde Persönlichkeiten kommen hübsche Verpackungen oder geistreiche Ausreden selten an. Am Ende hilft noch nicht mal Duschen – oder viel Deo (Hygiene).

Weil sich unser Körper seine passenden Speisen ebenfalls erschnuppert, sollte man ihm Zeit dafür geben, seine Signale der erfolgten Auswahl zu senden, um diese dann auch zu verstehen (Langsamkeit und Achtsamkeit). Deshalb darf man im Supermarkt an der Ananas riechen (Ananas-Diät), an zarter Pfirsichhaut seine Nasenlöcher reiben (Obst) und überall im Leben sein persönliches Glück beriechen (Intuitives Essen).

Alle fünf Sinne erwecken unsere Aufmerksamkeit (Genuss). Dabei verfolgen sie einen ganz bestimmten Zweck. Wir werden in Richtung Bekömmlichkeit und Freude gelenkt. Sehen und Hören werden dem Denken zugeordnet, Riechen jedoch den Gefühlen. Entdecken wir die leckere Beute in der Disco, sagt der Verstand zwar: »*Abschleppen!*«, sofern Aussehen und/oder Gesprächsfluss stimmen. Meldet sich aber unser Geruchssinn zu Wort, gibt es so manches Mal ein böses Erwachen. Da kann der andere noch so sehr mit Traummaßen ausgestattet sein. Wenn wir ihn/sie nicht riechen können, werden wir selten Kinder gemeinsam zeugen (Familie), geschweige denn in den Urlaub fliegen wollen (Bikini-Diät), um dort im Schweiße unseres Angesichts Anti-Duft-Spray in Koffer und Schuhe oder unter anderer Leute Achseln zu sprühen.

Beim Essen gilt da selbiges. Wir dürfen aufhören, seltsam anmutende Dinge mit Ketchup und Bratensauce zu übergießen, nur damit es irgendwie erträglich wird. Auch ständiges Nachsalzen oder mit Zuckerguss überziehen findet ein Ende, wenn wir ab jetzt auf unser Bauchgefühl hören und immer schön der eigenen Nase folgen (Intuition). Notfalls heißt es dann auch mal: »*Ich verdufte!*« (Trennkost-Diät).

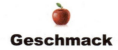

Geschmack

> Alles ist eine Frage des Geschmacks.
> Es bleibt *Geschmackssache*,
> was man isst und wen man liebt.
> Die Geschmäcker sind verschieden, wie es heißt.
> Und ändern sich im Laufe der Zeit.
> Was du gerade noch mochtest,
> schmeckt plötzlich fade, oder umgekehrt.
> Das gilt in der Liebe sowie beim Essen.
> Manchmal ist das auch einfach nur *geschmacklos*.

»Nach den ersten drei Bissen von jeder Speise auf deinem Teller iss sehr langsam weiter. Sobald dein Essen anfängt, nach Pappe zu schmecken, höre auf zu essen. Nach wie vielen Bissen wird das sein? Etwa neun. Dein Körper sagt dir, dass dies alles ist, was er braucht, um die Türen zu riesigen Mengen an Energie für dich zu öffnen. Alles andere wird in den Fettzellen deines Körpers gespeichert.« (→Literaturhinweise »Richtiger Körper für dich«, S. 96).

Am Anfang schmeckt es noch lecker (Handvoll). Dann plötzlich ist einem alles zu viel, es schmeckt fade, man möchte es am liebsten ausspucken, oder macht es sogar (Bulimie). Unsere Geschmacksnerven geben uns ständig Signale, ob uns und unserem Körper etwas guttut oder wir besser damit aufhören sollten, oder gar nicht erst anfangen. Deshalb ist es schlau, gleich schon zu Beginn der eigenen Nase zu folgen, weil jedem Geschmack sein eigener Geruch vorausgeht. Unser Geruchssinn hilft uns, zwischen bekömmlichen und unbekömmlichen Lebensmitteln zu unterscheiden. Das ist ein lebensnotwendiger Instinkt, den wir auch in der Beziehung zu Menschen nutzen. Den Einen können wir nicht riechen (Unverträglichkeit), den Anderen haben wir zum Fressen gern (Allesfresser).

Der Geruchssinn kann aber auch täuschen, und es schmeckt wider Erwarten richtig gut. Schwefelwasser soll zum Beispiel super gesund sein (Wasser), obwohl es zum Himmel stinkt. Und eingelegte Soleier, bei den Chinesen 1000-jährige Eier genannt, sollen geschmacklich eine Delikatesse sein, obwohl man sie nur mit zugehaltener Nase angucken möchte, von essen ganz zu schweigen (Konzepte und Unterschiede).

Es bleibt am Ende reine Geschmackssache, alles ist mehr oder weniger die freie Wahl (Freiheit). Trotzdem hieß es bei uns zu Hause, dass jede Speise zumindest einmal probiert werden musste. Schmeckt es einem, isst man fröhlich weiter. Schmeckt es einem nicht (mehr), eignet es sich (meist) auch nicht zum Aufessen (Intuitives Essen). Ganz einfach eigentlich. Nur, dass wir manchmal weder Geschmack noch einen Sinn für das Erkennen von Vorboten zukünftiger Bekömmlichkeit haben. Dieses Gespür fehlt uns oft beim Essen genauso wie in der Liebe. Doch auf beiden Gebieten lässt es sich erlernen, indem wir der eigenen inneren Stimme vertrauen (Bauchgefühl und Intuition), Erfahrungen sammeln und entsprechend stimmige Rückschlüsse ziehen (Lieblingsessen). Schon kommt man »auf den Geschmack«, die stete Freiheit im Genuss des Augenblicks zu erfahren. Das Leben will eben einfach nur *geschmeckt* werden.

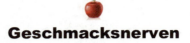

Geschmacksnerven

> Gegenseitig trampelt man sich auf den Nerven herum.
> Manchmal trifft es auch einfach nur den Nerv,
> den Nerv der Zeit, oder den empfindlichen.
> Ansonsten sind Geschmacksnerven dafür da,
> uns bei der *Entscheidungsfindung* in Sachen Essen zu helfen.
> Der Geschmackssinn liegt uns auf der Zunge.
> Entweder süß oder salzig, gern auch sauer und lustig,
> manchmal auch bitter im Nachgeschmack.

Es liegt einem auf der Zunge. Fast glaubte man zu wissen, was man sagen wollte. Manchmal fällt es einem tatsächlich wieder ein, und wie die heiße Kartoffel aus dem Mund. Öfter kaut man unverrichteter Dinge weiter auf den Sachen herum, bis man damit herausrücken kann. »Spuck schon aus!«, ruft da der Eine, »Kotz dich ruhig mal richtig aus!«, der Andere. Doch es ist nicht jedermanns Geschmack, alles auszusprechen, was einem auf dem Magen liegt oder am Gaumen kitzelt. Je nach Gewohnheit mag man es, oder eben lieber nicht (Unterschiede). Gleiches gilt für alles, was wir in uns hineinschaufeln. Seit Kindheitstagen haben wir uns an gewisse Lebensmittel gewöhnt, bevorzugt an diejenigen, die uns als erstes aufgetischt wurden (Muttermilch). Diese Speisen werden uns ein Leben lang begleiten und unseren Geschmacksnerv treffen. Wir werden sie als besonders wohlschmeckend erleben, oder ganz das Gegenteil.

Die Zunge wird es einem jedenfalls verraten, von eklig bis lustvoll. Sie ist unser *Geschmacksorgan*. Dort, und zwar überall, vorrangig aber an den Zungenrändern, sowie in der Mundhöhle, befinden sich Geschmacksnerven, deren Enden, die Geschmackspapillen, das Essen abtasten und uns vor Gift und Unverträglichkeit schützen. Ihre Signale bewegen uns dazu, die Dinge mehr oder weniger gern zu schlucken (Aufessen) oder aber unverzüglich auszuspucken (Entgiftungskur). Schmeckt etwas *bitter* oder *sauer*, lässt es auf giftige, ungenießbare Pflanzen oder verdorbene eiweißhaltige Nahrung schließen. *Süß* oder *salzig* ist ein Hinweis auf nährstoffreiche Lebensmittel. Neben süß, sauer, salzig und bitter gibt es noch *herzhaft-würzig*, ein Aroma, das eine eiweißreiche Kost vermuten lässt (Hausmannskost). Alle fünf Geschmacksrichtungen gibt es auch als Kombination, beispielsweise süßsauer oder salzig-herzhaft (Dream-Team, Mischkost, Abwechslung und Fünf Elemente).

Unser Geschmackserleben von Nahrung (aber auch Liebe) setzt sich aus diversen Sinneseindrücken zusammen, unter dem Motto »Das Auge isst mit« (→Online-Tipps »Dunkelrestaurant«). Mit allen Sinnen werden Geschmack, Geruch, Beschaffenheit (Textur) und Temperatur erspürt. So kann man anscheinend auch »fettig« erschmecken. Geschmacks- und Geruchssinn sind wiederum eng mit unseren Gefühlen verknüpft, denn sie sind an das Nervensystem gekoppelt. Es wird einem speiübel oder es läuft einem das Wasser im Mund zusammen. Übrigens ist »scharf« keine Geschmacksqualität, sondern ein *Schmerz* derjenigen Nerven, die für Tast- und Temperaturempfindungen zuständig sind. Also fast wie im echten Leben, wenn der (potenzielle) Partner zwar »rattenscharf« aussieht, man jedoch vor lauter Herzschmerz nicht weiß, ob man weinen oder lachen soll (Liebeskummer).

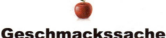

Geschmackssache

> Auf den Geschmack zu kommen,
> ist die große Herausforderung des Lebens,
> und zwar in jedem Moment immer wieder neu.
> Aber was heißt schon Geschmack, wenn es
> *Geschmacksverstärker* gibt.
> Und was für den einen geschmacklos ist,
> ist für den anderen Geschmacksvielfalt.
> Alles nur eine Frage der Einstellung!

Menschen reden sich ohne Weiteres damit heraus, indem sie alles mit dem neutral wirkenden Wörtchen *Geschmackssache!* abtun. Häufig auch mal schnippisch, begleitet von der süffisanten Sichtweise: »*Jedem Tierchen sein Pläsierchen!*« Und: »*Was der Bauer nicht kennt, das frisst er nicht.*«

Das Ganze soll sich wohl großartig nach Freiheit anhören, könnte sich aber auch als eine mehr oder weniger versteckte Borniertheit und Engstirnigkeit entpuppen. Oder vielleicht doch nur als grundlegende Vermeidungstaktik, nicht genauer hinsehen oder nachdenken zu müssen, was die Vor- und Nachteile einer gewissen Handlung sind, bei sich und bei anderen. So auch beim Verfolgen und Einhalten von Diät oder Liebe.

Eine zivilisierte Menschheit zeichnet sich dadurch aus, dass sie gewisse Grenzen aufzeigt, wo es ein Ende hat mit der »*reinen Geschmackssache*«. Sobald ein »Pläsierchen« dem anderen »Tierchen« (zumindest, wenn es sich um Menschen handelt) das Leben nimmt oder unverhältnismäßig beschwert, ist Schluss mit lustig. Da wird es dann sozusagen *geschmacklos*, geht über das Erträgliche hinaus, wird von der Gesellschaft nicht mehr akzeptiert, sprengt den Rahmen von Humanität, Ethik, Wertvorstellungen, Mitgefühl und Rücksichtnahme. So lernen wir voneinander, Grenzen zu setzen und uns von den Geschmäckern anderer Leute nicht terrorisieren zu lassen (Suppenkasper und Fütterung).

Gleichermaßen können wir das auch von und für uns selber lernen. Mögen wir uns also nicht selbst terrorisieren mit unserer Ansicht über das Thema »Geschmackssache« (Wahrnehmungsstörung). Stattdessen dürfen wir unseren *reinen* Geschmack wiederfinden (Clean Eating). Frei von Angst, frei von Kontrollsucht (Kontrolle und Sucht), frei von Ersatzbefriedigung, frei von unnötigen Geschmacksverstärkern aus ständiger Manipulation und Stimulation (Diäten-Wahn). Damit es letztendlich auch wirklich zum Pläsier wird, was wir uns da alles auftischen und zu Gemüte führen (Genuss, Feinschmecker und Abwechslung).

Unsere sensitiven Geschmacksnerven sind uns sicherlich gern behilflich bei der Findung unserer persönlichen *Geschmackswahrheiten* (Küssen). Die daraus gesammelten Erfahrungen mit unserem Körper und unserem Wohlfühlerlebnis werden untrügliche Zeichen sein für die von uns im jeweiligen Moment einzuschlagenden Geschmacksrichtungen (Geruchssinn und Intuition). Je offener und neugieriger wir sind, umso vielfältiger können unsere Geschmäcker ausfallen. Das steigert Glück und Freude durch ein intensives und abwechslungsreiches Geschmackserleben. Wofür und für wen wir uns dabei öffnen, bleibt schlussendlich nur eine Frage der Einstellung.

Geschmacksverstärker

> Luft verstärkt den Geschmack von Lebensmitteln.
> Deshalb schmeckt *geschlürfte* Suppe besser.
> Ob das dem Partner schmeckt, ist eine Frage der Erziehung.
> Nicht nur das Auge isst mit, sondern auch das Ohr.
> Worauf man sich beim Essen jeweils konzentrieren möchte,
> ist wiederum Geschmackssache.

Geschmacksverstärker gibt es viele. Schlürfen und Schmatzen gehören definitiv dazu. Sauerstoff lässt uns nämlich nicht nur leben (Breatharian-Diät), sondern verstärkt auch das Aroma unserer Speisen. Deshalb wird empfohlen, öfter mal im Freien zu essen (Genuss). Dafür eignen sich Picknicke im Wald, geschmierte Stullen für den Spielplatz, Mittagspausen mit Tupperdose im Park, Eisessen am See, Imbissbesuche auf Parkplätzen, Schokolade bei geöffnetem Fenster oder profanes Grillen im Garten.

Für sonst übliche, meist in geschlossenen Räumlichkeiten verspeiste Lebensmittel haben sich die Leute neben Zuckeraustauschstoffen (E420, E421, E950–E999) künstliche Dinge wie Farbstoffe und Geschmacksverstärker ausgedacht, um uns auf den Geschmack zu bringen (Fertiggerichte und Restaurant). Es folgt hier eine Übersicht von Zusatzstoffen (→Literaturhinweise »Chemie im Essen«), auch bekannt als »China-Restaurant-Syndrom« (Unverträglichkeit und Allergie), falls man nach Einnahme von *Glutamat* Kopf- und Gliederschmerzen, Taubheit im Nacken oder Übelkeit erfährt: E620 Glutaminsäure (stimuliert Fressanfälle), E621 Mononatriumglutamat (Junk-Food), E622 Monokaliumglutamat, E623 Calciumdiglutamat, E624 Monoammoniumglutamat und E625 Magnesiumdiglutamat. Hellhörig sollte man werden bei dem verräterischen Hinweis: »ohne Zusatzstoff Glutamat«, und es stattdessen heißt: »*Hefeextrakt*« oder »*Würze*« (Lebensmittelindustrie). Des Weiteren findet *Guanylsäure*, hergestellt mithilfe von Mikroorganismen, als E627 Dinatriumguanylat, E628 Dikaliumguanylat und E629 Calciumguanylat Verwendung in Würzmischungen, Suppen, Saucen, Fertiggerichten, verarbeiteten Fleisch- und Gemüseprodukten sowie in Knabbereien. Nur bei frischem Obst und Gemüse ist man davor gefeit (Clean Eating). Auch *Inosinsäure* wird künstlich zugesetzt, und zwar als E630 Inosinsäure, E631 Dinatriuminosinat, E632 Dikaliuminosinat und E633 Calciuminosinat. Beim Abbau dieser Zusatzstoffe entsteht Harnsäure im Körper, die gern mal zu Gicht führt (Krankheit). Das Gleiche gilt für E634 Calcium-5'-ribonucleotid und E635 Dinatrium-5'-ribonucleotid (auch in Getränken). Weiter geht es mit E636 Maltol (lediglich als »Aroma« deklariert, Risiko für Alzheimer), E637 Ethylmaltol (intensiviert das Süß in Süßigkeiten), sowie das eher unbedenkliche E640 Glycin (Aminosäure) und E650 Zinkacetat, nur zugelassen in Kaugummi (Nährwerttabelle).

Vor lauter E's wird einem schon mal schwindelig. Da hilft wohl nur noch frische Luft. So auch in der Beziehung, wenn nichts mehr schmeckt und kein einziger E-Geschmacksverstärker – von Essen über Entspannung bis zur Ersatzbefriedigung – wirken will, wird alternativ der Partner *an die Luft gesetzt*. Das verstärkt zumindest schon mal den Geschmack von Freiheit. Im Übrigen gilt im Leben sowie in der Liebe: *Lesen Sie die Packungsbeilage und fragen Sie Ihren Arzt oder Apotheker!*

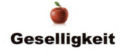
Geselligkeit

> In geselliger Runde isst es sich
> leichter und deshalb üppiger.
> Oder lieber gar nicht (Magersucht),
> weil man sich beobachtet fühlt (Bulimie).
> Jeder Geselle isst anders (Unterschiede).
> Von plötzlich auftretender Diät bis hin zu
> spontanen Heißhungerattacken ist alles möglich.
> Auch Futterneid kommt seltener vor,
> wenn niemand anwesend ist (Gesellschaft).

»*Essen Sie gerne allein? Wahrscheinlich nicht. Essen ist ein elementares Bedürfnis, das wir am liebsten in Gesellschaft genießen. Der 'seelische' Nährwert einer jeden Mahlzeit steigt, wenn wir einen Tischnachbarn haben.*« (→Literaturhinweise »Die Psyche isst mit«, S. 113).

Wobei das mit dem Tischnachbarn tendenziell vom Gesprächsstoff abhängt, ob es sich zu einer illustren Tischrunde entwickelt oder nicht (Liebesmahl). Manch einen hat man schon schweigend im Essen herumstochern sehen, was mit appetitanregender Konversation wenig zu tun hatte (Kalte Küche, Appetitzügler und Suppenkasper).

Geselligkeit liegt nun mal nicht jedem, auch wenn es auf den ersten Blick so aussehen mag (Gesellschaft). Nur so lässt sich erklären, weshalb derart viele Leute in all die unzähligen Fast-Food Tempel der Abspeisung flüchten, oder gleich im Privat-Pkw sitzen bleiben, um draußen am Fenster Papiertüten voller Junk-Food einzuladen. Bloß niemandem begegnen, scheint die Devise. Am Geld kann es jedenfalls nicht liegen, dass die Allgemeinheit bevorzugt allein im Imbiss zum Speisen geht.

»*Kein überzogenes Konto, keine noch so kleine Wohnung raubt einem stilvollen Verarmenden die Möglichkeit, bei sich zum Essen einzuladen. Diese Art von Gastlichkeit hat in allen Kulturen seit jeher einen hohen Stellenwert. Besonders in weniger reichen Ländern spielt sie eine wichtige Rolle, [...] bei dem die Menschen, die am Tisch sitzen, im Zentrum stehen. Bei uns dagegen steht entweder das Essen selbst im Mittelpunkt, oder wir achten nicht darauf, womit wir uns ernähren.*« (→Literaturhinweise »Die Kunst des stilvollen Verarmens«, S. 99).

Geselligkeit ist demnach eine Form der Kommunikation, die beim Essen durch den Magen geht (Liebe). Dafür gilt es, Menschen ins Heim und in die Küche zu lassen, den Kochlöffel zu schwingen, die kostbaren alten Teller aus der Vitrine zu holen und die angeschlagenen Kristallgläser auszuwickeln (Gastfreundschaft). Schön, wenn dann keiner der Gäste unerwartet mit Unverträglichkeiten oder Intoleranzen aufwartet, die den gesamten Menüplan, das Angebot der Speisekarte, über den Haufen werfen (Restaurant). Kaum etwas ist ärgerlicher, als wenn jeder Dritte auf Diät macht oder plötzlich keinen Hunger mehr hat. Das treibt den Gastgeber in den Wahnsinn, und die Geselligkeit aus dem Haus. Da lobe ich mir Freunde der Schlemmerei, die einem die Haare vom Kopf fressen, alle Schüsseln leer kratzen und ungehemmt die letzten Nüsschen schaufeln, um nach einem weiteren Glas Champagner zu fragen.

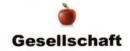

Gesellschaft

*Das Leben als Mitglied dieser Gesellschaft
hat Vor- und Nachteile
(Soziale Grillgruppe und Vollwertkost).
Mehr Schein als Sein (Körperkult).
Komplexe Bedürfnisse jedes Einzelnen,
die ein buntes Bild ergeben
(Unterschiede und Geselligkeit).
Prost aufs Leben!*

Unsere Gesellschaft setzt sich aus diversen Menschen, Überzeugungen, Wünschen, Meinungen und Sichtweisen zusammen. Ein heiteres Allerlei aus komplexen Bedürfnissen (Lieblingsessen). Da sagt der eine das, meint aber was anderes, und die andere macht das genaue Gegenteil (Konkurrenz und Unverträglichkeit). Ständig gibt es neue Hypothesen, Ansätze und Lösungen für scheinbar wechselnde, aber ewig gleiche Probleme und Herausforderungen. Wenn doch nur alle Menschen dasselbe denken würden, dann könnte das Leben auf dieser Erde so einfach sein. Alle wären sich einig: *Friede, Freude, Eierkuchen* (Eier-Diät und Liebesmahl).

In gewisser Weise ist das auch so, wir sind uns einig. Denn alle Wesen – ohne Ausnahme – wollen Glück haben und Leid vermeiden (Hamsterbacken, Vorratskammer und Wohlstandsbauch). Das ist schon einmal eine gute Basis (der Gleichheit), von der wir alle ausgehen können. Ein Schritt in die richtige Richtung von *»Einigkeit und Recht und Freiheit«*, Bestandteil unserer deutschen Nationalhymne, oder auch *»Freiheit, Gleichheit, Brüderlichkeit (Solidarität)«*, wie es sowohl in Frankreich als auch in Haiti heißt. Wenn es denn nur möglich wäre, sich auf *einen* Weg hin zum Glück zu verständigen. Doch genau hier scheiden sich die Geister. Der eine glaubt, es gehe über Los (Genuss, Feinschmecker und Nutropoly-Diät). Die andere meint, es ginge auf keinen Fall über Los, sondern direkt ins Gefängnis (Fasten, Null-Diät und Verzicht).

Schon bei der Nahrungsaufnahme und der Lebensmittelauswahl sind wir verschiedener Meinung, argumentieren über Fleisch oder Gemüse (Fleischesser und Vegetarier), Milchprodukte oder Intoleranz (Laktose und Muttermilch), Weizen oder Zöliakie (Getreide und Weizenwampe), Fast-Food oder Slow-Food (Junk-Food und Langsamkeit), Kummerspeck oder Körpergefühl (Unterzuckerung und Intuition), Sport oder Fernsehteller (Bewegung und Hüftgold), Krafttraining oder Yoga (Muskelaufbau und Beweglichkeit), Schlemmerei oder Askese (Genuss und Mäßigung).

Diversität ist das Thema des Jahrhunderts, nicht nur in Sachen Diät. Verschiedene Geschlechter, unterschiedliche Körperformen, Oversize und Hungerhaken, Suppenkasper und Nimmersatt, alles ist möglich, alles ist erlaubt, jeder ist in unserer Gesellschaft willkommen (Gastfreundschaft). Solange er es schafft, seinen Mitmenschen das gleiche Recht auf Freiheit zu gewähren (Karma-Diät). Darüber sollten wir uns alle einig und in diesem Sinne miteinander brüderlich und schwesterlich, also »solidarisch« sein (Soziale Grillgruppe, Liebe und Sex). Weder Willkür noch Spaltung regiert am Ende unsere Welt, sondern allein *Weisheit* und *Mitgefühl* (Dream-Team).

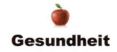

Gesundheit

> Ärzte behaupten zwar:
> »*Es gibt kein gesund, nur schlecht untersucht.*«
> Doch geistige Gesundheit bleibt das A und O:
> A wie Aufmerksamkeit, O wie Organismus.
> Geist und Körper als Dream-Team.

Am besten lässt man sich nicht ständig und von jedem erzählen, wie es um unsere Gesundheit steht. Sonst glaubt man das nachher noch. Es wäre schön, wenn wir selbst ein verstärktes Gefühl für die eigene Verfassung bekommen, sei es physischer oder psychischer Natur (Intuition). Sobald wir genauer hinhorchen, ahnen wir meist selbst, wie es um uns und unseren Körper bestellt ist. Zumindest können wir es lernen (Langsamkeit und Intuitives Essen).

Selbstverständlich muss man sich nicht nun auch noch selbst den Blinddarm entfernen, die Zähne ziehen oder offene Wunden vernähen. Es gibt Erkrankungen, Verletzungen und Verfallszustände, wo wir auf die Hilfe von Experten der Medizin angewiesen sind und diese auch liebend gern in Anspruch nehmen. Viele Krankheiten haben aber mit wechselnden Gemütszuständen sowie mit mangelnder Fürsorge für uns und unser Leben zu tun. So hängt unsere Gesundheit verstärkt davon ab, ob wir uns abwechslungsreich und gehaltvoll ernähren, ob wir uns ausreichend Bewegung verschaffen, und ob wir positiv und liebevoll auf uns und die Welt blicken.

»*Unsere Gesundheit ist abhängig von der Qualität unserer Nahrung – nicht von der Kalorienmenge.*« (→Literaturhinweise »Klartext Ernährung«, S. 75).

Dabei wollen etliche gesundheitliche Ansätze behilflich sein, dass wir uns in unserer Haut besser fühlen. Angefangen von der einfachen Massage über Heilfasten bis hin zur Entgiftungskur gibt es ein reichhaltiges Angebot. Der Körper mag es, wenn man freundlich zu ihm ist und sich um ihn bemüht. Er ist unser bester Freund. Und Freundschaften wollen gepflegt werden. Wir setzen von außen an, mit gesund überlegten Essensplänen, gut funktionierenden Beziehungen, einer glücklichen Familie, also mit einer ausgewogenen Mischkost, die alle Lebensbereiche betrifft. Oder wir versuchen es von innen heraus, mit Selbstliebe, Achtsamkeit, geistiger Freiheit und viel Liebe, für alles und jeden. Ratsam ist jedenfalls, es von beiden Seiten anzugehen, um uns so auf allen Ebenen unseres Seins gesund zu halten (Dream-Team).

»*Leben basiert grundsätzlich auf zwei Komponenten: Energie und Substanz. Ist eine der beiden Komponenten übermäßig oder nur unzureichend vorhanden, dann ist der Mensch krank. Fehlt eine Komponente ganz, gibt es kein Leben. Tod bedeutet, dass Energie und Substanz sich voneinander trennen. [...] Das harmonische Zusammenspiel beider Pole sorgt im gesunden Organismus für eine ausgewogene Temperatur und Dynamik.*« (→Literaturhinweise »Ernährung nach den Fünf Elementen«, S. 24).

Es geht demnach stets um die Balance zwischen Innen und Außen, zwischen Materie (Körper) und Energie (Qi), zwischen Emotionen und Geist. Zu dieser Ausgewogenheit gehören Mäßigung genauso wie Genuss, Schlemmerei genauso wie Verzicht, Lieblingsessen genauso wie Meditation. Eben stets die »gesunde Mitte« (Bauch und Bauchgefühl).

Getreide

> Weizen, Roggen, Triticale, Dinkel, Emmer (Urgetreide),
> Hafer, Gerste, Hirse, Mais, Reis.
> *Pseudogetreide:* Amaranth, Buchweizen, Quinoa.
> Die ganz Mutigen greifen zur Getreidemühle
> (Selbstversorger und Vollkorn).
> Aus Getreide werden 60 % der Grundnahrungsmittel
> von Brot über Pasta bis Müsli gefertigt.
> *»Unser tägliches Brot gib uns heute«* (Jesus-Diät).

Getreide stammt aus der Familie der Gräser und trägt einsamige Früchte, als *Körner* bezeichnet. Es wird auf den satten Feldern unserer Natur von Menschenhand angebaut, es wird gesät, geerntet, gedroschen, gemahlen, geknetet und gebacken. Hieraus entstehen Lebensmittel wie Nudeln, Getreideflocken, Müsli und Reis, bevorzugt aber Brot, Brötchen, Toast, Knäcke, Zwieback, Kuchen, Kekse und sonstige Knabbereien.

»Fleisch und Geflügel wurden immer teurer. [...] Im 16. Jahrhundert konkurrierte die Viehhaltung vielerorts mit dem Getreideanbau. Als indirekte Folge der steigenden Bevölkerungszahl gelang es dem Getreide, sich als Grundlage für preiswerte Speisen durchzusetzen.« (→Literaturhinweise »Europäische Esskultur«, S. 49/151).

Getreide enthält je nach Art 10–16 % Eiweiß (Proteine) und nur 1–7 % Fett (Low-Fat-Diät). Hauptbestandteil des Getreides ist Stärke mit über 60 % (Kohlenhydrate). Besonders bei Produkten aus Vollkorn (ganzes Getreidekorn samt Schale und Keimling) gelangt die Stärke nur langsam ins Blut und sorgt so für einen lediglich flachen Anstieg des Blutzuckerspiegels (Insulinspiegel). Der entschleunigte Stärkeabbau bedeutet eine gleichmäßige Versorgung mit Energie (Kalorien) und hält deshalb lange satt (Sättigung, Vollwertkost, Makrobiotik und Fünf Elemente).

»Mehr auf dem Teller, weniger Hunger! Wer öfter Mahlzeiten mit ballaststoffreichem Getreide einplant, wird schneller und nachhaltiger satt – kommt also besser durch Esspausen.« (→Literaturhinweise »Die neue Nebenbei-Diät«, S. 102).

Auch enthält Getreide viele Ballaststoffe, sekundäre Pflanzenstoffe, Vitamine (B1) sowie Mineralstoffe wie Kalium, Magnesium und Eisen (Nährwerttabelle). Es hätte also alles so schön sein können, auch mit dem leckeren Brot, für das Deutschland so berühmt ist (Backkünste). Mit über 300 Brotsorten aus 17 großen, traditionellen Sortengruppen (→Online-Tipps »Eat.de«), von Weißbrot über Bauernbrot bis zum Möhrenbrot, backen wir ganz weit vorne mit (Pausenbrot, Abendbrot und Gnadenbrot).

»Brot ist wahrscheinlich das wichtigste Nahrungsmittel des Menschen; bevor Sie es verdammen, sollten Sie bedenken, dass wir seit 10 000 Jahren Getreide mahlen und das Mehl zum Backen von Brot verwenden.« (→Literaturhinweise »Die letzte Diät«, S. 49).

Doch dann kamen die Leute auf das *Klebereiweiß* (Gluten) im Getreide und dessen Unverträglichkeit (Weizenwampe, Intoleranz und Zöliakie). Und schon musste man um all die gut duftenden Bäckereien und Cafés einen großen Bogen machen, sich jeden Snack verkneifen und wieder ganz kleine Brötchen backen. Das Vieh freut sich, da es schon 60–70 % der Getreideernte aufgefuttert hat (Fütterung und Fleischesser). Der magere Rest geht an die Entwicklungsländer – falls die noch ohne Zöliakie sein sollten.

Gewicht

Wie viel wiegst du?
Die Frage ist ähnlich peinlich,
wie die nach Gehalt oder Kontostand.
Über sein Gewicht spricht man nicht,
oder nur, sofern es extrem »perfekt« erscheint.
Übergewicht, Normalgewicht, Untergewicht,
Idealgewicht, Traumgewicht oder Wunschgewicht.
Was fällt mehr ins Gewicht,
Glück oder Kilos?

Schwergewichtler in Sachen Glück und Liebe zu sein, ist ein wünschenswertes Ziel (Wunschgewicht). Wer will nicht glücklich und voller Liebe sein (Wohlfühlgewicht). Weil viele Menschen aber keine Ahnung (mehr) haben, wie viel man wiegen muss, um glücklich und froh sein zu dürfen, gibt es für alle Unwissenden den Body-Mass-Index (BMI). Daraus ergibt sich für uns Normalsterbliche unser »normales« Gewicht. »Normal wäre, wenn du 60 kg wiegst«, schallt es einem täglich von der personifizierten Fettanteilswaage entgegen (Waage). Oder gleich mit Übersetzung: »Normal wäre, wenn du dich jetzt einer Diät unterziehen würdest! Froh und unbekümmert kannst du noch sein, wenn du tot bist.« (Diäten-Wahn und Wahrnehmungsstörung).

Das angezeigte Gewicht kann einem jedenfalls reichlich den Tag vermiesen (Gewichtsverlust). Deshalb darf man, bevor man auf die Waage steigt, den Test machen und sich fragen: Welches Gewicht wünschst du dir, sollte der Zeiger anzeigen? Bei welchem Gewicht wärst du mit dir tatsächlich zufrieden? Welches Gewicht hättest du gern, damit dein Leben perfekt erscheint? (Zufriedenheit).

Die Antwort, die wir uns darauf geben, ist entweder Fantasterei (Magersucht und Fettleibigkeit), oder aber tatsächlich das Gewicht, das zu uns passt – und was wir uns mit einem eigens beschrifteten Aufkleber direkt mitten auf die Anzeige der Waage kleben dürfen. Wärest du froh und glücklich, wenn dein Körper dieses gewisse, von dir erprobte Gewicht auf die Waage bringt, dann mache dir selbst das Geschenk, genau von dieser Zahl als *Istzustand* auszugehen (Hypnose). Dafür musst du auch nicht mehr auf die Waage steigen (Körpergefühl und Intuition). Ab jetzt darfst du grundlegend davon ausgehen, dass du jeden Grund und jedes Recht dieser Welt zum unbedingten Glücklichsein hast (Glückskekse). Ab heute bist du im »Gleichgewicht«, und dein Körper und sein Gewicht werden auf dem Fuße folgen (Intuitives Essen und Lieblingsessen).

»Die Grundlage des Universums ist Energie. [...] Energie ist präsent, wandelbar und auf Wunsch veränderbar. Sie ist die Substanz, durch die Transformation stattfindet. Alles, was du sagst, alles, was du denkst, und alles, was du tust, generiert, was in deinem Leben geschieht.« (→Literaturhinweise »Richtiger Körper für dich«, S. 73).

Schon Albert Einstein wusste: »Zeit ist eine Illusion«. Gestern, heute oder morgen. Egal wann du auf die Waage steigst: Auch Gewicht – und die Auswirkung auf unser Glück – ist nur eine Illusion (Bewertung). Alles, was es gibt, ist die Gegenwart. Und die zeigt uns, dank unseres neuen Aufklebers, eine ewige Konstante von Glück.

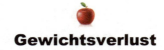
Gewichtsverlust

> Die Übergewichtigen wollen Gewicht verlieren,
> die Untergewichtigen wollen es dazugewinnen.
> Keinem kann man es recht machen.
> Alle sind unzufrieden.
> Dabei werden wir des Glücks verlustig,
> wenn wir ständig mit den Kilos kämpfen.
> Glück oder Gewicht.
> Leben oder Tod.
> Freiheit oder Diäten-Wahn.

Wenn die Waage endlich unser Wunschgewicht anzeigt, könnte endlich alles so schön sein. Aber prompt ärgern die anderen uns, indem sie auf *reinen* Wasserverlust verweisen. Wasser ist nämlich weniger wert als Fett, zumindest wenn es um Gewichtsverlust geht. Unser Hüftgold und unsere Rettungsringe sind wir jedenfalls nicht losgeworden (Problemzonen). Da sind unsere Kritiker unerbittlich (Modelmaße).

Hierzulande geben die Menschen fast alles, um ihr Fett loszuwerden (Diäten-Wahn). Anderenorts würden sie alles dafür geben, um es uns abzunehmen (Hungersnot). Eine seltsame Verteilung, die auf unserer Erde herrscht. Hier das Glück, dort das Leid. Die ewige Dualität der Geschehnisse. In manchen Lebenslagen wäre man überaus glücklich, ein paar Extra-Pfunde auf den Rippen zu haben (Krankheit und Krebs-Diät). Um einige Monate vorher noch mit jeder einzelnen Speckrolle zu kämpfen (Bikini-Diät und Winterspeck).

Der physischen und psychischen Gesundheit wegen, wird uns aufs Wärmste empfohlen, viel Liebe und Glück zu erfahren (Kochen und Nahrung). Davon kann es gar nicht genug geben, damit wir es aus vollem Überschuss heraus großzügig mit anderen teilen (Gastfreundschaft und Geselligkeit). In der Bergpredigt heißt es nicht umsonst: »*Gebt, so wird euch gegeben. Ein voll, gedrückt, gerüttelt und überfließend Maß wird man in euren Schoß geben; denn eben mit dem Maß, mit dem ihr messet, wird man euch wieder messen.*« (Jesus-Diät und Karma-Diät).

Üben wir *ein gerüttelt Maß* an Freigebigkeit und Liebe, anderen und uns selbst gegenüber (Selbstliebe und Genuss), werden wir sie im Gegenzug über alle Maßen zurückerhalten (Liebe und Liebesmahl). Diese Maßeinheit bedeutet nämlich: *reichlich und viel*. Denn wenn man rüttelt und schüttelt, passt einfach mehr hinein. Das kennen wir von Zuckerwürfeln im Töpfchen, von Keksen in der Dose, aber eben auch von Getreide, das althergebracht nach Rauminhalt (Hohlmaß) gemessen und bezahlt wurde.

Schütteln und rütteln wir übrigens an uns selber herum, durch viel Aktivität, Bewegung und Sport, passt auch in unseren Körper mehr hinein (Grundumsatz und Kalorienverbrauch). Dabei kann man glatt an Gewicht verlustig werden (Abnehmen) und an Glück dazugewinnen (Zunehmen). Besonders durch ein geistiges Wachrütteln und die Liebe aus uns Rausschütteln, werden wir all unsere Schwere verlieren. Stattdessen nehmen wir an Leichtigkeit und Lebensqualität zu. So wäre beiden Seiten des Lebens geholfen – für ein körperliches sowie emotionales Wohlfühlgewicht.

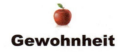

Gewohnheit

> Gewohnheiten bestimmen unseren Alltag. Sie machen es uns leichter, Dinge durchzustehen, stehen uns aber auch im Weg. Wenn wir Veränderungen wünschen, müssen wir uns erst eine neue Gewohnheit antrainieren, um die alte loszuwerden.
> Es heißt nicht umsonst: »*Die größte Motivation reicht der Gewohnheit nur bis zum Knie.*«

Gewohnheiten *bewohnen* uns. Wer schon als Kind Fleisch aufgetischt bekam, wird es oft sein Leben lang weiter essen (Muttermilch und Fleischesser). Das Gleiche gilt für Milchtrinker, Gemüseesser, Obstverzehrer und Fast-Food-Futterer.

Speist man stehend oder sitzend, löffelt man gemeinsam mit Partner oder Familie aus demselben Topf, gönnt man sich beim Essen ein Gespräch oder blickt die Mamá nur »stumm auf dem Tisch herum«, sitzt man schlürfend gar vor der Flimmerkiste, und zwar allein, stellt man sich an den Herd zum Kochen oder schiebt lieber Fertiggerichte in die Mikrowelle, isst man vorrangig Gemüse anstatt Fleisch, gibt es ständig nur Süßigkeiten zur Belohnung, wird man glücklich auch ohne Essen – all dies sind Tendenzen und Gewohnheiten aus einer direkten Familienübertragung.

Dabei geht es nie um rein körperliche Funktionen, die es aufrechtzuerhalten gilt. Viele unserer Essgewohnheiten nebst Rahmenbedingungen und Wohlfühlfaktoren haben wir beibehalten, weil sie uns in Fleisch und Blut übergegangen sind, aber auch, weil sie uns *heimelig* fühlen lassen. Und das ist nicht zwingend immer angenehm. Bekanntermaßen gewöhnt man sich auch an unangenehme Dinge, sonst gäbe es keine »schlechten Angewohnheiten« (Sucht, Rauchen, Drogen und Alkohol).

»*Essen ist also wie beschrieben nicht einfach nur Hungerstillen. Essen ist auch Erziehung, Kultur und Prestige, eigenes Empfinden, Gesundheit und Wissen.*« (→Literaturhinweise »Die Psyche isst mit«, S. 40).

Am Ende dürfen wir unsere subtilsten Ängste vor Veränderung überwinden (Tod), die uns in eingefahrenen Essverhalten und diversen Diäten-Fallen gefangen halten. Auch die Bewegung *One-Simple-Change* will hier Abhilfe verschaffen (OSC-Diät). Unter dem Motto »*Langsam ernährt sich das Eichhörnchen*« oder »*Wenn du nichts Großes bewegen kannst, dann bewege Kleines großartig*« (Napoleon Hill 1883–1960), machen wir einen Schritt nach dem nächsten (Langsamkeit). Diese als Diät getarnte Lebensphilosophie empfiehlt vorrangig Obst und Gemüse zu essen, sich also zurück an die nährende Brust zu werfen, und zwar die von Mutter Natur (Bio). Schrittweise entscheiden wir uns in jedem Moment neu, mehr Freude und Abwechslung in tägliche Abläufe, Mahlzeiten und Routinen zu bringen (Fit-for-Fun-Diät). Und schon bald warten Überraschungen auf uns, die lecker nach Freiheit schmecken (Motivation und Genuss).

Übrigens wird gern empfohlen, es zu einer Gewohnheit zu machen, zu welchen Tageszeiten man isst. Die Regelmäßigkeit entspanne den Körper (Stressbewältigung). Er kann sich sozusagen auf uns verlassen und muss weder Hunger »fürchten« noch (nach heutigem Standard unnötige) Fettreserven bilden. Aber auch das ist wohl eine Frage der Gewohnheit. Denn viele pfeifen auf diese Art von Disziplin, zeigen »Mut zur Lücke« und essen, wann und was sie wollen (Intuitives Essen und Biorhythmus).

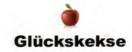

Glückskekse

Knuspriger Keks in Form eines gefalteten Dreiecks
mit einem Zettel drin,
auf dem eine Weisheit steht.
In chinesischen Restaurants oft ein Geschenk des Hauses.
Kaum einer isst den Keks, aber alle knacken ihn,
um den Spruch des Tages
für mehr oder weniger Glück zu lesen.
Das »Kinderüberraschungsei«
für intellektuelle Erwachsene.

Tatsächlich gehöre ich zu den Leuten, die sogar den Keks essen. Hauptsache, es bringt Glück (Allesfresser). Um mich an alle Weisheiten zu erinnern, habe ich mir angewöhnt, die kleinen Zettelchen zu sammeln und zu laminieren. Ich laminiere nun mal für mein Leben gern. Warum also nicht auch die Liebe und das Glück. Stets griffbereit, ziehe ich sozusagen meine ganz privaten »Glücks-Lose«. Interessierten Lesern stelle ich sie hier gern zur Verfügung. Bis jetzt stehen zur Auswahl:

»Sie sind nicht aus dem Gleichgewicht zu bringen.«
    Stimmt, bevorzugt nach einer ganzen Portion »8 buddhistische Köstlichkeiten«, dazu viel klebriger Reis (Getreide), abgerundet mit gebackener Banane und Vanilleeis.

»Den größten Erfolg hast du mit Dingen, die du ernsthaft tust.«
    Das hoffe ich. Besonders, wenn ich gerade wieder eine neue Diät beginne.

»Sie behalten Ihr Ziel im Auge! Daher keine Panik, wenn jemand absagt.«
    Sicherlich. Steige ich nach einem üppigen Restaurantbesuch am nächsten Morgen auf die Waage, bin jedenfalls ich diejenige, die vor Schreck wieder absagt bzw. abspringt, halte aber Zeiger und Gewicht weiterhin im Auge (Wunschgewicht).

»Du wirst neue Verantwortung im Beruf übernehmen.«
    Deshalb habe ich dieses Buch geschrieben.

»Ihre Sorgen werden vergehen und das Glück wird Ihnen hold sein.«
    Sehr schön, davon gehe ich aus.

»Bald erreichst du die Perfektion.«
    Wie meinen die das? Werde ich zu »Miss Universe« gekürt? (Traumfigur).

»Ihr Gespür zeigt Ihnen den richtigen Weg.« (2 ×)
    Zu Hause eingetroffen, geht es schnurstracks zum Kühlschrank (Betthupferl).

»Du bist auf dem richtigen Weg, mach weiter.«
    Sag ich doch!

»Eine aufregende Zeit liegt in naher Zukunft.«
    Die berühmte Karotte vor der Nase, der man ewig hinterherläuft (Diäten-Falle).

»Ihr Freund braucht Ihre Aufmerksamkeit.«
    Eines der besten Ablenkungsmanöver, um aus der Endlosschleife von Essen und Abnehmen wieder herauszukommen (Diäten-Wahn und Liebe).

»Nimm dich nicht so ernst.« (2 ×)
    Na gut, wenn's denn hilft! (Selbstliebe und Zuckerbrot und Peitsche).

Gluten

»Meidet Gluten! Esst Gluten-frei!«,
schallt es durch moderne Küchen, seit die Menschheit
ihre Unverträglichkeit entdeckt hat (Zöliakie).
Die Toleranz gegenüber Gluten (Klebereiweiß)
ist gesunken (Intoleranz).
Die Gegenbewegung lautet: »Free the Gluten!«

Von Brot über Reis bis hin zur Nudel essen wir ständig etwas aus Getreide (Japan-Diät). Es ist bei vielen von uns das Hauptnahrungsmittel. Das Müsli am Morgen (Frühstück), die indische Reispfanne zum Lunch (Mittagessen), die Pasta mit Pesto am Abend (Abendbrot) – stets ist das Korn mit von der Partie. Nicht zu vergessen, all die Zwischenmahlzeiten und Snacks aus Toast, Brezeln, Sandwiches, Croissants und Burger-Brötchen, sowie die unzähligen Süßigkeiten und Knabbereien, die wir naschen, ebenfalls fast immer mit Weizen angereichert (Weizenwampe und Allergie).

Ansteigend verunsichert reagieren Menschen auf das in vielen Getreidesorten enthaltene *Klebereiweiß*, ein Proteingemisch, das sogenannte *Gluten*. Es hilft den Pflanzen zu wachsen, weil es Wasser bindet. Diese bindende Eigenschaft wird als »Klebemittel« gern beim Backen genutzt (Backkünste), besonders von der Lebensmittelindustrie, die damit alles Mögliche mehr oder weniger Essbare zusammenpappt (Junk-Food). Auf der Packungsbeilage von Wurst, Fleisch- und Fischwaren, Fertiggerichten, Dosenfutter, Süßigkeiten etc. finden sich entsprechende Angaben wie *Weizenstärke* oder *Weizenmehl*.

Landet das Gluten im Darm, kann es dort für Aufruhr sorgen (Darmflora). Bei den Betroffenen einer Gluten-Unverträglichkeit, der *Zöliakie* (Intoleranz), handelt es sich um eine Autoimmunerkrankung, meist bei genetisch entsprechender Veranlagung (Immun-Diät). Diese führt zur Entzündung im Dünndarm und zu weiteren Krankheitsbildern wie Gewichtsverlust, Durchfall, Anämie, Vitaminmangel und Veränderung der Dünndarmschleimhaut (Reizdarmsyndrom). Als bisher einziges Allheilmittel gilt der völlige Verzicht auf Gluten-haltige Nahrung (Diät). Als Nebenerscheinung purzeln bald die Pfunde, doch hoffentlich nicht auch der Spaß (Low-Carb-Diät). Denn es bedeutet, vornehmlich liebgewonnene Leckereien vom Essensplan zu streichen (Gewohnheit). Hier ist Kreativität und detektivisches Gespür für Alternativprodukte gefragt (→Online-Tipps »Deutsche Zöliakie Gesellschaft«).

Viele Hersteller setzten heute auf Gluten-freie Angebote (Diät-Produkte). So auch diverse Diäten, die sich darauf eingeschossen haben und dem allgemeinen Schlachtruf folgen: *Meidet Gluten!* Es scheint jedenfalls ein lukratives Geschäft zu sein. Warum sonst wird Gluten-Freiheit auch dort angezeigt, wo überhaupt kein Getreide involviert ist. Man achte also auf das Wort *»Gluten-frei«* oder aber auf das Logo der durchgestrichenen Ähre. Ansonsten muss jede Zutatenliste auf folgende Bezeichnungen untersucht werden, um das betreffende Nahrungsmittel zu meiden:
• Weizen • Gerste • Roggen • Malz (falls nicht aus Gluten-freier Quelle, z. B. Maismalz) • Hafer (falls nicht als »Gluten-frei« gekennzeichnet) • Bierhefe (→Literaturhinweise »Die ganze Wahrheit über Gluten«).

Glyx-Diät

> Die Glyx-Diät berücksichtigt beides:
> 1. *Glykämischer Index* (GLYX oder GI)
> = die Wirkung verschiedener Kohlenhydrate
> auf den Blutzuckerspiegel.
> 2. *Glykämische Last* (GL)
> = die Dichte an Kohlenhydraten.
> Lebensmittel können trotz selbem GLYX (Index) eine
> andere Dichte (Last) haben und somit eine
> unterschiedliche Wirkung auf den Blutzuckerspiegel.

So wie bei der Montignac-Methode auch, werden hier Lebensmittel unterteilt in ihrer Wirkung auf unseren Blutzucker- sowie Insulinspiegel. Die GLYX-Wirkung wird der jeweiligen Art der Kohlenhydrate zugeschrieben (Zucker), die sich in der Nahrung befinden. Hört sich nach *Glück* an (Glückskekse), wird aber nicht garantiert. Denn je stärker der Blutzucker in die Höhe schnellt, umso eher besteht die Gefahr der Fetteinlagerung. Und das wird nicht immer als das große Glück angesehen (Mode).

Die Liste der erlaubten (grünen) Lebensmittel beinhaltet diejenigen mit »guten« Kohlenhydraten, die den Zucker im Blut nicht zu stark ansteigen lassen. Dazu zählen Gemüse, Äpfel, Beeren, Fleisch, Fisch, Oliven, Öle, Parmesan, dunkle Schokolade, Vollkornspaghetti al dente, Naturreis, Fruchtkompott usw. Gemieden werden (rote) Lebensmittel mit »schlechten« Kohlenhydraten aus Stärke und Zucker (Glukose und Fruktose), die den Blutzuckerspiegel sofort pushen (»hyperventilieren« lassen), wie es besonders bei Zuckergetränken, Junk-Food, Fast-Food, Fertiggerichten, Süßigkeiten und Knabbereien der Fall ist (Low-Carb-Diät). Auf den »Hype« (Anstieg) folgt sogleich der tiefe Fall (»Hypo«) mit Unterzuckerung und Heißhungerattacken.

»Der Blutzuckerspiegel steigt im Übrigen genauso schnell und stark an, wie er wieder absinkt. Am extremsten ist es natürlich bei den Amerikanern, die ständig hyperglykämisch wirkende Lebensmittel zu sich nehmen (Cola, Hamburger, Pommes frites, Popcorn ...), mit den bekannten hypoglykämischen Folgen. Eine plötzliche Unterbrechung dieser Ernährungsweise könnte dramatische Auswirkungen haben, da sie von diesen Produkten völlig abhängig sind.« (→Literaturhinweise »Ich esse, um abzunehmen nach dem GLYX«, S. 168).

Das Glück besteht also darin, die richtigen Lebensmittel zu finden, die unseren Blutzucker in Ruhe lassen (GLYX). Oder zumindest diejenigen auszusuchen, wovon man mehr essen kann, bevor die kritische Masse der »schwierigen« Kohlenhydrate erreicht ist (GL). Das erinnert an Liebesbeziehungen, wo zwar der eine dieselbe Marotte wie der andere haben mag, es aber am Ende auf die Dichte der Einschläge ankommt. Die Menge macht's, die ins Gewicht – und dem einen oder anderen Partner zur Last – fällt. Da helfen auch keine Glückskekse, weil die nämlich mit ihrem GLYX-Wert im roten Bereich liegen. Falls man sie deshalb nicht gleich selber backt (Selbstliebe und Backkünste), mit 2 Eiern und 2 EL Birnendicksaft, ½ TL Zimt, ¼ TL Nelken, Prise Muskat und 300 g gemahlenen Mandeln (→Literaturhinweise »Hey Heißhunger, ab jetzt bin ich der Boss«, S. 119).

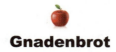

Gnadenbrot

> Anstatt den Klappergaul abzumurksen,
> weil er keine Rendite mehr abwirft,
> gönnt man ihm noch Ma(h)l,
> mit den dritten Zähnen zu kauen
> (Alter und Henkersmahlzeit).
> Gnade sei mit dir (Liebe),
> und ein bisschen Futter auch.

Spätestens im Alter wird es mühselig, dem allgemeinen Leistungsdruck Genüge zu tun (Gesellschaft und Erwartungshaltung). Allerdings auch schon früher bei altersunabhängigen Gelegenheiten körperlicher Gebrechlichkeit oder emotionaler Schwäche kann es schwierig werden (Krankheit und Liebeskummer). Läuft der Gaul nicht schnell genug, fällt er aus dem Raster und hat sich sein Futter nicht mehr verdient. Wer nichts bringt, bekommt auch nichts (Belohnung). Das ist nicht nur in der Liebe so.

»Gnade vor Recht walten lassen« ist und bleibt eine spannende Angelegenheit. Zuallererst sollte man zumindest in Erfahrung bringen, was denn *rechtens* ist, um gütigst von einer »gerechten Strafe« absehen zu können. Es scheint, als ob wir alle immer genau wüssten, was denn rechtschaffen und das Maß aller Dinge ist (Konzepte, Bewertung und Mäßigung). Um dann die mehr oder weniger richtige Ahndung folgen zu lassen. Kann der Gaul, der viele Jahre lang geschuftet hat, keinen Sack mehr schleppen, muss er eben den Löffel abgeben (Suppenkasper). Er wird zum Alteisen geworfen, schlimmstenfalls sogar als Futter für andere verwertet (Fleischesser). Das soll seine gerechte Strafe sein, meinen viele – sofern sie ein Herz aus Stahl haben.

Die anderen aber packt das Mitgefühl, die Güte voller Herzlichkeit. Sie retten den armen Kerl vor des Schlachters Hand, führen ihn nicht zum Schafott, sondern auf sein redlich verdientes Altenteil. Dort bekommt er nun sein Gnadenbrot. Er darf speisen und trinken, ohne noch Großartiges leisten zu müssen (Grundumsatz).

Ähnlich wie der Gnadenstoß, der den Verurteilten vor schlimmerem Leid bewahren soll. Lieber die Klippe hinabgestoßen, als von vielen Dolchen durchbohrt zu werden. Lieber schnell und schmerzlos einen Abgang gemacht, als stundenlang mit Vorwürfen anderer Leute beschäftigt zu sein. Lieber das heiße Telefonat zügig beendet, als dem Verlassenen die Gründe erkalteter Liebe zu erklären. Da stößt man Partner voller Gnade lieber vor den Kopf, und in das Verlies spontaner Einsamkeit, als sie unnötig lang in eisgekühlter Gefühlslosigkeit gefangenzuhalten (Tiefkühlkost). Bringen Gatte oder Gattin es nicht mehr, wofür er oder sie angeschafft wurden, gibt ihnen so manch einer spontan den Todesstoß, verkauft ihn aber gern als »Gnadenstoß«.

Nur die Gütigen unter uns greifen alternativ zum Gnadenbrot. Da wird dann zum Abendprogramm *trotzdem* weiter der Fernsehteller gereicht, obwohl es weder davor noch danach zu sonderlich lohnenswerten Begegnungen kommt. Der eine oder andere Partner fragt sich derweil, ob das Abendbrot für die Beziehung schon der Todesstoß war (Geschmackssache), ob auf ihn bereits der Gnadenstoß wartet (Henkersmahlzeit) oder ob er tatsächlich noch an dem täglich rettenden Gnadenbrot kaut (Feierabend).

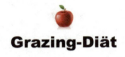

Grazing-Diät

> *Grazing* (engl.) = weiden, grasen
> Den Kühen gleich, kaut man vor sich hin.
> 7 Mahlzeiten à 200 kcal (Handvoll)
> = 1400 Kalorien pro Tag (Mischkost)
> Kommt aus den USA (Wissenschaft).
> Strikter Zeitplan von 8:00 bis 22:00 (Betthupferl).
> Wiederkäuen darf ersetzt werden
> durch langsames Kauen.

Heißhungerattacken werden im Keim erstickt, da man fortlaufend mit Essen beschäftigt ist: *8:00* Power-Frühstück – *11:00* Zwischenmahlzeit – *13:00* Mittagessen (Imbiss und Kalte Küche) – *15:00* Zwischenmahlzeit – *17:00* Zwischenmahlzeit – *19:00* heißes Abendbrot (Sättigung) – *22:00* leichtes Betthupferl (Proteine).

Häppchenweise weidet man sich durch den lieben langen Tag, grast auf grünen Wiesen der begrenzten Nahrungszufuhr. Der angekurbelte Stoffwechsel wird auf Trab gehalten, um unser Fett zum Schmelzen zu bringen (Fettverbrennung und Hüftgold). Alles ist erlaubt, aber begrenzt auf eine abgezirkelte Kalorienmenge (Kalorienzählen und Brigitte-Diät). Mehr als 1400 Kalorien sind nicht drin (Mäßigung). Die sieben Portionen halten sich mit je 200 kcal in Maßen (Handvoll). Wäre man eine Kuh (Erscheinungsbild), würde man einen Mundvoll Gras zu sich nehmen, um es mehrmals wiederzukäuen (Resteessen). Alternativ essen wir also langsamer. Mehrfaches Kauen wird empfohlen, schon um mehr davon zu haben (Langsamkeit und Achtsamkeit). Den Wiederkäuern sagt man übrigens nach, dass sie über eine ausgeprägte Wahrnehmung verfügen, die sie bestens sehen, riechen, schmecken und hören lässt. Während sie von allen Seiten einsehbar auf der freien Wildbahn grüner Weideflächen grasen, müssen sie ihre Feinde frühzeitig erblicken können. Möge die Grazing-Diät auch bei uns für eine entsprechende Schärfung der Sinne sorgen. Bei nächtlichen Streifzügen durch Küche und Vorratskammer (Fressanfall und Heißhungerattacke) können sie uns behilflich sein, den Partner rechtzeitig zu wittern und vor ihm in Deckung zu gehen (Futterneid).

Trotzdem wird vor einer ständigen, meist schnellen Essenszufuhr gewarnt (Dauerlutscher und Biorhythmus). Anstatt wie üblich 1–2 Mal am Tag ordentlich zu essen, und zwar ausgiebig, gern in geselliger Runde mit Familie oder Freunden (Geselligkeit), besorgt man es sich siebenmal pro Tag, wo man gerade geht und steht (Fast-Food und Meal Prep). So werden Blutzuckerspiegel und Insulinspiegel selten in Ruhe gelassen, weshalb Übergewicht und Fettleibigkeit drohen könnten.

Doch wer es bevorzugt, andauernd vor sich hin zu mampfen, sollte in der Herde der Wiederkäuer gut aufgehoben sein. Als Kuh lebt es sich ruhig und gemütlich. Beständig kaut man auf Grünzeug herum (Gemüse und Getreide), guckt mehr oder weniger interessiert in der Gegend herum (Beschäftigung), und gönnt sich nach getaner Arbeit zum Feierabend, wo andere schon nichts mehr essen dürfen (Dinner Cancelling und Schlank-im-Schlaf-Diät), ein leckeres Betthupferl (Liebe und Sex). Ob man irgendwann sogar selber Milch geben wird (Milchprodukte und Selbstversorger), hängt wohl vom jeweiligen Partner- und Familienprogramm ab (Oberweite und Muttermilch).

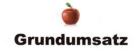

Grundumsatz

> Der *Ruheenergiebedarf* oder *Kalorienbedarf*
> hängt von Geschlecht, Alter, Größe und Gewicht ab.
> Je mehr Masse, umso mehr Energie muss der Organismus
> aufwenden, um uns zu beatmen und per Herzschlag
> mit Blut (Sauerstoff und Nährstoffe) zu versorgen.
> Sobald wir abnehmen und/oder kleiner sind,
> benötigen wir entsprechend weniger Nahrung (Kalorien).

Allein, dass unser Körper am Leben ist, verbraucht eine gewisse Anzahl an Kalorien. Zum *reinen* Überleben, dazu gehören Atmung, Herzschlag und Blutkreislauf, braucht ein Mann ungefähr 1800 kcal, eine Frau 1560 kcal. Dafür haben sie sich noch nicht einmal bewegt (Kalorienverbrauch). Der Grundumsatz pro Tag berechnet sich vereinfacht so: *Gewicht multipliziert mit 24* (z. B. 65 × 24 = 1560), oder, wer es differenzierter mag, nach der »Harris-Benedict-Formel« (→Online-Tipps »Grundumsatz«). Diese Grundmenge an Kalorien hält uns zwar am Leben (75 %), deckt aber nicht alle sonstigen Aktivitäten ab (weitere 25 %). Dazu gehören der Gang zum Klo, in die Küche, hin zur Arbeit und wieder zurück, das Fernsehgucken, das Treppensteigen oder aber Liftfahren. Will man abnehmen oder zunehmen, muss man entweder weniger oder mehr Kalorien zu sich nehmen (Essen und Diät). Oder aber den Kalorienverbrauch erhöhen oder senken (Sport und Bewegung). Oder auch beides (Dream-Team). Legt man einen Zahn zu, strengt sich ordentlich an und nimmt den Körper voll in Anspruch, verbraucht man richtig viele Kalorien. Ernährt man sich dabei sowieso schon gemäßigt, darf man entsprechend mehr Energie nachschaufeln (Belohnung). Oder sieht es als willkommenes Verbrennen unnötiger Kalorien (Fettverbrennung), die uns ansonsten als eiserne Reserven auf Bauch und Hüften sitzen (Hüftgold und Wohlstandsbauch).

Übrigens wurde 2021 in einer Studie der Duke University festgestellt, dass tatsächlich Neugeborene den höchsten Kalorienverbrauch im Verhältnis zu Körpergröße und Gewicht haben (Muttermilch und Wissenschaft). Erstaunlich, weil man eher an kraftstrotzende Teenager dachte, die Berge an Junk-Food verdrücken und den Kühlschrank ausrauben, oder ihren Eltern den letzten Nerv. Doch der Grundumsatz eines Babys (Gewicht × 93) sinkt um 3 % pro Jahr bis zum Alter von 20 (Gewicht × 24). Ab da bleibt er dann konstant, bis er um die 60 wieder bergab rollert – und unser Kalorienverbrauch langsam gen Null (Tod und Null-Diät). Der verlangsamte Stoffwechsel ist der Grund, weshalb man im Alter weniger essen kann und sollte (Thermogenese). Neu jedoch ist die Erkenntnis, dass der Grundumsatz erst zur Rente, und eben nicht bereits in den Wechseljahren (Zyklus) sinkt. Wir haben also ein paar Jahre dazu gewonnen für Schlemmerei und Völlerei (→Online-Tipps »Stoffwechsel«).

Innerhalb von Beziehungen ist es wohl ähnlich. Da basiert der Grundumsatz ebenfalls auf dem »*Gesamtpaket*« von Alter, Größe (Sex) und Gewicht (Liebe), das für eine gewisse Zeit anwächst, um über die Jahre wieder nachzulassen. Wichtig bleibt auch hier, den gemeinsamen Stoffwechsel der Liebe durch regen Austausch und viel Beweglichkeit anzukurbeln – damit keinem das Herz verfettet (Liebeskummer).

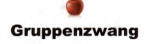
Gruppenzwang

> Allein der Wille der Gruppe zählt.
> Wer dazugehören möchte,
> ist gezwungen mitzumachen.
> Dem Druck der Gruppe entzieht sich keiner.
> Oder man wird zum Außenseiter.
> Ein dynamischer Prozess eines Systems,
> das den Einzelnen verschluckt
> (Soziale Grillgruppe).

»Im Extremfall tappen Gruppen in eine Falle, die der Psychologe Irving Janis 'Gruppendenken' nennt; er versteht darunter einen 'Denkmodus, den Personen verwenden, wenn das Streben nach Einmütigkeit in einer gefestigten Gruppe derart dominant wird, dass es dahin tendiert, die realistische Abschätzung von Handlungsalternativen außer Kraft zu setzen'. Man glaubt also, dass die Gruppe es am besten weiß und eine Entscheidung oder Richtung, die der Gruppenmehrheit zu entsprechen scheint, nicht sorgfältig geprüft zu werden braucht – auch wenn das eigene Bauchgefühl etwas anderes sagt.« (→Literaturhinweise »In meinem Element«, S. 188 f.).

Neben dem »Streben nach Einmütigkeit« (Soziale Grillgruppe und Gesellschaft) entsteht Gruppenzwang wohl auch dadurch, dass man auf jeden Fall zu dieser einen Gruppe dazugehören möchte (Erscheinungsbild und Spiegel). Wenn alle kariert tragen (oder denken), trage (denke) ich lieber auch kariert. Hauptsache ich falle nicht auf, weil ich anders bin, sonst werde ich noch der Gruppe verwiesen und zum Außenseiter degradiert. Was sollte ich allein ganz ohne meine Gruppe tun (Geselligkeit, Befriedigung und Belohnung). Da tue ich eben Dinge, die ich zwar blöd, die anderen aber gut finden. Und *zwänge* mich in deren Korsett, damit es irgendwie passt mit der *Gruppe* (Konfektionsgröße und Mode). Schon sprechen wir von Gruppenzwang, Abhängigkeit und Leistungsdruck.

Aus Gruppenzwang heraus kleiden sich Leute wie ihre soziale Bezugsgruppe es tut, sprechen den Slang ihrer Mitstreiter (Familie), essen und trinken angesagte Dinge (Superfood) und finden dieselben Sachen cool (Kalte Küche). Das verkünden sie auf sämtlichen Sozialen Netzwerken, sodass die anderen wiederum glauben, das wäre jetzt total angesagt und müsste, dem Gruppensinn entsprechend, von jedem, der dazugehören will, unverzüglich weiterverfolgt werden. Sozusagen eine Schlange, die sich in den eigenen Schwanz beißt, ohne es zu merken (Wahrnehmungsstörung).

Gruppen gibt es viele, Zwänge umso mehr (Frustessen). Jede Konstellation hat ihre Vorstellungen, woran man sich, bitte schön, zu halten hat (Konzepte und Bewertung). So nämlich die Allesesser, die Fleischesser, die Vegetarier, die Veganer, die Frutarier, die Pranarianer (Breatharian-Diät), die Asketen, die Diabetiker, die Feinschmecker, die Raucher, die Alkoholiker, die Hausmannsköstler, die Körnerfresser (Makrobiotik), die Selbstversorger, die Wissenschaftler (Wissenschaft). Habe ich jemanden vergessen? Ach ja, die liebe gute Ehe, wo es heißt: »*Es wird gegessen, was auf den Tisch kommt.*« Also, wenn das kein Gruppenzwang ist.

H

Hamsterbacken	176
Handvoll	177
Hausmannskost	178
Heilfasten	179
Heißhungerattacke	180
Henkersmahlzeit	181
High-Carb-Diät	182
Hollywood-Diät	183
Hormon-Diät	184
Hormone	185
Hüftgold	186
Hunger	187
Hungerhaken	188
Hungersnot	189
Hungertod	190
Hygiene	191
Hypnose	192

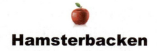

Hamsterbacken

> Die Befürchtung, von etwas zu wenig zu bekommen,
> lässt es uns in die Backen schieben.
> Gegessen wird später.
> Die Vorratskammer des ewig Hungrigen
> befindet sich direkt in seinem Gesicht.
> Ein Hamster bunkert emsig,
> damit er über den Winter kommt (Winterspeck).
> Der Mensch hamstert Essen und Liebe, um für
> emotionale Kälte gewappnet zu sein (Unterzuckerung).

Gehört man zu denjenigen, die es nicht lassen können, andauernd zuzuschlagen und sämtliche Vorräte zu plündern, sollte man nichts Essbares im Hause haben, oder gar nicht erst daheim sein (Vorratskammer). Jedenfalls unterlässt man es geflissentlich, Dinge zu horten, die man eigentlich zu vermeiden sucht (Alkohol, Schokolade und Sucht). Denn in kritischen Momenten der Abhängigkeit wird man sie weder meiden noch loslassen können, was selten zum erhofften Glück führt (Verstopfung).

»Da fällt mir mein Lieblings-Beispiel für klebriges Festhalten ein, das jeden Spaß und jede Freude killt. Und alle Beteiligten unglücklich macht, den Festgehaltenen sowie den Festhaltenden. Ehemals war ich mal in der Psychiatrie. Nur als Gast, wie ich betonen möchte, im Rahmen meiner juristischen Ausbildung. Ich durfte jederzeit wieder gehen. In dieser Einrichtung fiel mir jedenfalls auf, dass die Insassen keine Haustiere haben. Weder einen Hamster oder ein Vögelchen noch eine Miezekatze. Die Antwort des Stationsleiters auf meine diesbezügliche Frage, warum es dort nichts zum Kuscheln gibt, ist seither meine Standarderklärung, warum Anhaftung so freudlos werden kann: Die Insassen haben nicht deshalb keine Haustiere, weil sie den Hamster zu wenig lieben, ganz im Gegenteil. Sondern, weil sie den Hamster zu sehr mögen. Die haben den Hamster sooo dollll lieeeb, dass sie ihn mit beiden Fäusten fest umklammert zu Tode drücken und dem armen Tier die Augen ausploppen.« (→Literaturhinweise »Würfel Liebe A bis Z«, S. 53).

Mein Hinweis *»Glück ist kein Hamster«* rührt daher, dass Glück nicht konserviert werden kann (Dosenfutter). Zufriedenheit lässt sich auch durch ständiges Futtern nicht immer herbeizaubern (Nimmersatt). Sonst würden wir nicht beständig weiteressen (Frustessen und Wohlstandsbauch). *Hamsterkäufe*, bekannt aus Zeiten des Mangels und der Hungersnot, sind der verzweifelte, meist auf sich selbst bezogene Wunsch, auf Nummer sicher zu gehen (Motivation). Sicher ist zwar nur der Tod, aber wer will dabei schon darben müssen (Sterbefasten und Hunger). Weshalb der Mensch seine Kammern auch dann noch mit Lebensmitteln, Klopapier und Überlebenstechnik vollstopft, wenn längst der Wohlstand ausgebrochen und alles im Überfluss vorhanden ist. Auf der einen Seite die Befürchtung, persönlich zu kurz zu kommen (Selbstliebe). Auf der anderen Seite das mitfühlende Ansinnen, das Wohl der Gemeinschaft im Auge zu behalten (Liebe). Vergesse ich zu hamstern, stehe ich mit leeren Backen da. Denke ich nur an mich, bunkere mehr als ich brauche, nehme ich anderen dadurch etwas weg. Ein Balanceakt, den man wohl Leben nennt, oder auch das ewige Rennen im Hamsterrad.

Handvoll

> Das »Handvoll-Prinzip«
> erlaubt 4 Hände voll pro Mahlzeit.
> Eine Handvoll ist eine oft erwähnte Portionsgröße,
> wenn wir von Ernährungsregeln hören.
> Als Maßeinheit ist es in etwa soviel, wie man
> mit der hohlen Hand schöpfen und halten kann.
> Soll man eine Handvoll von etwas essen,
> bekommt derjenige mit größeren Händen mehr davon.
> Meistens ist das gerecht im Verhältnis zum Rest des Körpers.

Die Frage ist, ob übliche Portionsgrößen synchron zu den Konfektionsgrößen gewachsen sind. Was damals ausreichend war, ist heute längst zu wenig. Schokoriegel werden nur noch in XXL oder in doppelter Ausführung verkauft. Knabbereien und Süßigkeiten kommen nur noch in Familienpackungen daher.

Wobei häufig eine Handvoll völlig ausreichend wäre, abhängig von Bedarf, Appetit und Vorlieben. Eine Handvoll Brust wird generell als positiv bewertet (Oberweite). Mehr ist nicht für jeden handhabbar. Weniger aber auch nicht immer erwünscht (Unterschiede). Vergleichsweise scheint mir eine Handvoll Zucker knapp bemessen, eine Handvoll Salz fände ich dagegen eher unangenehm. Bei starker Geschmacksintensität bemisst man es also lieber in *Prisen* (Kochen). Eine Prise Glück oder eine Prise Liebe versüßen uns die Stimmung. Wiederum eine Prise zu viel vom Gegenteil versalzt uns den ganzen Tag (Suppenkasper).

Berühmt sind die fünf Handvoll Obst und Gemüse über den Tag verteilt. Dazu zwei Handvoll Nüsse, schon ist man voll genährt und wohl auf. Auch den Abnehmwilligen unter uns wird das *Handvoll-Prinzip* empfohlen als Größeneinheit für eine maßvolle Nahrungsaufnahme, um überschüssige Pfunde loszuwerden (Mäßigung), also die Abkehr von Völlerei und Übereessen (FdH und Japan-Diät). Demnach darf man pro Mahlzeit 4 (vier) Handvoll essen: 1. Hand: Gemüse – 2. Hand: Gemüse – 3. Hand: Eiweiß (Proteine) – 4. Hand: ½ Kohlenhydrate und ½ Gemüse oder Proteine.

Nur Saucen, Dressings und andere Flüssigkeiten werden mit dem Löffel abgemessen. Bei geschnittenen Dingen wie Käse hält man Mittelfinger und Zeigefinger zusammen und legt auf diese zwei Finger soviel drauf, bis die Fläche bedeckt ist. *Gestapelt* wird leider nicht (Cheat-Day). Jedenfalls hat man »alle Hände voll zu tun«.

In Beziehungen funktioniert das gleichermaßen, nur in der Wirkung gegenteilig. Bemisst man seine Zuwendung, Begeisterung und Einsatzbereitschaft in Portionsgrößen und schöpft nur 4 × pro Begegnung, der Partner hat jedoch Hunger für Zwei und geht deshalb öfter mal leer aus (Sättigung und Befriedigung), könnte es zum Abnehmen kommen, dann aber von Liebe und Glück. Denn jeder menschliche Austausch lebt von unserer Großzügigkeit. Wir sollten also weder zu zaghaft noch ständig begrenzt sein, sondern stets aus dem Vollen schöpfen. Reichlich mehr als nur eine Handvoll satter Wertschätzung und genüsslicher Freude, und schon kommt das wunscherfüllende Füllhorn des Lebens niemals zum Versiegen (→Literaturhinweise »Das Füllhorn«).

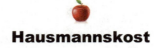

Hausmannskost

Die gute alte »deutsche Küche«.
Weder kocht hier der Hausmann,
(sondern meist die fleißige Hausfrau),
noch ist zwingend von Kost wie *köstlich* die Rede.
Der Familie wird so manch Deftiges aufgetischt.
An Fett darf es auf keinen Fall fehlen
(Allesfresser und Fleischesser).
Damit ausreichend viele Kalorien dafür sorgen,
dass die arbeitende Bevölkerung nicht zusammenbricht.

Hausmannskost war ehemals für all jene Männer gedacht, die körperlich schwer schuftend ihren Grundumsatz befeuerten und nach verrichteter Arbeit hungrig nach Hause eilten, um pünktlich zum Abendbrot mit der Flasche Bier in der Hand an den gedeckten Tisch zu sinken (Mitesser). Mutti hatte üppig bis herzhaft gekocht und wartete mit dampfenden Töpfen, damit der edle Gemahl nicht vom Fleische fiel (Fette, Kohlenhydrate und Liebe).

Hauptsache deftig und der deutschen Kochtradition verpflichtet, lautete die Devise. So erinnere ich mich – und mir läuft das Wasser im Mund zusammen –, wie unsere reizende Reinemachefrau einmal pro Monat *Königsberger Klopse* servierte. Eine Speise, die meine Mutter eher nicht zustande gebracht hätte (Rezepte). Deshalb umso heißer begehrt von uns Kindern (Abwechslung). Seither liebe ich übrigens Kapern (Sirtfood-Diät).

Leider weiß kaum noch jemand, wie man Dinge wie Königsberger Klopse oder Königinnen Pastete zaubert, geschweige denn den leckeren Sonntagsbraten (Hungersnot). Wer steht schon, mit Schürze und Kochlöffel bewaffnet, in der Küche am Herd herum und kocht sich die Seele aus dem Leib (Kalte Küche und Restaurant). Dafür muss man schon die Schwiegereltern besuchen, die genügend Traditionsbewusstsein hegen und zum Mittagessen auf Punkt 12 Uhr laden. Da kann man sie dann noch bestaunen, die fast ausgestorbene Spezies an Hausfrau, die ihrem Ehemann fette Speisen reicht, von Blutwurst mit Bratkartoffeln über Schweinebraten mit Grünkohl bis hin zu Rinderroulade mit Rotkraut (→Online-Tipps »Einfach Malene«). Und natürlich Kroketten vom Feinsten und viel braune Sauce (Kalorien). Dazu als Vorspeise klare Suppe oder kleiner Salat, als Nachtisch Götterspeise oder Creme-Dessert. Schon rollt der Hausmann kugelrund gen Sofa, um sich fit für den folgenden Kaffeeklatsch zu schlafen.

Selbstverständlich sind Frauen und Männer gleichermaßen mit von der Partie, wenn es darum geht, sich auch heute noch der Hausmannskost zu widmen (Kochen und Sex). Kommt der Hausmann zum Zuge, weil die Hausfrau ihn tatsächlich lässt, heißt es *Hausfrauenkost*. Ob das schmeckt, hängt zum einen vom Diät-Plan der Partnerin ab (Diäten-Wahn), zum anderen vom Abwasch, über den häufig noch verhandelt werden muss. Ob es also am Ende doch wieder bei der Hausmannskost bleibt, bestimmt der Einzelfall, unterliegt aber meist dem Sog der guten alten Tradition. Weshalb eingesessene Paare früher oder später zur Zweitküche tendieren (Trennkost-Diät).

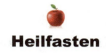

Heilfasten

> Der bewusste, freiwillige
> Verzicht auf Nahrung (Fasten).
> Reparaturprozesse im Körper sowie
> Entschlackung und Reinigung.
> Der deutsche Arzt *Dr. Otto Buchinger* (1878–1966)
> gründete in Bad Pyrmont 1932
> die erste Fastenklinik.

Geheilt werden kann so manches. *Die Zeit heilt alle Wunden*, so hofft man auch beim Heilfasten. Entweder karmische Wunden des alltäglichen Überessens (Karma-Diät) oder körperliche Wehwehchen aufgrund sonstiger seltsamer Essgewohnheiten (Essstörung). Besonders aber die Flaute in der Haushaltskasse kann durch eine Null-Diät geheilt werden.

»Einmal im Jahr mindestens eine Woche lang (maximal drei) nur Gemüsebrühe und literweise Brennnesseltee zu sich nehmen. Man spart Geld, regeneriert seinen Stoffwechsel und erlangt, mit ein bisschen Glück, ungeahnte geistige Klarheit. (Es gab eine Zeit, da fasteten weise Menschen vor wichtigen Entscheidungen.) Da man auf jegliche Giftstoffe verzichten muss (Kaffee, Schwarztee, Nikotin, Alkohol), wird das Budget des Fastenden schlagartig entlastet.« (→Literaturhinweise »Die Kunst des stilvollen Verarmens«, S. 229).

Das Fasten, der Verzicht auf feste Nahrung, behebt viele Krankheiten sowie Risikofaktoren, die eben mit unserer Ernährung einhergehen. Man befreit sich von Ernährungssünden, tut Busse und bittet um Ablass (Abnehmen und Gewichtsverlust).

»Im Christentum und auch in den anderen großen Weltreligionen ist das Fasten als religiöse Disziplin fest verankert. Ziel dieses Fastens ist fast immer eine innere, das heißt seelische Reinigung. Vermischt mit den Theorien antiker Ärzte haben sich über die Jahrtausende verschiedene Methoden des Fastens entwickelt, die Körper und Seele des Menschen reinigen und befreien sollen.« (→Literaturhinweise »DuMonts große Enzyklopädie Naturheilkunde«, S. 145).

Doch wahre Heilung bringt uns *der goldene Weg der Mitte*, wie es Buddha schon vor 2500 Jahren empfohlen hat (Buddha-Diät). Nur die ausbalancierte Motivation im Leben und beim Essen, die Befreiung von Fehlvorstellungen über Abhängigkeiten von bedingtem Glück, sorgt für geistiges Heilwerden (Freiheit und Sucht). Ein grundlegendes Sowohl-als-auch. Weder Askese noch Völlerei. Weder Verbote noch Hamsterbacken. Sondern Liebe für sich und für andere, und der volle Genuss für den Augenblick. Nichts muss geschehen, weder wenn man isst noch nicht isst. Doch alles ist möglich, frei von Ernährungskonzepten. Wer auf seine Nahrungsaufnahme nicht verzichten möchte, versucht es einfach mit der bewussten Auswahl heilender Nahrung (Medizin und Qi). Bei Erektionsstörungen mit einem Aphrodisiakum, bei Entzündungen mit Kurkuma (Ayurveda-Diät), bei Liebeskummer mit viel Schokolade.

»*Es geht um die heilige und heilende Kraft unserer Nahrung – das ist es, worauf der Geist immer und immer wieder zurückkommt.*« (→Literaturhinweise »Medical Food«, S. 20).

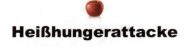

Heißhungerattacke

> »Nichts wird so heiß gegessen, wie es gekocht wird.«
> Nun gut, wenn die wüssten.
> Manchmal wartet man noch nicht einmal darauf,
> dass es gekocht wurde, so heiß ist man (Sex).
> Dabei *attackieren* wir uns selbst mit einem Zuviel
> an meist ungesunden Dingen, die uns heißlaufen und
> daraufhin durchbrennen lassen (Cheat-Day).

Jeder ist unterschiedlich in der Ausprägung seines Charakters. Den Einen packt der Heißhunger nie, den Anderen schon aus reiner Langeweile, gern gepaart mit Depression oder Zuckersucht, oder alle drei zusammen. Den Einen erwischt es bei der Suche nach geeignetem Trostpflaster und fetter Belohnung, den Anderen aufgrund chronischer Überlastung und purer Erschöpfung (Schlaf). Und ehe der Eine oder der Andere sich versieht, wird er *attackiert* von *Hunger*, läuft sozusagen *heiß* und stürzt sich auf das nächst essbare. Obwohl das Sprichwort lautet »Nichts wird so heiß gegessen, wie es gekocht wird«, beißt man bereits in alles hinein, was nicht bei Drei auf den Bäumen ist, um das Zeug opfergleich und unbesehen hinunterzuschlucken (Stressbewältigung, Unverträglichkeit und Bulimie). Das Ganze hat nicht nur mit der Befriedigung von Bedürfnissen des Körpers zu tun, sondern vielmehr mit der Deckelung psychischer Zustände (Psycho-Diät), ausagiert durch unkontrollierte Fressanfälle (Essstörung).

»Normalerweise gilt: was benötigt der Mensch in sich selbst? Nicht nur das physisch greifbare Nahrungselement, nach dem er ein Verlangen verspürt, sondern auch und vor allem dasjenige, was durch dieses Nahrungsmittel psychologisch / energetisch / charakterlich symbolisiert wird.« (→Literaturhinweise »Das Füllhorn«, S. 21).

Die auslösenden Gefühle finden jedenfalls im Kontrollzentrum unseres Gehirns statt und machen sich eindeutig in unserem Essverhalten bemerkbar. Wiederum wirkt sich die Art und Weise der Ernährung nachweislich auf unser Gehirn aus (Darm). Da weiß man häufig nicht, was zuerst kam, das Ei oder die Henne (Frühstück und Abendbrot). Gegensteuern kann man auf *körperlicher* Ebene mit Vollwertkost, Eiweiß (Proteine), Appetitzüglern oder Nahrungsergänzungsmitteln (Aminosäuren).

»Keine der appetitregulierenden Zellen des Gehirns kann erfolgreich arbeiten, wenn sie nicht mit mindestens fünf der 20 Aminosäuren umfassend versorgt ist. Je besser die Aminoversorgung, desto zufriedener fühlen wir uns.« (→Literaturhinweise »Die Heißhunger-Kur«, S. 16).

Das wünscht man sich auch für sein alltägliches Liebesleben, nämlich einfach mal *zufrieden* zu sein. Entsprechend steuern wir uns durch turbulente Gewässer *mentaler* Hungeranfälle auf Basis erhellender Einsichten, welche Gewohnheiten und Beschäftigungen uns persönlich guttun, uns tatsächlich erfüllen und geistig sowie emotional satt halten (Unterzuckerung und Sättigung). Oft bedarf es der Loslösung von alten Mechanismen, die uns im Kreislauf vermeintlicher Abhängigkeiten halten (Sucht).

Zeitweiliges Umschwenken auf *heiße* Lust und *attackierende* Leidenschaft könnte dabei zuträglich sein. Aber nur, solange wir nicht andere unerfüllt zurücklassen, woraufhin die mit ungeahnten Heißhungerattacken zu kämpfen haben (Sex und Liebe).

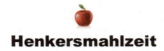

Henkersmahlzeit

Die Nahrungsaufnahme des Menschen scheint einen derart hohen Stellenwert einzunehmen, dass man sogar einem zum Tode Verurteilten zum Abschied sein Lieblingsessen zubilligt. Noch ein letztes Mal soll der Todgeweihte seine Leibspeise verdrücken dürfen, bevor der Henker kommt und Hand anlegt. Obwohl ich nichts gegen das Auftischen leckerer Speisen habe, bin ich doch ausdrücklich gegen die Todesstrafe. Spirituell gesehen essen wir alle in jedem Moment unsere letzte Mahlzeit. Und das ist auch gut so.

»Das Licht am Ende des Tunnels bedeutet nicht immer ein Hoffnungsschimmer. Manchmal ist es auch nur ein entgegenkommender Zug.« Irgendwie fies, aber in Anbetracht unserer Sterblichkeit, die bekanntermaßen dem Zeitpunkt nach in den Sternen steht, könnte jeder Bissen der letzte sein (Gnadenbrot und Sternzeichen-Diät). Der Aufprall unserer Lebendigkeit ist jederzeit möglich, unter dem plumpen, aber wahren Motto: »Unverhofft kommt oft.«

Hartnäckig mit der Vergänglichkeit des Lebens konfrontiert, bleibt einem doch glatt der Bissen im Halse stecken (Alter). Es heißt, dies ist der erste Tag vom Rest deines Lebens. Aber genauso gut könnte er auch dein letzter sein. Dem einen schlägt das auf den Magen, der andere reagiert mit animalischen Greifinstinkten und stopft sich in die Taschen, was es zu Stopfen gibt (Hamsterbacken und All-you-can-eat). Dennoch nutzt am Ende leider alles nichts, denn: *Das letzte Hemd hat keine Taschen* (Winkearme).

Den Tod ständig im Genick, mampfen wir fröhlich weiter, als ob nichts wäre. Dabei essen wir sozusagen um unser Leben und uns selbst zu Tode (Völlerei). Unser persönlicher »Henker« wartet an jeder Ecke, während wir schnell noch die letzte Currywurst mit Pommes verdrücken. Wer da noch Spaß am Gaumenkitzel hat, ist ein großer Verdränger, möchte man meinen. Aber Sterben gibt es nun mal nicht ohne *Leben*. Das Leben will gelebt sein. Und dazu gehört unzweifelhaft, den Körper freudvoll am Leben zu erhalten (Nahrung und Ernährung). Dann stirbt es sich nachher auch leichter. Menschen, die ihr Leben bis zur Neige ausgekostet haben, werden sich satt und zufrieden verabschieden können (Feinschmecker und Zufriedenheit).

Die Frage bleibt, wie man sich an jeder potenziell letzten Mahlzeit erfreuen kann, während das Damoklesschwert des Todes über einem baumelt. Es scheint ein Spagat zwischen dem möglichen Genuss im Augenblick, der sich in Anbetracht des Todes (Henker) nur scheinbar lächerlich ausnimmt, und dem Abwenden von allem körperlichen Wohlergehen aus reiner Verzweiflung grundlegender Sinnlosigkeit (Askese und Hungertod). Die Antwort erscheint in Form der *Dankbarkeit*. Machen wir uns bei jedem Bissen bewusst, dass wir gerade voll am Leben sind, wird allein schon die Intensität der Wahrnehmung des Moments zum Vollgenuss, und zwar für jeden einzelnen Zipfel Brot (Achtsamkeit und Tagebuch). Um unsere Endlichkeit wissend, sind wir umso dankbarer, wenn wir vom Leben noch einmal abbeißen dürfen. Das drohende Ende erhöht dabei den Genuss. Dem Henker sei Dank!

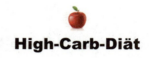

High-Carb-Diät

> Herrlich, endlich viele (gesunde) Kohlenhydrate!
> Es gibt Kartoffeln und Reis
> mit viel Gemüse und Obst.
> Dabei bleibt es fettarm (Low-Fat-Diät)
> und vegan (Veganer).
> Tabu sind Fertiggerichte, Fast-Food,
> Junk-Food, Dosenfutter, Zucker.
> Es ist das Gegenteil von Low-Carb-Diät.

Bei Kohlenhydraten (*Carbs*) frohlocke ich, das gebe ich zu (Kaffeeklatsch). Da bin ich gerne mit von der Partie. Aber natürlich nicht ohne ihre beiden Weggefährten Fett und Zucker. Sonst nämlich schmeckt das Ganze nicht (Geschmacksnerven und Geschmacksverstärker). Nur für einen guten Zweck könnte ich mir eventuell vorstellen, auf dieses Dreiergespann zu verzichten (Askese, Verzicht und Pritikin-Diät).

Um abzunehmen, konzentriere man sich hier auf »nackte« Kohlenhydrate von High-End-Lieferanten wie Haferflocken, Naturreis, Buchweizen, Quinoa (Getreide), Linsen, weiße Bohnen, Kidneybohnen, Kichererbsen und Süßkartoffeln. Alle enthalten viel pflanzliches Eiweiß (Proteine), Vitamine, Mineralstoffe sowie »gute« (komplexe) Kohlenhydrate (Glukose), die schwerverdaulich sind und deshalb lange satt halten (Vollkorn, Ballaststoffe und Sättigung). Das soll automatisch zu einer Kalorien-reduzierten Ernährung führen (Kalorienverbrauch). Bei Obst, Gemüse und Getreide liegt der Schwerpunkt also auf Stärke-haltigen Produkten wie Reis, Kartoffeln, Mais und Bohnen. So können auch Bananen als schneller Energielieferant genutzt werden (Sport), obwohl sie keine komplexen Kohlenhydrate enthalten, sondern den Einfachzucker Fruktose (Fruchtzucker). Wenn es mal flott gehen muss, dienen sie als nicht zu verachtender Retter manch einer Lebenssituation (Aphrodisiakum und Sex).

Die Empfehlung der Deutschen Gesellschaft für Ernährung (DGE) sieht ähnlich aus, mit 50 % der Kalorien aus Kohlenhydraten, 30 % aus Fetten und der Rest aus Proteinen (Ernährungspyramide). Nur, dass bei der High-Carb-Diät auf rein pflanzliche Fette und Eiweiße gesetzt wird (Olivenöl und Omega 3/6/9). Demnach wird auf Fleisch, Fisch, Milchprodukte und Eier verzichtet (Vegetarier und Veganer). Dabei gibt es keine Kalorienbeschränkungen (Kalorienzählen und Kontrolle). Nur eben fettarm muss es sein, deshalb auch »*High Carb Low Fat*« (HCLF) genannt.

Die Diskussion dreht sich mithin ständig um die Frage, was besser beim Abnehmen hilft: viel Fett, wenig Kohlenhydrate (Low-Carb-Diät), oder hemmungsloser Kohlenhydrate-Konsum, dafür besonders fettarm (Low-Fat-Diät). Untersuchungen haben gezeigt, dass beides geht. High-Carb sowie Low-Fat reduzieren den Fettanteil am Körper (Waage), der Insulinspiegel pendelt sich ein (Blutzuckerspiegel). Es wird jedoch gesagt, man verliere bei Low-Carb eher an Gewicht als an Körperfett (Maßband).

Nun gut, als Fazit bleibt zumindest, dass man immer auf eine Sache verzichten muss (Trennkost-Diät und Dream-Team). Entweder Kohlenhydrate (Zucker) oder aber Fette (Nüsse). Wie heißt es so schön: »*Tanze nicht auf zwei Hochzeiten*«, sonst gibt es Ärger (Cheat-Day). Manchmal aber auch richtig viel Spaß (Freiheit, Liebe und Genuss).

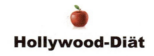

Hollywood-Diät

> Endlich Filmstar.
> Und wenn man dafür hungern muss.
> Die Kameras auf einen gerichtet,
> der rote Teppich ausgerollt und
> tosender Beifall von allen Seiten.
> Während man am Kühlschrank vorbeistöckelt
> und ihn keines Blickes würdigt.

Die Hollywood-Diät wurde sicherlich auf einer Hollywoodschaukel erdacht, die das Paradies auf Erden verspricht. Beim Schaukeln wird einem so herrlich schlecht. Davon nimmt man ganz automatisch ab (Bulimie). Die Hollywoodschaukel wurde in den 1950er Jahren zum Kult-Möbel und steht seither als Sinnbild für Freizeit und Gartengestaltung (Wohlstandsbauch). Sie soll jedem Wind und Wetter trotzen, und rostet derweil im Freien vor sich hin. Damit am Ende wieder nur die liebe Oma darauf sitzt, oder die haarende Katze. Obwohl sich die gesamte Familie schon im ewigen Urlaub wähnte, sobald man sich so eine Veranda-Schaukel in den Vorgarten stellt.

Dieses freistehende Schaukelgerüst mit Sitzbank soll es übrigens bereits um 1900 in Asien gegeben haben. Durch kolonialen Handel landete es irgendwann in seinem ersten Hollywood-Blockbuster. Und schon hatte es seinen Spitznamen weg.

Ähnlich ist es mit der Hollywood-Diät, die man den Stars und Sternchen der amerikanischen Filmbranche abgeschaut zu haben glaubt. In den 1920ern wurden die Hollywood-Größen auf schlank getrimmt (Schönheitsideal und Modelmaße). Doch denen konnte man nicht mit Haferschleim und Tee kommen (Schroth-Kur). Die wollten trotz Diät hofiert und gepudert werden. Weshalb ihnen Luxus-Lebensmittel wie Meeresfrüchte (Proteine) und tropische Früchte (Ananas-Diät) ins *Drehbuch* geschrieben wurden.

Als filmreifer Diätist isst man also eiweißreich sowie fett- und kohlenhydratarm (Eiweiß-Diät und Low-Fat-Diät). Da tropische Früchte viele Kohlenhydrate (Zucker) enthalten, sind sie nur in den *Drehpausen* erlaubt (Zwischenmahlzeit), und zwar mit einem 2-stündigen Abstand zum vorherigen und nächsten Essen (Montignac-Methode).

Im Endeffekt ist die Hollywood-Diät eine Mischung aus Low-Carb und Trennkost-Diät. Eiweiße (Proteine) sollen nicht mit Kohlenhydrat-reichen Lebensmitteln gemischt werden (Glyx-Diät). Und auf vermeintliche »Dickmacher« wie Kartoffeln, Getreide und Getreideprodukte sowie Zucker wird verzichtet (Low-Carb-Diät und Zuckerfreiheit). Stattdessen gibt es mageres Fleisch oder Fisch, Salat, kohlenhydratarmes Gemüse und eben tropische Früchte (Obst). Manchmal sind auch Nüsse, Hülsenfrüchte und fettarme Milchprodukte erlaubt. Hauptsache, man übersteigt nicht 700–800 Kalorien pro Tag (Kalorienzählen).

Allerdings darf man nicht alles glauben, was über den großen Teich geschwappt kommt (Fast-Food). Gewarnt wird vor Mangelerscheinungen und Magersucht. Neben der Waage und dem Maßband dient hier besonders die Hollywoodschaukel als verlässliches Kontrollinstrument. Schaukelt man friedlich vor sich hin und wird schon beim kleinsten Windchen von der Bank geweht, stimmt etwas nicht (Hungerhaken).

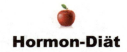

Hormon-Diät

Hormone können falsch eingestellt sein und dafür sorgen, dass wir trotz Kalorienreduktion und viel Bewegung nicht abnehmen. Dies gilt besonders für 7 essenzielle Stoffwechselhormone. Ein Programm von 21 Tagen soll dabei helfen, diese Bremse für die Fettverbrennung (Fatburner) zu lösen. Jeweils 3 Tage pro Hormon zur Umstellung. Als Grundstock für 3 × 7 = 21 Tage gilt: Viel Wasser, 500 g Gemüse und 30 Minuten Bewegung, und im Übrigen sehr viel weglassen (Verzicht).

Die Hormone spielen nicht nur verrückt und beeinflussen unsere Gefühle (Wechseljahre, Kummerspeck und Babypfunde), sondern wirken auf unsere Organe ein und bestimmen mit, worauf wir Appetit und wann wir Hunger haben, wie viel Fett an welchem Ort gespeichert wird (Problemzonen), und wie es um Psyche, Darmflora und Schlaf bestellt ist. Deshalb hat es die Hormon-Diät auf die 7 essenziellen Stoffwechselhormone abgesehen, denen in jeweils 3 Tagen durch volle Aufmerksamkeit beigekommen wird (Stoffwechsel und Stoffwechsel-Diät).

Tage 1–3: Östrogene – Gleich zu Beginn müssen Fleischesser und Trinker sehr stark sein. Auf Fleisch und Alkohol wird als Erstes verzichtet. Sie sind verantwortlich für Entzündungen und vermehrte Fettpolster (Hüftgold und Oberweite). Fisch, Hülsenfrüchte und Eier stehen stattdessen auf dem Ernährungsplan. Eine Menge von 30-40 g Ballaststoffe sollen überschüssiges Östrogen ausleiten.

Tage 4–6: Insulin – Steigt der Blutzuckerspiegel an, wird Insulin ausgeschüttet. Das blockiert den Fettabbau (Insulinspiegel). Für drei Tage wird Zucker gestrichen bei max. 15 g Kohlenhydrate pro Tag.

Tage 7–9: Leptin – Zu viel Fruchtzucker überfordert die Leber, die sie direkt in Fettzellen einlagert. Als Antwort wird zwar das Sättigungshormon Leptin freigesetzt, der Fruktoseflash macht aber nicht satt, sondern unser Gehirn resistent gegen den Reiz der Sättigung. Tabu sind Obst, Säfte, Smoothies und Fertiggerichte.

Tage 10–12: Cortisol – Ständiger Stress führt zu vermindertem Fettabbau (Stressbewältigung). Viel Schlaf und drei Tage strikter Kaffee- und Koffeinentzug.

Tage 13–15: Schilddrüsenhormon – Die Schilddrüse wird entlastet durch Gluten-freie Ernährung (Gluten, Getreide, Kohlenhydrate und Kalorien).

Tage 16–18: Wachstumshormone (HGH) – Künstliche HGH sind problematisch. Da sie Kühen gespritzt werden, entfallen Milchprodukte wie Milch, Joghurt und Käse.

Tage 19–21: Testosteron – Seltsame Stoffe aus Kosmetik und Verpackungen (Allesfresser) fördern Insulin- und Östrogendominanz und schwächen das Muskelhormon Testosteron (Muskelaufbau). Drei Tage soll man vermehrt die Verpackungsbeilagen lesen. Ob man davon abnimmt, wurde bisher nicht übermittelt.

Schlussendlich könnte man behaupten, es ist wie im Paradies und ganz so wie im echten Leben: Schon am ersten Tag beginnt alles mit den Frauen (*Östrogene*), doch am Ende liegt es wieder nur an den Männern (*Testosteron*).

Hormone

> Ein hochkomplexes Hormon-System steuert alle Funktionen unseres Körpers über verschiedene biochemische Botenstoffe (*Neurotransmitter*), die von speziellen Zellen in Drüsen und im Zellgewebe hergestellt werden.
> Die wichtigsten Hormone sind: Cortisol, Melatonin, Leptin, Schilddrüsenhormone T3 und T4, Freisetzungshormone, Pregnenolon (*Steroide*), Sexualhormone, Glückshormone und das Blutzuckerhormon Insulin, das wohl bekannteste.

Der Begriff »Hormon« wurde 1905 geprägt (Wissenschaft). Hormone, dazu gehören auch einige Aminosäuren und deren Abbauprodukte, gelten als die Überbringer (*Botenstoffe*) gewisser Nachrichten und Signale, um bestimmte Reaktionen und Funktionen im Körper in Gang zu setzen. Sie wirken nur auf bestimmte Organe, die passende Hormonrezeptoren aufweisen (auf der Zelloberfläche und vor oder im Zellkern), sodass das Hormon dort andocken kann. Nach erfolgter Bindung von *Hormon* und *Rezeptor* wird innerhalb der Zellkerne die Genaktivierung gesteuert.

Hormone werden vorrangig von Zellen gebildet, die sich in der Hirnanhangdrüse, Zirbeldrüse, Schilddrüse (recht anfällig), Nebenniere und Bauchspeicheldrüse (*Insulin* und *Glukagon*) befinden. Manche werden auch von Nervenzellen hergestellt (*Neuropeptide*). Hormone des Magen/Darm-Traktes befinden sich in den Lieberkühn-Krypten (*Darmdrüsen*). Jetzt wird es schon recht *kryptisch*, würde ich sagen. Auch werden in der Leber Vorstufen des Gewebshormons Angiotensin gebildet, das den Blutdruck sowie den Wasserhaushalt regelt. Sexualhormone wiederum entstehen bei Männern und Frauen in den jeweiligen Geschlechtsorganen.

Wann die Hormone in ihren Zellen freigesetzt und als »reitende Boten« losgeschickt werden, hängt von ihrer Stimulation durch entsprechende »Freisetzungshormone« (Liberine, lateinisch libertas für Freiheit) ab. Das geschieht durch einen Anstieg an Calcium, damit sie durch viele kleine Fenster der Blutgefäße direkt ins Blut übergehen und losschwimmen können. Ganz wie im echten Leben, wo die Liebe stets gewisser Stimulanzien bedarf (Aphrodisiakum und Sex).

Als Botenstoffe regulieren die Hormone unter anderem den Stoffwechsel (*Zucker- und Fettstoffwechsel*), die Nahrungsaufnahme (*Ghrelin*), die Sättigung (*Leptin*), den Sexualtrieb (*Testosteron* und *Östrogen*), den Menstruationszyklus (Wechseljahre), das Glück (*Dopamin, Serotonin, Noradrenalin, Endorphin, Oxytocin, Phenethylamin*), das Knochenwachstum, den Muskelaufbau, die geistige Aktivität (Alter), sowie Stress (*Adrenalin*) und Angst (Stressbewältigung, Sucht und Hüftgold).

Bevorzugt versuchen wir, einen Mangel an dem Sättigungshormon Leptin (Nimmersatt), ein Zuviel des Hungerhormons Ghrelin (Appetitzügler) und ein Durcheinander an Insulin (Blutzucker-Diät) durch Ernährung auszugleichen. Spätestens hier befinden wir uns im Thema von Diät und Abnehmen (Hormon-Diät), aber genauso von Liebe und Sex, die beide vom richtigen *Hormon-Cocktail* abhängen:

»*Dopamin und Noradrenalin* […] könnten die Grundlagen der romantischen Liebe bilden.« (→Literaturhinweise »Intimität und Verlangen«, S. 438).

Hüftgold

> Es sind die stillen Fettreserven, die sich besonders gern um die Hüfte herum sammeln.
> Sozusagen unsere Vorratskammer für karge Zeiten.
> Ähnlich wie der Speckgürtel einer Stadt, wo sich die reichen Vorortler tummeln. Am Rande des Geschehens lassen sie es sich gut ergehen und fahren nur ins Zentrum, um dort ihre Brötchen zu holen oder zu verdienen.
> Selbst angezapft werden sie erst, wenn es hart auf hart kommt.

Der goldene Speckring um unsere Hüften herum wird auch *Love-Handles* genannt, weil man sich in gewissen Momenten der Liebe, in denen es wild hergeht, an ihnen *festhalten* kann (Sex). Da ist man unzweifelhaft im Vorteil gegenüber den Dünnen (Hungerhaken und Rettungsringe).

Das war's dann auch schon mit den Vorteilen, scheint es. Denn das berühmte Hüftgold als Fettreserve für schlimme Tage, wo uns der Hungertod ereilt, der hierzulande eher selten bis nie anzutreffen ist, hat auch seine gefährlichen Seiten. Nicht nur, dass uns keine Kleidung mehr passt (Konfektionsgröße), sondern besonders aus gesundheitlichen Gründen wird davor gewarnt (Gesundheit und Adipositas).

Es gibt Spezialkliniken, die es einem absaugen (Fettabsaugen). Man kann es sich aber auch *wegmassieren* lassen, wie es jedenfalls in einschlägigen Anzeigen versprochen wird (Wellness und Bauchmassage). Ich weiß nicht, wie lange man da massieren muss. Zumindest könnte es ein adäquater Anhaltspunkt für die Partnermassage sein: »Liebling, bitte massiere mich *so lange*, bis ich dünn bin!« Da käme man je nach Masse auf einen zeitlich und anstrengungsmäßig guten Schnitt, würde ich mal sagen.

Im Alter soll das dann noch wichtiger werden, einen Massage-willigen Partner zu haben. Denn das mit dem Hüftgold und Bauchspeck wird über die Jahre wohl zunehmen (Stoffwechsel und Bauch). Die Leute von der Wissenschaft meinen, dass ein bestimmter Zelltyp, also weiße Blutkörperchen namens *Makrophagen*, die Nervenzellen im Bauchfett anregen, den Neurotransmitter *Noradrenalin* auszuschütten (Hormone), der im Falle von Hunger (Diät) dafür sorgt, dass überschüssiges Fett angezapft wird.

Diese hormonell bedingte Fettverbrennung nimmt mit zunehmendem Alter ab (wenigstens etwas, das abnimmt), denn die Makrophagen schalten permanent in eine Art Entzündungsmodus um (Entzündung). Dadurch produzieren sie vermehrt ein Enzym namens *MAOA*, das wiederum das Noradrenalin zerstört. Soweit die bisherigen Vermutungen. Natürlich fiel den Wissenschaftlern sogleich ein Gegenmittel ein, nämlich Antidepressiva, die zufälligerweise das MAOA hemmen würden, nur leider auch so manche tendenziell weniger erwünschten Nebenwirkungen aufweisen.

Da lobe ich mir doch die Massage, vorzugsweise gepaart mit sehr viel Liebe. Liebe war schon immer die beste Medizin. Aber wie kommt man an diese Liebe? Genau! Man stellt seinen Hüftspeck großzügig als »Love-Handles« zur Verfügung. Sobald man ordentlich gerüttelt und geschüttelt wird und droht, aus der Kurve zu fliegen, ist man für jedes Gramm mehr auf den Hüften dankbar. Die Liebe wird einem sozusagen in Gold aufgewogen.

Hunger

> Ein tolles Gefühl,
> unter der Devise: Keine Angst vor Hunger.
> Oder auch: *Mut zur Lücke!*
> Man warte auf das Knurren des Magens und
> beginne erst dann mit dem Essen.
> »Der Hunger treibt es rein«,
> wird gern als Ausrede verwendet,
> wenn man es mal wieder nicht lassen konnte,
> was auch immer.

Es gibt Leute, die den Hunger meiden wie der Teufel das Weihwasser. Unterstützt werden sie von der These, man solle den Hunger gar nicht erst aufkommen lassen, damit der Körper im Zustand der Fettverbrennung bleibt (Zwischenmahlzeit, Naschen und Knabbereien). Sonst käme es zum sogenannten *Hungermodus*, der uns immer dicker werden lässt (Jo-Jo-Effekt). Ein hartnäckiger Mythos, der des Öfteren bemüht wird als Argument für Völlerei und Schlemmerei (Stoffwechsel und Waage).

Obwohl es stattdessen gesund und auch wohltuend sein soll, zeitweise mal gar nichts zu essen (Heilfasten), im Zweifel zumindest für die bucklige Verwandtschaft (Sterbefasten), verbindet doch fast jeder schon den Hauch eines Hungergefühls mit allzeit gefürchteter Hungersnot oder gar Hungertod durch Askese und Verbot. Hunger scheint unerwünscht (Hungerhaken). Der Hunger als die ewige Alarmsirene, das Heulsignal des Magens, die Notleuchte für alle Einsamen und Gelangweilten (Langeweile und Ersatzbefriedigung), aber auch die Ausrede für Völlerei und Überessen. Nicht selten heißt es lapidar: Ich hatte eben Hunger! (Liebe und Sex).

»Dein Körper mag eigentlich das Gefühl, hungrig zu sein. Was wäre, wenn ein hungriger Körper tatsächlich ein gesunder Körper wäre – und kein ungesunder Körper? 'Ich habe Hunger' ist eine feste Ansicht. Wenn dein Körper sich raumig anfühlt, kann es sein, dass du dieses raumige Gefühl als Hunger fehlinterpretierst. Vielleicht sagst du: 'Ich habe Hunger', anstatt 'Ich fühle mich leer.' Aber was wäre, wenn dein Körper keinen Hunger hätte? Was wäre, wenn er einfach nur Raum spürt? Körper spüren gerne Raum. Sie fühlen sich nicht gerne voll. [...] Wenn du nicht davon ausgehst, dass du essen musst, kannst du entdecken, was dein Körper wirklich braucht.« (→Literaturhinweise »Richtiger Körper für dich«, S. 98 f.).

Dass der Körper ruhig mal Hunger haben darf, weil er sich daran gewöhnen kann und eine herrliche Weite dahinter zu warten pflegt, ist uns schon vom Fasten her bekannt (Spiritualität) und überhaupt von Ernährungsweisen, die ohne oder mit nur sehr wenig Nahrung auskommen (Breatharian-Diät, Null-Diät und Crash-Diät). In der Mäßigung liegt die Kraft. Hunger als Angebot zu mehr Freiheit durch weniger andauerndes Zubeißen, durch weniger und selteneres Einkaufen, durch weniger Essen als Dauerbeschallung (Dauerlutscher und Beschäftigung). Ganz im Sinne des Intuitiven Essens, aber ebenso einer schon länger anhaltenden Liebe, wo man gern mal sagen darf: »Besten Dank auch, ich habe zwar Hunger, aber keinen Appetit!« (Verzicht).

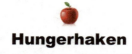
Hungerhaken

> Dürr bis ausgemergelt,
> vor lauter Schwäche vornübergebeugt,
> schon denkt man an einen Angelhaken.
> Oder an Models auf dem Laufsteg.
> Nur, dass die meist die Schultern zurücknehmen.
> Hungernde sind nicht schön anzusehen,
> so die herrschende Meinung.
> Deshalb schwingt eine negative Bewertung mit,
> wenn man glaubt, dass sie selber schuld sind (Suppenkasper).

Selten, dass Menschen in Hungersnot als »Hungerhaken« tituliert werden. Das verbietet schon unser Mitgefühl und der reine Anstand (Gesellschaft). Nur diejenigen werden so genannt, denen man unterstellt, ihr Dünnsein selbst verschuldet zu haben (Konzepte und Bewertung). Dazu gehören Suppenkasper sowie Models, aber auch Leute, bei denen man annimmt, sie seien besonders bis ausschließlich an gesunder Ernährung interessiert (Veganer und Makrobiotik).

Gehungert wird überall auf der Welt. In den reichen Industrieländern sogar *freiwillig*, wenn man mal den Gruppenzwang und den Leistungsdruck außer Acht lässt (Soziale Grillgruppe und Modelmaße). Diäten-Wahn herrscht nur dort, wo eben nicht gehungert wird, sondern ganz im Gegenteil (Völlerei und Überessen). Allein der Wohlstandsbauch und die Rettungsringe müssen durch künstlich herbeigeführten Hunger abtrainiert werden (Problemzonen und Normalgewicht). Alle anderen dürfen froh und dankbar sein, wenn sie überhaupt etwas zu essen haben (Einkaufen).

Wer aber rein gar nichts dafür kann, dass er dünn bis hager ist, und der trotz Bergen an Essen, die er verdrückt, einfach nicht zunehmen will, hat das Nachsehen. Bei ihm kann ja etwas nicht stimmen, so die bevorzugte Meinung der Normalgewichtigen bis Dicken (Model-Diät). Zwischen Neid und Missgunst schwankend, schauen sie dem Hageren hinterher und hoffen, dass er zumindest kein Model oder Influencer ist (Idealmaße). Sonst nämlich müssten sie sich selber als falsch im Körperumfang einstufen (Wahrnehmungsstörung und Konfektionsgröße), und würden den direkten Vergleich niemals gewinnen, weil *dünn* nun mal die heutige Währung der Schönen und Reichen ist (Hollywood-Diät).

Damit keiner mehr am Haken hängt, weder an falschen Anschauungen noch an Negativbewertungen über das unterschiedliche Aussehen von uns Menschen (Unterschiede), wird es Zeit, dass wir einen *neuen* Köder auswerfen. Nämlich den Köder der Liebe und der Selbstliebe, wo kein Haken dran ist (Diäten-Falle). Die Zuneigung für jeden Körperbau, den dicken sowie den dünnen, ist der beste Köder, den wir schlucken dürfen. Er macht uns endgültig frei, anstatt an der Angel der ständigen Sorge um Nahrung und/oder Aussehen zu hängen (Dauerlutscher). Freiheit ist der Haken zum Glück, der dickste Fisch die Zufriedenheit in jedem Moment (Meditation). Ob nun als Hungerhaken oder Dickmadam, als dünner Hering oder runder Kugelfisch. Hauptsache, wir sind am Leben und schwimmen fröhlich durch das Angebot an Möglichkeiten (Lieblingsessen und Diät).

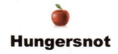

Hungersnot

> Hunger und Durst.
> Nahrungsknappheit.
> Ernährungskrise.
> Mangelernährung.
> Unterernährung.
> Hungertod.
> Aktuell (2022) hungern weltweit
> 811 Mio. Menschen.
> Der Rest (7 Mrd.) ist weitestgehend überernährt.

Den typischen Sonntagsbraten gibt es meist nur noch bei den Schwiegereltern (Hausmannskost). Oder ist das nur bei mir der Fall? Zumindest kann sich heutzutage jeder, nicht nur am heiligen Sonntag oder an sonstigen Feiertagen, sondern mehrmals pro Woche bis sogar täglich, das große Stück Fleisch auf den Teller legen (Steinzeitmensch). Für das ehemals seltene und deshalb teure Mahl gibt es kaum noch eine Limitierung, weder quantitativ noch qualitativ. Alle können sich (fast) alles leisten (Fleischesser). Ob es jeder tun sollte, ist eine andere Frage (Vegetarier).

Ungerecht war es schon immer auf dieser Welt. Die einen hungern, die anderen essen sich zu Tode. Beide Seiten haben Angst, nämlich entweder zu verhungern oder an Verfettung ums Herz zu sterben (Hungertod und Adipositas). Beides soll nicht so schön sein. Es hängt von den jeweiligen Umständen ab, ob es sich bei uns mehr um Abnehmen oder aber Zunehmen dreht (Diäten-Wahn). In hiesigen Breitengraden geht es tendenziell um Abnehmen und schlank sein (Gewichtsverlust und Schönheitsideal). Die meisten von uns hungern also freiwillig, sobald sie über die Stränge geschlagen haben. Regelmäßig ist Hungern und Diät angesagt (Fasten und Dinner Cancelling).

Viele Menschen beneiden uns darum, dass wir so viel essen können, um daraufhin wieder abnehmen zu wollen. Für die hungernde Weltbevölkerung hört sich das nach paradiesischen Zuständen an. Wir dagegen leiden unter dem ständigen Überangebot an Essen, dem wir erliegen (Fressanfall und Futterneid). Es macht uns derart schwerfällig, dass wir kaum noch aus dem Sofa kommen (Fernsehteller und Fettleibigkeit). Die Not ist ähnlich groß, als ob wir hungern müssten, nur dass es sich bei uns um Hunger nach Leben und Beweglichkeit handelt (Fit-for-Life-Diät). Man nennt das auch Leiden auf hohem Niveau (Wohlstandsbauch).

Eine *Hungersnot* liegt vor, wenn Hunger in einer Region extreme Ausmaße annimmt. Die international anerkannte IPC-Skala (*Integrated Food Security Phase Classification*) unterscheidet hier gestaffelt in fünf Phasen der Ernährungsunsicherheit: Niedrig – Mäßig – Ernst – Sehr ernst – Gravierend. Der Welthungerindex (WHI) liefert dazu entsprechende Daten zur Ernährungslage in den betroffenen Ländern, jeweils berechnet aus dem prozentualen Anteil der Bevölkerung bezüglich Unterernährung, Auszehrung bei Kindern, Wachstumsverzögerung und Kindersterblichkeit (→Online-Tipps »Welthungerindex«). Bei uns übersättigten Leuten lautet die Abstufung dann wohl eher so: Appetit – Unterzuckerung – Heißhungerattacke – Diät – Heilfasten.

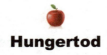

Hungertod

> Unterernährung
> führt zu Mangelerscheinungen
> bis hin zum Tod (Hungersnot).
> An Hunger zu sterben ist ähnlich unangenehm
> wie zu verdursten (Trinken).
> Hungerstreik dient dem passiven Widerstand,
> Sterbefasten als aktives Aufgeben von Widerstand.
> »Ich sterbe gleich vor Hunger«,
> ist leicht mal so daher gesagt.

In unseren Gefilden ist es ziemlich selten, dass Menschen des Hungers sterben, zumindest in der jetzigen Zeit des Überflusses (Hungersnot). Wenn, dann verhungern wir wohl rein geistiger Natur (Unterzuckerung, Liebeskummer und Psycho-Diät). Oder die Leute hungern sich freiwillig zu Tode (Sterbefasten und Magersucht). Die Resultate sind Mangelerscheinungen oder Schlimmeres (Tod), sobald wir die Aufnahme von Nahrung willentlich verweigern oder aus diversen anderen Gründen zu lange unterlassen (Krankheit). Es droht die Zwangsernährung über Sonden und Infusion (Flüssignahrung). Unsere Mitmenschen lassen ungern Leute einfach so wegsterben, zumindest nicht in direkter Nachbarschaft. Doch je weiter weg die Hungersnot herrscht, umso eher geraten Hungernde in Vergessenheit (→Online-Tipps »Welthungerindex«).

Uns selbst gegenüber beginnt es damit, dass wir nicht erkennen, wonach es uns dürstet und worauf wir wirklich Hunger haben (Ersatzbefriedigung und Betäubung). Oft greifen wir nach den falschen Dingen, die den wahren Hunger nicht stillen können (Muttermilch und Saugen). Anstatt um den Block zu rennen, greifen wir zur Blockschokolade (Sport und Bewegung). Anstatt *voll* des Lobes zu sein und Komplimente zu verteilen (Tagebuch und Selbstliebe), stopfen wir (*beleidigte*) Leberwurst und Konfekt in uns hinein (Belohnung und Zucker). Anstatt uns zu entspannen und ruhig durchzuatmen (Entspannung und Langsamkeit), überspannen wir die Bauchdecke und unser Fassungsvermögen (Völlerei und Überessen). Der Hungertod ereilt uns durch ein Zuviel von allem (Essstörung und Stressbewältigung).

»Probleme, die wir Psychologen bei der modernen Ernährungssituation sehen – übermäßige Nahrungsaufnahme und gedankliche Überfrachtung des Essens –, lassen sich nur mit Strategien lösen, die auch die Gefühlswelt des Essens einbeziehen. Denn Gefühle sind für das Essverhalten mindestens so wichtig wie Hormone und Neurotransmitter.« (→Literaturhinweise »Hunger, Frust und Schokolade«, S. 16).

Abgestorbene Gefühle sind ein Überlebensmechanismus des Menschen. Würde er sich allzu viele Sorgen machen müssen, worüber auch immer, glaubt er nervös zu werden oder durchzudrehen. Genau das soll (auch durch Essen) verhindert werden, indem unser Wahrnehmungssystem mehr als 80 % des Geschehens einfach ausblendet. Unter dem Motto: »*Was ich nicht weiß, macht mich nicht heiß*« (Kochen und Kalte Küche). Das führt zu Wahrnehmungsstörungen, die uns nicht sehen lassen, *wie die Dinge sind*. Sobald wir uns jedoch zu 100 % öffnen, wird die ewige Sättigung eintreten (Liebe).

Hygiene

> Sauberkeit.
> Klar Schiff in der Küche.
> Bakterienfreiheit im Kühlschrank (Darmflora).
> Waschen von Obst und Gemüse.
> Aufbewahrung von Lebensmitteln.
> Haltbarkeitsdatum.
> Händewaschen vor und nach dem Essen!

Steht man auf *Clean Eating*, sollte man regelmäßig Haushalt und Küche auf Vordermann bringen. Dazu gehören Herd, Spüle, Arbeitsflächen und Kühlschrank.

»*Eine praktische Küche hängt nicht so sehr von der Ordnung ab, sondern vielmehr davon, ob sie einfach sauber zu halten ist.*« (→Literaturhinweise »Magic Cleaning«, S. 172).

Geputzt werden kann eigentlich alles und überall. So werden wir es immer schön sauber (*clean*) haben. Und zwar nicht nur den eigenen Körper, durch Duschen und Darmreinigung (Entgiftungskur und Detox-Diät), sondern ebenso die Küche als Ort der Lebensmittelzubereitung sowie die Vorratskammer, gefüllt mit Nahrung. Schon nach dem Kochen, bevor man sich zu Tische setzt, macht der Koch (*Kapitän*) klar Schiff in der Kombüse, damit ihm und anderen an Bord vom Anblick dreckiger Töpfe nicht – wie auf hoher See – speiübel wird (Militär-Diät und Hollywood-Diät).

»*Nach dem Kochen, noch bevor du anfängst zu essen, sorge dafür, dass die Küche halbwegs wieder aufgeräumt und sauber ist. Eine kleine Putzmeditation sollte immer Teil deiner Kochpraxis sein. [...] Es gehört einfach dazu. Es fördert deine Sensibilität und Klarheit.*« (→Literaturhinweise »Makrobiotik: In Fülle leben«, S. 227).

Alles, was mit Ernährung und unserem Körper zu tun hat, unterliegt gewisser Vorstellungen über Hygiene und Sauberkeit. Deshalb gibt es sowohl im Badezimmer als auch in der Küche meistens fließend Wasser. Trotzdem sind wir Menschen recht unterschiedlich, was unsere Reinlichkeit angeht (Unterschiede). Der eine hat noch niemals den Kühlschrank von innen gewischt, geschweige denn abgetaut. Wenn überhaupt, dann nur, weil er beim Auszug aus der Mietwohnung vom Vermieter dazu gezwungen wurde. Der andere desinfiziert jedes Glas und jede Packung aus dem Supermarkt, bevor er sie fein säuberlich nach Lebensmittelkategorien sortiert auf die Kühletagen verteilt.

Es gibt Ehepaare, wo beide Sorten von Kandidaten anzutreffen sind. Da kämpft der Sorglose gegen den Putzfanatiker. Oder der Ordnungsliebhaber gegen den Stopfsüchtigen. Letzterer zeichnet sich dadurch aus, dass er alles einfach in die Regale *stopft*. Tür auf und hineingeschoben. Gern auch unverpackt, lose, ohne Deckel, und auf jeden Fall ohne Geruchs-verhindernde Frischhaltefolie, die er sowieso selten von der Rolle gerissen bekommt, ohne sich die Finger an der gezackten Metallleistenvorrichtung blutig zu ritzen. Wahrscheinlich hat er zu lange am Glücksspielautomaten gestanden, und hofft deshalb ähnlich wie beim heiteren »Münzschieber«, dass auch im Kühlschrank irgendwann der letzte Joghurt und die bereits verschimmelte Käserinde ganz weit hinten von der Kante fällt. Für wen das ein Glücksgriff ist, wird sich herausstellen.

Hypnose

> Durch Hypnose schlank.
> Das Unterbewusstsein wird beeinflusst,
> um sich von falschen Ideen
> und schlechten Gewohnheiten zu lösen
> und sie durch ein neues Essverhalten zu ersetzen.
> Doch zuerst einmal gilt es, sich zu *entspannen!*
> Dann liegen die Erfolgsaussichten bei 74 %.

Der Mensch ist leicht zu beeinflussen. Das ahnte ich schon in den 1970er Jahren, als das Neurolinguistische Programmieren (NLP) groß in Mode kam. Jeder Zweite erzählte mir damals von seinen Lernerfolgen, andere Leute zu manipulieren, indem man deren Körperhaltung imitiert oder immer, wenn der Gesprächspartner das Wörtchen *Ich* verwendet, ein bestätigendes »Hm, aha!« dazwischen nickt. Das Gleiche bei sich selbst angewendet, soll sogar auf dem Weg zum schlankeren Erscheinungsbild eine langwierige Diät ersparen. Das Gehirn wird einfach auf das Wunschgewicht umprogrammiert.

»*Wir sind überzeugt davon, dass der Schlüssel zu Ihrem Wunschgewicht allein in Ihrem Unterbewusstsein liegt. Ausschließlich die dort verankerten Einstellungen, Gefühle und Verhaltensmuster sind für Ihr Gewicht verantwortlich. Daher wollen wir diese verändern – und zwar so, dass es Ihnen leichtfällt, abzunehmen.*« (→Literaturhinweise »Die Ego-Diät«, S. 10).

Wer sich nicht gleich eine neue Programmiersprache wie NLP aneignen möchte, versucht es mit Hypnose. Das verspricht Entspannung und ein relaxtes auf dem Sofa herumliegen (Wunder-Diät). Jeder, der seinen eingefleischten Gewohnheiten der Ersatzbefriedigung und übertriebenen Nahrungsaufnahme auf die Sprünge helfen und neue Befehle geben, sich von schwierigem Essverhalten oder gar Essstörungen lösen und dadurch ein paar Pfunde abnehmen möchte, sollte ein Wörtchen mit seinem Unterbewusstsein reden (Psycho-Diät).

Entweder hilft einem dabei ein professioneller Hypnotherapeut (Hypnotiseur), der uns gegen ein kleines Entgelt in einen »tranceähnlichen Zustand zwischen Wachen und Schlafen« versetzt, um derweil in unserem Unterbewusstsein frische Impulse zu setzen: »Sie sind jetzt gaaanz müde ...! Ihnen vergeht jeeeglicher Appetit!«

Oder man versucht es mit der preiswerteren Selbsthypnose, einer Art Autosuggestion: »*Ich bin schlank, ich sehe blendend aus, mir geht es großartig! Ich bin schlank, ich sehe blendend aus, mir geht es großartig! Ich bin schlank, ich sehe blendend aus, mir geht es großartig! ...*« (Wahrnehmungsstörung).

Zwar ist Hypnose kein Allheilmittel, wie der alias PHARO bekannte Hypnotiseur Martin Bolze (*1957) betont, kann aber dabei helfen, uns auf den richtigen Weg zu bringen (Intuitives Essen). Wer ihm mal bei der Arbeit zuschauen möchte, kann das online tun (→Online-Tipps »Hypnose PHARO«). Sobald es dann mit der Traumfigur geklappt haben sollte, wird es sicherlich ein Leichtes sein, damit auch den Partner hypnotisch in Trance zu versetzen: »*Du findest mich wunderschön! Du findest mich unwiderstehlich! Du tust alles, was ich dir sage! ... Und: Du bist jetzt gaaanz müde!*«

I

Idealgewicht	194
IIFYM-Diät	195
Imbiss	196
Immun-Diät	197
Industriezucker	198
Instantsuppe	199
Insulinspiegel	200
Intervallfasten	201
Intoleranz	202
Intuition	203
Intuitives Essen	204

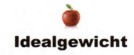
Idealgewicht

> Was ist schon *ideal*?
> Wenn ich mein Geld verliere und du findest es,
> ist das vielleicht ideal für dich.
> Für mich wohl meistens nicht.
> Idealerweise würdest du es mir zurückgeben.
> Verliere ich Pfunde, wäre das im Falle
> einer Hungersnot eher schlecht.
> Nehme ich kräftig zu während einer Krebs-Diät,
> sind meist alle ideal begeistert.

Die ehemalige Berechnung eines Idealgewichts lautete: Körpergröße in Metern abzüglich 100 cm abzüglich 15 %. Diese an Magersucht appellierende Berechnung wurde abgelöst vom BMI (Body-Mass-Index). Damit sollte uns eine *realistischere* Einschätzung unseres Gewichtszustands, gemessen an den »normalen« Umständen, gegeben werden (Unterschiede und Normalgewicht).

Aber wer will schon einfach nur normal sein. Da darf man bereits mitmachen, wenn der BMI stimmt. Wir Menschen optimieren uns äußerst gern und richten uns nicht nur nach einem möglichen Gesundheitsaspekt, sondern besonders und manchmal auch ausschließlich nach dem für uns angestrebten Erscheinungsbild (Spiegel und Wahrnehmungsstörung). Normal kann jeder. Ideal ist das noch lange nicht (Schönheitsideal und Schlankheitswahn).

»Size Zero« ist eben (zurzeit) angesagter als Oversize. Ob man damit überlebt oder gesund bleibt, ist für viele zweitrangig (Mode und Körperkult).

Entsprechend hungern und schrumpfen wir uns unter das Normalgewicht. Und versuchen dringlich, unser Fett loszuwerden (Waage und Maßband). Es geht um die perfekte Modellierung des Körpers, die ideale Fettverteilung, der besten »Waist-to-hip Ratio« (WHR), auf Deutsch *Taille-Hüft-Verhältnis* (Modelmaße).

Dafür wird der Taillenumfang durch den Hüftumfang geteilt. Bei Männern »sollte« der Wert unter 1 liegen, bei Frauen unter 0,85. Damit bringen wir nebenbei in Erfahrung, was für ein Körpertyp wir sind (Bauch). Hier werden meist Obstsorten bemüht, die uns schon vor vielen Jahren aus dem Paradies (der glücklichen Selbstliebe und der Freiheit an Bewertung) geworfen haben. Nun gut. Apfelform ist ein Wert über 1,0, Birnenform unter 0,80. Und die Banane ist krumm.

Alle anderen Leute mit Wohlstandsbauch, Bierbauch oder Babybauch sind vom Idealgewicht ausgeschlossen, tut mir leid. So aber auch die Hungerhaken, Zahnstocher und Suppenkasper. Eventuell finden sie noch Zuflucht in der Sozialen Grillgruppe der »Wunschgewichtler«, die sich nichts sehnlicher wünschen, als einfach in Ruhe gelassen zu werden (Wunschgewicht und Reizdarmsyndrom). Weder denken sie über ihr Gewicht nach noch über ihre Idealmaße, sondern lassen es sich einfach schmecken (Feinschmecker und Genuss). Was dabei für sie herausspringt, ist *ideal*. Nämlich pure Lebensfreude und glücklicher Geisteszustand (Intuition). Also ein idealer Zustand an Lebensqualität, wo nur Glück ins Gewicht fällt. Und davon kann man nie genug haben.

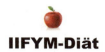

IIFYM-Diät

> IIFYM = If It Fits Your Macros
> *(Wenn es in deine Makroeinteilung passt)*
> Alles ist flexibel,
> gezählt werden nur die
> *Makronährstoffe* (Nahrung):
> 40 % Proteine (4 kcal/g)
> 40 % Kohlenhydrate (4 kcal/g)
> 20 % Fette (9 kcal/g)
> Bestens geeignet für Mathegenies.

Falls man nicht zu den Mathematikern gehört, sollte man für diese Diät auf eine App umsteigen, die einem die Makronährstoffe der Lebensmittel errechnet. Denn nun zählt man nicht nur Kalorien, sondern auch die Anteile an Kohlenhydraten, Fetten und Proteinen. Damit soll eine gesunde Ausgewogenheit garantiert sein, sofern man seine »Makros« nicht einzig und allein durch Fast-Food abdeckt (Makrobiotik).

Das Hauptaugenmerk liegt hier auf der Verlockung, weiterhin alles ohne Einschränkung essen zu können (Völlerei). Lediglich auf ein bestimmtes Zusammenspiel an Makroelementen soll geachtet werden, nämlich 40 % Proteine, 40 % Kohlenhydrate und 20 % Fette (Low-Fat-Diät). Der Fettanteil ist somit niedriger als bei einer Mischkost-Diät mit 40 %. Für diese Berechnung muss man sich erst einmal mit den Dingen, die man zu sich nehmen möchte, auseinandersetzen, ihre Nährstoffe kennen (Nährwerttabelle) und ihre unterschiedliche Energiedichte bedenken. »Dick & Doof« werden demnach nicht nur dünner, sondern auch schlauer (Beweglichkeit).

Eiweiß (Proteine) finden wir in Fisch, Fleisch, Eiern, Tofu und Hülsenfrüchten; Kohlenhydrate in Reis, Nudeln, Quinoa, Brot und Obst; wiederum Fette in Avocados, Nüssen, Olivenöl, Kokosöl und Butter. Das ist gut zu wissen, aber lange noch nicht alles. Neben einer Berücksichtigung des prozentualen Verhältnisses der Makronährstoffe zueinander muss man zusätzlich seinen höchstpersönlichen Bedarf an Kalorien ausrechnen und im Blick behalten (Kalorienverbrauch, Kalorienzählen und Grundumsatz). Davon errechnet man prozentual den Anteil der »Makros«, die einem zugeteilt werden. Und kann nun den ganzen lieben Tag lang damit beschäftigt sein, schon beim Frühstück Fett und Kohlenhydrate einzusparen, die man eventuell zum Abendbrot als Pizza verputzen möchte, falls man nicht beim Mittagessen bereits bei Pasta und Pesto zugeschlagen hat (Tagebuch). Es heißt also, ständig auf der Hut und auf alle möglichen Eventualitäten vorbereitet zu sein (Kontrolle und Meal Prep).

Dabei habe ich den Verdacht, dass sich jemand diese Diät nur ausgedacht hat, um uns unserer Freiheit zu berauben. Opfer-gleich schmeißt man sich, in seiner Hilflosigkeit mangels Rechenbegabung, dem nächstbesten App-Hersteller an den Hals. Der einem alternativ noch Nahrungsergänzungsmittel verkauft, um unsere grauen Gehirnzellen zu erhalten oder aufzubauen (Lebensmittelindustrie), weil man sonst nicht hinterherkommt mit dem Zählen und vor lauter Verzweiflung direkt ins Gras beißt (Null-Diät und Tod). Da hätte man sich das mit der Diät auch gleich sparen können.

Imbiss

> Currywurst mit Pommes.
> Schaschlik unter Sauce.
> Croque Madame und Monsieur.
> Halbes Hähnchen vom Spieß.
> Döner Kebab oder Dürüm.
> Gyros mit Zaziki.
> Wokgemüse auf Zuruf.
> Falafel neben Salat.
> Pizza auf die Hand.

Für uns Jugendliche war es damals der Hit, nach der Schule im Imbiss zu verschwinden. Anstatt bei Mutti pünktlich zum Mittag aufzuschlagen, trug man Schlaghose, hatte einen Schlag bei Jungs, und bestellte den Schlag fette Mayo zur Tüte Pommes dazu. Das Fast-Food auf die Hand. Der schnelle Hunger für unterwegs. Kostengünstig gegrillte Köstlichkeiten und kulinarische Sünden mangelnder Kochkunst. Da trauten sich nur die Abenteurer rein, die Wagemutigen unter uns, die weder den Geruch von Fett und Zigaretten in den Haaren noch das dort anzutreffende alkoholisierte Klientel fürchteten. Der Imbiss an der Ecke als sozialer Brennpunkt der Kulturen (Soziale Grillgruppe). Der Duft der weiten Welt. Trat man ein in den Dunst von Pommesbude und Wurstbraterei, glaubte man, endlich dazuzugehören, lauschte Klängen verbotener Glücksspielautomaten und stotterte von fremden Blicken gemustert seine Bestellung über den Tresen. Das Erwachsenenleben begann genau dort. Meine Nachbarfreundin und ich haben sogar – zu zweit – einen Club gegründet und jede Woche 1 (eine) D-Mark gespart, um sie heimlich im Bahnhofsimbiss zu verprassen. Für Mayo *und* Ketchup hat es meist gereicht (Dream-Team und Dauerlutscher).

Imbiss steht für die Schnellküche, in vielen Ländern auch Garküche und Straßenküche genannt (Restaurant). Menschen lieben es, aushäusig zu essen (Abwechslung) und von anderen bekocht zu werden (Hausmannskost). Dabei muss es schnell gehen und schön billig sein (Befriedigung). So entstand der Deal: Der eine steht am Herd, Grill, Topf oder Wok – der andere zahlt (Kochen und Küche). Verdrängt wurde der kleine Imbiss an der Ecke später von den großen Welt-umspannenden Imbissketten (Lebensmittelindustrie). Die erste, wie ich mich erinnere, war der »Wienerwald« in Hamburg. Üppige, Dirndl tragende Frauen schleppten Teller voll fetter Hähnchenhälften mit Pommes herbei. Dazu gab es ein Tütchen Handwaschpapier, getränkt mit flüssiger Zitronenseife. Damit war unser Kinderherz unwiderruflich gewonnen. Und ab da wusste unser Vater, wo es am Wochenende hinzugehen hatte (Familie).

Heute werden die Kinder (in uns) als Lockvogel für die ganze Familie mit noch mehr ausgetüftelten Dingen wie Kinder-Menüs unter Beigabe von Plastikspielzeug oder Überraschung-Burger mit XXL-Cola-Becher überlistet. Da bleibt kein Auge trocken, wenn Mutti und Vati alternativ das Picknick im Freien oder den heimischen Fernsehteller anpreisen. Ob nun Imbiss oder Fast-Food-Kette: Ungesundes Essen war schon immer der Inbegriff kindlicher Revolte. Und das gern ein Leben lang.

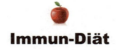

Immun-Diät

> Das Immunsystem
> als Schlüssel für Gesundheit.
> Diese Diät dient der Stärkung unserer Abwehrkräfte
> und besonders der Hemmung von Entzündungen.
> Gut für alle, die ab Herbst wieder kränkeln.
> Weder Fast-Food noch Zucker (Zuckerfreiheit),
> dafür entzündungshemmende Lebensmittel.
> Das senkt das Stresshormon Cortisol
> und damit auch das Gewicht.

Immun gegen Diät wäre schon mal ein Anfang (Intuitives Essen und Freiheit). Endlich Schluss mit Hunger und Kontrolle, stattdessen mehr Lebensqualität und Abwechslung (Feinschmecker und Genuss).

Doch auch unser Immunsystem sowie unser gesamter Stoffwechsel will gestärkt und unterstützt werden, bevor es zu diversen Krankheiten durch Entzündungen im Körper kommt (Stoffwechsel-Diät).

»*Das Immunsystem ist daher eins mit dem restlichen Stoffwechsel. Und da es als Eintrittspforten in den Stoffwechsel hauptsächlich zwei Wege gibt – die Lunge für den Sauerstoff und den Darm für Nährstoffe wie Proteine, Kohlenhydrate, Fette, Vitamine oder Mineralstoffe –, sind Lunge und Darm automatisch zwei wesentliche Spieler des Immunsystems. Haben wir ein Problem mit Lunge oder Darm, wirkt sich dies direkt auf das Immunsystem aus.*« (→Literaturhinweise »deFlameYou!«, S. 13).

Immunschwäche beginnt also (auch) im Darm. Eine optimale Verdauung ist da schon mal Gold wert. Und hilft, Mehrgewicht zu vermeiden (Gesundheit).

»*Etwa 80 % Ihrer Immunzellen befinden sich im Darm. Dadurch können Sie nur mit Ernährung – ohne chemische Medikamente – Ihr Immunsystem steuern, gesund erhalten und auch wieder heilen! Übergewicht – die 'Epidemie des 21. Jahrhunderts' – und deren Folgeerkrankungen müssen nicht sein!*« (→Literaturhinweise »Die Jutta-Poschet-ImmunDiät«, S. 11).

Entzündungshemmende Nahrung besteht aus Obst, Gemüse, Vollkorn, Haferflocken, gesunden Fetten von Oliven, Nüssen und Fisch, grünem Tee, Kaffee, Schokolade mit hohem Kakaoanteil und – in Maßen – Rotwein und Bier (Alkohol). Durch diese Art der Ernährung, mit wenig entflammbaren Lebensmitteln, schütten wir auch weniger von dem Hormon Cortisol aus (Stressbewältigung). Das führt zum einen dazu, dass wir leichter abnehmen, zum anderen aber, aufgrund eines positiveren Körpergefühls, ebenso leichter entflammbar bleiben für Liebe und Sex. Damit ist einem gleich auf mehreren Ebenen geholfen.

»*Das eigentliche Problem bei sexuellen Handlungen ist das* selbstbestimmte Handeln. *Wir müssen mehr Achtung vor der Kraft der 'erotischen Brücke' zwischen zwei Menschen entwickeln. Wenn sie das Immunsystem beeinflußt (wie die Wissenschaft herausgefunden hat), kann sie zweifellos auch die Gefühle beeinflussen.*« (→Literaturhinweise »Die Psychologie sexueller Leidenschaft«, S. 269).

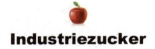

Industriezucker

> Als Industriezucker bezeichnet man jene Zuckerarten, die industriell durch *Raffination* (verarbeitet und isoliert) hergestellt werden. Der Rohstoff bzw. die Biomasse Zuckerrohr, Zuckerrübe oder Mais wird zu Konzentraten isoliert, bestehend aus Saccharose, Glukose oder Fruktose (Fruchtzucker). Raffinierter Zucker ist billig in der Herstellung und wird häufig Lebensmitteln und Getränken zugesetzt.

Die Lebensmittelindustrie ist besonders *raffiniert*. Sie spart an allen Ecken und Kanten, also auch bei der Zugabe von Zucker, Süßstoffen und Zuckeraustauschstoffen. Am preiswertesten ist es, wenn Zucker industriell hergestellt, also chemisch aus der Pflanze (*Zuckerrohr, Zuckerrübe, Mais*) gezogen (extrahiert) wird. Dieser *raffinierte* Zucker aus dem Konzentrat Saccharose ist weiß, länger haltbar und rieselfähiger. Dafür wird der noch gelblich braune Rohzucker von den anhaftenden Sirupresten (*Melasse*) befreit, mehrmals aufgelöst und wieder ausgefällt (gelöste Stoffe in Form von Kristallen, Flocken, Tröpfchen ausscheiden). Die dadurch entstehende sehr reine Zuckerlösung (*Saccharose*) wird schließlich endgültig ausgefällt und ergibt den weißen Zucker (*Raffinade*). Dabei ist die Bezeichnung »Rohzucker« nur chemischer Natur. Er wird entweder aus Zuckerrohr (*Rohrzucker*) oder aus Zuckerrüben (*Rübenzucker*) gewonnen. Rüben- oder Rohrschnitzel werden dafür in Extraktionsanlagen mit heißem Wasser hochdruckgereinigt, der Rohsaft ausgelaugt, die Saccharose zu 99 % herausgelöst. Aus dem Dicksaft (Zuckergehalt 65–80 %) wird, durch Kristallisieren bei erhöhter Temperatur und Unterdruck, der gebrauchsfertige Zucker gewonnen, wobei die Korngröße noch beeinflusst werden kann (Kandis, Hagel, Puder etc.). Bei einer derartigen Tortur geht man davon aus, dass sämtliche Vitalstoffe dem Zucker entzogen wurden. Dies gilt ebenso für Fruchtzucker (*Fruktose*) als auch Traubenzucker (*Glukose*). Der Industriezucker als isoliertes Kohlenhydrat ist also von den natürlichen Kohlenhydraten aus Pflanzen (Obst und Gemüse) streng zu unterscheiden. Denn in isolierter Form enthält er keine Vitalstoffe wie Vitamin B und Mineralstoffe mehr, die nötig sind, um den Zucker im Organismus rückstandslos zu verarbeiten (Darm, Darmflora und Mangelerscheinungen).

Im Handel findet man den üblichen Kristallzucker bzw. Verbrauchszucker (aus Rohr oder Rübe) in diversen Darreichungsformen wie Biozucker (Bio), Raffinade (*Haushaltszucker*), Würfelzucker (Broteinheit), Vollzucker (nicht raffiniert), Rohrohrzucker, also Roh-Rohr, nicht Rohr-Ohr (einmal raffiniert), weißen Rohrzucker (mehrfach raffiniert) oder »Braunen Zucker«, der mit 99 % weißem Zucker nicht viel besser ist, nämlich gefärbt oder mit 1 % »Verunreinigungen« aus Mineralien versetzt, die allein wegen ihrer Farbe gesund aussehen. »Braun« allein reicht eben nicht, es muss schon »unraffiniert« sein wie beim Voll(rohr)zucker, der lediglich ausgepresst, gefiltert, zu Sirup eingekocht und später abgekühlt vermahlen wird.

Raffiniert sollte es demnach tendenziell nur noch beim Partner und in der Liebe zugehen, damit unser Leben verführerisch süß bleibt (Zuckerfreiheit und Diabetes). Der Industriezucker macht derweil Pause (Gesundheit und Clean Eating).

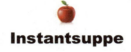

Instantsuppe

Instant (engl.) heißt schnell,
sofort, unverzüglich, avanti.
Tüteninhalt in die Tasse kippen,
heißes Wasser darüber gießen,
5 Minuten warten, genießen.
So zumindest die Werbung
(Lebensmittelindustrie).
Eine gute Sache, wenn da nicht die Zusatzstoffe wie
Konservierungsstoffe und Geschmacksverstärker wären.

Fertigsuppe, der *Quickie* unter den Lebensmitteln (Sex und Fast-Food), heißt Tüte aufreißen, heiß machen, herunterschlucken. Ähnlich wie die »Vier-Minuten-Meditation«, die für ein besseres Körpergefühl und mehr Selbstliebe gegenüber der eigenen Person sorgen soll (Erscheinungsbild und Meditation).

»*Darum wird dein ganzer Tag anders, wenn du den Morgen mit einer Meditation beginnst – nur 4 Minuten, um Selbstachtung und eine Stimmung für den ganzen Tag zu etablieren. [...] Den restlichen Tag über kannst du diese Meditation reaktivieren, indem du drei tiefe Atemzüge nimmst und dich fragst: 'Inwiefern achtet dies meinen Körper, meine Mission und mein Herz?' Stell dir diese Frage vor jeder Mahlzeit und jedem Snack,* [...].« (→Literaturhinweise »Happy Minutes: 4 Minuten, die dein Leben verändern«, S. 129/137).

Schon als Kind habe ich sie geliebt, die Suppe aus dem Schächtelchen (Familie). Später dann besonders wieder, als ich unterwegs war in der Transsibirischen Eisenbahn, ausgerüstet mit diesen Plastikbechern mit Abreißdeckel, gefüllt mit Instantsuppenpulver und gefriergetrockneten Gemüsestückchen, die man am Bahnhof kauft und dann auf der Fahrt mit kochendem Wasser aus dem Samowar im Vorraum eines jeden Waggons übergießen kann (Selbstversorger und Meal Prep). Es war gewissermaßen Lebens-erhaltend, wenn man mit Instantsuppe im Gepäck punkten konnte. Auf solch stundenlangen Fahrten über einsame Steppen Eurasiens wäre es auch selten gut gekommen, plötzlich auf *Clean Eating* und frische Lebensmittel zu bestehen. Das hätte weder das kulinarische Angebot hergegeben, noch die Mitreisenden überzeugt (Hungertod und Futterneid).

Überhaupt muss es im Leben manchmal schnell gehen (Hunger). Deshalb haben die Imbiss-Ketten dieser Welt sich allerlei Gerichte ausgedacht, die der hungrige Mensch fertig zubereitet gegen Bares über den Tresen geschoben bekommt (Restaurant und Lieferservice). Weil das Ganze noch schmecken muss, aber nicht teuer sein darf, handelt es sich um konservierte Nahrungsmittelzubereitungen, aufgepeppt mit so allerlei Fremdstoffen (Junk-Food und Geschmacksverstärker). Trotzdem genießen wir sie ab und an. Wie in der Liebe, wo es heißt: »*Ein Quickie in Ehren, kann keiner verwehren!*« Die übrige Zeit kochen wir natürlich frisch, nehmen uns Zeit und genießen die Abwechslung (Langsamkeit und Achtsamkeit). Löffelt jeder seine persönliche Buchstaben-Suppe richtig aus (Karma-Diät), schwimmt am Ende LIEBE auf dem Löffel (Liebe und Magen).

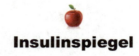

Insulinspiegel

> Steigt der Blutzuckerspiegel,
> steigt auch die Ausschüttung von Insulin.
> *Insulin* und *Glukagon* sind zwei Hormone der
> Bauchspeicheldrüse, die als Gegenspieler (Dream-Team)
> den Stoffwechsel von Kohlenhydraten regulieren.
> Insulin bewirkt die Aufnahme von Glukose (Zucker) in
> Muskel- und Fettgewebe und hemmt die Glukosefreisetzung in
> der Leber. Insulin reguliert ebenso den Fettstoffwechsel.
> Es begünstigt Körperfett und unterdrückt dessen Abbau.

Steigt der Zuckergehalt im Blut (Glykämie, nüchtern = 1 g pro Liter), wird verstärkt *Insulin* ausgeschüttet, um den Blutzuckerspiegel zu *senken*, indem Glukose aus dem Blut weitergeleitet und als Energiereserven gespeichert wird. Je mehr Zucker (Kohlenhydrate), umso höher der Insulinspiegel, umso mehr Bildung von Körperfett.

Das Hormon *Glukagon* dagegen *hebt* den Blutzuckerspiegel, wenn Energie benötigt wird, indem es den Abbau von Glykogen in der Leber steigert. Mehr Glukose gelangt von dort zurück ins Blut und wird als Energie zur Verfügung gestellt. Das fördert den Fettabbau. Logisch ist, dass nur bei niedrigem Blutzuckerspiegel das Glukagon benötigt und ausgeschüttet wird (Hormon-Diät). Hier setzen u. a. Low-Carb-Diät, Glyx-Diät, LOGI-Diät und die Montignac-Methode an, indem die Zufuhr von Zucker und Kohlenhydraten minimiert und der Blutzuckerspiegel neutral gehalten wird.

Je mehr sich unser Körper an die Ausschüttung von Insulin gewöhnt, umso eher kommt es zu einer *Insulinresistenz* (Diabetes). Dies geschieht besonders gern bei ungesunder, stark gezuckerter und Kalorien-reicher Ernährung (Fertiggerichte, Fast-Food, Dosenfutter und Süßigkeiten). Mit wachsender Menge an Körperfett reagieren die Zellen jedes Mal weniger auf das Insulin. Es herrscht ein »*relativer Insulinmangel*«. Das Insulin kommt nicht gegen den hohen Blutzuckerspiegel an, der sich nicht mehr senken lässt, komme wer und was – nämlich Insulin – da wolle. Resistenz bedeutet, dass mit wachsendem Körperfett ein immer höherer Insulinspiegel erforderlich wäre, um überhaupt noch etwas zu bewirken (Bauch). Doch je mehr Insulin im Körper ist, umso mehr Fett wird eingelagert und überschüssiger Zucker verstärkt in Fett umgewandelt. Es kommt zu der berühmten »Fettleber« (Entgiftungskur). So unterdrückt Insulin den Abbau von Körperfett, die sogenannte Lipolyse (*Fettauflösung*), der Anti-Begriff für die »Fett-weg-Spritze« (Schönheitsoperation und Fettabsaugen).

Ein hoher Insulinspiegel wird neben Übergewicht mit Herzkrankheiten und Krebs in Verbindung gebracht. Ziel ist also, den Insulinspiegel normal zu halten, Zucker und einfache Kohlenhydrate zu meiden (Weizenwampe), in Bewegung zu bleiben und Sport zu treiben, als Portionsgröße eine Handvoll zu wählen (Intervallfasten), Ballaststoffe zu essen (Gemüse und Vollkorn), Bauchfett zu reduzieren (Maßband), grünen Tee zu trinken (Antioxidantien), fettreichen Fisch zu lieben (Omega 3/6/9), Proteine angemessen (Frühstück) und Milchprodukte weniger zu essen, und pro Tag 3 g Ceylon-Zimt (Kräuterhexe) sowie Apfelessig zu verwenden.

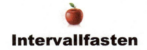

Intervallfasten

> Fasten über gewisse Zeiträume hinweg.
> In Intervallen von bis zu 16 Stunden (16:8).
> Oder alle 24 Stunden im Wechsel (36:12 oder 10in2).
> Oder zwei Tage in der Woche (5:2).
> Dafür lässt man eine bis mehrere Mahlzeiten ausfallen.
> Entweder das Frühstück (Bulletproof-Diät und Fit-for-Life-Diät)
> oder das Frühstück *und* das Mittagessen
> (Militär-Diät und Warrior-Diät),
> *und/oder* das Abendbrot (Dinner Cancelling).

»Nur eine einzige deutliche Regel in Bezug auf das Essen ist von Buddha bekannt: Seine Mönche sollten vermeiden, zur falschen Zeit zu essen. Genauer gesagt sollten sie lediglich zwischen Sonnenaufgang und Mittagszeit essen. Nachmittägliches und abendliches Essen war strengstens untersagt. Buddha scherte sich also nicht darum, was, sondern wann *gegessen wurde.«* (→Literaturhinweise »Wie Buddha das Intervallfasten erfand«, S. 18 f.).

Man geht davon aus, dass es unserem Körper angeboren ist und sogar guttut, nicht im Dunkeln zu essen, geschweige denn zu kochen (Steinzeitmensch). Ehemals, als es noch keine Deckenstrahler oder Ceranfeldbeleuchtungen gab, kochte es sich einfach leichter bei Tageslicht (Küche). Weder verbrühte man sich die Finger, noch griff man in die Nesseln. Man erkannte auch was man aß, ohne sich zu vergiften (Kräuterhexe). Und konnte anschließend sehenden Auges den Abwasch verrichten (Kochen).

Heute essen die meisten Leute den lieben langen Tag lang (Dauerlutscher und Grazing-Diät). Von Pause ist selten die Rede (Heilfasten). Man kann froh sein, wenn der Partner nicht wiederholt mit der Haxe im Bett liegt (Betthupferl), obwohl man selber ebenfalls geneigt ist, ins Schlafzimmer lieber den Eintopf mitzubringen, als stets dieselbe Suppe auszulöffeln (Resteessen und Hausmannskost).

Die Mäßigung oder gar der Verzicht in Sachen kulinarischer Dauerbeschallung verspricht Entspannung für den Stoffwechsel, aber auch für unsere persönliche Gemütsverfassung (Buddha-Diät und Hypnose). Weder mit Pupsen (Verdauung) noch mit Lebensmittelbeschaffungsmaßnahmen (Einkaufen) beschäftigt, hat man endlich frei (Beschäftigung). Frei von Essen, Kochen, Abwaschen, Einkaufen, Verdauen (Fasten). Um so mehr Zeit bleibt für wichtigere Aufgaben und Ereignisse im Leben (Liebe).

Intervall hin oder her, ob nun stunden- oder tageweise, Variationen des Fastens gibt es viele (Biorhythmus und Unterschiede). Der eine mag es 2 Tage pro Woche (5:2). Der andere lieber nur 16 Stunden, dafür jeden Tag (16:8). Einige lassen einfach das Abendessen ausfallen (Dinner Cancelling und Schlank-im-Schlaf-Diät). Die anderen essen überhaupt nur am Abend (Warrior-Diät und Militär-Diät). Oder sie fasten im ewigen Wechsel, heute essen *(1)*, morgen »essfrei« *(0)*, beides *in 2* Tagen (10in2):

»*Ein wesentlicher Faktor für den Erfolg des intermittierenden Fastens ist das Fasten nach dem Abwechslungsprinzip.«* (→Literaturhinweise »Die Morgen esse ich was ich will Diät«, S. 24).

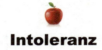

Intoleranz

> Etwas wird nicht geduldet.
> Entweder das Leben an sich
> oder der Partner überhaupt (Unverträglichkeit).
> Einer hat immer Schuld.
> Unser Körper duldet die Nahrung nicht.
> Wir dulden die Bedingungen und Umstände nicht.
> Ein Anreiz, um etwas zu ändern.
> Oder die Basis für dauernde Unzufriedenheit.
> Mehr Toleranz hat noch niemandem geschadet.

Die Unverträglichkeit gegenüber Lebensmitteln ist in aller Munde (Akzeptanz). Intoleranz gegenüber Milchzucker (Laktose), Gluten (Zöliakie und Getreide), Weizen (Weizenwampe) und Glukose (Diabetes und Zucker), aber auch Insulinresistenz (Insulinspiegel und Blutzuckerspiegel). Schon beim Lesen reagieren die ersten mit allergischen Ausschlägen, Atemnot oder Juckreiz (Allergie und Reizdarmsyndrom).

Intoleranz tritt natürlich nicht nur körperlich auf, sondern gern auch geistig und emotional bedingt, besonders gegenüber unseren Mitmenschen (Unterschiede). Wer duldet schon Leute, die anders aussehen, sich anders verhalten oder andere (eigene) Meinungen äußern. Oder, die besser aussehen, schlanker sind und dazu noch reich und glücklich. Noch weniger dulden wir diejenigen, die so sind oder aussehen, wie wir selbst weder sein noch aussehen wollen, es dessen ungeachtet aber des Öfteren tun oder zumindest befürchten, damit als Schreckgespenst unseres Spiegelbilds plötzlich konfrontiert zu werden (Erscheinungsbild). Also eine völlige Projektion (Spiegel). Wollen wir auf keinen Fall dick sein (Normalgewicht), weil dünn sein angesagt scheint (Gruppenzwang und Waage), dann sind uns Dicke ein Dorn im Auge (Wahrnehmungsstörung). Wollen wir auf keinen Fall hemmungslos über die Stränge schlagen (Völlerei und Überessen), sind uns Feinschmecker und Schleckermäuler suspekt bis zuwider, sind ein Mahnmal der Zumutung (Suppenkasper und Essstörung).

Intoleranz anderen Menschen gegenüber zeigt sich ebenso in dem Konzept, immer auf der richtigen Seite stehen zu wollen (Diäten-Wahn). Stets Zucker-frei, Weizen-frei und Gluten-frei. Stets Kalorien-arm und Fett-arm. Stets besonnen, achtsam und langsam kauend. Ständig mit dem richtigen Essen beschäftigt, bloß nichts falsch machen (Orthorexie und Diät) und alles unter Kontrolle haben (Mäßigung und Verbot).

Wobei es im Leben gar nicht um falsch oder richtig geht, sondern um glücklich oder unglücklich, geliebt oder ungeliebt, froh oder unfroh. Gestorben wird sowieso (Tod), da kann man auch gleich sämtliche Intoleranzen über Bord werfen (Freiheit). Die allergiefreie Antwort liegt hier in der großspurigen *Toleranz* sich selbst gegenüber (Selbstliebe). Damit beginnt das frohlockende Überwinden jeglicher Unverträglichkeit (Liebe). »*Anstatt die Welt mit Leder auszuschlagen, ziehen wir uns Schuhe an*«, wie es so schön heißt (Meditation). Schon stolpern wir weniger über unsere Füße oder Essgewohnheiten, sind seltener verschnupft bei Herausforderungen des Alltags, und haben mehr Mut zu Abwechslung und Genuss (Intuitives Essen und Lieblingsessen).

Intuition

> Geistig emotionale Fähigkeit,
> spontane Einsichten zu erlangen,
> ohne bewusste Schlussfolgerungen
> des Verstandes zu nutzen.
> Die Information ist vor dem Gehirn
> schon im Herzen angekommen
> (Liebe und Armlängentest).

Unsere innere Stimme redet stets ein Wörtchen mit (Bauchgefühl) – beim Essen, aber genauso in der Liebe und bei der Partnerwahl (Geruchssinn und Geschmackssache). Wollen wir uns auf unser Gefühl verlassen und intuitiv unsere Nahrungszufuhr bestimmen, erlangen wir größtmögliche Freiheit, besonders vom Kalorienzählen (Diäten-Wahn). Intuitives Essen stützt sich auf den Appetit, auf den Hunger und viele andere Signale des Körpers, denen wir Gehör schenken dürfen, um sie in den richtigen Kontext zu setzen und großzügig zum eigenen Besten und zum Wohl anderer Menschen umzusetzen (Lieblingsessen und Liebesmahl).

Denn nicht jedem bekommt jedes Lebensmittel gleich gut (Verdauung und Unterschiede). Wir dürfen also selbst herausfinden, welche Nahrung und wie viel davon für uns die Richtige ist (Armlängentest und Sättigung).

»Doch unsere Körperintelligenz leistet sehr viel mehr. Auch viele ernährungsbedingte Erkrankungen und Gesundheitsprobleme sowie die körperliche und geistige Fitness werden positiv beeinflusst. Und nicht zuletzt bewirkt ein besseres Körpergefühl beim Essen die Stärkung des Selbstbewusstseins und des Wohlbefindens. Dauerhaft.« (→Literaturhinweise »Dein innerer Ernährungsberater«, S. 14).

Die positive Veränderung kommt durch mehr Gewahrsein (Achtsamkeit), eine klare Selbstwahrnehmung (Bewertung) und einen wohlwollenden und wertschätzenden Umgang mit sich selbst (Selbstliebe und Spiegel). Die tatsächlichen Bedürfnisse stehen im Vordergrund (Ablenkung, Befriedigung, Belohnung, Beschäftigung, Betäubung, Entspannung, Ersatzbefriedigung, Frustessen, Futterneid, Genuss, Gesellligkeit, Gruppenzwang, Langeweile, Trostpflaster und Unterzuckerung).

Gern auch »somatische Intelligenz« oder »SI-Methode« genannt, können wir lernen, mehr auf uns selbst zu achten und unserem Körpergefühl zu vertrauen. Unter dem lebensbejahenden Motto: Dein Körper, dein bester Freund!

»Hier ist etwas, das du ausprobieren kannst, wenn du zum Essen ausgehst: Wann immer du in einem Restaurant isst, öffne die Speisekarte, schließe deine Augen und bitte deinen Körper, dir zu zeigen, was er essen möchte. Öffne deine Augen und dein Blick wird sofort auf das fallen, was dein Körper sich wünscht. [...] Selbst wenn du bestellst, was du gerne möchtest, wird der Kellner etwas bringen, was du nicht bestellt hast. Dein Körper hat dann direkt mit dem Körper des Kellners gesprochen und er hat dir gebracht, worum dein Körper gebeten hat.« (→Literaturhinweise »Richtiger Körper für dich«, S. 104 f.).

Das Leben selbst scheint voller Intuition zu sein. Es bringt uns stets diejenigen Erfahrungen, die uns am meisten weiterbringen. Sei es auch durch schwierige Partner oder andere Unverträglichkeiten, mit denen wir lernen umzugehen (Intoleranz).

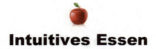

Intuitives Essen

> Wenn wir nur dann essen, wenn wir Hunger haben,
> und aufhören, sobald wir satt sind, und
> nur das essen, was uns und unserem Körper
> im jeweiligen Moment guttut, essen wir *intuitiv*.
> Man nennt die Leute auch »*Automatisierte Esser*«.
> Im Gegensatz dazu müssen die »Kontrollierten Esser«
> aktiv mitdenken und sich ständig am Riemen reißen.

»Ich begleitete ihn einige Monate und erzählte ihm vieles davon, was ich während und nach meiner Nahtoderfahrung erkannt hatte und wie ich das Leben seither betrachtete. [...] Er begann, für sich herauszufinden, was ihm Freude macht und was ihm guttut. Da er sich an nichts mehr erinnern konnte, fühlte er sich wie vor einem großen Buffet mit lauter unbekannten Speisen. Er probierte alles aus, was ihm in den Sinn kam, und lernte sich dadurch immer besser kennen. Er probierte auch vieles, von dem ihm erzählt wurde, dass es vor dem Unfall für ihn wichtig gewesen war, doch das meiste davon mochte er nicht. Er brauchte nichts auszusortieren, nichts Altes loszulassen, sondern konnte spielerisch herausfinden, womit er sein Leben gern verbringen wollte.« (→Literaturhinweise »Neun Tage Unendlichkeit«, S. 102).

Eine Studie aus den USA soll bezeugen, dass man tatsächlich die Finger von seinem Nahrungshaushalt lassen, also besser keine Diät machen sollte (Wissenschaft). Denn selbst gesunde Menschen mit Normalgewicht können schnell in die Diäten-Falle rutschen, wo der Körper auf Sparflamme schaltet und schwerer abnimmt, dafür aber umso schneller zulegt (Jo-Jo-Effekt und Stoffwechsel). Ob wir es nun »Hungermodus« nennen oder nicht, der übrigens ein Mythos sein soll, beginnt unser Gehirn unermüdlich, nur noch an Essen zu denken, sobald die Kalorienzufuhr gedrosselt wird. Denken soll zwar schlank machen (Kalorienverbrauch), wenn wir aber nur noch über Essen oder Nicht-Essen (das ist das Gleiche, es kommt das Wort Essen darin vor) nachdenken, werden wir auch automatisch mehr bis viel essen (Verzicht und Heißhungerattacke).

Deshalb gilt: Wer schlank bleiben oder abnehmen möchte, sollte überhaupt *nicht denken* – weder an Essen noch an Diät (Stressbewältigung und Entspannung).

All jene, die einfach nur essen, weil sie Hunger haben, und aufhören, weil sie satt sind (Sättigung), nennt man *automatisierte Esser*. Ihr Programm der Nahrungsaufnahme läuft auf Autopilot (Bauchgefühl). Nicht zu viel, nicht zu wenig, und davon stets das Richtige (Gesundheit, Langsamkeit und Achtsamkeit). Also mit sehr viel Freiheit verbunden, und das fette Gegenteil vom Kalorienzählen. *Wenn das mal gut geht*, denkt der eine oder die andere. Wo uns doch die Intuition ständig einen Streich zu spielen und vorzugaukeln scheint, wir hätten irre viel Hunger (Scheinfasten-Diät).

Doch auch dieses »Vorgaukeln« ist ein Bedürfnis, das es zu befrieden gilt (Selbstliebe, Befriedigung und Ersatzbefriedigung). Wer sagt denn, dass Hunger immer gleich Hunger ist. Die Freiheit des Menschen liegt ja ebenso darin, bei Liebeskummer Schokolade zu essen und bei Frust in die Vollen zu hauen. Jeder ganz nach seiner Fasson (Konfektionsgröße), wo am meisten Freude wartet (Essverhalten). Und genau dieser Freude bleiben wir voll *intuitiv* auf den Fersen – mit oder ohne Essen.

J

Japan-Diät	206
Jesus-Diät	207
Jo-Jo-Effekt	208
Junk-Food	209

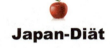

Japan-Diät

> Das »Dorf der Hundertjährigen«
> auf einer Insel im Pazifik (Bezirk *Okinawa*)
> ist das Vorbild gesunder Ernährung (Alter).
> Frisches Gemüse, Suppe und Reis (Makrobiotik),
> viele Kohlenhydrate und Ballaststoffe (High-Carb-Diät),
> wenig Obst (Fruchtzucker), wenig Fett (Low-Fat-Diät),
> dafür Fleisch, Fisch, Meeresfrüchte, Algen und Eier.
> Und mit Stäbchen essen macht auch schlank.

Die Japaner nehmen sich Zeit, auch für die Zubereitung ihrer Speisen – für den Tee sowieso (Langsamkeit, Achtsamkeit und Sättigung). Gewürzt wird mit Sojasauce, Ingwer, Knoblauch und Chili (Kräuterhexe). Ein kurzes Garen und Schmoren im Wok (Kochen) reicht meist aus, der Rest der Zeit geht drauf beim Schlürfen von Suppe und Jonglieren mit Stäbchen – eine, zumindest für den Ungeübten, langwierige Prozedur. Das Essen ist im Übrigen leicht, bekömmlich und kalorienarm. Salz und Zucker spielen keine Rolle (Zuckerfreiheit), ebenso wenig Milchprodukte (Laktose und Intoleranz). Gegessen wird Gemüse, Getreide und Fisch (Jesus-Diät), selten bis gar nicht Butter, Käse, Olivenöl oder fettes Fleisch, dafür umso mehr Kohlenhydrate aus Reis, Sushi, Kartoffeln, Nudeln und Brot. Dazu gibt es reichlich grünen Tee (Antioxidantien und Mischkost).

In Japan lebt man vom Fischfang (Kultur), also haben die »weißen« Proteine (Omega 3/6/9) Vorrang vor den »roten« Proteinen aus Schweine- und Rindfleisch. Häufig kommen Sojabohnen als Tofu oder Sojamilch auf den Tisch (Vegetarier). Das alles gern garniert mit Algen und Seetang (Wakame, Kombu), die als Salat, Beilage oder Sushi-Rollpapier (Nori) für genügend Kohlenhydrate, Eiweiß (Proteine), Ballaststoffe, Mineralstoffe und Vitamine sorgen. Sie finden auch als Geliermittel bzw. Gelatine (*ap*) ihre Anwendung, was sogar gegen Diabetes und Herzerkrankungen wirken soll (Medizin). Dass gewisse Algen wie grüne Regenwürmer oder kleine Seeungeheuer aussehen, muss hier nicht zwingend erwähnt werden (Allesfresser).

Will man sich nach Asien beamen (Kushi-Diät) und dabei dünner werden, hält man sich für 2–4 Wochen bei 1200 Kalorien pro Tag an folgende Regeln und Mengenverhältnisse:
1. Kleine Portionen (Handvoll) und reichlich Abwechslung (Genuss)
2. 30 g Eiweiß (Proteine) – 120 g Huhn, 170 g Wildlachs oder 340 g Tofu
3. 200 g Früchte (Obst) – es genügt ein Apfel oder eine Banane
4. 200 mg Kalzium – 100 ml Milch oder eine Scheibe Käse (Milchprodukte)
5. 200 Kalorien reserviert für Knabbereien (Süßigkeiten und Alkohol)
6. Beim Essen Spaß haben! (Glückskekse und Feinschmecker)

Etwas strenger wird es bei der »Okinawa-Diät«, einer Steigerung der Japan-Diät, die kalorien- sowie fettärmer ist (Kalorienzählen). Gegessen werden »gute« Kohlenhydrate aus Reis, Fisch, Süßkartoffeln, Algen, Rapsöl, Soja, Kohl, Sprossen, Rettich, Kürbis, Papaya usw. Zu meiden sind Fleisch, Eier, Nüsse, Milchprodukte, Zucker, Weizen (Weizenwampe). Gewarnt wird hier allein vor Nährstoffmangel und fehlendem Spaß.

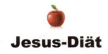

Jesus-Diät

> Jesus war ein guter Mann.
> Vor mehr als 2000 Jahren verkündete er
> Herzensgüte und Mitgefühl (Buddha-Diät).
> Himmlische Nächstenliebe
> gepaart mit Dreifaltigkeit.
> Alle guten Dinge sind drei:
> Brot, Fisch und Wein.

Bei Jesus geht man davon aus, dass er sich von naturbelassenen Lebensmitteln ernährte (Bio), wenn nicht gar von Luft und Liebe allein (Breatharian-Diät und Spiritualität). Will man also wie Jesus leben, hält man sich an Gemüse, Obst und Hülsenfrüchte wie Bohnen und Linsen, viel Fisch (Omega 3/6/9), viel Wasser, ein bisschen Wein (Alkohol), wenig Milchprodukte, und Fleisch nur zu besonderen Anlässen (Hungersnot). Auch Olivenöl ist erlaubt, sicherlich nicht nur zur äußeren Anwendung als heilende Salbung (Heilfasten), sondern als Zeichen des Friedens mit dem Olivenzweig im Mund. Wobei die Olive auch für Wohlstand, Weisheit, Erfolg, Auszeichnung, Ehre und Würde steht. Und das steht jedem gut (Selbstliebe).

Die Jesus-Diät beruht auf Rezepten, die der Bibel entnommen scheinen. Zu speisen wie der Heiland bedeutet, sich der bäuerlichen Hausmannskost hinzugeben. Der Mediziner Don Colbert (*1956) aus Florida empfiehlt einen bewussteren Umgang mit Nahrung (Achtsamkeit und Langsamkeit), aber auch eine Vereinfachung des Essens, simple Kost, weniger Brimborium und kein ständiges Kreisen um die Nahrungsaufnahme (→Literaturhinweise »What Would Jesus Eat?«). Ganz nach dem Motto »*Unser tägliches Brot gib uns heute*« (Vollkorn, Getreide und Makrobiotik).

Die Weiterführung von Melanie Schmidt (YAH-Diät) verspricht sogar ein Abnehmen ohne Sport. Und das sei, Gott sei Dank, auch für »Ungläubige« möglich. Man mag es kaum glauben, dafür den nötigen Segen zu bekommen. Aber, wie sich am Ende herausstellt, leider nur, sofern man wie ein Eremit zu essen vermag (Askese, Mäßigung und Intervallfasten). Und das Ganze aus dem Bauch heraus (Bauchgefühl und Intuition).

»*Mein persönlicher 'Slogan' für meine Yeshua-Diät, der mir in der Bibel über den Weg lief, lautet: 'Ihr Gott ist ihr Bauch'. (Philippus 3,19 EÜ).*« (→Literaturhinweise »Die Jesus-Diät«, S. 17).

Ob man nun von dieser Diät abnimmt, hängt sicherlich von der persönlichen Einstellung ab (Motivation). Die Frage ist ja immer, was man *abnehmen* oder aber *auf sich nehmen* will. Gläubige, die Jesus folgen, nehmen ihr Kreuz auf sich. Andere nehmen Jesus am Kreuz von der Wand, vorzugsweise in Schulgebäuden.

Letztendlich dürfen alle jedoch Jesus seine Einsicht abnehmen, dass Liebe und Mitgefühl der Schlüssel zum Himmel auf Erden ist (Buddha-Diät und Liebe). Ist man dort erst einmal angelangt, macht man einen großen Bogen um den legendär gemeinen »Apfel« (Obst). Sonst fällt man wie Fallobst aus dem Paradies (Frutarier), und schon wäre es wieder vorbei mit dem paradiesischen Schlemmen. Schlimmstenfalls, weil einem zur Strafe noch das Abendmahl (*Brot und Wein*) gestrichen wird (Abendbrot und Dinner Cancelling).

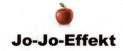
Jo-Jo-Effekt

> Steter Wechsel zwischen weniger und mehr Kilos.
> Wobei das Zunehmen Oberhand gewinnt,
> nachdem man vorher ordentlich am Darben war.
> Der Körper schaltet auf Sparprogramm, nur um uns zu schützen.
> Sollte man nach einer Diät jemals wieder »normal« essen,
> schlägt das einem sofort auf die Hüften (Hüftgold).
> Also ein Auf und Nieder der Gefühle.
> Schon hängt man wie ein Hampelmann
> an der Schnur ewiger Diät (Diäten-Wahn).

»Die Tatsache, dass bereits früher (Jojo-)Diäten stattgefunden haben, ist kein Negativfaktor für den Erfolg in der Zukunft. Weder auf körperlicher noch auf psychischer Ebene bedeutet die Tatsache, schon mal ab- und wieder zugenommen zu haben, dass die Wahrscheinlichkeit für den Erfolg einer dauerhaften Gewichtsreduktion sinkt.« (→Literaturhinweise »Fettlogik überwinden«, S. 153).

Vielleicht handelt es sich tatsächlich nur um einen Mythos, es gäbe einen »Hungerstoffwechsel«. Zumindest soll man ihn auf keinen Fall auslösen, sonst würde es zum Jo-Jo-Effekt kommen und der Körper auf Sparflamme schalten und immer weniger verbrauchen, sodass er am Ende schon von einer *einzigen* Salzstange zunimmt (Askese). Deshalb dürfe man bei einer Diät auch niemals mehr als 300–500 Kalorien unter dem Grundumsatz liegen (Hungersnot und Null-Diät). Unabhängig ob dies nun wahr ist oder nicht, gibt es eine frohlockende Nachricht. Nämlich, dass der berühmte Jo-Jo-Effekt vermieden werden kann. Und zwar durch eine *nachhaltige* Umstellung der Ernährungs- und Lebensgewohnheiten – anstelle von Crash-Diäten und Extrem-Hungern. Dazu gehören ausdrücklich regelmäßige Bewegung und Muskelaufbau (Sport), und zwar viel mehr als die Beachtung strenger Ernährungsregeln. Zum einen hält man durch Fitness das Verbrennen von Kalorien auf Trab, zum anderen steuert man gegen einen »Sparmodus« der Muskeln an, der nicht nur zu deren Schwächung, sondern eben auch zu einem verringerten Energieverbrauch führt (Kalorienverbrauch und Stoffwechsel).

Folgende Ratschläge sind im Umlauf gegen den gefürchteten Jo-Jo-Effekt:
1. Geduld ist gefragt. Man darf sich Zeit nehmen, damit sich der Körper langsam aber stetig auf eine dem tatsächlichen Verbrauch angepasste Nahrungsmenge einpendelt.
2. Das Essverhalten soll dauerhaft umgestellt werden. Man muss also erst einmal seinen idealen Ernährungs-Typ finden, um ihm sodann treu bleiben zu wollen (Gewohnheit).
3. Unter Verzicht auf leere Kalorien (Zucker und Junk-Food) bevorzugt man nachhaltige Lebensmittel der Vollwertkost, nämlich Vollkorn, Obst und Gemüse.
4. Das ständige Zuführen von Essen im Wege von Naschen und Snacks sollte vermieden werden, insbesondere um keine Heißhungerattacken auszulösen (Intervallfasten).
5. Muskelaufbau bleibt die Geheimwaffe, besonders wegen der grundlegend erhöhten Beweglichkeit im Alltag. Eine Empfehlung, die auch in der Liebe und Beziehung zählt. Wer will schon mit einem Bewegungsmuffel zusammen sein, der sich stets nur einmal, dann aber zum Einschlafen im Bett umdreht. Dann doch schon lieber Hampelmann.

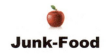

Junk-Food

Nahrung aus Schrott (engl. *Junk*).
Nicht zu verwechseln mit Resteessen.
Leere Kalorien ohne Nährstoffe.
Masse anstatt Qualität.
Fertiggerichte, Fast-Food, Dosenfutter,
Süßigkeiten und Knabbereien.
Der »Junkie« steht auf Junk-Food (Drogen).
Genuss mit Reue, manchmal muss es eben einfach sein.

»*Fast Food macht einfach Spaß, aber in der Version der Fast-Food-Industrie eben auch süchtig. [...] Mit Fast Food wieder aufzuhören, ist das Allerschwerste. Wie hätte es auch anders sein können? Milliardenschwere Fast-Food-Konzerne stecken wahrscheinlich mehr Geld in die Erforschung des Suchtfaktors ihrer Nahrungsmittel als die NASA in die Raumfahrt und das zeigt Wirkung.*« (→Literaturhinweise »Fast Food Diät«, S. 10).

Fast-Food an sich ist nicht das Problem. »Schnelle« Küche ist nicht gleich *Junk*. Schnell (engl. *fast*) zubereitet darf Essen sein (Meal Prep und Instantsuppe), dabei aber trotzdem gehaltvoll daherkommen. Anstatt nur leere Kalorien in sich hineinzuschaufeln (Zucker und Weizenwampe), achten wir auf Vitamine, Mineralstoffe und Ballaststoffe (Gemüse und Obst). Dafür gilt es, die Bequemlichkeit über Bord zu werfen (Kochen) und Impuls-gesteuertes Essen umzulenken (Gewohnheit und Essverhalten).

Berühmte Beispiele für Junk-Food stammen aus Burger-Ketten, Pizza-Kartons, Tiefkühl-Packungen (Tiefkühlkost und Nachtisch), buntbedruckten Plastikbeuteln (Süßigkeiten und Knabbereien), Fritteusen-Öl unerklärlicher Herkunft (Fertiggerichte) und riesigen Tetrapaks (Flüssignahrung und Alkohol). Ihnen allen gleich ist, dass sie neben den bekannten »Suchtstoffen« wie Fett, Zucker, Salz, Koffein sowie auch hochkonzentrierten Fruktosesirup (Fruchtzucker) ebenso Geschmacksverstärker wie Mononatriumglutamat (E621) und Transfette enthalten (Sucht, Abhängigkeit und Belohnung). Man bezeichnet Junk-Food also als »ungesund«, weil ihre Nährstoffe gen Null tendieren (Null-Diät) und sie mit Inhaltsstoffen chemischer, synthetischer oder sonst wie ungesunder Natur angereichert sind (Zuckeraustauschstoffe und Süßstoffe).

»*Junkfood und Zucker wirken aufgrund der im Gehirn von Natur aus vorhandenen 'Rauschgifte', der Endorphine, ebenfalls chemisch suchterzeugend. Zucker sorgt zum Beispiel für einen raschen Endorphinanstieg und erhöht vorübergehend auch den Spiegel des Stimmungsaufhellers Serotonin.*« (→Literaturhinweise »Im Reich der hungrigen Geister«, S. 209).

Die Lebensmittelindustrie hat sich das geschickt ausgedacht. Kaum jemand kann da gegenankochen (Lieferservice). Unsere Hormone spielen allein beim Anblick aufgeblasener Brötchenhälften mit eingeklemmten, saftig triefenden Hackbratlingen verrückt (Glückskekse). Das Kleingedruckte liest sowieso keiner (Nährwerttabelle und NOVA-System). Selten, dass man an der Burger-Kasse oder im Imbiss steht und auf die bunte Bildertafel starrt, um erst einmal die Zusatzstoffe zu entziffern. Das ist wie im echten Leben, wenn der Schein so herrlich trügt. Wer will da schon widerstehen? Bereuen kann man immer noch später (Karma-Diät).

K

Kaffeeklatsch	211
Kalorien	212
Kalorienverbrauch	213
Kalorienzählen	214
Kalte Küche	215
Karma-Diät	216
Kartoffel-Diät	217
Keto-Diät	218
Ketose	219
Knabbereien	220
Kochbücher	221
Kochen	222
Kohlenhydrate	223
Kohlsuppen-Diät	224
Konfektionsgröße	225
Konkurrenz	226
Kontrolle	227
Konzepte	228
Körper	229
Körpergefühl	230
Körperkult	231
Krafttraining	232
Krankheit	233
Kräuterhexe	234
Krebs-Diät	235
Küche	236
Kultur	237
Kummerspeck	238
Kur	239
Kushi-Diät	240
Küssen	241

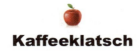

Kaffeeklatsch

> Alte Damen im Café.
> Sonntags zu Besuch bei den Schwiegereltern.
> Die obligatorische Geburtstagsfeier.
> Der gute deutsche Filterkaffee.
> Von Sahneschnitte bis Fruchttörtchen.
> Tasse auf Untertasse, Gäbelchen auf Kuchenteller.
> Um 15 Uhr geht es los mit Kaffee und Kuchen.
> Gekrümelt wird nicht.
> Mehr als zwei Stück Torte sind verdächtig.

Es handelt sich um eine standardisierte Ritualbefriedigung, der ein großer Teil der deutschen, meist weiblichen Bevölkerung nachgeht. Am Nachmittag gibt es Kaffee und Kuchen. Die große Zwischenmahlzeit, nachdem man satt vom Mittagstisch gerollt schon sehnsüchtig auf das Abendbrot wartet (Hausmannskost).

Treffen wir uns am Nachmittag, gibt es wohl kaum etwas Schöneres, als gemeinsam im Café zu sitzen. Es wird getratscht und geklatscht, also *Klatsch* und *Tratsch* ausgetauscht, viel herumgeschaut, Koffein von Filterkaffee über Milchkaffee bis Cappuccino geschlürft, diverse süße Teilchen verdrückt, Sahneberge vertilgt, und dazu am Likörchen genippt (Alkohol). In Wiener Kaffeehäusern darf man zum sogenannten »Kaffeeklatsch« sogar Zeitungen und Zeitschriften ausleihen, aus denen man bei fehlender Begleitung ersatzweise lebensnotwendige News erfährt.

Dagegen trinkt man in England den berühmten 5-Uhr-Tee, mithin ausschließlich zur »Tea-Time« um 17 Uhr (Kultur). Dazu gibt es trockenes Tee-Gebäck, klobige Scones und Schottisches Shortbread, die Lieblingskekse der Queen.

»Wir verbinden besondere Spezialitäten, mit besonderen Ereignissen oder mit besonderen Erlebnissen, die in unserem Gedächtnis fest verankert sind. Ein wichtiges Unterscheidungsmerkmal unserer Kulturen sind unsere Bräuche und Traditionen und aus diesen lässt sich das Essen nicht wegdenken.« (→Literaturhinweise »Die Psyche isst mit«, S. 26).

Was am Abend der Fernsehteller zum Bier, ist am Nachmittag der Klatsch und Tratsch zum Kaffee. Da insbesondere Frauen gerne reden, scheint ihnen dieser Event vorbehalten. Selten sieht man Männer sich zum Kaffeeklatsch aufraffen, eher schon zum Abklatschen von *High Five, Man!* Derweil geschlechterübergreifend empfohlen wird, die Süße des Lebens zwar zu genießen, aber weniger durch Kuchen und Torte, zumindest, was den Nachmittag angeht (Zuckerfreiheit). Besser plant man Zucker direkt nach dem Mittagessen ein, damit auch die Bauchspeicheldrüse länger noch »High Five« ruft.

»Ein Espresso nach dem Essen und dazu ein Keks oder ein Stück Schokolade ist ebenfalls weit besser als ein Stück Kuchen am Nachmittag, denn mit dem Mittagessen ist der Blutzucker bereits angestiegen und wird zusammen mit der kleinen Süßigkeit langsam verdaut. Süßigkeiten und Kuchen zwischen den Hauptmahlzeiten hingegen lassen den Blutzuckerspiegel stark ansteigen, was eine Insulinreaktion zur Folge hat.« (→Literaturhinweise »Kraftzeiten nach der Chinesischen Heilkunde«, S. 16).

Kalorien

> Eine Maßeinheit der Wärmemenge,
> die durch ein Nahrungsmittel freigesetzt
> und unserem Körper als *Energie* zur Verfügung gestellt wird.
> 1 Kilokalorie (kcal) = Brennwert:
> Die erforderliche Wärmemenge,
> um 1 g Wasser um 1 °C zu erwärmen.
> Die Bezeichnung kcal ist veraltet, hält sich aber hartnäckig.
> Eigentlich wird seit 1969 in Joule (kJ) gerechnet. Stattdessen
> bestehen beide in friedlicher Koexistenz nebeneinander.

Seit ich denken kann, habe ich mich mit Kalorien beschäftigt. Entweder habe ich sie auswendig gelernt, beim Gedanken an Nahrungsaufnahme bereits gezählt, sie in Listen übertragen, Erhebungen persönlicher Natur erstellt (Tagebuch), Rückschlüsse auf was auch immer gezogen, nur um sie allesamt wieder zu verwerfen, trotzig zu werden, auf Kalorien zu pfeifen, und nach Lust und Laune zu futtern, was mir über den Weg lief. Ohne Rücksicht auf *Verluste*, ohne Rücksicht auf etwaige Gewichtszunahme (Waage und Maßband). Oder ich hielt zwar Diät, aber nur solche, die ganz *ohne* Kalorienzählen auskommen, um mir dabei einzureden, dass ich überhaupt nicht viel essen würde und den Rest unbedingt bräuchte (Liebesbeweis, Wohlstandsbauch und Muttermilch). Am Ende war es stets die enthemmte Schlemmerei auf Rezept (Völlerei).

Jedes Lebensmittel ist mit seinem speziellen Brennwert ausgestattet, den es als Wärme abgeben kann. *Pro Gramm haben Kohlenhydrate 4 kcal* (Zucker), *Eiweiße* (Proteine) *ebenfalls 4 kcal und Fette 9 kcal.* Hier gibt es Unterschiede wie Tag und Nacht. Denn neben Kalorien liefern Lebensmittel Nährstoffe oder sind gänzlich *leer* davon. Das nennt man dann »leere Kalorien« (Junk-Food). Unsere Organismen sind ebenfalls verschieden, wie gut oder schlecht sie diese Energie verbrennen (Stoffwechsel). Würde man nun in der Wüste um sein Überleben kämpfen, hätte man zwar von einer Salatgurke (Gemüse) weniger Durst, weil sie so viel Wasser enthält (Trinken). Doch unser Körper könnte aus ihr wenig Energie gewinnen, nämlich nur 12 kcal auf 100 g (Energiedichte). Man müsste demnach reichlich viele Gurken essen, um auf seinen Grundumsatz zu kommen. Man hat sich noch nicht einmal bewegt, oder ist von einem trockenen Busch zum nächsten gerobbt, und hat trotzdem schon alles verbrannt (Kalorienverbrauch und Sport). Von einer Avocado (Obst) hätte man da mehr zu erwarten. Die ist klein, rund und handlich (Handvoll), und bringt im Schnitt 432 kcal auf den Tisch (160 kcal auf 100 g). Damit wäre das reine Herumliegen im Wüstensand schon mal für 3–4 Stunden gesichert. Fazit ist also, dass als einziges Allheilmittel zum Abnehmen oder Zunehmen der unbeirrte Dauerbrenner und Dauerlutscher gilt: *»Nimm weniger (oder mehr) Kalorien auf, als du verbrauchst.«* (→Literaturhinweise »Fettlogik überwinden«, S. 27). So einfach ist das. Nicht weniger, aber auch nicht mehr (Normalgewicht). Dass man sich dabei leicht verschätzen kann, und zwar in jede Richtung, ist grundlegend bekannt, wird jedoch vom allgemeinen Diätisten oft und gern bestritten (Wahrnehmungsstörung). Ganz so wie im echten Leben (Liebe und Diät).

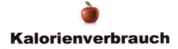

Kalorienverbrauch

> Jede Bewegung unseres Körpers verbrennt Energie.
> Sogar Denken verbraucht Kalorien.
> Vielleicht ist das der Grund,
> warum besonders Frauen so gerne nachdenken,
> über das Leben, ihre Gefühle,
> ihre Beziehung, und natürlich über das Essen.
> Als Vorurteil verpackt lautet die Devise so:
> *Männer versuchen es mit Sex und Sport,*
> *Frauen grübeln über Liebe und Diät.*

Der Mensch verbraucht Kalorien, ob er will oder nicht. Allein schon, weil er lebt, weil er atmet, weil sein Herz schlägt, weil er einen zirkulierenden Blutkreislauf unterhält (Grundumsatz und Körper). Das ist tatsächlich schon mal eine gute Nachricht für all diejenigen, die sich ungern bis kaum bewegen (Jo-Jo-Effekt, Bewegung, Sport und Sex). Verbraucht werden Kalorien nämlich ständig, egal was wir tun (Schlank-im-Schlaf-Diät). Soll jedoch der Verbrauch angekurbelt werden, weil man entweder mehr essen will, ohne zuzunehmen, oder schneller abnehmen möchte, ohne allzu sehr zu darben (Hunger), werden mehr körperliche Ertüchtigungen und Anstrengungen empfohlen. Wer hätte das gedacht? Unter dem Motto »Wo viel gehobelt wird, fallen Späne«, heißt das in der Sprache der Diät: *Wo viel geschwitzt wird, fallen Kilos.*

Dabei hängt es vom individuellen Stoffwechsel ab, wer wie viele Kalorien womit verbraucht. Je nach Alter, Größe und körperlicher Verfassung variiert das Ganze bei jedem Menschen, mit dem Abnehmen und dem Gewichtsverlust oder dem Zunehmen und insbesondere der ernährungsbedingten Gesundheit (Beweglichkeit).

Zum persönlichen Kalorienverbrauch – berechnet auf jeweils *1 Stunde (!)* – dürfen wir zwischen diversen Aktivitäten wählen, was das eigene Leben gerade hergibt:
• Breakdance 880 kcal • Joggen 600 kcal • Fahrradfahren 300 kcal • Krafttraining 300 kcal • Einkaufen 250 kcal • Küssen 240 kcal • Putzen 180 kcal • Kochen 158 kcal • Schlafen 108 kcal (sag ich doch!) • Denken (leider nur) 10,8 kcal.

Sagt der Mann zur Frau: »*Denk doch nicht immer so viel!*«, oder die Frau zum Mann: »*Denk doch mal nach!*«, meinen sie es beide sicherlich nur gut miteinander. Obwohl sich die Experten uneinig sind, ob Denken dem Kalorienverbrauch zuträglich ist, oder doch eher zu Gefräßigkeit und Dicksein führt (Frustessen und Fressanfall).

Möchte der Mann abnehmen, könnte er es trotzdem mal mit »Gehirnjogging« oder »Denksport« versuchen. Er überlegt sich also, *warum* seine Frau so viel denkt und was das wiederum mit ihm zu tun haben könnte (Karma-Diät). Falls er daraufhin gewisse Dinge zu ändern gedenkt, ist der Frau schon mal geholfen, ohne dass sie Diät hält oder sich bewegen müsste (Scheinfasten-Diät). Oder aber sie hört glatt auf zu denken und gibt sich völlig der Entspannung hin (Intuition). Woraufhin der Mann nun die Stille genießt und weniger stopfen muss (Achtsamkeit). Auf diese Weise können sich Partner gegenseitig die Diät-Bälle zuspielen und den Kalorienverbrauch gemeinsam beschleunigen oder drosseln, je nachdem, was gerade gebraucht wird (Extra-Pfunde).

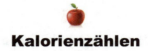

Kalorienzählen

> Je mehr Kalorien in einem Nahrungsmittel enthalten sind,
> umso höher ist die Energiezufuhr.
> Je geringer der Verbrauch an Energie,
> umso mehr muss der Körper davon einlagern (Hüftgold).
> Leute zählen (engl. *tracken*) ihre Kalorienaufnahme
> und vergleichen sie mit dem tatsächlichen Umsatz,
> um sie ggf. zu reduzieren, zu steigern oder die
> Art ihrer Ernährung grundsätzlich zu ändern.
> Nur allein vom »Kalorien-Tracken« wird keiner dick oder dünn.

Meine erste Diät im Alter von 21 hatte ich mir selbst ausgedacht. Es war das übliche Kalorienzählen, aber besonders kreativ gab es in der ersten Woche pro Tag nur 500 Kalorien zu essen (Model-Diät). In der zweiten Woche dann 600. In der dritten Woche 700 ... und erst in der sechsten Woche endlich 1000 (1000-Kalorien-Diät). So dünn war ich selten wieder in meinem Leben (Atkins-Diät). Doch ich habe auch nie wieder so viel Hunger geschoben. Na gut, mit Ausnahme bei gelegentlichen Anfällen von rigorosem Essensentzug (Verzicht, Fasten, Intervallfasten und Null-Diät).

Es gibt Leute, die schwören darauf, jeden ihrer Bissen auf die Goldwaage zu legen und jede einzelne darin enthaltene Kalorie aufzuschreiben (Disziplin und Waage). Damit sie auf keinen Fall die Kontrolle über ihr Essen, ihren Körper und ihre Kilos verlieren (Magersucht). Das Zählen kann man heutzutage sehr gut über diverse Apps erledigen; man nennt das übrigens Kalorien oder Essen *tracken* (Tagebuch). Und ein Grund mehr, um ständig in das elende Handy zu starren (Beschäftigung).

Das Abnehmen oder Zunehmen unter Zuhilfenahme des Kalorienzählens ist ganz und gar das Gegenteil vom Intuitiven Essen. Man traut seinem eigenen Körper nicht über den Weg (Nimmersatt, Sucht und Suppenkasper). Man beobachtet und *trackt* alles, was rein- oder rausgeht (Nahrung, Naschen und Zwischenmahlzeit).

Ganz so wie in jeder kontrolliert angelegten Beziehungsführung. Da wird beobachtet, wann der Partner das Haus verlässt, zu welcher Tages- oder Nachtzeit er zurückkehrt, mehr oder weniger schleichend, und wie viel wovon zwischen Kommen und Gehen gegessen und getrunken wurde (*»Liebling, bist du dir sicher, dass du noch ein Bier trinken / ein Stück Torte essen möchtest?«*). Aber auch, ob sie oder er das alles ausreichend wieder abtrainiert oder sich sonst wie verdient gemacht hat (Sport, Bewegung, Sex, Liebe und Belohnung). Ein solches *Beziehungs-Tracken* hilft zumindest, den Partner in Form zu halten, was immer das auch bedeuten mag (Zuckerbrot und Peitsche). Dass dabei die Freiheit flöten geht, nehmen viele in Kauf (Militär-Diät).

Jedenfalls muss die Bilanz stimmen, wie es auch beim Kalorienzählen als Grund angegeben wird. Also wie in jeder guten Beziehung. Was reinkommt oder rausgeht soll sich irgendwie lohnen (Grundumsatz). Entweder auf der Ebene von Gesundheit und Energie oder aber von Genuss und Dollerei. Damit wir nicht an Frust zunehmen oder sonst wie einen Grund finden, um unnötig aus dem Leim zu gehen (Frustessen). Schon deshalb wünscht sich jeder einen Partner, auf den man tracken, äh, *zählen* kann.

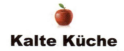

Kalte Küche

> Die Küche bleibt kalt,
> das Feuer ist erloschen (Liebe).
> Heizt man dem Herd oder Partner allzu selten ein,
> erfriert die Beziehung (Sex).
> Der Kühlschrank lebt davon (Völlerei),
> Rohkost-Diät ebenso.
> Im Sommer kühlt es die Gemüter,
> im Winter friert man sich einen Ast ab
> (Fünf Elemente und Qi).

Sandwiches, Butterbrote, Salate, Gemüse sowie Obst lassen sich sehr gut ohne vorheriges Kochen, Dünsten oder Braten verspeisen (Zwischenmahlzeit). Da müssen weder die Herdplatte angedreht, noch das Feuer entfacht werden. Roh geschnippelt und kalt geschmiert, landet alles ohne viel Vor- und Zubereitung in unserem Bauch und Magen (Verdauung). Das geht schnell, ist unkompliziert und kann wirklich recht schmackhaft sein (Fast-Food und Meal Prep). Besonders bei Berufstätigen oder ständig Reisenden bleibt die Küche häufig kalt, schon weil sie sich äußerst wenig darin aufhalten. Selten auch, dass Menschen in Bus oder Bahn ihren Bunsenbrenner oder Campingkocher auspacken, um sich ihr Crème brûlée to go zu flambieren oder ihr eigenes Süppchen zu kochen. Sollte man es tatsächlich wagen, im Flugzeug eine elektrisch betriebene Herdplatte auf dem (vor einem befindlichen) Klapptisch aufzubauen, um sich und die (bisher noch unbekannten, demnächst aber dankbar zugetanen) Fluggäste aus seiner Sitzreihe zu bekochen (Geselligkeit), ist mit dem Schlimmsten zu rechnen (Militär-Diät). Flugbegleiter, Stewardessen und Bodenpersonal werden sich gleichmütig aber energisch auf einen stürzen. Und bestenfalls nur eine Wolldecke über einen werfen, um die Flamme im Keim zu ersticken, wie man so schön sagt. Da ist schon vor Abheben der Maschine schnell der Ofen aus, und an Mitfliegen und leckeren Eintopf in den Wolken nicht zu denken (Tiefkühlkost).

Manchmal ist es nur eine rein logistische, häufig aber auch eine Frage der Zeit, ob die Küche erkaltet und brachliegt. Derweil die Rezeptur der »Kalten Küche« für viele ein Hochgenuss der kreativen Kochkunst darstellt, weil sie weder brutzeln noch backen möchten, aber bevorzugt auf erfrischend kühle Sachen stehen. Es kommen Canapés aus Lachs und Meerrettichbutter auf den Tisch, oder Eierhälften mit Mayonnaise garniert (Abendbrot), oder kaltes Roastbeef mit Kartoffelsalat (Rezepte und Kochbücher).

So gibt es immer wieder Leute, die auch in ihrer Beziehung auf kalte Füße (nicht zu verwechseln mit Eisbein), ausgekühlte Gefühle und erkaltete Herzen stehen. Das sind diejenigen, die sich freuen, wenn man sich nach Wochen der Eiseskälte zwischen den Laken auf der Besucherritze trifft, um dort einen Kaltstart aus knisternder Spannung und heißer Erotik hinzulegen. Was sich nicht kennt, zieht sich an, lautet ihre Devise. Partnern, denen eventuell die Aufwärmphase fehlt, tragen zwischenzeitlich Handwärmer in der Tasche, schlafen mit elektrischer Heizdecke im Bett und machen sich vermehrt warme Gedanken. Oder kochen vor Wut bereits ihr eigenes Süppchen.

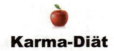

Karma-Diät

> *Karma*,
> das Gesetz von Ursache und Wirkung.
> Im Gegensatz zur Zufall-Diät
> hat hier alles nur mit uns zu tun.
> Wir entscheiden selbst (Freiheit).
> »Tu (dir) Gutes und dir widerfährt Gutes.«
> Tendenziell vegetarisch (nicht töten)
> bis vegan (niemanden verletzen)
> und ohne Cheat-Day (nicht lügen).

Du bist, was du isst. Man mag es kaum glauben, aber die Dinge, die uns im Leben geschehen, haben tatsächlich etwas mit uns zu tun. Es spiegelt unser Handeln wider. Also alles, was wir tun, sagen und denken. Leider sind es nicht die Gene, denen wir allein die Schuld zuschieben können, geschweige denn dem jeweils zugeteilten Partner.

»Einige Forscher haben sogar angedeutet, dass Alkoholismus und Scheidung die gleiche genetische Anfälligkeit haben könnten. [...] Die Logik dahinter beruht auf irrigen Annahmen, die weniger der Wissenschaft als vielmehr einem übertriebenen Glauben an die lebensbestimmende Macht der Gene geschuldet sind.« (→Literaturhinweise »Im Reich der hungrigen Geister«, S. 198).

Von nichts kommt nichts. Wie es in den Wald ruft, so schallt es heraus. Wer viel isst, ist satt. Wer wenig isst, hat Hunger. Essen wir zu wenig (Kalorien), nehmen wir ab (Abnehmen). Essen wir zu viel (Völlerei), nehmen wir zu (Fettleibigkeit). Das Gesetz von *Ursache* (Kalorienverbrauch) und *Wirkung* (Waage) ist da gnadenlos – aber präzise. Sollte es aus irgendwelchen Gründen nicht mit rechten Dingen zugehen und wir uns unfair vom Leben (und den Lieben) behandelt fühlen, verstehen wir lediglich nicht sämtliche Zusammenhänge innerhalb dieses unendlichen Universums, und das seit anfangsloser Zeit. Meist aber ist alles recht simpel. Kochen wir ein Ei, wird es hart. Wird es *zu* hart, schimpft der Partner (Frühstück). Kocht man *kein* Ei, war das auch falsch. *Kocht* der Partner, ist er wütend (Eier-Diät). So einfach ist das Ganze (Problemzonen).

Im Buddhismus gibt es 10 Hinweise, wie man sich sinnvoll verhalten kann, damit einem Glück und Freude hold bleiben (Glückskekse). Diese Vorschläge kann man versuchen, in seine Ernährung einzubauen. Schon sprechen wir von Karma-Diät:

1. *Nicht töten* (Vegetarier werden)
2. *Niemanden verletzen* (Veganer mögen)
3. *Nicht klauen/nehmen, was einem nicht gegeben wurde* (Mäßigung üben)
4. *Kein unsinniges Zeug reden* (weniger Junk-Food bestellen)
5. *Nicht lügen* (Cheat-Day auslassen)
6. *Keine üble Nachrede* (Jo-Jo-Effekt vermeiden)
7. *Keine grobe Rede* (Entgiftungskur einschieben)
8. *Nicht hassen* (Gastfreundschaft pflegen)
9. *Nicht beneiden* (Hamsterbacken lockern)
10. *Keine falschen Anschauungen über die Wirklichkeit* (Karma-Diät anwenden)

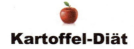

Kartoffel-Diät

> Ofenkartoffel mit Quark.
> Salzkartoffeln zum Gemüse (Hausmannskost).
> Kartoffelgratin und Kartoffelpüree.
> Und natürlich Würstchen mit Kartoffelsalat,
> der Dauerbrenner seit Kindheitstagen (Dauerlutscher).
> 600–1000 g festkochende Kartoffeln pro Tag
> (High-Carb-Diät und Low-Fat-Diät),
> kombiniert mit 100 g Magerquark oder 3 Eiern
> (Proteine und Sättigung).

Eigentlich mein Traum. Ich liebe Pellkartoffeln – ungepellt – mit Olivenöl. Die könnte ich jeden Tag verdrücken, wenn da nicht der stete Wunsch nach Abwechslung wäre. Aber für eine Woche sollte es gehen. Länger soll man diese Diät auch nicht durchführen (Mono-Diät und Mangelerscheinungen). Was man wohl auch nicht allen Ernstes tun möchte, ständig dreimal täglich Kartoffelgerichte zu essen (Kohlenhydrate). Da gibt es bereits zum Frühstück die *Wunderknolle* (Wunder-Diät). Zum Mittag dann noch einmal, vielleicht mit Rührei. Und als krönender Abschluss wieder zum Abendbrot, gern mit Quark. Das Kilo Kartoffeln lässt sich zumindest gut vorkochen (Meal Prep).

Früher wegen seiner Dichte an Stärke als Dickmacher verschrien (Zucker), obwohl mit 70 kcal auf 100 g recht kalorienarm (Energiedichte), kommt der Erdapfel voll zu seinem Auftritt. Bekannt als basenfreundlich (Basen-Fasten), mit wertvollem Kalium, Eisen und Magnesium (Mineralstoffe), reich an Ballaststoffen, komplexen Kohlenhydraten (Sättigung) und Vitamin C für den Fettabbau am Bauch, sorgen Kartoffeln für einen *konstanten* Blutzuckerspiegel, was Heißhungerattacken vorbeugt und der Fettverbrennung dient (Stoffwechsel und Fatburner). Auch sind sie Lieferanten von Eiweiß (Muskelaufbau), besonders wenn man sie mit tierischen Proteinen aus Milchprodukten oder Eiern kombiniert (Quark und Eier-Diät). So erreichen beide eine 1,37-mal höhere *biologische Wertigkeit* bzw. Effizienz als jeder für sich (Dream-Team).

Da Kartoffeln stark entwässern, soll man 2–3 Liter Wasser oder Kräutertee hinterher spülen (Trinken und Wasserverlust). Vorrangig verliert man nämlich auch bei dieser Diät eher Wasser anstatt seine Fettreserven (Waage und Rettungsringe).

Übrigens haben Kartoffeln, so auch Nudeln, Reis, Getreide und Hülsenfrüchte, vom Vortag *weniger* Kalorien als frisch gekocht (Resteessen). Durch das Abkühlen (ca. 12 Stunden) wird ein Teil der Stärke auskristallisiert und umgewandelt zu einer Art unverdaulichem Ballaststoff, liefert also keine Kalorien mehr (Eskimo-Diät und Kalte Küche). Und zwar unabhängig davon, ob sie noch einmal aufgewärmt (Liebe) oder sogar erhitzt (Sex) werden. Das erinnert mich an mehrfach *aufgewärmte* Partnerschaften, denen man unterstellt, weniger lecker zu schmecken als frisch zubereitete Dates (Appetit). Doch viele Beziehungen und Ehen beweisen täglich wiederholt das Gegenteil, dass sich sehr wohl ein aufgewärmter Versuch lohnen kann. Nicht umsonst steht »Versöhnungssex« bei Liebenden hoch im Kurs. Da wird der Partner gepellt, die Knolle gehobelt, die Stärke entzogen, und am Ende das Würstchen mit Kartoffelsalat genossen.

Keto-Diät

> Durch *Ketose* wird das
> Fett zum Schmelzen gebracht.
> Verstärkte Fettverbrennung durch folgende Ernährung:
> 1. *Viel* Fett (70–80 %)
> 2. *Genügend* Eiweiß (20–25 %)
> 3. *Wenig* Kohlenhydrate (5 %)
> 4. *Oft* mit Kaloriendefizit
>
> Ziel des *Ketariers* ist es, Lebensmittel zu sich zu nehmen,
> die ihn gesund und weder müde noch hungrig machen.

So schön es klingen mag, man möge sich der fetten Seite des Lebens durch reichlich Fett, Fleisch, Fisch und Eier (Proteine und High-Fat-Diät) zuwenden, so wird leider die berühmte Ketose, die schnelle Fettverbrennung, auch hier durch ein Kaloriendefizit von 20 % unter dem Gesamtumsatz begleitet (Grundumsatz). Lebensmittel mit Fett-reduzierenden Qualitäten sollen die *Fettverbrennung* ankurbeln, *satt* machen und *gesund* halten (Sättigung und Gesundheit). Dabei wird weitestgehend auf Kohlenhydrate verzichtet. Nudeln, Brot, Kartoffeln, Pizza, Süßigkeiten, Zucker, Obst und stärkehaltiges Gemüse stehen auf der Abschussliste (Weizenwampe und Zuckerfreiheit). Diesen Ansatz finden wir in der Tumor-Therapie (Krebs-Diät und Entzündung), aber ebenso als Maßnahme bei Krankheiten wie Epilepsie und Alzheimer.

Eine reduzierte Kohlenhydratzufuhr von 5 % des Energiebedarfs bzw. 30–50 g pro Tag (max. 40–70 g Nudeln) sorgt dafür, dass unser Körper seine Energie nicht mehr aus Glukose (Zucker), sondern aus seinen Fettdepots zieht (Low-Carb-Diät und Atkins-Diät). Wenn es weder Zucker noch Kohlenhydrate gibt, muss eben das Fett herhalten. In diesem Sinne wird ein »Hungerstoffwechsel« imitiert (Ketose). Sind die Glykogenvorräte in der Leber aufgebraucht, werden die Fettsäuren – ebenfalls in der Leber – zu *Ketonkörpern* abgebaut und dem Organismus als Energie zur Verfügung gestellt (Entgiftungskur). Sie dienen als Ersatz für die fehlende Glukose. Und schon verlieren wir unsere Fettreserven und nehmen ab (Gewichtsverlust und Abnehmen).

Lebensmittel zur Fettverbrennung, die *Fatburner*, fördern die Ketose. Sie tragen dazu bei, den Hunger, aber auch die Kalorienaufnahme zu senken, und erhöhen dabei die Kalorienverbrennung. Diese Lebensmittel, obwohl sie weniger Kalorien liefern, sind besonders zur Sättigung geeignet (Proteine), woraufhin wir weniger essen (Fasten). Sie verbessern die Gesundheit des Darms und steigern unser Energieniveau, ohne uns mit unnötigen Kalorien zu belasten. Entsprechende Top-Lebensmittel sind Gemüse, Avocados, Eier, Nüsse, gute Öle und Fette (Olivenöl und Omega 3/6/9), aber auch Käse, Sahne, Milch und Butter (Laktose und Unverträglichkeit). Ob man es befürworten kann, für die Keto-Diät Vollkorn, Getreide, Bohnen, Obst und stärkehaltiges Gemüse einzuschränken, ist strittig. Sie sind nämlich gut für Herz und Überleben (Gesundheit). Zumindest sollte man, anstatt tierischem Eiweiß und Fett (Fleischesser, Milchprodukte und Cholesterinspiegel), vermehrt auf pflanzliche Lieferanten setzen (Vitamine und Mineralstoffe). Da haben dann alle etwas davon (Vegetarier und Veganer).

Ketose

> Schnelle Fettverbrennung durch Umstellung des Stoffwechsels.
> Zur Energiegewinnung wird viel Fett (Ketone)
> anstatt Glukose verbrannt.
> Dafür wird die Aufnahme von
> Kohlenhydraten (Zucker) extrem minimiert.
> Lässt einen gewissen Ausnahmezustand vermuten,
> fast so, als ob man *high* wäre (Drogen).
> Wird auch »Ketogrippe« genannt.

Der Stoffwechsel soll überrumpelt werden. Anstatt Glukose möge er unsere Fettreserven verbrennen. Glukose sind Kohlenhydrate, weshalb Keto-Ernährungspläne die Zufuhr von Zucker und Stärke auf max. 5 % reduzieren (Keto-Diät). Stattdessen konzentriert man sich auf ausreichend Eiweiß und viel Fett (Nüsse). Auf diese Weise, aber auch durch Hunger und Fasten, entstehen *Ketone* durch Fettabbau in der Leber, die aus Fettsäuren (Fettbausteine) gebildet werden. Weil sie es sind, anstelle der Glukose, die uns nun mit Energie beliefern, erfolgt das Verbrennen unserer Fettreserven.

Dabei kann es zu Irritationen kommen, wenn extra die Glykogenspeicher in Leber und Muskeln geleert und der Blutzuckerspiegel derart drastisch heruntergefahren wird (Insulinspiegel). Es gibt Menschen, die sollte man in solchen Momenten lieber nicht ansprechen (Frühstück und Unterzuckerung).

Da fast unsere gesamte Nahrungszufuhr nur aus Kohlenhydraten besteht, also Brot, Brötchen, Pizza, Hamburgern, Kuchen, Keksen, Süßigkeiten, Schokoriegeln, aber auch Obst, Smoothies und sonstiger gezuckerter Flüssignahrung, könnte der Verzicht schnell mal einen Schockzustand des Entzugs auslösen (Mangelerscheinungen und Sucht). Ob dieser Schock wiederum zu übersinnlichen Gemütszuständen führt oder andere Ausnahmezustände von »High-Sein« hervorlockt, hängt von der Fähigkeit zur Umstellung ab (Askese und Spiritualität). Bis dahin quält einen die *»Ketogrippe«*, die sich durch typische Symptome bemerkbar macht, die man auch von allgemeinen Ärgernissen in der Liebe kennt. Zur Auswahl stehen Magen- und Darmbeschwerden, Muskelschmerzen, mentale, psychische Unregelmäßigkeiten sowie Beeinträchtigungen des zentralen Nervensystems und des Gehirns (→Literaturhinweise »Der Keto-Kompass«). Gegenmittel auf dem steinigen Weg zur Ketose, gleichermaßen aber auch hin zu einer erfüllten Liebesbeziehung, werden wie folgt empfohlen:

- *Müdigkeit* – Wasser, Salz, Schlaf und Zeit (Trinken und Langsamkeit)
- *Konzentrationsschwäche, Kopfschmerzen* – erhöhte Fettzufuhr und exogene Ketonkörper (Nahrungsmittelergänzung und Fette)
- *Gereiztheit* – viel Schlaf (Entspannung und Nervennahrung)
- *Heißhungerattacke* – erhöhte Fettzufuhr und mehr Volumen im Essen durch Ballaststoffe (Liebesmahl und Volumetrics-Diät)
- *Motivationslosigkeit* – Zeit und Geduld (Motivation und Zufriedenheit)
- *Schwindel* – Wasser und Salz (geflunkert wird immer, besonders bei Alkohol)
- *Magenschmerzen, Übelkeit* – Wasser, Salz (Verdauung und Magen)
- *Muskelschwäche, Krämpfe* – Wasser, Salz (Muskelaufbau und Mineralstoffe)

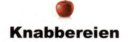

Knabbereien

> Das Knabbern am Ohrläppchen anderer Leute
> enthält null Kalorien (Null-Diät).
> Die Nüsschen zum Tatort dagegen 620 kcal / 100 g (Fette).
> Schwerer wird man auch von Kartoffelchips mit 536 kcal / 100 g
> oder schon von 10 Salzstangen mit 229 kcal.
> Leute lieben es zu knabbern (Hamsterbacken).
> Es beruhigt so schön die Nerven (Nervennahrung).

Geknabbert wird in allen Haushalten (Küssen und Nachtisch). Entweder am Ohrläppchen der Geliebten, oder, für den Fall auftretender Mangelerscheinung beziehungsloser Haushaltsführung, an Keksen, Kartoffelchips, Salzbrezeln und sonstigem Fernsehgebäck (Fernsehteller und Nüsse). Entweder aus Langeweile oder als ganz besondere Art der Beschäftigung mit dem Leben (Liebe und Sex). Knabbern oder Naschen geht irgendwie immer (Ersatzbefriedigung). Man muss nur wissen, wann man aufhören soll (Mäßigung und Nimmersatt). Damit aus dem Knabberspaß nicht Ernst wird – die sogenannte Scheinschwangerschaft. Wer zu viel von dem Zeug weghaut, wird nämlich über kurz oder lang dick und unbeweglich (Fettleibigkeit und Zunehmen).

Denn alles, was es landläufig zum Knabbern gibt, besteht aus viel Fett, Kohlenhydraten, Salz und/oder Zucker (Dream-Team und Dauerlutscher). Chips, Erdnussflips, Cracker, Käsestangen, Reisgebäck, Salzstangen, Sesambrezel, Tortillas, Popcorn oder geröstete Nüsse, um hier nur einige der salzigen Varianten zu nennen, sind allesamt vollgepackt mit leeren Kalorien. Und an denen kommt man nicht vorbei, sobald die großen Knabberboxen und Snack-Hits dieser Welt vor einem stehen. Es sei denn, man verzichtet gänzlich darauf oder lutscht täglich nur ein einziges »Fischli« pro Abend (Handvoll und Askese).

Wer aber schon mal geknabbert hat, woran auch immer, weiß, dass es kaum ein Entrinnen gibt (Sucht und Abhängigkeit). Hängt man erst mal an der Tüte, wird diese leer gegessen (All-you-can-eat und Aufessen). Selten, dass einer an sich halten kann, um sich die Erdnüsschen abgezählt in den Mund zu werfen (Kalorienzählen). Deshalb gilt in vielen Beziehungen, erst gar keine Knabbereien im Haus zu haben (Vorratskammer und Hamsterbacken). Was man nicht sieht, macht einen nicht heiß, oder so ähnlich (Heißhungerattacke und Fressanfall). Und fängt man gar nicht erst an zu knabbern, muss man sich auch nicht vergeblich am Riemen reißen (Maßband und Verzicht).

Ob hier die kalorienreduzierten Knabberei-Ersatzwaren überzeugen können, wage ich zu bezweifeln (Diät-Produkte und Wahrnehmungsstörung). Ohne fettige Finger, die man aus der Packung zieht und sich abgeleckt an der Hose abwischt, fehlt irgendwie was. Das Wesentliche an der nicht enden wollenden Knabberei ist ja gerade die übertriebene, fettige, saftige, klebrige, salzige oder zuckersüße Überdosis an Kalorien (Oversize). Mager kann jeder (Suppenkasper, Hungerhaken und Zahnstocher).

Als einzig kalorienreduzierte Alternative, die langfristig mit fettem Glück im trauten Heim zu überzeugen vermag, bleibt wohl nur das Knabbern am Ohrläppchen des Partners im Angebot. Ob der wiederum damit einverstanden ist, gilt es auszuprobieren, und hängt sicherlich vom jeweiligen Fernsehprogramm ab.

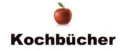

Kochbücher

> Lebendige Übertragung
> über Generationen hinweg.
> Von Rezepten der Koch- und Backkunst
> bis hin zu Zutatengeheimnissen des Lebens
> wird Erfahrung weitergegeben (Liebe).
> Wie ein Fotoalbum, nur zum Nachkochen.
> Sich durch Rezepte gegängelt zu fühlen,
> ist auch nur ein Konzept (Konkurrenz).

In Kochbüchern treffen Kochfertigkeiten auf Rezeptvorschläge, Nährwerttabellen auf Mengenangaben, kulinarische Kreativität auf langjährige Hausmannskost. Heißt es im Leben des Mannes, er müsse ein Haus bauen, ein Kind zeugen und einen Baum pflanzen, heißt es für die Frau im Kochbuch »Man nehme drei Zutaten: Mehl, Hefe und etwas Salz.« Dazu ein bisschen Wasser, und schon hat man ein Brot gebacken, das es in sich hat (→Online-Tipps »Jamie-Oliver-Brot«).

Je mehr Kinder zum Schluss gezeugt wurden, umso mehr Brot wird gebacken (Familie). Da greifen sich Paare unter die Arme und reichen sich die Mehl-bestäubten Hände (Dream-Team). Gemeinsam werden Bäume gepflanzt, deren Äpfel leckerste Kuchen bedecken. Falls man denn weiß, wie das geht mit dem Backen (Backkünste). Entweder erfährt man es aus Omas zerfledderter Kladde (Tagebuch) und Rezeptheften, oder aus all den bunt-glänzend illustrierten Rezeptbildbänden gut bestückter Buchhandlungen. Die Auswahl ist riesig bis zahllos. Es scheint kein Ende in Sicht. Alles Mögliche wird gekocht, für alles und jeden gibt es ein Rezept, oder eher hundert, und immer kommt etwas anderes dabei heraus. Das ist wie in der Musik, wo bereits millionenfach Lieder geschrieben wurden, die allesamt anders klingen. Jede Komposition mehr oder weniger ein Meisterwerk. So auch die Kreationen der Kochkunst, die in ihrer geschmacklichen Vielfalt ebenso köstlich bis endlos sind – wie beispielsweise von Ottolenghi (→Literaturhinweise »Vegetarische Köstlichkeiten«).

Das erste, also älteste erhaltene Kochbuch stammt aus der römischen Antike des 3. oder 4. Jahrhunderts (Völlerei). Unter dem Titel »Über die Kochkunst« (*De re coquinaria*) enthält es überwiegend Rezepte zur Herstellung von Saucen. Die Kochanleitungen sollen übrigens auffallend einfach und kurzgehalten sein, was heute kaum noch denkbar scheint, weil nicht mehr bei jedem Leser von einem vorhandenen Grundwissen über Kochtechniken ausgegangen werden kann (Lieferservice).

Moderne Kochbuchliteratur zählt dem Kochwilligen jedes Gramm in die Schüssel und dem Diätwilligen jeden Löffel in den Mund (Ernährungsberatung). Unter dem Motto »Viele Köche verderben den Brei« (Kochen) bestimmt allein der schreibende Koch die einzuholende Zutatenliste sowie die richtige Zusammenstellung und den perfekten Rhythmus des Zubereitungsprozesses. Das Ganze noch reich bebildert, damit auch ja nichts schiefgehen kann (Gewicht und Waage). Dass aber das Zaubern von Speisen stets reine Geschmackssache ist (Intuition), verraten einem später die eigenen Geschmacksnerven, indem sie entweder zum Suppenkasper oder zum Nimmersatt tendieren (→Literaturhinweise »Kraftsuppen nach der Chinesischen Heilkunde«).

Kochen

> Vor 1,9 Mio. Jahren erfunden (Kochbücher).
> Ein revolutionärer Fortschritt für die Menschheit,
> vom Steinzeitmenschen zum zivilisierten Bürger.
> Gekochtes Essen gab mehr Energie als Rohkost.
> So konnte sich unser Gehirn entwickeln.
> Im Verhältnis zum Jagen sparte es auch Zeit.
> Nur, dass heute alle Burger essen.
> Weder von Kochen noch von Zeit
> ist mehr die Rede (Langsamkeit).

Viele Köche verderben den Brei. Doch steht keiner am Herd, verdirbt das auch die Stimmung. Will niemand in der Familie oder in der Beziehung Hand anlegen, bleibt die Küche kalt (Kalte Küche). Und das ist nicht so schön (Aphrodisiakum). Man sagt nicht umsonst, Liebe geht durch den Magen (Gastfreundschaft).

Im Schnitt verbringen wir nur 4,7 % der aktiven Zeit mit Essen. Würden wir unsere Speisen nicht durch Hitze zubereiten und überhaupt für den Menschen bekömmlich machen, wären wir wie all die anderen Tiere mit fast 50 % unseres Tages mit Nahrungssuche und -zubereitung beschäftigt. Nachweislich müssen wir heute weder Jagen noch Fischen, weder Töten und Zerlegen noch Sammeln und Verteidigen (Einkaufen und Lieferservice). Stattdessen werden die Dinge durch »einfaches« Sieden, Braten, Schmoren, Dünsten und Backen oder anderweitige Verarbeitung für unseren Organismus zugänglich gemacht. Entsprechend folgt auch unsere Verdauung im Nu.

»Unter Kochen versteht man das Garen in viel Flüssigkeit, im gewöhnlichen Kochtopf bei 100 °C, im Drucktopf bei 110–120 °C, in dem die wasserlöslichen Vitamine wesentlich besser als beim Kochen im gewöhnlichen Kochtopf erhalten bleiben.« (→Literaturhinweise »Kochen und Backen«, S. 7).

Um Kochen zu wollen, sollte man Hunger haben, was nicht so leicht erscheint bei all den kulinarischen Ablenkungen (Zwischenmahlzeit, Süßigkeiten und Junk-Food). Haben wir es bis dahin geschafft, dürfen wir die Lust des Körpers auf Nahrung mit viel Genuss und Kreativität beantworten (Rezepte). Wir wenden uns echten Lebensmitteln zu, probieren wilde Kombinationen aus und versuchen neue Geschmacksrichtungen zu entdecken (Kochbücher). Und können uns frische Zutaten als »Kochbox« liefern lassen.

Um Kochen zu erlernen, bieten sich neben der direkten Übertragung durch Familienangehörige und Freunde auch Kochschulen mit »top modernen Event-Küchen« oder schlichte Kochkurse aus dem Fernseh-Programm an. Das reicht vom einfachen Wasser heiß machen über Dämpfen, Dünsten und Schmoren bis hin zum Braten, Grillen, Rösten, Frittieren, Backen, Überbacken (Gratinieren) und Blanchieren (Überbrühen).

Dabei gilt, sich nicht schon beim Kochen satt zu essen (Naschen). Den Appetit sollte man sich bewahren, bis das Mahl lustvoll erschaffen ist (Appetitzügler). Unter dem Sprichwort »*Appetit holt man sich draußen, gegessen wird zu Hause*« (Sex), isst und verdaut es sich so leichter. Wenn übrigens zu viel Salz im Essen ist, umso besser (Kräuterhexe). Denn, wie heißt es so schön: *Ist die Suppe versalzen, ist der Koch verliebt.*

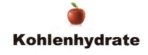

Kohlenhydrate

> Kohlenhydrate (*Saccharide*) sind Zucker und Stärke.
> Neben Fett und Eiweiß (Proteine) sind sie
> Hauptbestandteil unserer Nahrung.
> Unterteilt werden sie in *komplexe* (langkettige Moleküle)
> bis *einfache* (weniger komplexe) Kohlenhydrate:
> *Einfachzucker* wie Fruchtzucker, Obst, Honig, Milch.
> *Zweifachzucker* wie Milchprodukte, Zucker, Bier, Mais.
> *Mehrfachzucker* wie Hülsenfrüchte, Nahrungsergänzungsmittel.
> *Vielfachzucker* wie Stärke, Gemüse, Getreide, Ballaststoffe.

Schön zu wissen, dass wir, einer altmodischen Dampflok gleich, noch mit *Kohle* betrieben werden. Darauf ist Verlass. Man muss nur genügend Kohle nachschütten. Ich wusste schon, warum ich so gerne Kohlenhydrate (engl. *Carbohydrates*) in mich hineinschaufele (Zucker, Süßigkeiten und Kaffeeklatsch). Wie eine Lok verbrennt unser Körper die Kohle (Stoffwechsel), lässt bei ihrer Verdauung Zucker (Glukose) entstehen und nutzt die so freigewordene Energie, um zu funktionieren (Grundumsatz), sich fortzubewegen und fortzupflanzen (Sex). Von nichts kommt nichts. Als Energielieferant gelten Kohlenhydrate als wesentlicher Baustein unseres Überlebens.

Je *komplexer*, sprich langkettiger sie sind, umso langsamer passiert deren Verstoffwechslung, umso länger halten sie satt (Sättigung und Nüsse) und umso besser sind sie für die Gesundheit (*gute* Carbs). Je *einfacher* gestrickt sie daherkommen, umso stärker steigt unser Blutzuckerspiegel (*schlechte* Carbs) und umso überrumpelter fühlt der sich (Montignac-Methode, Low-Carb-Diät und Diabetes). Empfohlen wird also, den Anteil von Einfach- und Zweifachzucker gering zu halten, oder ganz darauf zu verzichten (Zuckerfreiheit und Weizenwampe), und sich stattdessen, wegen der Ballaststoffe, an Mehrfach- und Vielfachzucker zu halten (→Online-Tipps »Kohlenhydrate Tabelle«). Das hört sich nach einem süßen Versprechen an, ist es aber nicht. Denn je komplexer und gesünder es wird, umso weniger zuckerig ist es, besonders wenn man an Industriezucker gewöhnt war (Geschmacksnerven). Doch der steht als *Zweifachzucker* bekanntermaßen auf der Abschussliste, wie auch Milchprodukte und Bier (Alkohol).

Wie in der Liebe, wo ein Partner nicht gleich ein Partner ist, sonst könnte man ja mit jedem X-Beliebigen zusammen sein, sind auch Kalorien nicht gleich Kalorien und Kohlenhydrate nicht gleich Kohlenhydrate. Mit wem man eine Liaison eingeht, welche Nahrung man isst oder in der Liebe ein Paar sein möchte, bestimmt sich ausgesucht nach der Verträglichkeit (Unverträglichkeit, Allergie und Intoleranz). Mit einer Salatgurke lässt es sich eventuell leichter und länger leben als mit einem »Holzkopf« (Gemüse und Ballaststoffe). Mit einem Querulanten ist nicht gut Kirschen essen, dafür mit einer »süßen Maus« umso eher (Obst), die einem »als Kirsche auf der Torte« das Leben versüßt. Richtig schön soll es werden, wenn Menschen *komplexere* Zusammenhänge verstehen und diese Fähigkeit sowohl in der Liebe als auch in ihrem Essverhalten einsetzen. Trifft aber hochkomplexe Beziehungsführung auf *einfache* Gemüter, einigt man sich am besten vorher darauf, wer auf »Good Carb« und wer auf »Bad Carb« macht.

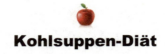

Kohlsuppen-Diät

> Ein Kohlkopf kommt selten allein (Mono-Diät).
> Auch *Krautsuppen-Diät* genannt.
> Erinnert an Sauerkraut-Diät wegen des Kohls
> und an Volumetrics-Diät wegen der Suppe.
> Kohl ist schwer verdaulich,
> weshalb der Körper mehr Energie verbraucht
> (Fatburner und Kalorienverbrauch).
> 7 Tage lang Kohlsuppe, dazu Obst, Gemüse
> und mageres Fleisch oder Fisch (Low-Fat-Diät).

Ein Grund mehr, um jedes Jahr wieder zu Heiligabend Kohlsuppe zu servieren. Ein Weihnachtsessen, das heimlich zur Diät aufruft. Kann ich aus jüngster Erfahrung nur wärmstens empfehlen (Familie und Liebe).

Für alle anderen, die noch unschlüssig sind, ob sie der Liebhaberei zum Kohl verfallen, ein eher winterliches Saison-Gemüse, das nur über die letzten Jahrzehnte seinen Reiz verloren zu haben scheint, darf ich folgendes Rätsel aufgeben:

Ein Fährmann will mit seinem Boot zum anderen Ufer übersetzen (das passiert im Leben so manches Mal). Mit sich bringen will er einen Wolf (Fleischesser), ein Schaf (Milchprodukte) und einen Kohlkopf (Gemüse). Er kann aber jeweils nur zwei von ihnen an Bord nehmen (Mono-Diät). *Frage:* Wie oft muss er hin und her fahren, und wen oder was nimmt er auf seinen Hin- und Rückfahrten mit (Meal Prep), damit an dem einen und dem anderen Ufer weder das Schaf den Kohlkopf noch der Wolf das Schaf frisst?

Eine interessante Überlegung, wer hier wen frisst, die einen jeden Diätisten in seinem normalen Ernährungsalltag umtreibt. Zum einen ein einziges Hin und Her (Jo-Jo-Effekt und Soziale Grillgruppe), zum anderen ein ständiger Gewissenskonflikt (Vegetarier und Allesfresser). Da kommt die Kohlsuppen-Diät gerade recht. Man kann sich eine Woche lang an Kohl gewöhnen und nimmt dabei ganze 7 Kilo ab. So lauten wenigstens die allgemeinen Versprechungen (Wunder-Diät und Crash-Diät).

Dabei verzichtet man *natürlich* auf Fette, Alkohol, Zucker, Brot, Süßigkeiten, Knabbereien, Flüssignahrung (Smoothie) und Kaffee (Clean Eating und Entgiftungskur). Stattdessen geht man in die Vollen und haut dreimal am Tag so richtig rein (Sättigung und Völlerei). Mit Kohlsuppe zum Frühstück. Kohlsuppe zum Mittagessen. Kohlsuppe zum Abendbrot. Außer Bananen, darf man am 1. Tag dazu Obst essen so viel man will. Am 2. Tag gibt es als Zubrot rohes oder gedünstetes Gemüse (Rohkost-Diät), aber keine Hülsenfrüchte wie Erbsen, Bohnen oder Linsen (Kohlenhydrate), dafür am Abend eine Ofenkartoffel mit Butter (Kartoffel-Diät). Am 3. Tag bleibt es wieder bei Kohlsuppe, Obst und Gemüse. Am 4. Tag gibt es endlich Bananen (Obst). Am 5. Tag wird das Fleisch rangelassen, mit einer Steakgröße von 260 bis 280 g. Am 6. Tag folgt Fleisch oder Fisch und viel Blattgemüse. Und am letzten, dem 7. Tag, gibt's zur Kohlsuppe als Beilage braunen Reis und Fruchtsaft satt. Am Ende muss man nur wissen, wie man an die Kohlsuppe kommt (Lieferservice und Einkaufen). Also, *Weißkohl* ist schon mal die Basis, der Rest ergibt sich aus dem Internet (Rezepte). Oder man fragt die Schwiegermutter.

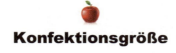

Konfektionsgröße

Die Bekleidungsindustrie hat sich auf die Angabe gewisser Kleidergrößen jeweils für Männer, Frauen und Kinder geeinigt, damit Händler sowie Käufer leichter erfassen, was es im Angebot gibt und wem es wie passen könnte. Da sieht man auf einen Blick, welches Teil sich überzuwerfen lohnt und bei welchem man es lieber bleiben lässt, um keine schlechte Laune zu bekommen. Mit der Zeit wurden die Größen den dicker werdenden Umständen angepasst. M als normaler Durchschnitt galt früher für die Schlanken, heute für die Vollschlanken.

Ich bin dankbar dafür, dass die Konfektionsgrößen mit der Zeit gegangen sind und das ehemalige L das heutige S wurde. Da steht man in der ausgeleuchteten Ankleidekabine und freut sich, dass man »immer noch« so schlank ist, um in kleinste Größen zu passen (Schlankheitswahn, Leistungsdruck und Traumfigur). Dass derweil die Hersteller lediglich die Größenbezeichnung für ihre serienmäßig angefertigten Kleidungsstücke (Konfektion) in Anbetracht der allgemein gewachsenen Körpermaße geändert haben, verdrängt man geflissentlich. Wer will das schon wissen!

Das ist wie in langjährigen Ehen, wo man mit den Herausforderungen der Partnerschaft *mitwächst*. Hieß es früher noch L wie Liebe, heißt es heute zumindest noch S wie Sex. Oder umgekehrt. Oder im Wechsel. Jedenfalls dürfen regelmäßig die Rahmenbedingungen angepasst werden, sodass alle Beteiligten – mehr oder weniger gut – weiterhin ins Bild einer glücklichen Beziehung passen (Schönheitsideal).

Die Maßeinheiten sind benannt in Buchstaben oder Zahlen. Für die Damen und Herren unter uns gibt es XXS, XS, S, M, L, XL, XXL oder 34, 36, 38, 40, 42 ... 58 usw. Dabei wird in allen Ländern dieser Welt anders gezählt, weshalb die Konfektionstabellen variieren. Jedenfalls vermessen sie von Kopf bis Brust, von Hüfte bis Bein, einfach alles, was es an einem Körper zu bekleiden gibt (Wohlstandsbauch und Problemzonen).

Die Vermessung der Liebe und des Glücks scheint weniger offensichtlich. Doch vielleicht können wir hier von der Konfektionierung unserer Kleidung lernen. Zeigt die persönliche Erfahrung, dass einem zum Beispiel Frauen mit/ohne Oberweite besser taugen, merkt man sich diese Vorliebe für alle Fälle. Scheint ein Mann mit einem IQ über/unter 100 besser innerhalb der Beziehungsführung zu funktionieren, weiß man fürs nächste Mal Bescheid. Entsprechend können sämtliche Körperteile und -glieder in Länge und Umfang gemessen werden, um sich das zu notieren und daraus die richtigen Rückschlüsse zu ziehen (Tagebuch, Waage und Maßband).

Dass sich diesbezüglich unser Geschmack im Laufe des Lebens noch verändern kann, steht außer Frage (Alter und Wechseljahre). Auch hier darf man mit der Zeit gehen und sich für immer größere Größen entscheiden, was die eigene Fähigkeit zur Liebe, Selbstliebe und insbesondere inneren Reife angeht (Freiheit). Das Ganze fällt dann wohl unter humanistische Entwicklung oder grundsätzliche Lebenskonfektion, und sollte zum normalen Durchschnitt gehören. In diesem Sinne empfehle ich gern für alle eine Einheitsgröße, nämlich M wie *Menschwerdung* (Körperkult).

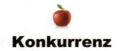

Konkurrenz

> Im ständigen *Vergleich*,
> der eigenen Bewertung ausgeliefert,
> liebt sich keiner so wie er ist,
> sondern alle streben nach *Optimierung* und ewiger Perfektion.
> Konkurrenz geht von einem Entweder-oder aus.
> Keiner will auf der Leiter unten stehen.
> Leichtigkeit und Lebensfreude
> bleiben dabei auf der Strecke.

Sobald die ranke Schönheit, die bisher unsere dickere Freundin war, plötzlich voll verschlankt um die Ecke kommt, lautet die bange Frage: »Oh, mein Gott! *Wie hast du das geschafft?*« Die Befürchtung dahinter lauert, jemand hätte den *Heiligen Gral* der Diäten gefunden, die Wunder-Diät, die uns endlich zu einem besseren Menschen macht, wir aber könnten nicht mit von der Partie sein. Schon wird das schöne Gegenüber gelöchert nach Essenszeiten und Essensverboten, nach Regeln und Rezepten. Wir wollen kein einziges Gramm verpassen. Die (in unseren Augen) Perfekte muss es doch wissen, wie es geht. Wir sind zu allem bereit, bereit zu springen, wohin auch immer: in die nächste Diät, die nächste Ernährungsumstellung, den nächsten Verzicht, das nächste Verbot. Hauptsache, es gibt einen Absprung aus dem großen Unglück, dem Dilemma, dem Dauerlutscher der negativen Bewertung, irgendwie nicht richtig zu sein, nicht dünn genug, nicht sportlich genug, nicht glücklich genug, nicht zufrieden genug, also eben rundherum in keiner Weise zu genügen (Leistungsdruck und Konzepte). Sollte irgendjemand das Patentrezept in Händen halten für dauerhaftes Erlangen des allgemein gültigen Schönheitsideals, wollen wir auf jeden Fall eine/r davon sein.

Sehen wir Mister oder Misses Perfect, und sei es wieder nur in 2-D in Sozialen Netzwerken, treten wir sofort in den unerbittlichen Kampf des Vergleichs, müssen so sein, wie sie es uns scheinbar mühelos vormachen, wollen den Siegern gleich auf dem rechten Weg des gefilterten Perfektionismus schreiten – zu mehr Ruhm und Erfolg, zum Idealzustand und Idealgewicht, zur Traumfigur, zum Traumpartner und ewigen Glück (Wahrnehmungsstörung). Besonders leicht gehen wir in Konkurrenz mit dem Erscheinungsbild anderer Leute, scheitern aber meist kläglich. Weder wissen wir, wo es lang geht, noch wie man dahin kommt. Und, was das alles mit uns zu tun haben soll, erst recht nicht. Vielleicht halten wir zehn Tage durch, mit einer neuen Diät, dem Inhalieren eines neuen Superfoods, dem Nachturnen genauer Vorgaben sportlicher Übungen. Doch schon bald ist die Luft raus, der Wille flöten und die alten Gewohnheiten zurück.

Das alte Prinzip gilt unerbittlich, demnach wir mit uns selber zusammenleben und frei nach Schnauze herausfinden dürfen, wer wir sind, womit wir froh werden, wie wir dabei aussehen – und was wir derweil speisen möchten (Intuition). Kampf und Krampf werden erst dann aufhören, sobald wir den wahren Genuss von *Sowohl-als-auch* sowie die geistige Freiheit entdecken, dass unser Leben zwischen den eigenen Ohren und in unserem Herzen stattfindet. Nur dort, dafür aber garantiert und für immer, sind wir allesamt *konkurrenzlos* schön, glücklich und liebenswert!

Kontrolle

*»Überlasse deinem Körper
die Kontrolle über sich selbst«*
(→Literaturhinweise »Richtiger Körper für dich«, S. 111).
So weit kommt's noch,
denkt da der eine oder die andere.
Man kann sich ja selbst schon nicht vertrauen,
wie soll man das dann bei anderen
oder gar beim eigenen Körper tun?
Vertrauen ist gut, Kontrolle scheint besser.

Kontrollverlust ist ein ernst zu nehmendes Thema, das nicht jedem zur Erheiterung dient (Psycho-Diät). Ähnlich dem *Gewichtsverlust*, der stets willkommen scheint, jedoch ebenso gefährlich werden kann. Nach Überschreitung des empfohlenen Body-Mass-Index (BMI) ist der Verlust von Kilos erstrebenswert (Adipositas), bei Unterschreitung des Normalgewichts wiederum zu vermeiden (Waage). Sobald wir in die Magersucht rutschen, entgleitet uns die Kontrolle über unser Abnehmen, Kalorienzählen wird zur Sucht, wir sprechen von einer Essstörung. Gleichermaßen gilt das aber auch, wenn wir uns der hemmungslosen Völlerei, dem Überessen hingeben, und die Kontrolle über unser Zunehmen verlieren. Beides führt zu einem unschönen Ausarten unseres Essverhaltens (Fressanfall und Hungertod). Es werden gesunde Kontrollmechanismen gebraucht (Body-Mass-Index und Ernährungspyramide).

Basiert unser Körpergefühl auf einer Wahrnehmungsstörung, und das tut es leider regelmäßig, empfinden wir unser Erscheinungsbild als grundlegend falsch, zumindest optimierungswürdig (Konkurrenz und Bewertung). Entsprechend sind wir bemüht, uns ständig unter Kontrolle zu halten, damit wir auf keinen Fall aus dem Raster fallen, über die Stränge schlagen und bei der nächsten Kalorienbombe zuschlagen (Heißhungerattacke und Fressanfall). Wir vertrauen uns selber nicht, weder unserem Körper noch unseren Gefühlen, folgen weder Bauchgefühl noch Intuition (Intuitives Essen und Selbstliebe). Stattdessen gängeln wir uns, unter dem ewig eisigen Lebensansatz: *Vertrauen ist gut, Kontrolle ist besser*. Demnach scheint ein kontrollfreies Essen kaum noch möglich zu sein (Diäten-Wahn, Leistungsdruck und Gruppenzwang). Glücklicherweise lässt sich das tatsächlich noch bis ins hohe Alter (wieder) ändern.

»Wenn Kinder spielen, leben sie ihr 'divergent thinking' aus. Wenn sie dabei ungestört bleiben, verlieren sie ihre bewertungsfreie Überzeugung nicht, dass sie gerade die richtige Person am richtigen Ort zur richtigen Zeit sind. Ihre Welt ist dabei verstehbar, gestaltbar und sinnhaft.« (→Literaturhinweise »Spielen, um zu fühlen, zu lernen und zu leben«, S. 18).

Wir können lernen, uns zu vertrauen und aus dem Klammergriff zu befreien (Selbstliebe und Zufriedenheit). Hamsterbacken sind zu lockern, all unsere gebunkerten Süßigkeiten und Knabbereien, aber auch unsere emotionalen Vorratskammern zu entrümpeln (Ersatzbefriedigung) und die Kontrolle über unser eigenes Leben zurückzugewinnen. Nicht mehr der Schokoriegel bestimmt, wann wir glücklich sind, sondern wir tun es, frei und spielerisch aus uns selbst heraus (Freiheit und Liebe).

Konzepte

*Konzepte gibt es nicht nur auf Rezept,
sondern als Dauerschleife fester Vorstellungen.
Wir sehen die Dinge, wie wir meinen,
dass sie zu sein haben, aber selten so, wie sie tatsächlich sind.
Konzeptfrei lebt es sich leichter und glücklicher.
Man muss nur wissen, welches Konzept
man zuerst loslassen sollte.
Fangen wir an mit der Ich-Illusion.*

Die »Ich-Illusion« gilt als eines der hartnäckigsten Konzepte überhaupt (Wahrnehmungsstörung). Seit anfangsloser Zeit glauben Menschen, sich auf ein ICH beschränken zu müssen: Ich bin ich. All das andere, das bin ich nicht. »*Ich bin*« verbinden wir nur mit unserem Körper, unseren Gedanken und unseren Gefühlen. All das aber, *was* wir erleben und *worüber* wir denken und fühlen, das glauben wir, nicht zu sein bzw. damit mehr oder weniger nichts zu tun zu haben. Das sind die anderen, das bist du, das seid ihr, das sind die Dinge da draußen. In der relativen, bedingten Welt des Geschehens stimmt das zwar. Du bist nicht ich. Und ich bin nicht du (Unterschiede). Sonst könnte ich so viel essen wie ich will, aber nicht ich, sondern du würdest zunehmen. Das fällt gelegentlich unter »Scheinschwangerschaft« (Zyklus, Babypfunde und Oberweite).

Aber auf der *nicht-bedingten* Ebene unseres Seins, dem absoluten, nicht-bedingten, Raum-gleichen Gewahrsein, das uns allen innewohnt, ist das alles total anders (Spiritualität, Achtsamkeit und Meditation). Da sind wir ALLES, und dabei durch überhaupt nichts beschränkt. Spirituell gesehen sind wir nämlich mit unserem geistigen Erleben *alles* durchdringend. Ohne Anfang und ohne Ende. In totaler Weite mit allem und jedem verbunden. Jeder ist *all-eins*, ein Teil derselben Ganzheit, und deshalb so viel *mehr*, als womit wir uns normalerweise identifizieren (Kummerspeck und Problemzonen). Mehr als nur Körper (Schönheitsideal), Gefühle (Unterzuckerung), Gedanken und Vorstellungen (Gruppenzwang und Leistungsdruck). Und natürlich sehr viel mehr, als nur Gewicht und Erscheinungsbild (Spiegel, Waage und Maßband).

Wir dürfen also unseren Geist, unser Erleben, unsere Wahrnehmung, unsere Seele, grenzenlos ausdehnen, über alle Modelmaße und jedes Idealgewicht hinweg (Wunschgewicht, Traumfigur und Wunder-Diät). Eine völlig losgelöste Freiheit, in der wir selbst entscheiden, wie wir die Dinge erleben (Lebensqualität und Beweglichkeit).

Was sich damit gleichermaßen im Raum auflöst, wie Wasserdampf in der Luft, oder eher in der Unbegrenztheit des Universums, sind all unsere vermeintlich *festen* Vorstellungen und Konzepte, wie die Dinge zu sein *hätten* (Diäten-Wahn und Kontrolle). Dazu gehören seltsame Ideen über uns selbst, unseren Körper, unser Aussehen und unser Gewicht (Selbstliebe), aber genauso Vorurteile über Form, Gewicht und Aussehen anderer Leute (Bewertung). Entsprechend lassen wir strikte Gebote über Essverhalten los (Verbote und Verzicht), lassen unsere Geschmacksnerven frei (Geschmack und Geschmackssache), auch in der Auswahl von Lebensmitteln (Bio und Junk-Food). Und folgen ab jetzt allein dem Druck-befreiten *Konzept* des Glücks, demnach richtig ist, was sich stimmig, freudvoll, gesund und leicht anfühlt (Bauchgefühl, Liebe und Intuition).

Körper

> Jeder einzelne Körper ist ein Phänomen.
> Ein funktionierender Organismus,
> so faszinierend wie ein Uhrwerk.
> Dankbar darf man sein, wenn man überhaupt einen hat.
> Er ist weder selbstverständlich noch garantiert (Tod).
> Vielmehr sind wir ein Wunder der Körperlichkeit,
> die verkörperte Formgebung schöpferischer Schönheit.

Der Körper scheint selbstverständlich zu sein, eine »gottgegebene« Schöpfung. Er gehört zum Menschen, ob er will oder nicht. Oft wollen wir ihn *nicht*, zumindest nicht so wie er ist oder gerade aussieht (Konzepte). Oder eben nur so, wie er aussehen *sollte* (Traumfigur und Wunschgewicht). Manchmal möchte man ihn einfach nur loswerden, zumindest aber schnellstmöglich verändern (Crash-Diät und Schönheitsoperation).

»Dein Körper ist nicht einfach nur etwas Losgelöstes. Es gibt nicht einmal dich und deinen Körper und dann den Rest der Welt. Tatsächlich verkörperst du alles hier. Dein Körper ist nicht irgendwie vom Rest deines Lebens abgetrennt. Du versuchst, deinen Körper mit auf die Reise zu nehmen, anstatt zu erkennen, dass du und dein Körper eine Kreation und eine Verkörperung dieser Realität sind.« (→Literaturhinweise »Richtiger Körper für dich«, S. 31).

Jeder Körper, unabhängig vom Aussehen, ist und bleibt ein Wunder. Er ist die Formgebung unbegrenzter Möglichkeiten (Konfektionsgröße). Gedanken und Wünsche nehmen ständig Form an. Seit Ewigkeiten und für alle Zeiten. Nur, dass wir das nicht immer erkennen können. Weder sehen wir, dass der Körper unserer eigenen »Schöpfung« entspringt, noch was wir damit zu tun haben sollten. Noch schwerer ist zu verstehen, was uns das bringen soll, wenn unser Körper etwas mit uns zu tun hat (Krankheit und Gesundheit). Wir sprechen von Karma, dem umfassenden Gesetz von Ursache und Wirkung (Karma-Diät). Unser Körper ist Ausdruck unserer inneren, geistigen Welten. Er zeigt uns, wie wir uns momentan fühlen. Er zeigt uns aber auch, wie wir uns zukünftig fühlen werden oder könnten (Bauchgefühl und Intuitives Essen). Fühlst du dich ausgeglichen, folgt dein Körper automatisch, er entspannt sich und funktioniert bestens (Verdauung). Fühlst du dich verkrampft, folgt er ebenso, lässt sich hängen, ist wenig kooperativ und benimmt sich seltsam (Kummerspeck).

»Weil ich damals nicht wusste, dass ich mir mein Leben genau so ausgesucht hatte und es in der Hand hatte, alles zu verändern, fühlte ich mich so klein und hilflos, wie eine Raupe, deren Lebenssinn ausschließlich im Fressen und Wachsen besteht. Plötzlich jedoch war ich zum Schmetterling geworden und entdeckte, dass ich Flügel hatte. [...] Je mehr ich mich damit beschäftigte, was mir guttat und was nicht, desto deutlicher meldete sich auch mein Körper zu Wort.« (→Literaturhinweise »Neun Tage Unendlichkeit«, S. 179/181).

Es ist also unsere große Chance, die Sprache des Körpers zu verstehen (Körpergefühl), sie zu sprechen und für unser Glück zu nutzen (→Online-Tipps »Schmerzspezialisten«). Das Leben will in größtmöglicher Verbundenheit genossen werden, mit jedem einzelnen Bissen, sowohl für mehr körperliches als auch geistiges Wohlbefinden. Dafür gibt es das lebenslange *Dream-Team*: Du und dein Körper!

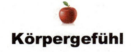

Körpergefühl

> Mehr Mitgefühl, Güte und Toleranz mit sich selbst
> sorgt für ein befreites Körpergefühl (Akzeptanz).
> Ein gutes Körpergefühl bedeutet,
> mehr auf seinen Bauch zu hören
> (Bauchgefühl und Intuition),
> und zwar bezüglich der Nahrung
> sowie im Leben überhaupt (Liebe und Selbstliebe).
> Eine stimmige Auswahl an Lebensmitteln
> drückt unser liebendes Gefühl zum eigenen Körper aus.

Jeder Körper liebt es, wenn ihm genügend Aufmerksamkeit geschenkt und er in seiner ganzen Pracht und Schönheit gesehen wird (Schönheitsideal und Spiegel). Wir alle bevorzugen Zuwendung, Zuspruch, Dankbarkeit und Wertschätzung (Bewertung und Konzepte). Durch eine so zum Ausdruck gebrachte Fürsorge heilen Kratzer und Wunden, auf körperlicher sowie auf geistiger und emotionaler Ebene. In jeder Hinsicht fordert unser Körper von uns: »*Sorge für mich!*« (Selbstversorger und Meal Prep).

Derweil die Experten der Diätetik empfehlen, auf unseren Organismus zu hören, ein Gefühl für seine Bedürfnisse und Funktionen zu entwickeln (Gesundheit und Medizin), mehr Aufmerksamkeit für Auswahl, Zubereitung und Aufnahme von Speisen zu erlangen (Langsamkeit und Kochen), sich und dem Körper Auslauf und Bewegung, aber auch Komplimente und eine positive Sicht zu gönnen (Selbstliebe und Wellness).

Nichtsdestotrotz wissen wir alle wie es ist, wenn wir überhaupt kein Gefühl für rein gar nichts haben, auch nicht für etwaige Mitmenschen, also weder für deren noch für unseren eigenen Körper (Liebe und Sex). Stecken wir erst einmal im Kopf oder in den Füßen fest, erreicht uns nichts und niemand mehr, weder im Herzen noch im Bauch (Bauchgefühl und Intuition). Da können die Leute rufen so viel sie wollen, es berührt uns nicht (Genuss und Geselligkeit). Weshalb auch eigene Vorhaben, Anstrengungen und Überzeugungsversuche nebst ausgetüftelter Ernährungspläne kaum bis keine Wirkung entfalten (Erwartungshaltung und Motivation). Von Gefühl kann wenigstens nicht die Rede sein, auch nicht dem Körper gegenüber (Akzeptanz und Essstörung).

Jeder Körperkult macht sich diesen Mangel an Körpergefühl zunutze (Mode und Konfektionsgröße). Könnten Menschen sich selbst wirklich spüren, fühlen und hören, würden sie so allerlei Torturen und Schindereien in Sachen Ernährung, Diät, Sport und Fitness nicht (mehr) mitmachen (Leistungsdruck und Gruppenzwang). Oder wenn, dann nur noch freiwillig aus tiefer Überzeugung, genau das Richtige für sich und ihren Körper, ihren besten Freund, zu tun (Armlängentest und Intuitives Essen). Auf dem Weg dahin helfen übrigens Übungen, die wir leicht in unseren Alltag integrieren können: So oft wie möglich barfuß gehen. Gern auch völlig entkleidet in der Wohnung herumtanzen (Beweglichkeit und Yoga). Auf sämtliche Vergleiche mit anderen verzichten, und wenn man dafür die Spiegel daheim abhängen muss. Entspannung, tiefe Atmung und Meditation zulassen (Stressbewältigung). Besonders aber, sich und anderen häufig auch kleine Einheiten aus Zärtlichkeit und Berührung schenken (Bauchmassage und Küssen).

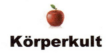

Körperkult

> Kult oder Kultus (lat.) = *Götterverehrung*
> Wenn etwas *Kult* ist, finden viele es toll.
> Kultur ist wiederum eine Frage des Geschmacks
> (Geschmackssache und Konzepte).
> Unter dem Motto: »Ist das Kunst oder kann das weg?«
> Alles um den Körper ist irgendwie Kult,
> vom Tattoo bis zur Traumfigur
> (Schönheitsideal).

»Eine Freundin erzählte mir, als ihre Teenie-Töchter anfingen, fernzusehen, dauerte es keine sechs Wochen und sie fanden sich zu dick und nicht attraktiv genug. Sie hatten angefangen, sich mit den im Fernsehen suggerierten Bildern zu identifizieren und sich dann damit verglichen. Hier wird ein Idealbild geformt, das nicht mehr dem eigenen Erleben entspringt, sondern einem Bild, wie es nach außen vermeintlich zu sein hätte.« (→Literaturhinweise »Neun Farben der Stille«, S. 207 f.).

Von Kult sprechen wir, wenn etwas über Maßen verehrt und gepflegt wird (Hygiene), wir also etwas mit übertriebener und andauernder Aufmerksamkeit bedenken. Der Tanz um das goldene Kalb. Die samstägliche Schaumwäsche für den Pkw. Die ausdauernde Beschäftigung mit Ernährung und Diät (Orthorexie und Diäten-Wahn).

Besonders hat es wohl der Körper dem Menschen angetan. In Form, Farbe, Größe und Gewicht (Waage und Maßband) ist er der ständigen Betrachtung und Bewertung ausgesetzt (Erscheinungsbild und Spiegel). Ihn gilt es zu optimieren und zu perfektionieren (Schönheitsideal und Konzepte). Ein Zusammenspiel entweder größtmöglicher Schönheitsmerkmale oder aber nicht enden wollender Problemzonen, und damit das Abbild unserer ungezügelten Erwartungshaltung (Schönheitsoperation).

Schon sprechen wir von Schönheitswahn, Schlankheitswahn, Diäten-Wahn und eben Körperkult (Wahrnehmungsstörung). Als ob uns nichts anderes als das Äußere an uns und an unseren Mitmenschen interessieren würde, blicken wir gebannt auf Gesicht, Haut und Haare, auf Fingernägel-Inszenierungen, Körperbau und Bauchumfang (Hypnose). Alles dreht sich um Aussehen, Gewicht, Form und Größe (Oversize und Oberweite). Der kläglich bemühte Ansatz »Es zählen nur die inneren Werte« verpufft ungehört im Nirgendwo und verliert haushoch gegen »den Körper als Statussymbol«.

Schönheit und Jugend bedeuten Erfolg und Macht (Alter und Tod). Schlankheit ist die neue Währung der Reichen. Gesunde Ernährung (Bio und Body-Mass-Index) und leistungsstarke Fitness (Muskelaufbau und Krafttraining) dienen als Basis für einen perfekten, verehrungswürdigen *Body*, dem die anderen huldigen werden (Konkurrenz).

So besiegeln wir den Fortgang der Evolutionsgeschichte der Menschheit. Nur die Starken überleben (Vorratskammer). Nur die Schönen bekommen gesunde Kinder (Dream-Team). Nur die Schlanken kommen in den Himmel. Es geht ums nackte Überleben (Hungertod und Futterneid). Wer will da schon zurückfallen und mit einem Affen verwechselt werden. Wenn doch bei Instagram & Co. alles so einfach scheint, »Mr. und Mrs. Perfect« zu sein. Hauptsache Filter, Licht, Winkel und Pose stimmen.

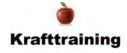

Krafttraining

> Kraftakt. Kraftanstrengung. Muskelaufbau.
> Muckis, Schweiß, Gewichte.
> Sport, Fitness, Yoga.
> Bauch, Beine, Po.

Muskelaufbau ist das eine, Ausdauer das andere (Fitness und Sport). Bestenfalls kommt Schnelligkeit und Koordination (Alter), aber auch Beweglichkeit und Spaß hinzu (Lebensqualität). Wem helfen Muskeln und Kraft, wenn man seinen gestählten Körper weder nach links noch rechts beugen kann (Abwechslung und Yoga).

Für mehr Ausdauer – auf *geistigem* Niveau auch »freudvolle Anstrengung« genannt – gibt es das berühmte Zirkeltraining. Als Konditions- und Krafttraining stärkt es Herz-Lunge-Kreislauf sowie Immunsystem (Immun-Diät) und verbrennt Fettreserven (Fettverbrennung und Stoffwechsel), derweil man von einer Station zur nächsten sprintet, um diverse Muskelgruppen zu beanspruchen (Muskelaufbau). Auch Ausdauersportarten wie Radfahren, Laufen, Schwimmen (oder alle drei zusammen als Triathlon) sowie Skilanglauf sind im Angebot. Am besten wird beides, das Training für Kraft (Muskeln) und das Training für Ausdauer (Cardio), kombiniert (Dream-Team). Dabei gilt: 1. Kraft *vor* Ausdauer und 2. Cardio-Übung auf ca. 25 Min. beschränken. Denn abhängig von Anstrengung und Kondition wird nach einer ½ Stunde zur Energiegewinnung Zucker in Milchsäure umgewandelt, wodurch als »Abfallprodukt« das Salz der Milchsäure (*Laktat*) entsteht und sich in den Muskeln absetzt. Gibt es zu viel davon, kann der Körper das sog. Pseudo-Hormon Laktat nicht mehr abbauen, die Muskeln übersäuern (Basenfasten) und werden leistungsschwach. Um das zu vermeiden, trainiert man im richtigen Zeitfenster, wo Laktat-Bildung und Laktat-Abbau sich die Waage halten (Stressbewältigung).

Übrigens bekommt man Muskelkater durch Überlastung und kleinste Risse in der Muskulatur. Dagegen hilft, den Muskel vor der Beanspruchung aufzuwärmen, was den Ansatz von Bikram-Yoga oder Hot-Yoga erklärt, wo bei 35–40 °C praktiziert wird.

Man beginnt also mit 30 Min. Muskeltraining (Kraft) und nutzt die erst nach einer ½ Stunde einsetzende Fettverbrennung während des anschließenden Ausdauertrainings (Cardio), das nicht mehr als weitere 25 Min. beträgt, um wiederum die Übersäuerung der Muskeln zu vermeiden. Damit schlägt man zwei Fliegen mit einer Klappe, oder dem Muskel ein Schnippchen. Sollte man nun trotz regelmäßigem Workout feststellen, dass sowohl Muskelaufbau als auch Ergebnisse auf der Waage stagnieren, gibt es diverse Gründe dafür. Zum einen wiegen Muskeln gleichviel wie Fett. Zum anderen benötigt der Aufbau von Muskeln mehr Zeit und Arbeit, Fett dagegen baut sich sehr viel leichter auf, weil es jeden Überschuss an Kalorien zur Einlagerung nutzt (Hüftgold). Vielleicht essen wir auch einfach zu viel (Kalorienverbrauch) oder aber befinden uns gerade im luftleeren Raum der Schwerelosigkeit. Im Weltall verliert man nämlich ständig an Muskelmasse, weil es am Gegendruck (Gewicht) fehlt und man den Körper nicht herumtragen muss (Grundumsatz). Genau deshalb sind Beziehungen auch so wertvoll, weil wir durch ihren täglichen Widerstand Muskelmasse an Liebe und Mitgefühl aufbauen, die uns als Single und Selbstversorger eher mal verkümmert wären.

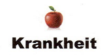

Krankheit

> Berühmte Nebenwirkungen eines gestörten Stoffwechsels
> sind *Diabetes* und *Fettleibigkeit* (Adipositas).
> Daneben gibt es weitere Krankheiten aufgrund falscher Ernährung.
> Dazu gehören *Alzheimer* (Weizenwampe),
> *Krebs* (Glyx-Diät und Krebs-Diät),
> *Hautprobleme* (Mitesser), *Osteoporose* und
> *Herz-Kreislauf-Beschwerden*.

»*Der Konsum vieler Lebensmittel mit einer niedrigen Kohlenhydratqualität wird mit zahlreichen Krankheitsrisiken in Verbindung gebracht.*« (→Online-Tipps »Fachgesellschaft für Ernährungstherapie und Prävention«).

Möge der gesunde Menschenverstand siegen, der uns mit Intuition die richtige Nahrung auswählen lässt (Intuitives Essen). Möge dabei unser Fokus auf Gesundheit liegen. Wie die Chinesen es sehen, die ihre Ärzte nur so lange bezahlen, als dass ihre Patienten *gesund* sind (Medizin). Mögen wir üben, durch mehr Kontakt zu uns und einem liebevolleren Umgang mit unserem Körper für mehr Gesundheit zu sorgen.

»*Wenn wir mit diesem grenzenlosen Ort in uns, wo wir in Ganzheit sind, in Berührung kommen, kann die Krankheit nicht länger im Körper bleiben.*« (→Literaturhinweise »Heilung im Licht«, S. 160).

Leicht gerät es in Vergessenheit, wie sehr geistige und emotional Gesundheit zu physischer Heilung beiträgt (Liebe und Körpergefühl). So auch umgekehrt, dass körperliches Wohlbefinden zu mehr Freude und Überschuss führt (Fitness und Heilfasten). Wir tragen diese Fähigkeit in uns, für beide Seiten Sorge zu tragen. Sicherlich bedarf es dafür einer gewissen Bereitschaft zu mehr Wagnis und Mut, um diese Selbstverantwortung anzunehmen und in die Tat umzusetzen (Motivation und Selbstliebe). Nicht jeder ist automatisch mit der Haltung gesegnet, Freude, Liebe und Freiheit bei sich zuzulassen. Es kann unbequem sein, sich selbst gesund zu halten.

»*[...] so haben es sich die Sozialstaaten im großen Maßstab zur Aufgabe gemacht, das Leben des Staatsbürgers von der Wiege bis zur Bahre sicher und glückstriefend zu gestalten. Dies ist aber nur dadurch möglich, daß der Staatsbürger systematisch zur gesellschaftlichen Inkompetenz erzogen wird. In der gesamten westlichen Welt steigen daher die Staatsausgaben für das Gesundheits- und Sozialwesen von Jahr zu Jahr immer steiler an.*« (→Literaturhinweise »Anleitung zum Unglücklichsein«, S. 13)

Sich bestmöglich um sich selbst zu kümmern, bedeutet nicht, garantiert immer ohne Krankheit zu sein (Alter und Tod). Vielmehr ermöglicht es uns, die Dinge im Leben wahrzunehmen, die zu mehr Glück und Zufriedenheit führen. Und das schließt *nichts* aus. So las ich dieses inspirierende Gebet eines buddhistischen Lehrers, der todkrank darniederlag und wünschte, er möge die Dinge zwar annehmen, aber zur gleichen Zeit die tiefe Einsicht zum Erkennen des Bestmöglichen erfahren können:

»*Wenn es besser für mich ist, krank zu sein, – Gib mir die Energie, krank zu sein. Wenn es besser für mich ist, gesund zu werden, – Gib mir die Energie, gesund zu werden. Wenn es besser für mich ist, zu sterben, – Gib mir die Energie, zu sterben.*« (→Literaturhinweise »Auf dem Weg«, S. 321 f.).

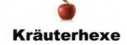

Kräuterhexe

> Frisch, getrocknet oder pulverisiert.
> Vom Kräutertee bis zum Kräutersalz.
> Es gibt mehr als 226 Heil- und Küchenkräuter.
> Kräuter und Gewürze wirken oftmals wie Medizin.
> Das ist kein Hexenwerk, sondern Natur (Bio).
> Die weisen Frauen wussten das schon seit jeher
> (Aphrodisiakum).

Seit es den weltumspannenden Gewürzhandel gibt, begonnen im Jahre 3000 v. Chr., dürfen Kräuter und Gewürze in keiner Küche mehr fehlen. Sie werden als Beigabe beim Kochen sowie auch in der Kalten Küche verwendet. Sie bringen frisch, getrocknet oder in pulverisierter Form Abwechslung in den Geschmackshaushalt, weil sie – neben den zwei üblichen Verdächtigen Salz und Pfeffer – unser Essen mit feinen Aromen und besonderen Geschmacksnoten vervollkommnen.

Unterschieden wird zwischen Kräutern, Gewürzen und Gewürzmischungen. Hier eine kleine Übersicht der bekannteren Sorten (→Online-Tipps »Kräuterbuch«):

• Kräuter sind die oberirdischen und unverholzten Teile einer Pflanze, mithin Blätter, Blüten, Stängel und Sprossen, frisch oder getrocknet genossen, die aufgrund ätherischer Öle ihren gewissen Geruch und Geschmack entfalten. Da wären die *Gartenkräuter* Basilikum, Bohnenkraut, Dill, Liebstöckel, Majoran, Minze, Petersilie, Salbei, Schnittlauch und Thymian, sowie die *Wildkräuter* Bärlauch, Brennnessel, Gänseblümchen, Giersch, Löwenzahn und Sauerampfer.

• *Gewürze* sind mit ihren geruchs- und aromagebenden Inhaltsstoffen die Würzmittel der hohen Kochkunst: Zimt, Sternanis, Pfeffer, Muskat, Paprika, Safran, Anis, Senf, Chili, Ingwer und Knoblauch.

• *Gewürzmischungen*, also Mixturen diverser Zutaten, gibt es reichlich, ganz vorne weg das Curry in unzähligen Noten sowie das Kräutersalz (Salz und Entzündung).

Fast alle Speisen wollen gewürzt sein, damit sie dem Genießer noch besser munden (Geschmacksverstärker und Feinschmecker). Auch kann das Essen dadurch bekömmlicher werden. Jedes Kraut und jedes Gewürz hat da seine ganz spezielle Wirkung (Aphrodisiakum). Beispielsweise Zimt soll positiv für den Insulinspiegel sein. Allein die Wissenschaft mochte das bisher noch nicht bestätigen (→Online-Tipps »Medizin Transparent«).

»Kräuter- und Ernährungstherapie sind in China eng miteinander verwoben. Im Klinikalltag ebenso wie in privaten Küchen werden Heilkräuter oft zusammen mit den Speisen gekocht. [...] *Für die Chinesen ist es selbstverständlich, dass eine Speise nicht nur schmackhaft ist, sondern darüber hinaus eine gezielte gesundheitsfördernde Wirkung hat.«* (→Literaturhinweise »Ernährung nach den Fünf Elementen«, S. 18).

Warum, in Gottes Namen, für all das Expertenwissen um Heilkräuter ehemals sogar Hexen verbrannt wurden, jene weisen Frauen, die um deren Wirkung und Rezepturen wussten, ist für mich nicht nachvollziehbar (Drogen). Wahrscheinlich handelt es sich um puren Neid der Unwissenden. Und gegen Dummheit ist bis heute kein Kraut gewachsen (→Literaturhinweise »Grüne Magie«).

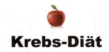

Krebs-Diät

> Es gibt keine.
> Nur Hinweise auf eine heilende
> Unterstützung durch Ernährung und Meditation.
> Krebs ernährt sich fast ausschließlich von Zucker.
> Zwar lässt sich Krebs nicht »aushungern«,
> doch Mäßigung tut gut (Zuckerfreiheit).

»Die einzige Möglichkeit, Krebs sicher zu heilen, ist – ihn zu verhindern! Insofern kommt damals wie heute der Prävention die größte Bedeutung zu. [...] Bewusste und geregelte Lebensweise, Vermeidung von Stress und Giften, regelmäßige Krebsvorsorge und positive Lebenseinstellung bilden ein Minimum an vorbeugenden Maßnahmen [...].« (→Literaturhinweise »Die Krebs Revolution«, S. 13).

Besonders die Apothekerin und Biochemikerin Dr. Johanna Budwig (1908–2003) hat sich hier hervorgetan mit ihrer »Öl-Eiweiß-Kost« aus Quark, Leinöl und Leinsamen.

»Die Kombination der 2fach ungesättigten Linolsäure mit der 3fach ungesättigten Linolensäure ist vor allem im Leinsamen sehr gut kombiniert. [...] Genau diese Energie heilt den Krebs bzw. lässt ihn gar nicht entstehen. [...] Dieses Lebenselement ist ein entscheidender Faktor im Immunsystem.« (→Literaturhinweise »Krebs – Das Problem und die Lösung«, S. 22).

»Das Quark-Leinöl Müsli hat für sich allein genommen bei Gesunden durchaus schon vorbeugende Wirkung, da es hilft, den Körper mit den notwendigen ungesättigten Fettsäuren und den schwefelhaltigen Aminosäuren zu versorgen.« (→Literaturhinweise »Die Öl-Eiweiß Praxis«, S. 93).

Aber auch die Äbtissin und Mystikerin Hildegard von Bingen (1098–1179) setzte sich vor 900 Jahren mit der ganzheitlichen Behandlung von Krankheiten unter Anwendung von Naturheilmitteln auseinander (Kräuterhexe, Qi und Heilfasten).

»Wichtige Vertreter der Naturheilkunde im Westen wussten um die ganzheitliche und energetische Wirkung der Nahrung, so Hildegard von Bingen und Hippokrates. Für die Weiterentwicklung ihres Wissens und ihrer Erfahrung blieb jedoch kein Raum. Die analysierende wissenschaftliche Forschung übernahm die Verantwortung für die Gesundheit des Menschen. Und während man sich hierbei auf immer mehr Details konzentrierte, ist die Energie – aus chinesischer Sicht das Qi – in der Nahrung verlorengegangen.« (→Literaturhinweise »Ernährung nach den Fünf Elementen«, S. 15).

Nach Einschätzung von Hildegard von Bingen haben im Besonderen *Diamanten* eine Heilwirkung gegen Tumore. Dem Edelstein wird nicht nur nachgesagt, »A Girl's Best Friend« und »Forever« zu sein. Er ist auch hilfreich bei Krankheiten und sonstigen sich auf Körper und Psyche auswirkende Befindlichkeiten wie Jähzorn, Schlaganfall, Gicht, Leberschwäche, Hartherzigkeit, Heißhungerattacken, Übergewicht, Fettleibigkeit, Rheuma, Stress, chronische Müdigkeit (Schlaf) und Fanatismus, sowie ebenfalls *Diät-unterstützend* mit sättigender Wirkung bei Alkohol- und Drogenentzug (→Literaturhinweise »Das Große Lexikon der Heilsteine, Düfte und Kräuter«, S. 328 f.).

Jetzt versteht man, warum der typische Verlobungsring einen Diamanten fasst, den der Mann der Frau – aus reiner Vorsorge – an den Finger zu stecken pflegt (Liebe).

Küche

> Es begann mit einer einfachen Feuerstelle (Steinzeitmensch).
> Heute sprechen wir von Ceranfeldern und Dunstabzugshauben.
> Die Küche galt lange als Refugium der Hausfrau
> (Hausmannskost).
> Heute widmet sich kaum noch jemand dem Kochen.
> Frühstück im Stehen, mittags zum Lunchen,
> abends ins Restaurant, am Wochenende Lieferservice.
> Kochshows im Fernsehen
> sollen die Küche wieder salonfähig machen.

»*Die Küche ist für die Chinesen der Ort des Reichtums und gehört damit zu den wichtigsten Bereichen der Wohnung. Es gibt einige Feng-Shui-Regeln für die Küche, die auch für uns Westeuropäer Sinn machen: Die Küche sollte nicht unmittelbar im Eingangsbereich liegen. Das könnte – nach chinesischem Feng-Shui – dazu führen, daß man sich zu sehr auf das Essen konzentriert. [...] Die Hausfrau sollte nicht mit dem Rücken zur Tür stehen, wenn sie am Herd arbeitet.*« (→Literaturhinweise »Wohnen mit Feng Shui«, S. 98).

Nun gut, das mit der Hausfrau am Herd hat sich wohl überholt. Oder doch nicht? Jedenfalls sollte der/die/das Koch sich nicht mit dem Rücken zur Tür stellen. Drehe dem Feind niemals den Rücken zu. Sonst bist du völlig unvorbereitet dem nächsten Überfall der hungrigen Familienmeute und sonstigen Mitbewohnern ausgeliefert.

Der Steinzeitmensch kauerte mit seiner Sippe noch um das Lagerfeuer herum, das er schlauerweise draußen und nicht direkt am Höhleneingang entfachte, den weisen Frauen sei Dank (Kräuterhexe). Geladen waren alle, die zur Höhlenmannschaft zählten (Soziale Grillgruppe und Fleischesser). Das Feuer galt als das wichtigste Element. Ohne *Feuer* wird's teuer. Dafür brauchte man Brennmaterial wie *Holz*, dann *Wasser* zum Erhitzen, Dünsten und Kochen, aber auch *Metall* für den Topf und das Messer, und dann noch all die zum Verzehr geeigneten Dinge, die aus der *Erde* sprießen (Gemüse, Obst und Getreide). Schon hatte man alle Fünf Elemente beisammen (Qi). Heutzutage nutzen wir Strom oder Gas – dafür Holz eher selten (Zahnstocher).

Vom simplen Feuerhocken entwickelten wir uns zum rustikalen bis eleganten Esstisch-Ensemble, meist verwaist direkt neben der Küche gelegen, weiter zum bediensteten Speiseaufzug zwischen Küchenpersonal im Keller und herrschaftlicher Gesellschaft im oberen Speisesaal, bis hin zu der modernen Durchreiche der 50er Jahre, als das ins Gemäuer gehauene Verbindungs-Halbrund zwischen Mutti und dem Rest der Familie, um am Ende in der obligatorischen Designer-Luxusküche mit Cerankochfeld und Dunstabzugshaube zu landen (→Literaturhinweise »Europäische Esskultur«, S. 246). Je nach Kultur, sozialer Zugehörigkeit und finanzieller Möglichkeiten, fällt die Küchenausstattung auch mal bescheiden aus. Als minimale Grundausrüstung gelten Herd (elektrisches Kochfeld), Spüle und Kühlschrank (Hygiene). Mit oder ohne Esstisch reicht das aus, damit jede Partygesellschaft am Schluss doch wieder dort landet, wo es schon immer am gemütlichsten war, ist und bleibt, nämlich in der Küche (Geselligkeit).

Kultur

> Esskultur.
> Andere Länder, andere Sitten.
> Jede Kultur entwickelt ein
> unterschiedliches Essverhalten.
> Kulturelle Identitätsbildung durch Nahrung.
> Soziale Abgrenzung der
> schichtspezifischen Zugehörigkeit.
> Lebensstandard von
> Junk-Food bis Bio.

»Allerdings besteht die Esskultur nicht nur aus der materiellen Komponente. Mahlzeitenfolge, Sitzordnung oder Tischgebet – viele Faktoren konnten beibehalten werden. Die Wahrung traditioneller Muster erlangte für die heimische Zivilbevölkerung und in noch stärkerem Maße für die Ostflüchtlinge überragende Bedeutung im Prozess der Identitätsbildung.« (→Literaturhinweise »Europäische Esskultur«, S. 238).

Wer erinnert sich nicht noch, wie die Großmutter von der damaligen Kartoffelernte schwärmte und der Großvater von der guten alten Hausmannskost. Stets wurde auf überlieferte Rezepte und Kochbücher verwiesen und dabei das Kind genötigt, liebgewonnene Tischmanieren zu pflegen (Suppenkasper). Kulturen verschiedener Essgewohnheiten als Zeichen unserer Zugehörigkeit ziehen sich über den Wandel der Zeit hinweg quer durch alle sozialen Schichten eines Landes (Familie und Gesellschaft).

Was der Nachbar Müller isst, isst Familie Meier noch lange nicht. Grillt der Türke hinter seiner Gartenhecke Knoblauchwurst, schiebt der Deutsche Krautsalat zu Knackwürstchen mit Senf über seinen Teller, doch selten weiter als bis zum Tellerrand. Was der Bauer nicht kennt, das frisst er nicht. Unsere Geschmacksnerven sind von Kindesbeinen an gepolt auf den Wiedererkennungseffekt (Lieblingsessen, Muttermilch und Kaffeeklatsch).

Möge sich eine Kultur der Aufgeschlossenheit entwickeln und für mehr Toleranz und Abwechslung sorgen (Intoleranz, Unverträglichkeit und Allergie). Möge jeder Einzelne entdecken, zu wie viel mehr er persönlich fähig ist (Liebe, Selbstliebe und Diät). Gelegenheiten dazu gibt es reichlich (Restaurant und Sex). Wir müssen sie nur nutzen. Die Zusammensetzung unserer Gesellschaft bietet genügend Individualität und Unterschiede, deren Vielfalt zu mehr Akzeptanz und Austausch anregen. Nicht nur bei der Auswahl an Speisen, sondern besonders in unseren Herzen und Köpfen (Bauchgefühl und Intuition). Ein gutes Benehmen jenseits von Benimmregeln.

So essen wir also dort mit Stäbchen, woanders mit den Händen, greifen hier zur veganen »Leberwurst«, ein andermal zu Butterbrot mit Schweineschmalz, feiern mit den Nachbarn, manchmal auch ohne sie, laden Unbekannte ein und grillen um die Wette, um am Ende alle Menschen aus sämtlichen Kulturen einzuschließen (Körperkult, Soziale Grillgruppe, Geselligkeit, Gesellschaft und Gastfreundschaft). Übrig bleibt als einzige Kunst des humanen Überlebens, die sich in unserem Leben zu kultivieren lohnt, die Kultur der satten Menschlichkeit (Freiheit).

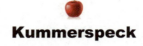

Kummerspeck

Kummer macht dick.
Liebeskummer wird mit Schokolade bedient
(Belohnung und Trostpflaster).
Sorgen ums Morgen mit Völlerei gedeckelt (Ersatzbefriedigung).
Und bei Stress ordentlich stillgehalten (Sport),
um nicht versehentlich Kummer und Pfunde zu verlieren.
Entscheiden kann man sich zwischen
Kummerfalten, Kummerspeck oder Kummerbund.

Wenn es sonst keiner merkt, dass wir voller Kummer sind, merken zumindest wir es, und zwar spätestens beim Aufladen weiteren Kummerspecks (Extra-Pfunde und Waage). Irgendwann ist es so weit, das mit dem Kummer und dem unverkennbaren Speck (Adipositas und Fettleibigkeit). Kullern wir, bisher eher eckig ausgelegt, plötzlich speckig um die Ecke, kann man es uns ansehen, dass wir unglücklich an uns halten (Gewicht). Wir futtern um unser Leben, um verlorene Liebe und Geborgenheit, um Verlust von Geld und Ruhm, für ein bisschen Trost, ein bisschen Freude im Leben, ein wenig Zuwendung, ein wenig mehr Abenteuer (Abwechslung und Liebesbeweis). Wenn sonst nichts geschieht, was uns glücklich macht, dann eben das Schinkenbrot, die Käseplatte, das dritte Stück Kuchen, das fünfte Glas Bier, die Knabberei und Schlemmerei (Ersatzbefriedigung und Frustessen). Obwohl es vielerorts heißt, dass Mäßigung sehr viel glücklicher machen soll (Spiritualität, Askese und Glückskekse).

»*Seit der Antike hat die* Philosophie der Mäßigung *eine Karriere als lebensphilosophisches Konzept gemacht. Zu allen Zeiten, in allen Weltreligionen und in vielen nicht religiösen Philosophien wurde Mäßigung thematisiert und als Rezept für ein geglücktes Leben gepriesen.*« (→Literaturhinweise »Mäßigung: Was wir von einer alten Tugend lernen können«, S. 17).

Irgendwie scheint Essen und Trinken beruhigend zu wirken (Muttermilch). Sonst würden sich Menschen nicht ständig etwas in den Mund schieben, sobald sie gestresst, verärgert, unglücklich oder unzufrieden sind (Stressbewältigung und Rauchen). Mit körperlicher Sättigung hat das meist wenig zu tun (Nervennahrung und Unterzuckerung). Vielmehr mit dem Gefühl innerer Leere, emotionaler oder geistiger Natur, die gefüllt werden will (Zufriedenheit). Von Schokolade weiß man ja, dass sie das Glückshormon *Serotonin* hervorzaubert (Hormon-Diät). Es ist das *Tryptophan* in der Schokolade, aber auch im Frühstücksei und in jedem Eiweiß (Proteine), welches es beim Abbau entstehen lässt. Serotonin in Reinform wird sogar gegen Depression verschrieben. Alternativ nascht man sich durch Schlemmerpackungen von Zucker, in der Hoffnung auf schnell einsetzende Glückseligkeit (Aphrodisiakum). Dass solche zu Fressanfällen tendierenden Heißhungerattacken oft anders enden als gedacht (Bulimie), sorgt wiederum für ein gleichbleibendes Maß an Kummer.

Da hilft wohl nur, den »Kummerbund« enger zu schnallen, mit dem Wissen, dass die indische Bauchbinde auf Persisch »kamarband« und im Englischen »cummerbund« heißt. Und mit *Kummer* rein gar nichts zu tun hat.

Kur

> Ich sage nur *Kurschatten*.
> Dafür lohnt es sich allemal,
> regelmäßig zur Kur zu fahren.
> Wenn daheim nichts läuft,
> besorgen es einem zumindest die Anwendungen.
> Ein Kurzurlaub, der auf Krankenkasse geht.
> Kurorte und Heilbäder frohlocken,
> wenn es um Reha oder Vorsorge geht
> (Wellness und Geselligkeit).

Es gibt Leute, die extra zu viel essen (Adipositas und Diabetes), damit sie vom Arzt so schnell wie möglich auf Kur geschickt werden (Karma-Diät). Dort wartet nämlich der nächste (oder letzte) *Kurschatten*, der voller Liebreiz für Abwechslung im Gefühlshaushalt sorgt (Liebe). Erst isst man sich gefährlich rund, bis die Glieder schmerzen, dann geht es endlich wieder rund, sobald man Heim und Herd verlassen durfte (Sex). Herrlich, wenn plötzlich Ferienstimmung aufkommt, einen das Hotelfeeling gemachter Betten umweht und das Essen portioniert vorgekaut wird (Kalorienzählen und Mäßigung). Derweil man sich in Vorhöfen zugiger Empfangshallen und auf endlosen Fluren ewiger Suche nach dem Aufenthaltsraum begegnet (Rauchen).

Verschrieben bekommt man die Kur auf Kasse zur Erholung, als Rehabilitation (*Reha*) von schweren Krankheiten, oder aber in Vorsorge, in weiser Voraussicht zur Vermeidung selbiger (Entgiftungskur). Oft reicht schon die Gefahr eines üblichen Burnouts (Stressbewältigung). Kliniken, die sich besonders auf ihre (zahlenden) Kurgäste freuen, bieten niederschwellige Selbsttests online an, damit man ohne Zweifel erfährt, wie sehr man bereits zur Risikogruppe zählt und fast schon sicher mit einem Bein im Ausnahmezustand der Erschöpfung steht (Krankheit). Da heißt es dann: *»Sie neigen dazu, zu viel von sich selbst zu verlangen und laufen Gefahr, sich zu überfordern. Sie stellen bereits die Symptome fest, sind seit längerer Zeit so erschöpft, dass Sie kaum Kraft für Ihre täglichen Aufgaben finden.«* Wer da nicht Hier! ruft, ist entweder mit einem aufopferungswilligen Partner liiert oder aber völlig gleichgültig gegenüber beruflichen und privaten Anforderungen des Lebens (Leistungsdruck und Erwartungshaltung).

Wahrscheinlich sollte sich jeder mal so einen Kuraufenthalt gönnen (Schlaf und Entspannung). Endlich darf man ausschlafen, es warten Inspiration und Anregung für mehr Bewegung (Sport und Fitness) und gesündere Ernährung (Ernährungsberatung und Diätetik). Sieht man also den Ehemann sich auffällig ausgebrannt zur Mülltonne schleppen, *ein Schatten seiner selbst*, könnte das zweierlei bedeuten. Entweder ist er tatsächlich Kur-anfällig und wird in Kürze als potenzielle Hilfskraft ausfallen, oder aber leidet unter allgemeinem Liebeskummer und sonstigen Mangelerscheinungen seines Lebens. Bevor er nun von einem Kurschatten zu träumen beginnt (Ersatzbefriedigung), empfehle ich, zügig auf Pflegepersonal umzuschalten, heißes Badewasser einlaufen zu lassen, dazu ein kühles Bier zu reichen und das Licht dezent zu dimmen. Eine volle Kurpackung Liebe (Sex) wird garantiert ausreichen, um jeden Schatten zu vertreiben.

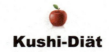
Kushi-Diät

Ernährungskonzept des Japaners Michio Kushi.
Als Weiterentwicklung der *Makrobiotik*,
angepasst an westliche Ernährungsgewohnheiten.
Überwiegend Vollkorngetreide
(Vollkorn und Getreide).
Dazu Gemüse, Hülsenfrüchte, Sojaprodukte und Obst.
Kein Fleisch, keine Milch oder Milchprodukte,
weder Kaffee noch Zucker.
Gesundheit, Harmonie und Frieden stehen an erster Stelle.

Der Ernährungswissenschaftler Michio Kushi (1926–2014) hat die Makrobiotik an die westlichen Gepflogenheiten angepasst (Japan-Diät). Als Freund japanischer Esskultur blieb er der Verköstigung von Fisch, Gemüse und grünem Tee treu (Kultur und Ernährung). Wie in der Makrobiotik üblich, besteht die Nahrung zu 50–60 % aus sättigendem Getreide (Kohlenhydrate und High-Carb-Diät). Eiweiß gibt es in Form von Hülsenfrüchten, Soja und Fisch (Proteine und Omega 3/6/9). Erlaubt sind Gemüse, Obst und saure Milchprodukte. Besonders Sesam, Kohlrabi, Lauch, Brokkoli und Grünkohl sollen einem Kalziumdefizit vorbeugen (Nährstoffmangel und Mangelerscheinungen). Eine schonende und fettarme Zubereitung wird empfohlen (Low-Fat-Diät).

Aufgrund der eher geringen Zufuhr an Fettsäuren und (tierischen) Proteinen wird vor Stoffwechselstörungen, Muskelschwäche und nervösen Störungen gewarnt (Vegetarier und Aminosäuren). Nun gut. Der Japaner an sich scheint mir wenig bis kaum *gestört* zu sein, zumindest im Verhältnis zu vielen anderen Leuten westlicher Kulturkreise. Japan, das Land der aufgehenden Sonne, steht vielmehr für Weisheit und östliche Spiritualität (Meditation und Fünf Elemente), für Zen-Buddhismus, Räucherstäbchen und *Haikus*, die Kunst japanischer Poesie.

Übrigens reimt sich ein Haiku nicht. Und es besteht immer aus drei Zeilen, manchmal auch aus fünf (*Tanka*), in denen jeweils die Silben gezählt werden. Die erste Zeile hat 5 Silben, die zweite Zeile 7 Silben und die dritte Zeile wieder 5 Silben. Insgesamt nur 17 Silben, oder 31 Silben bei Tankas, deshalb auch bekannt als kürzeste Gedichtform der Welt. Ausnahmen der Silbenzahl gelten allein bei Übersetzungen aus dem Japanischen in eine andere Sprache. Das ist ähnlich wie bei Milchprodukten, die dem Westler leichter bekömmlich scheinen als dem Japaner, dem das Enzym Laktase fehlt (Laktose und Unverträglichkeit). Bei einem Haiku ebenfalls zwingend ist die Verwendung eines spezifischen Jahreszeitworts in Sachen Frühling, Sommer, Herbst und Winter, das den ewigen Kreislauf des Lebens widerspiegelt (Bikini-Diät). Ihre Texte sollen uns in das offene Erleben des jetzigen Moments bringen (Achtsamkeit).

Man könnte sich also auch wie ein Haiku ernähren (Zyklus und Biorhythmus). Das würde so aussehen, dass man sich mit drei Mahlzeiten pro Tag begnügt. Wobei das Frühstück aus 5 Zutaten besteht (Handvoll), das Mittagessen aus 7 Zutaten (Sättigung), das Abendbrot wieder aus nur 5 Zutaten (Mäßigung). Die Lebensmittelauswahl erfolgt dabei selbstverständlich auf die Jahreszeit bezogen (→Online-Tipps »Saisonkalender«).

Küssen

> Eine Mund-gemachte Sympathiebezeugung.
> Von Wangenkuss bis Zungenkuss ist alles möglich,
> jeweils abhängig vom Einverständnis des Gegenübers.
> Küssen kann man nicht allein.
> Am 6. Juli ist
> *»Internationaler Tag des Kusses«*.
> Spätestens dann sollte man jemanden zum Küssen haben.
> Geübt wird vorher und nachher.

Küssen soll schlank und glücklich machen. Etwa 34 Gesichtsmuskeln sind in Aktion, die Atemfrequenz erhöht sich und der Puls steigt auf 150 (Sport). Die Ausschüttung von Glückshormonen wie Dopamin, Serotonin u. a. wird angeregt (Hormon-Diät). Dabei verbrennt man pro Kuss mit einer Dauer von 3 Minuten ca. 12 Kalorien (Kalorienverbrauch und Fatburner). Das macht pro Stunde 240 kcal, woraufhin man sich einen extra Schokoriegel gönnen darf (Belohnung und Betthupferl).

Dagegen lohnt sich Liebeskummer eher weniger, was das Abnehmen angeht. Denn beim Weinen verbraucht man pro Stunde nur 78 kcal. Dem Küssen würde ich also eindeutig den Vorzug geben. Besonders, weil Küssen irgendwie satt macht (Fütterung).

»Ehemals in der Steinzeit begann sich das Küssen in der Weise zu entwickeln, dass Mütter ihren Babys vorgekauten Brei direkt aus ihrem Mund in deren Mund schoben. Küssen entspringt demnach dem Füttern und ist heutzutage sozusagen so etwas wie Essen ohne Kalorien.« (→Literaturhinweise »Würfel Liebe A bis Z«, S. 385).

Hauptsächlich Zungenküsse eignen sich zum Kennenlernen und Überprüfen potenzieller Partner (Saugen und Geschmackssache). Den auf der Zunge befindlichen Geschmacksnerven wird nachgesagt, dass sie die hormonelle Zusammensetzung des Speichels erschmecken und uns auf diesem Wege vor »Fehlgriffen« warnen, die sich später als Gift für die Liebe, zumindest aber als Grund für Unverträglichkeiten oder Allergien herausstellen könnten. *»Das schmeckt mir nicht«* ist nicht umsonst ein beliebter Vorbote paarbedingter Krisengespräche (Intoleranz).

Hat man einen oder mehrere geeignete Kusspartner griffbereit, sollte man von dieser Möglichkeit ausreichend Gebrauch machen. Es stärkt das Immunsystem, wenn sich verschiedene Bakterienhaushalte mischen (Immun-Diät und Darmflora). Und, kaut man gerade auf fremden Zungen herum, hat man weniger Zeit sich andere Dinge in den Mund zu schieben (Appetitzügler und Beschäftigung). So kommt es auf natürliche Weise zum gelegentlichen Dinner Cancelling, ob man will oder nicht (Heilfasten).

Küssen gilt im Übrigen als wesentliches Vorspiel für einen intimen Austausch zwischen erwachsenen Menschen (Befriedigung und Sex). Fällt das Küssen zu kurz oder lustlos aus, beschwert sich der eine oder die andere. Denn in Liebesbeziehungen geht man davon aus, dass Küssen im »Service« inbegriffen ist (Dream-Team). Es öffnet uns das Herz und jede Tür. Und schon ruft es: »Ich habe dich zum *Fressen* gern!« Sag ich doch: Küssen kommt von Füttern (Fütterung). Und als Ausdruck von Liebe sogar auf einem sehr hohen Niveau (Feinschmecker).

L

Laktose	243
Langeweile	244
Langsamkeit	245
Leben	246
Lebensmittel	247
Lebensmittelindustrie	248
Lebensqualität	249
Leistungsdruck	250
Liebe	251
Liebesbeweis	252
Liebeskummer	253
Liebesmahl	254
Lieblingsessen	255
Lieferservice	256
LOGI-Diät	257
Low-Carb-Diät	258
Low-Fat-Diät	259

Laktose

> Lac (lat.) = *Milch*
> Auch Lactose oder Milchzucker.
> Deshalb schmeckt Milch süß (Zucker).
> Laktoseintoleranz ist eine Unverträglichkeit
> von *Milchzucker* (Milchprodukte).
> Es fehlt das Enzym *Laktase*, um die Laktose
> in Galaktose und Glukose zu zerlegen (Darm).
> Da Laktase nur von Säuglingen benötigt wird, vertragen
> 75 % der Weltbevölkerung keinen Milchzucker (Muttermilch).

Die Unverträglichkeit von Milch und Milchprodukten ist eigentlich natürlich (Intoleranz). Nur Säuglinge werden mit Milch gefüttert und benötigen das Enzym Laktase, um die Laktose, sprich den Milchzucker zu verdauen (Verdauung und Darm). Die Erwachsenen unter uns dürfen fester zubeißen, sobald die letzten »Milchzähnchen« aus dem Mund gefallen sind. Doch die Menschheit gibt nicht auf, am Busen der Natur zu nuckeln (Saugen und Abhängigkeit). Seit dem Zeitalter von Viehzucht wird gemolken, was das Zeug hält (Milchprodukte und Steinzeitmensch). Es heißt nicht umsonst, das Paradies ist dort, wo *Milch* und Honig fließen (Muttermilch und Süßigkeiten).

Nur einigen von uns, wohl 25 % der Erdbevölkerung, meist aus dem nördlichen und mittleren Europa, ist es gegeben, noch bis ins hohe Alter das für die Spaltung von Milchzucker erforderliche Enzym *Laktase* zu bilden (Kultur). Für diese Menschen hat sich die Lebensmittelindustrie aufmunternde Slogans wie *»Milch macht müde Männer munter«* oder *»Milchtrinken ist gut für die Knochen«* (Wechseljahre) ausgedacht, um uns an der Stange bzw. am Euter von Kuh, Ziege und Schaf zu halten.

Den restlichen 75 %, denen man die Produkte aus Milch, Butter, Joghurt, Quark und Käse ebenfalls schmackhaft machen möchte, werden Enzympräparate oder gleich Laktose-freie Waren verkauft (Diät-Produkte). Damit sie, verschont von Übelkeit, Durchfall und Blähungen, weiter an den Käsetheken dieser Welt anstehen und ihren *Latte* Macchiato außer Haus genießen können (Café und Kaffeeklatsch). Die anderen steigen um auf veganen (pflanzlichen) Ersatz wie Hafer-, Mandel-, Soja-, Kokos- oder Reismilch (Veganer), was die Bestellung eines Coffee to go auch nicht einfacher macht: *»Ich nehme einen Cappuccino, Grande, lateinamerikanische Bohne, Trommelröst-Verfahren, Double-Shot, decoff, aufgeschäumte Hafermilch, Sirup-Topping Karamell-Flavour, zuckerfrei – und bitte alles Bio und Fairtrade!«*

Die Empfehlung zum Verzehr von Milch wurde übrigens von der Deutschen Gesellschaft für Ernährung (DGE) auf 1 (ein) Glas pro Tag reduziert (Flüssignahrung). Derweil die Wissenschaft untersucht, inwieweit Milch für Mehrgewicht, Diabetes, Brustkrebs, Prostatakrebs, Arteriosklerose bzw. Arterienverkalkung, Asthma, Neurodermitis und Akne (Mitesser) verantwortlich ist. Die gefürchtete Osteoporose im Alter könnte durch das den Knochen entzogene Kalzium verursacht werden, das der Körper verwendet, um die Übersäuerung durch die tierischen Proteine der Milch auszugleichen (Basenfasten). Also genau das Gegenteil üblicher Werbeversprechen.

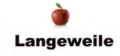

Langeweile

> Vor lauter Langeweile
> grast man sich durch sämtliche Vorräte
> an Lebensmitteln (Grazing-Diät).
> Wenn sonst nichts los ist,
> Süßigkeiten und Knabbereien gehen immer
> (Beschäftigung und Ablenkung).
> Schon futtert man sich durch Kühlschrank und Vorratskammer.
> Und ist damit eine längere Weile beschäftigt.

»Schokolade ist gerade nicht in Reichweite (Essen). Der letzte Rotwein umgekippt oder vernünftig in den Ausguss gekippt (Alkohol). Niemand ruft einen an. Der Partner hält sich längst die Ohren zu. Im Fernsehen läuft auch nichts Gescheites. Und im eigenen Kopf ist völlige Leere. Da kann es schon mal passieren, dass wir uns ʼlangweilenʼ. Aber ist das nicht ein unsagbar tolles Gefühl? Ich möchte hier einen Toast aussprechen auf die Lange-Weile. Wie kostbar: Der Moment zieht sich hin, wird zur Ewigkeit. Alles läuft wie in Zeitlupe und wir werden auf den Modus Schneckentempo geschaltet. Langsamkeit auf höchstem Niveau. Wo wir uns doch alle mehr Zeit wünschen als nur 24 Stunden am Tag. Und uns mit Mühe und Not dem Alterungsprozess entgegenstemmen (Veränderung und Alter). Bei der Langeweile bekommen wir nun Lebenszeit gratis geschenkt. Die gefühlte Zeit wird wie ein Kaugummi in die Länge gezogen. Endlich mehr Zeit: durch Langeweile!« (→Literaturhinweise »Würfel Liebe A bis Z«, S. 390).

Nun gut. Im echten Leben ist der Vorrat an Schokolade selten aufgebraucht. Sonst eilt man eben zur Tankstelle, die rund um die Uhr geöffnet hat, und sorgt für schnellen Nachschub (Hamsterbacken und Fast-Food). Lieber geht man zu Unzeiten aus dem Haus (Einkaufen), anstatt die lange Weile, die Unendlichkeit der Zeit, die Weite des Raums, auszuhalten und abzuwarten, was als Nächstes geschieht (Intuition). Statt sich mit Neugier und Offenheit dem hinzugeben, was das Leben für uns an Unvorhergesehenem plant (Glückskekse), füllen wir das vermeintliche *Nichts* lieber zügig mit dem Naschen von Süßigkeiten und Knabbereien, mit dem Trinken von Flüssignahrung oder der Zufuhr sonstiger betäubender Essenzen (Alkohol, Rauchen, Drogen und Sucht). Essen und Snacken scheint dabei noch der einfachste Zeitvertreib zu sein, der die Nerven und die emotionale Unterzuckerung schont (Nervennahrung und Zwischenmahlzeit). Hauptsache, wir sind beschäftigt (Saugen und Betäubung).

Die ständige Zufuhr von Nahrung wird häufig als Ersatzbefriedigung verstanden (Stressbewältigung). Heißhungerattacke und Fressanfall müssen herhalten in all den (noch) nicht gefüllten Momenten, wo das Leben gerade mal Luft holen, durchatmen und zum nächsten Erleben ansetzen möchte. »Nichts da!«, ruft schon unsere Gewohnheit, und steckt sich den nächsten Bissen in den Mund (Befriedigung und Hunger). Langeweile kommt da nicht auf. Dafür umso mehr Frust über Extra-Pfunde und seltsam verfälschte Ergebnisse auf der Waage (Gewicht). Was dagegen helfen soll, ist die pure Akzeptanz von Langeweile, die Langsamkeit jedes Atemzugs, das freudige Abwarten ungeahnter Überraschungen, die Bewegung im gefühlt luftleeren Raum. Anstatt zum Essen greifen wir zur Begeisterung für den leeren Moment (Heilfasten).

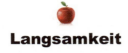

Langsamkeit

> Die Langsamkeit des Moments.
> Jeder Atemzug zählt.
> Jeder gekaute Bissen ebenso.
> Achtsamkeit ohne Ablenkung.
> Das Essen will gewürdigt werden.
> Volle Aufmerksamkeit auf das, was man tut.
> Sei es das Einkaufen, das Kochen, das Zubereiten
> oder der Verzehr von Speisen.
> Genieße deine Zeit!

»Was aber ist eine Mahlzeit? Das Wort besteht aus zwei Elementen: Mahl und Zeit. Die Bedeutung dieser Wörter ist ähnlich: Die Zeit gibt einen Zeitpunkt oder einen Zeitraum an. Mahl wurde im Laufe des Mittelalters zu einer hochsprachlichen Bezeichnung für Essen [...] Das Essen zu einem festgelegten Zeitpunkt und meist auch in einer genau definierten Gruppe prägte das Sozialleben der europäischen Gesellschaften über Jahrhunderte. [...] Im Sinne des Wortes handelt es sich weder bei dem Essen an der Imbissbude oder im Fast Food-Restaurant noch bei dem Schokoriegel auf der Straße oder den Erdnüssen des Fernsehabends um Mahlzeiten im Sinne des Wortes.« (→Literaturhinweise »Europäische Esskultur«, S. 19).

Eher noch spricht man hier von »Verzehr-Situationen«, die wenig bis gar nichts mit Zeit und Muße zu tun haben. Meistens auch nichts mit einer wohltuenden Speisefolge und einer *nährenden* Sättigung (Heißhungerattacke). Zwischenmahlzeiten zwischen Tür und Angel, schnelles Einschieben diverser Snacks, hastiges Herunterschlingen von Ungereimtheiten, führen zu körperlichen sowie emotionalen Mangelerscheinungen (Unterzuckerung und Langeweile).

Als gegenteilige Antwort auf das tägliche Angebot von Fast-Food, dem Essen an der Ecke (Imbiss), dem Junk-Food von der Straße (Lieferservice), erwuchs die heutige *Slow-Food-Bewegung*. Mehr Zeit, mehr Geduld, mehr Muße für das Herrichten köstlicher Lebensmittelkreationen, für das Verspeisen kulinarischer Leckerbissen, für den Genuss des Feinschmeckers und Selbstversorgers (Kochen, Rezepte und Kochbücher). Gleichermaßen auch die verantwortungsvolle Auswahl saisonaler Bio-Produkte, das bewusste Einkaufen gesunder Lebensmittel (Gemüse und Obst), die Rücksicht auf das eigene Bauchgefühl (Intuitives Essen und Mäßigung). Langsamkeit für mehr Gesundheit (Verdauung) und gegen Krankheiten wie Diabetes, Fettleibigkeit, Reizdarmsyndrom, Schluckbeschwerden und Herz-Rhythmus-Störungen.

Langsam (aber sicher) kommen wir auf den Geschmack. Unsere Geschmacksknospen erblühen, sobald wir uns Zeit und Raum geben. All unsere Sinne können sich entspannen, um eine Vielzahl neuer Nuancen und Aromen wahrzunehmen. Ähnlich wie beim Küssen, wo ein langsamer Kuss besonders leidenschaftlich und intensiv erlebt werden kann, geben wir uns der Langsamkeit auch beim Essen hin (Biorhythmus). Anstatt verrichteter Dinge aus dem Bett zu springen, während man sich noch den Mund abwischt, gibt es zur Belohnung sogar Nachtisch (Liebe).

Leben

> »Das ist doch kein Leben!«,
> ruft der eine.
> Während der andere mühselig versucht,
> am Leben zu bleiben
> (Lebensmittel).
> Was für den einen bereits scheintot,
> ist dem anderen sein Lebensinhalt
> (Lebensqualität).
> Am Leben sind Menschen, solange sie atmen.

Das Leben an sich ist ein Wunder. Kaum erfassbar, fließt es uns durch die Adern, während wir in den Apfel der Erkenntnis beißen oder aber Diät zu halten versuchen (Dream-Team). Für den einen das himmlische Paradies, für den anderen die Hölle auf Erden (Fit-for-Life-Diät).

Gelebt wurde schon immer. Wohl seit mehr als 3,5 Milliarden Jahren gibt es Leben auf diesem Planeten. Davon macht jeder von uns ungefähr 60–100 Jahre mit, zumindest was die momentane Identifikation als jetzige Person mit dem aktuellen Körper angeht (Erscheinungsbild). Das macht einen minimalen Bruchteil aus, von dem, was hier geschieht und noch geschehen wird. Ein Glück, dass einige von Wiedergeburt gehört haben und davon ausgehen, dass jedermanns Bewusstseinsstrom, der gerade jetzt durch unsere Augen schaut und unser Herz erfüllt, *zeitlos* und *unzerstörbar* ist.

Also ganz und gar das Gegenteil von »Schluss mit lustig« (Tod). Sondern für immer mit von der Partie. Solange wir atmen, sind wir am Leben (Breatharian-Diät und Sterbefasten). Danach ist zwar Schluss mit diesem Körper, aber das Gewahrsein, unser erlebender Geist, lebt und erfährt weiter. Wo kein Anfang, da kein Ende. Ist der Geist kein Ding, kann er auch nicht verloren oder kaputtgehen (Spiritualität).

»Verlässt man das bis jetzt gelehrte Weltverständnis und folgt den neuesten Erkenntnissen der Quantenphysik, Neurowissenschaft und Nahtodforschung, ist Wiedergeburt einsichtig. Es ist vergleichbar mit einem Radio: Auch wenn das Gerät kaputt ist, spielen die Radioprogramme weiter. Wenn der Empfänger, das Gehirn, allmählich zerfällt, was beim Sterben der Fall ist, und immer weniger Programme abspielen kann, verschwindet nicht der gesamte Mensch, sondern nur seine materielle Erscheinung, alle seine Eigenschaften bleiben erhalten. Das, was man hat, vergeht, das, was man ist – der Erleber aller Dinge –, lebt weiter, jenseits von Raum und Zeit.« (→Literaturhinweise »Von Tod und Wiedergeburt«, S. 14).

So einfach das Ganze, und doch so Konzept-sprengend in der Konsequenz. Und weniger »persönlich«, als wir vielleicht denken mögen«, aber zur selben Zeit hoffnungsfroh und überaus bereichernd für jeden Einzelnen von uns. Wir dürfen auf *sehr* lange Sicht schauen: »Am Ende wird alles gut. Und wenn es nicht gut ist, ist es nicht das Ende« (Entspannung). Deshalb darf man sich völlig tiefenentspannt den üppigen Möglichkeiten des Daseins zuwenden. Anstatt Resteessen und Henkersmahlzeit gibt es ab sofort Festtagsschmaus und Lieblingsessen – über alle Lebenszeiten hinaus.

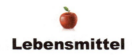

Lebensmittel

> Lebensmittel sind Dinge, die uns am *Leben* erhalten.
> Von pflanzlichen bis zu tierischen Nahrungsmitteln
> ist die Auswahl riesig, wenigstens hierzulande.
> Meist kauft man seine Nahrung im Supermarkt, im
> Lebensmittelladen, beim Bäcker, in der Käserei, ehemals
> Milchladen, oder beim Gemüse- und Obst-Händler,
> manchmal auch direkt beim Landwirt. Der eine oder andere
> hat sie selbst angepflanzt und/oder geschlachtet (Selbstversorger).
> Letzteres kommt in Privathaushalten eher selten vor.

Lebensmittel sind ein reines *Mittel* zum Zweck. Sie dienen dazu, uns am *Leben* zu erhalten. Im Großen und Ganzen ist es das eigentlich. Daher auch das Wort.

Wären da nicht noch der Hunger nach Genuss, die Sucht nach Belohnung, die Ablenkung durch das Trostpflaster, aber auch mehr oder weniger schöne Beweggründe zusammengesetzt aus Ersatzbefriedigung, Betthupferl, Liebesbeweis, Naschen, Zucker, Süßigkeiten, Geselligkeit, Alkohol, Befriedigung, Gruppenzwang, Erwartungshaltung, Frustessen, Fressanfall, Überessen, Völlerei, Hamsterbacken, Konzepte, Langeweile, Problemzonen, Rettungsringe, Schlankheitswahn, Schlemmerei und Weihnachtskekse.

Es hätte alles so einfach sein können. Ist es aber nicht. Wir essen nun mal nicht nur zum Erhalt unserer Körperfunktionen, sondern besonders unserer guten Laune wegen (Glückskekse und Dauerlutscher). Und für die muss öfters mal etwas Essbares herhalten. Dinge wie Fingernägel oder Popel gehören offiziell nicht dazu. Allerdings wundert man sich, was Menschen bereit sind, in sich hineinzustopfen (Allesfresser).

Doch wollen wir uns hier nur denjenigen Nahrungsmitteln widmen, die dem Bundeslebensmittelschlüssel zu entnehmen sind und in der allgemein empfohlenen Ernährungspyramide vorkommen (→Online-Tipps »Lebensmittellexikon«). Bekanntermaßen gehören Gemüse, Obst, Backwaren, Milchprodukte etc. dazu (→Online-Tipps »Ernährungspyramide«). Die Auswahl von Lebensmitteln richtet sich nach dem angestrebten Ziel einer Nahrungsaufnahme (Fitness und Gesundheit). Jeder Bissen bedient uns mit einer anderen Zusammensetzung von Mineralstoffen, Vitaminen, Kohlenhydraten, Fetten und Proteinen (→Online-Tipps »Lebensmittel Datenbank«).

Das *Gesamtpaket* sollte stimmen, wie es so schön heißt, nicht nur bei der partnerschaftlichen Kontaktaufnahme, sondern ebenso bei einer Diät. Beim Essen reicht es von Vollwertkost bis Mischkost, oder, wenn wir nicht das volle Spektrum an nötigen Substanzen für einen perfekt funktionierenden Organismus bekommen, von Nährstoffmangel bis Unterernährung.

Glücklicherweise können wir hierzulande aus dem Vollen schöpfen. Es gibt nicht nur alles, was das Herz begehrt, sondern auch alles, was dem Körper guttut (Büfett). Deshalb darf die Betonung bei unserer Wahl von Lebensmitteln auf dem *Leben* selbst liegen, nämlich der steten Zubereitung von Freude und Liebe, für sich und für andere (Kochen und Lieblingsessen). Damit wären Sinn und Zweck erfüllt (Leben).

Lebensmittelindustrie

> Die Lebensmittelindustrie ist eine illustre Branche.
> Als lebensnotwendig scheinen alle von ihr abhängig, weil wir
> Nahrung zum Überleben brauchen. Lebensmittel kommen selten
> aus der Mode. Deshalb bleibt es ein lukratives Geschäft, das nur
> gelegentlich durch Lebensmittelskandale gestört wird.
> Vergiftete Konserven, vergammeltes Fleisch, wachsende
> Butterberge, Vogelgrippe in Geflügel, genmanipulierter Mais, mit
> Kunstdünger gestreckter Zucker, gepanschter Wein.
> Doch der Mensch wird trotzdem weiteressen.

Die Lebensmittelindustrie darf man sich vorstellen wie das Parteiensystem unserer heutigen Politik. Die Parteien bestehen aus den jeweiligen Produktherstellern, also Unternehmer aus der Milch- und Landwirtschaft, Bio-Bauern, Getreidemüller, Bäckermeister, Konditoren, Süßwaren-Hersteller, Tier- und Viehzüchter, Schlachter, Wurst-Fabrikanten, Hochseefischer, Obst-Anbauer, Winzer, Imker, Teehändler, Kaffeeröster, Bierbrauer, Getränkelieferanten usw.

Ihre Produkte sind verbunden mit schmackhaften Versprechen für ihre Wählerschaft bzw. Kundschaft, abwechselnd mal mehr, mal weniger wahrheitsgemäß auf Gesundheit und Genuss bezogen: Essen Sie mehr Fleisch, das tut gut! Trinkt unsere Milch, damit eure Zähne und Knochen wachsen! Esst täglich Obst, sonst verfault es uns – oder ihr! Schokolade ist gut für die Nerven! Rotwein dient als Verjüngungskur! Kaugummi fördert den Speichelfluss! Gemüse hilft immer! Soja ist die Rettung von morgen! Nur Kohlenhydrate in Getreide, Brot und Backwaren machen wirklich satt!

Die Opposition wettert dagegen an und ruft: »Rettet die armen Tiere, lasst sie endlich in Ruhe! Käse verschleimt, Joghurt ist voller Bakterien! Bei so viel Fruktose im Fruchtsaft kannst du gleich Zucker essen! Schokolade macht süchtig! Alkohol als legale Droge ist die Verdummung der Gesellschaft! Kaugummi macht jeden hungrig! Gemüse ist nur für Leute, die nicht kochen können! Soja ist für Sandalenträger! Free the Gluten!«

Ihr Parteiprogramm ist die jeweilige »Diät«, die sich daraus ergibt. Davon gibt es so viele, wie es Parteien gibt, und die sind zahllos. Nicht, dass sich deren Ansätze besonders voneinander unterscheiden. Wie im echten Leben ändern sich einfach nur die Wahlsprüche. Mal mehr Eiweiß und weniger Kohlenhydrate. Dann eher weniger Gluten, dafür umso mehr Milchprodukte. Und dies alles in ähnlichen oder konträren Kombinationen und fröhlich wechselnden Zusammenstellungen (Diäten-Wahn).

Die Wählerschaften stehen sich entsprechend kritisch gegenüber, sehen sich in ganz speziellem Licht und hegen das eine oder andere Vorurteil (Fleischesser, Vegetarier, Veganer und Allesfresser). Übrigens: ich bin »*Wechselwähler*«.

Dabei möchte jede Partei selbstverständlich ihre Kundschaft bzw. »Follower« am Haken halten und überzeugen, ihnen das Programm bzw. ihre Diät »abzukaufen« (Einkaufen). Der florierende Absatz ihrer Produkte hat oberste Priorität (Konkurrenz). Mit unserem Wohlergehen hat das oft wenig zu tun (Krankheit). Und das wird wohl auch in Zukunft so bleiben. Wem das nicht passt, kann ja ins Gras beißen (Bio).

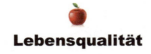

Lebensqualität

> Das Leben ist kein Zuckerschlecken
> (Zuckerfreiheit).
> Aber wir lieben es (Naschen).
> Süße Menschen sind unsere »Zuckerschnuten«,
> Glücksfälle im Leben das »Sahnehäubchen«
> oder die »Kirsche auf der Torte«.
> Gutes Essen gilt als Lebensqualität (Qi und Bio)
> und ist Teil unserer Kultur (Feinschmecker).
> Ohne Essen kein Leben (Hungertod).

Zucker ist in aller Munde. Das fängt schon früh bei uns an (Muttermilch und Dauerlutscher). Ob das für viel Lebensqualität spricht, bezweifeln zumindest diejenigen, die mit Diabetes zu tun haben (→Online-Tipps »Zuckerschnute«). Aber die meisten von uns lieben es, wenn es süß und saftig wird. Nicht umsonst spricht man gerne, wenn etwas extra Tolles geschieht, von dem »Sahnehäubchen« (Milchprodukte) oder von der »Kirsche auf der Torte« (Kaffeeklatsch). Die satte Belohnung, die süße Überraschung, das Geschenk, das i-Tüpfelchen, das Bonbon, das Zuckerle.

Dass sich Lebensqualität vorrangig aus Essen und Trinken speist, sollte bekannt sein (Soziale Grillgruppe und Leistungsdruck). Der Wille zum Überleben steht nun mal an oberster Stelle (Steinzeitmensch). Erst die Nahrung, dann der Rest (Lebensmittel). Selten, dass Menschen sich um Kunst, Kultur und geistige Fortentwicklung kümmern, während sie des Hungers leiden (Hungersnot). Wer hungert, kann nicht denken, so die allgemeine Meinung. Der Luxus tritt ein, sobald wir an mehr Nahrung herankommen, als wir zum nackten Überleben benötigen (Grundumsatz und Vorratskammer). Ab da wird geschlemmt und verköstigt, gefuttert und geschluckt (Überessen und Völlerei). Man weiß ja nie, was das Leben noch so bringt (Askese und Verzicht).

Für so manch anderen beginnt der Genuss, die wahre Qualität des Lebens, erst dort, wo wir frei von Zwängen dem ewigen Hunger nach Materie trotzen (Spiritualität und Freiheit). Frei von Ablenkung durch ständiges Essen und Trinken (Saugen und Knabbereien), allein den nackten Moment genießend (Achtsamkeit und Langsamkeit). Ohne Betäubung, ohne Ersatzbefriedigung, ohne Zufuhr von Kalorien, die wir gar nicht brauchen (Kalorienverbrauch). Die Devise lautet hier: Nur der leere Magen lässt Platz zum Denken und Fühlen und für viel Kreativität (Heilfasten, Liebe und Entgiftungskur).

Am Ende ist jeder seines eigenen Glückes Feinschmecker (Geschmackssache). Das Leben will individuell gelebt und geschmeckt werden (All-you-can-eat und Intuition). Dafür müssen wir weder süß sein, noch dauernd an etwas herumkauen oder lutschen. Qualität statt Quantität. Genuss statt Masse. Natürlichkeit versus Gruppenzwang. Das geht am besten, wenn wir authentisch werden – ehrlich zu uns und zu anderen (Selbstliebe). Entspannt ist alles möglich, während wir uns zwischen Essen und Hunger, Trinken und Durst, Leben und Tod bewegen (Wunder-Diät).

»Wann immer du natürlich du selbst bist, hilfst du dir und anderen.«
(→Literaturhinweise »Der kosmische Bestellservice«, S. 210).

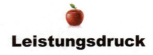

Leistungsdruck

> Ständig wird Leistung erwartet.
> Sport und Ernährung.
> Diät und Verzicht.
> Traumfigur und Idealgewicht.
> Gruppenzwang und Erscheinungsbild.
> Spiegel und Wahrnehmungsstörung.
> Die Frage: »Wo drückt denn der Schuh?«,
> darf hier beantwortet werden mit:
> »Im Kopf!«

Die Konkurrenz ist groß, sie schläft nicht. Schöne und begabte Menschen gibt es überall. Wir alle möchten aus der Masse herausstechen, gesehen und auf das Äußerste geliebt und gemocht werden, wofür auch immer (Liebesbeweis). Das Bedürfnis nach Liebe, Zuneigung und Anerkennung ist universell (Muttermilch). Es wird anscheinend leicht durch äußerlich sichtbare Leistung befriedet, wenn andere uns staunend bis neidvoll betrachten und unbedingt unsere Freunde sein wollen. Und sei es, dass man dafür den Bauch einziehen muss (Diäten-Wahn, Traumfigur und Modelmaße). Der Austausch zwischen Menschen läuft nun mal vorrangig über das Äußere. Und endet irgendwie stets beim Sex oder Essen (Lebensqualität). Es heißt nicht umsonst »Um den *heißen Brei* reden«, wenn wir miteinander zu kommunizieren versuchen (Geselligkeit).

Um sich diesem Leistungsdruck seitens der Mitmenschen zu entziehen (Gesellschaft und Soziale Grillgruppe), dient eine häufig verwendete Taktik, sich eine Schutzschicht aus Fettleibigkeit (Adipositas) oder aber Magersucht (Bulimie) aufzubauen. Diverse Essstörungen müssen herhalten, um uns gegen den Druck von Außen vermeintlich abzuschotten. Da wird mit allen unmöglichen Mitteln der Verzweiflung gekämpft (Militär-Diät). Sollte man sich tatsächlich, und das wird aufs Wärmste empfohlen, aus diesem Irrglauben befreien können, das persönliche Glück hinge von der Meinung anderer Leute und besonders von unserem Erscheinungsbild ab, kommt man zu der befreienden Erkenntnis, dass wir geliebt werden, auch einfach nur so, bloß weil wir existieren (Freiheit und Selbstliebe). Rückblickend fragt man sich:

»Warum nur war ich mir gegenüber immer so hart? Warum habe ich mir selbst so zugesetzt? Warum habe ich mich immer im Stich gelassen? Warum bin ich nie für mich eingetreten und habe der Welt nie die Schönheit meiner Seele gezeigt?« (→Literaturhinweise »Heilung im Licht«, S. 100).

Es ist die Liebe, die uns alle umgibt und das wahre Sein ausmacht (Leben). Wir sind erfüllt von ihr, egal was wir leisten oder wie wir aussehen, insbesondere frei von unserer Auswahl an Lebensmitteln, Ernährungsplänen oder Diäten. Wir dürfen also allen Druck rausnehmen, unserer Intuition folgen (Intuitives Essen und Armlängentest) und uns voll und ganz der Entspannung und Fürsorge, für uns und für andere, hingeben.

»Vielleicht muss einfach jeder für sich selbst herausfinden, welche Kohlenhydrate, welche Fette und welche Proteine für ihn am besten sind.« (→Literaturhinweise »Die letzte Diät«, S. 146).

Liebe

> »Die Liebe ist vielfältig, die Liebesobjekte ebenso. Gern hört man immer mal wieder von der bedingungslosen Liebe.«
> (→Literaturhinweise »Würfel Liebe A bis Z«, S. 398)
> Bedingungslos hieße, wir alle würden uns selber lieben
> und auch gegenseitig, und zwar genauso, wie wir sind:
> »No matter what!«
> Seltsam nur, dass keiner es tut.
> Und genau deshalb bleibt »Diät« ein Dauerbrenner.

Beim Schreiben meines ersten Buchs *Würfel Liebe A bis Z* kam es mir erstmalig in den Sinn, dass es einen Zusammenhang geben muss, zwischen der Art wie wir *essen* und der Weise wie wir *lieben*. Entsprechend entwickelte ich die These, dass Essen und somit jede Form von Diät *immer* mit dem Thema Liebe zu tun hat.

»Was in Sachen Diäten erklärt, geschrieben und gesagt wird, passt grundlegend 1:1 zum Thema Liebe und Beziehung [...] Man spricht bei Essen nicht umsonst von 'Ersatzbefriedigung'.« (→Literaturhinweise »Würfel Liebe A bis Z«, S. 123).

Entweder essen wir kaum etwas und halten krampfhaft Diät, und zwar aus Mangel an Liebe – zu uns selbst sowie zum eigenen Körper, den wir weder gesund noch genährt zu halten wünschen (Mangelerscheinungen und Selbstliebe). Oder wir essen ständig und halten überhaupt keine Diät, so nötig wir sie auch hätten, nur aus einem Zuviel an Sehnsucht nach Liebe, weshalb wir uns allzu satt bis kugelsicher-rund zu futtern gedenken (Leistungsdruck, Völlerei, Kummerspeck und Bulletproof-Diät).

Zweifelsohne benötigen wir alle eine gehörige Portion Zuwendung, um uns aus genügend Überschuss heraus *nährend* um unser emotionales sowie körperliches Wohl zu bemühen (Nahrung). Entsprechend brauchen wir auch ein Maß an Selbstliebe, um den Körper in Ruhe zu lassen und vor einem übertriebenen Diäten-Wahn zu schützen.

Das Leben zeigt unübersehbare Parallelen zwischen der persönlichen Haltung zur Diät und dem Umgang mit unseren Mitmenschen, besonders mit den Liebsten. Streiche ich mir selbst das Abendbrot (Dinner Cancelling und Verbot), weshalb sollte dann der Partner etwas zu beißen bekommen (Kalte Küche und Unterzuckerung).

Scheint es trotzdem fraglich, ob Diät irgendetwas mit *Liebe* zu tun haben könnte, warum auch immer, dann jedoch mit *Sex* allemal. Wie sonst darf man die vielsagenden Anspielungen in Begriffen wie Eier-Diät, Bikini-Diät, aber auch Cheat-Day, Heißhungerattacke, Knabbereien, Fast-Food und eben Ersatzbefriedigung verstehen?

Zweifelsohne empfiehlt man allen Menschen wiederholt, ein jedes Essen mit sehr viel *Liebe* zuzubereiten und ebenso zu genießen (Achtsamkeit und Langsamkeit), unter dem Motto: *Wer kocht, der liebt* – oder so ähnlich. Und natürlich: Liebe geht durch den Magen (Abführmittel). Aber auch: Wer verliebt ist, versalzt die Suppe (Kochen).

Abgeraten wird dagegen von jeder Form der Überdosis, sei es bei der Verwendung von Salz oder Zucker, aber auch im Verfolgen von Diäten oder der Liebe. Denn wo Liebe draufsteht, ist nicht garantiert immer Liebe drin. *Liebesperlen* (Süßigkeiten), *Liebesäpfel* (Obst) und *Liebeskugeln* (Sex) sind hier der schlagende, aber süße Beweis (Diabetes).

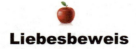

Liebesbeweis

> »Beweise mir, dass du mich liebst!«,
> ich glaube es dir sowieso nicht
> (Unterzuckerung).
> Zucker ist der Liebesbeweis *schlechthin* (Muttermilch).
> Es wird einem schlecht davon.
> Das Leben ist Beweis genug,
> dass wir geliebt werden
> (Zuckerfreiheit).

Liebesbeweise werden zwischen Menschen, bevorzugt in der Liebe und in Beziehungen, ständig bis hartnäckig gefordert (→Literaturhinweise »Wenn du mich wirklich liebtest, würdest du gern Knoblauch essen«). Da sagt oder denkt man schon mal: Wenn du mich liebtest, würdest du alles aufessen (Aufessen und Suppenkasper), oder selber kochen, abwaschen und mich küssen, jedenfalls sexy, weil unwiderstehlich finden, unter dem Motto: *No matter what!* (Liebe und Liebeskummer).

Wenn uns nun keiner und niemand so richtig lieben will, zumindest nicht in der Weise, wie wir es gerne hätten, oder überhaupt nur glauben können, dass es nicht geflunkert ist (Wahrnehmungsstörung), bleibt einem wohl oder *übel* (Intoleranz und Verdauung) nichts anderes übrig, als sich erst einmal selber zu lieben (Selbstversorger).

»Liebe dich selbst!«, so schallt es nicht umsonst aus einschlägigen Ratgebern, »sonst liebt dich keiner« (Selbstliebe). Und: »Liebe dich selbst und es ist egal, wen du heiratest!« (Familie). Oder auch schön: »Liebe dich selbst, als hinge dein Leben davon ab ... *denn das tut es!*« (Hungersnot). Oder eben: »Liebe dich selbst und es ist egal, welche Diät du lebst!«

»*Ich teile mein Leben in die Zeit vor und nach meinem Schwur, mich selbst zu lieben. Ich kann mir keine bessere Lebensweise vorstellen.*« (→Literaturhinweise »Liebe dich selbst, als hinge dein Leben davon ab«, S. 5).

Die einfachste und schnellste Variante scheint da noch das Pausenbrot zu sein, unter dem großflächig snackenden Motto: *Das hast du dir verdient!* (Belohnung, Zwischenmahlzeit und Diät-Produkte). Dicht gefolgt von Heißhungerattacken auf Bratwurst mit Pommes (Fast-Food und Imbiss) oder auf das gesammelte Angebot der Süßwarenabteilung (Süßigkeiten und Betäubung). Hauptsache, das Fett und die Süße des Moments schießt uns durch die Adern (Drogen und Insulinspiegel), die Glückshormone tanzen Roulette, und das Leben macht plötzlich wieder Sinn (Schokolade, Zufriedenheit, Ersatzbefriedigung und Essstörung). Schon saugen wir beseelt-verzückt an Muttis Brust (Muttermilch und Dauerlutscher), schlucken unsere Tränen herunter (Frustessen und Fütterung), und fühlen uns pappsatt bis pudelwohl.

Zumindest für eine gewisse Weile, bis der Blutzuckerspiegel wieder sinkt, alle Glücksgefühle sich verflüchtigen und die emotionale Unterzuckerung nach Nachschub schreit (Fressanfall). Denn der einzige Liebesbeweis, der sich nicht zurückzieht, sondern anwächst und immer stärker wird (Muskelaufbau), ist nun mal die echte, bedingungslose Liebe zu uns selbst. Dafür braucht man weder einen Schokoriegel in der Tasche, noch den Teller leerzuessen.

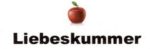

Liebeskummer

> Wird man vom Richtigen nicht (mehr) geliebt,
> oder nur noch vom Falschen,
> ist der Kummer groß.
> Das Leben wird schwerfällig bis unmöglich.
> Entweder kann man nichts mehr essen (Hungersnot),
> oder nur noch essen (Kummerspeck).
> Die Unterschiede reichen hier
> von Suppenkasper bis Nimmersatt.
> Liebeskummer macht entweder dünn oder dick.

»Neue Studien deuten übrigens darauf hin, dass im Gehirn von Frauen möglicherweise mehr Austausch stattfindet als in dem von Männern.« (→Literaturhinweise »In meinem Element«, S. 106).

Der Kalorienverbrauch von Frauen geschieht also häufiger mal über das Denken, nur dass das nicht zwingend immer Freude bringt. Zwar verbraucht man Kalorien dabei, was ja schon mal gut ist, aber die werden meist durch allerlei Süßes schnell wieder aufgefüllt, besonders wenn das Thema, über das nachgedacht wird, etwas mit Liebe und Beziehung zu tun haben sollte (Kummerspeck, Heißhungerattacke und Fressanfall).

Derweil Menschen (auch Männer haben Liebeskummer) verschieden auf etwaigen Verlust in Sachen Liebespartner und Liebesglück reagieren (Unterschiede). Der eine schlemmt sich zugrunde (Frustessen), die andere lutscht darbend am Salatblatt herum, wenn überhaupt (Magersucht). Die meisten von uns wählen gern Seelenfutter und Nervennahrung (Schokolade und Knabbereien). Irgendwo muss der Spaß ja herkommen (Ersatzbefriedigung und Liebesbeweis). Doch nicht nur Trennungen oder unerreichbare Sehnsuchtskandidaten verursachen Liebeskummer. Gleichermaßen in bestehenden Beziehungen kann man unglücklich am Hungertuch nagen (Hungerhaken). Langjährige Ehen oder Partnerschaften sind häufiger als gedacht eine Wüste der Gefühle, wo Partner Hilfe suchend nach Flüssignahrung (Alkohol), Zucker, Junk-Food und anderen süßen Früchtchen greifen (Cheat-Day). Auch dem Unglück zu zweit sagt man nach, dass es das Sättigungsgefühl ausschaltet (Nimmersatt und Sättigung) und dafür den Hunger (nach mehr) in die Höhe schraubt (Befriedigung und Hormon-Diät).

Entsprechend wird gewarnt, dass unglückliche Beziehungen dick machen. Keine Beziehung, aber genauso (Mangelerscheinungen). Stress, zu wenig Schlaf, negative Gedanken, bevorzugt über die eigene Person (Leistungsdruck), lassen uns die Rettungsringe zählen (Problemzonen und Stressbewältigung). Da hilft wohl nur, sich schnellstmöglich wieder zu verlieben (Abwechslung und Ablenkung). Tolle Menschen soll es ja geben, man muss sie nur erkennen können (Motivation). Probeweise setzt man die rosarote Brille auf und verliebt sich in sich selbst (Selbstliebe und Spiegel), macht sich reichlich Komplimente, dafür weniger Kummer, und liebt grundsätzlich das Leben wie es kommt (Zufall-Diät). Sobald der potenziell richtige Partner auftauchen sollte, freut man sich umso mehr über Traumfigur (Sex) und Wohlfühlgewicht (Liebe).

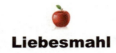

Liebesmahl

> Von *Agape* bis Picknick ist alles drin.
> Etwaige Teilnehmer sollten sich lieben,
> oder das zumindest zum Ausdruck bringen.
> So laden liebende und geliebte Personen
> zum gemeinsamen Essen und Trinken ein,
> bekochen sich gegenseitig, oder lassen kochen.
> Hauptsache, es fehlt nicht an der
> wesentlichen Zutat,
> der Liebe.

Meine Mutter traf ehemals ein bis zweimal im Jahr ihre verstreut lebenden Freunde und Bekannten zum Liebesmahl. Sie nannten es »Agape«. Und ich verstand kein Wort, höchstens noch Agave (Obst). Jedenfalls habe ich mich gewundert und fand es recht übertrieben, besonders weil ich ihre Freunde nicht kannte (Familie). Entsprechend zweifelte ich: »Und, was macht ihr dann da so?« (Liebe und Sex).

Wer geht schon zum Liebesmahl, dachte ich, geschweige denn zum Stelldichein. Die jungen Leute von heute wissen ja noch nicht einmal, was das ist. Zwischenzeitlich habe ich mich schlau gemacht und kann Entwarnung geben: Bei der Agape handelt es sich um eine »*selbstlose, nicht sinnliche Liebe*«. Eine der drei frühchristlichen, jungfräulichen Märtyrerinnen (aufgrund Christenverfolgung) hießen Agape, Chione und Irene von Thessaloniki. Die Ableitung Agape wiederum stammt vom abendlichen Mahl der frühchristlichen Gemeinde mit Speisung der Bedürftigen (Abspeisung und Gnadenbrot). Da kann man nur hoffen, dass die Betroffenen jeweils einverstanden sind, als bedürftig betrachtet zu werden (Wahrnehmungsstörung und Konzepte).

Dessen ungeachtet gilt die Agape bei Hochzeiten als der Sektempfang nach der Trauung (Alkohol). Auch hier steht die Liebe im Vordergrund, an der man seine Gäste teilzuhaben wünscht (Geselligkeit und Gruppenzwang). Ob wiederum Braut und Bräutigam als Jungfrau in die Ehe gehen, wird meist nicht verraten. Eher noch als Märtyrer, die keine Mühe scheuen, in gemeinsamer Zukunft sich das Lieblingsessen des Partners zu merken (Suppenkasper) und pünktlich das Mittagessen auf den Tisch zu stellen (Lieferservice und Liebesbeweis).

In Nächstenliebe vereint, gilt das Liebesmahl auch als Ausdruck von mehr oder weniger religiösem Zusammenhalt (Spiritualität und Jesus-Diät). Da kann es einem schnell mal den Appetit verderben, wenn es mit dem Nächsten nicht klappen will (Unverträglichkeit und Intoleranz). Alternativ lädt man nur Geliebte ein, zumindest liebgewonnene Menschen, denen man das Essen noch von Herzen gönnt (Futterneid). Sonst wird es kühl bis frostig, man tischt dem Partner Kalte Küche auf (Eskimo-Diät und Tiefkühlkost) oder macht auf Rohkost-Diät. Woraufhin der Gute die Reißleine zieht, zum Abenteurer mutiert und sich selbst in die Küche an den Herd stellt. Ein geschickter Schachzug, möchte man meinen, wenn die eine dem anderen die Liebe entzieht (Diät und Dinner Cancelling), damit der sich genötigt sieht, persönlich das nächst–liebende Mahl lustvoll zuzubereiten (Kochen). Und schon läuft der Laden, Agape sei Dank!

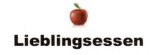

Lieblingsessen

> Jeder hat sein Leibgericht.
> Wir bevorzugen das eine vor dem anderen,
> meist aus Gewohnheit.
> Unsere Geschmacksnerven haben sich gewöhnt,
> eine Speise mit Liebe und Wohlgefühl zu verbinden.
> Einmal gut, immer gut.
> Hauptsache, es schmeckt wie früher.
> Oder wie damals, als wir noch verliebt waren.
> Oder so auf keinen Fall.

»Wenn Eltern die Signale des Kindes falsch deuten, kann Essen auch schon früh zum Ersatz für andere Arten der Zuwendung werden; dann wird z. B. bei jedem Schreien ein Fläschchen als Beruhigungsmittel eingesetzt. Ein so beschwichtigtes Kind wird wohl über kurz oder lang zu den 10–20 % übergewichtigen Säuglingen und Kleinkindern zählen.« (→Literaturhinweise »Mund auf, Augen zu«, S. 39).

Kindern wird Liebe viel zu häufig (nur) über das Essen aufgetischt. Mit mütterlicher Fürsorge getränkt, saugen wir Zuneigung mit der ersten Muttermilch ein (Milchprodukte). Danach folgen Würstchen mit Kartoffelpüree zum Kindergeburtstag und Gänsebraten mit Rotkohl zum Weihnachtsfest. Ging es dabei gemütlich zu, in der Familie und im Verwandtenkreis, wird dies in Zukunft garantiert unser Lieblingsessen (Ersatzbefriedigung und Beruhigung). Lief es dagegen dauergestresst bis langweilig ab, während man Kartoffelklöße schlucken sollte, wird man später eher würgen müssen (Suppenkasper). Ganz wie im echten Leben merken wir uns die Zutaten zu einem glücklichen Gesamtpaket (Rezepte und Kochbücher). Dadurch werden in frühen Jahren bereits die Weichen für unsere charakteristischen Ausrichtungen, Gemütszustände und Geschmäcker gelegt (Geschmacksnerven und Hausmannskost).

»McDonald's hat dabei den perfekten Dreh gefunden, um dieses Geschäftsmodell für alle Zukunft abzusichern. Denn wenn es uns auch so vorkommt, die eigentliche Zielgruppe des Konzerns sind nicht wir Erwachsenen, sondern die Kinder. Wenn McDonald's Kinder von Fast Food abhängig machen kann, in der Zeit also, in der sich unser Ernährungsverhalten genau wie etwa unser Sozial- oder unser Bewegungsverhalten unter dem Einfluss unserer Umgebung herausbildet, dann schafft das viele lebenslang abhängige Kunden.« (→Literaturhinweise »Fast Food Diät«, S. 17).

Anstatt also ständig nur Pommes zu futtern, gibt es auch mal gratinierten Kartoffelauflauf. Mehr Abwechslung und Kreativität auch beim Kochen weiten unsere Möglichkeiten und Alternativen für grenzenlos viele Lieblingsspeisen aus. Sollten wir den Absprung schaffen, uns von alter Abhängigkeit und Sucht lösen und Kontakt aufnehmen mit unserem Körper als besten Freund und *Lieblingsmensch*, könnte es tatsächlich passieren: Grundlegend wird Essen und Trinken zu einem ganz besonderen Liebling, einem treuen, aber wenig aufdringlichen Lebensbegleiter (Freiheit, Liebe und Nahrung). Am Ende wird das Leben an sich und überhaupt zu unserem Lieblingsessen, das uns jeden Tag wieder von allem und jedem am besten schmeckt (Tagebuch).

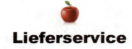

Lieferservice

> Es klingelt an der Tür.
> Schon hofft man auf das ganz große Glück.
> Doch leider ist es wieder nur der Pizzamann.
> Oder das Fräulein vom Asia-Grill,
> die wenigstens Glückskekse dabei hat.
> Irgendwann kommt das Essen auf Rädern
> (Seniorenteller und Gnadenbrot).
> Und zum Schluss klingelt der Tod
> (Sterbefasten).

Solange man sich der körperlichen Fitness verpflichtet fühlt, fährt man sogar selber mit dem Auto zum Imbiss oder zur Futterklappe diverser Fast-Food Anbieter. Zu Fuß wäre eine Zumutung, da hätte man auch gleich den Bestellservice rufen können. Denn bei dem darf man garantiert noch die Treppe zur Haustür runterlaufen, die irgendein geflissentlich engstirniger Nachbar pünktlich zur Tagesschau verschlossen hat. Der Kalorienverbrauch steht 1:0, bevor man überhaupt zugebissen hat.

Wenigstens muss man sich für den Lieferservice nichts überwerfen, geschweige denn die Schuhe anziehen. Mit Puschen bestückt, streckt man die Füße bequem unter die Fernsehbank, und setzt derweil auf die flinken Beine der Frau zu Hause, die dem Boten bereits entgegeneilt. Zügig werden dampfende Pizzakartons, Reisschalen oder Nudelschachteln geöffnet (Fertiggerichte und Kohlenhydrate). Es gilt lediglich das Besteck zu zücken, schon mampft die ganze Familie vor Glück.

Wobei Überraschungen nie ausgeschlossen sind. Da hatte man B33 gesagt, am anderen Ende der Leitung wurde aber das R verschluckt. Jetzt hat man den Salat und kämpft sich durch Algen und Tintenfischbeine (Intoleranz). Oder das Pizza-Wagenrad ist kalt, entgegen persönlicher Geschmackspräferenzen mit Ananasscheiben und Kapern belegt oder nicht scharf genug, und trotzdem will die Partnerin die Hälfte abkriegen (Futterneid und Resteessen), nur weil sie sich bei ihrer Bestellung nicht hatte entscheiden können. Ob etwaige Glückskekse das Ganze noch zum Guten wenden, hängt vom Inhalt ihrer Weisheiten ab. Ihr Rat könnte lauten: »*Koche selber!*«

Wäre man doch zumindest ins Lokal oder Restaurant gegangen. Dort kann man jederzeit nachbestellen, muss auch nicht elend lange warten (Langsamkeit), und wenn es einem nicht schmeckt, darf man es zurückgehen lassen. Was im allgemeinen Leben eher ausgeschlossen ist. Denn einmal angeleckt, heißt gekauft (Cheat-Day).

Beim Lieferservice muss man also entsprechend vorsichtig sein und vertrauen, auch wirklich das zu bekommen, was man sich anhand der schönen Bildchen und Zahlen vorgestellt hatte (Zufall-Diät). Dass es öfter mal daneben geht, kennt man aus dem heiteren Online-Angebot Sozialer Netzwerke und Dating-Portale. Da läuft einem bei der gezeigten Ware zwar das Wasser im Mund zusammen, so zum Anbeißen sieht die Holde aus, um jedoch einige Klicks und Likes später feststellen zu müssen, dass es daheim immer noch am besten schmeckt (Sex und Liebe). Sollte also das echte Leben an der Tür klingeln, freut man sich und bleibt für jede Überraschung zu haben (Karma-Diät).

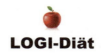

LOGI-Diät

> LO(w) G(lycemic and) I(nsulinemic)
> Weniger Stress für Blutzuckerspiegel und Insulinspiegel.
> Von No-Carb über Low-Carb bis Flexi-Carb.
> 1. *Glykämischer Index* (GI oder GLYX) = Blutzucker-steigernde Wirkung (Montignac-Methode und Glyx-Diät).
> 2. *Glykämische Last* (GL) = Kohlenhydratdichte. Trotz identischem Index (GLYX) können Lebensmittel eine andere Wirkung haben aufgrund unterschiedlicher Dichte an Kohlenhydraten (GL).

Die LOGI-Diät von Dr. Nicolai Worm (70) aus Bayern könnte *logisch* sein. Dafür gilt es lediglich, einiges zu verstehen (→Literaturhinweise »Die neue LOGI-Diät«). Sowohl beim glykämischen Index (GI oder GLYX) als auch bei der glykämischen Last (GL), bekannt aus Montignac-Methode und Glyx-Diät, geht es um die Wirkung von Kohlenhydraten (Zucker) auf die Blutzuckerwerte (*Glykämie*), die sich auf die Insulinproduktion in der Bauchspeicheldrüse auswirken (Schlank-im-Schlaf-Diät), die wiederum bei erhöhten Werten für einen steilen Abfall unseres Blutzuckerspiegels sorgt (Heißhungerattacke und Unterzuckerung). Eine so vermehrt verursachte Fetteinlagerung führt erneut zu einem Anstieg des Blutzuckerspiegels und dann des Insulinspiegels. Ein ewiger Kreislauf (Stoffwechsel-Diät).

Ähnlich wie bei der Glyx-Diät, aber weniger streng als bei Montignac (»schlecht« = bereits bei GI-Wert ab 50), werden Kohlenhydrate in ihrer Wirkung auf Blutzucker- und Insulinspiegel eingestuft – von »hoch« (GI über 70) zu »mittel« (GI 50–70) bis »niedrig« (unter 50). Die *LOGI-Pyramide* setzt sich demnach so zusammen:

1. Die Basis (2/3) – Mengenmäßig uneingeschränkt isst man (in 3 Portionen) Gemüse, Pilze, Salate und (2 Handvoll) zuckerarmes Obst wie Äpfel, Birnen, Beeren – aber keine Bananen, Weintrauben, Feigen oder Ananas (Fruchtzucker) – mit geringer Wirkung auf den Blutzuckerspiegel (GLYX), hoher Sättigung durch großes Volumen (Volumetrics-Diät) und vielen Ballaststoffen, Vitaminen und Mineralstoffen. Dazu gibt es gutes Fett wie Butter, Leinöl, Olivenöl (Omega 3/6/9 und Mittelmeer-Diät).

2. Eiweiß für Sättigung (1/3) – Eiweißhaltige Lebensmittel haben ebenfalls eine geringe Blutzuckerwirkung und halten lange satt (Proteine). Dazu gehören Fleisch, Fisch, Eier, Milchprodukte oder Hülsenfrüchte und Nüsse – zu 1/3 bei jeder Mahlzeit.

3. Nur in Maßen hohe glykämische Last (GL) – Besonders bei niedrigem Kalorienverbrauch, also bei wenig Sport und Bewegung, wählt und isst man Getreide, Vollkorn und stärkehaltige Lebensmittel, wie Nudeln, Reis, Kartoffeln oder Mais, wegen ihrer hohen Kohlenhydratdichte (GL) nur maßvoll (Low-Carb-Diät, Energiedichte, Handvoll und Mäßigung).

4. So wenig wie möglich – Obwohl nicht als Verbot verstanden, sollten Weißmehlprodukte (Kaffeeklatsch und Weizenwampe), Süßigkeiten, Knabbereien und gezuckerte Getränke (Trinken und Flüssignahrung) wegen ihrer hohen glykämischen Last (GL) äußerst sparsam konsumiert werden (Disziplin und Verzicht).

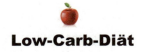

Low-Carb-Diät

> Zurzeit sind ca. 22 Low-Carb-Diäten auf dem Markt.
> Kohlenhydrate (engl. *Carbohydrates*)
> werden gemieden (*No-Carb*), reduziert (*Low-Carb*),
> verlangsamt (*Slow-Carb*), zumindest weise gewählt (*Flexi-Carb*),
> oder gar erhöht (*High-Carb-Diät*).
> Eine Rolle spielt besonders ihre Wirkung auf unseren
> Insulinspiegel sowie Blutzuckerspiegel (Glyx-Diät).

Bei allen Low-Carb-Diäten geht es um den Umgang mit Kohlenhydraten, also mit Zucker und Stärke. Ihre Wirkung auf den Blutzuckerspiegel (Diabetes) und auf die Insulinausschüttung (Insulinspiegel) soll durch Reduktion positiv beeinflusst und so eine gesunde Gewichtsreduktion ermöglicht werden (Stoffwechsel und Abnehmen).

»*Kohlenhydrate sind die primären Energielieferanten für den Körper. Bei Kohlenhydratmangel dient Fett als Reserveenergie, Eiweiß wird in Notlagen als Energie genutzt. [...] Es handelt sich also um einen vorübergehenden 'Ersatzmechanismus' für Notzeiten.*« (→Literaturhinweise »Klartext Ernährung«, S. 418/210).

Spart man an Kohlenhydraten, geht es dem Fett an den Kragen (Hüftgold und Rettungsringe). Wir finden sie in Form von *Stärke* in hohem Maße in Zucker, Getreide, Brot, Kartoffeln und Nudeln, aber auch als *Milchzucker* in Milchprodukten (Laktose) und als *Fruchtzucker* in Obst und Gemüse (Energiedichte und Kalorien). Als Ersatz für Kohlenhydrate dient bei einer Low-Carb-Diät vermehrt proteinhaltige Nahrung als Energielieferant, meist Fleisch, Fisch, Eier und Milchprodukte, aber auch pflanzliche Quellen wie Hülsenfrüchte und Soja bzw. Tofu (Vegetarier und Veganer). Bei Low-Carb einzuhalten gilt ein Verhältnis von 60 % Fett und 30 % Eiweiß (Proteine und Sättigung) zu 10 % Kohlenhydraten – anstatt sonst empfohlener 40–50 % (Mischkost).

Bei einer derart erhöhten Eiweißzufuhr, inbesondere bei tierischen Proteinen, kommt es schnell mal zu einer Gewebe-Übersäuerung (Fleischesser und Basenfasten). Darunter leiden nicht nur unsere Nieren, die das überschüssige Eiweiß ausscheiden müssen, sondern auch die Beweglichkeit unserer Muskeln. Ebenso wird eine krankhafte Veränderung der Gefäßinnenwände befürchtet, die sog. *Eiweißspeicherkrankheit*.

»*Somit ist keine dieser Diäten empfehlenswert, da unsere Biologie einfach nicht für diese hohen Anteile an tierischer Nahrung ausgelegt ist.*« (→Literaturhinweise »Klartext Ernährung«, S. 211).

Gefunden habe ich 22 Low-Carb-Diäten (→Online-Tipps »Nutrilicious«), davon sind viele in diesem Buch beschrieben: *Anabole Diät* (Muskelaufbau und Fettverbrennung), *Atkins-Diät*, *Bulletproof-Diät*, *Dukan-Diät*, *Glyx-Diät*, *Hollywood-Diät*, *Keto-Diät* (Ketose), Low-Carb-High-Fat als *LCHF-Methode*, Low-Carb-High-Quality als *LCHQ-Methode* (Gemüse und Proteine), *LOGI-Diät*, *Lutz-Diät* (Fleischesser und Milchprodukte), *Montignac-Methode*, *New-York-Diät*, *Paläo-Diät* (Steinzeitmensch), *Sears-Diät* bzw. *Zone-Diät* (Insulinspiegel und Hormone), *Sirtfood-Diät* (Immun-Diät und Hormon-Diät), *Slow-Carb-Diät* (Vollkorn), *South-Beach-Diät* (Bikini-Diät), *Stillman-Diät* (Handvoll und Eiweiß-Diät), *Strunz-Diät* (Sport und Fatburner), *Whole 30* (Clean Eating) und *Zero-Carb-Diät* (Eskimo-Diät und Carnivore-Diät).

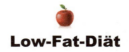

Low-Fat-Diät

> Fett hat 9 kcal/g,
> Kohlenhydrate und Proteine nur 4 kcal/g
> (Kalorien und Energiedichte).
> Deshalb soll man hier am fetten Ende sparen
> (Diät-Produkte).
> Der Fettanteil der Nahrungszufuhr wird reduziert auf 10–30 %,
> das entspricht 30–60 g Fett/Öl pro Tag.
> Geeignet für diejenigen,
> die ungern auf Kohlenhydrate verzichten.

Nimmt man beispielsweise 2300 kcal pro Tag zu sich, sollten davon max. 30 %, also 77 g, aus Fett bestehen (deshalb auch *Low-Fat 30* genannt). So empfohlen von der Deutschen Gesellschaft für Ernährung (DGE). Das entspricht ca. 690 kcal durch reine Fettzufuhr, oder, je nach Löffelgröße, 11 TL (7,5 EL) Öl oder 9,5 TL (5 EL) Butter. Der Rest der Diät setzt sich zusammen aus Kohlenhydraten und Proteinen von Gemüse, Obst, Getreide und Milchprodukten.

Nur, dass man das Fett meist nicht Löffel-weise zu sich nimmt, sondern es in allen möglichen Lebensmitteln versteckt findet. Besonders süßer Naschkram hat es in sich, mit über 30 g Fett auf 100 g. Salzige Chips, Erdnussflips und Co. fallen mit 35 g noch stärker ins Gewicht (Waage). Zucker und Salz, jeweils gemischt mit Fett, sind nun mal die Geschmacksverstärker per se (Dream-Team). Selten, dass auf einen dieser drei Gegenspieler verzichtet wird (Lebensmittelindustrie, Zucker, Salz und Fette).

Weshalb wir bei fast jeder Diät aufgefordert werden, auf sämtliche Süßigkeiten und Knabbereien zu verzichten (Cheat-Day). Dickmacher wie Zucker und Fett, aber auch ein Zuviel an Salz, sollen vermieden werden. Entsprechend wird bei der Low-Fat-Diät kein Nahrungsmittel genossen mit mehr als 30 % Fettanteil (Nährwerttabelle). Damit entfallen schon mal leckerer Käse mit 60 % oder fette Wurstwaren mit bis zu 50 % Fettanteil. Wodurch die hier vorgeschriebene Kalorienmenge von max. 1500 kcal pro Tag in realistischer Weise eingehalten werden kann (Mäßigung und Verzicht).

Zu den Low-Fat-Diäten gehören folgende Ernährungsformen:
Montignac-Methode (30 %), IIFYM-Diät (20 %), Pritikin-Diät (10 %), Mischkost (5 %), PSMF-Diät, Pfundskur (60 g), Japan-Diät (30 g), Kushi-Diät, High-Carb-Diät, Brot-Diät, Kartoffel-Diät, Ananas-Diät, Sauerkraut-Diät und Kohlsuppen-Diät.

Solch fettarme (und kalorienreduzierte) Diäten versprechen einen langfristigen Gewichtsverlust, verbesserte Blutfettwerte und die Senkung des Cholesterinspiegels (Gesundheit). Trotzdem wird vor einer allzu fettarmen Ernährung gewarnt. Werden die mehrfach ungesättigten, lebensnotwendigen Fettsäuren aus Pflanzen- und Fischölen weggelassen (Omega 3/6/9), kann der Wert an gutem HDL-Cholesterin sinken und zu Arteriosklerose (Verkalkung der Blutgefäße) führen. Deshalb bleibt es bei der Empfehlung guter Fette aus Oliven, Nüssen etc. (Olivenöl). Unser Körper benötigt diese gesunden pflanzlichen Öle, um gut geschmiert zu funktionieren. Gut zu wissen für all diejenigen, die *weder* gern auf Kohlenhydrate *noch* auf Fett verzichten (Genuss).

M

Magen	261
Magenverkleinerung	262
Magersucht	263
Makrobiotik	264
Mangelerscheinungen	265
Markert-Diät	266
Mäßigung	267
Maßband	268
Meal Prep	269
Meditation	270
Medizin	271
Mensch	272
Metabolic-Diät	273
Milchprodukte	274
Militär-Diät	275
Mineralstoffe	276
Mischkost	277
Mitesser	278
Mittagessen	279
Mittelmeer-Diät	280
Mode	281
Model-Diät	282
Modelmaße	283
Molke-Diät	284
Mond-Diät	285
Mono-Diät	286
Montignac-Methode	287
Motivation	288
Muskelaufbau	289
Muttermilch	290

Magen

> Der Magen dient als Zwischenlager für unsere Nahrung.
> Die muskulöse Magenwand durchmischt alles, um den Speisebrei
> zum Darm abzutransportieren, und zwar *portionsweise*,
> sonst müssten wir ständig essen. Leicht verdauliches
> Obst und Gemüse verbleibt 1–2 Stunden,
> Fleisch und Fetthaltiges 5–8 Stunden im Magen.
> Durch den Magensaft findet eine Vorverdauung statt. Das Enzym
> Pepsin spaltet Eiweiße in verdauliche Stücke. Kohlenhydrate und
> Fette passieren den Magen dagegen nahezu ungehindert.

Der Magen und unser gesamter Verdauungstrakt (Darm) mag es, wenn er etwas zu tun bekommt (Hunger). Doch möchte er zwar beschäftigt (Sättigung), aber trotzdem nicht andauernd in Beschlag genommen werden (Nimmersatt). Sonst wird er *sauer*, rebelliert und knurrt, der Gute.

Entsprechend kann zu viel Säure im Magen einem das Leben schnell mal vermiesen (Basenfasten). *Es stößt einem sauer auf*, wie es so passend heißt. Stress, Völlerei, aber auch unverdauliche Dinge wie allzu gewürzhaltige Nahrung, Alkohol, Nikotin und Koffein, fördern die Produktion des Verdauungssafts übermäßig, was einem auf den Magen schlägt oder übel aufstoßen lässt. Hier einfach nur Magensäureblocker zu schlucken, wäre keine langfristige Lösung. Genauso wenig, wie es der »Magenbitter« oder der berühmte Schnaps danach ist (Betäubung).

Was einem auf den Magen schlägt, will schon vorher besser »verdaut« werden (Verdauung). Es ruft danach, bereits bei Zufuhr allzu schwerer Kost, diese in verdauliche Stücke zu zerteilen (Fleischesser und Hausmannskost). Das betrifft emotionale Gegebenheiten gleichermaßen wie mehr oder weniger genießbare Lebensmittel. Wir sollten sie wiederholt und nachhaltig *durchkauen* (Essverhalten und Langsamkeit).

So gilt es im Alltag, die Dinge nicht einfach nur hinunterzuschlucken (Achtsamkeit und Aufessen), den Mund auch mal aufzumachen und zu sagen, was einem nicht schmeckt, die »heiße Kartoffel« auszuspucken, sich manches Mal ungehindert »auszukotzen«, wenn es denn hilft (Bulimie). Zumindest darf man sich selbst und anderen gegenüber klar zum Ausdruck bringen, was dem eigenen Gemüt oder Magen bis zu welcher Grenze zumutbar erscheint (Kur und Nervennahrung). Portionsgrößen – auch von Kummer und Sorgen – möchten wohldosiert sein, damit wir sie körperlich und geistig leichter verkraften können (Handvoll, Mäßigung und Magenverkleinerung).

Unser Magen arbeitet eng mit der Speiseröhre zusammen. Sie ist seine Verbündete, die eine große Verbindung zur Außenwelt darstellt (Nahrung). Bestenfalls lässt sie nur schmackhafte Dinge passieren, die dem Magen bekömmlich sind. Der Bissen, der uns also im Halse stecken bleibt, landet selten noch im Magen. Den spucken wir lieber sofort wieder aus, dank Reizhustenhilfe anstatt späterem Reizdarmsyndrom (Stressbewältigung). Bei genügend Rücksichtnahme wird es uns der Magen danken. Er versorgt uns im Gegenzug mit bester Intuition (Intuitives Essen), mit gutem Bauchgefühl, bestenfalls sogar mit den berühmten »Schmetterlingen im Bauch« (Liebe).

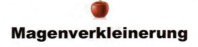
Magenverkleinerung

>»Da waren die Augen mal wieder größer als der Magen!«
>(Nimmersatt und Aufessen).
>Wer zu viel isst, überdehnt seinen Magen und nimmt zu
>(Adipositas, Übergewicht und Fettleibigkeit).
>Wer damit nicht aufhören kann,
>sucht nach dauerhafter Mäßigung durch
>Schlauchmagen, Magenbypass oder Magenklemme (*Magenband*).
>Diese unter »Schönheitsoperation« fallenden Eingriffe
>sollen zum gewünschten Gewichtsverlust führen.

Anstatt Mäßigung und Diät stehen Magenverkleinerung und Essstop auf dem Plan. Der Gürtel wird von innen enger geschnallt (Maßband). Zugelassen für derartige chirurgische Eingriffe (Dauer 1 h) sind »morbid« adipöse Menschen mit BMI über 40 (Body-Mass-Index), die erfolglos versucht haben abzunehmen (Adipositas).

Zur Auswahl steht der *Schlauchmagen* (→Online-Tipps »Gesundheitsinformation.de«). Während einer Magenspiegelung wird mithilfe von winzigen Ankern und speziellen Fäden die Magenwand gefaltet und dann vernäht. Der Magen ist bis zu 90 % auf ein Fassungsvermögen von 100 bis 200 ml verengt (Volumetrics-Diät). Es passt weniger Nahrung hinein (Sättigung), die Aufnahmekapazität ist eingeschränkt (*restriktives* Verfahren). Ab da isst man Esslöffel-weise (3–4 EL) max. 150 g (Handvoll).

Ebenfalls »einengend« wirkt die *Magenklemme*, die für eine Verengung am Mageneingang sorgt. Dieses *Magenband* besteht aus Silikon und wird 2–3 cm unterhalb der Verbindung von Speiseröhre und Magen angebracht. Eine am Band befestigte kleine Röhre führt zu einer Kammer (»Port«), die unter die Bauchwand platziert wird. Einen Monat nach der Operation wird in diese Kammer Flüssigkeit gepumpt, sodass der Mageneingang künstlich verengt wird, und einem der Hunger vergeht, sofern er nicht emotionaler Natur sein sollte, was er ja meistens ist (Heißhungerattacke, Fressanfall, Nervennahrung und Ersatzbefriedigung). Alternativ können die Verdauungspassagen (Darm) gekürzt werden, wodurch die aufgenommene Nahrung weniger gut verwertet werden kann (*malabsorptives* Verfahren). Man mutiert zum »schlechten Futterverwerter«, was bei schwerem Übergewicht als »*gut*« verstanden wird.

Am häufigsten erfolgt der *Magenbypass* als Misch-Anwendung von restriktiver sowie malabsorptiver Operation. Der Magen wird verkleinert *und* der Verdauungsweg verkürzt (Darm). Zuerst trennt man den vorderen Teil des Magens zu 15–20 ml ab. Dieser kleine Restmagen (engl. »*pouch*«) dient als Bremse für die Nahrungszufuhr. Danach wird der Dünndarm durchtrennt, um das eine Ende der Dünndarmschlinge an den vorab verkleinerten Vormagen, das andere Ende unter *Umgehung* (engl. Bypass) des restlichen Magens und Dünndarms an den mittleren Dünndarm anzuschließen. Dadurch kann weniger Fett als Futter verwertet, jedoch ebenso wenig sämtliche Nährstoffe aufgenommen werden (Vitamine und Mineralstoffe). Falls man das Ganze in seiner körperlichen Auswirkung miterleben möchte, empfehle ich die Künstlerin Sam Geballe (*1988) als lebendes Anschauungsobjekt (→Online-Tipps »Sam Geballe«).

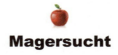

Magersucht

Anorexie oder *Appetitlosigkeit* (Appetitzügler).
Krankhafte Sucht nach Gewichtsverlust
(Schlankheitswahn).
Der stumme Hungerstreik.
Wahrnehmungsstörung
bezüglich des eigenen Erscheinungsbilds.
Man sieht Fett, wo keins ist –
im Spiegel sowie auf dem Teller.
Der moderne Suppenkasper.

Mein erstes Buch in Sachen Diät, das mir vor 100 Jahren in die Finger fiel, handelte von Magersucht und Bulimie. Sein Titel »*Mund auf, Augen zu*« stand für die unzähligen Aufforderungen erziehungsberechtigter Erwachsener, die dem jeweils zugeteilten Kind oder Jugendlichen ihr Essen, aber auch ihre Vorstellungen über das Leben anzudrehen versuchten (Aufessen und Konzepte). Der Titel machte ebenfalls klar, dass wir durch Essen kompensieren, was wir nicht sehen wollen oder dürfen (Ersatzbefriedigung und Psycho-Diät). Wir halten äußere Umstände sowie innere Zustände geflissentlich aus, unter dem gängigen Motto: *Augen zu und durch!*

Derweil futtern wir uns durch unsere Schwierigkeiten hindurch, nur leider ohne an ein irgendwie auszumachendes Ziel zu gelangen. Solange wir nicht sehen, wo es hingehen soll, wo unser Glück verborgen liegt, welche Schwierigkeiten wir hinter uns lassen wollen, bleibt der Weg gepflastert mit Hindernissen (Erwartungshaltung, Leistungsdruck, Sucht, Diäten-Wahn, Abhängigkeit und Stressbewältigung).

Magersucht ist ähnlich wie Bulimie, nur ohne Übergeben (Hollywood-Diät). Beides beruht auf einer krankhaften Essstörung, die beim genussvollen Essen *stört*. Man will auf keinen Fall an Gewicht zunehmen, besser noch ganz viel abnehmen, auch wenn es nichts abzunehmen gibt (Waage). Trotzdem ruft das Erscheinungsbild im Spiegel ständig: *Du bist zu dick!* (Bewertung und Wahrnehmungsstörung). Dahinter verstecken sich psychische Probleme, deren Wurzeln häufig in der Herkunftsfamilie liegen.

»*In Familien Magersüchtiger wird nie etwas direkt, spontan und emotional gesagt. Alle Äußerungen beinhalten indirekt eine Ablehnung des Angesprochenen. […] Jede Klärung eines Konflikts wird vermieden.*« (→Literaturhinweise »Mund auf, Augen zu«, S. 147).

In einer Art Selbstflucht und Isolation wollen wir uns entziehen, verschwinden, unsichtbar machen, nichts, auch kein Essen, annehmen, anderen den Zugriff verweigern, möglichst alleinige Kontrolle über uns und unser Leben erlangen (Körper). Der bekannte Bestseller von Hape Kerkeling »*Ich bin dann mal weg*« bekommt da eine ganz neue Bedeutung (Tod und Sterbefasten). Doch wahre Entspannung und tiefe Zufriedenheit erreichen wir erst, wenn wir den Mund (beim Essen) schließen, dabei aber Herz und Sinne *öffnen*, um uns zu spüren und zu verstehen, wie die Dinge wirklich sind (Selbstliebe und Achtsamkeit). Damit wir jederzeit unseren Mund öffnen können, um laut und deutlich Bedürfnisse, Wünsche und Vorlieben zum Ausdruck zu bringen.

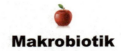

Makrobiotik

> Ganzheitliche Lebensauffassung,
> »Das große Leben« (*makro bios*)
> zwischen Yin und Yang (Qi),
> die in der Medizin sowie in der Philosophie
> des Fernen Ostens wurzelt (Spiritualität).
> 50–80 % naturbelassenes Getreide,
> 20–30 % Gemüse der Saison und Region (Bio),
> sowie ab und zu Obst, Salat, Fisch und Nüsse.

»'Nahrung sei deine Medizin und Medizin deine Nahrung.' Dieser Satz des griechischen Arztes Hippokrates ist der Leitspruch der Makrobiotik.« (→Literaturhinweise »DuMonts große Enzyklopädie Naturheilkunde«, S. 153).

Makro kommt aus dem Griechischen und steht für groß, *Bio* für das Leben. Ziel ist es, ein großes, gesundes und langes Leben zu führen (Kushi-Diät und Japan-Diät). Und zwar durch die richtige Ernährung (Vollwertkost und Medizin). Dazu gehört vorzugsweise vollwertiges Getreide (Vollkorn), viel Gemüse, Hülsenfrüchte, Nüsse und etwas Obst. Gestrichen sind Fleisch, Milchprodukte, meist sogar alle tierischen Produkte (Vegetarier, Veganer und Frutarier). Einer ihrer bedeutendsten Vertreter war der japanische Philosoph Georges Ohsawa (1893–1966).

In den 1980er Jahren hörte ich erstmalig von dieser Lebensphilosophie, verstand aber weder Yin noch Yang, sondern nur Bahnhof (Fünf Elemente und Qi). Trotzdem liebte ich es, ins erste Bhagwan-freundliche Lokal im Hamburger Karo-Viertel zu pilgern, um dort den äußerst leckeren Salat mit makrobiotischer Wirkung zu verspeisen (Rohkost-Diät, Vegetarier, Spiritualität und Restaurant).

Im Sinne der Makrobiotik werden alle Lebensmittel in das Gegensatzpaar von Yin und Yang, oder neutral, eingestuft. So versucht man, eine ausbalancierte Auswahl zu treffen. Durch die jeweilige Zubereitung kann die Tendenz zu Yang oder Yin noch austariert werden (Kochen). Hier spielt das Abkühlen der Speisen, das Würzen mit süßen, scharfen oder salzigen Substanzen (Kräuterhexe) sowie das Trocknen, Lagern und Reifen eine besondere Rolle. Vollkornprodukte sind dabei das A und O, weil sie das perfekte Verhältnis von Yin und Yang bereits in sich tragen (Dream-Team). Insbesondere brauner Reis (Rundkornreis) weist optimale Werte von Yin und Yang auf (Getreide). Anhänger der Makrobiotik, gern auch »Körnerfresser« genannt, schwören auf Vollkornreis mit Sesamsalz unter dem Motto: *Keep it simple!*

Fleisch und tierische Produkte sind tabu. Es gibt Soja statt Fleisch, Algen statt Milch (Milchprodukte und Eier-Diät), und auch Fertiggerichte, Tiefkühlkost und Dosenfutter sind als Junk-Food zu meiden. Das Gleiche gilt für Obst und Gemüse, sofern es mit Mineraldünger oder Insektenschutzmittel behandelt wurde (Bio).

»*Menschen, die sich wirklich ausgeglichen ernähren und die Prinzipien von Yin und Yang anwenden, wirken ruhiger, ausgeglichener und haben eine feinere Schwingung. Die Beziehung zwischen Yin und Yang verändert sich laufend. [...] Nichts ist nur Yin oder Yang, es muss alles im Ganzen betrachtet und in den Extremen vermieden werden.*« (→Literaturhinweise »Makrobiotik: In Fülle leben«, S. 32).

Mangelerscheinungen

> Weder in körperlicher
> noch in emotionaler Hinsicht
> ist ein Mangel erwünscht.
> »*Es wird dir an nichts mangeln*«,
> heißt es schon in der Bibel.
> Mangel entsteht bei ungesunder Ernährung,
> aber auch bei ausbleibender Fürsorge.

Vornehmlich neugeborene Menschen sollen davon abhängig sein, dass man sich um sie kümmert. Dazu gehört nicht nur die Fütterung (Muttermilch), sondern auch die zärtliche Zuwendung (Liebe). Versuche der Wissenschaft haben ergeben, dass Babys elendig eingehen, wenn man sie zwar ernährt, aber nicht berührt und streichelt. Mangelerscheinungen treten also nicht nur auf körperlicher, sondern auf emotionaler und geistiger Ebene auf. Je nachdem, welche Bedürfnisbefriedigung im Leben fehlt, erleben wir entsprechende Entzugserscheinungen (Nährstoffmangel).

Fehlen dem Körper Nährstoffe wie Vitamine, Mineralstoffe, Spurenelemente oder Ballaststoffe (Mono-Diät und Junk-Food), sind übliche Mangelerscheinungen brüchige oder wellige Nägel, glanzloses Haar, Haarverlust, trockene bis schuppige oder fettige Haut (Mitesser), eingerissene Mundwinkel, Sehstörungen (*Vitamin A*), häufige Erkältungen (Krankheit), geschwächtes Immunsystem (Immun-Diät), Entzündungen, Wundheilstörung, Anämie bzw. Blutarmut, Kreislauf und Schwindel, Durchfall und andere Probleme mit der Verdauung (Darmflora und Verstopfung), ständige Müdigkeit und Abgeschlagenheit (Schlaf), Antriebslosigkeit (Motivation), Kurzatmigkeit, Konzentrationsschwäche (Achtsamkeit), Vergesslichkeit, Stress und Reizbarkeit (Stressbewältigung), Depression, Kopfschmerzen, Gewichtsverlust oder keiner trotz Diät, Muskel- und Knochenschwäche (Milchprodukte), Waden- und Muskelkrämpfe, Energielosigkeit (Fitness), usw.

Die Liste scheint schier endlos. Dafür fällt die Lösungen umso knapper aus (Nahrungsergänzungsmittel). Der kurzgehaltene Ansatz lautet: Ernähre dich *gehaltvoll* (Vollwertkost), *maßvoll* (Mäßigung und Handvoll) und *abwechslungsreich* (Abwechslung). Dabei verzichte auf sämtliche Energieräuber wie Alkohol, Rauchen, Drogen, Zucker, leere Kalorien und Liebeskummer (Zuckerfreiheit und Weizenwampe).

In der Liebe scheint die Antwort auf alle Fragen auch nicht komplizierter zu sein: *Liebe dich selbst* (Selbstliebe und Freiheit) *und kümmere dich fürsorglich um dein Wohlergehen* (Kochen und Lieblingsessen). Schon ist für dich gesorgt, physisch sowie psychisch. Die Erfüllung liegt im selbst herbeigeführten Überschuss (Selbstversorger). Kein Warten auf niemanden (Abhängigkeit), kein falsches Hoffen oder Fürchten mehr (Meditation). Weder stören zeitweilig erlebter *Mangel* noch halluzinierte *Erscheinungen* (Wahrnehmungsstörung). Das Leben will einfach nur gefeiert und genossen werden. Und zwar von jedem Menschen höchstpersönlich (Dream-Team und Feierabend).

Welcher Zutaten und Nährstoffe es dafür bedarf, wird jeder selbst herausfinden dürfen. Um am Ende festzustellen, dass jeglicher Mangel, sei er nun körperlicher oder geistiger Natur, auch nur eine Erscheinung ist, die vorübergeht (Wunder-Diät und Tod).

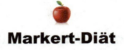
Markert-Diät

> Modifiziertes Fasten (Trinken) mit
> Gemüsebrühe und Soja-/Milchdrink (Protein-Shake).
> 1996 versprach der Mediziner Dieter Markert
> bei nur 500 kcal pro Tag
> eine Gewichtsabnahme von bis zu 5 kg pro Woche,
> alles ganz ohne Jo-Jo-Effekt.
> Heute empfiehlt er bei 1000 kcal pro Tag
> zusätzlich Gemüse und Obst zu essen
> (Mischkost und Low-Carb-Diät).

Irgendwo las ich den schlauen Hinweis, die Markert-Diät sei trotz Gemüsebrühe und Protein-Shake keine Diät im Sinne von § 14a Diätverordnung (Broteinheit). Es fehle an Kohlenhydraten, lebenswichtigen Vitaminen, Mineralstoffen, Spurenelementen und Fettsäuren. Nun gut, das tut es ja häufiger mal (Junk-Food).

Zusätzlich wurde von Ernährungsfachleuten der Zuckergehalt kritisiert, weil das empfohlene Protein-Getränk mit Honig versetzt ist (Zuckerfreiheit und Molke-Diät).

Doch der gute Herr Dr. Markert (*1945) bewarb weiterhin fleißig sein Eiweiß-Pulver der Marke »Almased« und setzte auf die Schilddrüsenhormone *Trijodthyronin* (T3) und *Thyroxin* (T4). Durch deren erhöhte Produktion aufgrund der Zugabe des Eiweiß-Präparats (Proteine) sollte der Stoffwechsel sowie die Fettverbrennung angekurbelt werden (Hormon-Diät und Fatburner). Die betonte Eiweiß-Zufuhr kombinierte Markert noch mit reichlich Bewegung (Kalorienverbrauch). Durch dreimal pro Woche Sport gepaart mit 60 g Eiweiß pro Tag sollte verhindert werden, Muskelmasse zu verlieren (Muskelaufbau, Wasserverlust und Waage).

Bevor man die Markert-Diät startet, werden mit Glaubersalz Magen und Darm völlig entleert (Heilfasten). Danach geht es los mit einer vermehrten Flüssigkeitszufuhr bis zu 3,5 Liter, verteilt auf besagte Protein-Shakes dreimal pro Tag und unbegrenzt viel Gemüsebrühe, selbstgemacht aus 400 g Gemüse (Vitamine und Antioxidantien).

Nach 14 Tagen darf mit fester Nahrung begonnen werden (Fastenbrechen), in der Hoffnung, der Jo-Jo-Effekt möge ausbleiben, wie Anwender behaupten. Was jedoch von Fachleuten bezweifelt wird. Der Körper würde sich, wie sonst bei Crash-Diäten mit drastisch reduzierter Kalorienzufuhr üblich, alles Eingesparte sofort zurückholen (Karma-Diät). Auch konnte bisher nicht nachgewiesen werden, ob durch diese Diät das Schilddrüsenhormon T3 verstärkt produziert wird (Wissenschaft). Der Stoffwechsel soll aufgrund verminderter Kalorienmenge eher noch gedrosselt werden (Fasten).

Nach all der Kritik ist Herr Dr. Markert umgeschwenkt auf eine Mischkost nebst Dinner Cancelling. Bei 1000 kcal pro Tag gibt es nun morgens und mittags Obst und Gemüse zu essen (Fit-for-Life-Diät) sowie pflanzliche Fette (Omega 3/6/9). Dabei soll die Ernährung mit 40 % aus komplexen Kohlenhydraten (Vollkorn) und 20 % aus Eiweiß (Proteine) bestehen. Auch Sport spielt kaum noch eine Rolle. Nur das Abendessen wird weiterhin mit einem Protein-Shake bestritten, da ist er sich treu geblieben (Abendbrot und Intervallfasten).

Mäßigung

> Maßhalten ist eine Kunst, die gelernt werden will (Handvoll).
> Nicht jeder scheint der Mäßigung zugetan.
> Was ist schon *das Maß aller Dinge*?
> Von exzessiver Maßlosigkeit (Völlerei)
> bis hin zu darbender Enthaltsamkeit (Askese).
> Es scheint recht individuell zu sein (Unterschiede).
> Im Überfluss zu leben, sollte auch geistigen Reichtum bedeuten.
> Möge also die scheinbare Abhängigkeit
> von Materie überwunden werden (Freiheit).

»Menschen reagieren zunächst relativ empfindlich auf den Begriff, weil sie eine Einschränkung ihrer Freiheit befürchten.« (→Literaturhinweise »Mäßigung: Was wir von einer alten Tugend lernen können«, S. 10).

Trotzdem geht der Trend auffällig wieder in Richtung Balance halten und das rechte Maß anwenden (→Literaturhinweise »Die Kunst, das rechte Maß zu finden«). Weil ein Zuviel nachweislich niemanden froh macht (Kummerspeck). Man denke hier an den bewussten Umgang mit Ressourcen, an den globalen Umweltschutz, das Bemühen um Nachhaltigkeit und eine gerechtere Verteilung von Lebensmitteln.

Nur *freiwillig* muss es sein, sonst klappt es nicht (Intuition und Freiheit). Wer will schon ewigem Zwang und Druck ausgesetzt sein (Verbot und Verzicht). Und, welch frohe Botschaft, eine solche freiwillige Mäßigung zum eigenen und fremden Wohl kann gelernt werden (Selbstliebe und Achtsamkeit). Nicht immer zuzugreifen. Nicht alles aufzuessen. Sich selber nicht mundtot zu machen. Sich nicht vollzustopfen, womit auch immer. Sich grundlegend nicht um den Verstand zu bringen. Weder mit Alkohol oder Drogen noch mit Essen oder Trinken (Rauchen und Betäubung).

Religion sowie Philosophie haben schon immer die Zusammenhänge zwischen Maßhalten und einem harmonischen Leben aufgezeigt (Spiritualität und Askese). Eine grundlegende Beschränkung und Genügsamkeit, die einem guttun wird, nicht nur in Sachen Völlerei und Schlemmerei (Fasten und Heilfasten), sondern in allen möglichen Lebensbereichen, wo Leistungsdruck und Erwartungshaltung herrschen (Traumfigur und Idealgewicht). Minimalismus verspricht Zufriedenheit und Dankbarkeit, besonders für die kleinen Dinge im Leben (Wunder-Diät). Was jedoch erforderlich scheint, um sich vom Vorteil der Mäßigung zu überzeugen, ist mit sich selbst in *Vollkontakt* zu treten, die eigenen Bedürfnisse wirklich mitzubekommen und diese selbstständig befrieden zu lernen. Es ist die persönliche Ermächtigung für ein erfülltes Leben. Die persönliche Erlaubnis, wirklich glücklich zu sein, auch mit wenig. Nicht nur in Bezug auf die eigene Person, sondern auch in Beziehung zu anderen Menschen (Liebe und Familie).

»Deshalb habe ich aufgehört, für Kompromisse, Verhandlungen und Mäßigung zu plädieren und helfe Menschen stattdessen, bei sich selbst zu bleiben. Ich bin mir sicher, dass Menschen über mehr als genug Macht und Kontrolle verfügen, sofern sie sich Macht zugestehen und lernen, sich selbst *zu kontrollieren*.« (→Literaturhinweise »Intimität und Verlangen«, S. 86).

Maßband

> Alternative zur Waage.
> Vertrauen ist gut (Körpergefühl),
> *nachmessen* ist besser.
> Wem das Bauchgefühl fehlt,
> greift zur Elle
> (Konfektionsgröße).
> So lassen sich notfalls auch
> Traumpartner (Traumfigur)
> bestimmen (Modelmaße).

Auf Lebensmittelverpackungen wird die Abbildung eines Maßbands als stilsicheres Zeichen für eine schlanke Taille verwendet (Diät-Produkte). Je enger um das jeweilige Produkt geschnürt, umso schneller soll es mit der Verdünnung klappen (Verdauung). Einem Gefangenen gleich, der seine Tage im Gefängnis zählt, schneidet man täglich einen Zentimeter ab, um seiner Freiheit einen Schritt näherzukommen. Ob das bei einer Diät genauso klappt, hängt von den Umständen bzw. Umfängen ab. Nicht jedem liegt die Mäßigung, die das Maßband fordert (Verzicht und Verbot).

Man sollte hier gewappnet sein (Meal Prep). Nicht, dass man sich nachher noch vor lauter Frust am Maßband aufbaumelt, aber aufgrund der Länge mit den Füßen nicht mehr am Boden ankommt. Wäre doch schade für die Messergebnisse, die im Falle des Verscheidens schon mal gen Null tendieren (Tod).

»Ein bisschen mehr zu vertrauen, statt alles zu kontrollieren, das ist auch eine wunderbare Lebensphilosophie. Das fängt beim täglichen Wiegen an. Entweder glauben Sie an Ihren prüfenden Blick. Vertrauen auf Ihr Gefühl: Na, da tut sich doch was. Oder Sie vertrauen sich Ihrer Lieblingsjeans an. Und wenn Ihnen das nicht reicht, na ja, dann muss halt das Maßband ran: Bauchumfang, Oberarme, Oberschenkel, Hüfte und Taille immer an der dicksten Stelle messen – nein, nicht den Bauch einziehen!« (→Literaturhinweise »3 echte Kilo weg«, S. 27).

Bei den Längen und Maßen bezüglich unseres Körpers wird übrigens weiterhin gern geschummelt (Cheat-Day). Spricht er von 20 Zentimetern, denkt sie 15 (Gemüse und Aphrodisiakum). Hofft er auf Doppel D, stopft sie ein bisschen Watte oder Silikon hinterher (Oberweite und Handvoll). Man streckt sich, zieht den Bauch ein, reckt das Kinn nach vorne, reißt die Augen auf, schiebt die Schultern nach hinten, und den Po ordentlich raus (Erscheinungsbild). Da kommt das Maßband kaum noch hinterher.

Sowieso frage ich mich, warum man sich beim normal üblichen Maßband auf nur 1,5 Meter und, als höchstes der Gefühle, auf 2 Meter verständigt hat. Nun gut. Dem Schneider reichen anscheinend 150 cm, dem Profi-Handwerker 200 cm (Konfektionsgröße und Modelmaße). Ob das mit einer Vorliebe für mehr oder weniger füllige Partnerinnen zu tun hat, gilt als nicht überliefert (Oversize). Jedenfalls sollte man ein Auge in den Werkzeugkasten des Auserwählten wagen, wie hoch jeweils die Messlatte hängt (Traumfigur). Um am Ende festzustellen, dass das Maß aller Dinge das Glück in der Liebe ist. Und die soll ja bekanntermaßen unermesslich sein (Waage).

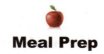

Meal Prep

> Es gibt Menschen,
> die sind stets gewappnet.
> Im Urlaub haben sie ihren deutschen Kaffee dabei.
> Und wenn sie zum Essen geladen sind,
> bringen sie selbstgeschnippelten Kartoffelsalat mit.
> Die Lunchbox im Büro vermeidet
> ungesunde Ersatzbefriedigungen,
> die Nüsse in der Handtasche
> unkontrollierte Heißhungerattacken.

Das CARE-Paket für unterwegs. Hauptsache, man steht nicht unvorbereitet in der Landschaft herum. Sollte einen der Hunger rücklings überfallen, ist man stets gewappnet. Die Wegzehrung für den kleinen Hunger zwischendurch. Überall hat man Nüsschen versteckt, im Handschuhfach, in der Handtasche, in der Rollschrankschublade (Zwischenmahlzeit und Hamsterbacken). Für die Gefahr einer Heißhungerattacke ist man mit Trockenobst eingedeckt (Unterzuckerung und Trostpflaster). Für den großen Appetit am Vormittag greift man zur geschmierten Stulle aus der *Lunchbox* (Pausenbrot und Biorhythmus), bei den Japanern »Bento« genannt (Japan-Diät). Wenn es hart auf hart kommt, man seinen Geldbeutel vergessen hat und niemand der Kollegen einen zum Essen einladen will, nagt man zumindest an Kohlrabi- und Karottenschnitzen herum, anstatt darbend anderen Leuten beim Essen zuzuschauen (Restaurant und Geselligkeit).

Derart ausgerüstet, sollen vorzugsweise kulinarische Fehlkäufe vermieden werden, die einen landläufig in Bäckereien, Metzgereien, Feinkostläden und Schlemmerparadiesen ereilen (Einkaufen und Imbiss). Lockt uns der knurrende Magen in die Fänge drohender Verstrickungen von Kohlenhydratsünden und Zuckerbomben, greifen wir geschickt zum Gegenmittel von »Meal Prep«. Unser Essen (*Meal*) wartet bereits vorbereitet (präpariert bzw. *prepared*) in unserer mobilen Tupperdose. Anstatt »Turnbeutelvergesser« sind wir Selbstversorger, gewappnet mit gesunden Leckereien.

»[...] Mealprep bedeutet, dass du vorbereitet bist, was deine Ernährung angeht. Du hast dein eigenes Essen dabei, wenn du unterwegs bist – ob nun gekocht oder nicht, ist erst mal völlig egal. Auch ein geschmiertes Brot in der Box, auch ein Apfel in der Tasche ist Mealprep!« (→Literaturhinweise »No Time To Eat«, S. 156).

Seit jeher gibt es Menschen, die stets bepackt mit Mengen von Nahrung und Getränken unterwegs sind. Überall tragen sie ihre Lutschbonbons (Süßigkeiten) und die obligatorische Trinkflasche mit sich herum (Saugen und Model-Diät). Nie geht es ohne Zwischenmahlzeit, immer müssen Snacks griffbereit sein. Sind sie zu Kaffeeklatsch oder Abendbrot geladen, bringen sie vorsorglich gleich ihr Lieblingsessen mit, und davon nicht zu knapp (Futterneid und Völlerei), obwohl das Mitbringen von Speisen nicht immer willkommen ist. Besonders, wenn man der Hausfrau später die Entsorgung der elenden Reste überlässt. Oder andere Gäste genötigt werden, die übriggebliebenen Speisen, zusammengekratzt und in Plastikbehälter geschüttet, mit nach Hause zu nehmen, wo sie als Resteessen für Überfütterung sorgen – oder gleich im Müll landen.

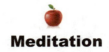

Meditation

> Meditation sorgt für Geistesruhe.
> Ein ruhiger Geist spiegelt die Dinge, wie sie sind.
> Weniger geschüttelt von Hoffnungen oder Befürchtungen,
> steigt die Fähigkeit zu mehr Genuss
> (Entspannung).
> Ohne ständig nach allem zu greifen,
> werden wir vom Leben beschenkt.

»*Loslösung ist die Grundlage der Meditation. Ohne Verlangen nach Nahrung und Besitz fallen für den Übenden die Fesseln des Lebens weg.*« So heißt es in einer Anleitung zur meditativen Praxis, die im Buddhismus gelehrt wird.

Es stimmt tatsächlich: Eine vorrangige Beschäftigung mit Essen (Völlerei) oder Nicht-Essen (Diäten-Wahn) kann uns derart in Beschlag nehmen, dass wir darüber glatt die tägliche Übung der Geistesruhe vergessen (Orthorexie). Bei den meisten Menschen kommt in ihrer *mentalen* »Nahrungskette« wohl stets zuerst das Essen, dann das Geld, dicht gefolgt von Sex, vielleicht noch ein bisschen Liebe, ab und zu Fitness und Sport, gern auch gepaart mit Wellness. Danach kommt erst mal lange nichts. Um dann gelegentlich ein vages Interesse nebst Auseinandersetzung mit Achtsamkeit, Meditation, Spiritualität, aber auch Yoga, Tai-Chi, Qi-Gong (Qi) oder anderen erfüllenden Dingen wie Kreativität, Kunst und Handwerk aufkeimen zu lassen (Lebensqualität).

»*Meditation ist das Gegenteil von Dumpfheit und Weiße-Wand-Effekt (Verwirrung und Desinteresse). Es ist vielmehr das Üben und ein sich daran gewöhnen (die direkte Übersetzung von 'Meditation'), die Intensität und Brillanz des Erlebens im Hier und Jetzt an sich heranzulassen und auszuhalten (Wirklichkeit). Man nennt dies auch die* Frische des Moments. *Alles ist ständig neu, weil verändert (Vergänglichkeit und Veränderung).*« (→Literaturhinweise »Würfel Liebe A bis Z«, S. 428).

So mancher befürchtet, es ginge hier um die existentiell bedrohliche Frage von Entweder-oder: *entweder* Meditation = Askese und Verzicht, *oder* Essen = Ekstase und Mehrgewicht. Wer würde sich da nicht notgedrungen für Letzteres entscheiden (Hungertod). Stattdessen ist es, wie stets im Leben, ein frohlockendes Sowohl-als-auch (Freiheit). Auf der einen Seite eine ausreichende und vielfältige Nahrungszufuhr für den Körper, damit wir uns gesättigt und mit Überschuss unserem Geist und Innenleben zuwenden können (Selbstliebe und Entspannung). Auf der anderen Seite die Übung von Meditation und Geistesruhe als Grundlage für eine meditative und unverkrampfte Nahrungsaufnahme, damit Leben, Liebe und Lebensmittel als nährende Zuwendung wirklich bei uns ankommen (Sättigung und Selbstliebe).

Das verspricht auf jeden Fall mehr Genuss, als wenn wir »voll verkrampft im Wenn und Aber« die Dinge hastig in uns hineinstopfen (Essstörung). Unter dem Motto: »*Halte still, damit das Glück dich anspringen kann!*«, verweilen wir im jeweiligen Moment. Das bedeutet nicht, dass wir den Löffel nicht mehr zum Mund führen dürfen, oder gar abgeben müssen (Tod). Sondern, dass wir das Leben mit allen Sinnen genießen dürfen. Wir atmen einfach locker weiter. Sind dankbar für jeden Bissen und für jeden Atemzug. Damit uns auffällt, wie sehr beschenkt wir ständig sind (Glückskekse).

Medizin

> Was wir als Nahrung zu uns nehmen,
> fördert mehr oder weniger die Gesundheit
> von Körper und Psyche.
> Öfter mal führt es auch zum Gegenteil (Krankheit).
> Durch die richtige Auswahl an Lebensmitteln
> kann unser Wohlbefinden gestärkt werden.
> Besonders von allgemeinen Zivilisationskrankheiten
> dürfen wir uns über unsere Ernährung befreien (Bio).

Salatgurken sind gut für die Scheidenflora (*Milchsäurebakterien*). Das Gleiche hörte ich über Joghurt. Er verändere den pH-Wert, nachdem er in den Körper eingeführt für 10–20 Minuten seine Wirkung entfalten konnte (Basenfasten). Später las ich, dass es sich *ausdrücklich* um ein Gerücht handelt und beides, Gurke sowie Joghurt, eher störend auf den Bakterienhaushalt wirken soll. Schade. Wo doch schon auf jedem normalen Zeigefinger, oder anderen Gerätschaften, ein vielfältiger Bakterienzoo anzutreffen ist. Übrigens, berühmt-berüchtigt ist auch die Ananas (gegessen), die für gesunden Geschmack im Genitalbereich bei Mann und Frau sorgen soll (Sex und Ananas-Diät).

Anstatt sich Obst, Gemüse oder Milchprodukte einzuführen, sollten wir diese lieber essen (Vitamine und Mineralstoffe). Denn probiotische Nahrung mit lebenden Bakterienkulturen (*Probiotika*), meist Laktobazillen und Bifidos (Darm und Abnehmen), unterstützen unseren gesunden Bakterien- und pH-Haushalt. Gemeint sind besagter Joghurt oder Kefir und Buttermilch, fermentierte Speisen, Sauerkraut und eingelegtes Gemüse, aber auch präbiotische Lebensmittel, mit löslichen Ballaststoffen aus unverdaubaren Bestandteilen *(Präbiotika)*, wie Knoblauch, Zwiebeln, Lauch, Spargel, Äpfel und Bananen, Hülsenfrüchte, Haferflocken, Getreide (Vollkorn) oder Kartoffeln, Reis und Nudeln – jeweils gekocht und *abgekühlt* (resistente Stärke). Gleichermaßen zeigen sie positive Resultate für unsere Darmflora.

»*Diese helfen den Keimen, sich zu vermehren und unerwünschte Eindringlinge und Hüftgoldbakterien abzuwehren. Man könnte Präbiotika deshalb auch als 'Darmbakterien-Dünger' bezeichnen.*« (→Literaturhinweise »Schlank mit Darm«, S. 45).

Viele Lebensmittel haben einen heilsamen Effekt, entweder indem man sie isst – oder aber weglässt (Verzicht, Weizenwampe, Zuckerfreiheit und Heilfasten). Besonders Quark mit Leinöl und Leinsamen hat vielen Menschen helfen können (Krebs-Diät und Omega 3/6/9). Auch spannende Mixturen von der Kräuterhexe wirken Wunder (Superfood). Gleichermaßen Wasser, wenn man es denn ausreichend trinkt. Wobei ein Zuviel wiederum tödlich sein kann. So wie das Trinken von Alkohol, der in Maßen als Medizin, im Übermaß jedoch als gleichermaßen hinderlich für die Gesundheit als auch für jede gute Beziehung angesehen wird (Liebe, Sucht und Drogen).

»*Klienten, die wir davon überzeugen konnten, dreimal am Tag viel Eiweiß und frisches Gemüse zu essen sowie Koffein, Süßes und modifizierte Stärke wie Weißbrot und Nudeln zu vermeiden, fühlten sich seelisch (und auch körperlich) erheblich besser.*« (→Literaturhinweise »Was die Seele essen will«, S. 17).

Mensch

> Der Mensch ist ein Wesen,
> das zur Selbstreflexion fähig ist.
> Das zeichnet ihn aus,
> macht es ihm aber nicht unbedingt leichter.
> Es hängt davon ab, ob er sich beginnt als
> das Wunder zu erleben, das er ist.
> Ein Wunder des Geschehens,
> ein Wunder des Gewahrseins.

Warum wir Menschen hierzulande ständig mit Essen, Abnehmen, Zunehmen oder Diät-Halten beschäftigt sind, haben sich die anderen Wesen in diesem Universum (und darüber hinaus) sicherlich schon öfter mal gefragt: »Warum tut ihr das? Habt ihr nichts Besseres zu tun?«, schallt es durch den Raum der Unendlichkeit.

»Wir versuchen die ganze Zeit, uns irgendwie dingfest zu machen und daran festzuhalten. Wir klammern uns an eine (falsche) Identität: Ich bin mein Körper, ich bin meine Gedanken, ich bin meine Gefühle, ich bin mein Haus, ich bin mein Beruf, ich bin dieses Leben von 0 bis 80. Wir nennen uns ICH und gehen dabei von etwas Konstantem, etwas Beständigem, etwas von der Außenwelt »Abgegrenztem« aus. Bevorzugt dort, wo der Körper aufhört, endet auch unsere Ich-Vorstellung. Wir glauben, dass es uns »wirklich« (unverändert und unabhängig von allem) gibt. Wir sehen nicht, dass sich dieses »Ich« mit all seinen (vermeintlichen) Bedingungen ständig ändert. Und wir sehen nicht, dass wir viel mehr sind als nur der Körper, die Gedanken und die Gefühle. Und zwar unsere umfassende, grenzenlose und zeitlose Fähigkeit, wahrnehmen zu können – uns selbst, die Welt und all das darin Enthaltene.« (→Literaturhinweise »Würfel Liebe A bis Z«, S. 292).

Die Entdeckung – für uns und unseren Körper – liegt darin, unsere geistige Größe und umfassende Freiheit zu erkennen. Die freie Wahl in jedem Moment.

»Wenn du deinen Körper freundlich und aufmerksam behandelst, kann er dein bester Freund werden und dir auf Arten ein Geschenk sein, die du dir nie vorgestellt hast. [...] Menschen, die sich tatsächlich im Prozess der Wiedergenesung befinden, sind immer in der Frage; sie kümmern sich nicht darum, Antworten zu haben. Sie wissen, dass Antworten begrenzen und Fragen ermächtigen.« (→Literaturhinweise »Right Recovery for You«, S. 223).

Nutzen wir unsere Fähigkeit zur Reflexion, werden wir im Spiegel des Lebens unsere unbegrenzten Möglichkeiten entdecken, die niemals nur auf ein Entweder-oder beschränkt sind, sondern immer ein *Sowohl-als-auch* bereithalten (Meditation).

Nenne mir eine Bedingung deines Lebens, die du als schwierig erfährst, und ich zeige dir neue Blickwinkel, wie du es noch erleben könntest (Motivation). Nenne mir einen Umstand, der dich einengt, und ich zeige dir alternative Wege, die du ebenfalls gehen könntest (Freiheit). Du denkst, du müsstest dick oder dünn sein, ich sage dir, du darfst auch gesund oder krank sein. Du glaubst, diesen gewissen Kuchen essen zu *müssen* (Kaffeeklatsch und Abhängigkeit), ich rate dir, du könntest ihn auch deinen Partner verputzen lassen, während du ihn später vernaschst (Liebe und Sex). Übrigens: Wenn er ihn mit dir teilt, ist er der Richtige!

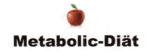

Metabolic-Diät

Stoffwechsel-Diät diverser Anbieter,
wie *Metabolic Balance, Metabolic Typing,
Max-Planck-Diät* oder *Blutgruppen-Diät*.
1. *Frühstück*: 200 g Naturjoghurt mit Apfel und Zimt.
2. *Mittag*: 125 g Geflügel mit 130 g Gemüse,
in Brühe gedünstet und gewürzt.
3. *Abendessen*: 135 g Fisch mit 140 g Gemüse,
ebenfalls ohne Fett gegart.
4. *Trinken*: Wasser und ungesüßte Getränke.

Metabolismus ist das aus dem Altgriechischen abgeleitete Wort für Stoffwechsel. Auf ihn haben es diverse Stoffwechsel- bzw. Metabolic-Diäten abgesehen, meist als individuell erarbeiteter Ansatz anhand von Blutwerten, Körpermaßen und Vorerkrankungen (DNA-Diät). Ob deren Wirkung zum Abnehmen garantiert ist, wurde bisher mal wieder nicht bewiesen (Wissenschaft und Ernährungsberatung).

Erst blättert oder googelt man sich durch diverse Fachliteratur oder Online-Beratungen, um sodann Blut zu lassen. Sobald die Blutwerte in Erfahrung gebracht wurden, folgt man einem persönlich zugeschnittenen Ernährungsplan. Wie so oft soll es sich auch hier nicht um eine Diät im herkömmlichen Sinne, sondern um ein grundlegendes Ernährungskonzept handeln. Dafür benötigen die Anbieter (selbstverständlich kostenpflichtig) neben den Blutwerten weitere private Daten des Abnehmwilligen – von Schuhgröße über Leibesfülle bis hin zu Vorlieben, Krankheiten und Unverträglichkeiten.

Am Ende wird zwar nicht gänzlich auf Kohlenhydrate verzichtet, doch das Hauptaugenmerk liegt auf Fetten und Proteinen als bevorzugte Energielieferanten (Low-Carb-Diät). Wie bei der Stoffwechsel-Diät gibt es auch hier *4 Phasen*:
1. Entlastungsphase 2. Strenge Umstellungsphase (mit oder ohne Öl) 3. Gelockerte Umstellungsphase 4. Erhaltungsphase. Begleitet wird das Ganze von *8 Regeln*:
1. Pro Tag sind genau drei Mahlzeiten erlaubt.
2. Zwischen den Mahlzeiten liegen mindestens fünf Stunden, weder gibt es Zwischenmahlzeiten noch Snacks oder Knabbereien.
3. Eine Mahlzeit soll nicht länger als 60 Minuten dauern (Langsamkeit).
4. Jede Mahlzeit soll mit 1–2 Bissen Eiweiß (Proteine) beginnen, um die Enzyme der unserer Verdauung anzukurbeln, die die Eiweiße spalten. Kommen erst danach die »schwierigen« Kohlenhydrate, wird genügend verspätet die Produktion von Insulin (Hormone) angeregt, womit auch Heißhungerattacken vermieden werden.
5. Bei jeder Mahlzeit ist nur eine Eiweißart erlaubt, wobei es bei jeder der drei Mahlzeiten pro Tag eine andere sein sollte (tierisches oder pflanzliches Eiweiß).
6. Nach 21 Uhr wird nichts mehr gegessen (Schlank-im-Schlaf-Diät).
7. Pro Tag werden 35 ml Wasser pro kg Körpergewicht getrunken (Trinken). Tee und Kaffee gibt es nur zum bzw. direkt nach dem Essen.
8. Pro Tag ist ein Apfel Pflicht (Obst).

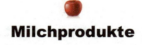

Milchprodukte

> Käse, Butter, Milch, Quark, Joghurt und Kefir
> hören sich nach *natürlichen* Köstlichkeiten an.
> Doch bei Milch und Milchprodukten
> erhitzen sich die Gemüter.
> Nur Babys brauchen Muttermilch.
> Der Gesunde genießt in Maßen.
> Die anderen nuckeln am Daumen (Saugen).
> Oder leben sowieso schon vegan (Veganer).

Wer es schwer hat Milch und Milchprodukte zu verdauen, leidet entweder am *Milcheiweiß* (Proteine und Allergie) oder aber am *Milchzucker* (Laktose und Unverträglichkeit). Beides ist schwer verdaulich (Intoleranz und Verdauung). Wer wiederum schwer auf Milch, Käse und Co. verzichten kann, leidet unter der Gewohnheit des Käseliebhabers oder gar an Futterneid, oder auch beides (Gruppenzwang und Abhängigkeit). Häufig ist zwar bei Butter, Sahne und Milch von »gutem Fett« die Rede (Fette). Doch für wen das gut sein soll, bleibt die Frage (Lebensmittelindustrie).

So manch ein Experte vertritt die Ansicht, der Verzehr von Milchprodukten ist aufgrund des *tierischen* Eiweißes der Anfang allen Übels (Aminosäuren und Proteine). Milch von Kühen gehört den Kühen (Frutarier), Muttermilch unseren Babys (Babynahrung und Oberweite). Selten, dass man Erwachsene noch am Fläschchen nuckeln sieht (Alkohol und Saugen). Mit Durst hat das alles wenig zu tun (Flüssignahrung), wenn die westliche Zivilisation Mengen an Milch verdrückt (2020 rund 33,17 Mio. Tonnen allein in Deutschland). Wasser eignet sich nämlich sehr viel besser zum Durstlöschen (Trinken). Nicht nur trinkt man den armen Kälbern die Milch weg, sondern nimmt den Kühen ihre Kinder fort, damit das arme Vieh immer wieder zwangsbefruchtet Massen an Milch produziert. Dabei *brauchen* wir überhaupt keine Milch (Mineralstoffe und Nährstoffmangel). Das viel zitierte Kalzium, das vermeintlich für unsere Knochendichte sorgt, bekommen wir reichlich durch andere Nahrungsmittel wie »[...] *rohe Samen und Nüsse, durch Seetang, Blattgrün und getrocknete Früchte wie Feigen, Datteln und Pflaumen.*« (→Literaturhinweise »Fit for Life«, S. 164).

Es sind also keine Mangelerscheinungen zu befürchten, wenn wir auf Milch und Milchprodukte verzichten (Verzicht). Ganz im Gegenteil. Wir werden uns bald schon weniger verschleimt und benommen fühlen (Gesundheit und Darmflora). Zumindest sollte man Milch nicht mit anderen Lebensmitteln genießen. Milch verträgt sich nachweislich mit rein gar nichts (Trennkost-Diät und Fit-for-Life-Diät).

»*Die mit Genuss von Milchprodukten verbundene Schleimbildung stellt die ernstzunehmendste Schwierigkeit dar. [...] Wenn der Organismus mit Schleim überladen ist, wird die Gewichtsreduzierung um das Zwei- bis Dreifache erschwert.*« (→Literaturhinweise »Fit for Life«, S. 160).

Eine Mäßigung des Konsums ist jedenfalls empfehlenswert (Molke-Diät). Ersatz findet man in allerlei Arten von veganem Käse bis Frischkäse, in Getreidemilch und vielen anderen Getreide- und Sojaprodukten (Veganer). Zumal die Kuh es einem danken wird, wenn wir nicht ständig an ihrem mütterlichen Rockzipfel hängen (Grazing-Diät).

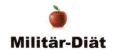

Militär-Diät

> Drill und Disziplin.
> Der morgendliche Appell beginnt mit Kniebeugen.
> Danach wird die Stube auf Hochglanz poliert.
> Um den Rest des Tages durch den Diäten-Dschungel zu robben.
> Die Marschroute lautet:
> 3 Tage *Stillgestanden!* – mit je 1000 Kalorien.
> 4 Tage *Rührt euch!* – normal essen.
> Auch »3-Tage-Diät« genannt.
> Im Rhythmus marschiert, ähnelt es dem Intervallfasten.

Das erinnert mich an eine besondere Lauftechnik, die ich mal gelernt habe. Sie soll äußerst effektiv für Langstrecken sein. Man macht Strecke, ohne körperlich völlig verausgabt zu werden: 7 Schritte laufen, 3 Schritte gehen, 7 Schritte laufen, 3 Schritte gehen, 7 Schritte laufen, 3 Schritte gehen usw. (Abwechslung). Nicht zu verwechseln mit der *7-Schritte-Strategie*, die einem auf dem Weg zu 10 000 Schritten pro Tag zu weiteren 5000 Schritten verhelfen soll (Sport und Bewegung).

Von Stillstand kann bei so viel Sport kaum die Rede sein. Lediglich bezogen auf Essen halten wir 3 Tage lang die Füße still, wenn wir für die Militär-Diät einem Krieger gleich an uns halten, um auch mal Hunger und längere Durststrecken zu überstehen (Warrior-Diät). Unsere Marschverpflegung für 3 Tage *Stillgestanden!* beträgt je 1000 kcal und sieht in etwa so aus, dass wir zum Frühstück zwischen Grapefruit, Banane oder Apfel wechseln, dazu 1 Scheibe trockenen Toast oder 5 Salzcracker knabbern, belegt mit 1 Scheibe Käse oder 2 EL Erdnussbutter, mittags dann 100 g Hüttenkäse oder 1 Ei oder eine ½ Dose Thunfisch essen, um am Abend 100 g Fleisch mit 100 g grünen Bohnen und 50 g Möhren zu verspeisen. Zu einer der Hauptmahlzeiten gibt es sogar 1 ganze Kugel Vanilleeis (Nachtisch). Wohl als Aufmunterung, damit man weiß, dass es auch beim Militär menschlich zugehen kann. Danach heißt es 4 Tage *Rührt euch!*

Falls der Partner also plötzlich ganz andere Saiten aufzieht, morgens zum Appell pfeift, um etwaigen Staub auf den Schränken per Fingertest zu prüfen, strammsteht, sobald wir die Küche betreten, und beim Zubettgehen *Wegtreten!* brüllt, wissen wir, welche Diät geschlagen hat. Dann heißt es, die Parade abzunehmen, wenn die Kinder vor dem besetzten Badezimmer Schlange stehen, Blechnäpfe mit Erbseneintopf zu befüllen, persönlich markierte Holzlöffel an die Familie auszuteilen, Notfall-Rationen mit auf den Schul- und Arbeitsweg zu geben (Schokolade und Meal Prep) und das Schlafzimmer für gemeinsame Militärübungen großflächig abzusperren.

Geplante Manöver zwischen sonst liebenden Partnern werden realitätsnah durchgeführt, indem man um die letzte Scheibe Käse im Kühlschrank kämpft. Salutierend wird durch den Garten gestapft oder vom Balkon im ersten Stock der jubelnden Masse zugewunken (Winkearme). Zwei Tage lang pocht man auf vorzeitige Nachtruhe, um am dritten Tag zum Großen Zapfenstreich zu blasen (Fastenbrechen). Sollte der Partner, die weiße Fahne schwenkend, vor dem leeren Kühlschrank sitzen, darf man ein großzügiges Friedensangebot unterbreiten, und ihn von der Diät befreien.

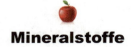

Mineralstoffe

> Mineralstoffe sind (Mikro-)Nährstoffe, die der Organismus benötigt, um gut funktionieren zu können.
> Sie treten je nach Art in kleineren oder in größeren Mengen auf.
> Sind sie in kleinen (mikro) Mengen vorhanden, nennt man sie *Spurenelemente* oder *Mikroelemente*.
> Treten sie in größeren Mengen auf, nennt man sie *Mengenelemente* oder auch *Makroelemente*.

Eine *Spur* von Zuneigung, und schon hinterlässt man Spuren im Leben anderer. Aber nur eine Spur zu viel, und schon ist die Suppe versalzen (Liebe und Kochen). Es ist ein ewiger Balanceakt zwischen der richtigen Menge, den passenden Zutaten, der angemessenen Auswahl und der wohldosierten Beimischung (Geschmacksnerven).

Weniger ist oft mehr, wie man so schön sagt (Feinschmecker und Handvoll).

So auch bei den Spurenelementen. Die nennt man so, weil gewisse Stoffe wie Mineralien nur in sehr geringen Mengen im Körper vorkommen, mehr wird von ihnen auch nicht benötigt. Genug ist genug. Also lediglich eine Spur, ein Hauch von, eine Prise ... wie die Brise im Wind. Dessen ungeachtet haben sie eine große Wirkung, die niemand missen möchte (Stoffwechsel). Ganz wie im echten Leben: Zumindest eine Spur von Gefühl, ein Hauch von Verstand, eine Prise Abenteuer – und schon schmeckt die Beziehung (Nährwerttabelle und Mangelerscheinungen).

Treten Mineralstoffe in großen (*makro*) Mengen auf (über 50 mg pro kg Körpergewicht), heißen sie schon wieder anders, nämlich Mengenelemente (anstatt Spurenelemente). Was bin ich froh, dass ich früher in der Schule schon Mengenlehre hatte. Sonst würde ich jetzt nur noch Bahnhof verstehen. Zu diesen *Mengenelementen* bzw. Makroelementen gehören essenzielle Mineralstoffe (»Mineralien«) wie Chlorid (*Chlor*), Kalium, Kalzium (*Calzium*), Magnesium, Natrium, Phosphor und Schwefel.

Zu den in geringeren Mengen, mit weniger als 50 mg/kg vertretenen *Spurenelementen* bzw. Mikroelementen gehören ebenfalls essenzielle Mineralstoffe wie Chrom, Eisen (als Ausnahme mit 60 mg/kg), Fluor (*Fluorid*), Jod (*Iod*), Kobalt (*Cobalt*), Kupfer, Mangan, Molybdän, Selen und Zink, sowie die – wahrscheinlich – nicht essenziellen *Spurenelemente* Arsen, Bor, Nickel, Silizium (*Silicium*), Vanadium und Zinn, aber auch die *Ultra-Spurenelemente* Aluminium, Blei, Brom, Lithium, Quecksilber, Rubidium und andere. Man muss deshalb nicht gleich von einem Attentat seitens der kochenden Ehefrau ausgehen, falls sich Arsen im Essen befindet oder man unter einer Bleivergiftung leidet (Krankheit). Grundsätzlich nehmen wir alle Mineralstoffe durch unsere Nahrung auf. Jedoch kann sich hier die bewusste Auswahl an Lebensmitteln lohnen, um den vollen Bedarf richtig abzudecken (Salz und Nahrungsergänzungsmittel).

Dies alles gilt es wiederum nicht zu verwechseln mit der vorgeschalteten größeren Unterteilung unserer Nahrung in 1. Makronährstoffe (IIFYM-Diät), den Hauptenergielieferanten Kohlenhydrate, Fette und Eiweiße (Proteine), und in 2. *Mikronährstoffe*, die da wären Vitamine, Aminosäuren, Omega-Fettsäuren (Omega 3/6/9) sowie besagte Mineralstoffe, eben die Mengenelemente und Spurenelemente.

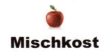

Mischkost

> Die Mischung macht's.
> Gemischt wird zwischen pflanzlicher sowie tierischer Kost.
> Also tendenziell nichts für Vegetarier und Veganer.
> Ein bisschen wie *Patchwork*,
> von allem und jedem ist etwas dabei.
> Ausgewogenheit und Abwechslung
> sollen einen Nährstoffmangel ausschließen.

Der Allesfresser mischt sowieso alles durcheinander. Für ihn gibt es kein Halten, weder durch Ausnahmen noch durch Verbote. Er darf einfach essen, was er will (Diät-Produkte). Dazu zählen Lebensmittel wie Fisch, Fleisch, Gemüse, Obst, Milchprodukte, Vollkorn, Öl und Fett, selbst Süßigkeiten und Knabbereien.

Gelegenheits-Mischköstler, auch »Halb-Vegetarier« genannt, sind überwiegend pflanzlich unterwegs, greifen ab und an mal zu Fisch oder Fleisch (Hausmannskost). Sie mischen also sehr viel dezenter tierische Kost unter ihre Nahrung, was sie grundlegend vom Fleischesser unterscheidet (Soziale Grillgruppe).

Für die Kleinen unter uns gibt es noch die *Optimierte Mischkost* (»optimiX«), den Kinderteller für alle jugendlichen Altersstufen, um eine gute Entwicklung auf körperlicher sowie geistiger Ebene zu garantieren. Das bedeutet 1. *regelmäßige Mahlzeiten* (Timing), 2. *Ausgewogenheit* durch das richtige Mengenverhältnis von reichlich Ballaststoffen aus Obst, Gemüse und Getreide, dafür weniger Fette und Zucker (Kohlenhydrate), und 3. *Abwechslung* mit viel Genuss und Kreativität (Lieblingsessen und Kochen). Die Empfehlung lautet (Ernährungspyramide):

78 % pflanzliche Kost (auch Kartoffeln, Nudeln, Reis, Brot usw.) und Wasser
17 % tierische Kost (Proteine aus Fleisch, Fisch, Eiern und Milchprodukten)
5 % fett- und zuckerreiche Lebensmittel

Im Übrigen wird die Zusammensetzung der Makronährstoffe beachtet (Gesundheit und Adipositas). Die Empfehlungen variieren, was das Mischverhältnis der Nährwerte angeht, woraus wir unsere Energie ziehen (Kalorien und Nährwerttabelle). Die Durchschnitts-Mischkost könnte wie folgt aussehen (→Online-Tipps »Food Aktuell«):

40 % Kohlenhydrate
40 % Fette (bei reichlich Bewegung und Sport)
20 % Eiweiß (Proteine)

Oder nach der Montignac-Methode, mit eher niedrigem Fettanteil (Waage):

40 % Kohlenhydrate
30 % Fette
30 % Eiweiß (Proteine)

Alles andere nennt man Low-Fat-Diät, Low-Carb-Diät oder High-Carb-Diät. Nur frage ich mich, wie ich das Mengenverhältnis im Auge behalten soll (IIFYM-Diät). Wenn doch Schokolade sowohl Zucker als auch Fett enthält, Zucker wiederum unter Kohlenhydrate fällt, und die Nüsse im Schokoriegel zwar Fett, aber auch Proteine enthalten. Das Ganze bleibt wohl im Schnitt eine intuitive *Mischkalkulation*, die da auf den Teller kommt. Fast wie im echten Leben. Ein stets heiterer Mix aus allem und jedem (Liebe und Sex).

Mitesser

> Unangenehme Begleiterscheinung auf der Haut,
> besonders bei Teenagern als *Akne* bekannt,
> später auch im Alter als schwarze Punkte sichtbar.
> Drückt sich aus als *Pickel*.
> Mitesser sind das Gegenteil
> von Selbstversorger.
> Das reicht vom Zögling, der nicht auszuziehen gedenkt,
> bis zum Partner, der auf sein Mittagessen pocht.
> Aber auch hin zu Leuten, die ständig mal »probieren« wollen.

Als Kind hat mir meine Mutter noch 50 Pfennig geboten, damit sie mir irgendetwas aus dem Gesicht drücken durfte (Liebe). Doch spätestens im Teenageralter war Schluss damit und das Ganze nur noch peinlich.

»Bei jungen Menschen äußert sich Feuchte Hitze häufig als Akne. Neben Tiefkühlpizza und ähnlichem, können Süßigkeiten, fette denaturierte Speisen wie Pommes frites und Wurst vom Schwein, sowie auch Käse Verursacher dieser unschönen Hauterscheinung sein.« (→Literaturhinweise »Ernährung nach den Fünf Elementen«, S. 170).

»Feuchte Hitze« versteht sich hier nicht als pubertäre Gemütsverfassung, sondern als Mangelzustand fehlender Lebensenergie (Qi und Fünf Elemente), ausgelöst durch Ernährungsfehler (Diät) und industrialisierte Nahrung (Lebensmittelindustrie), die da wären zu viele Milchprodukte (mit Ausnahme von Butter, aber aus dem Naturkostfachhandel, wo sie nicht erst tiefgekühlt und dann per Mikrowelle aufgetaut wird), Süßigkeiten, Junk-Food, Fertiggerichte, Dosenfutter, gezuckerte Getränke (Flüssignahrung und Zuckerfreiheit), keine oder zu selten frisch gekochte Mahlzeiten (Kalte Küche und Fast-Food), Tiefkühlkost oder in der Mikrowelle erhitzte Speisen, minderwertige Fette und Öle (Omega 3/6/9), sowie überhaupt Energie-lose Nahrung (Diät-Produkte und Weizenwampe).

Mitesser treten nicht nur auf der Haut, sondern auch im Beziehungsalltag auf. Entweder sind es zugeteilte Partner, die auf Punkt 12 Uhr ihr Mittagessen erwarten und mit gezückter Gabel am heimischen Esstisch hocken (Familie). Sie essen *mit*, selten aber setzen sie sich noch anderen etwas *vor*. Sie kochen nicht und überraschen auch niemanden mit kulinarischen Eigenkreationen (Rezepte). Oder es sind all die freundlichen Gesellen, die von jedem Teller, Hauptsache, es ist nicht ihr eigener, gerne mal »probieren« wollen (Futterneid). Zumindest mit den Augen essen sie überall mit. Sei es beim fremden Nachbarn im Restaurant oder beim geliebten Gegenüber, dem sie die Tortenstücke oder das Bier in den Mund zählen (Kalorienzählen und Kontrolle).

Ob man Mitesser mag oder eher lieber wegdrücken möchte, bleibt Geschmackssache. Behandeln lassen sie sich durch Wunder-Mittel wie Teebaumöl, Aloe vera, Pfefferminzöl oder Zitronensaft (Kräuterhexe und Entzündung). Und, wie bei allen Unreinheiten im Leben, achte man stets auf genügend Hygiene, besonders geistiger und emotionaler Natur (Spiritualität, Achtsamkeit, Meditation, Langsamkeit und Genuss).

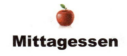

Mittagessen

*Punkt 12 Uhr.
Keine Minute später, sonst wird Vati ungehalten (Mitesser).
Damals in jeder ordentlichen Familie erwünscht,
stellte Mutti das Mittagessen pünktlich auf den Tisch.
Heute gehen alle gepflegt »lunchen«.
Oder sind bei den Schwiegereltern zum Essen eingeladen.
Und halten sich an die Regel:
drei Mahlzeiten pro Tag.*

Wem die Mittagsstunde geschlagen hat, der bekommt unverzüglich Hunger. Keine Minute früher, keine Minute später. Auf den Schlag genau 12 Uhr, für die weniger früh mit der Arbeit beginnende Bevölkerung spätestens 13 Uhr. Schon öffnet die Kantine im Büro, der Imbiss an der Ecke, Muttis Kochtopf auf dem Herd, die Lunchbox unterm Schreibtisch (Meal Prep).

In der Mitte des Tages muss stets gegessen werden, damit man gestärkt sein Nickerchen machen kann (Schlaf). Wer kennt es nicht, dass man danieder sinkt, sobald die schweren Klöße verspeist, die Haxe im Magen verschwunden und das süße Dessert nachgeschoben wurde. Schwer atmend hält man sich den Wohlstandsbauch, um sich erst einmal ein Schläfchen zu gönnen (Nachtisch und Blutzuckerspiegel).

Die Nahrungsaufnahme dient augenscheinlich weniger der Sättigung und Energiezufuhr, als dem Zustopfen leerer Löcher, die einem die Unzufriedenheit oder Langeweile in den Bauch zu brennen scheint (Zufriedenheit). Endlich darf man Pause vom Alltag machen, endlich ist die erste Hälfte der Pflichterfüllung herum, endlich darf man seinen Klönschnack mit den Kollegen halten (Geselligkeit) und die Zigarette danach genießen (Rauchen). Was man beim Frühstück versäumt und durch Zwischenmahlzeiten nicht wettmachen konnte, wird nun nachgeholt.

Nur die Wagemutigen lassen das Mittagessen auch mal ausfallen (Waage). Und gehen stattdessen an den Strand, laufen durch den Wald, schwingen sich durch den Dschungel der Großstadt, setzen sich ins Café (Kaffeeklatsch), machen ein Picknick auf dem Parkdeck, hüpfen über Stock und Stein (Stöcker-Diät), zerren den Hund um den Block, küssen den Auserwählten bis zur Schnappatmung, und nehmen dabei locker gleich mal ein bis zwei Kilo ab (Appetitzügler und Schlankmacher).

Im Übrigen wird empfohlen, das Mittagessen »normal« zu gestalten. Nicht zu wenig und nicht zu viel (Mäßigung und Handvoll). Bevorzugt werden Proteine aus Fleisch, Fisch, Eiern oder Milchprodukten, zusammen mit gutem Olivenöl, aber ohne allzu schwere Kohlenhydrate. Man isst also nur diejenigen mit einem niedrigen glykämischen Index (Montignac-Methode, Glyx-Diät, Low-Carb-Diät und Keto-Diät). Dazu gibt es ganz viel oder sogar ausschließlich Gemüse (Vegetarier).

Falls wir am Mittag gar nicht erst zum Essen kommen, weil uns die Arbeit aufhält, ein Telefonat zu führen ist, die Familie ruft, ein körperliches oder emotionales Workout wartet (Sex und Liebe), oder wir ein paar Pfunde unbedingt loszuwerden wünschen (Intervallfasten), empfehle ich die Breatharian-Diät. Einfach tief Luft holen, langsam, sehr langsam wieder ausatmen ... und schon ist »High Noon« vorbei.

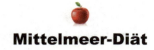
Mittelmeer-Diät

> Umzingelt von Europa, Asien und Afrika.
> Im Quiz lautet die Frage:
> Welche *europäischen* Länder liegen am Mittelmeer?
> Na, hätten Sie's gewusst? Genau:
> Spanien, Frankreich, Monaco, Italien, Malta, Slowenien, Kroatien,
> Bosnien/Herzegowina, Montenegro, Albanien und Griechenland.
> Das Mittelmeer ist salzig. Fast immer scheint die Sonne.
> Die Menschen dort sind gutgelaunt, speisen gern in kühlen
> Abendstunden, und alle anderen beneiden sie darum.

Vor jedem Urlaubsantritt lautet die wiederkehrende Frage: Berge oder Meer? Strandliege oder Sightseeing? Sport oder Spaß? Kultur oder Ballermann?

Die Antworten sind genauso vielfältig wie ärgerlich. Nicht jeder möchte ständig ans Mittelmeer fahren, nur weil der Partner auf Sonnenbaden steht (Bikini-Diät). Oder sich wiederholt ins Getümmel der Freunde gepflegter Vollpension schmeißen, nur weil die Partnerin zu verhungern droht (All-you-can-eat und Büfett). Trotz alledem steht das Mittelmeer seit der ersten Touristenwelle des letzten Jahrhunderts hoch im Kurs. Die meisten von uns, zumindest wir aus dem kühlen Norden, setzen wiederholt auf Sonne, Strand und Meer. Da wartet der *mediterrane* Hauptgewinn für Alltagsgestresste (Stressbewältigung). Himmelblaue Weite, Wellenrauschen, Blütenpracht, Lebenslust, Genussfreude, Leichtigkeit, Fremdsprachengewirr, Alkoholkonsum, Sonnenbrand, gegrillte Meerestiere und Dolce Vita (Lebensqualität).

Wenn man schon nicht am Mittelmeer lebt, will man zumindest so tun als ob. Deshalb wurde die Mittelmeer-Diät erfunden. Ähnlich wie bei der Hollywood-Diät. Ernährst du dich wie ein Star, bist du bald ein Star (Wahrnehmungsstörung). Speist man *Spaghetti aglio e olio*, »Mamma Mia!«, quillt die mütterliche Liebe Italiens aus jeder heimischen Küchenritze. Isst man das *Croissant* aus der Hand auf dem Weg ins Büro, kommt das fast so gut wie das nicht eingepackte *Baguette* unter dem Arm. Schon sitzt man im Pariser Café herum oder schlendert weltgewandt über die Champs-Élysées. Dazu noch eine Gauloises ohne Filter zwischen den Fingern, und das Leben scheint mühelos bis grenzenlos zu sein (Rauchen und Freiheit).

Bei der Bestimmung der Mittelmeer-Diät denkt der hiesige Diätist an typische Urlaubsländer wie Griechenland oder Italien, gern auch Mallorca und Ballermann, ohne dabei all den anderen *Mittelmeeranrainerstaaten* kulinarisch auf die Füße treten zu wollen, die ja auch am Mittelmeer liegen, ob sie nun zu Europa gehören oder nicht.

Jedenfalls handelt es sich bei der Mittelmeer-Diät um eine Mischkost, wie sie an der Küste des Mittelmeers üblich und möglich scheint, nämlich Obst, Gemüse und Salat, Milchprodukte, viel Fisch, wenig rotes Fleisch, Olivenöl, Oliven, Mandeln, Rotwein, Pasta, Weißbrot. Nur leider auf 1500 kcal pro Tag beschränkt. Wenig Dolce Vita, äußerst gemäßigtes »Wein, Weib und Gesang«, knapper als man es sich vorgestellt und erhofft hatte. Am Ende bleibt einem doch nichts anderes übrig, als Koffer und Partner zu packen und mit der Pro-forma-Frage »*Berge oder Meer?*« wieder ab ans Mittelmeer zu düsen.

Mode

> Alles kommt mal aus der Mode
> (Modelmaße).
> Die Mode von heute ist die Mode von gestern.
> Morgen ist auch noch ein Tag.
> Passt du heute nicht in deine Klamotten,
> dann vielleicht übermorgen
> (Konfektionsgröße).
> Modeerscheinungen werden begleitet
> von passendem Diäten-Wahn (Dream-Team).

Frauenzeitschriften versorgen uns regelmäßig mit den neuesten Trends, was Kleidung, Aussehen und sonstige Stilfragen angeht. Damit man auch ja nichts verpasst. Um auch in die zum Verkauf stehenden Klamotten hineinzupassen, werden Tipps zum Abnehmen gleich mitgeliefert (Brigitte-Diät und Konfektionsgröße).

Sieht die Mode kurze Röcke vor, gilt es nicht nur Pfunde zu verlieren, sondern die Beinmuskulatur ordentlich in Form zu bringen (Muskelaufbau und Krafttraining). Sind mal wieder Hüfthosen *in*, geht es dem Hüftgold und den Rettungsringen an den Kragen. Damit es politisch korrekt verläuft, dürfen Frauen mit Oversize trotzdem mitmachen. Denen verkauft man zusätzlich Hüfthalter und Korsetts (Scheinfasten-Diät). Oder man erklärt kurzerhand einen dicken Po und dicke Oberschenkel zum Nonplusultra (Schönheitsideal und Schönheitsoperation). Schon ist die Sanduhr- oder X-Figur das Maß aller Dinge (Traumfigur), woraufhin der Gürtel umso enger geschnallt wird (Diät-Produkte).

Die Vergänglichkeit aller Dinge schlägt nicht nur bei unserem Körper zu (Alter), sondern auch bei der Art des jeweils angesagten Kleidungsstils (Gesellschaft). Die einen mögen es kreativ, die anderen lieber konservativ, und das ständig im Wechsel (Abwechslung). Viele machen dabei den großen Reibach. Hauptsache, der Kunde und die Kundin sind gewillt, tief in die Tasche (zu greifen) und beim neuesten Mode-Look wieder zuzugreifen. Ob es der Kundschaft steht, ist eine andere Frage. Nicht jeder macht eine gute Figur im Wallegewand oder in den Leggins mit Leopardenmuster. Längsstreifen machen zwar schlank, Querstreifen dafür schwindelig, und Karo verrückt. Wer soll da noch den Überblick behalten.

Auch Lebensmittel kommen in Mode (Superfood), oder sind plötzlich völlig *out* (Hausmannskost). Heutzutage nicht den Unterschied zwischen Chiasamen und Flohsamenschalen zu kennen, macht einen verdächtig. Wer hier mithalten will, muss Kochsendungen schauen, Kochbücher lesen und Online-Rezeptur-Register studieren. Ob man daneben tatsächlich noch Zeit und Überschuss findet, top-modisch im letzten Schrei der diesjährigen Sommerkollektion aufzutreten, ist fraglich. Während man mit hechelnder Zunge dem gültigen Diäten-Wahn hinterherzujagen pflegt, nimmt man wahrscheinlich auch noch an den falschen Stellen ab, um daraufhin nicht mehr in die Hinterteil-betonte Passform der hippen Latin-Lover-Jeans zu passen. Es bleibt ein ewiger Spießrutenlauf – zwischen Hängebacken und Pausbackengesicht (Jo-Jo-Effekt).

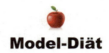

Model-Diät

Auf jeden Fall ständig und überall
mit einer großen Flasche Wasser herumlaufen.
Das sieht schon mal sportlich bis schlank aus (Trinken).
Auch gut sind Iso-Getränke oder Protein-Shakes.
Schade jedoch, dass hier nur Ei und Quark erlaubt sind.
Versprochen werden dafür 7 Kilo in 7 Tagen,
so wie in vielen anderen Crash-Diäten auch.
Nur, dass Model-Diät besser klingt
als Kohlsuppen-Diät.

Böse Zungen behaupten, Models sehen zwar schön aus, haben aber kein Gehirn im Kopf. Dafür tragen sie nämlich ihre Handtasche bei sich. Die Model-Diät sei also speziell auf Models zugeschnitten und deshalb äußerst simpel gestrickt. Es gibt lediglich zwei Dinge, die man sich merken muss, und zwar 7 Tage lang: Ei und Quark. Oder Quark und Ei (Dream-Team). Weder muss gezählt noch gerechnet werden (Kalorienzählen und Tagebuch). Das Leben kann so einfach sein (Fasten und Askese).

Eine Woche darbt man täglich an einem Ei zum Frühstück, 175 g Magerquark zum Mittag und 175 g Magerquark zum Abendbrot. Das sind pro Tag insgesamt knapp 500 kcal (Stoffwechsel-Diät). Dazu gibt es reichlich Wasser, grünen Tee (Sirtfood-Diät, Antioxidantien und Superfood) sowie Ingwer-Zitronenwasser (Appetitzügler und Fatburner). Der Rest ist tabu (Null-Diät und Verbot).

Dank der Zufuhr von Proteinen aus Ei und Quark muss der Organismus sogar Energie aufwenden für die Umwandlung der darin enthaltenen Nährstoffe wie Kalzium und Eiweiß (Verdauung und Thermogenese), um früher oder später Hilfe suchend auf seine Fettreserven zurückzugreifen (Rettungsringe). Was er wohl oder übel bei so wenigen Kalorien auf jeden Fall irgendwann tut (Kalorienverbrauch).

Falls man diese monotone Diät 7 Tage lang aushalten sollte (Mono-Diät), könnte es sein, dass man tatsächlich ein paar Kilos abgenommen hat (Gewichtsverlust und Wasserverlust). Anders kann ich mir die XXS-Maße der gängigen Fotomodels auch nicht erklären (Modelmaße und Konfektionsgröße). Es soll ja Leute geben, denen das gefällt (Unterschiede und Mode). Weshalb der eine oder andere gar nicht mehr aufhören mag mit diesem einseitigen Ernährungsplan (Magersucht und Hungerhaken). Wovon natürlich dringend abgeraten wird (Mangelerscheinungen und Jo-Jo-Effekt). Alternativ wird empfohlen, sich bei gesunder Mischkost Zeit zu nehmen, seine perfekte Passform zu finden (Körpergefühl und Spiegel). Aber auch all jenen, die sich spontan über Nacht mit dem Erscheinungsbild eines Models konfrontiert sehen, sei folgendes geraten:

»Selbst wenn wir aktuell mehr denn je glauben, dass alle unsere Probleme gelöst sein werden, wenn wir endlich abgenommen haben, kann die Wirklichkeit ganz anders ausschauen. In Wahrheit wird nämlich ein Haufen neuer Probleme aufpoppen. [...] was für den Drogen-Patienten gilt, gilt auch für unser Gehirn. Es braucht einfach Zeit, sich an unser neues Leben zu gewöhnen und die geben wir ihm.« (→Literaturhinweise »Slow Slim«, S. 214 f.).

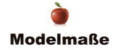

Modelmaße

> 90-60-90.
> Brust-Taille-Hüfte.
> Sanduhrform.
> Barbie-Puppe.
> Oberweite und lange Beine.
> Bei Models gern auch
> Hungerhaken und Zahnstocher.

Propagiert wird eine Traumfigur, und zwar dauerhaft, die nur wenige haben. Wo kämen wir da hin, wenn jeder mitmachen könnte auf den Laufstegen dieser Welt. Knappheit fördert das Geschäft (Bewertung und Lebensmittelindustrie). Mit irgendetwas müssen wir ja geködert werden, um unglücklich zu sein (Wahrnehmungsstörung und Mode). Da greift man zum Maßband, nur um festzustellen, dass es zu kurz ist. Und schon ist der Tag gelaufen (Verstopfung).

Was wäre, wenn keiner mehr mitmacht – und alle nur noch staunen, über die riesige Vielfalt und stete Abwechslung, über uns Menschen, in all unseren Körperformen. Ein Fest der Freude – *über alle Maßen*. Keine vorgeschriebene Einheitsgröße mehr, sondern ein heiteres Durcheinander. Also ganz so, wie es heute bereits ist und schon immer war. Von klein und kurvig bis groß und schlank ist alles dabei. Nur, dass trotzdem alle glücklich wären. Und nicht jeder von uns Model wird, oder zumindest so tun muss als ob (Model-Diät und Saugen).

Bisher wurden die Frauen gejagt mit 90-60-90, nun aber auch die Männer mit 100-80-100, und zwar auf stolze 1,85 Meter verteilt. Überall herrscht Leistungsdruck und gleichermaßen große Enttäuschung (Erwartungshaltung). Wer hat schon Schultern wie ein Schrank (Muskelaufbau) und bekommt trotzdem seinen Gürtel zu (Wohlstandsbauch). Schon warten Schönheitsoperationen, die gewaltig nachhelfen sollen. Damit man sich noch traut, in die Öffentlichkeit zu gehen und eine Frau anzusprechen (Liebeskummer). Um notfalls unverrichteter Dinge nach Hause zu schlurfen und vor der Flimmerkiste zu veranden (Fernsehteller und Frustessen). Derweil die Damen auf dem Heimtrainer schwitzen und ihrerseits vergeblich einer Traumfigur hinterherjagen (Idealgewicht und Body-Mass-Index).

Irgendwie scheinen Männer und Frauen sich derzeit angleichen zu wollen. So las ich in einer Studie, dass seit Erscheinen des Männer-Magazins »Playboy« im Jahr 1953 die Maße der Pin-up-Girls (Größe, Gewicht und Umfang von Brust, Taille und Hüfte) immer androgyner, also neutraler bis geschlechtsloser werden (Hungerhaken und Schlankheitswahn). Was noch fehlt, sind die verbreiterten Schultern. Doch hier, denke ich, kommen die Männer uns bereitwillig entgegen, wenn sie als »neues schwaches Geschlecht« vermehrt die Schultern hängen lassen. Am Ende einigen wir uns auf 75-75-75 und versuchen, so konform wie möglich durch die Lande zu watscheln (Normalgewicht). Jedenfalls hätte man es bei der Kleiderwahl nicht mehr ganz so schwer (Konfektionsgröße). Und auch beim Traumpartner muss man nicht mehr lange überlegen, wenn sowieso alle gleich aussehen. Das spart Zeit und Nerven (Futterneid und Nervennahrung), aber leider auch Freude und Begeisterung (Abwechslung).

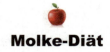

Molke-Diät

Käsewasser aus der Gewinnung von Quark oder Käse.
Wird die Milch sauer, trennen sich Eiweiß (Proteine)
und Restflüssigkeit voneinander.
Die so gewonnene Molke enthält Milchsäure,
die gut für Darmflora und Leberfunktion ist (Entgiftungskur).
Getrunkene Molke entwässert und entschlackt.
In Pflegeprodukten ist sie gut für die Haut (Mitesser).
Ein bis zwei Mahlzeiten pro Tag
werden je mit einem Molketrunk ersetzt (Heilfasten).

Milchprodukte enthalten viel Eiweiß (Proteine), die sättigend sind und hochwertige Vitamine und Mineralstoffe enthalten (Sättigung). Weswegen viele Leute auch auf Eiweiß-Drinks stehen (Flüssignahrung und Eiweiß-Diät). Bei der Molke ist das etwas anders. Sie entsteht bei der Trennung vom Eiweiß der Milch und ihrer Restflüssigkeit. Eiweiß und Fett gehen mit dem leckeren Käse oder Quark. Der Rest aber, die Molke, besteht nur aus Wasser, Milchsäure, Milchzucker und Mineralstoffen. Seit dem Schweizer Arzt Paracelsus (1493–1494), spätestens aber seit dem 18. Jhd., gilt sie zwar als Gesundheitselixier (Superfood), weil sie die Verdauung anregt und aufgrund des enthaltenen Kaliums zur Entwässerung beiträgt (Wasserverlust und Waage), doch genussvolle Nascherei von einem reichhaltigen Käseteller sieht anders aus (Nachtisch).

Mich erinnert das an Trennungs- und Scheidungskinder (Familie). Zum Schluss werden die lieben Kleinen immer gefragt, ob sie lieber bei Mutti oder bei Vati bleiben wollen (Muttermilch und Hausmannskost). Die einen erwartet ein fettes Leben aus Lust und Dollerei (Lebensqualität und Süßigkeiten), die anderen eine magere Existenz aus Leid und Darberei (Mäßigung und Suppenkasper). Das hängt stark von der jeweiligen Gemütsverfassung der Erziehungsberechtigten ab (Liebe und Geselligkeit), aber sicherlich auch weitestgehend von deren Ernährungsgewohnheiten und dem entsprechenden Lebensmittelauswahlverfahren (Essverhalten und Energiedichte).

Für die Molke-Diät kauft man entweder frischen Molketrunk in Naturkostläden, pasteurisierte Molke in Apotheken, Drogerien oder Supermärkten, oder gleich Molkepulver zum Einrühren (Flüssignahrung und Meal Prep). Damit ersetzt man eine Mahlzeit, manchmal auch zwei pro Tag, und spart so Kalorien ein (Intervallfasten und Dinner Cancelling). Eine solche Ersatz-Mahlzeit als Art der Formula-Diät (Protein-Shake) besteht beispielsweise aus 300 ml Trinkmolke, 100 ml Buttermilch, 200 g Himbeeren und wahlweise 1 TL Honig, alles gut durchpüriert (Smoothie).

Die Molke selbst bringt auf 100 g nur 27 Kilokalorien ins Glas, in etwa so viel wie alkoholfreier Schaumwein. Mithin im Verhältnis zur Vollmilch (3,8 % Fett) oder gar Muttermilch mit jeweils 70 kcal recht wenig. Das Ganze wird mit zusätzlich bis zu 900 kcal aufgepeppt (Gemüse und Obst), damit man nicht verhungert (1000-Kalorien-Diät). Unser Körper wird durch das Trinken der Molke entwässert. Sie hilft beim Gewichtsverlust und bringt sichtbare Erfolge auf der Waage (Wahrnehmungsstörung). Also zumindest schon mal etwas, wofür eine Trennung gut sein kann (Trennkost-Diät).

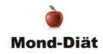

Mond-Diät

> Die monatlichen Mondphasen
> folgen einem bestimmten Rhythmus
> (Zyklus und Biorhythmus).
> Bei zunehmendem Mond nimmt man zu.
> Bei abnehmendem Mond nimmt man ab.
> Schlafwandlerisch folgt man dem Mann im Mond.

Auch das Ab- und Zunehmen unseres Gewichts folgt einem Zyklus. Viele sagen, es sei derselbe Rhythmus der Mondphasen, wie bei Ebbe und Flut (Biorhythmus), ganz im Bann des Mondes (Wunder-Diät). Von der Sichel des Neumonds (Hungerhaken) über den Halbmond (FdH) bis hin zum runden Vollmond (Wohlstandsbauch), und wieder zurück. Das Ganze sozusagen als *Dauerschleife* (Jo-Jo-Effekt und Diäten-Wahn).

»Wir alle gemeinsam haben uns irgendwann darauf verständigt, dem Fluss des Gewahrseins, unserem Erleben der Welt, eine Taktung zu geben: 1 Jahr, 12 Monate, 365 Tage, 24 Stunden, 60 Minuten und 60 Sekunden (Alltag). Damit wir uns verabreden können und stets im richtigen Zug sitzen. Klarzustellen ist demnach, dass sich die Zeit nicht selbst ausgedacht und gerufen hat: 'Hey, hallo, hier bin ich, mich gibt es nur im Jahres-Abo!'« (→Literaturhinweise »Würfel Liebe A bis Z«, S. 726).

Für die Mond-Diät muss man kein Mondsüchtiger sein (Sternzeichen-Diät). Man folge lediglich den Gezeiten der Mondanziehungskraft, und schon klappt es mit dem Ab- oder Zunehmen (Körpergefühl, Qi und Fünf Elemente). Möchte man eine Diät starten, sollte man es bei *abnehmendem* Mond versuchen (Timing). Voll- und Neumond machen nämlich dick. Man steuert dagegen und beginnt die 1. Phase bei zunehmendem Neumond mit einem Fastentag (Fettverbrennung und Stoffwechsel). Danach geht es weiter mit Gemüse, Obst, Milchprodukten und Eiern, aber nur wenig Kohlenhydraten. Kurz vor Vollmond taucht man in die 2. Phase ein, um mit viel Sport und Bewegung durchzustarten. Dabei verzichtet man auf Zucker und tierische Fette. Sobald der Mond wieder abnimmt, sind wir in der 3. Phase und lernen bewusst, uns gesund zu ernähren (Clean Eating) und dabei viel Wasser (2 L) zu trinken. In der 4. Phase zeigt sich wieder der Neumond und auf dem Speiseplan weiterhin Gemüse. Wegen abfallender Energie sollte man jetzt nach 18 Uhr nichts mehr essen (Dinner Cancelling).

Männer fliegen zum Mond, Frauen blicken sehnsüchtig in die Sterne, Kinder träumen vom Mann im Mond. Doch alle stellen sich wiederholt, wie in jeder guten Beziehung, die ewige Frage: *Wer dreht sich hier eigentlich um wen?* (Sternzeichen-Diät).

Mond und Erde drehen sich jeweils um die eigene Achse (Selbstversorger). Die Erde tut es in 24-Stunden (*1 Tag*), der Mond in 27,3 Tagen. Dabei dreht er sich zusätzlich um die Erde, und zwar in 29 Tagen (*1 Monat*). Aufgrund der gebundenen Rotation sehen wir immer dieselbe Seite des Mondes (Gewohnheit). Beide, Mond und Erde, gehören als System zusammen (Familie) und drehen sich gemeinsam um die Sonne, dies in 365 Tagen (*1 Jahr*). Wäre der Mann also *der* Mond, würde er sich um *die* Erde drehen. Mutter Erde ist natürlich die Frau. Und gemeinsam drehen sie sich dann um *die* Sonne. Die Sonne wiederum scheint *die* Liebe zu sein, denn um sie dreht sich alles, ein ganzes Leben lang. Das nennt man auch Gravitation, die Anziehungskraft zwischen Mann und Frau.

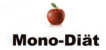

Mono-Diät

> Der Heiland unter den Diäten.
> Unter dem erlösenden Motto:
> *Es kann nur einen geben!*
> Ein einziges Lebensmittel
> im Fokus des Diät-Geschehens.
> Ananas-Diät, Eier-Diät,
> Brot-Diät, Kartoffel-Diät
> Kohlsuppen-Diät, Sauerkraut-Diät.

Klingt nach *Monotonie* und wenig Vielfalt, aber auch Monopol, »Monopoly« oder gar Monogamie. Das griechische Wort *monos* bedeutet nun mal »einzig« oder »allein«. Dem einen tönt es frohlockend, wenn er auf eine reiche Auswahl verzichten darf (Konkurrenz). Dem anderen graut es vor der Eintönigkeit, die es zu versprechen droht. Jeweils nur *eine* Gemüse- oder Obstsorte, stets das gleiche Essen, immer dasselbe Lebensmittel rund um die Uhr für den Zeitraum einer meist länger andauernden Diät. Letztendlich hungert man allein dem Ende entgegen, um endlich wieder *wahllos* zuschlagen zu können (Cheat-Day und Fastenbrechen). Der Jo-Jo-Effekt lässt grüßen.

Wer es trotzdem für seine Diät ein–silbig mag, kann wählen. Im Angebot wären da Ananas-Diät, Brot-Diät, Eier-Diät, Kartoffel-Diät, Kohlsuppen-Diät, Reis-Diät, Sauerkraut-Diät und Zwieback-Diät. Lediglich Reis-Diät und Zwieback-Diät findet ihr nicht in diesem Buch beschrieben. Irgendwie hatte ich keine Lust. Vielleicht, weil ich Zwieback als Kind gegen Magenverstimmung bekommen habe. Und Reis-Diät wohl deshalb nicht, weil ich mal zwei Wochen bei einer Zurückziehung (Meditation) *freiwillig* ausschließlich braunen Vollkornreis mit Sesam gegessen habe (Makrobiotik). Danach hatte ich auffällig viele Haare in der Bürste und konnte Reis lange Zeit nicht mehr sehen, obwohl eine typische Reis-Diät mit 3 × 60 g Reis und Gemüse sicherlich lecker ist.

Jedenfalls wird empfohlen, keine dieser Mono-Diäten, die als Crash-Diät oder Blitz-Diät fungieren, allzu lange zu verfolgen (Mangelerscheinungen). Ob das auch für die Monogamie in Sachen Liebe und Sex gilt, ist Geschmackssache. Es gibt Menschen, die schwören darauf und halten Jahre lang einem einzigen Menschen die Treue. Die feiern das Fest der Liebe *exklusiv,* und demnächst dann Petersilienhochzeit (Kräuterhexe). Andere wiederum lieben den Wechsel, reiten von einer Beziehung zur nächsten, und sind hauptsächlich sich selbst und ihren Bedürfnissen treu (Selbstversorger).

Wer weder Monotonie noch Mono-Diät besonders überzeugend findet, kann alternativ auch auf Monopoly setzen (Nutropoly-Diät). Das bringt spielerische Entspannung. Davon soll man nie genug bekommen (Fit-for-Fun-Diät). Wenn man weiß, wie man garantiert jedes Mal gewinnt, scheint man ganz weit vorne (Stressbewältigung und Leistungsdruck). Ab Spielbeginn besorge man sich schnellstmöglich preiswerte Straßengruppen, um so viel wie möglich Häuser zu bauen (3–4 pro Straße), die man aber auf *keinen Fall* in Hotels umwandelt. Da das Spiel nur 32 Häuser hat, blockiert man so die anderen Mitspieler. Schon ist die Monopolstellung auf den eigenen Sieg gesichert, leider mit ihr aber auch die überraschungsbefreite Langeweile. Weshalb bald schon keiner mehr mitspielen mag, was bei jeglicher Monotonie goldrichtig ist (Abwechslung).

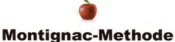

Montignac-Methode

> Michel Montignac aus Frankreich war einer der Ersten, der die Wirkung von Kohlenhydraten auf den Zuckergehalt des Bluts (*Glykämie*), also auf Blutzuckerspiegel und Insulinspiegel bedachte: *Hypoglykämie* (Unterzuckerung) sowie *Hyperglykämie* (Überzuckerung) als Ursache von Übergewicht und Diabetes. Er empfiehlt den Verzehr von Kohlenhydraten mit nur niedrigem *glykämischen Index* (GI oder GLYX).

Michel Montignac (1944–2010) ging davon aus, dass Kohlenhydrate (Zucker) einen wesentlichen Einfluss auf unseren Blutzuckerspiegel bzw. Glykämie haben, der sich schädlich auswirkt, sobald er den Insulinspiegel (Hormone) überproportional in die Höhe steigen lässt (*Hyperinsulinismus*), wodurch zu viel Glukose (Zucker) aus dem Blut entfernt wird. Wir sprechen von einer Unterzuckerung, der *Hypoglykämie*, im Gegensatz zur *Hyperglykämie*, der Überzuckerung (Diabetes). Beides wird jedoch ausgelöst durch ein Zuviel, besonders von weißem Zucker (Industriezucker), aber auch allen industriell verarbeiten Kohlenhydraten (Fettleibigkeit, Adipositas und Diabetes).

»Hypoglykämie beruht also nicht immer auf Zuckermangel in der Nahrung, sondern häufig auf einer zu starken Insulinsekretion (Hyperinsulinismus), die wiederum auf einen übermäßigen Verzehr von Nahrungsmitteln mit hohem glykämischem Index zurückgeht (Kartoffeln, Weißbrot, Mais). [...] Die Präsenz von Glucose im Blut löst aber automatisch eine Insulinsekretion aus, die die Glucose wieder aus dem Blut entfernt und die Hypoglykämie mit einem noch niedrigeren Blutzuckerspiegel als zuvor wiederherstellt. Dieses Phänomen löst den Teufelskreis aus, der zwangsläufig zu Zuckermissbrauch führt.« (→Literaturhinweise »Die Montignac-Methode«, S. 119).

Bewertet wird kohlenhydrathaltiges Essen nach seiner glykämischen Wirkung, so auch bei der Glyx-Diät und der LOGI-Diät (»glykämische Last«). Die Glykämie (*Glukosegehalt*) im nüchternen Zustand beträgt 1 g pro Liter Blut. Der *glykämische Index* gibt in Zahlen (1–110) die Blutzucker-steigernde Wirkung eines Lebensmittels an. Als Referenzwert 100 gilt Traubenzucker (*Glukose*). Je höher der Wert, desto mehr Zucker gelangt innerhalb eines definierten Zeitraumes nach dem Verzehr der definierten Menge eines Lebensmittels ins Blut. Die Einteilung erfolgt in »gute« Kohlenhydrate (GI 35–50) und »schlechte« (GI über 50). Alles unter 35 ist *»sehr gut«*, z. B. grünes Gemüse, teilweise Obst, Sojabohnen, dunkle Schokolade (70 %), magerer Joghurt, Nüsse, Quinoa usw. Weiterhin sind Fisch, Fleisch, Käse und Öl erlaubt, sollten aber nur mit *sehr guten* Kohlenhydraten gemischt und, wegen ihrer Wirkung auf unser Gewicht, stets nur in Maßen genossen werden (Fette, Proteine, Sättigung und Trennkost-Diät).

»Das neue Ernährungsgleichgewicht, das in der Montignac-Methode empfohlen wird, sieht folgendermaßen aus: 30 % Eiweiß, 30 % Fett (vor allem einfach und mehrfach ungesättigt), 40 % Kohlenhydrate (vor allem mit niedrigem bzw. sehr niedrigem glykämischem Index).« (→Literaturhinweise »Die neue Trendkost«, S. 41).

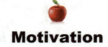

Motivation

> *Es ist möglich, das zu sein oder zu werden,*
> *was man von Herzen und mit Begeisterung anstrebt.*
> *Die Frage ist, wer und was wir sein möchten. Und warum.*
> *Je mehr Freude und Glück wir dabei spüren,*
> *umso stärker die Wirkung (Karma-Diät).*
> *Deshalb wünschen wir ALLEN Wesen ALLES Glück.*
> *Nicht nur in der Liebe, sondern auch bei jeder Diät.*

Bei all unserem Tun dürfen wir die volle Verantwortung übernehmen (Selbstliebe). Das gilt gleichermaßen für unser Essen und Nicht-Essen (Karma-Diät). Dabei ist Tun nicht gleich Tun. Aktionen können identisch wirken, aber von gänzlich unterschiedlichen Gedanken und Gefühlen getragen sein (Frustessen und Lieblingsessen). Jemand reicht dir einen Happen, weil er dich aus Liebe heraus speisen möchte (Liebesmahl und Fütterung). Ein anderer gibt dir seinen letzten Bissen, doch nur weil er dich vergiften will (Abspeisung und Entgiftungskur). Bei jeder Handlung kommt es auf die Sichtweise an. Du kannst das lieblichste Wort der Schmeichelei von dir geben, allerdings von schwierigen Hintergedanken begleitet sein, die deine Aktivität überschatten (Futterneid und Konkurrenz). Gleichwohl greift der Chirurg zum Messer und öffnet dem Patienten schmerzvoll bis blutig dessen Körper, sorgt dabei jedoch liebevoll für Rettung und Heilung (Magenverkleinerung und Schönheitsoperation).

»Was wir über uns und die Welt denken, macht uns zu dem, was wir sind und sein können. Das meint Hamlet, wenn er sagt: '... denn an sich ist nichts weder gut noch böse; das Denken macht es erst dazu.' Positiv gesehen bedeutet dies, dass wir immer versuchen können, anders zu denken.« (→Literaturhinweise »In meinem Element«, S. 110 f.).

Deshalb lautet bei allen ethisch motivierten Ansätzen – gern auch bezüglich Ernährung und Auswahl von Lebensmitteln – die herausfordernde Devise: *Folge der Freude!* Je mehr Freude und Glück involviert sind, für dich selbst, aber auch für andere, umso mehr führt es dich zu gelebter Offenheit (Freiheit). Je mehr Offenheit du wiederum erfährst, umso mehr Liebe ist möglich.

»*Das Einzige, was zählt, ist, dass Sie sich ganz Sie selbst sein lassen, mit all Ihren Facetten! Mehr nicht.* Seien Sie einfach Sie selbst – *wie Sie wahrhaft sind! Seien Sie die Liebe, die Sie verkörpern. Lassen Sie Ihr Licht so hell erstrahlen, wie Sie nur können. Und vergessen Sie nicht, den Weg dorthin zu genießen. Haben Sie so viel Spaß wie möglich!*« (→Literaturhinweise »Finde deinen Himmel auf Erden«, S. 251).

Ist also Freude und Zuversicht im Spiel, stimmt die Richtung, im Leben im Allgemeinen und bei unserer Nahrung im Besonderen. In diesem Sinne darf man dem Rat glauben: »Lieber ein *glücklicher* Fleischesser als ein *frustrierter* Vegetarier«.

Wie schon gesagt: Allein auf die Sichtweise im jeweiligen Moment kommt es an. Jeder beste Vorsatz scheitert an der falschen Absicht (Gewohnheit). Nur die richtige Motivation aus dem Herzen heraus zählt (Selbstliebe und Liebe). So entscheidet unser Geist über unsere Wirklichkeit (Wahrnehmungsstörung). Unter dem ewig freien Motto »*Mind ist King*« (Spiritualität, Meditation und Traumfigur). Oder: *Wir sind das, was wir denken zu sein* (Spiegel). Aber auch: *Du bist, was du isst* (Lieblingsspeise).

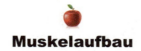
Muskelaufbau

> Muckis aus der Muckibude (Krafttraining).
> Viel Muskeln, wenig Hirn.
> Muskelkater: Von nichts kommt nichts.
> Kraftanstrengung (Kalorienverbrauch).
> Muskeltraining (Sport).
> Viel Muskeln verbrennen viel Kalorien (Fatburner).
> Je mehr Muskelmasse, desto höher der Grundumsatz.
> Hungern raubt einem die Muskulatur, dann den letzten Nerv.

Die Gefahr lauert im Diät-Detail. Da ist man kräftig am Darben, lutscht nur noch an Salatblättern und Gurkenscheibchen herum (Rohkost-Diät), hofft auf einschlagende Ergebnisse (Waage und Gewichtsverlust) und verliert doch wieder nur kiloweise Wasser (Wasserverlust). Dafür weder Fett noch Rettungsringe (Bauch), aber umso mehr Muskeln sowie Haltung und Spannung (Suppenkasper und Hungerhaken).

Eiweißmangel führt dazu, dass sich unser Organismus vorrangig von Muskelmasse ernährt. Deshalb wird für eine Diät empfohlen, zwar Kohlenhydrate und/oder Fette wegzulassen (Kalorien), dafür aber die Eiweißzufuhr auf 2–3 g pro Kilogramm Körpergewicht zu erhöhen (Proteine und Eiweiß-Diät). Das führt zur vermehrten Sättigung (Heißhungerattacke), dient aber zusätzlich dem Erhalt der Muskeln. Entsprechend gilt es, pflanzliches Eiweiß aus Haferflocken, Hülsenfrüchten oder Naturreis (High-Carb-Diät) sowie gemäßigt tierisches Eiweiß aus Fisch, Fleisch, Eiern oder Milchprodukten in die Ernährung einzubauen (Ernährungsplan und Quark).

Zusätzlich zum Protein-Shake, der schon mal recht sportlich wirkt, wagt man sich ans Krafttraining heran. Es kräftigt und vergrößert die Muskeln, schützt so die Knochen unseres menschlichen Skeletts, und führt garantiert zu einem besseren Körpergefühl. Dafür machen Leute Sport, kleben an Fitness-Geräten und rennen zum Yoga. Kein schlaffes Herumhängen, weder auf dem Sofa, noch seitens der Haut (Körper).

Neben dem Stemmen von Gewichten gehören die altbekannten Kniebeugen dazu, beliebt auch als Exerzierübung (Militär-Diät). Sie sind gut für sämtliche Muskeln von Kopf bis Fuß, unter dem Motto: »*Wer es in den Beinen hat, hat es auch im Kopf*«. Das gilt als Gegenbeweis zur Idee, nur die Einfältigen gehen in die *Muckibude*, die anderen sitzen kraftlos am Schreibtisch herum (Konzepte). Eigentlich möchten (fast) alle Menschen Bauchmuskulatur für den angesagten Sixpack haben. Den erreicht man aber nur durch diverse *Sit Ups* und *Crunch*-Übungen (Rettungsringe). Und sichtbar wird er erst bei einem sehr geringen Körperfettanteil. Auch sollte man nicht vergessen, die Beinmuskulatur zu trainieren, und wenn man dafür ständig die Treppen, mit Kleinkindern und Einkaufstüten bepackt, in den dritten Stock rennen muss (Babypfunde). Für die Oberschenkel, Beine und Waden kann man daheim auch »Wand drücken« üben. Dafür rutscht man mit geradem Rücken an der Wand entlang herunter, bis es so aussieht, als ob man zum Sitzen kommt. So hält man das einige Minuten. Das ist äußerst hilfreich für die nächste Stehparty (Geselligkeit), wo es schon aus Prinzip an Stühlen fehlt. Aber besonders nützlich wird es, wenn man mal wieder versucht ist, ein öffentliches Klo zu benutzen, ohne dabei mit dem Po die Brille zu berühren (Hygiene).

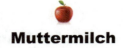

Muttermilch

> Die erste Nahrung
> für uns Menschen
> ist süß und flüssig
> (Zucker und Flüssignahrung).
> Die Mutter legt ihre Brust an,
> das Kind beginnt zu schlucken.
> Unser Reflex zum Saugen
> stammt also direkt von
> Mutter Natur (Oberweite).

Muttermilch ist süß (Nervennahrung und Trostpflaster). So wissen die Neugeborenen unverzüglich, was gut schmeckt, und zwar ihr ganzes Leben lang (Zucker, Süßigkeiten, Trinken und Durst). Das vergisst keiner mehr. Auch nicht diejenigen, die entweder zu früh abgestillt oder gar nicht erst an die Brust gelassen wurden (Babynahrung und Oberweite). Alle wollen früher oder später zurück zu Mutter Natur (Saugen und Rauchen). Weil man es schon als Baby so sehr genossen oder aber nie ausreichend bekommen hat (→Literaturhinweise »Erziehung an der Mutterbrust«).

Seit jeher verbindet der Mensch liebende Zuwendung damit, etwas in den Mund zu stecken und daran kräftig herum zu nuckeln (Küssen). Die lebenserhaltende Nahrung durch die Mutterbrust bedeutet Fürsorge, die berühmte Liebe, die durch den Magen geht (Flüssignahrung). Sobald das Kind zu schreien anfängt, bekommt es den Nippel ins Gesicht geschoben. Auch wenn das gute Kind weder Durst noch Hunger haben sollte. Das weiß ja die liebe Mutti nicht. Und schon lässt sie das Kleine an der Brust andocken (Dream-Team und Liebesbeweis). Obwohl es vielleicht nur traurig war, sich alleingelassen fühlte, einen Pups quer sitzen oder eine emotionale Verstimmung hatte (Verdauung). Trotzdem. Es wird gegessen, was auf den Tisch kommt (Aufessen).

Später dann, im Erwachsenenalter, fährt man fort, jegliche Gefühlsregung allein mit Futter zu beantworten. Alles und jeder wird stets mit Essen beruhigt und besänftigt (Belohnung und Befriedigung). Sind wir maulend unzufrieden, werden schnell die Süßigkeiten und das Lieblingsessen ausgepackt (Ersatzbefriedigung). Fängt der Partner an zu quengeln, gibt es endlich wieder lecker zu essen (Hausmannskost und Liebesmahl). So einfach, aber auch so einfältig (Abhängigkeit und Abwechslung).

Dass beide Seiten eigentlich etwas anderes brauchen könnten, als immer nur Essen und Trinken zu zelebrieren, dürfen Liebende miteinander lernen (Intuition). Vielleicht gönnen wir uns gegenseitig neue Dinge, die uns laben lassen an der mütterlichen Zuwendung des Lebens. Besonders geeignet sind hier Umarmungen, Entspannung, Stille, Musik, Bewegung sowie Hegen und Pflegen (Wellness). Beschäftigungen vieler Art können da äußerst befriedend und nährend wirken (Sättigung und Nahrung). Am Ende nähren wir uns bestenfalls am Hier und Jetzt. Denn alles Vorhergehende ist längst schon verdaut, alles Zukünftige noch lange nicht aufgetischt. Die Antwort auf den ewigen Hunger tendiert zum »Saugen am Moment«. Nur so, glücklich und zufrieden, stillen wir uns langsam aber endgültig ab (Selbstliebe).

N

Nachtisch	292
Nährstoffmangel	293
Nahrung	294
Nahrungsergänzungsmittel	295
Nährwerttabelle	296
Naschen	297
Nervennahrung	298
New-York-Diät	299
Nimmersatt	300
Normalgewicht	301
NOVA-System	302
Null-Diät	303
Nüsse	304
Nutripoints-Diät	305
NuTron-Diät	306
Nutropoly-Diät	307

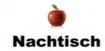

Nachtisch

Das Dessert.
Die süße Versuchung.
Der süße Abgang nach jedem Essen.
Gemeinsam mit Vor- und Hauptspeise
das 3-Gänge-Menü.
Das Nachspiel nach dem Vorspiel.
Weil man sonst irgendwie nicht satt wird.
»Nachtisch geht immer!«

»*Die Wissenschaft bestätigt, dass Eis glücklich macht*« (→Online-Tipps »Uniteis«). Hinter einer derart wagemutigen Überzeugung könnte glatt die Lebensmittelindustrie stecken. Doch ich folge dieser Aussage bevorzugt, indem ich regelmäßig mein Glück mit eisigen Süßspeisen versuche. Es scheint nichts Verlockenderes zu geben, als drei Kugeln Milcheis im Becher, mit ordentlich viel Schlagsahne und Amarena-Kirschen garniert (Obst und Milchprodukte). Danach bin ich glücklich (Glückskekse). Oder aber betäubt (Laktose und Intoleranz). Ob mich Bauchgrummeln im Wege der Unverträglichkeit überfällt, hängt von meiner jeweiligen Tagesform ab (Unterzuckerung).

Ansonsten stehen noch diverse andere Gaumenfreuden zur Auswahl, die man sich als süßen Abgesang zu Gemüte führen darf. Es warten Sünden aus Mascarpone, Crème brûlée, Wackelpudding bzw. Götterspeise, Quarkspeise, Schokomousse oder Bratapfel, denen man allen selten widerstehen kann (Genuss und Abhängigkeit). Je nach Saison ist alles möglich (Weihnachtskekse und Winterspeck).

Es bleibt nur die Frage, warum wir uns stets etwas Süßes hinterherschieben müssen, obwohl wir längst vollgefüllt und pappsatt sind. Gerade erst hatte man den letzten Löffel Suppe geschlürft, den letzten Bissen Fleisch geschluckt, die letzte Gabel Salat gemampft (Sättigung). Und schon giert man nach dem *wahren* Abschluss, der obligatorischen Süßspeise, dem alles vollendenden Dessert (Trostpflaster). Hauptsache süß. Ohne Zuckerschock scheint nichts zu gehen. Unter dem betäubenden Motto: *»Nachtisch geht immer!«* (Zucker und Betäubung).

Vermutet wird, dass ein mit reichlich Kohlenhydraten (Zucker) ausgestattetes Mittagessen unseren Blutzucker besonders ansteigen lässt. Die daraufhin durch die Ausschüttung von Insulin (Insulinspiegel) folgende drastische Absenkung löst die berühmte Heißhungerattacke aus. Wer da nicht abwarten kann, bis sich der Blutzuckerspiegel wieder eingependelt hat, eilt in die Speisekammer auf der Suche nach der nächsten Zuckerdosis (Naschen). Auch alle Kellnerinnen und Ober dieser Welt sind hier gern behilflich und reichen geflissentlich die Speisekarte (Restaurant). Verwunderte Blicke sind garantiert, falls man dankend ablehnen sollte (Zuckerfreiheit). Es gehört nämlich zur allgemeinen Gepflogenheit und Sitte, ein Dessert, zumindest aber einen Kaffee oder Espresso zu bestellen (Kaffeeklatsch). Man könnte also behaupten: *alles nur eine Frage der Gewöhnung* (Gewohnheit). Weshalb als gängige Ausrede einzig die Bestellung eines riesigen Käsetellers geduldet wird (Molke-Diät). Damit gibt man sich die Kante, um am Tisch eine Weile nachsitzen zu dürfen (Muttermilch und Milchprodukte).

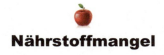

Nährstoffmangel

> 6 Nährstoffe
> halten uns am Leben:
> *Kohlenhydrate, Fette, Proteine,*
> *Mineralstoffe, Vitamine* und *Wasser.*
> Fehlt es daran, kommt es zu typischen
> Mangelerscheinungen (Krankheit), und zwar
> durch zu wenig Nährstoffe von *außen* (Nahrung)
> und/oder deren Zerstörung von *innen*
> aufgrund ungesunder Lebensführung.

Unsere Nahrung beinhaltet Nährstoffe, die unseren Organismus am Leben erhalten (Stoffwechsel). Dazu gehören die drei Hauptenergielieferanten Kohlenhydrate, Fette und Proteine (Lebensmittel), aber auch Mineralstoffe und Vitamine sowie stets und überall das liebe gute Wasser (Leben und Trinken).

Viele dieser Vitalstoffe können vom Körper nicht selbst hergestellt werden. Vernachlässigen wir ihre Zufuhr von außen, also die Aufnahme *nährstoffreicher* Lebensmittel (Vollwertkost), erfahren wir einen Mangel, der sich in körperlichen Reaktionen ausdrückt (Krankheit). Hierzu gehören üblicherweise Haarausfall, brüchige Nägel, trockene oder fahle Haut, Blutarmut, Knochenschwäche, Diabetes und Adipositas, um nur einige zu nennen (Mangelerscheinungen).

Ein Nährstoffmangel kann aber auch von innen heraus ausgelöst werden (Frustessen und Liebeskummer). An vorderer Front stehen eine Überbeanspruchung durch Schlafmangel, Stress oder Erkrankung, dicht gefolgt von ungesunden Lebensgewohnheiten wie Rauchen, Alkohol, Kaffee, Schwarztee, Junk-Food, Fertiggerichte oder Süßigkeiten (Basenfasten und Entgiftungskur).

Besonders ein Zuviel an Zucker (Kohlenhydrate und Flüssignahrung) beeinträchtigt die Aufnahme und Verwertung von Mineralstoffen wie Magnesium und Kalzium, was unter anderem zu einer Schwächung der Knochen führt, weil sie als »Mineralquelle« herhalten müssen (Milchprodukte). Zucker liefert keine Vitamine oder Mineralstoffe, sondern verbraucht stattdessen unsere körpereigenen Reserven wie beispielsweise Vitamin B1 (Nervennahrung). Das sorgt schlimmstenfalls für eine Degeneration des Gehirns (Wahrnehmungsstörung und Diäten-Wahn), von leichten Merkproblemen und Konzentrationsschwächen bis hin zu Alzheimer und Demenz (Alkohol und Entzündung).

Einen Nährstoffmangel sollte man nicht auf die leichte Schulter nehmen. Sonst trägt er einen huckepack schnurstracks ins Verderben (Alter und Tod). Die Frage bleibt, wie man die Gefahr rechtzeitig bemerkt und richtig gegensteuert (Gemüse und Obst). Entweder kauft man sich einen Nährstoffmangel-Test (DNA-Diät) und geht ständig zum Arzt (Medizin), oder achtet geflissentlich auf übliche Zeichen von *Taubheitsgefühlen* oder auf gängige Ansätze der *Desorientierung*. Ob es sich jedoch bei diesen alltäglichen Phänomenen tatsächlich um körperliche oder doch eher um geistige Mangelzustände handelt, sollte bei der Wahl der Gegenmittel berücksichtigt werden (Liebe und Sex).

Nahrung

> Unser täglich' Brot
> hält Körper und Geist am Leben (Lebensmittel).
> Unsere Nahrung besteht aus
> *Makronährstoffen* und *Mikronährstoffen*:
> 1. *Makro* (groß) sind die drei Hauptenergielieferanten
> Kohlenhydrate, Eiweiß (Proteine) und Fette.
> 2. *Mikro* (klein) sind die Anteile an
> Vitaminen, Mineralstoffen,
> Aminosäuren und Omega-Fettsäuren.

Alle mehr oder weniger notwendigen Nährstoffe nehmen wir grundsätzlich durch ausgewählte Lebensmittel zu uns. Auf diese Weise stellen wir unserem Organismus die von ihm benötigten Substanzen zur Verfügung (Stoffwechsel und Gesundheit). So weit, so gut.

Viele behaupten gar, sie lebten allein von Luft und Liebe. Das ist natürlich begrüßenswert, insbesondere für ihre Mitmenschen, aber auch preiswerter und weniger zeitintensiv, möchte man meinen (Kochen und Einkaufen). Man genießt einfach seine Ruhe, wenn der Partner niemals Hunger hat (Nimmersatt). Doch auch hier hängt es vom Einzelfall und den jeweiligen Umständen ab, wie leicht dem einen oder der anderen das *Atmen* im Allgemeinen und das *Lieben* im Besonderen von der Hand geht.

Andere wiederum sind der festen Überzeugung, ihnen reiche als Nahrung allein, was es zu trinken gibt (Flüssignahrung und Alkohol). Dazu verdrücken sie im Imbiss an der Ecke schnell noch eine Wurst mit Pommes (Fast-Food und Junk-Food). Von Ausgewogenheit ist bei ihnen selten die Rede (Ernährungspyramide und Mischkost). Fällt die Nahrung derart arm an Abwechslung aus, fehlen gewisse Stoffe, die der Körper zum Funktionieren braucht. Man leidet unter üblichen Mangelerscheinungen (Nährstoffmangel), ganz so wie im echten Leben, wenn man ständig auf dem Zahnfleisch kriecht oder chronisch emotional unterzuckert ist. Entweder ist kein Partner weit und breit in Sicht, oder nur der falsche. Oder aber, die einem zugeteilte Person tut nie das, was man ihr sagt zu tun (Kummerspeck).

Solch ein Ärger führt häufig zu Schluckbeschwerden, Herzrhythmusstörungen, ewigen Kopfschmerzen, aschfahler Haut (Rauchen), grundlegender Lustlosigkeit, täglichen Verdauungsproblemen (Reizdarmsyndrom) und einem rundum glanzlosen Erscheinungsbild (Problemzonen). Dabei handelt es sich im Zweifel um ernstzunehmende Ausnahmezustände (Krankheit), denen es mit der richtigen Behandlung beizukommen gilt (Gesundheit). Auf geistig mentaler (*psychischer*) als auch auf gesundheitlich körperlicher (*physischer*) Ebene sollte man durch ein Auffrischen von Liebe, Spiritualität und Zufriedenheit dagegenhalten. Ein weitgefächertes, auf die persönlichen Befindlichkeiten abgestimmtes Angebot aus Wellness- und Wohlfühlprogramm, Abwechslung, Bewegung und richtiger Ernährung, sollte hier zum Erfolg führen. Denn stimmt erst einmal die Nahrungszufuhr, stimmt auch das, was am Ende unterm Strich herauskommt (Verdauung und Stressbewältigung).

Nahrungsergänzungsmittel

> Unser Organismus benötigt gewisse Nährstoffe,
> um gut funktionieren und überleben zu können.
> Hierzu gehören Vitamine, Mineralstoffe und Proteine.
> Werden diese durch unsere Auswahl zugeführter Lebensmittel
> nicht abgedeckt (Nährstoffmangel), treten Mangelerscheinungen
> auf. Das soll ausgeglichen werden, indem man die
> fehlenden Stoffe in Form käuflich zu erwerbenden
> Tabletten, Pulver und Tropfen zu sich nimmt.
> Bei ausgewogener Mischkost wird dies nicht nötig sein.

Die Frage nach Nahrungsergänzungsmitteln bezieht sich nicht allein auf unser körperliches Wohlbefinden (Gesundheit), sondern ebenso auf unseren emotionalen *Gefühlshaushalt*. Da kann man noch so viele Pillen und Pülverchen schlucken, sie helfen nicht auf allen Ebenen unseres Seins (Medizin). Bei Gefühlen wie Trauer, Wut, Angst, Liebeskummer, Eifersucht, Hilflosigkeit, Leistungsdruck und sonstigen Beschwerden menschlicher Bedürfnisse, müssen wir tiefer in die Trickkiste greifen. Und sollten einen Blick nach innen wagen, um zu schauen, wer sonst noch alles in uns Hunger schiebt.

Vom sogenannten inneren Kind bis hin zu »Monstern« verschiedenster Couleur, die sich aus alten Erfahrungen, Erinnerungen, Kindheitseindrücken, Verstrickungen, Verhaltensmustern und Gewohnheiten speisen, warten spannende Gesellen und herzige Kollegen auf unsere Fütterung. Sie schreien zwar alle nach Nahrung, die wir allzu gerne mit Süßigkeiten, Alkohol und Völlerei beantworten (Abspeisung, Überessen und Ablenkung). Aber das Geheimnis liegt darin verborgen, dass sie allein aus Nahrung wahrer Liebe, Aufmerksamkeit und Zuneigung *genährt* werden und echte Sättigung erfahren. Sie alle benötigen eine *Nährung* aus emotionalem und geistigem Verständnis.

Erst müssen wir die Zeichen unserer Mangelerscheinungen richtig verstehen, indem wir hineinhorchen und zuhören (Nimmersatt und Futterneid), um sie sodann durch aufmerksame Zuwendung aufzulösen und uns von ihren belastenden Zuständen zu befreien (Heilfasten und Intuition). Wir lassen alles los, was wir bisher glaubten, nur mit Essen beantworten und deckeln zu können (Muttermilch, Ersatzbefriedigung, Belohnung, Sucht, Fressanfall, Trostpflaster und Betäubung). Durch liebende Fürsorge wenden wir geschickte Mittel der *Nahrungsergänzung* an. Dabei sind der Verabreichung emotionaler »Nährung« keine Grenzen gesetzt. Von Liebe, Sex, Bauchmassage, Bewegung, Feierabend, Genuss und Geselligkeit bis hin zu Kochen, Langsamkeit, Liebesmahl, Lieblingsessen, Selbstliebe und Tagebuch ist alles möglich (Beschäftigung).

»Ihr Nahrungsangebot sollte nicht zu knapp ausfallen und nicht an Bedingungen geknüpft sein. Falls Ihr Dämon unersättlich zu sein scheint, stellen Sie sich vor, wie er aussehen würde, wenn er vollkommen befriedigt wäre.« (→Literaturhinweise »Den Dämonen Nahrung geben«, S. 93).

Eine neue Lebensqualität durch eine hochwertige Fütterung wartet auf uns (Zufriedenheit). Wobei die zusätzliche Beigabe von ein bisschen Vitamin C und B12 (→Online-Tipps »The Game Changers«) sicherlich nicht schaden kann (Ananas-Diät).

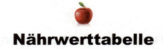

Nährwerttabelle

> Das Kleingedruckte.
> Damit hat man es schwarz auf weiß.
> Liest man Zutatenliste oder Nährwerttabelle eines Produkts,
> kann man sich nicht mehr in Unwissenheit wiegen.
> Entweder liest man sie gar nicht erst oder vergisst extra die Brille.
> Jedenfalls helfen diese Angaben, einen Überblick
> zu behalten über die Nährwerte von Lebensmitteln.
> Ob man nun möchte oder nicht.

Das Umdrehen einer Produktverpackung verspricht die erhellende Auskunft über Zutaten und Inhaltsstoffe eines Lebensmittels. Die Lebensmittelindustrie wurde verpflichtet, alles anzugeben, was in die Tüte oder den Karton kommt (→Online-Tipps »Lebensmittelverband«). Und zwar auf 100 g gerechnet (Waage). Nur natürliche, unbehandelte und unverpackte Nahrungsmittel wie Obst und Gemüse haben keine Zutatenliste, weil ihnen nichts hinzugefügt wird. Was auch nicht nötig ist, denn sie enthalten bereits alles. Dennoch findet man ihre Nährwerte öffentlich zugänglich gemacht (→Online-Tipps »Nährwertrechner« und »Rezeptrechner«).

Neben Informationen innerhalb der *Zutatenliste* und zum Gesamtgewicht beziehen sich die gesetzlich vorgeschriebenen Mindestangaben in *Tabellen-Form* (Bundeslebensmittelschlüssel), die sogenannten »Big 7«, auf diese sieben Aussagen: 1. Energie bzw. Brennwert (Kalorien), 2. Fettgehalt (Fette), 3. gesättigte Fettsäuren, 4. Kohlenhydrate, 5. Zucker, 6. Eiweiß (Proteine) und 7. Salz.

»*Orientiere dich dabei an der magischen 10. Alles unter 10 g auf 100 g bezeichne ich als relativ zucker- und fettarm.* [...] *Der Wert '... davon Zucker' sollte möglichst niedrig sein* [...] *Achte grundsätzlich bei den Fettangaben darauf, dass die gesättigten Fette niedrig sind. Enthält ein Produkt zudem über 10 g Eiweiß auf 100 g, bezeichne ich es als sehr eiweißreich.*« (→Literaturhinweise »No Time To Eat«, S. 153 f.).

Darüber hinaus dürfen sich auch weitere Angaben auf einer Nährwerttabelle befinden, nämlich über Ballaststoffe, Stärke, einfach ungesättigte Fettsäuren, mehrfach ungesättigte Fettsäuren, Mineralstoffe, Vitamine, mehrwertige Alkohole (Zuckeraustauschstoffe) und über den Zusatz von Lab oder Lab-Ersatz (Milchprodukte und Quark). Je nach Produkt und Hersteller ist diese Liste dann mehr oder weniger detailliert und vollständig (→Online-Tipps »Lebensmittelklarheit«). Die Angaben erfolgen in Bezug auf 100 g, können aber auch zusätzlich umgerechnet werden auf eine Portion (Handvoll). Die Portionsgröße liegt dabei im freien Ermessen des Anbieters, sofern er die Anzahl der Portionen pro Verpackungsinhalt benennt.

Es kann einem fast schon schwindelig werden, weil das Kleingedruckte selten aufhört. Neben Geschmacksverstärkern bis zu E1000 befinden sich allerlei Dinge auf der Liste, die man nicht einmal auszusprechen wagt, geschweige denn essen möchte. Schnell ist man geneigt, auf Clean Eating umzusteigen. Wie in jeder guten Beziehung, wenn der Partner mit dem *Kleingedruckten* kommt, vergeht einem schon mal der Appetit. Da lobe ich mir die »abgespeckte« Version der Zweisamkeit, wo es nur auf eine einzige, aber wesentliche Zutat ankommt: nämlich auf »Liebe pur« (Nutripoints-Diät).

Naschen

> Oft heimlich.
> Und immer von allem ein bisschen.
> Ständige Unterzuckerung
> führt zu einer dauerhaften Zufuhr von
> Snacks, Zwischenmahlzeiten und Leckereien.
> Dazu gehören Süßigkeiten und Knabbereien
> (Zucker und Salz).
> Naschwerk findet man überall,
> auch in der Liebe (Zuckerbrot und Peitsche).

Es schmeckt einfach zu köstlich. Man kann nicht widerstehen. Sowieso sind die verbotenen Dinge am leckersten (Verbot). Deshalb nascht man gern auch heimlich. Besonders Süßigkeiten zählen zum allgemein üblichen Naschwerk. Obwohl Kindern das Naschen vor dem Essen verboten ist, schleichen geübte Naschkatzen in der Wohnung herum und finden in jedem Fach und jeder Schublade etwas Süßes oder Salziges, das sie sich als schnellen Snack noch einverleiben können (Knabbereien). Unter dem Motto: *»Das Leben ist unberechenbar. Essen wir den Nachtisch zuerst.«*

Meist dient das Naschen als Ersatzbefriedigung (Liebeskummer und Stressbewältigung). Zucker beruhigt die Nerven (Kohlenhydrate und Nervennahrung). Und ebenso den Zahnarzt, der bei einem derartigen Zuckerkonsum auch in absehbarer Zeit nicht arbeitslos wird. Karies ist nun mal der kleine Bruder des Naschens (Xylit, Zuckeraustauschstoffe und Evers-Diät). Und zum Ausgleich des gestiegenen Blutzuckerspiegels schiebt man die salzigen Cracker hinterher (Geschmacksnerven und Abwechslung). Der berühmte »Süß-Herzhaft-Teufelskreis« (Heißhungerattacke). Zucker und Salz, jeweils gepaart mit Fett, im Dauerwechsel (Dream-Team und Sucht).

Aus dem gelegentlichen Naschen wird bald ein regelmäßiges Snacken und daraus die andauernde *»Snackification«* des modernen Großstadtmenschen (Grazing-Diät, Zwischenmahlzeit und Meal Prep). Sich pausenlos aneinanderreihende Mini-Mahlzeiten anstatt gesetzte Drei-Gänge-Menüs (Nachtisch).

Naschen kann man überall. Das Leben bietet viele Gelegenheiten. Beim Frisör an der Bezahltheke das Schälchen mit Kaubonbons unerklärlicher Herkunft. Im Büro auf jedem besseren Besprechungstisch der Teller genormter Keksvariationen. Zur Wahlwerbung der Parteien neben obligatorischen Kugelschreibern und Luftballons der Lolli-Lutscher dazu (Dauerlutscher). An der Supermarktkasse auf Augenhöhe die gefüllten Regale mit Schokoriegeln und Kinderüberraschungseiern (Einkaufen und Glückskekse). Die gefürchteten Nüsschen in der Bar zu jedem zweiten Drink (Alkohol).

Ständig wird man in Versuchung geführt. Wer da verzichten kann, ist ein Held der Entsagung (Askese und Verzicht). So auch im echten Leben, wenn aus allen Kanälen der medialen Kommunikation mit heißen Angeboten geschossen wird. Hier ein zum Anbeißen knackiges Eis am Stiel, da ein pralles »Covergirl«, dort ein dringendes *»Ruf mich an!«* Zwar leckt sich jeder die Finger. Ob man aber das Produkt vernaschen muss, bleibt wie immer Geschmackssache – oder eine Frage der jeweiligen Diät (Motivation).

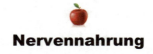

Nervennahrung

> Niedriger Blutzuckerspiegel sorgt für Ausraster.
> Die Nerven liegen blank
> (Unterzuckerung).
> Zucker ist »*Soul Food*« und beruhigt die Nerven.
> Diabetiker neigen zu erhöhter Konfliktbereitschaft.
> Kräftiges Kauen wirkt gegen Aggression.
> Bei Konzentrationsmangel hilft »Studentenfutter«
> (Zwischenmahlzeit).

Fühlt man sich »genervt«, ist man schnell auf 180. Zwecks Beruhigung greifen viele zu Nahrungsmitteln, die als Belohnung oder Ersatzbefriedigung dienen (Superfood und Liebeskummer). Genascht werden Nüsse und Schokolade, aber auch andere mehr oder weniger bekömmliche Gemische aus Fett, Salz und Zucker (Naschen, Süßigkeiten und Knabbereien). Andere Leute saugen alternativ an der Zigarette (Rauchen), kippen das fünfte Bier (Alkohol) oder pfeifen sich einen Burger rein (Junk-Food). Hauptsache, es senkt zügig den Stresspegel (Stressbewältigung).

Um vorzugsweise von vornherein die Nerven zu schonen, schützt und stärkt man sein »Nervenkostüm« durch die Zufuhr gesunder Vitalstoffe (Körper und Nährstoffmangel). Dazu gehören Vitamine, Mineralstoffe, hochwertiges Eiweiß (Proteine und Hormon-Diät) und komplexe Kohlenhydrate (Vollkorn und Stoffwechsel). Durch eine ausgewogene Ernährung geschieht ihre Aufnahme fast schon automatisch (Gesundheit und Vollwertkost). Bestimmte Lebensmittel sind hier garantierte Lieferanten und somit gut für das Nervengerüst, wie beispielsweise Nüsse, Paprika (Gemüse), Spinat (Suppenkasper), Kakao (Schokolade und Aminosäuren), Bananen (Obst), Avocados (Aphrodisiakum), Hülsenfrüchte, Haferflocken, Weizenkeime, Eier und Fisch (Omega 3/6/9). Besonders Vollkornprodukte, Sonnenblumen- und Pinienkerne sowie Erdnüsse und Erbsen enthalten *Thiamin*, auch Vitamin B1 oder *Nervenvitamin* genannt, das für die reibungslose Reizweiterleitung im Nervensystem sorgt. Wobei das Trinken von viel Flüssigkeit zusätzlich hilft, unseren Energie- und Nervenstoffwechsel bestens funktionieren zu lassen (Wasser und Alter).

Mit einer mediterranen Mischkost ist man also schon mal ganz weit vorne mit dabei (Mittelmeer-Diät). Ein frohes Herz (Liebe), genügend Schlaf (Entspannung), ausreichend Bewegung (Sport), Meditation (Langsamkeit) sowie positive Gedanken (Motivation) tun ihr Übriges. Gesunder Körper, gesunder Geist (Spiritualität).

Sorgt ein jeder für sein seelisches Gleichgewicht, spart man auf lange Sicht an kalorienhaltigem »Soul Food« und damit an unnötigem Hüftgold (Rettungsringe).

Für den Fall, dass einem das Leben trotzdem gelegentlich auf die Nerven geht, Mitmenschen wie Partner oder Familie können ungewollt Auslöser sein, wird empfohlen, stets eine Handvoll Nüsse, Obststücke oder Vollkornkekse dabei zu haben (Meal Prep). Beginnen die Nerven zu flackern, das Herz zu rasen oder das Blut einem in den Adern zu gefrieren, wirft man schnell ein Nüsschen ein, bevor man seinem Gegenüber eins auf die Nuss gibt, oder geht an die Plünderung diverser Vollwert- und Obstdepots, anstatt den anderen auf die Nerven (Lebensqualität).

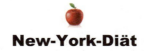

New-York-Diät

> »Ich war noch niemals in New York«,
> trällerte schon Udo Jürgens (1934–2014).
> Und der war nicht nur berühmt,
> sondern sein Leben lang schlank.
> Vielleicht hält ja schon Sehnsucht in Form,
> bevorzugt Fernweh in die weite Welt.
> Nach 8 Wochen (in drei 3 Phasen)
> ist man fit wie ein Turnschuh
> (Sport und Low-Carb-Diät).

    Besonders Stars und Sternchen der internationalen Musik- und Filmbranche wünschen schnell in Form gebracht zu werden, sobald der nächste Auftritt naht auf den Brettern dieser Welt (Hollywood-Diät). Fitnessguru und Erfolgstrainer David Kirsch (61) aus Amerika wollte da behilflich sein und entwickelte die New-York-Diät (Militär-Diät). Damit verspricht er eine Traumfigur in nur 8 Wochen. Man muss *lediglich* sehr viel Sport treiben (Disziplin) und Kohlenhydrate weglassen (Low-Carb-Diät). Dann sollte es »*ultimativ*« klappen, mit New York und dem dünn sein wie ein Wolkenkratzer.

    Der Ernährungsplan sieht vor, ab 14 Uhr auf Kohlenhydrate zu verzichten (Schlank-im-Schlaf-Diät) und sich grundsätzlich Eiweiß-reich (Proteine) zu ernähren (Sättigung). Begleitet von einem täglichen Fitnessprogramm aus Laufen, Radfahren, Cardio- bzw. Ausdauertraining, endet die Nahrungsaufnahme spätestens um 19 Uhr (Intervallfasten). Drei Mahlzeiten, zwei Snacks, das sollte reichen. Dazu kann man Protein-Shakes reichen, die käuflich zu erwerben sind (Nahrungsergänzungsmittel).

    1. Phase – 14 Tage nur 900 Kalorien pro Tag, und zwar fettarm und proteinreich nach der »*A, B, C, D, E, F-Liste*«, demnach verboten sind: Alkohol (*alcohol*) – Brot (*bread*) – stärkehaltige Kohlenhydrate (*carbohydrates*) – Kaffee (*coffee*) – Milchprodukte (*dairy products*) – Süßigkeiten (*extra sweets*) – Früchte (*fruits*) – ungesunde Fette (*most fats*). Bleiben also Gemüse, Fisch, mageres Fleisch, Nüsse, Hülsenfrüchte, Eier, Wasser und Kräutertee (Entgiftungskur).

    2. Phase – Mit 900 bis 1200 Kalorien pro Tag geht es an die Stabilisierung des Körpers (Fastenbrechen). Fette und Kohlenhydrate sind wieder in Maßen erlaubt, aber nur zum Frühstück. Zusätzlich zu den Lebensmitteln aus Phase 1 kommen Bohnen, Linsen, Süßkartoffeln, Äpfel, Beeren und Quinoa hinzu (Energiedichte).

    3. Phase – Es bleibt bei wenigen Kalorien um die 1200, doch bisher verbotene Lebensmittel dürfen wieder aufgenommen werden. Es soll alltagstauglicher werden (Cheat-Day), obwohl weiterhin Kohlenhydrate zum Abendbrot strikt untersagt sind (Verbot). Vermehrtes Krafttraining erhöht hier den Grundumsatz (Muskelaufbau).

    Zumindest wird es sportlich, das ist schon mal sicher. Der rigorose Verzicht auf Kohlenhydrate führt möglicherweise sogar zum Kulturschock. Da lobe ich mir die heimisch entwickelte Stöcker-Diät. Da darf man wenigstens noch Gassi gehen, um unerkannt im Imbiss zu verschwinden (Hausmannskost). So schnell ist man selten um den Block gewetzt, geschweige denn nach New York gejettet.

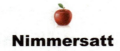

Nimmersatt

Nie kannst du genug bekommen.
Ständig willst du mehr. Nichts kann man dir recht machen.
Nichts stellt dich zufrieden. Das Glas ist immer halb leer.
Nie bleibt es voll. Die Augen sind stets größer als der Magen.
Der Bauch scheint ein Fass ohne Boden. So schnell kann man gar
nicht stopfen. Der Appetit kommt nicht allein beim Essen.
Dich bekommt man niemals satt. Die Gier treibt dich um.
Du frisst einem noch die Haare vom Kopf.

Als »Nimmersatt« bezeichnet zu werden, gilt landläufig wohl nicht als Kompliment. Gierig und fresssüchtig gilt man als Gefahr für jede Küche, eine Bedrohung für die Menschheit, ein Angriff auf jede Art von Beziehung. Die angestrebte Sättigung scheint niemals in Sicht. Weder kulinarisch noch emotional (Nahrung und Unterzuckerung). Ein Wettlauf gegen eine Unzahl an Bedürfnissen, den man stets zu verlieren droht (Konkurrenz). Man weiß nicht, für wen es anstrengender ist. Für die Nimmersatten oder diejenigen, die den Hunger der Nimmersatten zu befrieden suchen, während sie zuschauen müssen, wie sich die Leute zu Tode rennen nach Essen, Erfolg und Zuneigung (Hungertod). Ob es der Futterneid ist oder doch der ewige Hunger nach Liebe, der uns umtreibt, ist oft nicht auseinanderzuhalten (Selbstliebe). Psychologisch sprechen wir hier vom Phänomen der »Hungergeister«. Ein Zustand, der uns einen grundlegenden Mangel erfahren lässt.

»Wenn wir uns zwanghaft mit dem Thema ›Essen‹ beschäftigen, uns nach dem perfekten Partner sehnen oder nach einer Zigarette gieren, geben wir unseren Dämonen Kraft, weil wir dem eigentlichen Bedürfnis, das diesem Verlangen zugrundeliegt, keine Aufmerksamkeit schenken. Sobald wir wirklich achtsam sind und den Ruf aus der Tiefe zur Kenntnis nehmen, können wir lernen, die wirklichen Bedürfnisse des Dämons zu befriedigen, statt ihm blind nachzugeben oder gegen ihn anzukämpfen. Ist er satt, verschwindet er.« (→Literaturhinweise »Den Dämonen Nahrung geben«, S. 73).

Wenn sich die seelische Sättigung bisher weder körperlich noch geistig einstellen wollte, gibt es nun Entwarnung. Wir sind nicht verdammt in alle Ewigkeit, alles in uns hineinzustopfen, oder aber vor Angst zu erstarren. Wir atmen ein, wir atmen aus (Meditation und Breatharian-Diät). Nichts weiter geschieht. Wir dürfen loslassen und uns öffnen. Der Rest ist ein Geschenk (Wunder-Diät und Glückskekse).

»Mein wahres Selbst, das ich vor so langer Zeit aufgegeben und beinahe schon vollständig vergessen hatte, kann wieder in Wirkung treten, jetzt, wo ich sehe, daß der Flaschenhals der Angst eine Illusion ist.« (→Literaturhinweise »Zen im Alltag«, S. 43).

Wer vom Glück nicht genug bekommt, dem sei also geraten, einfach weiter zu atmen. Und sich über jeden einzelnen Atemzug zu freuen (Handvoll und Mäßigung).

»Es ist wirklich effektiv, in kleinen überschaubaren Schritten vorzugehen. Auf diese Weise bleiben Sie zuversichtlich auf das konzentriert, wovon Sie wissen, dass Sie es erreichen können, und fühlen sich nicht von der Größe Ihres Ziels eingeschüchtert.« (→Literaturhinweise »Wie du kriegst, was du brauchst, wenn du weißt, was du willst«, S. 70).

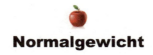

Normalgewicht

> Dünn oder dick, ist Ansichtssache.
> Für den einen ist alles gut,
> solange die Hose mit Gummizug noch passt,
> für den anderen erst, wenn Beckenknochen hervorstechen.
> Gemessen am Body-Mass-Index (BMI),
> der sich um unser *Gleichgewicht* sorgt,
> ist ein »normaler« Bauchumfang erlaubt:
> bei Frauen bis 88 cm, bei Männern bis 102 cm
> (Bauchgefühl und Maßband).

Was ist schon *normal*, fragt sich der »Normalo«. Deshalb wurde für ihn als Durchschnittsbürger der Body-Mass-Index (BMI) entwickelt. Damit jeder Bescheid weiß, was in dieser Welt als normal und damit gesundheitlich vertretbar scheint (Gesundheit und Körpergefühl). Das hat nicht zwingend mit persönlichem Wunschgewicht, Wohlfühlgewicht oder Idealgewicht zu tun. Eher noch mit *Gleichgewicht*. So bleibt es bei der immer gleichen Frage, *warum* was wann als *normal* gilt. Wir könnten dünne Menschen als normal betrachten, weil Adam und Eva auch mal dünn waren (Obst). »Dünn« wiederum soll das sein, was einen »geringen Umfang« aufweist. Aber im Verhältnis *wozu*? Das Ganze ist also *relativ*. Was der eine als »normal dünn« oder »ideal dick« ansieht, ist für den anderen vielleicht das totale Gegenteil. Der eine mag es noch etwas runder, der andere eher eckig. Wer soll das Nachsehen haben, wenn der eine nicht in die Schubladenschablone des anderen passt (Konzepte und Bewertung). Deshalb haben sich viele Mediziner, Ärzte und Wissenschaftler zusammengesetzt, um zu dem Schluss zu kommen, dass unser aller *Normalgewicht* an Gesundheit und Überlebenschancen gemessen werden muss. Es gilt demnach das Gewicht, das den Menschen am wenigsten krank macht, ihn am längsten fit hält und ihn vor vorzeitigem Ableben bewahrt, als »normal« und erstrebenswert. Man geht hier von der *normalen* Annahme aus, dass Menschen gern am Leben sind (Alter und Tod) und alles dafür tun, um dies auch zu bleiben (Ernährung und Medizin). Soweit zur Theorie.

Alle möchten zwar dünn sein, doch keiner kann garantieren, es ein Leben lang zu bleiben. Viele möchten sogar lieber *schlank* sein, weil das Wort »dünn« angeblich kränklich anmutet (Krankheit). Ich dagegen höre bei schlank immer noch *vollschlank*. Deshalb war ich – zumindest in jungen Jahren – erst zufrieden, sobald die Leute mir eindringlich ins Gewissen redeten, endlich mehr zu essen und Kalorien aufzunehmen, weil ich derart *abgemagert* aussah (Traumfigur). Dass dies wiederum etwas mit Magersucht zu tun hatte, weise ich noch heute weit von mir (Wahrnehmungsstörung).

Jedenfalls folgt nach dünn bereits dürr, dann hager, eingefallen, abgemagert, abgezehrt, ausgehungert, ausgemergelt – mit blumig plumpen Umschreibungen wie Bohnenstange, Hungerhaken, Zahnstocher, Suppenkasper – und demnächst schon todgeweiht (Tod). Spätestens da hört der Spaß mit *relativem* »Normalgewicht« auf. Und man landet am Tropf zwecks künstlicher Ernährung (Fütterung und Hungertod). Damit man garantiert bald kugelrund wieder zu den Normalen gehört (Wohlstandsbauch).

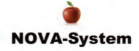

NOVA-System

Lebensmittelkennzeichnung mit Unterteilung in vier Gruppen, je nach Grad der Lebensmittelverarbeitung:
1. *Unverarbeitete* Lebensmittel (Clean Eating)
2. *Verarbeitete Zutaten*
3. *Verarbeitete Lebensmittel*
4. *Hochverarbeitete* Lebensmittel (Fertiggerichte)

Bisher gab es zur Kategorisierung unserer Nahrungsmittel und Getränke den Bundeslebensmittelschlüssel, die Nährwerttabellen, die Ernährungspyramiden, den »Nutri-Score«, die Broteinheit und die Kalorienangaben (Kalorienzählen). Doch, um der Lebensmittelindustrie noch mehr auf die Schliche zu kommen und dem Verbraucher mehr Gespür für gesunde Nahrung zu verleihen (Intuition), wurde 2016 ein System veröffentlicht, das alles Essbare, je nach Grad der Verarbeitung, in vier Gruppen unterteilt. Das beginnt bei unverarbeiteten Produkten, bis hin zu stark veränderten Esswaren. Von Rohkost bis Junk-Food wird alles kategorisiert und einsortiert – für mehr Qualität anstatt Quantität (Bewertung).

Davon ausgehend, dass wir von hochverarbeiteten Lebensmitteln am meisten essen (Sucht, Abhängigkeit und Völlerei), aber leider auch am stärksten zunehmen (Energiedichte) oder sogar krank werden (Krebs-Diät und Diabetes), hilft uns folgende Aufteilung, bewusster in der Auswahl zu sein (→Online-Tipps »NOVA-System«):

In die 1. Gruppe der *unverarbeiteten Lebensmittel* fallen all jene natürlichen und wiedererkennbaren Dinge, die man frisch auf dem Markt oder in der Obst- und Gemüseabteilung des Supermarkts kauft (Bio). Genauso gehören unpräpariertes Fleisch vom Schlachter sowie naturbelassene Milch und Eier dazu. Weder wurde gesondert Hand angelegt, noch in die Trickkiste der Zusatzmittel gegriffen. Unberührt bis minimal verarbeitet gelten sie als beste und sauberste Möglichkeit der Ernährung (Clean Eating).

In der 2. Gruppe finden wir *bearbeitete Zutaten*, die aber natürlicher Herkunft sind. Inhaltsstoffe wie Öle, Butter, Salz oder Zucker, aus der Natur oder hergestellt aus Grundnahrungsmitteln, werden zubereitet, um in Kombination mit Lebensmitteln aus Gruppe 1 verarbeitet zu werden (Kochen und Kräuterhexe).

Die 3. Gruppe besteht aus Lebensmitteln, bei denen der *Grundnahrungsstoff verarbeitetet* wurde – nach Garung oder Konservierung meist abgefüllt und verpackt in Dosen, Flaschen und sonstigen Behältnissen (Dosenfutter, Tiefkühlkost und Milchprodukte). Sie zeichnet aus, dass sie schnell und einfach verzehrbar sind, weshalb sie auch als *»Convenience-Food«* (für bequem) bezeichnet werden. Sie dienen häufig der Weiterverarbeitung in der Gastronomie (Restaurant, Fast-Food und Lieferservice).

Bei der 4. Gruppe handelt es sich um die bei jeder Diät auf der Abschussliste stehenden *hochverarbeiteten Nahrungsmittel* aus Grundzutaten, die extrahiert, raffiniert oder besonders verändert wurden. Hier findet man gehärtete Öle (Fette), Emulgatoren, Geschmacksverstärker, Aromen und sonstige problematische Zusatzstoffe in Fertiggerichten, Süßigkeiten, Knabbereien, Müslimischungen, Fabrikbroten sowie Wurst- und Fleischwaren (Instantsuppe). Dazu zählen aber auch Pizza, Burger und zuckerhaltige Softgetränke (Junk-Food und Imbiss).

Null-Diät

> Wie der Name bereits vermuten lässt,
> tendiert das Ganze gen null Kalorien.
> Ohne feste Nahrung für 7–14 Tage,
> nur Trinken ist erlaubt (Fasten),
> und zwar 3 Liter kalorienfreie Getränke (Wasser).
> Alles andere bleibt tabu (Askese).
> Nach drei Tagen soll sich der Stoffwechsel umstellen,
> und aus Fettreserven werden Ketonkörper gebildet (Ketose),
> die den Hunger unterdrücken (Keto-Diät).

»Wenn du etwas Süßes möchtest, geh in eine Bäckerei. Bleibe ein paar Minuten stehen, atme tief ein und frage dann deinen Körper: 'Bist du hungrig?' Er wird sagen: 'Nein, ich habe gerade all den Zucker bekommen, den ich brauchte.' Du hast gerade die molekulare Struktur von allem eingeatmet, was Zucker deinem Körper gibt.« (→Literaturhinweise »Richtiger Körper für dich«, S. 110).

Ganz im Sinne der Breatharian-Diät, von Luft und Liebe allein, kann man es tatsächlich ganz gut überleben, entweder nichts oder wenigstens weniger vom Falschen zu essen (Fasten und Verzicht). Ich erinnere mich an eine Zeit des Zuckerverzichts, wo ich todesmutig auf den Jahrmarkt »Hamburger Dom« ging, um mir zwar sämtliche im Angebot befindlichen Zucker- und Schaumwaren auf das Genaueste anzusehen, aber trotzdem unverrichteter Dinge von einem Stand zum nächsten weiterzuziehen. Gegessen habe ich von den heißen Mandeln, der Zuckerwatte, den Schokowaffeln und den in Fett ausgebackenen Krapfen rein gar nichts, nicht einmal probiert oder genascht. Man glaubt es kaum, aber es war das beste und intensivste Erleben von süßen Leckereien, das ich je gehabt habe (Süßigkeiten und Kaffeeklatsch). Hauptsächlich, weil der volle Genuss durch die Augen weder durch ein Zuviel an Zucker noch durch eine unglücklich folgende Verdauung gestört wurde (Clean Eating und Zuckerfreiheit).

Ähnlich einer Blitz-Diät wird bei der Null-Diät die Nahrungsaufnahme radikal heruntergefahren, nur eben *sofort* auf null. Es soll Leute geben, die davon *high* werden (Spiritualität und Heilfasten). Die anderen darben des Verbots, irgendetwas Nahrhaftes zu sich nehmen zu dürfen. Experten und Mediziner warnen derweil vor ungesunden Mangelerscheinungen (Nährstoffmangel). Im Gegensatz dazu erlauben viele andere Arten des Fastens zumindest Brühe, verdünnte Säfte aus Obst und Gemüse, Früchte- und Kräutertee oder Molkegetränke (Molke-Diät). Nährende Unterstützung findet man hier nur in Nahrungsergänzungsmitteln für Vitamine und Mineralstoffe. Ziel ist das Entschlacken (Entgiftungskur und Detox-Diät), nicht vorrangig das Abnehmen, wie es sonst bei Radikalkuren der Fall ist (Crash-Diät). Das, was bei der Null-Diät abgenommen wurde, hat man danach sowieso schnell wieder auf den Rippen (Jo-Jo-Effekt und Fastenbrechen). Man hätte sich das Ganze mit der Null also auch gleich schenken können. Das erinnert mich an diverse misslungene Beziehungsversuche. Auch da sind Freunde und Familie am Ende immer besonders schlau, wenn sie einem hinterherrufen: *»Auf diese Null hättest du auch gleich verzichten können!«*

Nüsse

> Fetthaltig und reich an Nährstoffen
> wie Eiweiß (Proteine), Antioxidantien,
> Vitaminen und Mineralstoffen.
> Zur Verdauung der Nüsse verbraucht der Körper
> bereits einen Teil der Energie (Thermogenese).
> So schlagen nicht sämtliche Kalorien zu Buche.
> Zwei Handvoll täglich lautet die Empfehlung.
> Dazu zählen auch Samen.

Die allgemeine Empfehlung lautet also: 2 Handvoll Nüsse pro Tag (Proteine). *Sonst gibt's was auf die Nüsse!* Japaner sehen das zwar anders, bei der Okinawa-Diät (Japan-Diät) gilt es Nüsse als »Schwergewicht« zu meiden (Energiedichte). Aber beispielsweise bei der Keto-Diät schwört man auf Nüsse, gerade wegen ihres hohen Fettgehalts (High-Fat-Diät). Nüsse und Samen liefern reichlich ungesättigte Fettsäuren, besonders Linolsäure gegen Entzündungen, sowie unverdauliche Kohlenhydrate (Ballaststoffe) und viele Nährstoffe, die übrigens durch Einweichen für 8–12 Stunden »aktiviert« werden (Wasser). Nüsse fördern damit unsere Gesundheit, sorgen aber auch für Gewichtsverlust. Aufgrund ihrer Proteine (Muskelaufbau), aber auch der vielen Kalorien, führen sie zu einer schnellen Sättigung, weshalb man weniger isst und automatisch die Kalorienzufuhr senkt. So zumindest die *Theorie* (Hamsterbacken). Und sicherlich ebenso abhängig von der jeweiligen Größe der Hände (Handvoll).

Doch wegen der ebenfalls in Nüssen enthaltenen *verwertbaren* Kohlenhydrate sollte man auch im Falle einer Keto-Diät (Ketose und Abnehmen) pro Tag nicht mehr als 180 g Kokosnuss, Leinsamen, Mandeln, Paranüsse, Pekannüsse, 90 g Erdnüsse, 80 g Pistazien oder 75 g Walnüsse, Sonnenblumenkerne, Haselnüsse oder Cashewkerne verspeisen. Weshalb für Diäten, bei denen auf Kalorien geachtet und die Fettzufuhr gedrosselt wird (Low-Fat-Diät), natürlich Nüsse wegen ihrer Eigenschaft als Kalorienbombe tabu sind (Knabbereien). Denn mit 180 g Mandeln wäre man schon bei mehr als 1000 kcal. Prompt hätte man das Klassenziel verfehlt (1000-Kalorien-Diät).

Beim Kalorienzählen punktet die Cashewnuss. Mit »nur« 553 kcal auf 100 g schlägt sie die Pekannuss mit 705 kcal um Längen. Macadamia, die für mich leckerste Nuss, möchte man da mit 718 kcal auf 100 g gar nicht erst erwähnen, geschweige denn in den Mund nehmen. Vorzugsweise steigt man gleich auf *einzelne* Sonnenblumenkerne, *teure* Pinienkerne oder *abgezählte* Kürbiskerne um (Mäßigung und Verzicht).

Im echten Leben läuft das natürlich alles ganz anders ab. Da knabbert man über den Tag verteilt beständig Studentenfutter aus der Schreibtischschublade, nascht sich durch die im Handschuhfach gebunkerte Nussmischung, und reicht abends Nüsschen im Schälchen zum Fernsehteller. Natürlich selten naturbelassen, sondern eher geröstet, gesalzen oder karamellisiert, was den Kaloriengehalt gleich mal gefühlt verdoppelt. Dazu schmiert man sich noch Mandelmus, Sesammus (Tahin) oder Erdnusscreme aufs Brot, bevorzugt Nussbrot, und bestreut dies mit Sesamsalz oder Hanfsamen. Und als Gutenachtkuss beim Zubettgehen gibt's endlich was auf die Nüsse, den *aktivierten*.

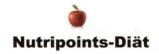

Nutripoints-Diät

> Je nach lebensnotwendigen Nährstoffen
> (Vitamine, Mineralstoffe, Ballaststoffe)
> werden für die Nahrung (*Nutrition*) Punkte (*Points*) vergeben.
> Abzüge gibt es bei schwierigen Inhaltsstoffen
> wie Fett, Zucker, Alkohol und Kochsalz.
> Viele Punkte gibt es für Nährstoffreiches
> wie Gemüse, Obst, Hülsenfrüchte, Vollkorn,
> Milchprodukte, Fleisch (mager), Fisch und Eier.
> Je mehr Punkte, umso besser (NOVA-System).

Lebensmittel punkten mit Qualitäten. Die Milch (*vermeintlich*) mit Kalzium, das Vollkornbrot mit Vitamin B1, das Gemüse mit Ballaststoffen, die Hülsenfrüchte mit Proteinen (Mineralstoffe und Nährwerttabelle). Weisen sie aber ungesunde Merkmale auf, gibt es dafür leider Abzüge. Der Schoppen Wein ist zwar flüssig und füllt unseren Flüssigkeitshaushalt auf (+ 1), sein Alkoholgehalt verlangsamt jedoch den Fettabbau und sorgt für Heißhungerattacken (– 2). Wie beim Menschen, der eine Mischkalkulation aus lieblichen Vorzügen und eher schwierigen Wesenszügen ist. Der eine holt seine Pluspunkte durch charmantes Auftreten, macht dies aber durch selten merkwürdiges Gerede zunichte. Der andere punktet durch großartiges Aussehen, reißt seine Schönheit aber mit dem Hintern wieder ein, wie es so schön heißt, wenn man ständig in Fettnäpfchen tritt. Am Ende zählt also nur, was unterm Strich herauskommt (Null-Diät).

Die Nutripoints-Diät funktioniert also nach einem Punktesystem (Weight Watchers), entwickelt vom US-Amerikaner Dr. Roy Vartabedian (*1956). Es werden nicht Kalorien, sondern die Nährwerte gezählt. Je mehr Nährstoffe, sprich *Nutripoints* ein Nahrungsmittel hat, desto besser. Gemüse bekommt die meisten Punkte. Fetthaltiges und Alkohol haben dagegen negative Vorzeichen (Low-Fat-Diät). Dafür wurde eine Liste mit unzähligen Lebensmitteln und Rezepten zusammengestellt (→Literaturhinweise »Nutripoints«). Dabei sollen 6 Nahrungsgruppen bedient werden, um die für eine Gewichtsreduktion geeignete Gesamt-Punktzahl (*Nutripoints*) von 100+ pro Tag abzudecken, und zwar bevorzugt mit Obst, Gemüse, Getreide, Hülsenfrüchten, Milch/Milchprodukten und Fleisch/Fisch/Geflügel (Mischkost). Wobei schwierige Lebensmittel mit »gesunden« Lebensmitteln wettgemacht werden können (Cheat-Day).

Für industriell hergestellte Fertiggerichte ist seit 2020 ein auf der Verpackung aufgedrucktes »Nutri-Score« Logo als Gesamtbewertung erlaubt (NOVA-System). Diese funktioniert anhand eines farblichen Werteverlaufs von A (dunkelgrün = sehr empfehlenswert) bis E (rot = nicht empfehlenswert) – also wie bei Elektrogeräten und deren Energieverbrauch (→Online-Tipps »Open Food Facts«). Das findet auch in der Liebe seine Berechtigung. Kommt ein potenzieller Partner zur Begutachtung, gleicht man ihn mit einer vorab erstellten Punkteliste ab. Bevorzugte Qualitäten haben dabei eine höhere Punktezahl als weniger gewünschte Eigenschaften. Ergibt der Durchschnitt einen akzeptablen Wert, landet der Kandidat zukünftig auf der persönlichen Speisekarte (Ernährungsplan).

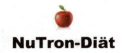

NuTron-Diät

> Anhand einer Blutanalyse
> werden individuell verträgliche Lebensmittel ausgewählt
> (Blutgruppen-Diät).
> 8 Wochen lang lässt man weg,
> was körperliche Beschwerden bereitet
> (Unverträglichkeit und Intoleranz).
> 115 Lebensmittel werden getestet,
> von Fleisch, Fisch und Eiern über Getreide, Nüsse und Samen
> bis hin zu Milchprodukten, Obst und Gemüse.

Per Bluttest soll festgestellt werden, welche Ernährung uns jeweils besser oder gar nicht bekommt, um durch die richtige Auswahl an Lebensmitteln Krankheiten wie Arthritis, Verdauungsstörungen und Migräne, aber besonders Mehrgewicht zu bekämpfen. Das betrifft neben den gängigen Esswaren teilweise auch Gewürze und Kräuter (Kräuterhexe), auf jeden Fall jedoch Kaffee (*Koffein*), Tee (*Gerbsäure bzw. Tannine*), Kakao und Süßstoffe (Zucker und Zuckeraustauschstoffe). Dafür werden 115 Nahrungsmittel getestet. Am Ende erhält man daraus eine Rote Liste, von der erst wieder nach 5 Wochen maßvoll gewählt werden darf. Alkohol ist während der gesamten Dauer der Diät für 8–10 Wochen tabu.

Hält man sich strikt an die persönlich vorgegebenen Lebensmittel, nimmt man ganz ohne Kalorienzählen ab, so das Versprechen. Dafür blättert man einige hundert Euro auf den Tisch. Das Programm haben im Herbst 1993 die Herren Ian Stoakes und Dr. Patrick Kingsley (1938–2016) aus England entwickelt. Dr. Kingsley war ein leidenschaftlicher Arzt, von dem Wunsch beseelt, seine Patienten zur Selbsthilfe zu animieren (Motivation). Seine letzte Buchveröffentlichung behandelt unter anderem die Vorsorge gegen Krebs (→Literaturhinweise »The New Medicine«). Darin empfiehlt er uns allen, jede Art von Milchprodukten abzusetzen, auf Alkohol zu verzichten und genauso Koffein auf ein absolutes Minimum zu beschränken, das man übrigens nicht nur in Kaffee, sondern auch in Tee, Cola-Getränken und Schokolade findet. Besser koffeinfreier Kaffee, wenn es denn sein muss (Bulletproof-Diät), oder gleich Kräutertee. Chemische Zusatzstoffe in Lebensmitteln sollte man sowieso vermeiden (Junk-Food und Fertiggerichte). Stattdessen darf man auf frische Nahrung wie Gemüse und Obst setzen (Fit-for-Life-Diät und Clean Eating) und großflächig Zucker aus dem Ernährungsplan streichen (Zuckerfreiheit). Bio und Vollkorn werden bei ihm großgeschrieben. Auch rät er ab von zu viel rotem Fleisch und großen Fischen wie Thunfisch. Und empfiehlt natürlich das Trinken von Wasser, Wasser, Wasser.

Dass Lebensmittel Probleme auslösen, ist bekannt. Gemeint sind nicht nur Milch, Milchprodukte, Milchzucker (Laktose), Getreide und Gluten (Weizenwampe). Jeder Organismus hat seine individuellen Reaktionen (Unverträglichkeit, Intoleranz und Allergie). Im Rahmen der NuTron-Diät spürt man seine Störenfriede auf und zeigt ihnen für 8–10 Wochen die Rote Karte (→Literaturhinweise »NuTron-Diät«). Danach aber geht alles weiter wie bisher, nur besser und befreit von Nebenwirkungen (Kur).

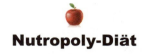

Nutropoly-Diät

> Spielend abnehmen,
> ganz wie bei »Monopoly«,
> wo einem die Mitspieler das Geld aus der Tasche ziehen
> (Mono-Diät).
> Nur, dass man hier selbst die Bank ist.
> 1. Man isst, was man will.
> 2. Gezahlt wird in Nutry-Währung.
> 3. Die verdient man sich mit Sport und Bewegung.
> 4. Clever haushalten und nicht mehr ausgeben, als man hat.

Herrlich, ich liebe es, wenn es spielerisch zugeht (Zufall-Diät und Sport). Schon als Kind wurde mein Ehrgeiz geweckt, sobald es etwas zu gewinnen gab (Konkurrenz). Wer lässt sich schon bei »Mensch ärgere Dich nicht« freiwillig schlagen oder gibt bei »Memory« vorzeitig auf (Alter).

Jeder Diätist erhält hier als Startkapital eine gewisse Anzahl an Nutry-Points, persönlich passend zu Gewicht, Alter und Größe (Grundumsatz). Sein Spielgeld kann er aufstocken mit Power-Nutrys – also mit Punkten, die man für alltägliche Bewegung und sportliche Betätigung erhält. Je mehr man verdient, umso mehr kann man für die tägliche Nahrungsaufnahme ausgeben (Nutripoints-Diät). Ganz wie im echten Leben. Gibt man mehr aus als man hat, nimmt man automatisch ab (Karma-Diät).

Ausgedacht hat sich dieses »Spiel« Dr. Bernard Kolster (*1958), Fachbuchautor, Arzt und Physiotherapeut mit Schwerpunkt Ernährungsheilkunde (→Literaturhinweise »Nutropoly: Spielend abnehmen & schlank bleiben«). Das Prinzip seiner Nutropoly-Diät beruht recht simpel auf der wissenschaftlichen Annahme, dass man an Gewicht verliert, sobald man mehr Energie verbraucht als man aufnimmt (Kalorienverbrauch und Abnehmen). Nur, dass keiner daran glauben möchte, während er mit der Tüte Chips auf dem Sofa vor dem Fernseher hängt (Fernsehteller).

Hier sorgt Nutropoly für Aufklärung und liefert eine »Preisliste« für 2000 Lebensmittel (Energiedichte und Kalorien). Zum Einsatz kommen 23 Nutry-Scheine (Einkaufen), dazu 22 Power-Nutrys, die man sich mit Fitness dazuverdienen kann, und 10 Bilanzpläne. Auch wird der Kalorienverbrauch für bekannte Sportarten sowie alltägliche Bewegungsabläufe wie Staubsaugen, Treppensteigen und Küssen aufgelistet.

Die Nutry-Taler darf man sich selber aus dem Buch ausschneiden und beginnt sodann um seine Kilos zu spielen. Ziel dabei ist, den Zusammenhang zwischen Verbrauch und Aufnahme von Kalorien spielerisch herauszufinden, während man sich durch körperliche Aktivitäten schrittweise die nächste, wohlverdiente Kalorienbombe zusammenspart (Cheat-Day). Genauso wie beim bekannten Brettspiel »Monopoly«, sollte man jedoch aufpassen, nicht falsch zu würfeln und auf der Schlossallee zu landen, wo einem die Schlemmerei jedes Mal besonders teuer kommt (Café und Kaffeeklatsch). Haushalten ist also angesagt. Damit man am Ende nicht mit leeren Händen dasteht und nicht bezahlen kann. Dann ist man nämlich pleite und hat verloren (Heißhungerattacke und Fressanfall). Doch, wie heißt es so schön: *Mensch, ärgere dich nicht!*

O

Oberweite	309
Obst	310
Olivenöl	311
Omega 3/6/9	312
One-Day-Diät	313
Orthorexie	314
OSC-Diät	315
Oversize	316

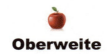

Oberweite

> Oberweite als Busen der Natur.
> Die weibliche Brust als
> Quelle labender Freude
> (Muttermilch).
> Der eine mag viel Holz vor der Hütte (Oversize),
> der andere bevorzugt eine Handvoll (Mäßigung).
> Was bei der Frau das Drüsengewebe,
> ist beim Mann das Muskelpaket eines Brustumfangs,
> jeweils mehr oder weniger mit Fett überlagert.

Männer stehen auf Oberweite bei Frauen. Ob nun das Holz vor der Hütte oder die gemäßigte Handvoll aus Fettdepots oder echtem Milchdrüsengewebe, das ist ihnen fast schon egal (Muttermilch). Dagegen nennt man bei Männern das Fettgewebe auf der Brust den *Hefebusen* (Alkohol). Durch erhöhten Genuss von Gerstensaft soll es bei ihnen zu sogenannten *Bierbrüsten* kommen (Flüssignahrung). Schuld seien die pflanzlichen *Östrogene* im Hopfen (Hormone und Hormon-Diät). Diese These ist wohl noch nicht wissenschaftlich belegt. Dass es aber zu Fettansammlungen kommt, und zwar genau dort, wo man sonst den weiblichen Busen vermutet, ist eine für alle ersichtliche Tatsache. Dass die Betroffenen nicht nur deftig essen, sondern genauso gerne Bier trinken, kann irgendwie kein Zufall sein (Hausmannskost und Karma-Diät).

Seit Menschheitsgedenken symbolisiert der Brustumfang von Männern und die Oberweite von Frauen das Fortkommen unserer Spezies (Steinzeitmensch). Je größer der Brustkorb des Gatten, umso überzeugender seine Qualität als Schützer nebst »begattender« Zeugungskraft. Je mehr Busen bei der Gattin, umso ausgeprägter ihre Fruchtbarkeit für garantiert wohlgenährte Nachkommen (Familie).

Auch als »primäres Geschlechtsmerkmal« bekannt, gilt ein großer Busen als echter Hingucker, für Männer genauso wie für Frauen. Dem Menschen als einziges Säugetier mit Brüsten, die nicht nur zur Stillzeit, sondern auch ohne Aufzucht von Kindern vorhanden sind, wird sein aufrechter Gang als Ursache für die Oberweite zugesprochen. Sobald man den Damen nicht mehr zwischen die Beine gucken konnte, weil sie immer seltener auf allen Vieren herumkrochen, musste für andere sichtbare Signale gesorgt werden. Die Wissenschaft ist sich nur noch nicht einig, *welche* Signale ausgesendet werden. Entweder soll der Mann zur Fortpflanzung angeregt werden (Aphrodisiakum und Sex), oder die Frau drückt auf die Drüse der Mütterlichkeit, weil sie viel Nahrung verspricht (Babynahrung und Liebe).

Was die Männer nun antreibt, nicht nur scheinschwanger zu werden (Wohlstandsbauch und Babypfunde), sondern sich auch noch Brüste zuzulegen, liegt begründet in Mutter Natur. Zum einen ist es eben der Genuss von Gerstensaft, der sie zum ewigen Nuckeln animiert (Saugen). Zum anderen führt mehr Östrogen zu einem größeren Busen, wiederum Testosteron zu einem größeren sexuellen Verlangen (aber auch zu einem kleineren Busen). So müssen sich anscheinend Männer wie Frauen ständig zwischen Mütterlichkeit und sexuellem Verlangen entscheiden (Dream-Team).

Obst

> Am Obst entzweien sich die Geister.
> Schon bei Adam und Eva entbrannte der Streit
> am *Apfel*, dem Stein des Anstoßes.
> Die einen schwören auf Früchte (Fit-for-Life-Diät),
> die anderen raten davon ab (Fruchtzucker).
> Besonders Bananen galten lange Zeit als unerreichbares
> Luxusgut und Statussymbol.
> Heute sind sie, in ihrer Krümmung genormt, für alle da.

Bereits im Paradies hörte man davon, dass ein Apfel pro Tag gesund sein soll (Apfelessig). Getreu dem viel zitierten Motto: *An apple a day keeps the doctor away* (Fatburner). Doch im Apfel scheint der Wurm drin zu sein. Sonst hätte er nicht dafür gesorgt, dass Schluss mit lustig war und die Menschheit aus dem Garten Eden fiel. Viel zu viel Zucker heißt es auf der einen, oder die einzig wahre Nahrung auf der anderen Seite. Die einen raten so, die anderen anders (Gesundheit und Medizin).

»Sie sollten wissen, daß Obst alle *notwendigen Nährstoffe besitzt, die der Körper zur Erhaltung des Lebens braucht.*« (→Literaturhinweise »Fit for Life 2«, S. 74).

Dabei gilt es, auf den »richtigen« Verzehr von Obst zu achten, demnach Früchte und Fruchtsäfte immer *frisch* sowie *allein* und *auf leeren Magen* genossen werden sollten. Doch obwohl vor dem Fruchtzucker wegen seiner unverhältnismäßig hohen Energiedichte gewarnt wird (Zucker und Grundumsatz), können wir anscheinend kaum so viel Obst essen, dass wir das gefährliche Limit einer Überzuckerung erreichen (Blutzuckerspiegel). Aber mit Smoothies geht das schon sehr viel leichter.

»*Es ist eine Modeerscheinung, so viel Obst am Tag zu essen. Unsere Großeltern aßen keine vier Früchte am Tag, so wie es heute oft empfohlen wird. Und noch vor zwanzig Jahren war Fruchtsaft eine besondere Leckerei und nichts, das man täglich aus großen Tetrapacks trank.*« (→Literaturhinweise »Goodbye Zucker«, S. 45).

Wobei es nicht die *natürliche* Fruktose in Früchten ist, die uns zum Arzt rennen lässt (Diabetes und Adipositas) und die wir beim Kauen und Verdauen von Kirschen, Pflaumen, Mandarinen, Orangen, Bananen, Mangos, Papayas, Äpfeln, Birnen, Melonen, Heidelbeeren, Erdbeeren und Himbeeren zu uns nehmen. Sondern die *künstlich* hergestellte Fruktose (Lebensmittelindustrie), die in ihrer süßen Konzentration bedenklich ist (Zuckerfreiheit) und die wir uns nicht nur durch Fertiggerichte, Süßigkeiten und Backwaren, sondern durch gezuckerte Flüssignahrung einflössen.

Warnte ehemals noch der Kommunist vor der Banane als »verbotene Frucht«, weil Ausdruck eines ausbeutenden sowie grenzüberschreitenden Kapitalismus (Bananen werden importiert), erhebt heute der Naturbelassene, mit Rücksicht auf den klimaneutralen Fußabdruck, seine Stimme gegen tropische Früchte aller Art, die über die Mauer üblicher Maßlosigkeit schwappend verschifft oder eingeflogen werden.

Wenn schon Obst, dann also vom Bio-Bauern um die Ecke und entsprechend der Saison (→Online-Tipps »Saisonkalender«). Nicht, dass am Ende wieder nur die Reichen (und Schönen) in den Genuss paradiesischer Früchte kommen, die sich die anderen armen Schlucker schon aus reiner Rücksichtnahme nicht leisten wollen.

Olivenöl

*Das Öl aus Oliven hat die Farbe von Gold.
Oliven sind Früchte des Olivenbaums,
bevorzugt aus heißen trockenen Regionen
in Ländern wie Spanien, Griechenland und Italien
(Mittelmeer-Diät).
Es fördert die Gesundheit,
sofern es gewisse Qualitätskriterien erfüllt (Bio).
Die Verköstigung ähnelt der Verkostung von gutem Wein.*

Der Olivenzweig im Schnabel der Taube steht für Frieden (Jesus-Diät). Aber nicht nur deshalb sollte man es genießen. Gutes Olivenöl besteht zu 55–83 % aus einfach ungesättigten Fettsäuren (Fette), dem Omega-9 (Cholesterinspiegel und Omega 3/6/9), es enthält sekundäre Pflanzenstoffe wie Phytamine und Polyphenole (Sirtuin-Diät), es hat einen niedrigen Säuregehalt (unter 0,8 %) und sehr viel Vitamin E (Vitamine und Antioxidantien). In diesem Fall handelt es sich um ein »*Natives Olivenöl Extra*« der Spitzenklasse (Bio), und zwar *kalt gepresst* (→Online-Tipps »Olivenöl«). Kalt gepresst bedeutet, die Oliven (oder Kokosnüsse für Kokosöl) werden nicht noch einer Erhitzung unterzogen, was ansonsten alle guten Stoffe abtötet, um sodann in Plastikflaschen oder auf gesund getrimmte grüne Glasflaschen abgefüllt in den Supermarktregalen zu landen (Einkaufen, Lebensmittelindustrie und Dosenfutter).

Unterschieden wird in folgende Qualitätsstufen des aus der Frucht des Olivenbaums gepressten Öls, abhängig vom jeweiligen Säuregehalt:
• *Natives Olivenöl Extra* – max. 0,8 % (Feinschmecker) • *Natives Olivenöl* – max. 2 % oder
• *Olivenöl* – max. 3 % (physikalisch gereinigt, also raffiniert, und anschließend mit nativem Olivenöl vermischt).

»*Seit Jahrtausenden verehren Menschen den Ölbaum und seine Frucht. Olivenöl ist aber nicht nur ein beliebtes Nahrungsmittel, sondern macht auch gesund und schön. In der Antike sagte man dem 'flüssigen Gold' sogar medizinische Superkräfte zu.*« (→Online-Tipps »Welt der Wunder«).

Olivenöl wirkt entzündungshemmend, schützt vor Herzinfarkt, hilft gegen Muskelkrämpfe, Hautausschläge und Juckreiz, und lindert sogar Schmerzen (Entzündung, Krankheit und Medizin). Dessen ungeachtet gilt auch hier der Rat der Mäßigung. Olivenöl ist kein flüssiges Gold, dass man sich die Kehle hinunterkippt (Alkohol). Es wird ein ausgewogener Verzehr empfohlen (Fette und Kalorien).

Es lohnt sich jedenfalls, auf Qualität und Herkunft zu achten (Superfood). Es gibt unzählige Anbieter und Herkunftsgebiete. 90 % aller Olivenbäume werden allein für die Produktion von Olivenöl angebaut. Ihr Wachstum braucht sehr viel Zeit, dafür aber werden die knorrigen Olivenbäume mehrere hundert bis zu tausend Jahre alt (Alter).

Früchte tragen sie erst nach dem siebten Jahr, ähnlich wie in allen guten Beziehungen und Ehen, die das verflixte siebte Jahr überstanden haben (Liebe und Zufriedenheit). Genießt man gemeinsam viel gesundes Olivenöl, ist die goldene Hochzeit auch nicht mehr weit.

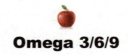

Omega 3/6/9

> Gemeint sind die *ungesättigten* Fettsäuren, die »mega« sind.
> Der Name Omega 3 bis 9 leitet sich jeweils aus der Entfernung
> der Doppelbindung zum »Omega«-Ende der Kohlenstoffkette ab.
> *Einfach* ungesättigt: Omega-9 (Olivenöl).
> *Mehrfach* ungesättigt: Omega-3 und Omega-6.

Einfach ungesättigte (Omega-9) und *mehrfach* ungesättigte (essenzielle) Fettsäuren (Omega-3 und Omega-6) findet man unter dem Oberbegriff *Omega* nummeriert von 3 bis 9. Eher unbekannt sind Omega-5 (Muskatnuss) und Omega-7 (Fischtran), dagegen Omega-3 (Lachs, Leinöl, Hanf, Walnüsse), Omega-6 (Milchfett, Eier, Nüsse, Soja) und (meist pflanzliches) Omega-9 (Olivenöl, Rapsöl, Avocado, Nüsse) in aller Munde (Mittelmeer-Diät). Übrigens »ungesättigt«, weil ihre Molekülstruktur eine oder mehrere *freie* Verbindungen für weitere Kohlenstoff- oder Sauerstoffatome haben und somit »reaktionsfreudiger« sind, deshalb aber auch empfindlicher auf Luft und Hitze reagieren (Kochen). Fettsäuren, gesättigte sowie ungesättigte, tierischen sowie pflanzlichen Hersprungs, erfüllen gewisse Funktionen im Körper (Fette). So sorgen *gesättigte* Fettsäuren für die Freisetzung von Sauerstoffradikalen, die wir zur zellulären Regeneration benötigen. Trotzdem wird vor einem Zuviel an gesättigten Fettsäuren aus tierischen Produkten gewarnt (Fleischesser und Cholesterinspiegel), insbesondere aber vor Transfetten bzw. *trans*-Fettsäuren, bakteriell hergestellt durch Wiederkäuer wie der Kuh (Milchprodukte) oder technisch verarbeitet durch *Hydrierung* (Addition von Wasserstoff) oder *Erhitzung* zu teil- bis durchgehärteten Fetten (Lebensmittelindustrie und Fertiggerichte). Doch auch bei *mehrfach* ungesättigten Omega-Fettsäuren ist Mäßigung angesagt, und ebenso die richtige Mischung: 1 Teil Omega-3 zu 3–5 Teilen Omega-6. Nur das gute Olivenöl (Omega-9), einfach ungesättigt, geht immer.

»Galten sie lange Zeit als pauschal gesund, so warnen viele Ernährungsratgeber heute vor den mehrfach ungesättigten Fettsäuren der Omega-6-Familie, [...] Solche warnenden Worte werden Sie von mir nicht hören. [...] aber auch keine lobenden Worte für Produkte mit (künstlich) hoch angereichertem Omega-3-Gehalt [...].« (→Literaturhinweise »Fett: Das Handbuch für einen optimierten Stoffwechsel«, S. 97).

Fettsäuren der Omega-9-Familie wie *Ölsäure* (Olivenöl) und *Nervonsäure* (Nervennahrung) werden u. a. für das Immunsystem benötigt und vom Körper selbst gebildet, sofern man ausreichend *gesättigte* (stabile) Fettsäuren als Vorläufer verzehrt, bevorzugt aus pflanzlicher Quelle (Kokosöl oder Palmkernöl). Das jedenfalls bedeutet, dass eine allzu fettarme Ernährung auch von Nachteil sein kann (Low-Fat-Diät).

Da übrigens ungesättigte Fettsäuren unter Lichteinfluss *oxidieren*, spielt das Licht der jeweiligen Jahreszeit bei der Konsumierung eine Rolle (Fünf Elemente). Im dunklen Winter wird vorrangig fettreich, im hellen Sommer fettarm gegessen (Eskimo-Diät und Bikini-Diät). Deshalb sollte man ebenso darauf achten, Pflanzenöle stets dunkel und kühl aufzubewahren, da sie sonst ungenießbar werden und ihre Wirkstoffe verlieren. Das kennen wir auch von »mehrfach ungesättigten« Partnern, die schnell mal *ranzig* werden, wenn man sie zu lange draußen im Freien stehen lässt (Liebe und Sex). Da läuft dann irgendwann gar nichts mehr, weder gut geölt noch besonders mega.

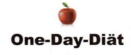

One-Day-Diät

> Pro Woche ein Fastentag.
> Auch 24-Stunden-Diät genannt,
> oder Kurzfasten.
> Erfinderin Jane Kennedy,
> Journalistin und Buchautorin aus Kalifornien,
> landete damit ein »One-Hit-Wonder«.
> Einen Tag fasten (6:1)
> ist ähnlich, wie zwei Tage fasten (5:2),
> und fällt definitiv unter das Intervallfasten.

Einmal pro Woche ist Ruhe im Karton. Vierundzwanzig Stunden gibt es nichts zu essen, sondern nur viel zu trinken (Wasser). Das war es dann auch schon. Wenn man seiner Verdauung einen Tag pro Woche Pause gönnt, kann sich der Stoffwechsel regenerieren und der Organismus bestenfalls von überschüssigen Fettreserven bedienen (Rettungsringe). Diese Idee ist weder neu, noch besonders originell. Doch muss man es erst einmal schaffen, diesen Tag tatsächlich einzuhalten. Ein wiederholtes Verschieben auf morgen lauert als gängige Gefahr (Karma-Diät und Cheat-Day). Hier scheiden sich die Geister, nämlich der Diätwilligen von den Möchtegerns (Motivation).

Die Kalifornierin Jane Kennedy (*1954) hat damit nicht nur ein Buch vermarktet, sondern noch ausgewählte Fatburner-Getränke hinzugemischt. Die sollen für eine schnelle Fettverbrennung sorgen (Smoothie, Superfood und Fatburner). Nur, dass man kalorienhaltige Flüssignahrung nicht an dem einen Fastentag, sondern in der verbleibenden Woche zu sich nimmt. Wäre ja auch zu schön gewesen, um wahr zu sein.

Am Fastentag gilt es trotzdem viel zu trinken, um jedwedes Hungergefühl zu vermeiden (Heißhungerattacke und Ersatzbefriedigung). Neben Wasser, und kleinsten Mengen an Obst und Gemüse (Handvoll), sind Kräutertee, Molke, verdünnte Säfte und fettfreie Gemüsebrühe erlaubt, um den Stoffwechsel anzukurbeln und für ausreichend Nährstoffe zu sorgen (Trinken). Die anderen sechs Tage verbringt man damit, vernünftig zu essen (Mäßigung und Disziplin). Sozusagen ein Fastenbrechen auf ganzer Linie, dem man sich wöchentlich stellen darf (Heilfasten und Timing). Das bedeutet, die *gesamte* Woche entweder als vorbereitenden »Entlastungstag« oder als nachbereitende »Aufbautage« zu verstehen (Fasten). Derweil man sieben Tage im Stück auf Alkohol, Zucker, Kaffee und Zigaretten verzichtet, aber auch auf Junk-Food und Völlerei (Sucht). Stattdessen gibt man sich dem Sport und der Bewegung hin, isst ausgewogen und gesund, und lässt die Finger weg von sonst üblichen Kalorienbomben (Fertiggerichte und Zuckerfreiheit).

Hat man es geschafft, derart das Ruder herumzureißen und den Karren aus dem Dreck zu ziehen (der Abhängigkeit), wird man wohl oder übel seine Kilos verlieren (Abnehmen). Warum man dafür »zur Strafe« noch einen Tag fasten muss, wird mit dem Brechen von Gewohnheiten begründet (OSC-Diät). Gewissermaßen als *Restart* in ein besseres Leben. Oder auch als Gegenteil von dem sonst bei Diäten üblichen »Cheat-Day«. Die Entscheidung liegt hier allein zwischen 6:1 oder 1:6 (Zuckerbrot und Peitsche).

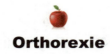

Orthorexie

Aus dem Griechischen übersetzt: »*Richtiger* Appetit«.
Gilt mehr oder weniger als Essstörung.
1997 von dem Arzt Dr. Steven Bratman als Begriff geprägt
und mit einem Fragebogen zwecks Diagnose umrissen.
Es ist ähnlich wie bei der *Orthografie* bzw. Rechtschreibung,
von der man sich ebenfalls irgendwann abzunabeln lernt.
Denn, was ist schon richtig, was ist falsch.

»*Denken Sie mehr als drei Stunden am Tag über ihre Ernährung nach?*« (Diäten-Wahn). Nun gut, diese Frage möchte ich jetzt spontan lieber nicht beantworten (Diäten-Falle). Schon als Kind fand ich es peinlich zum *Orthopäden* zu müssen, um mir durchsichtig fleischfarbene Einlagen verschreiben zu lassen (für die richtige Fußstellung). Weiter ging es in der Schule mit der *Orthografie*, deren Einhaltung einem garantiert auch später noch peinlich bleibt. Und heute nun die *Orthorexie*, die einem zum Verhängnis wird. Bloß, weil man sich eine halbe Stunde vor dem Frühstück überlegt, was es diesen Morgen zu essen geben soll, um eine halbe Stunde später darüber nachzudenken, ob man all das tatsächlich hätte zu sich nehmen müssen. Das Gleiche beim Mittagessen und Abendbrot wiederholt, schon ist man bei satten drei Stunden, die man täglich mit der Nahrungsaufnahme beschäftigt war. Aber heißt es nicht auch, dass man sich beim Essen mit nichts anderem beschäftigen soll? Sag' ich doch! Und prompt haben sie dir eine »Essstörung« angedichtet (Beschäftigung).

Bei der Orthorexie, auch *Orthorexia nervosa* genannt, geht es jedenfalls um die feste Vorstellung, ständig das »Richtige« essen zu müssen (Wahrnehmungsstörung). Es handelt sich um eine übermäßige Beschäftigung mit der Qualität von Nahrung, deren Auswahl man – nach sich selbst auferlegten Regeln – strikt einzuhalten gedenkt (Ernährungsplan und Tagebuch). Dies soll aufgrund einer »ungesunden« Fixierung auf »gesunde« Lebensmittel zu psychischen und physischen Beeinträchtigungen führen. Wie schon der Buddha sagte: »*Lebe jenseits von Extremen*« (Askese).

Damit man sich als »normaler Diätist« nicht umsonst in die Riege der Orthorektiker einreiht, gilt es folgenden Fragebogen wahrheitsgemäß zu beantworten:

»*Denken Sie mehr als drei Stunden am Tag über ihre Ernährung nach? Planen Sie Ihre Mahlzeiten mehrere Tage im Voraus? Ist Ihnen der ernährungsphysiologische Wert Ihrer Mahlzeit wichtiger als ihr Genuss? Haben Sie das Gefühl, je gesünder Sie sich ernähren, desto schlechter sei Ihre Lebensqualität? Sind Sie in letzter Zeit mit sich strenger geworden? Steigert sich Ihr Selbstwertgefühl durch gesunde Ernährung? Verzichten Sie auf Lebensmittel, die Sie früher genossen haben, um nun »richtige« Lebensmittel zu essen? Haben Sie durch Ihre Essgewohnheiten Probleme auszugehen und distanzieren Sie sich dadurch von Freunden und Familie? Fühlen Sie sich schuldig, wenn Sie von Ihrer Diät abweichen? Fühlen Sie sich glücklich und unter Kontrolle, wenn Sie sich gesund ernähren?*«

Beruhigt, weil Orthorexie zumindest *offiziell* nicht zu den Essstörungen zählt, sondern eher noch zum Verhalten des Diätisten im Rahmen üblichen Diäten-Wahns (Diätetik), darf man also weiterhin getrost bei Freunden und Familie aufschlagen, um *weder* Schweinebraten (Vegetarier) *noch* Süßspeise (Zuckerfreiheit) zu verkosten.

OSC-Diät

> *»One-Simple-Change«*
> Es bedarf nur einer simplen Veränderung.
> Schritt für Schritt zu mehr Gesundheit und Fitness.
> Hauptaugenmerk liegt auf Obst und Gemüse.
> Ins Leben gerufen von Leuten,
> die mit Nahrungsergänzungsmitteln handeln.
> Pro Tag 2 Mahlzeiten und 3 Liter Wasser.
> 40-Tage-Challenge im Verzicht auf
> Zucker, Fast-Food und Fertiggerichte.

Wusste ich's doch: One-Simple-Change (OSC), eine kleine Veränderung, und schon könnte alles so einfach sein. Wenn der Partner doch nur *einmal* hinter sich aufräumen würde, könnte man hier von Ordnung sprechen (Hygiene). Wenn doch nur *einmal* alles so läuft, wie ich sage, dann würde ich die Nacht endlich mal durchschlafen können (Schlaf und Stressbewältigung). Wenn doch *einmal* die Waage auf … kg steht, dann wäre der eine Tag schon mal gerettet (One-Day-Diät und Gewicht).

Aufgrund steter Vergänglichkeit aller Dinge sind wir reich an Möglichkeiten. Weshalb weise buddhistische Meister gern behaupten: *»It's all about change!«*

Nicht, dass man das immer befürworten möchte, was sich an Bedingungen so alles verändert (Gewichtsverlust). Aber es geht anscheinend kein Weg drumherum, mit der Veränderlichkeit des Lebens Schritt zu halten (Alter und Tod). Da kann man dann auch gleich freiwillig und voller Dankbarkeit mitmachen (Motivation und Resteessen).

»Schlau ist es also, die Tatsache der Veränderung zu genießen und zu nutzen, wenn wir es denn schon nicht verhindern können. […] Wir sind weder Opfer des Geschehens noch Spielball unserer Mitmenschen (Verantwortung). Vielmehr tauschen wir laufend die Zutaten aus und backen uns ständig einen (sich ändernden) Lebens-Kuchen, der vielleicht noch viel besser wird als der vorhergehende, obwohl der auch schon lecker war, zumindest aber interessant *(wie meine Großmutter zu sagen pflegte, wenn ihr das Essen nicht schmeckte). Jede Situation steckt stets voller Möglichkeiten für neue Kreationen und wildeste Rezepturen (Kochen).«* (→Literaturhinweise »Würfel Liebe A bis Z«, S. 650 f.).

Diäten beginnen dort, wo Gewohnheiten aufhören. Genau da setzt die OSC-Diät an. Anstatt von null auf hundert durchzustarten (Crash-Diät), ändern wir Schritt für Schritt jeweils eine kleine Sache in unserem Ernährungsplan, um sie zu einer neuen positiven, weil gesunden Angewohnheit zu machen. Dafür hat man 40 Tage Zeit. Die Herausforderung ist, jeden Tag ein 10-Minuten-Workout hinzulegen (Bewegung und Sport) und sich mit reichlich Nährstoffen zu füttern (Nahrungsergänzungsmittel, Superfood und Protein-Shake).

Ideen gibt es übrigens reichlich, welche kleinen Veränderungen wir ins Leben einführen könnten. Zu jeder Mahlzeit ein Stück Obst oder Gemüse essen. An jedem zweiten Tag keinen Versuchungen wie Süßigkeiten oder Knabbereien unterliegen (Zuckerfreiheit und Naschen). Ach ja, und nicht zu vergessen: Schön hinter sich sauber machen (Kochen), einfach tun, was ich sage, und … nie mehr auf die Waage steigen.

Oversize

*Eine kurvige Formulierung für diejenigen,
die über das Ziel hinausschießen
(Konfektionsgröße und Modelmaße).
Ein bisschen zu viel, einfach drüber,
über alle Grenzen (engl. overboarding).
Kraftvolle Männer und üppige Frauen
wurden früher schon als »Rubensfiguren« gefeiert,
und gelten auch heute wieder als:
Over the top!*

Die Mehrgewichtigen, die mit Größe oder Umfang über das Ziel der genormten Konfektionsgröße hinausschießen (Waage und Fettleibigkeit), und weder mit Modelmaßen noch mit Normalgewicht, sondern mit Kurven und Oberweite punkten, konnte man sich lange Zeit nicht in der Modebranche vorstellen (Mode und Gesellschaft). Das Urteil aus der illustren Welt der Designer, Kreativen, Reichen und Schönen, aber auch der Kunden selbst, lautete plump bis einheitlich: *Zu dick!* (Wahrnehmungsstörung, Schönheitsideal und Hollywood-Diät).

Glücklicherweise hat sich das in jüngster Zeit geändert (Akzeptanz und Unterschiede). Was heute zählt, sind Selbstliebe und ein gutes Körpergefühl anstatt Idealgewicht und Traumfigur (Zahnstocher und Hungerhaken), Beweglichkeit und Selbstvertrauen anstatt Konfektion und Gleichmacherei (Körperkult und Bewertung).

Zumindest wird behauptet, große Größen seien (wieder) erlaubt (Sex und Dauerlutscher). Ob man das glauben mag, hängt sicherlich von der Assoziation ab, die einen bei dem Begriff *Oversize* ereilt (Konzepte). Denkt man an »Over the top«, hört sich das Ganze großartig, ultimativ und raumgreifend schön an (Volumetrics-Diät). Denkt man dagegen an »Zumutung« und »drüber sein«, *worüber* auch immer, assoziiert man peinliche Übergröße, Überwurf und Zeltkleider, die spezielle Art des Campings, in denen es sich bereits in der Umkleidekabine zu verstecken gilt (Spiegel und Einkaufen).

Doch schon der Barockmaler Peter Paul Rubens (1577–1640), Künstler der leuchtenden Farben, gelungenen Proportionen und eingefangenen Bewegungen, erkannte in seinen großformatigen Bildern, was er an kurvigen und ausladenden Frauen sowie Männern zu schätzen wusste (Erscheinungsbild und Liebe). Üppigkeit und Wollust, Sinnlichkeit und Lebensfreude, körperlicher Ausdruck des ungezügelten und unbekümmerten Über-die-Stränge-Schlagens (Lebensqualität und Genuss), standen ihm Modell. Seinem Vorbild folgend, werden seither besonders Frauenkörper mit Rundungen »Rubensfigur« genannt. Rubens sagt man übrigens nach, »*dass er über eine sehr gute Beobachtungsgabe verfügte und das, was er sah, verstehen, adaptieren und kreativ verarbeiten konnte. Was er malte, das malte er schöner und besser [...].*« (→Online-Tipps »Rubenshuis«). Wir dürfen also davon ausgehen, dass eine positive Sichtweise auf mollige Menschen hilfreich ist. Sogleich entstehen wahre Kunstwerke der Schönheit, jenseits von Zeit und Raum. Anstatt magerer »Underdog« gilt ab heute – für jeden von uns in allen Lebenslagen – die große Kunst des »Oversize« (Zufriedenheit).

P

Paläo-Diät	318
Pausenbrot	319
Pfundskur	320
Pritikin-Diät	321
Problemzonen	322
Protein-Shake	323
Proteine	324
PSMF-Diät	325
Psycho-Diät	326

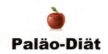

Paläo-Diät

> *Paläo* (griech.) = alt
> Paläolithikum = Altsteinzeit
> (Steinzeitmensch).
> Art der Ernährung aus der ersten und längsten
> Periode der Urgeschichte.
> Auch Steinzeit-Diät genannt.
> Essen wie die Wilden.

Die erste Steinzeit-Diät, auch Paläo- oder Paleo-Diät genannt, gab es in der Steinzeit vor Millionen von Jahren. Kein Witz, da gab es periodenweise länger mal nichts zu essen (Dinner Cancelling und Intervallfasten). Während die wilde Horde geduldig in der Höhle wartete, dass einer der starken Kerle die Keule schwang und mit etwas Erlegtem heimkehrte, musste gehungert werden (Soziale Grillgruppe und Heilfasten). Es war die Zeit, als es noch keinen Ackerbau und keine Viehzucht gab (Getreide und Milchprodukte). Für die damaligen Jäger und Sammler gab es vorrangig nur das, was in der Nähe des Höhleneingangs wuchs oder vorbeihuschte (Low-Carb-Diät).

Erstmals in 1952 entwickelte der Amerikaner Arnold DeVries (1921–1996) eine daran angelehnte Ernährungsform unter dem Titel »*Primitive Man and His Food*« (in etwa: Der Primitivling und sein Essen). Der Wunsch war wohl, dass wir Menschen uns zurückbesinnen und unseren Vorfahren gleich an Bananen lutschen (Obst). Nur, dass man dem allgemeinen Steinzeitmenschen glaubte, unterschieben zu müssen, ständig Fleisch genossen zu haben (Fleischesser und Proteine). Wahrscheinlich, weil sich keiner der Männer eingestehen wollte, dass die Beute (auch damals schon) nicht immer ganz so riesig ausfiel. Eher selten, dass mal ein ganz großer Brocken Grillmasse nach Hause geschleppt wurde. Meist waren es dann doch die Büsche und Sträucher vom Wegesrand, deren Früchte gefahrlos eingesammelt werden konnten (Einkaufen).

Die heutige Paläo-Diät ist also typbedingt je nach Anwender verschieden ausgestaltet. Einige Varianten basieren überwiegend auf pflanzlichen Lebensmitteln (Vegetarier, Veganer und Zufall-Diät), die neueren dagegen sind immer fleischlastiger geworden (Atkins-Diät). In den 1970er Jahren fing Walter L. Voegtlin (1904–1975) damit an, seine »*Höhlenmensch-Diät*« mit viel tierischen Proteinen aufzupeppen, die dann als Paläo-Diät durch den Wissenschaftler Dr. Loren Cordain (*1950) Berühmtheit erlangte (→Literaturhinweise »Das Paläo-Prinzip«).

Zu vermeiden sind Fertiggerichte, Junk-Food und Dosenfutter. Steinerne Vorratskammern werden allein mit frischem Gemüse, Pilzen, Früchten, Beeren (Obst), Nüssen, Eiern, Fisch und Fleisch aufgefüllt. Punkt. All der andere *neuzeitliche* Kram, sprich irgendwie verarbeitetes Zeug wie Milchprodukte, Getreide, Zucker, Hülsenfrüchte, Öle, Salz, Alkohol und Kaffee, kommt nicht in die Höhle. Dass männliche Anhänger der Paläo-Diät gern auch ihre Beute an den Haaren hinter sich herschleifen, um rohes Fleisch kauend Ungereimtheiten von sich zu geben, ist anzunehmen (Steinzeitmensch). Die Paläo-Frau, die den Braten riecht, wird derweil das Feuer der Liebe entfachen und ihn langsam und genüsslich schmoren lassen (Betthupferl).

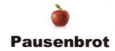
Pausenbrot

> Das Essen wird im Schulranzen geliefert.
> Mutti schmiert einem die Stulle
> und legt noch einen Apfel dazu (Lieferservice).
> Auch *Schulbrot* oder *Jausenbrot* genannt.
> Alternativ wird das Kind angehalten, sich seine
> Zwischenmahlzeiten selber zu besorgen.
> Am Schulkiosk werden die Weichen gestellt
> für zukünftiges Essverhalten –
> zwischen Zuckersucht und Vollwertkost.

In der Schule schielte ich neidisch zur Sitznachbarin hinüber, sobald sie ihr leckeres Graubrot auspackte, umrandet mit knuspriger Rinde, belegt von einer dicken Schicht Butter und darauf feinstem Schinken. Verglichen mit meiner in pergamentenem Butterbrotpapier eingewickelten Stulle, sah das Schulbrot all meiner Mitschüler, direkt aus einem Gourmet-Tempel entflohen, irgendwie immer besser aus (Konkurrenz und Wahrnehmungsstörung). Dazu tranken sie echte Limonade aus Dreieckstüten, ich dagegen lutschte an handgeschnitzten Zitronenscheiben (Selbstversorger und Trinken).

Meine Mutter sparte an umweltbelastenden Materialien, aber genauso an kalorienhaltigen Genusseinheiten (Feinschmecker und Völlerei). Derart mager gehaltene Snacks landeten nicht selten im Papierkorb, oder wurden auf ewig im Schulranzen vergessen. Zwar gewöhnte ich mich früh genug daran, auch mit weniger glücklich zu scheinen (Mäßigung). Doch besonders Süßigkeiten stehen seither ganz oben auf meiner Begierde-Liste (Sucht und Schokolade). Sie kamen derart selten bis nie in der elterlichen Zuteilung vor, dass ich noch heute ein enormes Nachholbedürfnis hege. Das Gleiche gilt übrigens für Plastikspielzeug, das ich nicht aufhöre, toll zu finden.

Eltern übertragen ihre Ernährungsweise direkt auf die Kinder. Sie stellen die Weichen für deren zukünftiges Essverhalten (Gewohnheit). Wer schon als Schulkind mit Geld ausgestattet vor dem Bäckereitresen steht, um sich für den Schulweg mit Milchbrötchen einzudecken, wird auch später im Erwachsenenalter eher selten zu Hause seine Lunchbox mit Vollkornbrot füllen (Meal Prep). Das Pausenbrot, fürs Büro oder die Arbeit, wird stattdessen bestückt aus Imbiss oder Supermarkt, mit Sandwich, Pizza oder Döner (Fertiggerichte und Lieferservice). Wenn dem Kleinkind dazu noch zuckerhaltige pseudo-gesunde Milchschnitten auf den Weg gegeben werden, ist verständlich, wenn ihnen nicht nur die Zähne ausfallen, sondern auch jegliche kreative Ader für die Snack-Gestaltung verloren geht (Mittagessen und Zwischenmahlzeit).

Als Abhilfe dienen Zubereitungsideen für leckeres und gesundes Vesperbrot, die man nicht nur den Kleinen, sondern auch den Großen empfehlen möchte. Gesunde Aufstriche und Beläge (Bio) sowie geschnitzte Gemüse- und Obststückchen ersetzen Schokoaufstriche und zuckerhaltige Getränke (Zuckerfreiheit). Dabei darf ausdrücklich Wert auf die Formgebung gelegt werden. Schon ein diagonal zum Dreieck geschnittenes Pausenbrot (*»Amerikanischer Schnitt«*), das an erstklassige Club-Sandwiches erinnert, landet garantiert nie im Magen von Mitschülern oder Kollegen (Futterneid).

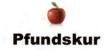

Pfundskur

> Von Dr. Volker Pudel entwickelt.
> Auch *Pudel-Diät* genannt.
> Mehr Kohlenhydrate (High-Carb-Diät),
> weniger Fett: max. 60 g (Low-Fat-Diät).
> 1 Fettauge = 3 g Fett
> 20 Fettaugen pro Tag sind erlaubt.
> Des *Pudels Kern*:
> Erst ab 500 g werden Kohlenhydrate
> in Fett umgewandelt.

Bei dem Erfinder und Psychologen Dr. Volker Pudel (1944–2009) gab es weder Verbote noch Verzicht. Stattdessen ist seine Diät auf Dauer angelegt (Mischkost). Dr. Pudel setzte auf die Geduld des Diätisten (Langsamkeit). Als Anwender einer Pfundskur wird man nicht nur zum *Pfundskerl*, sondern 10 Wochen lang durch ein Weniger an Fett sein Fett wegkriegen (Abnehmen). Es gibt vermehrt Kohlenhydrate, natürlich aus Gemüse, Obst, Brot, Kartoffeln, Nudeln und Reis, aber auf keinen Fall in Form von Zucker und Süßkram (Zuckerfreiheit). Eiweiß spielt dagegen eher eine Nebenrolle (Proteine).

Die gewünschte Nachhaltigkeit in der Ernährung erreicht man durch das Erkennen und Weglassen »fettiger« Gewohnheiten. Unter dem Motto »*Langsam ernährt sich das Eichhörnchen*« dauert es jedoch mit dem Purzeln der Pfunde. Wem dabei »Hörner wachsen« vor lauter Ungeduld, reagiert schnell mal bockig, wenn die Resultate auf der Waage auf sich warten lassen (Wasserverlust und Konkurrenz). Aber bei der Pfundskur handelt es sich eben nicht um eine Crash-Diät, sondern um die grundlegende Umstellung des Essverhaltens. Anstatt, eine Diät nach der nächsten zu absolvieren (Diäten-Wahn), wird man dauerhaft aufmerksam gegenüber alltäglichen »Fettnäpfchen«, in die man zu treten pflegt. Diese Umstellung dauert. Sich langfristig gesund und weniger fettig zu ernähren, bedeutet das Aufgeben alter sowie hartnäckiger Gewohnheiten, das Weglassen von Trostpflastern und Ersatzbefriedigungen, das Aufgeben vom schnellen Griff nach Fertiggerichten, Fast-Food und Süßigkeiten.

Anhand eines Eingangstests wird die persönliche Essensmenge festgelegt (Kalorienzählen). Erlaubt sind max. 60 g Fett pro Tag. Das entspricht 20 »Fettaugen«. Entsprechend lässt man sich aufklären über schlechte und gute Fette (Pritikin-Diät, Olivenöl und Omega 3/6/9). Jede Woche des folgenden Trainingsprogramms steht unter einem speziellen Motto: *1. Woche* – Tagebuch führen über »Essen & Trinken«. *2. Woche* – Fett bewusst reduzieren (FdH). *3. Woche* – Achtsamkeit für Fettnäpfchen schulen und leichten Sport beginnen. *4. Woche* – Einkaufen ohne in alte Fettfallen zu tappen (Diät-Produkte). *5. Woche* – Alternativen suchen für Ersatzbefriedigung, Betäubung, Belohnung und Trostpflaster. *6. Woche* – Neuen Umgang erlernen mit Heißhungerattacken und Kummerspeck. *7. Woche* – Sekundäre Pflanzenstoffe aus Obst und Gemüse als Schutzengel nutzen. *8. Woche* – Bilanz ziehen und eigene Ziele überdenken (Traumfigur und Idealgewicht). *9. Woche* – Die eigene Motivation stärken. *10. Woche* – Kein Ende in Sicht. Des Pudels Kern: *Einmal Pfundskerl, immer Pfundskerl!*

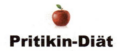
Pritikin-Diät

> Von Ernährungsberater Nathan Pritikin
> entwickelte fettarme Diät gegen Cholesterin-Ablagerung.
> Salzarm und kalorienreduziert (650 kcal/Tag):
> 80 % Kohlenhydrate (High-Carb-Diät),
> 15 % Eiweiß (Proteine) und
> 10 % Fette (Low-Fat-Diät).
> Dazu viel Bewegung (Sport).
> Kritisiert wegen ihrer Strenge.

Nathan Pritikin (1915–1985) hat übrigens Selbstmord im Krankenhaus begangen, nachdem ihm im Alter von 69 Blut-Krebs im Endstadium diagnostiziert wurde (Krebs-Diät). Ähnlich wie Dr. Atkins (1930–2003), dessen Abgang aus rein *diätischer Sicht* ebenfalls eher ungesund erschien (Atkins-Diät), hat auch Pritikin sich den körperlichen Widrigkeiten des Lebens nicht widersetzen können – trotz Einhalten strengster Diät (Krankheit).

Diät ist leider nicht der absolute Rettungsring für sämtliche Lebenslagen. Es gibt auf Erden keinen *Diäten-Himmel*, wo alle Diätisten auf Nummer sicher gesund und ewig leben (Tod). Schön wär's. Oder auch nicht. Wie heißt es so schön: *»Gute Mädchen kommen in den Himmel, böse überall hin«*. Die meisten von uns lieben nun mal die Abwechslung in ihrer Ernährungsweise, und ebenso die Freiheit, zumindest zwischen brav und böse entscheiden zu dürfen (Abwechslung und Karma-Diät)

Pritikin hatte jedenfalls den bösen Cholesterin-Ablagerungen den Kampf angesagt, anscheinend sogar recht erfolgreich (→Literaturhinweise »How Not to Diet«, S. 9). Er empfahl, die *gesättigten* Fettsäuren zu meiden (Aminosäuren und Fette). Nur 5–10 % der zugeführten Energie (Kalorien) sollen aus Nahrungsfetten stammen, 10–15 % aus Eiweiß (Proteine) und 70–80 % aus Kohlenhydraten (High-Carb-Diät). Erlaubt sind Kartoffeln, Reis, Nudeln, Vollkornbrot, Hülsenfrüchte, dazu Gemüse, Obst, Salat, fettarme Suppe, Fisch und mageres Fleisch (Vollwertkost und Mischkost).

Damit es bei der Pritikin-Diät neben all den strengen Regeln auch wirklich lebensnah zugeht (Verbote und Konzepte), werden ihre Anwender in drei Rezepttypen unterteilt, nämlich: *Feinschmecker* (Hollywood-Diät), *Singles* (Null-Diät) und *Familien* (Hausmannskost). Man muss sich also gefasst machen, im Laufe seines Lebens öfter mal den Ernährungsstil zu wechseln (Abwechslung und Zufall-Diät). Man weiß ja nie, welche Beziehungsform als nächste auf einen wartet (Trennkost-Diät und Kalte Küche).

Besonders für den Single, der keiner mehr sein möchte (Selbstversorger), könnte diese Diät eine gute Motivation für mehr Geselligkeit liefern. Aufgrund Mangelerscheinungen sowie Muskelschwäche, die bei einer derart geringen Zufuhr von Kalorien, Nährstoffen und Proteinen zu befürchten sind (Tiefkühlkost), wird sich der Single bald schon frierend anderen Menschen zuwenden (Thermogenese). Klappernd vor innerer Kälte wird er öfter als sonst zu wärmenden Grillabenden laden und den Ofen der Liebe anschmeißen (Soziale Grillgruppe). Sollte er sich daraufhin tatsächlich zum Familienmenschen oder gar zum Feinschmecker entwickeln, hat die Diät auf jeden Fall ihr Ziel erreicht (Wunschgewicht). Ob nun im Himmel oder auf Erden.

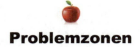

Problemzonen

> Problemzonen werden weiträumig abgeriegelt.
> Zumindest, sobald jemand Totes auf der Straße liegt.
> Ob es jedoch ein Problem gibt,
> entscheiden immer noch wir selbst.
> Dass es uns derweil eingeredet wird, liegt an der
> jeweils gültigen Bewertung (Gruppenzwang).
> Doch auch wenn etwas als Problem erscheint,
> darf man es trotzdem gernhaben.
> Besonders, wenn Liebe im Spiel ist.

Wie heißt es so schön: »*Deine größte Problemzone sind deine Gedanken.*« (→Online-Tipps »Bauchfrauen«). Andere behaupten, der gesamte Körper ist an sich eine einzige Problemzone (Cellulite).

In welcher Weise wir es erleben, ob wir unseren Körper als Problem, Herausforderung oder aber Ansammlung individueller Schönheitsmerkmale erkennen, liegt offenkundig allein in unserer Betrachtungsweise. Dass diese wiederum tendenziell gefärbt und manipuliert wurde von all den vielen Meinungen und Bewertungen anderer Leute, liegt auf der Hand (Schönheitsideal und Gruppenzwang). Nichtsdestotrotz haben wir ständig die große Freiheit, unsere Sicht auf die Dinge zu ändern, insbesondere auf hausgemachte »Problemzonen«, mithin die eigenen, die des Partners sowie vieler anderer betroffener Personen (Spiegel und Traumfigur).

Und das kann man üben, Schritt für Schritt (OSC-Diät). Fangen wir doch gleich mal an damit und knöpfen uns die beliebtesten, aus Funk und Fernsehen berühmtesten Problemzonen des menschlichen Körpers vor. Denn um diese geht es hier ausschließlich. Selten ist das gemeinsame Schlafzimmer von Langzeitpaaren gemeint. Nicht, dass es sich dabei nicht um eine Zone handelt, wo es allabendlich zu Problemen kommt (Schlaf), aber das nennt man dann Gewohnheit oder Langeweile. Also, legen wir los mit der denkbar positivsten Sichtweise für unseren Körper:

1. Der *Bauch* ist das Zentrum unserer Intuition und Nahrungseingebung.
2. Die *Beine* tragen uns um die ganze Welt, ob kurz oder lang, ob O oder X.
3. *Oberschenkel* sind saftig und eignen sich zum Abstellen von Fernsehtellern.
4. *Popos* sind zum Sitzen da, sonst müsste man sich die Beine in den Bauch stehen.
5. *Oberarme* sind bestens geeignet zum Umarmen von Menschen (Winkearme).
6. Jeder *Rücken* kann entzücken, und ein angenehmer Schauer läuft einem über sie.
7. *Gesichter* sind von Gott gegeben, lächeln musst du selbst, wie es so schön heißt.
8. Und so weiter ... die Liste hat kein Ende.

Das bedeutet, es gilt immer und überall den Blick zu verändern, auf andere, aber auch auf uns selbst (Liebe und Selbstliebe). Entweder erkennt man die Schönheit im Detail und feiert die Unterschiede der Individualität. Oder, scheint einem dies aus unerfindlichen Gründen unmöglich, schaut man einfach woanders hin, wo es einem leichter fällt (Waage). Und sei es auf das Stück Apfelkuchen vor der Nase, mit einem riesigen Berg Schlagsahne obendrauf (Völlerei). Problemzonen sterben eben nie aus.

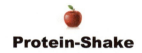

Protein-Shake

> Eiweiß sättigt schnell und nachhaltig (Proteine),
> deshalb isst man weniger und spart Kalorien.
> Protein-Shakes nutzen diesen Effekt.
> Es gibt sie in verschiedenen Geschmacksrichtungen,
> damit man sie als *Mahlzeitenersatz* besser ertragen kann.
> Angereichert mit Ballaststoffen, Vitaminen und Mineralstoffen,
> mit oder ohne Zuckerzusatz (Zuckeraustauschstoffe),
> sind sie als Ersatznahrung bzw. Formula-Diät erhältlich.
> Gluten-frei und/oder vegan ist der neueste Schrei.

Mit dem Zeug kann man mich jagen! Mir ist egal, wie »sportlich« sich allein das Wort Proteine anhört und wie sehr Eiweiß satt machen soll (Appetitzügler). Lieber würde ich verhungern (Hunger), bevor ich so etwas noch einmal zu mir nehme.

»*Von Formula Diäten spricht man bei Kostformen, in denen eine oder mehrere Mahlzeiten durch industriell hergestellte, eiweißreiche Drinks ersetzt werden.*« (→Literaturhinweise »Die beste Diät«, S. 50).

Häufig als vollständiger Ersatz von ein bis zwei Mahlzeiten pro Tag gepriesen (Eiweiß-Diät, Molke-Diät, Markert-Diät und Dinner Cancelling), kommen sie daher mit eher grässlichen Geschmacksrichtungen wie Vanille, Schoko oder Tropical (Obst und Nachtisch). Eine Beleidigung für sämtliche Geschmacksnerven, sofern sie menschlicher Natur sind (Bio). Ich ahne es schon, es wird wissenschaftlich fundierte Beschwerden regnen, demnach Protein-Shakes ganz *wunderbar* sind (Nahrungsergänzungsmittel).

Aber ich kann sie nun mal nicht ertragen (Geschmackssache). Gewisse Leute stehen auf exklusives Trinken (Flüssignahrung), ich dagegen will etwas Anständiges zu beißen (Fasten). Wofür sonst habe ich (noch) Zähne (Alter). Tatsächlich habe ich nur ein einziges Mal in meinem Leben probiert, mit diesem nach Trockenmilch aussehenden Pulver glücklich bzw. dünn zu werden. Nicht, dass ich ständig an meine Mutter denken musste (Muttermilch), doch irgendwie behielt diese (*rührende*) Prozedur die verzweifelte Geschmacksnote von zwangszugeteilter Hunger-Notfall-Ration (Gnadenbrot). Auch konnte ich beim wiederholten Einrühren in Wasser die elende Anmutung von weißem Pulver aus Schraubdeckelverschlussgläsern nicht verdrängen, also dem Zeug, das in Großraumbüros als ewiger Ersatz für leckere Sahne oder cremige Vollmilch herhalten muss, die für den wahren Kaffeegenuss unerlässlich, aber leider mal wieder wie so oft ausgegangen sind (Einkaufen).

Besonders Sportler schwören auf Eiweiß-Shakes (Muskelaufbau). Aber auch diejenigen, die nur so tun (Sport). Schon das frohlockende Wort »Shake« bringt ihr Blut in Wallungen (Sex und Beweglichkeit). Da *shaked* der ganze Körper, sobald unser muskelbepackter Adonis zu saugen beginnt (Aphrodisiakum). Die Lippen um den Strohhalm geschürzt, bekommt er vor lauter Wonne ganz glasige Augen. Ob das mit Leistungssteigerung zu tun hat, ist eine andere Frage. Hauptsache, es schmeckt ihm und ihr, wenn zwecks Kalorien-reduzierter Nahrungsaufnahme endlich wieder genuckelt werden darf (Babynahrung und Smoothie).

Proteine

> Protein ist ein anderer Begriff für *Eiweiß*.
> Gilt als Hauptenergielieferant neben Fetten und Kohlenhydraten.
> Ein lebensnotwendiger Wachstumshelfer (Sex).
> Es gibt pflanzliche sowie tierische Proteinquellen.
> Empfohlene Proteinmenge: 0,8–2 g pro Kilo Körpergewicht.
> Wird sie unterschritten, überessen wir uns (oder sterben),
> wird sie überschritten, droht zwar kein »Eiweißschock«, aber eine
> vorzeitige Zellalterung. Letzteres gilt nur für *tierisches* Eiweiß.

Kohlenhydrate, Fette und Proteine sind unsere drei Energielieferanten (Kalorien). Dabei wird immer öfter empfohlen, weniger tierisches, stattdessen mehr *pflanzliches* Eiweiß zu sich zu nehmen (Ernährungspyramide). Ein Argument, neben vielen anderen (Frutarier), ist die Tatsache, dass die Aminosäure *Methionin* unseren Alterungsprozess beschleunigt (Alter). Sie steckt in den meisten Fleischsorten, verstärkt in Eiern, aber dafür weniger – allerdings ausreichend für den Muskelaufbau – in pflanzlichen Lebensmitteln. Ein Grund mehr, sich an *tierischen* Proteinen nicht zu überessen (Fleischesser).

Von »gesunden« Proteinquellen ist die Rede bei Sojaprodukten wie Tofu (Vegetarier und Veganer), bei Fisch (*Wildlachs*), Meeresfrüchten, Geflügel (eher wenig), Joghurt, Quark, Pilzen, Hülsenfrüchten (*Linsen und Bohnen*), Kartoffeln, Brokkoli und sonstigem Gemüse sowie Samenkernen und Nüssen. Eiweiß wird vom Körper benötigt, sei es nun bevorzugt in pflanzlicher, aber auch in tierischer Form. Nicht nur als Energielieferant, sondern primär zum Aufbau unseres Körpers – vom Muskelgewebe bis hin zum Immunsystem (Muskelaufbau und Gesundheit). Wir sprechen zwar von einem lebensnotwendigen »*Proteinminimum*«, doch über die richtige Menge lässt sich streiten:

»Und tatsächlich kommen wir mit weniger als 30 Gramm täglich aus.« (→Literaturhinweise »Fit for Life 2«, S. 371).

Im Übrigen macht Eiweiß satt (Sättigung, Protein-Shake und Schlankmacher). Das macht Fett zwar auch, es deckt jedoch nicht unseren Eiweißbedarf ab. Nur wenn dieser ausreichend bedient ist, hören wir auf zu essen, was bei Kohlenhydraten und Fetten weitaus seltener der Fall ist (Süßigkeiten und Knabbereien). Deshalb spricht man hier vom »*schlankmachenden Eiweißeffekt*« (Eiweiß-Diät). Enthält unsere Nahrung zu wenig Proteine, essen wir so lange weiter, bis genügend eingetroffen und unser »*Eiweißhunger*« gestillt ist. Wenn wir dies bei »falscher« Ernährung außer Acht lassen, überfressen wir uns. Eine Kalorie ist eben nicht nur eine Kalorie. Vielmehr ist ausschlaggebend, von welchem Energielieferanten sie stammt. Unterwegs zum Eiweiß stehen uns sozusagen Kohlenhydrate und Fette »[...] *im Wege, die notgedrungen mitverspeist werden mussten.*« (→Literaturhinweis »Der Ernährungskompass«, S. 39).

Nicht besonders leichter macht es uns die Lebensmittelindustrie, die Lebensmittel (wie z. B. Zuchtlachs und Chips) »*proteinverdünnt*« anbietet, gern als spezielles Lockangebot nach Eiweiß *riechend* (Geruchssinn und Sucht). Das bedeutet wenig Eiweiß, dafür umso mehr Kalorien drumherum (Zucker und Fette), die man zwangsläufig mitessen darf (Fertiggerichte, Fast-Food, Junk-Food und Diät-Produkte).

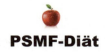

PSMF-Diät

Protein sparendes modifiziertes Fasten:
P wie Protein (*Protein*)
S wie Sparendes (*Sparing*)
M wie Modifiziertes (*Modified*)
F wie Fasten (*Fast*)
Eine kalorienreduzierte Diät (<800 kcal/Tag)
mit erhöhter Proteinzufuhr sowie
eingeschränkten Kohlenhydraten und Fetten,
und pro Woche einem Cheat-Day.

Hört sich erst einmal nach prämenstruellem Syndrom (PMS) an. Das hat zwar nicht zwingend etwas miteinander zu tun (Zyklus und Wechseljahre), ist aber trotzdem schwer auseinanderzuhalten.

Die PSMF-Diät gehört zu den Crash-Diäten. Sie soll dafür sorgen, dass wir nicht fettfreie Masse wie Muskeln abbauen, sondern garantiert eine schnellstmögliche Fettverbrennung erfahren (Disziplin und Ketose). Toll, das verspreche ich potenziellen Partnern auch immer gern, genau diejenige zu sein, die auffallend zügig und auf Nummer sicher für Liebe und Glück sorgen wird. So weit also zu den Versprechungen.

Entwickelt wurde diese Diät in den 1970er Jahren von George L. Blackburn (1936–2017) für krankhaft Übergewichtige (Adipositas). Wegen des hohen Fettverlusts über eine Zeit von bis zu 6 Monaten ist sie entsprechend ungeeignet für *Fettlose*, also Männer mit einem Körperfettanteil von weniger als 12–15 % und Frauen von weniger als 22–25 % (Fettleibigkeit und Body-Mass-Index).

Ich will nicht allzu wortklauberisch sein, aber aus dem Englischen übersetzt heißt *sparing* »sparen«. Die Zusammensetzung »Protein sparendes« (PS) macht demnach irgendwie überhaupt keinen Sinn, wenn doch an Proteinen gar nicht gespart werden soll. Sondern ganz im Gegenteil (Eiweiß-Diät). Es werden zwar fettarme, jedoch *viele* Proteine aufgenommen (Muskelaufbau). *Gespart* wird hier nur an Kohlenhydraten und Fetten (Low-Carb-Diät und Low-Fat-Diät). Müsste man das Ganze dann nicht CFSMF, sprich »*Carb Fat* Sparing Modified Fast« nennen?!

Es geht jedenfalls um eine stark kalorienreduzierte Ernährung aus fettarmen Proteinquellen, was dem *Fasten* schon sehr nahekommt (Null-Diät). Ich denke da an mageren Quark und Hüttenkäse. Auch Gemüse darf man (fast) unbegrenzt essen. Wer sagt's denn. Um Mangelerscheinungen vorzubeugen, verzehrt man zusätzlich Fischöl (Omega 3/6/9), Multivitaminpräparate und Mineralien (Nahrungsergänzungsmittel).

Dessen ungeachtet frage ich mich, was hier die »Modifikation«, sprich *Änderung* bedeuten mag. Wer oder was wird *modifiziert*? Ich kenne den Zusatzstoff modifizierte Stärke (E1404 bis E1450) oder auch modifizierte Liebesschwüre sowie veränderte Gewohnheiten in der Partnerschaft. Sollten wir hier allerdings tatsächlich davon ausgehen dürfen, dass diese Diät zur grundlegenden *Persönlichkeitsveränderung* beiträgt, könnte PSMF der wahre Durchbruch und die große Chance für alle Liebenden sein, besonders natürlich für diejenigen mit PMS (»Partner mit Schwierigkeiten«).

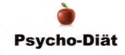

Psycho-Diät

Die Psyche isst mit.
Aus dem Unterbewusstsein heraus
wird sich unser Essverhalten verändern.
Ein mentales Training kann dabei helfen,
schwierige Essgewohnheiten aufzugeben.
Unterschieden wird zwischen
summenden und winkenden Lebensmitteln.
Die Pfunde sollen ohne Verzicht
auf Dauer schmelzen.

»Die Gründe können sehr unterschiedlich sein und selten ist nur ein einziger Grund für das Essverhalten verantwortlich, sondern das Zusammenspiel von körperlichen Bedürfnissen, persönlichen Erinnerungen und unbewussten Prägungen ist dafür ausschlaggebend.« (→Literaturhinweise »Die Psyche isst mit«, S. 45).

Wer weiß schon genau, welche Gelüste einen reiten. Geprägt von Vorlieben, Wünschen, Abneigungen, Ekel und vielen anderen Auslösern, essen wir uns durch den lieben Tag hindurch. Mal ist es die Langeweile, dann doch die Ersatzbefriedigung. Dann wieder Liebeskummer, häufig im Wechsel mit alltäglichem Psycho-Terror gängiger Schönheitsideale. Ein ewiges Streben nach der (vergänglichen) Traumfigur löst sich mit einer leicht verdrehten Stressbewältigung ab (Wahrnehmungsstörung und Diäten-Wahn). Anstatt also unser Essverhalten ständig der Kontrolle zu unterwerfen und uns diverse Verbote aufzuerlegen, geht es hier ans Eingemachte. Das Pferd wird von *innen* aufgezäumt (Hypnose). Zuallererst gilt es zu erkennen, *warum* wir etwas essen, um unseren Umgang mit Ernährung zum Besseren hin zu verändern. Einem lang antrainierten Verhalten aufgrund schwieriger Gewohnheiten oder gar Essstörungen können wir nur beikommen, indem wir seine Ursachen verstehen (Karma-Diät).

Die Psycho-Diät, nach einem Ernährungsprinzip der Eheleute Lillian und Leonard Pearson aus Chicago, unterteilt unsere Lebensmittel in zwei Gruppen: Die *summenden* und die *winkenden* Produkte (→Literaturhinweise »Psycho-Diät«). Die Summenden sind diejenigen Dinge, die uns wirklich guttun, die wir für eine vollwertige Nahrung benötigen (Vollwertkost), die unseren Wunsch nach Liebe und Glück langfristig zufriedenstellen, und die wir meist aus einer Intuition heraus zum eigenen Wohl wählen (Zufriedenheit, Genuss, Intuitives Essen und Armlängentest). Die Winkenden sind all die anderen Lebensmittel, die nur durch Verpackung, Werbung und Gehirnwäsche überzeugen (Lebensmittelindustrie, Gruppenzwang und Winkearme).

Innerhalb von 10 Wochen darf man sich daran gewöhnen, auf wahre Bedürfnisse zu lauschen, und seien sie noch so komplex, und entsprechend eine (neue) Auswahl an (summenden) Speisen zu treffen. Ähnlich wie bei der Partnerwahl, wo uns von vernünftiger Seite her geraten wird, die laut *Winkenden* öfter mal stehen zu lassen (Liebeskummer). Weil sie zwar mit Geld, Aussehen und Charme wedeln, aber oft weniger zufriedenstellend sind, als all die zwar eher leise *Summenden*, die aber unserer hungrigen Psyche das Lied der Liebe gern von Anfang und bis zum Ende singen.

Q

Qi 328
Quark 329
Quinoa 330

Qi

> Lebensenergie, auch *Chi* genannt.
> Qi-Gong und Tai-Chi (Yoga).
> Yin und Yang (Makrobiotik).
> Nicht zu verwechseln mit dem IQ
> (Intelligenzquotient).
> Zentraler Begriff der
> *Traditionellen Chinesischen Medizin* (TCM),
> so auch in der Ernährung nach den Fünf Elementen.
> Eher nicht Mikrowellen tauglich.

In westlichen Gefilden sind wir wohl mehr mit dem IQ beschäftigt, ob denn wohl die Bevölkerung einen ausreichenden *Intelligenzquotienten* auf einer Skala von 0 bis 140 vorweisen kann. Da ist man schon froh, wenn man auf einem Mittelwert von 85 bis 115 aufschlägt (Normalgewicht). Nur am Rande sei erwähnt, dass ausdrücklich keine wissenschaftlich anerkannte, eindeutige Definition von Intelligenz existiert (Wissenschaft und Bewertung).

»*Wir glauben, rationale Formen des Denkens wären dem Spüren und Fühlen überlegen, und die Ideen, die wirklich zählen, ließen sich durch Worte oder mathematische Formeln ausdrücken. [...] Paradoxerweise verfolgte Alfred Binet, einer der Urheber des IQ-Tests, mit dem Test genau die entgegensetzte Absicht. [...] Binet hatte nie vor, für die Intelligenz oder den geistigen Wert eines Menschen unterschiedliche Stufen festzulegen.*« (→Literaturhinweise »In meinem Element«, S. 58 f.).

Im Osten, vorrangig in China, hat man sich auf etwas Fließenderes eingelassen, nämlich auf die Lebensenergie in allem Existierenden, speziell aber im menschlichen Organismus (Bauchmassage). Diese Kraft des Qi-Stroms gilt es im Sport (Yoga) sowie besonders in der Ernährung für unsere Gesundheit zu nutzen (Medizin und Heilfasten).

»*Zahlreiche Stellen thematisieren unseren Bauch, den man in China die Mitte nennt. Sie ist Dreh- und Angelpunkt, wo die Nahrung aufgenommen wird und ihre Essenz – das Qi aus dem Essen – gewonnen wird. Das Nahrungs-Qi nährt alle Organe und Körpersubstanzen, es ist die Grundlage für alle Lebensfunktionen. Darum ist ein hoher Anspruch an die Qualität der Nahrung in der 5-Elemente-Ernährung eine entscheidende Voraussetzung für den vollen Erfolg – im Hinblick auf das Wohlbefinden und vor allem, wenn es um eine dauerhafte Gewichtsreduktion geht.*« (→Literaturhinweise »Mit der 5-Elemente-Ernährung zur Wohlfühlfigur«, S. 18).

Im Sinne der Ernährungslehre der TCM wird auch der Nahrung selbst (Fünf Elemente) ein Qi zugesprochen (Bio und Vollwertkost), sofern man sie nicht zu Tode brüht oder in der Mikrowelle dem Strahlentod aussetzt (Kochen und Rohkost-Diät). Als eine Art Lebensenergie oder Energie der Spiritualität helfen ausgesuchte Lebensmittel unserem Körper, in seinen natürlichen, ausgeglichenen Zustand zu kommen (Zufriedenheit, Sättigung und Intuition). Deshalb stehen frische Dinge wie Gemüse und heimisches Obst, aber auch kraftvolle Suppen und stärkende Fleischgerichte auf dem Speiseplan (→Literaturhinweise »Kraftzeiten nach der Chinesischen Heilkunde«).

Quark

> »*Quark mit Sauce*«
> lautet die Bezeichnung, wenn etwas
> ausgesprochener Blödsinn ist.
> Findet als Milchprodukt Verwendung bei:
> Kartoffeln mit Quark,
> Quarkauflauf,
> Quarktasche,
> Quark-Käse-Kuchen oder
> Quark-Leinöl-Speise (Krebst-Diät).

Quark wird aus Milch gewonnen (Milchprodukte). Dafür lässt man die Milch sauer werden, sodass sich Eiweiß (Proteine) und Restflüssigkeit (*Molke*) voneinander trennen (Molke-Diät). Für 1 kg Quark braucht man 4 Liter Milch (für Butter 22 Liter). Der Fettanteil ist damit niedriger, hat weniger Kalorien (73 kcal) und ist prädestiniert für fettreduzierte Diäten (Low-Fat-Diät). Zur Herstellung von Quark (so auch bei Käse) wird die Milch (meist) mit Lab (mit den Enzymen Chymosin und Pepsin) versetzt, einem Gerinnungsferment aus (toten) Kälbermägen, also weder vegan oder vegetarisch noch Frutarier-tauglich (Nährwerttabelle). Dann wird Sahne hinzugefügt, womit der Quark an Fettanteil gewinnt. Das reicht von Magerquark mit 10 % (Model-Diät) über Halbfettquark mit 20 % bis Sahnequark mit 40 %.

Im Übrigen ist Quark relativ reich an Eiweiß (Proteine). Mit 14 g auf 100 g entspricht er dem Proteingehalt von Haferflocken (Eiweiß-Diät). Parmesan hat mit 35 g zwar eindeutig mehr, ist aber auch kalorienreicher (407 kcal). Und eignet sich weniger gut zum lockeren Untermischen (Frühstück und Flüssignahrung).

Dem Magerquark werden gar heilende Kräfte zugesprochen. Als »Öl-Eiweiß-Kost« im Rahmen einer Krebs-Diät, wie sie von Dr. Johanna Budwig (1908–2003) entwickelt wurde, findet er Anwendung als »Quark-Leinöl-Speise«, bestehend aus 100 g Magerquark, 2–3 L Milch, 1 EL Honig und 3 EL (frischem) Leinöl (→Literaturhinweise »Die Öl-Eiweiß Praxis«, S. 94).

»*Auf der ganzen Welt verbindet sich der Name Dr. Johanna Budwig mit Leinöl und Quark und der von ihr entwickelten Öl-Eiweiß-Kost. Dr. Budwigs Öl-Eiweiß-Kost ist eine aufbauende, kraftspendende Ernährungsform.*« (→Literaturhinweise »Die Original Öl-Eiweiß-Kost«, S. 10)

Magerquark sowie auch Hüttenkäse (PSMF-Diät) sind reich an hochwertigen Fettsäuren (Fette und Clean Eating). Sie zeichnen sich speziell durch Schwefel enthaltende Aminosäuren aus, die Fettsäuren besser löslich und nutzbar machen. Dabei sollen die schwefelhaltigen Proteine aus Quark im Zusammenspiel mit mehrfach ungesättigten Fettsäuren des Leinöls beste Auswirkungen auf die *Zellatmung* von Tumorgewebe haben. Bereits der Arzt, Biochemiker und Nobelpreisträger Otto Heinrich Warburg (1883–1970) stellte 1924 die These auf, dass Krebszellen auffallend gut ohne Sauerstoff leben, da sie durch Gärung wachsen. Je mehr also Krebszellen atmen, umso weniger schnell vermehren sie sich. Der heilende Ansatz lautet hier: Bringe der Krebszelle die Atmung bei – besonders aber dir selbst (Achtsamkeit und Meditation).

Quinoa

> Eine uralte Kulturpflanze mit Ursprung in Peru, die als Gattung der Gänsefüße zur Familie der Fuchsschwanzgewächse gehört (so auch Amaranth). Hierzulande bekommen wir die Samen zu essen, die man wie Reis kocht und warm als Zutat oder kalt im Salat isst. So taten es bereits die Inkas vor 6000 Jahren. Quinoa wird deshalb auch »Inkareis« genannt oder »*Pseudogetreide*« (Getreide).
> 2013 wurde Quinoa zur »Pflanze des Jahres« gekürt.

Quinoa habe ich lieben gelernt in Südamerika, wo man diese Zutat sogar beim Imbiss oder Lieferservice bestellen kann. Davon sind wir in unseren Breitengraden noch weit entfernt, obwohl Quinoa voll mit Vitaminen und speziell mit Eisen steckt. Und Eisen soll ja bekanntermaßen gut bei Blutarmut sein (Zyklus). Wahrscheinlich schaufele ich deshalb immer gleich Berge in mich hinein, denn ich bin tendenziell blutarm (führe aber trotzdem keine blutarme Beziehung). Das nennt man auch Intuitives Essen.

Doch vielleicht fühle ich mich auch nur deshalb zu Quinoa hingezogen, weil es als *Fuchsschwanzgewächs* (was genau das ist, fragt sich jeder Nicht-Botaniker) an jugendliche Zeiten erinnert, als man noch mit Fuchsschwanz an der Autoantenne – zumindest aber am Fahrradlenker – ausgerüstet durch die Gegend cruiste.

Alles äußerst sympathisch, finde ich. Und bringt Abwechslung in die Auswahl von Kartoffeln, Nudeln und Reis (Hausmannskost). Es trägt zwar dieselbe Menge an Kalorien in sich, ist dafür aber mit komplexeren Kohlenhydraten, mit vielen Ballaststoffen, die gegen Heißhungerattacken schützen, und mit einer Extraportion Proteinen (14 % Eiweiß auf 100 g) ausgestattet.

Quinoa gilt entsprechend als Superfood, weil es reich an Nährstoffen und wertvollen Kohlenhydraten ist und uns mit Aminosäuren, ungesättigten Fetten, leistungssteigernden Mineralstoffen und lebenswichtigen Vitaminen sowie entzündungshemmenden sekundären Pflanzenstoffen versorgt (Entzündung, Olivenöl und Clean Eating). Und zusätzlich, ganz modern, sogar frei von Gluten ist (Mode).

Wie überall, gibt es auch bei Quinoa eine Auswahl an verschiedenen Sorten. Jeder Mensch ist anders, ganz wie im echten Leben. Da mag der eine lieber die Blonden, der andere die Brünetten (Unterschiede und Liebe).

Gut also, wenn man da Bescheid weiß: *Weiße* Quinoa ist am bekanntesten und fettärmsten (*stimmt: Marilyn Monroe war blond und dünn*), nussig im Geschmack, aber auch am preiswertesten (*hier hinkt das Beispiel, denn Blondinen drehen selten den Taler zweimal um*). *Schwarze* Quinoa ist etwas härter und muss länger gekocht werden (*bis man die herumbekommt, dauert es fünf Minuten länger*). *Rote* Quinoa muss ähnlich lange gekocht werden wie die Schwarze, behält jedoch ihre hübsche Form trotz Kochens und wird deshalb häufig für Salate verwendet (*aha, sehr interessant*). *Gepuffte* Quinoa wiederum, sozusagen das Popcorn der Inkas, wird ähnlich wie Quinoaflocken gern für Müsli verwendet (*rund und fluffig oder platt, Hauptsache Mix-tauglich wie Patchwork*).

R

Rauchen 332
Reizdarmsyndrom 333
Restaurant 334
Resteessen 335
Rettungsringe 336
Rezepte 337
Rohkost-Diät 338

Rauchen

> Leute, die mit dem Rauchen aufhören,
> berichten später, sie hätten dabei zugenommen.
> Ein schlagender Beweis,
> dass das Wichtigste am Rauchen
> das In-den-Mund-stecken ist
> (Ersatzbefriedigung und Betäubung).
> Als inhalierte Muttermilch (Saugen)
> beruhigt Nikotin die Nerven (Nervennahrung).

Für viele ein Grund, auf keinen Fall mit dem Rauchen aufzuhören. Wenn man ohne Rauchen dick wird, raucht man lieber weiter und spart sich damit jede Diät. Die Zigarette als Schlankmacher und Appetitzügler. Ob Rauchen dagegen besonders sexy wirkt, darüber kann man streiten (Aphrodisiakum und Geruchssinn). Jedenfalls ist Rauchen ungesund (Krankheit). Von »Genuss« sollte nicht die Rede sein. Schon in der Berufsschule vor 100 Jahren hat mich eine dort gezeigte Dokumentation über die gesundheitlichen Schäden von Nikotin überzeugt. Meine letzte Kippe landete daraufhin in der Versenkung (→Online-Tipps »Die Lunge und der blaue Dunst«).

Aber, wie bei jedem Laster und jeder Sucht, ist das mit dem Loslassen nicht so einfach (Gewohnheit und Abhängigkeit). Wer einmal am Glimmstängel genuckelt hat, bleibt ihm über kurz oder lang treu (Geschmackssache und Saugen). Da bedarf es dann der ernsthaften Raucherentwöhnung (Hypnose und Medizin), mit oder ohne Nikotinpflaster (Trostpflaster und Stressbewältigung).

Einer der führenden Spezialisten der Raucherentwöhnung war der Engländer Allen Carr (1934–2006) mit seinem Bestseller *»Endlich Nichtraucher«*. Auf derselben Methode basierend veröffentlichte er später eine Anleitung zum Abnehmen (Obst).

»Zwischen Rauchen und Essen gibt es sehr enge körperliche und geistige Verbindungen; noch mehr Ähnlichkeiten bestehen zwischen dem Rauchenaufhören und dem Abnehmen. Beide, sowohl Raucher als auch Übergewichtige, leiden unter einer Art Schizophrenie und vollführen ein andauerndes Tauziehen in ihrem Kopf.« (→Literaturhinweise »Endlich Wunschgewicht!«, S. 12).

Sein Ansatz findet sich dort, wo der Spaß und die Freude beginnen (Freiheit). Wir essen nur noch Dinge, die uns wirklich »schmecken« (Wahrnehmungsstörung und Geschmacksnerven). Anstatt also mit Willenskraft und Disziplin herumzuwerkeln (Diät), konzentrieren wir uns auf die schmackhaften Seiten des Lebens (Motivation). Im Unterschied zum Rauchen, wo das Verlangen nach einem *Gift* uns langsam umbringt, ist der Wunsch unseres Körpers nach Nahrung nämlich etwas Natürliches und Heilendes (Sättigung). Das Essen an sich ist nicht das Problem, sondern ein *Zuviel-Essen* (Überessen), wenn Völlerei mit Genuss verwechselt wird (Mäßigung und Handvoll).

Dabei beinhaltet »vernünftiges« Essen automatisch auch die für uns richtige Auswahl an Lebensmitteln, und zwar nach dem einfachen Motto: »Immer der Nase nach!« Warum sonst, fragt sich Allen Carr, *riechen* und schmecken alle Dinge, die schlecht für uns sind, wie z. B. Rauchen, Alkohol, Fleisch, Junk-Food, Kaffee und Kakao, so seltsam (Clean Eating).

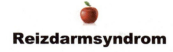

Reizdarmsyndrom

> Chronische Störung auf der Darm-Hirn-Achse
> zwischen Darmnervensystem (Darm) und
> zentralem sowie vegetativem Nervensystem (Körper),
> oftmals ausgelöst durch Stress (Verdauung).
> Es kommt zu Bauchschmerzen, Verstopfung,
> Durchfall und/oder Blähungen (Darmflora).
> Frauen scheinen häufiger als Männer betroffen zu sein.
> Schlaf, Stressbewältigung und gute Ernährung helfen.

Auf der Darm-Hirn-Achse ist definitiv zu viel los. Die Verbindung zwischen Darm und Hirn wird überflutet. Entweder, weil der Darm zu viele Informationen durchlässt, oder aber, weil das Gehirn denkt, alles davon aufnehmen zu müssen. Ist die Schwelle zwischen Verdauungstrakt und Denkapparat geschwächt, gelangen auch unnötige Mitteilungen vom Darm in den Kopf und sorgen dort für Stress und Unwohlsein im ganzen Körper (Stressbewältigung). Aufgrund der Reizüberflutung kommt es zu einer Reizung des Darms. Oft aber auch deshalb, weil wenig abwechslungsreiche Ernährung unsere Darmflora nicht ausreichend ausbalanciert und falsche Bakterien ihr Spiel treiben (Candida-Diät).

»Beim Reizdarm-Syndrom spürt man häufig ein unangenehmes Drücken oder Gluckern im Bauch und tendiert zu Durchfall oder Verstopfungen. Betroffene leiden überdurchschnittlich häufig auch unter Angstzuständen oder Depressionen. [...] Mögliche Ursachen für einen solchen Zustand können über einen längeren Zeitraum andauernde winzige (sogenannte Mikro-)Entzündungen, eine ungute Darmflora oder unentdeckte Nahrungsmittel-Unverträglichkeiten sein.« (→Literaturhinweise »Darm mit Charme«, S. 140).

Schon länger weiß man, dass unser Darm bei »Entscheidungen aus dem Bauch heraus« ein Wörtchen mitzureden hat (Bauchgefühl und Intuition). Er schickt dem Gehirn Nachrichten, die sich aus bisherigen Erfahrungen speisen. Wir haben eine gewisse Zusammensetzung der Darmflora, wenn wir entspannt sind. Im Falle von Stress verändert sich dieses Bakterienniveau zu unserem Nachteil. Die hartgesottenen Keime, die unter widrigen Umständen bestens klarkommen und schwächere, aber freundliche Kollegen verdrängen, bleiben auch später Rabauken, die trotz verbesserter Lebensumstände weiterhin Stress verbreiten. Der Ärger hat vielleicht im Außen bereits nachgelassen, arbeitet jedoch im Inneren auf Verdauungsebene weiter (Karma-Diät).

Neben Bauchmassage und verdauungsfördernden Lebensmitteln (Ballaststoffe und Vollwertkost) werden Pfefferminzöl (Entspannung) und Probiotika (Medizin) empfohlen. Auch Antidepressiva und psychologische Ansätze, wie beispielsweise Verhaltenstherapie oder Hypnose, kommen zum Einsatz. Im Rahmen der Ernährung wird auf vergärbare Kohlenhydrate aus Zucker, Fruchtzucker, Milchzucker, Stärke und Süßstoffe verzichtet. Ob das wiederum bei dem einen oder anderen zu Stress führt (Zuckerfreiheit und Abhängigkeit), gilt es individuell in Erfahrung zu bringen. Partner werden derweil angehalten, großflächig den Druck rauszunehmen (Liebe und Diät).

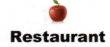

Restaurant

*Endlich kocht wieder jemand für uns, weil Mutti es nicht mehr tut,
und der hauseigene Partner erst recht nicht.
Allein man wählt die Lieblingsspeise, oder auch mal etwas
Exotisches, zeigt mit dem Finger auf die Karte,
und schon kocht und klappert es in der Küche.
Im Nu und wie von Zauberhand steht ein Essen auf dem Tisch.
Das »Tischlein deck dich«
für den viel beschäftigten Bürger,
der nicht selbst am Herd stehen will.*

Alles, was der Mensch sich und seinem Körper angedeihen möchte, kann ebenso jemand Drittes für ihn übernehmen. Gegen Bares, versteht sich. Auch Gegenleistung genannt. Unter dem privathaushaltlichen Motto: »Wenn ich das Geld verdiene, musst du für mich kochen. Wenn du für mich kochst, komme ich auch pünktlich nach Hause. Wenn du mit mir zusammen sein/leben willst, musst du in der Küche stehen. Wenn du in der Küche stehst, muss ich für uns das Geld heranschaffen«. Die Deals und Abmachungen sind hier variabel und vielseitig (Dream-Team).

Geht man aushäusig seiner Lebensmittelzufuhr nach, haben sich schon immer Leute gefunden, die für andere kochen mögen. Der große Suppentopf für mehrere Generationen, die Garküche in belebten Straßen, das gemeinsame Brotbacken in der Dorfgemeinschaft, die Großküche für die Berufstätigen, die Kantine für die Studierenden, der Schulkiosk für die Erstklässler, später das Essen auf Rädern (Alter).

Seit jeher verbinden wir als Rudel- und Herdentiere unsere Nahrungsaufnahme mit der Beziehung zu anderen Menschen. Das beginnt bereits mit dem ersten Saugen an Mutters Brust. Und brennt sich übrigens fast unauslöschlich als überlebenswichtige und deshalb »beste« Geschmackserinnerung ein. Deshalb heißen Lokale dann »Futtern wie bei Muttern« oder »Muttis Futterkiste«, um uns ganz perfide über unser Unterbewusstsein anzulocken (Muttermilch und Hausmannskost). Um dem gelegentlich zu widerstehen, wird man als williger Diätist früher oder später in der eigenen Küche landen müssen, um sich selbst zu bekochen und sein eigener wohlwollender *Restaurantkritiker* zu werden (Selbstliebe und Selbstversorger).

Restaurants nennt man die Gasthäuser gehobener Preisklasse (Imbiss). Ihre Betreiber leben davon, dass wir bei ihnen essen gehen. Je mehr gegessen und getrunken wird, umso besser für die Kasse (All-you-can-eat). Auf der einen Seite der zahlende Gast, auf der anderen Seite der Gastronom, der Schankwirt, der Koch, der Küchenhelfer, die Bedienung, der Tellerwäscher, der Putzmann, die Klofrau. Für alles ist gesorgt. Weder muss man vorher mitschnippeln noch danach abwaschen. Es soll uns einfach nur schmecken, weshalb die Gastronomie so gefährlich ist für jede gängige Diät. Trotzdem sind wir dort bereit, die Zeche zu übernehmen, die Quittung vorgelegt zu bekommen, die Rechnung zu bezahlen (Karma-Diät). Also ganz anders als in den eigenen vier Wänden. Wer würde da schon Trinkgeld auf den Tisch legen, obwohl man nur dort noch Nachschlag bekommt, wenn man besonders lieb war (Nachtisch und Belohnung).

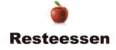

Resteessen

Zero Waste.
Essen wird nicht weggeworfen (Aufessen).
Aus Resten werden Mahlzeiten gezaubert.
Rezepte gegen die Verschwendung von Lebensmitteln:
Strammer Max, Armer Ritter (Brot-Diät),
Brotsuppe und Labskaus.
»Containern« oder »Dumpstern«
setzt schon vorher direkt am Supermarkt an.

Mit Schrecken erinnere ich mich an mein erstes *Labskaus* vor 100 Jahren, was mir eine meiner ersten »Schwiegermütter« auftischte. Niemals zuvor hatte ich Corned Beef aus der Dose gegessen, geschweige denn Fleisch mit Roter Bete vermanscht (Dosenfutter). So etwas gab es bei uns zu Hause nicht. Während ich noch mit Aufessen und meinen Tränen kämpfte, wurden die Reste bereits an die Katze verfüttert, um mich mit weiteren belastenden Assoziationen zu bedienen (Aufessen). Ich bin froh, dass ich daraufhin zumindest nicht gespuckt habe wie auf hoher See (Hygiene).

Ansonsten habe ich nichts gegen Resteessen. Wer kennt nicht den Genuss von leckeren Bratkartoffeln, die am Vortag noch fettfreie Pellkartoffeln waren. So sind auch spanische »Tortilla de Patatas« oder das gute alte »Bauernfrühstück« entstanden, indem man Rührei über Kartoffeln und Gemüse vom Vortag in die Pfanne gab (Kochen). Auch viele Eintöpfe schmecken aufgewärmt gleich zweimal so gut. Und spätestens in Amerikas Diners lernt man, nicht aufgegessene Pizzareste mitzunehmen, um sie zum Frühstück in die Mikrowelle oder zwischen das Waffeleisen zu schieben.

Eine nachhaltige Resteverwertung ist bei Essensmangel eine notwendige Art, die Nahrungszufuhr zu strecken (Hungersnot). Wiederum ist sie in heutigen Zeiten des Überangebots an Völlerei und Überdruss die beste Möglichkeit, um unsere Dankbarkeit gegenüber Essbarem genüsslich zum Ausdruck zu bringen (Feinschmecker).

Seit Jahren schon gibt es Leute, die noch viel früher ansetzen, sich gegen die unnötige Verschwendung von Nahrung zu verwehren (jährlich 12 Mio. Tonnen). Sie entnehmen den unzähligen Müllcontainern (engl. *dumpster*) deutscher Supermärkte die weggeworfenen Lebensmittel, deren offizielles Haltbarkeitsdatum zwar abgelaufen ist, die aber trotzdem noch schmackhaft und genießbar sind (Alter, Liebe und Sex).

Das sogenannte »Containern« oder *Mülltauchen* hat sich als Lebensform und politische Haltung etabliert, die nicht nur junge Leute und Aussteiger propagieren (Selbstversorger). Dass Menschen vom »Abfall« anderer Leute leben, ist auf dieser Welt jedenfalls nichts Neues (Gesellschaft). Was der eine nicht braucht, sollte der andere verwerten dürfen (→Online-Tipps »Foodsharing«). Der Mülltaucher nimmt dabei die flexible Haltung ein, nur das zu essen, was er findet (Frutarier). Wie der buddhistische Bettelmönch, der seine geistige Freiheit schärft, indem er frei von Vorstellungen seine Schale hinhält und sich von den Gaben seiner Mitmenschen überraschen lässt (Geschmack und Buddha-Diät). Derweil Buchtitel für Rezepte zur Resteverwertung schon mal wie der Schrei nach Liebe anmuten (→Literaturhinweise »Wirf mich nicht weg«), lernen wir in der Beziehung, frei von Abhängigkeit dankbar für die Reste zu sein.

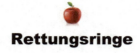

Rettungsringe

> Liebesbeziehungen gehören definitiv dazu.
> Genauso gut aber auch Fettansammlungen an
> Bauch und Hüfte (Hüftgold).
> Also alles, was uns oben schwimmen lässt.
> Oder zumindest nicht untergehen lässt
> im Strudel der Gefühle und Bedürfnisse.
> Dafür verleiben wir uns so allerlei ein, von
> Süßigkeiten über Sonntagsbraten bis hin zum Partner.
> Wir wollen gerettet werden – meistens vor uns selbst.

Rettungsringe findet man überall. Auf jedem Boot oder Schiff sind sie ein fester Bestandteil der Sicherheitsausrüstung. Bei den sogenannten Rettungsringen um die Hüften herum, das berühmte Hüftgold oder der Hüftspeck, auch Love-Handles genannt, handelt es sich um eine rettende Fettansammlung für karge Zeiten (Extra-Pfunde). Sie retten uns bestenfalls vor dem Hungertod, schlimmstenfalls vor gesunder Beweglichkeit. Gerettet werden muss jeder, der sich hilflos fühlt (Kummerspeck). Die Rettungsanker, die wir werfen, bestehen auf körperlicher Ebene aus Völlerei und diversen Fettschichten, auf emotionaler Ebene aus Anhänglichkeit (Abhängigkeit) und sonstigen Ersatzbeschäftigungen (Betäubung und Sucht). Zwar erdet uns der individuelle Zufluchtsanker in stürmischen Gewässern des Lebens, hält uns aber genauso gefangen und begrenzt in unseren Möglichkeiten (Freiheit und Beweglichkeit).

Je nach Masse und Anzahl der Ringe stellen sie eine Gefahr für unsere physische sowie psychische Gesundheit dar (Entzündung und Immun-Diät). *Vier Übungen* sollen helfen (Sport und Muskelaufbau), die Rettungsringe auf körperlicher Ebene über Bord zu werfen (→Online-Tipps »Wunderweib«):

1. *Crunch* für die gerade Bauchmuskulatur
2. *Seitstütz* für die schräge Bauchmuskulatur
3. *Schräger Crunch* für die seitliche Bauchmuskulatur
4. *Beinstrecker* für die untere Bauchmuskulatur

Auf emotionaler Ebene, in der Liebe und in Beziehungen, scheint es schwieriger zu sein, sich von diversen Krücken, Stützrädern und Rettungsringen zu verabschieden, um ein befreites, flexibles und selbstständiges Leben (auch mit dem Partner) führen zu können. Wie bei der körperlichen Zuflucht in ein Zuviel an Fett müssen wir auch hier zuerst ein Verständnis für uns und unsere Bedürfnisse erlangen (Intuition und Selbstliebe). Wir dürfen verstehen, warum wir an etwas festhalten, wovor wir gerettet werden wollen, was stattdessen als Hilfestellung in uns selbst möglich ist. Dabei handelt es sich um *vier bemerkenswerte menschliche Fähigkeiten*, die uns in jeder Lebenslage behilflich sind (→Literaturhinweise »Intimität und Verlangen«, S. 98 f.):

1. *Stabiles und flexibles Selbst* – Klarheit, wer wir sind und was wir wollen
2. *Stiller Geist und ruhiges Herz* – Sich selbst beruhigen, die Angst verringern
3. *Maßvolle Reaktion* – Ruhig bleiben, anstatt anzugreifen oder davonzulaufen
4. *Sinnvolle Beharrlichkeit* – Sich Problemen und eigenem Wachstum stellen

Rezepte

> Rezepte werden heiß geliebt oder kalt gehasst.
> Es lautet schon mal wie eine Drohung, wenn auf Buchtiteln steht:
> »*Hinten sind Rezepte drin!*« (→Literaturhinweise).
> Gewisse Heilmittel bekommt man nur auf Rezept,
> für die muss man vorher noch zum Arzt. Und wer mag das schon.
> Beim Kochen stellen Rezepte Vorgaben dar, wie viel wovon mit
> wem vermischt und vermengt werden darf (Dream-Team),
> damit es am Ende schmeckt. Da sich nicht jeder gern an Regeln
> hält, braucht man ein gewisses Naturtalent, um ohne zu leben.

Wie im echten Leben gibt es die Freestyle-Lebenskünstler, die tatsächlich ganz ohne Rezeptvorlage kochen – und *essen* sowieso (Intuition und Freiheit). Von Profis aus der Kochschule wird das eventuell nur als »Warmmachen« bezeichnet. Das ist eine Frage der Einstellung, wohl aber auch der Berufsehre. Köche lassen sich nun mal ungern von Ungelernten in die Töpfe gucken oder gar in die Suppe spucken.

Rezeptvorschläge sind landläufig der Renner. Rezepte gehen immer. Das Internet ist voll davon. In alten Zeiten hat noch eine Garde von Eltern der nächsten Generation an Kindern ihre mehr oder weniger geheimen Rezepte weitergereicht, sozusagen im Wege der Familienübertragung. Da wurden gesammelte Werke noch fein säuberlich in Kochbücher geschrieben (Tagebuch). Wenn dies heutzutage ausbleibt, muss eben das Social Network diesen Job übernehmen. Da lernt man unter wildfremden Leuten verschiedenste Koch- und Backwütige kennen, die sich auf kulinarische Nischen spezialisiert haben, wie »Essen wie bei den Majas«, »Backen ohne Kohlenhydrate«, »Grillen ohne Mann«, »Kochen auf die Schnelle«, »Wer kocht, der liebt« usw.

Die Revoluzzer, die sich auf Deubel komm raus an kein einziges Rezept halten wollen, zeigen »Mut zur Lücke«. Sie lassen das Eine weg, tun das Andere hinzu, wechseln die Mengenangaben untereinander aus, schlagen seltsame Dinge in die Pfanne, öffnen Dosen und Sonstiges, was sich gerade finden lässt, und heizen dem Ofen auch mal ordentlich ein (Kalte Küche). Mutet fast schon an wie »Patchwork« (Familie). Tauscht man allzu wagemutig Backpulver gegen Eier, Weißmehl gegen Haferflocken, Butter gegen Apfelmus oder Kuhmilch gegen Sojadrink, kann das Backergebnis großartig werden – oder aber die reinste Katastrophe (Backkünste und Dream-Team). Hin und wieder kommt es schon mal zu Spontanheilungen, was die Motivation zum Abnehmen angeht. Wenn es schon nicht schmeckt, kann man auch gleich auf Diät machen (Suppenkasper). Sozusagen Fasten »auf Rezept« (→Online-Tipps »Rezeptrechner«).

Erwartet man übrigens Gäste und wagt, diese zu bekochen, sollte man es tunlichst vermeiden, gänzlich neue Gerichte auszuprobieren (Gastfreundschaft). Jedes Rezept, sei es in abgewandelter Version oder auf das Gramm genau, bedarf der persönlichen Erfahrung. Denn jede Hand rührt anders, jede Pfanne brät verschieden, jeder Herd backt divers (Liebe). So ein verkohltes Etwas vor versammelter Mannschaft wäre doch schade, falls nicht, und das muss man sich vorher gut überlegen, die liebe Gästeschar unauffällig auf Diät gesetzt werden soll (Abspeisung und Dinner Cancelling).

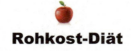

Rohkost-Diät

> Rohköstler bevorzugen unerhitzte Lebensmittel.
> Kein Backen, Braten, Kochen oder Pasteurisieren.
> Die Nahrung soll möglichst naturbelassen (Bio)
> und roh verzehrt werden (Kalte Küche).
> Vorrangig Obst, Gemüse, Nüsse und Samen,
> manchmal auch Fleisch, Fisch, Milch und Eier.

Rohköstler achten bei der Verarbeitung von Lebensmitteln darauf, dass diese nicht über 40 °C erhitzt werden (Kochen). Lebenswichtige Vitamine, Enzyme, Spurenelemente und hitzeempfindliche Biostoffe bleiben so erhalten (Gesundheit und Mineralstoffe). Deshalb spricht man bei Rohkost auch von »Kalter Küche«. Das meiste Gemüse, und natürlich Obst, kann in seinem rohen Zustand gut genossen werden (Verdauung). Hauptsächlich pflanzliche Nahrung soll uns dabei »entschlacken« und entgiften (Entgiftungskur und Darmflora).

»*Rohkostbefürworter gehen davon aus, dass die Frischkost in der Lage ist, im Körper angestaute Giftstoffe abzubauen. Zudem liefert sie alle Nährstoffe, die für eine optimale Zellfunktion wichtig sind, und stellt eine gute Säure-Basen-Ausgewogenheit her.*« (→Literaturhinweise »DuMonts große Enzyklopädie Naturheilkunde«, S. 161).

Sogenannte *Sonnenköstler* ernähren sich sogar nur von rohem, in der Sonne gereiftem Obst (Frutarier). Sie gehen davon aus, dass gekochte oder gebratene Kost schädlich für den Organismus ist (Evers-Diät). Besonders Fleisch und tierische Lebensmittel werden strikt abgelehnt (Vegetarier und Veganer). Stattdessen folgen sie dem Licht der Sonne, das einen positiven Einfluss auf viele Körperfunktionen hat (Breatharian-Diät und Immun-Diät).

»*Anhänger der Sonnenkost nutzen die Lichtkraft von Obst, Gemüse und Getreidegräsern zur Verbesserung des Immunsystems und zur Steigerung des allgemeinen Wohlbefindens.*« (→Literaturhinweise, a. a. O., S. 164).

Was an Rohkost schlank macht, ist die fehlende Vorbereitung und Zugänglichmachung der Lebensmittel. Unser Körper muss selbst Hand anlegen, kräftig zubeißen, lange kauen (Timing) und viele Ballaststoffe verdauen (Sättigung, Stoffwechsel und Blutzuckerspiegel). Weil das alles so anstrengend ist, isst man automatisch weniger (Schlankmacher und Appetitzügler). Deshalb wird wohl auch vor Mangelerscheinungen (Proteine) und Untergewicht (Suppenkasper) gewarnt. Letzteres könnte wiederum für den einen oder die andere ein überzeugendes Argument liefern, sofort auf Rohkost umzusteigen (Magersucht und Schlankheitswahn).

Erinnern wir uns jedoch an die Liebe, wissen wir sicherlich auch, dass es öfter mal *heiß* hergehen darf (Sex, Abwechslung und Qi). Sind wir ständig nur *roh* zueinander, raspeln wir schnell die Nerven unseres Gegenübers blank.

»*Aus der Sicht der TCM sind Angst, fehlendes Selbstvertrauen, mangelnde Ausstrahlung und geringe sexuelle Lust kein rein psychisches Problem. [...] Wenn Sie die schleichende Unlust in knisternde Spannung umwandeln wollen, heizen Sie ein mit köstlichen Gerichten und Liebesmitteln, die nicht nur die Körpertemperatur ansteigen lassen.*« (→Literaturhinweise »Ernährung nach den Fünf Elementen«, S. 186 f.).

S

Salz	340
Sättigung	341
Sauerkraut-Diät	342
Saugen	343
Scheinfasten-Diät	344
Schlaf	345
Schlank-im-Schlaf-Diät	346
Schlankheitswahn	347
Schlankmacher	348
Schokolade	349
Schönheitsideal	350
Schönheitsoperation	351
Schonkost	352
Schroth-Kur	353
Selbstliebe	354
Selbstversorger	355
Seniorenteller	356
Sex	357
Sirtfood-Diät	358
Sirtuin-Diät	359
Smoothie	360
Soziale Grillgruppe	361
Spiegel	362
Spiritualität	363
Sport	364
Steinzeitmensch	365
Sterbefasten	366
Sternzeichen-Diät	367
Stöcker-Diät	368
Stoffwechsel	369
Stoffwechsel-Diät	370
Stressbewältigung	371
Sucht	372
Superfood	373
Suppenkasper	374
Süßigkeiten	375
Süßstoffe	376

Salz

> Salz war das damalige Gold,
> weil es so aufwendig in der Gewinnung war,
> bevor es industriell hergestellt wurde.
> Vor 3000 Jahren galt Salz noch als Geschenk der Götter.
> Meersalz wird in Salzgärten durch Verdunsten
> aus Meerwasser oder durch Umkristallisation gewonnen.
> Salz ist weder Kraut noch Gewürz, sondern ein Kristall.
> Fehlt das Salz in der Suppe, wird es fade.
> Und zwar in jeder Beziehung.

In kaum einem Essen darf das Salz fehlen (Kräuterhexe). Salz und Zucker sind beliebte und gängige Geschmacksverstärker seit Jahrtausenden (Dream-Team). Leider treibt es in den heutigen Unmengen den Blutdruck gefährlich in die Höhe (DASH-Diät).

Steinsalz bzw. *Kristall-Salz* (Ursalz) gilt als Grundlage des Lebens. Der Körper benötigt nur 4–6 Gramm *Natursalz* pro Tag, verzehrt werden jedoch täglich 20–30 Gramm *Kochsalz*. Genau vor diesem üblichen Industrie- oder Kochsalz wird gewarnt. Es ist ein Abfallprodukt der chemischen Industrie, nachdem alle wertvollen Mineralien herausgeholt wurden. Und, es steckt überall (Knabbereien). Um nicht reines Gift zu verkaufen, hat sich die Lebensmittelindustrie darauf geeinigt, dass »Salz« zumindest 3 % Mineralstoffe enthalten muss. Zugesetzt werden chemische »Rieselhilfen« bzw. »Trennmittel« (E534–538, 551, 170, 504), oft auch anorganisches Jod, das von vielen Experten aus der Wissenschaft als legale systematische Vergiftung angesehen wird (→Online-Tipps »Worlds of Food«). Deshalb bewerben Anbieter Lebensmittel gern mit »*kochsalzarm*« (Wasser) oder »*Ohne Rieselhilfe*« bzw. »*Ohne Trennmittel*« (Bio).

»Als Faustregel gilt: Finger weg von Siedesalz, Kochsalz und jodiertem Kochsalz.« (→Literaturhinweise »Das Große Lexikon der Heilsteine, Düfte und Kräuter«, S. 364).

Bei Salz darf und sollte man demnach auf besondere Qualitätsmerkmale achten:
1. Nicht empfohlen wird Meersalz, wenn es aufgrund vorherrschender Verschmutzung unserer Gewässer erst *gewaschen*, also einem Reinigungsverfahren durch Auflösen und anschließendem Wiederauskristallisieren unterzogen wird. Denn durch die Raffination werden ihm die wertvollen Mineralien entzogen. Zurück bleibt, wie beim industriell geförderten Siedesalz aus Steinsalz, das Zivilisationsgift Natrium-Chlorid.
2. *Fleur de Sel, Flor de Sal* (»Salzblume«) gilt neben dem hagelkörnigen Meersalz als das beste Meersalz, da die Salzflocken nur an heißen und windstillen Tagen als hauchdünne Schicht auf der Wasseroberfläche entstehen und in Handarbeit abgeschöpft werden.
3. *Graues Salz* (»Selgris«) enthält sogar Algen, weil es sich unterhalb von Fleur de Sel, der oberen Salzschicht, absetzt. Sie verleihen dem Salz eine größere Vitalstoffdichte und ein Mehr an Jod sowie eine Vielzahl an Mineralstoffen und Spurenelementen.
4. *Himalaya-Salz* (rosa Steinsalz) hat es mir aus rein geografischen Gründen angetan, obwohl es oft gar nicht aus dem Himalaya (sondern aus Pakistan oder Polen) kommt. Auch enthält es wohl *nur* 10 Mineralstoffe (→Online-Tipps »Foodwatch«). Trotzdem gilt es für mich und andere als die Königin unter den Steinsalz- bzw. Ursalz-Spezialitäten.

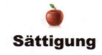
Sättigung

> Der eine ist satt,
> wenn nichts mehr hineinpasst,
> nan nennt das auch pappsatt (All-you-can-eat).
> Der andere ist schon satt,
> wenn er nur an Essen denkt (Suppenkasper).
> Abhängig von der Art des Hungers
> werden manche Leute niemals satt (Nimmersatt).
> Besonders wenn sie traurig oder einsam sind (Liebeskummer).

Das Sättigungshormon *Leptin* wird häufig bemüht, wenn es um Hunger und Sättigung, aber auch um ein verzweifeltes Abnehmen und entsprechende Misserfolge geht (Hormone und Hormon-Diät). Auf der einen Seite setzen die Zellen unseres Fettgewebes (Bauch), die sog. *Adipozyten* (Adipositas), das Hormon Leptin frei. Es sorgt dafür, dass das Hungergefühl unterdrückt wird, deshalb auch *Sättigungshormon* genannt. Sobald man genug Fett auf den Rippen hat (Hüftgold und Rettungsringe), gibt es Entwarnung: *Besten Dank auch, es reicht!* Funktioniert alles richtig, hört man auf zu essen, weil der Körper keinen Hunger mehr verspürt. Wir nennen das landläufig satt zu sein. Entsprechend gibt es ohne Fett keine Sättigung, will man meinen (Hungertod).

Auf der anderen Seite aber kommt es zu Widersprüchlichkeiten, wenn bei einem *Zuviel* an Bauchspeck und Fett auf den Hüften ebenfalls ein *Zuviel* des Hormons Leptin freigesetzt wird. Genau das soll zur Folge haben, dass es zu einer Leptinresistenz kommt (Stoffwechsel). Trotz (oder besser gesagt aufgrund) des erhöhten Leptinspiegels im Blut verschwindet unser Hunger nicht mehr – und wir futtern fröhlich weiter. Eine solche Sättigungs-Resistenz aufgrund bestehender Fettleibigkeit führt zum gefürchteten Teufelskreis des ständigen Essens (Beschäftigung und Nimmersatt). Und die Mitmenschen wundern sich: »*Wieso hat der/die noch Hunger? Die/der bringt doch schon so viel auf die Waage! Kann die/der nie genug bekommen?*«

Gegen dieses körperliche Phänomen des ewigen Hungers, hier durch ein Zuviel an Fett und Leptin verursacht, hilft eine fettreduzierte Ernährung (Low-Fat-Diät), besonders aber weniger gesättigte Fettsäuren aus tierischen Substanzen wie Butter, Milch, Milchprodukte, Fleisch und Wurstwaren (Fleischesser). Das Ganze gern begleitet von einer Entgiftungskur zur Entlastung der Leber (Detox-Diät), und, wer hätte das gedacht (Vegetarier und Veganer), von reichlich in Getreide und Gemüse enthaltenen Ballaststoffen (Vollkorn und Vollwertkost).

Doch Hungergefühle werden nicht nur physisch, sondern bekanntermaßen auch psychisch ausgelöst (Leben und Unterzuckerung). Nur echte Sättigung des Herzens sorgt auch für einen glücklich gefüllten Magen (Darmflora).

»*Die physiologischen Schranken der Sättigung sind so sehr überlagert, dass wir sie gar nicht mehr erkennen. Die Signale des Hungerzentrums werden ständig 'überhört' und wir verlernen sie wahrzunehmen.*« (→Literaturhinweise »Die Psyche isst mit«, S. 33).

Deshalb sollten wir vorrangig etwas gegen emotionalen Hunger tun, wie bei Liebeskummer oder Langeweile (Selbstliebe und Abwechslung). Damit wir schon bald pappsatt vor Liebe und Glück aus dem Club der Nimmersatten austreten dürfen.

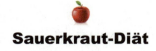

Sauerkraut-Diät

Sauerkraut = eingelegter Weißkohl
100 g = 19 kcal (Kalorien)
Kalorienarm, aber besonders sättigend.
Eine Woche lang zu jeder Mahlzeit 200 g Sauerkraut,
bis es einem aus den Ohren kommt.
Dazu gedünstetes Gemüse, gekochte Kartoffeln
und mageres Fleisch (Low-Fat-Diät).
Und am Morgen Sauerkrautsaft auf nüchternen Magen.
Das macht den Kohl auch nicht fett.

Die Deutschen werden nicht umsonst als »*Sauerkrautfresser*« beschimpft. Wir sind nun mal berühmt für unsere Beilagen zur Schweinshaxe und Co., nämlich herzhafte Knödel und eben Sauerkraut. Diese Art von Hausmannskost lässt sich leicht in eine Diät umwandeln. Man lässt einfach die fette Schweinshaxe und die leckeren Knödel weg.

Das eingelegte, fermentierte Kraut regt den Stoffwechsel und die Verdauung an (Molke-Diät und Kohlsuppen-Diät). Voll mit Ballaststoffen hält es dazu lange satt (Sättigung). Entweder kauft man es fertig im Supermarkt (Dosenfutter), bitte *nicht* pasteurisiert, weil sonst alle wertvollen Milchsäurebakterien abgetötet wurden, oder aber frisch auf dem Wochenmarkt (Bio und Darmflora). Alternativ kann man dieses »*probiotische* Lebensmittel« (Medizin) auch zu Hause in Eigenregie aus Kohl herstellen (Selbstversorger). Sauerkraut gilt aufgrund seiner vielen Nährstoffe und Vitamine als Superfood. Neben A, B6 und K enthält es viel Vitamin C, das vorzugsweise zur kalten Jahreszeit unsere Abwehrkräfte stärkt (Immun-Diät und Winterspeck). Will man es warm verspeisen, sollte es nur schonend und bissfest gegart werden. Isst man zu (fast) jeder Mahlzeit ordentlich viel von dem Kraut, mindestens 200 g, aber eben all das andere kalorienreiche Zeug nicht, purzeln die Pfunde automatisch. Wenn man zusätzlich Sauerkrautsaft, ohne Zucker, am Morgen anstatt Kaffee oder Tee zu sich nimmt (Apfelessig), wird nicht nur die Verdauung angeregt, sondern jede Art von Hunger über den Tag verteilt ausgebremst – aber leider wohl ebenso die gute Laune (Bulletproof-Diät). Man hat schon manch einen erlebt, der seine Mitmenschen allein durch ein Zuviel an Sauerkraut vergraulen konnte. Wer möchte schon in einer Beziehung leben, wo es bereits am Morgen säuerlich ist, am Mittag kräftig sauer nachgelegt wird und am Abend nur noch Blasmusik erschallt (Basenfasten und Darm).

Im Übrigen wartet eine mögliche Intoleranz auf das bei langen Reifungs- oder Gärungsprozessen entstehende *Histamin*. Dieses Gewebshormon befindet sich genauso in Rotwein, Käse oder Parmaschinken (Alkohol, Feinschmecker und Genuss). Bei wem die Unverträglichkeit zuerst auftritt, beim Sauerkraut-Diätisten oder aber dessen Partner, hängt von der jeweiligen Toleranzschwelle ab (Allergie). Jedenfalls sollen 2 Mio. Deutsche betroffen sein. Empfohlen wird, die persönliche Histamin-Verträglichkeit erst einmal an wohlschmeckenden Dingen wie einem Glas Rotwein mit Käsehäppchen auszutesten. Verläuft der Abend ganz ohne Magen-Darm-Beschwerden, Nesselsucht, Kopfschmerzen oder geschwollenen Augenlidern, feiert man bald Sauerkraut-Hochzeit.

Saugen

> Flüssige Nahrung
> kann durch unseren Mund eingesogen werden.
> Das weiß jeder, seitdem er mal *Säugling* war.
> Noch heute saugen wir an Flaschenhälsen, Zigaretten,
> Kugelschreibern sowie an anderen Leuten herum.
> Als beruhigender Schnuller-Ersatz taugt so allerlei,
> besonders Essen und Trinken.
> Manchmal saugt man auch nur
> Luft zum Atmen ein (Breatharian-Diät).

Saugen ist sozusagen das Gegenstück zum Kauen (Essverhalten und Verdauung). Saugend kommt man zur Welt, ab da wird meist fröhlich weiter gesogen (Muttermilch). Sei es an der Zigarette (Rauchen) oder am letzten Zipfel Leberwurst (Hunger). Spätestens aber mit den dritten Zähnen fängt es wieder an, ob wir wollen oder nicht (Alter und Flüssignahrung).

Um uns gar nicht erst zu entwöhnen, wurden Trinkflaschen mit Saugverschluss entworfen (Lebensmittelindustrie). An denen nuckeln erwachsene Menschen ihr Leben lang herum, während sie auf sportlich machen und durch Fitnesshallen oder Fußgängerzonen galoppieren (Sport, Fitness und Einkaufen). So fühlen wir uns ständig und rundum geliebt, genährt, beschützt und bekümmert (Meal Prep).

Saugen beruhigt jedenfalls ungemein (Küssen und Fütterung). Deshalb finden Getränke jeglicher Art derart großen Anklang, weil man sich genährt wie an Mutters Brust fühlen darf (Alkohol, Smoothie, Trinken und Abhängigkeit). Auch Spucke kann diese wohlige Wirkung auslösen, weshalb wir gern an fremder Leute Lippen hängen (Liebe und Sex). All jene von uns, die zu früh abgestillt wurden, saugen heute besonders verzweifelt an Partnern herum (Küssen). Steht hier niemand zur Verfügung, müssen Schaumküsse oder andere im Mund weich bis fluffig abgehende Substanzen herhalten (Zuckeraustauschstoffe, Süßigkeiten und Kaffeeklatsch).

Im Kindesalter sind es noch Daumen oder Schnuller, die das *nicht-nutrive* (nicht auf Nahrungsaufnahme ausgerichtete) Saugen unterstützen (Befriedigung und Beschäftigung). Später dann dienen allerlei andere Dinge des Alltags als Saug-Ersatz (Ersatzbefriedigung). Da wird am Liebsten herumgesogen, an allem Essbaren sowieso, an Rauchutensilien und an mehr oder weniger abfärbenden Bürostiften. Dabei geht Saugen nicht nur mit den Lippen, sondern mit all unseren Sinnen, während wir das Gegenüber mit den Blicken ausziehen, oder dem Partner alles aus der Nase.

Übertreibt man es beim saugenden Liebesersatz, was Essen und Trinken angeht (Kalorien), kommt es schnell mal zum medizinisch bedingten Saugen, dem Fettabsaugen. Da müssen dann Schönheitsoperationen als Schlankmacher herhalten, damit man sein Fett wieder loswird und demnächst hemmungslos weiter saugen darf. Um sich diese Tortur zu ersparen, empfehle ich bei fehlgeleiteten Saugbedürfnissen, auf kalorienfreie Alternativen auszuweichen. Ich denke hier nicht an Diät-Produkte, sondern an das großflächige Reinemachen mit Wischlappen, Mopp und *Staubsauger*.

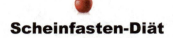

Scheinfasten-Diät

Auch *Fasting Mimicking Diet* (FMD) genannt.
Das ist Englisch und heißt übersetzt:
»Fasten nachahmende Diät«.
Mimikry, Fasten nur zum Schein (Heilfasten).
Alle glauben, wir fasten, doch wir reduzieren
lediglich auf 1100–750 kcal pro Tag.
Früher hieß es noch »Nachmacher X, kann noch nix«.
Heute bekommt man schon nach 5 Tagen einen Heiligenschein.

Bei diesem Diät-Titel verspricht es leicht zu werden. Nur zum Schein wird gefastet. Anstatt nichts mehr zu essen, haut man in Wirklichkeit voll rein (Cheat-Day). So hofft man zumindest. Doch der Schein trügt. 5 Tage lang, mit 3 Mahlzeiten pro Tag, wird die Kalorienzufuhr reduziert auf 1100 kcal bis zu 750 kcal (Kalorienzählen). Dafür ernährt man sich zu 50 % aus überwiegend ungesättigten Fettsäuren (Fette und Omega 3/6/9) und zu 50 % aus komplexen Kohlenhydraten (Vollkorn) mit niedriger glykämischer Last (Montignac-Methode und Glyx-Diät). Entsprechend gibt es sehr wenig Eiweiß (Proteine und Vegetarier). Auf die Weise sollen Prozesse im Stoffwechsel *ähnlich* wie beim Fasten ausgelöst werden, die die Fettverbrennung anregen (Ketose).

Altersforscher Valter Longo (*1967) aus Los Angeles, Erfinder des Scheinfastens, setzt auf die Eindämmung der Wachstumsfaktoren bzw. Signal-Proteine in den Leberzellen, wodurch Signalwege u. a. des Enzyms und zentralen Zell-Regulators *mTor* nicht mehr aktiviert werden (Sirtuin-Diät). Neben der bei Nahrungsmangel einsetzenden *Autophagie* bzw. Zellverjüngung, wo sich die Zellen selbst recyceln und erneuern, erkennt der Körper auch keine Nahrung mehr. Und beginnt deshalb gar nicht erst, sie zu verwerten. Der Körper glaubt mithin zu fasten, wir nennen es *Scheinfasten*.

Das erste Ernährungsprogramm von Dr. Longo wurde noch mit »Iss dich jung« oder als »Longevità-Diät« bezeichnet. Als neuer Clou gibt es nun seine kostenpflichtige *Scheinfasten*-Box als Art Entgiftungskur zu bestellen, die pro Tag zwei Gemüsesuppen (Instantsuppe), Oliven, Grünkohl-Cracker, Nussriegel nebst Teebeutel enthält, sowie Nahrungsergänzungsmittel für Vitamine, Mineralstoffe und Omega-3-Fettsäuren. Man könnte es auch als CARE-Paket verstehen (Meal Prep und Lieferservice), oder doch eher als *Überlebensration*. Man kommt gerade so eben über die Runden (Militär-Diät).

Nur am ersten Tag wird geschlemmt. Da gibt es den Nussriegel mit 280 kcal zum Frühstück zu der Kapsel Öl und dem Tee. Mittags und abends dann Tütensuppe, jeweils angereichert mit Crackern oder Oliven. Wenn man die 5 Tage überstanden hat, geht man über zu einer Ernährung mit Gemüse, Olivenöl, Hülsenfrüchten, etwas Fleisch und Fisch, ähnlich einer Mittelmeer-Diät (Fastenbrechen). Dafür hätte man auch gleich ans Meer fahren können. Um sich dort völlig enthemmt dem *Dolce Vita* hinzugeben (Entspannung). Glücksgefühle sollen nämlich äußerst verjüngend wirken. Das ist bekanntermaßen wie bei Scheinehen oder Scheintoten. Solange die Leute nicht wissen, dass sie tot sind, leben sie einfach fröhlich und gesund weiter. Zumindest tun sie so (Liebeskummer und Sterbefasten). Also Diätisten, aufgepasst, ab ans Mittelmeer!

Schlaf

> Schlafen kann so schön sein.
> Man träumt vor sich hin.
> Macht keinen Unsinn.
> Entspannt Körper und Geist.
> Genießt Erholung pur.
> Und nimmt dabei sogar ab.
> Oder zumindest nicht zu.
> Wer schläft, der sündigt nicht.

Der Mangel an Schlaf lässt die Hormone *Insulin* (Blutzucker-Diät) und *Ghrelin* (Hormon-Diät) ansteigen. Das sorgt für mehr Hunger (Essen) und eine vermehrte Fettspeicherung (Fette). Zusätzlich wird *Leptin*, das Hormon der Sättigung, unterdrückt (Heißhungerattacke). Eine eher unangenehme Dreiecksbeziehung. Wie sagt man doch gleich: Wenn zwei sich streiten, freut sich der Dritte. Streit aber führt zu Stress, und das macht leider auch wieder dick (Stressbewältigung). Schon dreht man sich im Kreis und wälzt sich schlaflos im Bett herum.

Also sollten wir ruhig Blut bewahren und einfach früher ins Bett steigen. Das nennt man wohl *Loslassen* (Entspannung). Frühzeitige Nachtruhe hilft übrigens ungemein bei der Einhaltung essensfreier Zeitfenster (Dinner Cancelling, Intervallfasten und Schlank-im-Schlaf-Diät). »Wer schläft, der sündigt nicht«. Es kann doch so einfach sein (Spiritualität). Augen zu und durch (Verzicht und Fasten).

Geschlafen wird mindestens 8–11 Stunden. Es heißt, damit sei man auf der sicheren Seite. Je früher eingeschlafen wird, umso besser, damit sich unser *Wachstumshormon* zwecks Zellerneuerung seine Energie aus der Fettverbrennung holt. Vor dem Zubettgehen sollte man 2–3 Stunden nichts mehr zu sich nehmen (Verdauung und Abendbrot). Entsprechend fällt man nicht vom Esstisch direkt ins Koma, sondern macht nach dem letzten Bissen erst noch einen Verdauungsspaziergang (Bewegung), trinkt gemütlich einen ungezuckerten Tee (Trinken) und liest ein wertvolles Buch (Beschäftigung). Ein Herunterfahren auf voller Linie, um erst danach in die aufgeschüttelten Kissen zu sinken (Betthupferl). Das sorgt für einen tiefen Schlaf. Selbstverständlich schläft man die liebe lange Nacht hindurch bei geöffnetem Fenster, damit zusätzlich noch der Kälteschock beim nachhaltigen Abnehmen hilft (Sirtuin-Diät, Bauch und Thermogenese).

Falls man einen Partner hat, der einem weder beim zuckerfreien Einschlafen noch beim heilfastenden Durchschlafen behilflich ist, um stattdessen neben uns grunzende Laute der Lust oder gleichermaßen irritierende Schnarchgeräusche von sich zu geben, empfehlen Ärzte und Apotheker entweder Ohrstöpsel – oder zwei getrennte Betten an unterschiedlichen Orten (Trennkost-Diät).

Ob dies wiederum sachdienlich für die Beziehung ist, wage ich zu bezweifeln. Alternativ sollten Liebende auf die allgemein verträglichere Mischkost setzen und abwechselnd an einem Tag schlafen und *abnehmen* (Traumfigur), um am nächsten Tag einen Zahn *zuzulegen* und eine Beziehung zu führen (Liebe und Sex). In diesem Sinne wünsche ich allen Lesern stets eine mehr oder weniger geruhsame »Gute Nacht!«

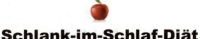

Schlank-im-Schlaf-Diät

> Das Wort Schlaf ist schon mal verlockend.
> Trotzdem kommt noch Diät darin vor.
> Sonst hätte man glatt freiwillig mitgemacht.
> Denn wer will nicht schlank sein,
> ohne etwas dafür zu tun (Zufall-Diät).
> 1. *Insulin-Trennkost*
> (drei Mahlzeiten pro Tag mit Biorhythmus)
> 2. *Bewegung* (Sport)

Schlank sein ist für den einen der Traum (Traumfigur), für die andere eher ein Albtraum (Unterschiede). Sollte man tatsächlich im Schlaf schlank werden, traut sich der eine nicht mehr ins Bett, die andere wacht einfach nicht mehr auf (Hungertod). Gleichermaßen hofft so mancher, dass sich der Partner über Nacht einer vollständigen Regeneration unterzieht, um am nächsten Morgen als neuer Mensch zu erwachen (Detox-Diät). Ein Blick zur Seite genügt, um zu erkennen, dass das selten der Fall ist. Trotzdem springt man hoffnungsfroh aus den Federn direkt auf die Waage. Es könnte ja sein, dass über Nacht ein Wunder geschehen ist (Wunder-Diät). Zumindest wird hier versprochen, den sonst ungenutzten zweiten Teil des Tages in die ewige Verfolgung des Wunschgewichts einzubinden. Endlich kann man rund um die Uhr mit Abnehmen und Diät beschäftigt sein (→Literaturhinweise »Schlank im Schlaf: Das Kochbuch«).

Doch auch bei der Schlank-im-Schlaf-Diät gilt es, das Richtige zu tun, um gewünschte Erfolge zu erzielen (Karma-Diät). Zum einen wird auf den Stoffwechsel abgezielt, der aufgrund eines ständigen Überangebots überfordert scheint (Fast-Food, Fertiggerichte, Süßigkeiten, Flüssignahrung, Fleischesser und Fettleibigkeit). Deshalb werden besonders Blutzuckerspiegel und Insulinspiegel im Auge behalten (LOGI-Diät und Glyx-Diät). Zum anderen steht viel Bewegung auf dem Plan (Muskelaufbau). Derweil sind Zwischenmahlzeiten und Snacks tabu (Intervallfasten und Fasten).

Eine gewisse *Kombination* an Lebensmitteln, nämlich Speisegemische aus Kohlenhydraten und Proteinen, soll die Insulinproduktion ausgesucht in die Höhe treiben, was zur Unterzuckerung und zu den berühmten Heißhungerattacken führt (Blutzuckerspiegel). Dazu gehören Kartoffeln mit Fleisch, Pasta mit Hack, Butterbrot mit Frühstücksei (Dream-Team). Diese Vermengung von Kohlenhydraten und Eiweiß soll vermieden werden (Trennkost-Diät und Montignac-Methode). Morgens zum Frühstück und am Mittag kommen die langsam verstoffwechselten (komplexen) Kohlenhydrate, also Zucker und Stärke aus Vollkorn und Ballaststoffen zum Einsatz, weil sie schnelle Energie versprechen. Tierische und pflanzliche Proteine folgen erst zum Mittagessen von *11 bis 16 Uhr* (Mischkost) und zum Abendbrot von *17 bis 19 Uhr* (Bio-Rhythmus). Am Abend sind dafür Stärke-haltige Kohlenhydrate gestrichen. Die Fettdepots werden weder mit Brot, Nudeln, Reis oder Kartoffeln noch mit Chips und Knabbereien aufgefüllt. Stattdessen wird die Fettverbrennung durch eiweißhaltige Nahrung angeregt, die über Nacht an Fahrt aufnimmt. Vielleicht erwachen wir daraufhin tatsächlich als neuer Mensch. Man hat schon Pferde vor der Apotheke kotzen gesehen. Wenn nicht der Partner, dann doch zumindest die Waage, wird es uns wissen lassen.

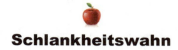

Schlankheitswahn

> Schlanksein als großes Heilversprechen
> (Wahrnehmungsstörung).
> Wer schlank ist, hat es geschafft
> (Konkurrenz).
> Nur *was* geschafft, bleibt die Frage.
> Ein unerreichbares Ziel.
> Schlank ist nie schlank genug
> (Diäten-Wahn und Magersucht).
> Richtig schlank ist nur der Tod.

Schlank sein, oder zu werden, kann zur Sucht ausarten (Waage). Schon bei einem Gramm zu viel werden wir *wahnsinnig*. Es befällt uns die Panik, nicht dem angesagten Schönheitsideal zu entsprechen (Bewertung und Traumfigur). Daraufhin wird nicht nur die Schraube, sondern auch die Jeans mit der Kneifzange angezogen, und einfach noch ein bisschen mehr gehungert (Verzicht und Verbot). Heute scheint das normal zu sein, üblich auf jeden Fall (Mode und Kultur). Aber normal ist das nicht.

»Unsere Konstitution verdanken wir unseren Vorfahren. Die Ernährung und der Lebensstil tragen im besten Falle dazu bei, dass wir unsere angeborene Konstitution stärken und die 'Idealfigur' erreichen, die genetisch in uns verankert ist – mehr aber auch nicht. Die stetige Verschlankung des Schönheitsideals in den vergangenen Jahrzehnten führte dazu, dass Wunsch und Wirklichkeit im Hinblick auf die Figur bei zunehmend mehr Menschen immer weiter auseinanderklaffen.« (→Literaturhinweise »Mit der 5-Elemente-Ernährung zur Wohlfühlfigur«, S. 21 f.).

Wenn man es denn erreicht haben sollte, den Zustand einer Schlankheit in Reinkultur, *wahnt* man weiter vor sich hin: Ist das jetzt wirklich dünn, was ich sehe? (Spiegel). Ein bisschen schlanker geht ja wohl noch! (Wahrnehmungsstörung). Ich fühle mich dick! (Magersucht). Mein Po hängt irgendwie runter, oder? (Muskelaufbau). Sollte ich nicht lieber dünner sein? (Selbstliebe). Was sollen sonst die Leute denken! (Liebe).

Schon warten Lösungen wie Magenverkleinerung und Schönheitsoperation auf uns als glückverheißende Allheilmittel. Wie sonst soll man seines Körpers Herr werden, will man meinen. Und legt ihn prompt auf den Seziertisch allgemein gültiger Fehlvorstellungen. Nur der Wahnsinn bleibt – weil das Ziel nämlich nie zu erreichen ist.

»*Das noch unerreichte Ziel ist – so scheint es der Schöpfer unserer Welt zu wollen – begehrenswerter, romantischer, verklärter, als es das erreichte je sein kann.*« (→Literaturhinweise »Wenn du mich wirklich liebtest, würdest du gern Knoblauch essen«, S. 199 f.).

Weder ist man zufrieden mit dem Resultat, noch bringen Gewicht und Figur garantiert das erwünschte Glück. Zumindest nicht dauerhaft (Alter und Tod). Dauerhaft ist nur die Gewissheit, dass wir, unabhängig von begrifflichen Vorstellungen über dünn, schlank, vollschlank oder dick, am Leben sind und froh sein dürfen. Und zwar ganz ohne Wahnvorstellung, denn: »*Die kürzeste Definition von Perfektion lautet Illusion.*«

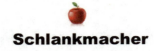

Schlankmacher

> Das können Partner sein,
> aber auch sonstige Appetitzügler.
> Am besten alles,
> was keine Mithilfe unsererseits erfordert.
> Also Schlank-im-Schlaf-Diät,
> Wunder-Diät,
> Superfood oder
> Diät-Produkte.

Will man *schlank* werden, hofft man auf wenig eigenes Hinzutun (Diät und Sport). Am liebsten soll es jemand anderes für uns *machen*. Ganz wie bei der Steuererklärung, dem Hausputz oder der Kindererziehung. Man wacht auf und alles ist erledigt und getan (Schlank-im-Schlaf-Diät).

Ständig wird versucht, das verbreitete Phänomen von Adipositas in den Griff zu bekommen (Fettleibigkeit). Schlankmacher kommen da gerade recht. Die machen es einfach – und jeden von uns schlank, ohne dass wir hungern oder sonst wie beteiligt sein müssten (Hunger und Grundumsatz). Es wird geschlemmt wie bisher (Völlerei). Und trotzdem nimmt man ab. Ein Kassenschlager, würde ich mal sagen. Weshalb das mit der Kasse schon längst andere gedacht haben, nämlich die Lebensmittelindustrie.

Obwohl das Ganze irgendwie nicht möglich scheint, und auch nicht ist, weil es am Ende immer auf das Verhältnis zwischen Aufnahme und Verbrauch von Kalorien ankommt (Grundumsatz und Kalorienzählen), wird es einem doch jedes Mal wieder schmackhaft gemacht und überzeugend vorgegaukelt. Da wird einem der Mund allein vom Lesen wässerig. Nämlich das ganz große Los gezogen zu haben, wenn man denn nur das eine Mittelchen kauft oder jenes Grünzeug isst (Superfood und Zufall-Diät). Schon purzeln die Pfunde von ganz allein (Pfundskur und Wunder-Diät).

Dass Proteine lange satt halten und uns weniger essen lassen (Mäßigung und Handvoll), ist schon länger bekannt (Eiweiß-Diät und Sättigung). Doch nun soll es zusätzlich ein verabreichungsfähiges Mittel der Medizin geben, das eigentlich gegen Diabetes wirkt, aber bei starkem Übergewicht ebenfalls zum Einsatz kommt, um uns das gewünschte Völlegefühl zu bescheren und beim Abnehmen zu helfen (Appetitzügler).

Die Rede ist von synthetischen, bioidentischen Darm-Hormonen, die sogenannten Inkretin-Mimetika (Verdauung und Darm), die wie ihre biologischen Vorbilder (Hormone *Inkretine*) den Blutzuckerspiegel normalisieren und zum Gewichtsverlust beitragen sollen (Hormon-Diät).

Doch, welch Wunder, auch die natürlichen Bakterien unserer persönlichen Darmflora sind uns beim Wunschgewicht behilflich. Und zwar kostenlos. Sie arbeiten als körpereigene Schlankmacher (Bio). Damit das klappt, müssen wir einfach nur Vollwertkost futtern (Rohkost-Diät, Vollkorn, Obst und Gemüse). Ob man sich dann zusätzlich noch einen Partner zulegt, der einen innerhalb der Beziehung auf körperlicher und emotionaler Ebene gehörig auf Trab hält (Bewegung und Beweglichkeit), ist sicherlich Geschmackssache (Sex, Liebe, Ablenkung und Ballaststoffe). Schaden kann es jedenfalls nicht (Kalorienverbrauch und Karma-Diät).

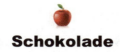
Schokolade

> Der Genuss von Schokolade
> scheint ein Grundbedürfnis zu sein.
> Nicht nur ein Grundnahrungsmittel,
> sondern schon eher ein Grundrecht (Belohnung).
> Ohne Schoko geht gar nichts.
> Wie sonst sollte Liebeskummer
> oder Langeweile überstanden werden
> (Nervennahrung und Unterzuckerung).

Schokoriegel gibt es nicht nur für Schweizer Soldaten als Militärschokolade, Proviant und »Notfall-Ration« (Belohnung und Militär-Diät). Auch für uns, Krieger des Alltags, Helden der Liebe und Überlebenskünstler der Beziehungsführung, warten sie in jedem Supermarkt (Kummerspeck). Schokolade gilt als *die* Medizin gebrochener Herzen und beruhigt auf jeden Fall schon mal die Nerven (Betäubung und Ersatzbefriedigung).

Weltberühmt, mit Ursprung in Südamerika (Amazonas) und erstem Anbau in Mittelamerika (etwa 1000 v. Chr.), wurden Kakao-Bohnen ehemals noch als Opfergaben und Zahlungsmittel genutzt (»Braunes Gold«), später dann aber auch als Gewürztrank genossen (Kräuterhexe und Aphrodisiakum). Die Maya und Azteken kannten die Kakaopflanze seit dem 14. Jahrhundert und nannten sie *cacahuatl*, woraus sich später im Spanischen »Cacao« ableitete. Erst im 16. Jahrhundert kam Kakao in Form von Trinkschokolade auch zu uns nach Europa (Kaffeeklatsch, Café und Völlerei).

»*Die süßeste Versuchung der Welt*« war am Anfang der Produktion von Kakao-haltigen Köstlichkeiten allein dem Adel vorenthalten, während Menschen Sklaven gleich auf fernen Plantagen schufteten. Erst langsam entwickelte sich Schokolade vom Luxus- zum Massenkonsumgut und ermöglichte so auch der einfachen Gesellschaft, von der »*Schokoladenseite*« des Lebens zu kosten. Ob das gleichermaßen die Plantagenarbeiter betraf, wird historisch angezweifelt (→Literaturhinweise »Bittersüße Schokolade«).

Seither sind die Bohnen aus der Frucht des Kakaobaumes in aller Munde. Heute steht Kakao für (bittere) Süße, aber insbesondere für essbare Schokolade (Süßigkeiten). Im Jahr 2019 wurden weltweit 5.596.397 Tonnen Kakaobohnen geerntet. Wenn die in all unseren süßen Naschereien landen, verstehe ich, weshalb uns dringend geraten wird, ganz viel Schokolade zu essen (Naschen). Irgendwo muss das Ganze ja hin und seine zahlungskräftigen Abnehmer finden (Lebensmittelindustrie und Sucht).

Man sollte nur nicht glauben, dass überall Kakao drin ist, wo Schokolade draufsteht. Der Hauptbestandteil bei »Schokolade« ist und bleibt Zucker, wer hätte das gedacht (Zuckerfreiheit). Da wird man schon mal durch den Kakao gezogen. Doch auch der Handel hat bemerkt, dass der Kunde *mehr* will, bevorzugt vom Glückshormon Serotonin. So ist der Anteil an *Schokolade* in Schokolade langsam gestiegen. Jetzt gibt es bereits hochprozentige Marken und Produkte mit bis zu 100 % Kakao-Anteil, wie beispielsweise »Kakaonibs« (Superfood). Sie sind bitter und so schwarz wie der Teufel. Und bestehen rein aus Kakaobohnen oder Kakaomasse, Kakaobutter und Kakaopulver. Einfach alles Kakao. Bekannt als *die* Nervennahrung, bestens geeignet bei jedweder Art von Welt- und Trennungsschmerz, also eigentlich immer. Unter dem Motto: *Ciao Kakao!*

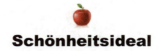

Schönheitsideal

> Auch hier kommt es allein auf die Sichtweise an.
> Und, was gerade aktuell im Trend liegt.
> Wir sehen und hören davon, dass etwas schön ist,
> und glauben es früher oder später sogar.
> Wenn alle so oder anders herumlaufen, muss ja was dran sein.
> Wer möchte schon aus dem sozial anerkannten Raster fallen
> (Soziale Grillgruppe).
> Jeder will von allen anerkannt
> und geliebt werden, das war schon immer so.

»Was hättest du lieber, selber eine Schönheit zu sein, oder aber fähig, überall und in jedem Schönheit erkennen zu können?« – Bitte erst nachdenken, dann weiterlesen!

Genau: Schönheit entsteht im Auge des Betrachters. Sich selbst gegenüber (Selbstliebe) sowie für und bei anderen Menschen (Liebe). Ändert man seine *Sichtweise*, ist man umzingelt von gutaussehenden Leuten. So einfach, und doch so schwer. Denn unsere Sichtweise ist weder objektiv noch von uns allein abhängig, sondern geprägt durch unendlich viele Faktoren der Fremdeinwirkung (Bewertung und Konkurrenz).

Das Entzücken auf Mamis Gesicht, wenn man das erste Mal richtig auf dem Topf gesessen hat, vergisst man nicht wieder. Seither ist man stolz wie Bolle, wenn das auch noch im Alter klappt (Verdauung und Abführmittel). Das wohlwollende Lächeln des Vaters, sobald man endlich aufgegessen hatte, zwingt einen noch heute, den Teller leerzuessen, obwohl man keinen Hunger (mehr) hat (Aufessen und All-you-can-eat). Warum sollten uns dann nicht andere Dinge, besonders aber die Reaktionen unserer Umwelt, genauso beeinflussen in dem, was wir für schön und erstrebenswert erachten (Leistungsdruck, Schönheitsoperation und Traumfigur).

Bauch einziehen gehört definitiv dazu (Erscheinungsbild und Sport). Und das revolutionäre Gegenteil, ordentlich viel Rundungen zu zeigen (Oversize), und dazu auch noch lauthals zu stehen, ist lediglich die erforderliche Gegeninitiative auf so viel gestreckte und photogeshoppte Schlankheit (Schlankheitswahn und Mode). Hätte man erst gar nicht mit irgendwelchen Modellen wie Twiggy (*1949) angefangen, bedürfte es heute auch keiner übertrieben hervorgehobenen Curvy-Models (Konfektionsgröße).

Wäre dick oder dünn vollkommen egal, Hauptsache man ist glücklich und gesund (Lebensqualität), dann bräuchten wir vielleicht noch nicht einmal all die vielen Diäten und Ernährungspläne (Abwechslung). Dann würden wir einfach nur essen, was uns gefällt und was uns guttut (Lieblingsessen, Intuition und Intuitives Essen).

Aber wer weiß das schon so genau. Wer weiß, was wäre, *wenn* ... wenn wir keine Allesfresser wären ... wir uns nur vegetarisch oder sogar vegan ernähren würden (Vegetarier und Veganer) ... wir alles und jeden »schön« fänden ... wir stets und ständig froh wären ... wenn es keine Unterschiede gäbe ... wenn es keine *Ideale* gäbe, denen wir nachstrebten ... wenn es keine *Schönheit* gäbe, weil auch nichts hässlich ist.

Vielleicht wäre dann alles einfach nur schrecklich langweilig. Womit wir garantiert wieder bei der Beschäftigung mit Essen und zwangsläufig bei der nächsten Diät landen würden (Langeweile, Frustessen und Dauerlutscher).

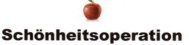

Schönheitsoperation

> »*You are beautiful!*«
> Wer hört das nicht gern.
> Um es öfter und garantiert oft genug zu hören,
> wird mit plastischer Chirurgie nachgeholfen.
> Von Nasenkorrektur bis Brustvergrößerung ist (fast) alles drin.
> Sag uns, wie viel du bereit bist, auf den Tisch zu legen,
> und wir legen dich unters Messer. Schon siehst du aus,
> wie wer auch immer du aussehen wolltest.
> Zumindest meistens!

»Bitte machen Sie mir die Nase wie von der, die immer so schön in diesen Blockbuster-Filmen mitspielt. Und den Po wie von der bekannten Latina-Supergöttin. Und einen Waschbrettbauch à la Terminator. Und die Haare so ähnlich wie bei Tarzan. Und die Füße …« (Hollywood-Diät). Die mögliche Wunschliste ist lang und alles im Angebot. Von Fettabsaugen bis Fetteinspritzen (Wunschgewicht, Adipositas und Oberweite), von Echthaar-Extensions bis Brusthaarimplantaten, von Beinstreckung mit vorherigem Knochenbruch bis Spreizfußminimierung mit synchroner Zahnstellungskorrektur.

Der Körper soll verbessert werden, man möchte ansehnlicher erscheinen, will endlich in den Spiegel schauen, ohne zurückschrecken zu müssen (Erscheinungsbild und Traumfigur). Und das Ganze bitte am liebsten, ohne Hunger leiden oder Sport treiben zu müssen (Schlankheitswahn, Erwartungshaltung und Leistungsdruck).

Nur manchmal geht etwas schief und es passieren »Kunstfehler«. Die Nase bleibt schief, das Gebiss wird schief, der Blick kreuzt sich oder man läuft über Kreuz (man nennt das Schielen oder aber X-Beine). Diesbezüglich erinnere ich mich an eine der ersten Gerichtsverhandlungen, der ich im Rahmen meines Hamburger Jura-Referendariats beiwohnen durfte. Ein bekannter Professor der Medizin hatte sich verschätzt bei der Korrektur von Beinstellungen. Aus X-Beinen hatte er O-Beine operiert, oder umgekehrt. Jedenfalls versammelten sich die Betroffenen empört schnaufend im Gerichtssaal, um Krücken schwingend für ihr Recht einzustehen. Und zwar zu Recht! Auf jeden Fall ein bleibender Eindruck, der mich bis heute der Devise folgen lässt: *Traue weder Frisören oder Bekleidungsfachverkäuferinnen noch Ärzten oder Chirurgen, was dein persönliches Aussehen bzw. deine (innere sowie äußere) Schönheit angeht, sondern höre allein auf deinen eigenen gesunden Menschenverstand!*

Bei aufgespritzten Lippen und unterspritzten Gesichtszügen wird es dann noch heikler, was etwaige gerichtlich durchzusetzende Schadensersatzforderungen angeht. Wer kann schon beweisen, dass er *vor* dem Eingriff tatsächlich besser als danach ausgesehen haben mag. Das ist ja bekanntermaßen Geschmackssache (Spiegel). Welcher Richter möchte da eine objektive Bewertung abgeben müssen (Schönheitsideal). Deshalb empfehle ich jedem von uns, stets sein eigener (wohlwollender) Richter zu sein. Und Güte vor Wahnsinn walten zu lassen (Selbstliebe, Akzeptanz und Unterschiede). Um sich in jedem Eifer des Gefechts wiederholt und voller Inbrunst zuzurufen: »*You are beautiful – no matter what!*«

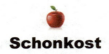

Schonkost

> Die Speisen werden nicht nur schonend zubereitet,
> sondern sollen in ihrer Wirkung auch schonend
> für unseren Organismus sein (Reizdarmsyndrom).
> Wer gereizt ist, dessen Nerven sollten geschont werden.
> Schont die Umwelt.
> Schont Magen und Darm.
> Schont die Liebe.

Schonkost schont die Nerven, auch in Bezug auf die Beziehung. Wird gesunde Nahrung gewählt (Bio) und das Mahl schonend zubereitet (Kochen), geht es uns gut (Liebesmahl). Und, aufgrund ausbleibender schlechter Laune, dem Partner ebenfalls. Wird weniger gepupst und aufgestoßen (Reizdarmsyndrom), haben alle etwas davon, wenn wir uns und die Familie schonend verköstigen (Darmflora). Ansonsten denkt man bei Schonkost gern auch an Kuraufenthalte (Kur), Seniorenteller (Alter) und Schonkaffee (Café), aber auch an forstwirtschaftliche Wildpflege. Im Wald herrscht *Schonzeit* beim Reh von Februar bis August, beim Rotwild nur von Februar bis Juli, beim Wildschwein sogar nur bis Juni, und beim Feldhasen von Januar bis September. Gut zu wissen (Fleischesser und Vegetarier). Der Fischotter wird das ganze Jahr über geschont, die Möwe von Mitte Februar bis Ende September (bisher war mir nicht bekannt, dass unter dem Motto Schadwildjagt die Möwe als »Räuber« gejagt wird). Nur das Wildkaninchen hat gar keine Schonzeit und erhält deshalb wohl auch niemals Schonkost (Gnadenbrot).

Beim Menschen und seinem Magen scheint noch viel seltener Schonzeit zu sein. Nur manche versuchen sich ab und zu an Dinner Cancelling und Heilfasten. Da wird dann allein dem Darm zu liebe auf die sonst übliche Reizüberflutung verzichtet (Askese und Verzicht). Die anderen futtern heiter weiter, bis ihr Körper aufgibt und defekt zusammenklappt (Krankheit und Diabetes). Ab da gibt es dann Schonung auf Rezept. Es wird die sogenannte *Krankenkost* serviert. Im Krankenhaus leider selten wirklich schonend für die Gesundheit, sondern eher schonend für den Geldbeutel. Wer hat dort schon Lust und Zeit, dem Bettlägerigen auf dessen Krankheitsprozess abgestimmte Süppchen zu kochen (Kräuterhexe und Qi). Da gibt es für alle dieselbe Graubrotscheibe mit Leberwurst und Plastikkäse (Abendbrot und Befriedigung). Und dazu lauwarmen Hagebutten- oder Kamillentee (Basenfasten).

Sollte man sich selbst mal zu Hause einen Schon-Tag gönnen, sei es von der Partnerschaft (Cheat-Day) oder schwierigen Ernährungsgewohnheiten (Clean Eating), wird leichte Vollkost mit gut verträglichen Lebensmitteln empfohlen, also *Gemüse* (Möhren, Kürbis, Zucchini, Kohlrabi, Blumenkohl, Brokkoli, Fenchel, Pastinake), *Obst* (reife Äpfel, Birnen, Bananen, Beeren), *Getreide* (Haferflocken, Couscous, Kartoffeln, Nudeln, Reis, altbackenes Brot, Zwieback, Brot ohne Körner), *Milchprodukte* (fettarmer Joghurt, milder Käse), *mageres Fleisch* (gekochter Schinken oder Geflügelwurst) und *magerer Fisch* (Seelachs oder Kabeljau). Man muss nur schauen, ob Letztgenanntes gerade Schonzeit hat. Denn die Schonung anderer Wesen geht stets vor. Das schont garantiert die kostbaren Nerven, und zwar von allen Beteiligten (Karma-Diät).

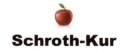

Schroth-Kur

> Eine Fastenkur nach dem
> Fuhrmann Johannes Schroth (1798–1856).
> Aus »altem Schrot und Korn« zu sein,
> galt schon immer als Kompliment.
> Unverfälscht, rechtschaffen, ehrlich, aufrichtig und wahrhaftig.
> Dazu gehört echte Nahrung (Vollwertkost).
> Bei der Schroth-Kur wird alles Falsche hinausgeworfen
> (Entgiftungskur, Heilfasten und Clean Eating).
> 3 Trockentage und 4 Trinktage wechseln sich ab.

Es folgt eine gute und eine schlechte Nachricht. Die schlechte zuerst: An den *Trockentagen* einer Schroth-Kur gibt es nichts zu Trinken (Durst). Das muss man erst einmal verdauen. Doch jetzt die gute: An den 2 kleinen und 2 großen *Trinktagen*, also an jedem vierten und fünften Tag, gibt es nur Wein zu schlürfen, und zwar so viel man will (Alkohol und Betäubung). Wasser und Säfte sind derweil verboten. So war es zumindest damals, als die Welt noch in Ordnung schien (Steinzeitmensch).

Als Naturheilverfahren deklariert, wollte uns Johannes Schroth (1798–1856) sicherlich etwas Gutes tun. Die Selbstheilungskräfte des Körpers sollten mobilisiert werden, indem wir 3 »Trockentage« lang nur Getreidebrei, Semmeln, Zwieback, Trockenobst und Nüsse zu uns nehmen, und zwar völlig *ohne* Flüssigkeit. (Da zieht es einem vor Schreck die Socken aus, und die Spucke im Mund zusammen.)

Darauf folgen im Wechsel 2 kleine und 2 große Trinktage, an denen uns Kurwein verordnet ist. Morgens und abends ein Gläschen, an einigen Tagen sogar ganz ohne Maßvorgabe. Denn im Wein liegt bekanntermaßen die Wahrheit (*in vino veritas*). Und schon denken wir nicht nur an Trinkgelage, sondern an Rechtschaffenheit und Wahrhaftigkeit (Spiritualität), eben ganz aus »altem Schrot(h) und Korn« (Vollkorn).

Die restliche Zeit liegt man in nassen Tüchern und Wickeln herum. Weil feuchte Wärme gut für Fleisch und Knochen sein soll (Entspannung und Bauchmassage).

Heutzutage wird der Alkohol zwar meist ersetzt durch Tees, Säfte, Molke und Gemüsebrühe. Ob dabei aber gleichermaßen viel Wahrhaftiges zum Vorschein tritt, ist mir bisher nicht zu Ohren gekommen. Im Übrigen wird auch hier, ähnlich wie bei der Null-Diät, gewarnt vor einem ungesunden Anstieg der Harnsäurewerte im Blut (Basenfasten). Drei Tage nichts zu trinken, ist jedenfalls medizinisch recht fragwürdig (Sterbefasten). Entsprechend stand in »Meyers Konversationslexikon« schon von 1898: »*Nachts liegt der Kranke in nassen Tüchern. Die höchst lästige Kur greift tief ein und kann bei unvorsichtiger Anwendung Entkräftung, Skorbut, selbst den Tod herbeiführen,* [...].«

Trotzdem schwören Leute noch heute darauf, besonders diejenigen, die entgiften, entschlacken und abnehmen wollen (Heilfasten). Zwei bis drei Wochen dauert diese »Rosskur«. Und fand im wahrsten Sinne des Wortes ihren Ursprung, als Johannes Schroth vom Pferd getreten wurde. Er suchte nach Heilmethoden für sein demoliertes Knie und beobachte, dass krankes Vieh die Nahrung verweigert (Fasten) und wenig trinkt (Askese). Diese Beobachtung hat er fortan auf kranke Menschen übertragen.

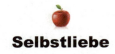
Selbstliebe

> Verantwortungsgefühl
> für sich und sein Leben (Karma-Diät).
> Liebe und Fürsorge wie eine Mutter
> zu ihrem einzigen Kind.
> Wenn du dich nicht selbst lieben kannst,
> wen sonst willst du lieben können?
> Liebe dich selbst wie deinen Nächsten!

Anstatt dauerhaft Panik zu schieben, irgendwie nicht liebenswert zu sein oder sonst wie zu kurz zu kommen, aus welchen seltsamen Gründen auch immer, gilt ab heute das persönliche Versprechen, sozusagen das Ehe-Gelöbnis für die eigene Person: »*Ich werde für mich sorgen, in guten wie in schlechten Tagen, in jedem Moment, für immer und ewig!*« (Liebe, Kochen, Selbstversorger und Tod).

»*Daß man mit der Umwelt und besonders seinen Mitmenschen im Konflikt leben kann, dürfte wohl niemand bezweifeln. Daß man Unglücklichkeit aber ganz im stillen Kämmerchen des eigenen Kopfes erzeugen kann, ist zwar auch allgemein bekannt, aber viel schwerer zu begreifen [...].*« (→Literaturhinweise »Anleitung zum Unglücklichsein«, S. 18).

Suchend nach Liebe und Glück schaut man in den Spiegel, nur um jedes Mal erneut sich selbst zu erblicken – obwohl es anders erscheinen mag (Erscheinungsbild). An gewissen Tagen möchte man meinen, man erkennt sich selbst nicht wieder, und fragt sich: »*Kennen wir uns?*« Es ist ein ständiger Wechsel der äußeren Umstände und inneren Zustände (Bewertung, Wahrnehmungsstörung und Erwartungshaltung). Wir verlieren uns gerne in Ideen der Außenwirkung (Bikini-Diät, Traumfigur und Idealgewicht): *Wie sehe ich aus? Reicht das so, dass jemand mich lieben könnte? Sah ich gestern nicht noch besser aus? Werde ich morgen endlich dünn/dick sein? Muss ich morgen dick/dünn sein?* (Diäten-Wahn, Schönheitsoperation, Modelmaße und Dauerlutscher). Besonders von Freiheit scheint dabei wenig die Rede zu sein (Intuition, Akzeptanz und Achtsamkeit).

Liebe und Verantwortung uns selbst gegenüber würde aber bedeuten, dass wir uns ganz genau so annehmen, wie wir (gerade) sind. Als Nimmersatt oder Suppenkasper, mit Winter- oder Babyspeck, als »Dickmadam, die lachte«, oder als Hungerhaken (Intuitives Essen). Das dürfen wir uns zur täglichen Gewohnheit machen.

»*Selbstliebe heißt nicht, in einem fort Lobeshymnen auf uns selbst anzustimmen und uns ständig zu sagen, dass wir doch spitze sind. Selbstliebe heißt, den Menschen zu lieben, der wir in Wahrheit sind, mit all seinen Fehlern und Schwächen [...].*« (→Literaturhinweise »Finde deinen Himmel auf Erden«, S. 52).

»*Möge ich glücklich sein. Möge ich frei sein. Das wiederholte ich, bis der Sinn dieser Worte mein ganzes Sein vollsaugte, bis ich aufweichte und mein Herz sich öffnete [...].*« (→Literaturhinweise »Auf dem Weg«, S. 182).

Gelingt uns die Annahme unseres Wesens immer ein Stückchen mehr, so lieben wir erst uns und dann unsere Nächsten bald ebenso unbeirrt. So haben wir alle einen Vorteil davon, wenn jeder sich selber liebt (Diät). Denn jeder von uns ist der »Nächste« aller anderen. Und, wie heißt es so schön: *Wenn du die Welt liebst, liebt sie dich zurück!*

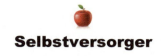

Selbstversorger

Unabhängige Lebensweise inklusive
Freiheit von wirtschaftlichen Zwängen.
Vom urbanen Dschungel im Wohnzimmer
bis hin zum eigenen Gemüsegarten mit Freilandhühnern.
Selbst ist der Mann. Selbst ist die Frau.

Wie in jeder guten Beziehung stellt sich hin und wieder die Frage, wer wen umkreisen muss und versorgen darf (Mond-Diät), mit finanziellen Mitteln, mit Streicheleinheiten oder mit dem täglich gekochten Mittagessen (Liebe und Sex). Nicht jeder sieht sich in der Lage, ganz allein für sich selbst aufzukommen (Selbstliebe). Wir alle brauchen ab und zu jemanden, der uns zur Hand geht (Lieferservice). Oder müssen es bei anderen tun (Familie und Gnadenbrot).

Nun stelle man sich einmal vor, da wäre keine einzige Seele Mensch, einfach niemand, der uns das Essen kocht oder liefert, der für uns anpflanzt oder erntet. Und sämtliche Restaurants hätten geschlossen. Und die Bauern streiken und rücken keine einzige Rübe mehr heraus. Da gebe es weder Honig vom Imker noch ein Frühstücksei vom Huhn (Lebensmittelindustrie). Da tauchte wohl irgendwann zwingend die Frage auf: »Was nun? Was tun?«

Jetzt gilt es weise Bücher zu wälzen, die von damals erzählen, als man noch das richtige Saatgut finden und wissen musste, wie man es zu behandeln hat (Karma-Diät), damit die gewünschte Frucht erwächst (→Literaturhinweise »Das große Buch der Selbstversorgung« und »Die Selbstversorger-Bibel«). Derweil man sich mit Saat und Korn ausrüstet, um nicht mit leeren Händen dazustehen (→Literaturhinweise »Perfekte Krisenvorsorge« und »Was Oma und Opa noch wussten«). Bestenfalls wäre der Nachbar bereit, mit uns seine Eier gegen unsere Melonen zu tauschen, dann wären wir fein raus. Entsprechend müssten wir nur noch Früchte ziehen und dafür ein Stückchen Erde, zumindest auf dem Balkon oder auf dem sonnigen Fensterbrett, zur Verfügung stellen.

Wäre ich Selbstversorger im knallharten Sinne, würde ich sicherlich keine Tiere schlachten. Ich wäre automatisch Veganer, zumindest aber Vegetarier, falls ich mich zwischenzeitlich erinnere, wie meine Mutter aus Vollmilch Sauermilch werden ließ. Nämlich indem sie einfach gewartet hat, bis die Milch Bakterien entwickelte, mithin sozusagen »schlecht« wurde. Früher ging das noch, heute sind die allgemeinen Milchprodukte zu sehr behandelt (Bio). Auf jeden Fall müsste ich noch meine Fertigkeit im Kühe melken ausbauen, die ich mir als Kind im »Urlaub auf dem Bauernhof« begonnen hatte anzueignen. Wie ich vorher noch an die Kuh komme, möchte ich hier nicht weiter vertiefen (Grazing-Diät). Jedenfalls werde ich bevorzugt Salat und Gemüse anbauen, besonders Kartoffeln, weil die so herrlich satt machen (Basenfasten). Ein Apfelbaum wäre auch nicht schlecht, weil es ja nicht umsonst heißt: »*An apple a day keeps the doctor away.*« (Apfelessig, Obst und Fatburner). Falls alle Stricke reißen, also nichts bei mir anwächst und auch keiner vorbeikommt, der mich unbedingt ernähren will, könnte ich auf Null-Diät oder Breatharian-Diät umschwenken. Da lebt man nur von Licht, Luft und Liebe. Und das übt ja jeder von uns schon fleißig in so manch einer Beziehung, zumindest aber gelegentlich allein (Intervallfasten und Dinner Cancelling).

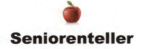
Seniorenteller

> Irgendwann ist es so weit.
> Anstatt der Kinderportion
> fragt man nach dem Seniorenteller.
> Beides läuft auf das Gleiche hinaus (FdH).
> Im Alter gilt es, wieder weniger zu essen
> (Gnadenbrot und Henkersmahlzeit).
> Viele sollten vorzeitig damit anfangen.

Dem vorgerückten Alter wird Tribut gezollt, indem wir weniger essen und vermehrt auf ausreichende Bewegung achten (Grundumsatz). Die »rüstigen Rentner« gehen nicht nur zu Fuß zum Einkaufen, um drei Scheiben Mortadella, eine 250 g Tüte vorgeschnittenes Brot und ein Piccolo-Fläschchen Sekt zu kaufen, sondern bestellen im Restaurant auf jeden Fall den halb portionierten Seniorenteller. Meine Mutter hat es gehasst. Sie sträubte sich bereits gegen den »Rentenausweis« und gab trotz in Aussicht gestellter Ermäßigung auch an der Kasse niemals an, Pensionärin zu sein. Koste es, was es wolle, war ihre Devise. Oder: Man ist so jung, wie man sich fühlt.

»Angenommen, die Menschen erkennen an, dass Altern kein unvermeidlicher Teil des Lebens ist: Werden sie dann besser für sich sorgen?« (→Literaturhinweise »Das Ende des Alterns«, S. 289).

Weniger und das Richtige zu essen, gehört zweifellos dazu, um jung zu bleiben. Mit der erforderlichen Mäßigung hätte ich schon früher begonnen, wenn man mich denn gelassen hätte. Leuten unter sechzig bleibt die Bestellung eines Seniorentellers nämlich häufig versagt. Das Gleiche gilt leider auch für das Junior-Menü, das für mich stets das Leckerste auf der Speisekarte zu sein verspricht. Aus welchen Gründen auch immer, nur die Hälfte zu essen (FdH), und das entsprechend zum halben Preis, wird in der Gastronomie nicht besonders gern gesehen. Entsprechend gilt es, für die Bestellung eines Seniorentellers zumindest ein *sichtbares* Alter erreicht zu haben. Selten, dass im Restaurant nach dem Ausweis gefragt wird (Erscheinungsbild). Man kann es also als Kompliment oder aber Beleidigung auffassen, vom Seniorenteller ausgeschlossen zu sein (Bewertung).

Zu Hause macht dann jeder, was er will. Da darf man essen, was und so viel man möchte (Intuitives Essen). Entsprechend teilt man dem Partner die Suppe zu, um ihm den fetten Braten vorzuenthalten. Und argumentiert mit dem allgemein anerkannten Ansatz der Verjüngung (Heilfasten, Dinner Cancelling und Intervallfasten).

»*Generell und unabhängig vom Tag-Nacht-Rhythmus ist die derzeit am besten erforschte Möglichkeit, den Alterungsprozess aufzuhalten, die kalorienreduzierte Ernährung, sofern sie nicht zur Mangelernährung ausartet.*« (→Literaturhinweise »Die Anti-Aging Revolution«, S. 91).

Selten, dass da ein auf Diät gesetzter Partner widerspricht, entweder aus beziehungstauglicher Gewohnheit heraus (Kontrolle und Liebe), oder aber aufgrund bereits eingetretener Senilität, was wiederum die Zuteilung eines Seniorentellers als äußerst begründet erscheinen lässt (Gnadenbrot und Abspeisung).

Sex

> »Appetit holt man sich draußen, gegessen wird zu Hause.«
> Bis heute bin ich mir nicht sicher,
> ob das ein Kompliment ist, und wenn ja, für wen.
> Zumindest erlauben sexuelle Handlungen eine gewisse
> Anlehnung an die Art und Weise unserer Nahrungsaufnahme.
> Beides erstreckt sich vom reichhaltigen Angebot
> eines Büfetts über FdH, Fasten und Null-Diät,
> bis hin zum Seniorenteller und Gnadenbrot.

»'Weißt du', meinte sie, als sie geschluckt hatte. 'Man sagt, eine Frau hätte den Richtigen gefunden, wenn er bereit ist, ihr den letzten Bissen von seinem Lieblingsessen abzugeben'.« (→Literaturhinweise »His Banana«, S. 180).

Und der Mann denkt: »Wenn sie *schluckt*, habe ich endlich die richtige Frau gefunden.« Fragt sich nur, wofür. In diesem Sinne ist wohl »[…] *das Kompliment der Komplimente: 'Ich mag Frauen, die* richtig *essen. Nicht so zimperlich, nur ein Salatblatt. Aber du hast ja nun auch wirklich keine Probleme mit der Figur.'*« (→Literaturhinweise »Nabelschau«, S. 235).

Am Ende hängt es wie im echten Leben davon ab, was denn des einen Lieblingsessen ist, und, ob dies dann für die Auserwählte gleichermaßen bekömmlich ist (Liebesmahl, Aphrodisiakum, Obst und Unverträglichkeit). Wenn der erste Bissen schon nicht mundet, warum sollte der letzte besser schmecken (Tod). Auch bringt immer der letzte Bissen das Fass zum Überlaufen (Handvoll). Zwischen allen Liebenden dieser Erde scheint es also eine Frage des Timings zu sein, ob sie gemeinsam auf dieselben Dinge Appetit haben (Biorhythmus, Zyklus und Geschmackssache).

»*Das Essen ist und bleibt nun mal einer der schnellsten und einfachsten Lösungen, die man sich (allein) zuführen kann (Selbstbefriedigung). Dabei unterlaufen einem derweil Missgeschicke, wenn wir nicht richtig hinhören (Zuhören). Manchmal verwechseln wir Durst mit Hunger (Essen). Oder andersherum: Hunger mit Durst (Alkohol). Fast wie zwischen Mann und Frau: Manchmal macht man Sex, will aber Liebe. Oder sagt Liebe, meint aber Sex.*« (→Literaturhinweise »Würfel Liebe A bis Z«, S. 121).

Man wundert sich jedenfalls, wie viele, wenn nicht gar sämtliche Diäten etwas mit Sex zu tun haben. Nicht nur, dass wir motiviert sind, Diät zu halten, damit wir besser aussehen, um wiederum mehr Chancen und Auswahl beim anderen (oder gleichen) Geschlecht zu haben (Liebe). Sondern es gibt Leute, die sich so lange Intimitäten verkneifen, bis ihr Gewicht auf der Waage stimmt. Oder sich nicht entkleiden, weder fürs Schwimmbecken noch für Sex, bis sie in ein bestimmtes Kleidungsstück (wieder) passen (Konfektionsgröße und Bikini-Diät). Andere verwechseln gern auch mal Küssen mit Essen, oder andersherum (Breatharian-Diät und Ersatzbefriedigung).

Bei all dem schwingt recht viel Bewertung und Leistungsdruck mit, wie mir scheint (Erscheinungsbild und Spiegel). Weshalb mein Vorschlag wäre, sich der völligen Entspannung hinzugeben. Unter dem befreienden Motto: »*Das Leben ist ein Orgasmus: Warum hast du keinen?*« (→Literaturhinweise »Richtiger Körper für dich«, S. 199).

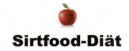

Sirtfood-Diät

> Basierend auf der Wirkung des Enzyms *Sirtuin*.
> Neben 1. Kalorienreduktion,
> 2. Konzentration von Eiweiß und
> 3. vegetarische Antwort auf biochemische Vorgänge zur Fettverbrennung wird auch hier nur mit Wasser gekocht. Dessen ungeachtet sollen so manche Stars und Sternchen durch diese Diät irre schnell abgenommen haben.
> Entweder ist man international unterwegs und nennt es Sirtfood-Diät. Oder man spricht Deutsch und sagt *Sirtuin-Diät*.

Die Wissenschaft macht's möglich. Dank ihrer Nachforschungen hat man das Protein Sirtuin und dessen Wirkung auf die Fettverbrennung entdeckt (Sirtuin-Diät). Seine lebenserhaltende Aktivität wird durch Nährstoffe gesteuert. Bei besonderer Belastung bzw. Stress kann Sirtuin den Zellen »*... das Signal geben, sich ins Zeug zu legen und die Überlebensaussichten zu verbessern, indem sie Tätigkeiten wie die DNA-Reparatur verstärken, die von alternden Zellen ausgehenden Entzündung dämpfen und – vielleicht die wichtigste Funktion – alte Proteinmoleküle abbauen.*« (→Literaturhinweise »Das Ende des Alterns«, S. 57).

Nötig sind also »Zeiten erhöhter Belastung«, auch *gesunder Stress* genannt. (Ob *Liebeskummer* dazugehört, ist nicht garantiert.) Alle körpereigenen Abwehrsysteme werden als Reaktion auf biologischen Stress aktiviert. Als Anregung dienen hier Bewegung, gelegentliches Fasten, zeitweise proteinarme Ernährung (Aminosäuren) sowie das Erhitzen oder die Unterkühlung des Körpers (Stressbewältigung und Schlaf).

Aus der Natur gibt es Rückendeckung durch Sirtuin-haltige Nahrung (Gemüse und Obst). Bestückt man seine persönliche Ernährungspyramide mit diesem *Sirtfood* (Superfood), purzeln die Pfunde. Dazu gehören all jene Lebensmittel, die das Enzym Sirtuin enthalten und neben Muskelaufbau auch die Fettverbrennung aktivieren:

- *Buchweizen*, jetzt verstehe ich, warum besonders Russen darauf schwören
- *Walnüsse* (Krebs-Diät)
- *Petersilie*, auch gut gegen Mundgeruch, hilfreich in jeder Beziehung
- *Kurkuma* (Entzündung)
- *Knoblauch,* s. Petersilie und Mundgeruch
- *Soja* (Veganer)
- *Grüner Tee* (Fatburner)
- *Schwarzer Kaffee* (Frühstück)
- *Sellerie* • *Rucola* • *Grünkohl* • *Kapern*
- *Kaltgepresstes Olivenöl* (Omega 3/6/9)
- *Rote Zwiebeln*
- *Chilis*, etwas Schärfe hat noch keiner Liebe geschadet
- *Rotwein*, wöchentlich max. 2 Gläser (Alkohol, Mäßigung und Alter)
- *Zartbitterschokolade* mind. 85 % (Schokolade)
- *Blaubeeren* • *Erdbeeren*

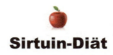

Sirtuin-Diät

Sirtuine gehören zu der Familie multifunktionaler Enzyme. Bei Säugetieren gibt es 7 davon (SIRT1–SIRT7). Sie spielen eine tragende Rolle für unseren körpereigenen »*Langlebigkeitsmechanismus*«. Besonders pflanzliche Lebensmittel, die reich an sekundären Pflanzenstoffen sind, stehen auf dem Plan (Sirtfood-Diät). Die Diät erfolgt in drei Phasen:
1. Entlastung (1000 kcal)
2. Gewichtsverlust (1500 kcal) 3. Gewicht halten (1800 kcal).

Neben *mTOR*, Bestandteil eines Proteinkomplexes (Alter), und dem Enzym bzw. Protein *AMPK* (Schutz vor Energiemangel der Zellen) sorgen auch *Sirtuine* für ein langes und gesundes Leben (Sirtfood-Diät). Es handelt sich bei ihnen um Produkte der mehr als zwei Dutzend entdeckten »Langlebigkeitsgene«, die unseren Körper unter widrigen Umständen durch die Aktivierung von Überlebensmechanismen schützen (Stressbewältigung). Das Eiweiß Sirtuin, bekannt als »Schlank-Gen« oder »Super-Protein«, soll beim Muskelaufbau und der Fettverbrennung behilflich sein (Scheinfasten-Diät), aber genauso nützlich für die Stärkung des Immunsystems und den Schutz vor Krankheiten und Entzündungen sein (Immun-Diät).

»[...] *die Aktivität der Sirtuine – der Katastrophenhelferteams – wird angeregt und hält so mit der normalen genetischen Abnutzung Schritt, die eine Folge des Lebens auf unserem Planeten ist. [...] Die Sirtuine [...] befehlen unserem Organismus, sich in Zeiten erhöhter Belastung 'ins Zeug zu legen', und schützen uns vor den wichtigsten Alterskrankheiten wie Diabetes, Herzkrankheiten, Alzheimer, Osteoporose und sogar Krebs.*« (→Literaturhinweise »Das Ende des Alterns«, S. 166/56).

Die Wirkung von Sirtuin entfaltet sich besonders durch natürliches Hungern bei maßvollem Fasten (Mäßigung, Handvoll, Heilfasten und Intervallfasten). Die Hamsterbacken gilt es zu lockern.

»[...] *die Nahrungsmenge muss gerade so groß sein, dass eine gesunde Körperfunktion sichergestellt ist, größer aber nicht*« (→Literaturhinweise, a. a. O., S. 140).

Hauptsächlich Obst und Gemüse, reich an sekundären Pflanzenstoffen, die sog. »Phytamine« als chemische Abwehrstoffe (Antioxidantien), liefern unter anderem Sirtuine und halten den Stoffwechsel auf Trab (Ballaststoffe). Übrigens soll es bei der Sirtuin- bzw. Sirtfood-Diät *eigentlich* keine Einschränkungen oder Verbote geben. Doch auch hier wird die Zufuhr von Kalorien und Kohlenhydraten drastisch gesenkt (Low-Carb-Diät), dabei nur auf gesunde Proteine gesetzt (Eiweiß-Diät) sowie vorrangig pflanzliche Nahrung genossen (Vegetarier und Veganer). Dazu gehören bevorzugt Säfte aus Rucola, Sellerie, Petersilie, Getreidegras und Äpfeln (Flüssignahrung und Smoothie).

In der 1. Phase (1–3 Tage) gibt es drei Säfte und nur eine Hauptmahlzeit (Dinner-Cancelling). Während der 2. Phase dann zwei Säfte und zwei Mahlzeiten (Wunschgewicht). Auch in der 3. Phase bleibt es bei vielen »Sirtfoods« (Superfood), jedoch kommen langsam wieder andere Lebensmittel hinzu (Fastenbrechen).

Smoothie

Obst und Gemüse als Flüssignahrung.
Selleriesaft liegt ganz weit vorne (Superfood).
Und alles Sonstige, was grün ist.
Kein Kauen mehr (Saugen).
Entsafter, Pressen und Mixer
stehen in jeder Küche herum.
Die Alternative zum Protein-Shake.
Auch als Variante des Fastens beliebt.

»Staudenselleriesaft ist für uns alle ein Leuchtfeuer der Hoffnung, eine Lösung für diejenigen, die schon nicht mehr an Lösungen glauben.« (→Literaturhinweise »Selleriesaft«, S. 6).

Fans von Anthony William (*1961), der sich selbst als Medium für Medizin erfährt, erkennt man in den Gemüseabteilungen der Supermärkte daran, dass sie Berge von Staudensellerie, meist in durchsichtiges Plastik gehüllt, in ihre Einkaufswagen häufen. Wissende nicken sich zu, um nach den letzten Bündeln zu greifen (Superfood). Was früher maximal in Stücke geschnitten im Salat landete, wird heutzutage pausenlos gepresst, entsaftet und pur getrunken (Flüssignahrung und Verdauung). Wie überhaupt viele Diätisten auf die getrunkene Zufuhr von Kalorien aus Obst und Gemüse schwören (Sirtuin-Diät). Ob man davon zwingend abnimmt, ist eine andere Frage (Kalorien).

Mein erster Trink-Versuch der Nahrungsaufnahme von Vitaminbomben begann jedenfalls in den Neunzigern an den modernen und bunt geschmückten Saftständen deutscher Einkaufspassagen und Markthallen, die sich schon damals bevorzugt »Saftladen« oder – in Anlehnung an den Job als Flugbegleiter*in – »Saftschubse« nannten. Gesund wirkende Verkäuferinnen pressten einem den Saft nach Wahl ins Glas (Fast-Food und Saugen). Je ein Drittel Karotte, Apfel und Orange, und dazu ganz viel Ingwer. Schon war man fit für den Tag (Fitness und Vitamine).

Seither wird besonders gern süßes Obst in allen Variationen wild gemischt und geschlürft (Energiedichte und Zucker). Und natürlich warnen die Experten vor Überzuckerung durch zu viel Fruchtzucker.

»Die schlimmsten Smoothies sind jene, wo am Ende ein riesengroßer Schub Fruchtzucker im Glas landet. Und sonst nichts. Das passiert, wenn wir das Obst durch die Saftpresse jagen. Dabei gehen all die guten Ballaststoffe verloren. Was übrig bleibt, ist eine Kalorienbombe.« (→Literaturhinweise »Die Anti-Aging Revolution«, S. 217).

In München nahe dem Viktualienmarkt gab es für mich den ersten Drink aus Getreidegras, eine wahre Offenbarung (Spiritualität). Die Kühe leben nicht umsonst allein von leckerem Gras (Grazing-Diät und Veganer). Nun tun es ihnen die Menschen nach, mit Gras von Weizen, Gerste, Dinkel und Hafer (Getreide). Als Pulver zum Einrühren (Wasser), als Kapseln oder als Frischgetränk an besagter Safttheke (→Online-Tipps »Saftgras«). Und es gibt sogar Leute, die daheim ihr Gras selber ziehen und ihm beim Wachsen zuschauen. Eine entspannte Möglichkeit der Meditation, bevor man die Graswurzeln nur noch von unten sieht (Tod).

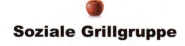

Soziale Grillgruppe

> Die Soziale Grillgruppe besteht aus max. 10 Leuten.
> Mehr passen nicht um den Grill herum.
> Trennt sich bei denen ein Pärchen,
> muss einer der beiden die Gruppe verlassen.
> Sonst werden es nachher noch 12, aber das will die Gruppe nicht.
> Die Soziale Grillgruppe weiß auch immer,
> wer von beiden die Gruppe zu verlassen hat.
> Entweder der Vegetarier oder doch eher der Veganer.

Die Bewertung lauert überall (Unterschiede und Konzepte). Nicht nur, dass das soziale Umfeld mitbestimmt, wie wir auszusehen haben (Kultur, Konfektionsgröße, Schönheitsideal und Gruppenzwang). Sondern ebenso, wann, was und wie viel der Normalsterbliche, auch Mensch genannt, zu essen pflegt (Frühstück, Mittagessen, Kaffeeklatsch, Abendbrot und Zwischenmahlzeit).

Hält man sich weder an diese Vorgaben von Essverhalten noch an andere Standards der ordentlichen Lebensführung (Body-Mass-Index), muss irgendetwas mit einem nicht stimmen (Suppenkasper und Intoleranz). Entweder gilt man als hemmungslos in der körpereigenen Formgebung (Kontrolle, Disziplin und Traumfigur) und vermittelt den Eindruck starker Zügellosigkeit (Völlerei). Oder man kippt in den Augen der Gesellschaft durch das grobe Raster sozialer Zumutbarkeit (Essstörung, Magersucht und Bulimie) und scheint der inakzeptablen Verwahrlosung anheimgefallen zu sein (Langeweile und Normalgewicht).

»*Bei einigen Lebensmitteln genießen wir beim Verzehr mehr die soziale Anerkennung als den Geschmack.*« (→Literaturhinweise »Die Psyche isst mit«, S. 29).

Wenn alle Hipster dieser Welt Energy-Drinks schlürfen, muss ja was dran sein (Flüssignahrung). Wenn auf jedem Tischchen angesagter Restaurants und Freiluftcafés ein orangefarbenes Getränk zu sehen ist, trinkt man eben Aperol Spritz (Alkohol). Wenn Kaviar und Austern teuer sind, wird jeder Neureiche wohl oder übel in Fischeier und zuckende Vaginalformen beißen (Superfood). Und wenn die Nachbarsleute über die Hecke grölen: »Was! Ihr habt keinen Grill?«, wird man früher oder später beginnen, sich wöchentlich um den eigenen Verstand zu grillen (Fleischesser und Wohlstandsbauch).

Trifft sich die Soziale Grillgruppe auf illustren Schauplätzen zurechtgestutzter Vorgärten, ist auch der *emotionale Grill* nicht weit. Neben dem weiblich regen Austausch von Neuigkeiten, gern über Diät-Rezepte und Trends in Sachen Abnehmen, startet zeitgleich das meist männliche Wettrennen, wer die größte Fleischeslust zu rösten hat (Konkurrenz und Sex). Da lobe ich mir die Gäste, die sich trauen, eine Soja-Attrappe als Wurst verkleidet auf den Rost zu legen, komplementiert mit ein paar in (wiederverwertbarer) Alu-Folie gewickelten Pilzen oder Tomaten (Veganer und Vegetarier). Wenn sie dann noch das Gelächter der Fleischfreunde aushalten und sich ihr mitgebrachtes Selbstbackbrot mit veganem Gemüseaufstrich schmecken lassen, sind sie die mutigen Helden des sozialen Schlagabtausches zwischen wechselnden Fronten von Lebensverteidigern (Frutarier) und Freiheitsverdrängern (Allesfresser).

Spiegel

> Spieglein, Spieglein an der Wand ...?
> Schon folgt Bewertung und ausgrenzender Stolz.
> Entweder ich bin schön, und du hässlich.
> Oder alle auf Instagram sind schön, und ich bin ...
> (Wahrnehmungsstörung).
> »*Der Spiegel ist ein
> Spiegelbild deiner Bewertungen.*«
> (→Literaturhinweise »Richtiger Körper für dich«, S. 54).

»'Spieglein, Spieglein an der Wand! Sag mir, wer ist die Schönste im ganzen Land?' (Stolz und Schönheit). [...] Aber nicht nur das Märchen, sondern das gesamte Dasein dient uns als ständiger Spiegel. Je genauer wir hinschauen, umso mehr sehen wir in allem und jedem das gespiegelte Abbild unserer selbst, unseres Seins und unserer Möglichkeiten.« (→Literaturhinweise »Würfel Liebe A bis Z«, S. 577 f.).

Es wäre schön, wenn wir unser gesamtes Erscheinungsbild, wo immer es uns gespiegelt und reflektiert wird, sei es optisch oder in anderer Weise der Beurteilung, als höchst kostbar, bildschön und wunderbar erleben könnten. Dazu gehören unser Körper, unser Wesen, unser Charakter, unsere Gefühle und Gedanken, unser ganzes Sein. Und natürlich ebenso die Körper, die Wesen und Charaktere anderer Menschen und Lebewesen. Alles, was uns erscheint, könnte zumindest als spannend, erstaunlich, voller Potenzial, frei von negativen Gedanken, zumindest aber genauso erfahren werden, wie die Dinge wirklich sind. Nur leider ist das selten der Fall (Bewertung und Unterschiede).

»Die meisten von uns schauen in den Spiegel und sehen nur die Bewertungen, die wir über unseren Körper haben. Wir sehen unseren Körper nie so, wie er wirklich ist. Wir sehen ihn nur als die Bewertungen, die wir erschaffen haben.« (→Literaturhinweise »Richtiger Körper für dich«, S. 188).

Wenn wir uns selbst zu verändern wünschen, können wir direkt mit unserem Spiegelbild beginnen. Schau in den Spiegel, schaue wirklich, und sage mir, was du siehst. Eine einfache Frage, doch höchst schwierig zu beantworten. Es hängt davon ab, ob du mich am Montag oder am Samstag fragst, ob ich gerade Liebeskummer habe oder eine ganze Pizza XXL intus. Stehe ich auf der Waage und wiege mein Wunschgewicht, ist eitel Sonnenschein. Blinkt stattdessen das Wort »Error« vom Display, sieht das Ganze schnell mal anders aus. Ein Grund mehr, um das nächste Frustessen zu verdrücken (Stressbewältigung). Der Spiegel des Lebens hat nun mal die Angewohnheit, nicht nur die schönen, sondern auch die schwierigen Dinge zu verdoppeln (Karma-Diät).

Also gilt es genauer hinzuschauen, die Sichtweise zu klären und sich weniger von den Zerrbildern unserer eigenen Gedanken und Gefühle schrecken oder blenden zu lassen (Achtsamkeit, Selbstliebe, Meditation und Spiritualität).

»*Wie haben Sie sich gefühlt, als Sie heute Morgen aufwachten? Haben Sie beim Blick in den Spiegel gelächelt und gesagt: Ich liebe dich, ich liebe dich wirklich? Fangen Sie an, die Affirmation zu glauben? In den meisten Fällen beginnt das Leben sich schon nach ein paar Tagen Spiegelarbeit zu verändern.*« (→Literaturhinweise »Spiegelarbeit«, S. 48).

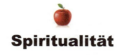

Spiritualität

> Ob Diät als Religion durchgeht,
> wurde noch nicht abschließend entschieden.
> Schon eher, dass die weltumspannende Diätisten-Gemeinde
> einer Sekte gleichkommt (Diäten-Wahn und Diäten-Falle).
> Wer aussteigen möchte oder erst gar nicht mitmachen will,
> wird von der Gruppe ihrer Mitstreiter schief angesehen.
> Statt *Biggest Loser* bist du für sie entweder der
> »Dicke Loser« oder die »Immerdünne Spielverderberin«
> (Bewertung und Soziale Grillgruppe).

»*Spiritualität, wie das Wort schon sagt, hat etwas mit* Spirit *(engl.) zu tun, also mit dem wahrnehmenden* Geist *(Spirit), und mit unserer (geistigen) Einstellung zum Leben. Aber auch das Wort* Ritual *kommt darin vor: Man lässt es zu einer Gewohnheit werden, sich an den eigenen Geist zu erinnern (Rituale und Angewohnheit).*« (→Literaturhinweise »Würfel Liebe A bis Z«, S. 583).

Bei den täglichen Verrichtungen im Leben, auch beim Essen und Trinken, hat unsere Seele oder unser Geist ein Wörtchen mitzureden. Nahrung kann uns helfen, auf unserem Weg Richtung Glück und geistiger Freiheit voranzuschreiten.

»*Das Gleichgewicht zwischen aktivierenden und beruhigenden Lebensmitteln hilft uns, unsere Seele im Gleichgewicht zu halten und uns gesund und aktiv zu fühlen.*« (→Literaturhinweise »Die Psyche isst mit«, S. 129).

Nicht ohne Grund zählt in vielen Religionen und spirituellen Ausrichtungen die Völlerei als »Todsünde«. Ein Zuviel hält uns fest in der bedingten Welt und verhindert so das Aufsteigen zu wahrer Größe (Fasten). In geistig befreiende Gefilde entschwebt man wohl nur, wenn man nicht zu schwer dafür ist (Waage). Wiederum lässt uns ein Zuwenig schwächeln und daniederliegen, ohne dass wir besonders nützlich für andere und uns selber sind. Schon Buddha Siddhartha Gautama (500 v. Chr.) beschritt den *Mittleren Weg* jenseits von Extremen (Buddha-Diät), die das Wohl anderer Wesen berücksichtigt (Vegetarier, Veganer und Breatharian-Diät). Die Freiheit liegt im Spagat zwischen unbedingter Schlemmerei und bedingter Askese (Verzicht und Abwechslung).

Auch Aristoteles (384 bis 322 v. Chr.) beschrieb es als »*rechte Mitte*«, wie wir unsere Tugendhaftigkeit im alltäglichen Verhalten bewahren (Mäßigung). Dies ist der von ihm verfassten »Nikomachischen Ethik« zu entnehmen, einer Abhandlung über die bestmögliche individuelle und kollektive Lebensführung. Redewendungen wie »Von einem Extrem ins andere« und »Man muss auch nicht übertreiben« beschreiben die Warnung vor zu extremen Handlungs- und Sichtweisen. Dazu gehören auf jeden Fall Essstörungen und Crash-Diäten, die es nun im Sowohl-als-auch auszubalancieren gilt.

Denn das wilde hin und her Schwenken, das Entweder-oder in der Dualität der Dinge, hat auf lange Sicht noch keinem geholfen. Verstehen wir stattdessen das tägliche Essen als köstliche Verbindung zur materiell-bedingten Welt, bevor wir uns (wieder) im grenzenlosen Raum auflösen (Tod und Sterbefasten), können wir uns schon mal daran gewöhnen, vor dem Loslassen keine Angst mehr zu haben (Heilfasten und Jesus-Diät).

Sport

> Sport als körperliche Ertüchtigung ist gut für die Gesundheit,
> also für Durchblutung, Puls, Blutdruck, Lungentätigkeit,
> Herz-Kreislauf-System, Immunsystem und Gewicht.
> »Wer rastet, der rostet« (Körpergefühl).
> Ohne Sport und Bewegung werden wir steif in den Gliedern,
> die Zellen mit zu wenig Sauerstoff,
> das Gehirn mit zu wenig Nährstoffen versorgt, unsere
> Ausdauer sinkt und die Muskeln erschlaffen (Muskelaufbau).

Persönlich bevorzuge ich körperliche Ertüchtigungen, die eng mit »Spielen« in Zusammenhang stehen. Mit Ausnahme von Yoga und Joggen sind das oft Sportarten, wo ein Ball im Spiel ist: Tennis, Squash, Federball, Tischtennis, Fußball, Handball, Volleyball. Aber häufig auch kindlich anmutendes Seilspringen, Gummitwist, Hinkebock (*Himmel und Hölle*), Fangen, Verstecken, Toben. Hauptsache, die gesundheitlich eingeforderte Betätigung lässt mich *spielerisch* sein (Nutropoly-Diät). Da bin ich gern mit von der Partie (Kalorienverbrauch). Und werde glatt sportlich, ziehe mir flotte Laufschuhe an und kurze Hosen dazu (Erscheinungsbild). Sobald es jedoch ernst zu werden droht und der Anspruch auf Sportlertum und gesteigerte Schwitzeinheiten in den Vordergrund tritt, seile ich mich klamm und heimlich ab (Leistungsdruck).

So schnell hat man mich selten rennen sehen, mit dem ewig gültigen Glaubenssatz: »*Sport ist Mord*« (Fitness). Wer möchte schon vor Hunden flüchtend um den Häuserblock jagen, Hanteln stemmend von zu viel Gewicht erschlagen werden oder unglücklich von Pferd und Reck abstürzen. Und ob man davon abnimmt, wird jedenfalls im Falle von Mehrgewicht bestritten. Der (dicke) Körper holt sich nämlich im Ruhestand die Kalorien bis zur Hälfte zurück, die er verbrauchen musste. Einige nehmen sogar zu.

Schon mein Vater warnte vor allzu auffällig sportlichen Aktivitäten. Dabei war er selbst recht unsportlich. Was man heute ja kaum noch wagt, sich nachsagen zu lassen. Die moderne Devise lautet: Wer nicht jung, gutaussehend, gesund *und* sportlich ist – oder zumindest so wirkt – darf nicht mitspielen (Körperkult und Krafttraining).

Zumindest hilft uns die Mode, einen sportlichen Eindruck zu vermitteln, ohne wirklich aktiv zu sein. Jogginganzug und Sportlerdress sind salonfähig geworden. Nicht nur zu zweit auf dem Sofa lümmelnd, kann man nun auch öffentlich in Adidas und Nike aufschlagen. Bei angesagten Rote-Teppich-Partys und Gala-Guck-mal-Events kommt das besonders gut, weil es dort lecker viele Häppchen gibt. In solch legerem Aufzug kann man essen so viel wie man will, ohne dass der Hosenbund kneift (All-you-can-eat und Büfett). Der flotte Sneaker, zum sportlichen Outfit gewählt, befähigt zum schnellen, aber leisen Abgang (Geselligkeit). Unbemerkt macht man sich aus dem Staub, ganz so wie im echten Leben (Cheat-Day). Musste man sich also überessen, oder es treten andere Unverträglichkeiten auf (Intoleranz), hat in Fällen der Flucht ein bisschen Kondition noch niemandem geschadet. Dafür lohnt es sich, täglich ein paar Trainingseinheiten einzuschieben (Motivation). Letztendlich bleiben wir wohl alle nur deshalb so lange jung und fit (Alter), um auch zum großen Finale galant den Absprung zu schaffen (Tod).

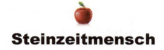
Steinzeitmensch

> *paläo* = alt, *lithos* = Stein (Paläo-Diät)
> In der Altsteinzeit (*Paläolithikum*)
> vor 2 Mio. Jahren bis 18.000 v. Chr.
> lebte der Steinzeitmensch in Höhlen,
> schleifte Frauen an den Haaren herbei und
> jagte dem Mammut mit der Keule hinterher.
> Ihm wird nachgesagt, dass er gerne Fleisch aß,
> aber sich auch sonst nicht zu benehmen wusste.

»Wir befinden uns inmitten einer Höhle. Draußen ist es stockdunkel, und dort lauert das Ungewisse. Tatsächlich haben die Menschen Grund zur Freude. Aufregung und Gedränge ums Feuer sind groß. Heute wird gefeiert, weil zwei Stammesjäger ein Elefantenvogel vor Pfeil und Bogen gelaufen ist. Unten im Tal. Seit längerem wieder das erste Mal.« (→Literaturhinweise »Die Anti-Aging Revolution«, S. 147).

Weder gab es damals verlässliche Viehzucht noch alltagstauglichen Ackerbau, demnach auch weder Milchprodukte noch Getreide (Low-Carb-Diät). Statt also nur auf Steinen herumzukauen, versuchte der allgemeine Steinzeitmensch Fleisch zwischen die Zähne zu bekommen (Fleischesser und Allesfresser). Dem Steinzeitmenschen wird entsprechend unterstellt, andauernd Mengen von Fleisch verdrückt zu haben (Paläo-Diät). Doch ganz so ergiebig war das wohl nicht, mit seinen Jagderfolgen (Einkaufen). Der Arme schlich zwar ständig im Gebüsch herum, mit Pfeil und Bogen ausgerüstet und einem kleinen Lendenschurz ums Gesäß (Bikini-Diät), aber kehrte so manches Mal mit leeren Händen zurück anstatt mit einem Mammut im Gepäck (Null-Diät). Oft blieb ihm und seiner Sozialen Grillgruppe nichts anderes übrig, als sich von Kraut und Wiese zu ernähren (Vegetarier, Veganer und Smoothie).

Verfechter einer Lebens- und Ernährungsweise wie anno dazumal wünschen sich eine Rückkehr zu den Wurzeln der Menschheit. Daher das Wort Paläo (*alt*) in der Paläo-Diät. Hauptsache wie früher. Damals war die Welt noch in Ordnung. Die Erde soll so bleiben wie sie ist, der Mensch am besten auch. Fragt sich nur, ab wann dieser Gedanke der rückwärtigen *Nachhaltigkeit* greifen soll. Ab wirklich echter Steinzeit? Gut. Dann darf aber auch keiner eine Geschirrspülmaschine besitzen, geschweige denn einen Herd oder eine Mikrowelle (Rohkost-Diät und Kalte Küche). Das würde die Anhänger der Makrobiotik oder der Fünf Elemente sicherlich erfreuen (Qi), wohl auch die friedliebenden Frutarier und die äußerst genügsamen Breatharianer (Breatharian-Diät, Askese und Null-Diät).

Alle anderen Diätisten suchen sich stets das Beste aus den Vorgaben heraus. Heißt es, wir sollen essen wie in der Steinzeit, lassen sie die Höhle einfach weg, das Zerren an Frauenhaar meist auch, und nehmen sich nur das saftige Steak für den Grill aus der Ernährungs- und Lebens-Rezeptur. Dabei ist gut zu wissen:

»*Es wird viel darüber diskutiert, ob man aus der Geschichte etwas lernen könnte oder nicht. Nach meiner Erfahrung ist eines unbestreitbar: Keine Vergangenheit kann maßgeschneiderte Lösungen für eine Zukunft bieten. Jede Zeit muss selbst handeln.*« (→Literaturhinweise »Wir konnten auch anders«, S. 18).

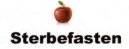

Sterbefasten

> Selbstbestimmte Art des Sterbens.
> Dem Tod Nahestehende bereiten sich vor,
> indem sie auf jegliche Nahrung verzichten.
> Ein bewusstes Nachhelfen,
> damit der Körper nicht unnötig
> durch Essen und Trinken
> am Leben gehalten wird.
> Je nach körperlichem und geistigem Zustand
> kann dies bis zu 14 Tage dauern.

»Wer braucht Essen – du oder dein Körper? Die Wahrheit ist, dass keiner von euch Nahrung braucht. Das ist eine interessante Ansicht, oder? Was wäre, wenn du gar keine Nahrung bräuchtest? Was wäre, wenn essen nur eine Wahl wäre?« (→Literaturhinweise »Richtiger Körper für dich«, S. 95)

Nun gut. Frei zu wählen bedeutet, sich gewisser Alternativen und Möglichkeiten bewusst zu sein (Abwechslung). Spätestens jedoch im Alter, besonders kurz vor einem mehr oder weniger qualvollen Ableben, scheint die Vorstellung Überhand zu nehmen, dass einzig noch Zerfall und Schmerzen auf uns warten. Leicht kommt einem in den Sinn, da ein bisschen nachzuhelfen und dem Tod als Erlösung entgegenzueilen. Sich der Nahrungsaufnahme zu verweigern, scheint eine Möglichkeit zu sein. Nicht umsonst heißt es: »*Ich sterbe gleich vor Hunger!*«

Doch wie im Leben selbst, zählt auch zum Schluss allein unsere Motivation, für wen und warum wir etwas tun – oder *nicht* tun (Liebe, Selbstliebe und Liebeskummer). Einfach nur davonzulaufen, hilft jedenfalls selten (Feierabend und Schlaf).

»*Dummheit: der Glaube, dass nach der Zerstörung des Körpers Schmerzen und Verzweiflung vorbei seien. Das ist selbstverständlich ein Irrtum, denn der Geist kann, weil ungeboren und nicht zusammengesetzt, auch nicht getötet werden. Deswegen verfolgt einen alles Unerledigte ins nächste Leben.*« (→Literaturhinweise »Von Tod und Wiedergeburt«, S. 114).

Jegliche Form der Ernährung, so auch das Fasten, darf stets mit Wohlwollen für alles Lebende getätigt werden (Vegetarier und Veganer). Jede einzelne Handlung ist, einem Samen gleich, die Ursache für unsere Zukunft (Karma-Diät). Gleichermaßen verfehlen Essen und Trinken nie ihre Wirkung (Abnehmen und Adipositas).

Grundlegend hat ein wenig Hunger noch nie jemandem geschadet (Heilfasten und Dinner Cancelling). Er hat sogar im Tod seine guten Seiten. Der Sterbende wird *leichter* für himmlische Sphären (Spiritualität und Askese). Und die Trauergemeinde, wenn sie sich denn solidarisch erklärt und auf Speis und Trank verzichtet (Alkohol und Scheinfasten-Diät), nimmt auf den letzten Runden des Abschiednehmens noch ein paar Pfunde ab (Gruppenzwang). Irgendwann kommt der Mensch vielleicht schon mit der Gewissheit auf die Erde, dass niemand von ein bisschen Hunger stirbt (Freiheit). Diese Erfahrung führt zur emotionalen Entspannung, die einem wiederum so manche Diät erspart. So genießt man ein sattes Leben bestenfalls bis zum Schluss (Henkersmahlzeit).

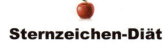

Sternzeichen-Diät

> 12 Sternzeichen
> 12 Ernährungsformen.
> Stehen die Sterne gut,
> klappt es auch mit der Diät (Mond-Diät).
> Horoskop und Tierkreiszeichen bestimmen,
> ob man entweder wie ein *Stier* isst
> oder aber erst alles auf die *Waage* legt.

Je nach Geburtsdatum und Stand der Sterne wird dem Menschen eines der zwölf Tierkreiszeichen mit unterschiedlichen Eigenschaften zugeordnet. Entsprechend teilt man wiederum jedem Sternzeichen eine gewisse Ernährungsweise oder Diät zu, die dem einen besser als dem anderen bekommt. Ähnlich wie es in der Natur vorkommt, wo dem Krebs wohl andere Nahrung mundet als dem Löwen (Soziale Grillgruppe).

1. *Wassermann* (optimistisch, hilfsbereit, freiheitsliebend) – Für den Wassermann gilt es, Unverträglichkeiten zu umschiffen (Allergie). Empfohlen wird ihm die LOGI-Diät, auch um etwaige Wogen seines Blutzuckerspiegels zu glätten.

2. *Fische* (einfühlsam, hilfsbereit, zuhörend) – Die sensiblen Fische kämpfen gelegentlich mit Intoleranz beim Essen. Suppen sind für sie ein Allheilmittel (Suppenkasper), genauso aber auch Schokolade (Trostpflaster).

3. *Widder* (kämpferisch, geradlinig, willensstark) – Da der Widder sich viel bewegt, leidet er seltener unter Mehrgewicht. Falls doch, wird ihm eine Eiweiß-Diät mit viel Fleisch und Fisch behilflich sein (Steinzeitmensch und Omega 3/6/9).

4. *Stier* (genießerisch, besitzliebend, sinnlich) – Als Genussmensch liebt er die Abwechslung. Geeignet ist die Mittelmeer-Diät. Hauptsache wenig Askese oder Verzicht.

5. *Zwillinge* (lernbegierig, belesen, vielseitig) – Der Zwilling jongliert gern mit Worten. Vor lauter Reden kommt er nicht zum Essen. Am besten stellt er sich an ein gut besuchtes Büfett, um beides zu genießen, Leute und Lebensmittel.

6. *Krebs* (fürsorglich, anhänglich, gefühlvoll) – Der Krebs mit seinem empfindlichen Magen meidet besser fettiges Essen, aber auch Milchprodukte. Mit Schonkost oder Clean Eating ist er auf der sicheren Seite (Bio).

7. *Löwe* (selbstbewusst, schöpferisch, heldenmütig) – Der König der Tiere ist Feinschmecker und Kandidat für die bessere Erlebnisgastronomie (All-you-can-eat).

8. *Jungfrau* (ordnungsliebend, friedliebend, hilfsbereit) – Bei der Jungfrau wirkt alles blähend, sie sollte Rohkost-Diät meiden und lieber oft und gut kochen.

9. *Waage* (charmant, liebenswürdig, gerechtigkeitsliebend) – Sie liebt jede Art von Salat, den muss man wenigstens nicht abwiegen (Kalorienzählen).

10. *Skorpion* (hilfsbereit, arbeitsam, dynamisch) – Der Skorpion isst alles gern, sollte jedoch seine Ernährung im Sinne der Fünf Elemente ausbalancieren (Qi).

11. *Schütze* (wohlwollend, impulsiv, nachdenklich) – Dem Schützen tut Regelmäßigkeit gut, möglichst mit Langsamkeit und Achtsamkeit garniert (Genuss).

12. *Steinbock* (selbstbewusst, strebsam, geduldig) – Dem Steinbock schreibt man dem Gemüse zu. Vielleicht ist er deshalb häufig rank und schlank, derweil er fröhlich über Stock und Stein springt (Sport und Stöcker-Diät).

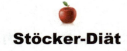

Stöcker-Diät

> Vom Hölzchen aufs Stöckchen.
> Vom Hundertsten ins Tausendste kommen ... abschweifen
> ... den Überblick verlieren ... sich in Details verlieren.
> Viele Abnehmwillige wechseln ständig die Diät
> und verzetteln sich dabei in Ungereimtheiten.
> Weshalb nicht gleich ein System daraus machen,
> dachte sich unsere Frau Stöcker.
> Unter dem Motto: Wo Stöcker sind, ist auch eine Diät.

Diese Diät beruht auf den Lebenserfahrungen von *Frau Stöcker* (es ist anzunehmen, dass es sich hier um ein Pseudonym handelt). Sie liebt es, Stöcker und Hölzer im Wald zu sammeln, und hat daraus ihre diätistischen Schlüsse gezogen. Weder aus Funk und Fernsehen noch in ernährungswissenschaftlichen Kreisen bekannt, bahnt sie sich als Newcomerin auf dem Gebiet der Diät-Beratung erst noch ihren Weg durch den Dschungel der Diätisten-Gemeinde (Spiritualität). Trotzdem lohnt es sich, ihre »Stöcker-Diät« schon einmal genauer unter die Lupe zu nehmen.

1. Ihre Grundidee beginnt dort, *wo der Hund begraben liegt*, aber auch dessen Stöckchen, wonach er vergeblich zu graben suchte. Verzweifelte Bemühungen bringen eben manchmal nur ein abruptes Ende mit sich und den einen oder anderen unter die Erde (Tod). Deshalb lautet der erste Rat von Frau Stöcker: Meide besessene oder sonst wie übertriebene Aktivitäten, besonders auch beim Essen. Überhaupt jede Bewegung sollte einen gesunden Zweck erfüllen. Hierfür eignen sich angemessene Ausführungen der körperlichen Betätigung von Kauen über Küssen bis Einkaufen gehen (Sport).

2. Das berühmte *Stöckchen-Werfen* lässt nicht nur den Hund in die Falle rennen und sich den Stock ins Kleinhirn, zumindest aber in den Gaumen rammen, wie Tierexperten warnen. So kann der Wettlauf um stete Nahrungsaufnahme gleichermaßen auch bei uns zu körperlichem Unwohlsein führen (Belohnung und Befriedigung). Halte deshalb öfter mal inne und lass stattdessen das Glück dich anspringen (Fasten, Nimmersatt und Glückskekse).

3. *Überall, wo Stöcker sind, ist auch eine Diät.* So manches Mal gilt es, »*den Stock aus dem Hintern zu ziehen*«, wie es so schön heißt. Wer sich entspannen kann, wird aufhören, alles ohne Sinn und Verstand in sich hineinzustopfen. Frustessen und über die Stränge schlagen findet ein natürliches Ende (Genuss und Entspannung). Locker bleiben lautet die Devise, im Leben und bei jeder Art der Ernährung (Achtsamkeit). Den verschluckten Stock lieber auch wildfremden Hunden zum Fraß vorzuwerfen, macht auf längere Sicht einfach mehr Sinn. Anstatt also auf Stöckern herumzulutschen, essen wir ab jetzt, worauf wir wirklich Lust haben (Lieblingsessen und Liebesmahl).

4. *Vom Hölzchen aufs Stöckchen* kommt man schon beim Lesen von Diät-Ratgebern und Ernährungs-Weisheiten. Alles ein Durcheinander, nichts macht Sinn, man versteht nur noch Bahnhof und weiß nicht mehr, wo der Kochlöffel hängt. Um den Überblick zu behalten und seine körperliche sowie emotionale und geistige Nahrung auf die Reihe zu bekommen, sollte man eigene Erfahrungen zulassen und sie sodann für sich höchst persönlich umzusetzen lernen (Selbstliebe, Intuition und Intuitives Essen).

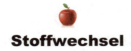

Stoffwechsel

> Der Stoffwechsel (*Metabolismus*) schließt sämtliche Funktionen unseres Körpers mit ein.
> Dazu gehören alle chemischen Prozesse wie die Verarbeitung von Zucker (Kohlenhydrate), Fetten und Proteinen, die Hirnfunktion, der Herzschlag, die Funktion der Organe, die Temperaturregulierung und die Muskelbewegung.
> Ein ungewolltes Herunterfahren des Stoffwechsels in den gefürchteten »Hungermodus« ist leichter gesagt als getan.

Unterschieden wird grob in drei Stoffwechseltypen (DNA-Diät):
1. *Ektomorph* = groß und dünn, kann essen, was er will, benötigt mehr Muskelaufbau.
2. *Endomorph* = eher rundlich, guter Futterverwerter, sollte auf Ernährung achten.
3. *Mesomorph* = V- bzw. Sanduhr-förmig, athletisch, braucht Vitalstoffe und Proteine.

Entsprechend tut dem einen Sport gut, dem anderen eher die Umstellung seines Ernährungsplans. Doch die meisten machen einfach das, worauf sie Lust haben.

»Oft gewinnt man den Eindruck, der Stoffwechsel sei so eine Art kleiner Kobold im Körper, der je nach Laune Kalorien verbrennt oder eben, wie es so oft überall heißt, 'alles einlagert, was er kriegt'. [...] Tatsächlich kann der Stoffwechsel eben nicht beliebig hoch- oder heruntergefahren werden, und die größten Einflussfaktoren sind immer noch *Muskelmasse und Aktivität*. [...] Die Energie wird erst deutlich zurückgefahren, wenn die Fettreserven so gering sind, dass Lebensgefahr droht.« (→Literaturhinweise »Fettlogik überwinden«, S. 35 ff.).

Der sagenumwobene »Hungerstoffwechsel« ist und bleibt ein Mythos, der sich hartnäckig hält (Jo-Jo-Effekt und Crash-Diät). Ständig wird befürchtet, man würde immer schwerer abnehmen, dafür aber umso schneller wieder zunehmen, nur weil der Körper auf stur schaltet und für dieselbe Aktivität plötzlich – sozusagen zur Strafe für vorheriges Darben (Verzicht) – weniger Energie verbraucht (Thermogenese). Richtig ist nur, dass ein Körper mit *weniger Masse und Muskeln weniger verbraucht* als einer mit mehr Masse und mehr Muskeln (Gesamtumsatz), nämlich als der, der er vor der Diät war. Leider vergessen wir gern, uns später daran anzupassen (Kalorienverbrauch).

»*Der Stoffwechsel wird dann aber nicht langsamer, er nähert sich lediglich dem normalen Verbrauch an, den man ohne Übergewicht hat. Natürlich kann es bei einer Radikalkur passieren, dass wichtige Nährstoffe nicht ausreichend zugeführt werden, hauptsächlich Proteine und Vitamine – dann werden mehr Muskeln abgebaut als nötig, und der Verbrauch sinkt stärker ab.*« (→Literaturhinweise, a. a. O., S. 37 f.).

Alle Diäten, die meist auf unseren Zucker-(Kohlenhydrat)Stoffwechsel oder Eiweiß- und Fettstoffwechsel abzielen, sollen die Bilanz zwischen Aufnahme und Verbrauch von Kalorien normalisieren und das Einpendeln auf Normalgewicht garantieren (Stoffwechsel-Diät und Metabolic-Diät). Das Wichtigste bei jeder Diät und Ernährungsform ist und bleibt also, einen Nährstoffmangel zu vermeiden und sich viel und oft zu bewegen (Muskelaufbau), um nicht unnötig an Muskelmasse zu verlieren und damit einen zu geringen Verbrauch an Energie zu etablieren (Bewegung und Sport).

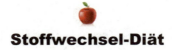

Stoffwechsel-Diät

> Vier Abschnitte:
> 1. Ladephase = 2 Tage mit extrem kalorienreicher Ernährung.
> 2. Diätphase = 21 Tage mit nur je 500 kcal
> bei Verzicht auf Fett, Zucker und Alkohol.
> 3. Stabilisierungsphase = 21 Tage mit mehr Kalorien.
> 4. Erhaltungsphase = 6 Monate Normalisierung der Ernährung.
> Ergänzt wird das Ganze mit dem Schwangerschaftshormon hCG
> und der Aufnahme von Vitalstoffen (Nahrungsergänzungsmittel).

Der Hauptteil der Stoffwechsel-Diät bezieht sich auf Phase 2 und 3: zweimal 21 Tage, in denen besonders auf Fett, Zucker und Alkohol verzichtet wird, also auf all die leckeren Dinge, die fast jede Beziehung ausmachen (Beschäftigung). Empfohlen werden pro Tag 3–5 Mahlzeiten und reichlich viel Flüssigkeit von 2 bis 4 Litern (Wasser und Trinken). Über Monate hinweg muss man sehr tapfer sein (Disziplin). Durch die lange Zeitspanne der Eingewöhnung soll der Jo-Jo-Effekt vermieden werden (Gewohnheit).

Schon in der ersten Ladephase, dann aber auch in der folgenden Hauptphase der Diät, kommt das Hormon »hCG« hinzu. Es wird in der Schwangerschaft produziert und soll dabei helfen, mehr Fett- anstatt Muskelgewebe abzunehmen. Es öffnet die Fettdepots und versorgt daraus den Körper mit Energie (Fettverbrennung und Fatburner). All jene, die gerade *nicht* schwanger sind, oder es normalerweise auch nicht werden können, nehmen dieses Schwangerschaftshormon in Form von Globuli (*Streukügelchen*) über den Tag verteilt ein. Bisher wurde nicht überliefert, ob es dabei zu üblichen Nebenwirkungen kommt (Muttermilch, Heißhungerattacke und Liebe).

1. Die erste Phase scheint mir äußerst sympathisch. Es wird geschlemmt, als ob es kein Morgen gibt (Henkersmahlzeit, Gnadenbrot und Cheat-Day). Der Fokus liegt hier auf fettigen und kohlenhydratreichen Speisen, damit die Verbrennung richtig auf Hochtouren läuft (Metabolic-Diät und Thermogenese). Bis hierher können sicher alle folgen, und die meisten von uns machen noch gerne mit (Imbiss und Hausmannskost).

2. Auf 2 Tage Schlemmerei folgt sozusagen die Strafe auf dem Fuße, man wird aus dem Paradies geworfen. Ab sofort gibt es für 3 ganze Wochen nur noch 500 Kalorien pro Tag. Auf dem Programm stehen Gemüse, mageres Fleisch, Fisch und Tofu. Nicht erlaubt sind Zucker, Alkohol, Milchprodukte, kohlenhydratreiche Lebensmittel, Fette wie Butter und Öl, Avocados, Karotten, Kartoffeln und Ananas. Um Mangelerscheinungen zu vermeiden, stehen Nahrungsergänzungsmittel auf dem Plan.

3. Innerhalb der Stabilisierungsphase wird die Kalorienzufuhr endlich erhöht. Wie bei jedem Fastenbrechen kommt es nun darauf an, die Steigerung maßvoll hinzubekommen. Dafür hat man wieder 21 Tage Zeit. In den ersten zwei Tagen entfallen die hCG-Globuli, ab dem dritten Tag kommen hochwertige Fette hinzu. Der Verzicht in Sachen Zucker, Alkohol und Kohlenhydrate bleibt trotzdem weiterhin bestehen.

4. Zum Schluss kommt die Erhaltungs- bzw. Testphase, die sich über 6 Monate erstreckt. Es gilt, das neue Gewicht zu halten und abends auf Kohlenhydrate zu verzichten (→Literaturhinweise »Die 21-Tage Stoffwechselkur: Das Original«).

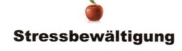

Stressbewältigung

> Wer gut mit Stress umgehen kann, lebt länger.
> Und nimmt weniger zu. Also: Nur ruhig Blut!
> Stress sorgt dafür, dass wir uns unter Druck gesetzt fühlen.
> Es bringt unseren Emotionshaushalt durcheinander,
> stört aber auch die gesunden Abläufe innerhalb unseres Körpers.
> Die Bewältigung von Stresszuständen lässt uns erkennen,
> dass wir die Dinge in der Hand haben und selbst entscheiden,
> worunter wir leiden oder nicht (Sucht).

Einerseits sagt man, durch Stress wird man dick (Ablenkung, Achtsamkeit und Langsamkeit). Ein chronischer »Überlebensmodus« führt zur verstärkten Fetteinlagerung, zu vermindertem Schlaf und zu größerer Anfälligkeit für Krankheiten. Andererseits benötigen wir aber einen gewissen biologischen (gesunden) Stress, um unsere Zellen auf Kurs zu bringen und unseren Körper jung und fit zu halten (Fitness).

Neben ausreichend viel Bewegung (Sport), gelegentlichem Fasten (Hunger) und einer zeitweise proteinarmen Ernährung (Aminosäuren, Sirtfood-Diät und Sirtuin-Diät) gehören eindeutig das Erhitzen des Körpers oder dessen Unterkühlung dazu (Thermogenese). Dabei denke ich an das Wegzerren und Umschichten von Bettdecken sowie das Öffnen oder Schließen von Fenstern des Nachts (Schlaf). Da geschehen Dramen in gemeinsamen Schlafzimmern zugeteilter Personen. Derweil man doch bloß die *Hormesis* (griechisch für »Anstoß«, »Anregung«) zur Aktivierung von »Langlebigkeitsgenen« in Gang setzen wollte, die der Zellerneuerung und Fettverbrennung dienen. Stattdessen war man wieder nur der Stein des Anstoßes, oder hat den Partner zu endlosen Diskussionen und damit zu schlaflosen Nächten angeregt. Und da sage noch einer, das Einhalten von Diäten hätte keinen Einfluss auf die Liebe.

Es soll Moleküle geben, die diesen guten »Stress« in unserem Körper nachahmen, angeregt durch Bewegung, Fasten und Ernährung (Immun-Diät), aber ohne dabei die Zellen zu schädigen (→Literaturhinweise »Das Ende des Alterns«, S. 58). Das ist dann in etwa so wie »Versöhnungssex« innerhalb von Liebesbeziehungen und Langzeitehen. Da wird sich ordentlich gestritten, nur um danach heftigen Sex zu teilen, ohne dabei direkt der Beziehung, geschweige denn dem Liebsten schaden zu wollen (Scheinfasten-Diät). Wofür Stress also nicht alles gut ist, dicht gefolgt vom Cheat-Day, der endlich Abwechslung verspricht – innerhalb einer Diät oder aber Partnerschaft.

Zur Stressbewältigung taugen letztendlich dieselben Dinge, die bereits für einen gesunden »Stress« im Körper gesorgt haben. All dies gern flankiert von Geistesruhe, die es täglich zu erlernen und zu üben gilt (Meditation und Spiritualität), sowie dem grundlegenden Verstehen emotionaler Zusammenhänge unter der wiederholten Frage: Warum konnte was wozu kommen und wird auch in Zukunft dazu kommen, wenn wir nicht geistreich und kreativ versuchen, dem gegenzusteuern und unser Leben immer wieder neuzugestalten (Intuition, Motivation und Problemzonen). Übrigens ist es für diesen Klärungsprozess nie zu spät (Alter), weder im Rahmen eines Ernährungsplans noch innerhalb der aktuellen Beziehungsführung (Karma-Diät).

Sucht

> Süchtig nach etwas, macht es zu unserer
> Hauptbeschäftigung (Wahrnehmungsstörung).
> Sei es nun das Essen selbst oder der Verzicht darauf,
> also grundsätzlich auch das Thema Diät.
> Ursache bei allen Süchtigen ist der Versuch,
> emotionalen Schmerzen zu entkommen, mit Stress umzugehen,
> Seelenfrieden zu finden oder ein Gefühl der Verbundenheit,
> aber auch der Kontrolle zu erlangen.

»Jede Angewohnheit, die keinen Schaden verursacht, ist per Definition auch keine Sucht.« (→Literaturhinweise »Im Reich der hungrigen Geister«, S. xxi).

Von Magersucht bis Fettsucht ist alles möglich (Adipositas), der Kampf mit und gegen sich, besinnungslos alles in sich hineinzustopfen, um es sich nicht zu gönnen oder gar am Ende wieder auszuspucken (Bulimie, Diäten-Wahn und Stressbewältigung).

»Damals verstand ich nicht, dass ich meine Sucht wählte, um damit klarzukommen, dass ich nicht hineinpasste, mich grundsätzlich falsch fühlte und überwältigt war von der Flut an Gedanken, Gefühlen und Emotionen in meinem Kopf.« (→Literaturhinweise »Right Recovery for You«, S. 7).

Einerseits ist es die gefühlte Leere, die uns im Außen suchen und nach allen möglichen Dingen greifen lässt (Rettungsringe). Andererseits ist es die ständige Möglichkeit zum Zugriff auf Befriedigung versprechende Stimulanzien wie Sex, Smartphone, Nahrung und sonstige Objekte der Begierde (Liebe und Drogen).

»Die Prozesse des Geistes und des Gehirns sind bei allen Süchten, egal in welcher Form, gleich, ebenso wie die psychische Leere, die ihren Kern ausmacht. [...] Die schmerzende Leere ist immerwährend, weil die Substanzen, Objekte oder Bestrebungen, von denen wir hoffen, dass sie sie lindern, nicht das sind, was wir wirklich brauchen. Wir wissen nicht, was wir brauchen [...].« (→Literaturhinweise »Im Reich der hungrigen Geister«, S. xiv/xxix f.).

Im Alltag knüpfen wir uns ein Sicherheitsnetz aus Abhängigkeiten und Belohnungen, eine Absicherung aus Handy, Fernsehen, Beziehung, Arbeit, Essen und Diät, seltener aus Individualität und Abwechslung, aus Begeisterung und Freude. Ungern lassen wir Überraschungen aus geistiger sowie körperlicher Beweglichkeit zu. Und noch viel weniger geben wir uns die Erlaubnis zur Konzeptfreiheit und einem rundum satten Leben (Freiheit).

»Diese Menschen bremsen sich selbst, gestatten es sich selbst nicht voll und ganz, ihre üppige Natur zu genießen, wodurch Frustration entsteht. Darum ist es auch gerade für diese Menschen sehr wichtig, dass sie die feste Nahrung, nach der sie ein Verlangen empfinden, ganz und gar GENIESSEN.« (→Literaturhinweise »Das Füllhorn«, S. 29).

Mögen wir uns also zugestehen, mit uns und dem Leben im Reinen zu sein und in *Vollkontakt* zu treten. Mögen wir den Körper als unseren Freund erkennen, der uns hilft, eine große Liebesbeziehung mit uns selbst einzugehen (Genuss und Selbstliebe). Denn das ist alles, wonach der Mensch letztendlich SUCHT (Intuition und Zufriedenheit).

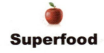

Superfood

> Ein Marketingbegriff der Lebensmittelindustrie.
> Es betrifft alle Lebensmittel,
> denen man eine positive Wirkung nachsagt.
> Ihre Eigenschaft als *Booster* für die Gesundheit
> ist mehr oder weniger bewiesen (Wunder-Diät).
> Nur nicht, ob sich diese Resultate auf die reale
> Ernährung übertragen lassen (Wissenschaft).

»Völlig sinnfrei, aber enorm gut klingend, ist der neue Begriff 'Superfood', denn was soll an diesen Essen nun 'Super' sein. Im wesentlichen steht er nur für exotische Nahrungsmittel, die bei uns eher unüblich sind wie Quinoa, Chia-Samen und Goji Beeren. Schaut man sich die Zusammensetzung dieser Lebensmittel an, so sind sie durchaus nicht 'super'. Es gibt genügend heimische Nahrungsmittel, die hinsichtlich Vitamin- oder Mineralstoffgehalt genauso gut, teilweise sogar besser dastehen.« (→Literaturhinweise »Zusatzstoffe und E-Nummern«, S. 23).

Grundsätzlich gelten Superfoods eher nicht als Grundnahrungsmittel. Man füllt sie sich nicht ständig auf den Teller, sondern verdient sie sich als »Zubrot« (Sport und Kalorienverbrauch), sozusagen als Belohnung und »Zuckerli« für getätigte Anstrengungen (Betthupferl). Die Dosis macht's (Handvoll). Sie dienen nur als Zusatz zu einer bereits ausgewogenen Ernährung (Mischkost und Vollwertkost).

In Sachen Getreide zählen die »Pseudogetreide« *Quinoa*, *Amaranth* und *Buchweizen* zu den neuen Favoriten (Sirtfood-Diät). Auch getrocknete *Goji-Beeren* sind plötzlich wegen ihres Vitamin C der ganz große Hit. Schön fremdländisch, weit gereist (*China*) und teuer (Lebensmittelindustrie). Damit man nicht immer nur das regionale und saisonale *Obst* und *Gemüse* (→Online-Tipps »Saisonkalender«) mit all seinen frischen Vitaminen, Mineralstoffen und sekundären Pflanzenstoffen (chemische Abwehrstoffe) vor der eigenen Haustür essen muss (Cheat-Day und Abwechslung).

Viele *Kräuter* und *Gewürze* haben ebenfalls eine Boost-Wirkung auf unsere Gesundheit. Man muss sie nur verwenden (Kräuterhexe und Aphrodisiakum). Und sei es, dass man sich dafür in die Küche stellen muss (Kochen und Meal Prep).

Zu den weiterhin gängigen »Superfoods« zählen *Hülsenfrüchte* (Samen von Pflanzen, die in einer Hülse heranreifen), weil sie sehr viel pflanzliches Eiweiß (Proteine) und komplexe Kohlenhydrate (Ballaststoffe) enthalten. Es gibt Linsen, Erbsen, Bohnen, Kichererbsen, Sojabohnen und Erdnüsse (Nüsse), aber auch Lupine, das heimische Soja (Veganer), oder grüne Mungobohnen (Antioxidantien und Entgiftungskur), der neueste Schrei für mehr Ausgleich und Balance (Ayurveda-Diät).

Durch Superfood wird man bestenfalls zu *Superwoman* und *Superman*. Entweder durch die Kraft all der super Inhaltsstoffe (Fatburner) oder aufgrund der super Turbo-Beschleunigung einer gemeinsam geteilten Intimität. Denn, wie heißt es so schön: Jedes Böhnchen gibt ein Tönchen, jede Erbse einen Knall (Verdauung und Liebe).

»*Beim ersten Pups zu zweit ist es also so weit: Er gilt als Startschuss zur heiligen 'Einweihung' in die Vertrautheit einer* unbedingten *Liebe.*« (→Literaturhinweise »Würfel Liebe A bis Z«, S. 674).

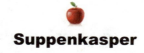

Suppenkasper

> Der Junge namens Kasper
> aus dem Kinderbuch »Struwwelpeter«
> wollte seine Suppe nicht mehr essen.
> Wir wissen nicht, warum und
> ob sie überhaupt genießbar war.
> Von kugelrund zu magersüchtig
> war er innerhalb von 5 Tagen tot (Crash-Diät).
> Heute nennt man die Leute *Suppenkasper*,
> wenn sie wenig essen oder besonders wählerisch sind.

Eine reizende Drohung, die sich der Psychiater, Lyriker und Kinderbuchautor Heinrich Hoffmann (1809–1894) da ausgedacht hat, um die Kinder unter uns zum widerspruchslosen Essen zu bringen (Aufessen und Babyspeck). Wer wie der »Suppenkasper« seinen Teller nicht leerisst, wird zügig begraben und, gesegnet mit einem Holzkreuz, auf dem Friedhof vergessen (Hungertod und Hungersnot). Beim Kasper hat das nur ganze fünf Tage gedauert, bis er tot umfiel und zu Grabe getragen wurde (Sterbefasten). Man nennt das neuerdings Crash-Diät oder auch Scheinfasten-Diät. Plötzlich ist man tot (Magersucht).

Vielleicht hätte man den jungen Suppenkasper anders überzeugen können, um ihn zur Nahrungsaufnahme zu bewegen (Motivation und Selbstliebe). Immer nur Suppe ist ja auch nicht schön (Abwechslung und Appetitzügler). Intuitives Essen ermächtigt darüber hinaus, *selbst* zu bestimmen, welche Nahrung man sich zuführen möchte (Kontrolle). Etwas problematisch scheint das nur bei Leuten mit *Inappetenz*, oder aber auch bei Kindern und all jenen, die ihre Füße unter anderer Leute Tische stellen (Mitesser). Nicht jedem ist das Prinzip vom Wunschkonzert garantiert (Lieferservice).

Schade eigentlich. Da wird schon mal der eine oder andere nervös, wenn es nie sein Lieblingsessen gibt (Liebesmahl). Das erinnert mich an den weiteren Kinderbuch-Helden, den »Zappelphilipp«, der so lange am Tisch herumhampelte und am Tischtuch zog, bis er vom Stuhl fiel, und »*Suppe, Brot und alle Bissen, alles ist herabgerissen*«. Derweil der Vater schimpfte, aber »*die Mutter blicket stumm auf dem ganzen Tisch herum*« (Dream-Team). Man möchte meinen, ehemalige Erziehungsmaßnahmen ließen stark zu wünschen übrig, zumindest was die Kommunikation in Sachen Ernährung anging. Heute wird den Kleinen schon frühzeitig Gemüse zu lustigen Mäusen geschnitzt, Kartoffeln zu Lokomotiven zusammengesetzt und Würstchen im Schlafrock versteckt (Rezepte). Und weder Kinder noch Partner müssen bei dem Überangebot an Essen noch gemästet werden. Essen darf Spaß bereiten, anstatt allein der Kalorienzufuhr zu dienen. Eine dem jeweiligen Alter angepasste Erlebnisgastronomie (All-you-can-eat).

Übrigens, wer viel hampelt, bleibt schlank und gesund (Fitness). Und es gilt als besonders schick bis angesagt, dazu noch den Suppenkasper zu mimen (Essverhalten). Das sind nämlich all die Schlanken und Ranken, denen man nachsagt, sie würden mäßig und ausgewählt speisen (Feinschmecker und Genuss). In diesem Sinne sind wir früher oder später wohl alle bereit, endlich unsere Suppe auszulöffeln (Karma-Diät).

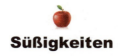
Süßigkeiten

> Süße Träume mag jeder (Traumfigur).
> Schon Muttermilch ist süß.
> Fruchtzucker ist süß (Obst).
> Zucker ist süß (Kohlenhydrate).
> Alles Süße verspricht,
> besonders nahrhaft zu sein (Energiedichte).
> Süßwaren, Sweets, Naschkram, Süßigkeiten,
> man könnte glatt süchtig danach werden
> (Sucht, Diabetes und Zuckerfreiheit).

Dass hier Suchtgefahr lauert, ist anzunehmen (Zucker). Wer kann schon aufhören, wenn er erst einmal begonnen hat, von der Süße des Lebens zu kosten (Trostpflaster und Muttermilch). Insbesondere Schokolade ist berühmt dafür, als Nervennahrung und Ersatzbefriedigung äußerst geeignet zu sein. Wenn sonst nichts im Leben klappt oder das Gefühl von genährtem Wohlbefinden auslöst, muss eben künstliche Süße herhalten. Derweil sich die Menschheit weiterentwickelt und jedes Mal besser weiß, wie man schnell und mühelos an seinen Stoff kommt (Fast-Food, Süßstoffe und Zuckeraustauschstoffe). Statt also durch Wald und Wiese zu schleichen, an Büschen und Bäumen zu schütteln (Obst) und am Wegesrand nach süßen Beeren Ausschau zu halten (Steinzeitmensch), machen wir es uns einfach – nämlich Großeinkauf in der Süßwarenabteilung. Wofür sonst gibt es all die Leckereien und Naschkreationen der Lebensmittelindustrie, die uns mit einer kaum mehr überschaubaren Palette an zuckrigen Suchtmitteln lockt und mit dem Gemisch aus Fett, Zucker, Aroma und Farbstoff heiter an der Stange hält (Abhängigkeit, Sucht und Naschen).

Zucker gilt nicht umsonst als Droge Nummer Eins (Betäubung). Kaum einer kommt davon los (Zuckerfreiheit). Wenn man schon als Kleinkind lernt, dass gutes Benehmen mit Süßem belohnt und die Liebe der Eltern mit Zucker bestätigt wird (Liebesbeweis), warum sollte man als Erwachsener darauf verzichten wollen. Einmal Gummibärchen, immer Gummibärchen (Gewohnheit und Geschmacksnerven). Oder Lakritztaler, Schokoküsse, Mäusespeck, Fruchtgummis, Schaumwaffeln, Kekse, Gebäck, Lollis, Bonbons, Drops, Dauerlutscher, Marzipankartoffeln, Lebkuchen, Dominosteine, Weihnachtskekse, Ostereier, Eisbomben, Zuckerstangen, Liebesperlen, Puffreis, Brausepulver, Kaugummi, Schokoriegel, Pralinen … habe ich etwas vergessen?

Auf 100 g werden im Schnitt 535 Kalorien veranschlagt (Kalorienzählen). Bei dem einen Produkt ist es etwas weniger, beim anderen dafür umso mehr. Vor folgenden *Zuckerschleudern* wird gewarnt: Gummibärchen (343 kcal), Bonbons (391 kcal), süßes Popcorn (400 kcal), salziges sogar 533 kcal (Fette), Schokoküsse (432 kcal) (gut, dass ein Kuss nur 25 g wiegt), Marzipan (459 kcal), Bitterschokolade (497 kcal), Pralinen (502 kcal), Nuss-Nougat-Creme (522 kcal), Vollmilchschokolade (537 kcal) und weiße Schokolade (542 kcal). Da lobe ich mir nahrhafte Umarmungen liebender Menschen, süße Verführungen kalorienfreier Küsse und labende Worte zuckriger Liebesschwüre. Wofür sonst haben wir alle Körper, die zum Anbeißen süß sind (Liebe und Küssen).

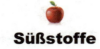

Süßstoffe

> Süßstoffe fallen unter *Süßungsmittel*.
> Sie haben eine stärkere Süßkraft als Zucker,
> keine Kalorien, aber auch kaum einen Nährwert.
> Im Gegensatz zu Zuckeraustauschstoffen
> rufen sie zwar keinen Durchfall hervor,
> sollen jedoch für Bluthochdruck, Diabetes, Krebs,
> Migräne, Heißhunger, Demenz und DNA-Schäden sorgen.
> Vom Süßstoff-Verband wird all dies bestritten.

Die als gesundheitlich unbedenklich erlaubte Tagesdosis ist der Menge nach begrenzt. Sie schwankt je nach Süßstoff zwischen 2 und 40 mg pro kg Körpergewicht. Zu den zugelassenen Süßstoffen gehören (Süßkraft im Vergleich zu Zucker):

- *Acesulfam*-Kalium/K (E950) – 200-fach, chemisch hergestellt, z. B. in Zahnpasta
- *Aspartam* (E951) – 200-fach, Geschmack und Kaloriengehalt wie Zucker
- *Cyclamat* (E952) – 35-fach, meist in flüssiger Form oder Tabletten
- *Saccharin* (E954) – 450-fach, hitzebeständig, seit 1885 erhältlich
- *Sucralose* (E955) – 600-fach, seit 2004, künstlich veränderter Haushaltszucker
- *Thaumatin* (E957) – 3000-fach, aus afrikanischer Katemfrucht
- *Neohesperidin DC* (E959) – 600-fach, aus Zitrusfrüchten
- *Stevia* (E960) – 300-fach, südamerikanische Steviapflanze, heute meist aus China
- *Neotam* (E961) – 13 000-fach, seit 2009 zugelassen in bestimmten Lebensmitteln
- *Aspartam-Acesulfam-Salz* (E962) – 350-fach, Gemisch aus Aspartam + Acesulfam
- *Advantam* (E969) – 37 000-fach, seit 2014, enthält Aminosäure Phenylalanin

Schon damals mutete das Plastikfläschchen »Süßstoff« recht altmodisch an, als ich bei meiner vorsintflutlichen Atkins-Diät das Zeug in Eiklar tröpfelte (Ersatzbefriedigung und Süßigkeiten). Dessen ungeachtet haben all die synthetisch hergestellten Süßstoffe keine bis kaum Kalorien und sind deshalb bei Diätisten hoch im Kurs. Man hofft, trotz süßer Sünden ungestraft davonzukommen (Karma-Diät). Risiken des Zuckers will man entgehen, tut so, als ob man auf ihn verzichtet, und freut sich, dass Süßstoff zumindest keine abführende Wirkung hat (Zuckeraustauschstoffe). Ohne Kalorien fehlt ihnen jedoch die *nährende* Kraft, die Sättigung bleibt aus. Das könnte ein Grund für Heißhungerattacken sein, sodass man nicht aufhören kann, die »zuckerfreien« Waren in sich hineinzuschaufeln (Diät-Produkte und Hunger).

Wieder mal eine Studie aus Amerika soll ergeben haben, dass Süßstoffe weder ohne Wirkung auf unsere Gesundheit noch sonst wie ungefährlich sind (Wissenschaft). Vielmehr rufen beispielsweise Getränke mit Süßstoff Herz-Kreislauf-Erkrankungen hervor, wie es auch ihre gezuckerten Artgenossen tun (→Online-Tipps »American College of Cardiology«). Selbstverständlich wird dieses Ergebnis vom internationalen Verband der kalorienreduzierten Lebensmittel- und Getränkeindustrie (*Calorie Control Council*) dementiert (Lebensmittelindustrie). Wer auf Nummer sicher gehen will, trinkt Wasser. Nach einer Weile der Zuckerfreiheit wird man sowieso bemerken, dass alles, sogar Wasser, süß schmeckt (Liebe und Freiheit).

T

1000-Kalorien-Diät	378
Tagebuch	379
Thermogenese	380
Tiefkühlkost	381
Timing	382
Tod	383
Traumfigur	384
Trennkost-Diät	385
Trinken	386
Trostpflaster	387

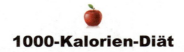

1000-Kalorien-Diät

> 1000 Kalorien
> sind die magische Grenze.
> Zu wenig zum Leben,
> zu viel zum Sterben.
> Man nimmt ab, ob man will oder nicht.
> 5 Mahlzeiten am Tag.
> Mischkost aus Vollkorn, Obst, Gemüse,
> magerem Fleisch und Fisch sowie gesunden Fetten.
> Und: Kalorienzählen nicht vergessen (Tagebuch).

»Die meisten Menschen brauchen also weder extrem viel noch extrem wenig Energie, sondern eine relativ durchschnittliche Menge. Johnstone et al. untersuchten 2005 darüber hinaus 150 Menschen und stellten fest, dass die Person mit dem geringsten Ruheverbrauch noch immer über 1000 kcal verbrannte. Das bedeutet: Bei einer Kalorienzufuhr von nur 1000 kcal kommt es in jedem Fall zu einer Gewichtsabnahme.« (→Literaturhinweise »Fettlogik überwinden«, S. 20 f.).

Dass man sich beim Einschätzen der am Tag aufgenommenen Kalorienmenge irren wird, davon darf ausgegangen werden (Wahrnehmungsstörung). Um das Kalorienzählen kommt man deshalb auch bei dieser Diät nicht herum (Tagebuch und Ernährungsplan). Bereits der normale Grundumsatz liegt jedenfalls überwiegend über 1000 kcal. Spart man Kalorien ein, wird unser Körper irgendwann, so die Hoffnung, auf unsere Fettreserven zurückgreifen müssen (Fettverbrennung und Stoffwechsel).

Bei der 1000-Kalorien-Diät achtet man auf eine ausreichende Sättigung, tauscht aber Kalorienbomben gegen schlanke Alternativen aus (Volumetrics-Diät). So werden Heißhungerattacken möglichst ausgeschlossen. Dabei wird gegessen, was den Magen ordentlich füllt, dabei jedoch weniger Kalorien liefert (Energiedichte). Wie immer gehören dazu natürlich Salate, Gemüse und Obst (Fit-for-Life-Diät). Und anstatt Weißbrot gibt es Vollkornbrot (Weizenwampe). Alkohol und Süßigkeiten darf man sich auch verkneifen (Zuckerfreiheit und Clean Eating). Derweil Fleisch und Fisch nur in der mageren Variante auf den Teller kommen (Fleischesser und Konfektionsgröße). Auf diese Weise hofft man, unter der magischen Grenze von 1000 kcal zu bleiben.

Das 1000-Limit findet man häufig in kalorienreduzierten Abnehmprogrammen wie beispielsweise der Ananas-Diät, Brigitte-Diät, Markert-Diät oder Militär-Diät. Anstatt auf Körpergefühl und Spiegel zu vertrauen (Intuition und Bauchgefühl), braucht man hier Taschenrechner, Küchenwaage, Messbecher, Portionierer und Kalorientabelle (Nährwerttabelle). Später, um die Ergebnisse nebst Erfolgsquotienten zu berechnen, nimmt man neben dem Taschenrechner noch eine Personenwaage und ein Maßband hinzu (Gewicht und Waage). Dann weiß man, in wie vielen Tagen bei einer Reduktion von wie viel Kalorien welches Gewicht erreicht wurde – oder zumindest hätte erreichen werden können (Leistungsdruck und Erwartungshaltung).

Sollte man am Ende feststellen, dass man irgendwie auf *1000 Kilo* gekommen ist, hat man garantiert etwas falsch gemacht – oder sich schlank weg verrechnet.

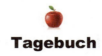

Tagebuch

> Übersicht über die Aufnahme von Kalorien
> (Kalorienzählen und Ernährungsplan).
> Kontrolle über das persönliche Essverhalten.
> Kennenlernen von täglichen Gewohnheiten.
> Planungshilfe für eine neue Diät.
> Ein in Kontakt treten mit eigenen Bedürfnissen.
> Liebesbrief an sich selbst.

»Finden Sie einfach mal über nur zwei Tage hinweg heraus, wann und warum Sie essen. Welche Gefühle Sie zum Schokoriegel treiben – und notieren Sie das in Ihrem Ess- & Fühl-Tagebuch [...].« (→Literaturhinweise »3 echte Kilo weg«, S. 34).

Manche Leute behaupten, das Aufschreiben von allem, was wir wann, wo und wie viel am Tag gegessen haben, diene lediglich der weiteren Kontrolle unserer Person, und zwar mangels Vertrauen in die eigene Intuition des Körpers (Intuitives Essen).

Trotzdem kann ein Aufschreiben dieser Dinge recht erhellend sein. Vielleicht bemerken wir so überhaupt erst die Lebensmittel, die wir über den lieben Tag verteilt zu uns nehmen, und lernen sie näher kennen (Achtsamkeit). Sozusagen ein großes Hallihallo: *Halli* zur Zuckerbrause (Flüssignahrung), *Hallo* zum Teegebäck (Kaffeeklatsch). Da wird einem so manches klar, was man vorher noch leugnen wollte.

In der Weise lernen wir uns auch selbst besser kennen (Psycho-Diät), mit all unseren Gewohnheiten und Abhängigkeiten, die uns bisher noch gar nicht aufgefallen sind. Dafür hat man es nun schwarz auf weiß (Liebesbeweis).

»Tatsächlich verschätzen sich Menschen ganz massiv, was die Kalorienaufnahme angeht: Übergewichtige neigen dazu, sehr stark nach unten zu schätzen. [...] wird mit steigendem Kaloriengehalt der Mahlzeit die Schätzung immer ungenauer. [...] Die harte Wahrheit ist daher: Wer glaubt, 'eigentlich gar nicht so viel zu essen' und unerklärlicherweise übergewichtig zu sein, hat ein Wahrnehmungs- und kein Stoffwechselproblem.« (→Literaturhinweise »Fettlogik überwinden«, S. 23 f./26).

Entsprechend kann man es auch mal mit der Liebe versuchen. Dafür sind Tagebücher ja eigentlich da (Liebeskummer). Voller Dankbarkeit für die Möglichkeit, notieren wir einfach mal jeden Morgen und Abend, wem wir heute etwas Gutes tun könnten und tatsächlich auch getan haben (Liebesmahl). Sozusagen ein Vertrag mit uns selbst, für 7–15 Tage ein freundlicher Mensch zu sein (Karma-Diät). Zu anderen, aber auch zu uns selbst (Selbstliebe).

»*In diesem Sinne führen viele Menschen regelmäßig Tagebuch. Es ersetzt sozusagen das Schreiben eines persönlichen Liebesbriefes – wenn es denn sonst keiner tut (Innere Kind und Kümmern).*« (→Literaturhinweise »Würfel Liebe A bis Z«, S. 403).

Wenn am Ende des Lebens das persönliche Büchlein zugeklappt wird, sollte zumindest sicher sein, dass wir die Seiten unseres Lebens mit Liebe gefüllt haben. Ob das nun schriftlich festgehalten wurde oder nicht, ist zweitrangig. Es steht uns sowieso ins Gesicht geschrieben, wie wir gelebt (und gegessen) haben (Erscheinungsbild und Körpergefühl). Hauptsache, wir sind froh dabei und es gibt viel zu lächeln. Dann stimmt auch der Inhalt des Tagebuchs (→Literaturhinweise »Ernährungstagebuch«).

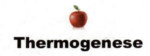

Thermogenese

> Der »Thermomix« ist in aller Munde (Kochen),
> hat aber nichts mit Thermogenese zu tun.
> Außer, dass *thermo* (lat.) Hitze bedeutet.
> Und die entsteht durch Stoffwechselaktivitäten
> (Stoffwechsel-Diät und Metabolic-Diät).
> Die Verdauung proteinreicher Lebensmittel heizt
> dem Stoffwechsel besonders ein (Fettverbrennung).
> *Wärmebildung* ist nur ein Nebenprodukt des Stoffwechsels,
> erhöht jedoch den Kalorienverbrauch.

Die Thermogenese bzw. Wärmebildung unseres Stoffwechsels wird als die *Geheimwaffe* für alle abnehmwilligen Diätisten gehandelt (Militär-Diät). Wir brauchen uns nur ordentlich einzuheizen, schon purzeln die Pfunde (Gewichtsverlust). Man nennt es auch das Ankurbeln des Stoffwechsels (Metabolic-Diät und Fettverbrennung). Je mehr Energie verbrannt wird, umso eher nehmen wir ab (Grundumsatz und Kalorien). Während also der Körper Wärme produziert, verbraucht er ordentlich Kalorien. Dies tut er entweder durch Sport und Bewegung, dazu gehört jede körperliche Betätigung (Sex), bekannt als *muskuläre* Thermogenese. Oder er tut es durch die Verdauung von Nahrung, die *postprandiale* Thermogenese. Es geht heiß her und den Kilos an den Kragen, entweder im Schweiße unseres Angesichts (Fitness) oder während wir genüsslich futtern (Feinschmecker). Wer würde sich da nicht für Letzteres entscheiden, wenn es um den geringsten Widerstand beim Kalorienverbrauch geht (Motivation).

Dabei entsteht Wärme nicht nur durch muskuläre Anstrengung, sondern auch, wenn wir vor Kälte zittern. Weshalb so manch einer im Schlafzimmer nie das Fenster schließt (Schlaf). Jede Kraftanstrengung geht zu 20 % in die Muskeln, der Rest aber, mithin ganze 80 % der Energie, wandelt sich in Wärme um (Babyspeck). Deshalb wird uns schon bald richtig heiß, wir beginnen zu schwitzen und reißen das Fenster auf. Ist es draußen kalt, spannen sich die Muskeln daraufhin noch mehr an (Muskelaufbau), bis wir zittern wie Espenlaub, und wir letztendlich abnehmen (Diät und Leben).

Da Zittern häufiger mal für freudige Erregung gehalten wird, kommen wir auch paarweise mehr in Fahrt (Küssen), verbrennen dabei Fett, reißen das Fenster erneut auf, frieren, spannen die Muskeln an, verbrauchen zitternd Kalorien, bis wir vor Erschöpfung, doch erfüllt vor Glück, danieder liegen (Dream-Team und Fatburner). Man sagt ja nicht umsonst, dass unruhige Menschen seltener dick sind (Stressbewältigung und Beweglichkeit). Sobald wir dann als Reaktion auf die körperliche Verausgabung zu stärkender Aufbaunahrung greifen (Betthupferl), sicherlich die bessere Alternative zur Zigarette danach (Rauchen), können wir noch mehr abnehmen (Schlankheitswahn).

Denn jede Verdauungsleistung nach dem Essen, über Stunden hinweg, verbrennt Kalorien. Aber besonders proteinreiche Nahrung gibt 20–30 % ihrer Energie als Wärme ab (Nüsse), anstatt auf den Hüften zu landen (Protein-Shake und Eiweiß-Diät). Kohlenhydrate dagegen tun es nur mit 10 % und Fette mit 2 %. Machen wir uns dazu noch warme Gedanken (Liebe), steht der Waage bald nichts mehr im Wege.

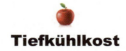
Tiefkühlkost

> Kälteschock ist eine Art der Konservierung,
> um Lebensmittel länger haltbar und
> unabhängig von Jahreszeiten zugänglich zu machen.
> Ab –18 °C geht es los.
> Da gefriert einem das Blut in den Adern,
> in der Liebe sowie im echten Leben (Kalte Küche).
> Gefühlskälte hat noch niemandem gutgetan.
> Aufgewärmt schmeckt es nur noch halb so gut.
> Deshalb steht frische Nahrung hoch im Kurs.

Tiefkühlkost ist nicht jedermanns Sache (Eskimo-Diät). Besonders der typisch eingefrorenen Pizza und dem Fertiggericht aus der Tiefkühltruhe werden ein schneller Tod nachgesagt (Fast-Food). Nicht unbedingt als spontanes Ableben des Genießers, sondern eher das Absterben aller Nährstoffe wie Vitamine und Mineralstoffe (Nährstoffmangel und Mangelerscheinungen). Die verminderte Lebensenergie in den schockgefrorenen Lebensmitteln, so die Behauptung, führt zu fehlender Kraft und schwindender Gesundheit des Konsumenten (Qi und Fünf Elemente). Denn unser Immunsystem mag es lieber frisch, lebendig, voller Tatendrang (Fit-for-Life-Diät und Immun-Diät). Weshalb die Hersteller von Tiefkühlnahrung ihr Bestes geben, um der Entleerung Einhalt zu gebieten, indem sie Produkte *direkt* nach Ernte oder Fang sofort »im Eis der Ewigkeit« verschwinden lassen (Vorratskammer und Hamsterbacken). Und das hat mindestens tiefgekühlte –18 °C aufzuweisen, und zwar durchgehend bis zum Auftauen für den Verzehr. Einmal aufgetaut, sollte das Produkt zügig verspeist werden.

Im Großhandel und ihren Kühlhäusern ist das mit der dauerhaften Einhaltung der ungebrochenen *Tiefkühlkette* ein ernst zu nehmendes Problem. Man erinnere sich an den Gammelfleisch-Skandal (Lebensmittelindustrie). Krankmachende Bakterien nebst Schimmel entstehen, wenn die Ware zu lange zu früh aufgetaut herumliegt, sei es beim Händler, auf dem Weg in die Läden, auf den Ladeflächen fern reisender Transporter (Bio) oder beim Kunden im Kühlschrank ohne Tiefkühlfach.

Das ist ähnlich wie mit der Liebe, die es zwar regelmäßig *abzutauen* gilt, doch mehrfach aufgewärmt und wieder eingefroren schmeckt sie einem bald nicht mehr (Unverträglichkeit). Mit eingefrorenen Gesichtszügen die Gefühle stattdessen in der Gefriertruhe zu belassen, um sie scheinbar »frisch« zu halten, ist ebenso wenig überzeugend. Weder Schockstarre (Sex) noch Gefühlskälte (Liebe) haben jemals einer Beziehung auf Dauer gutgetan. Es gefriert einem das Blut in den Adern, und auch sonst alles ab. Weshalb dringend davon abgeraten wird, den Partner als Tiefkühlkost dingfest zu machen. Selten, dass Krimis, wo man die Leiche in der Kühltruhe findet, mit einem Happy End enden. Bei Tiefkühlkost droht übrigens »Gefrierbrand«, wenn die Verpackung für die Kälte ungeeignet ist oder aufreißt. Sobald Frischluft eindringt, ist Schluss mit der Geschmacks- und Konsistenz-erhaltenden Konservierung. So auch in der Ehe, wenn das Band der ausgekühlten Liebe reißt und die frierenden Partner, frisch verliebt und aufgetaut, auf den Geschmack von *Frischfleisch* kommen (Trennkost-Diät).

Timing

> Wie oft am Tag gegessen wird.
> Wie viele Male gekaut werden soll.
> Wer wann mit wem isst.
> Wer wem wann in die Quere kommt.
> Das Telefon klingelt immer dann,
> wenn das Essen auf dem Tisch steht.
> Der Kellner kommt auf Sicher mit der Vorspeise,
> wenn man schnell noch mal aufs WC geht.
> Alles eine Frage des Timings!

In unseren Gefilden kennt man schon seit jeher das Frühstück, das Mittagessen und das Abendbrot. Diese drei Mahlzeiten gelten als grundsätzliche Essensabfolge über den Tag verteilt (Zyklus und Mond-Diät). So auch im alten Ägypten:

»*Prinzipiell können wir aber davon ausgehen, dass in der Regel täglich drei Mahlzeiten eingenommen wurden: Zunächst das auch* Mundwaschung *genannte Frühstück, am frühen Nachmittag eine Art Lunch und am Abend die* Sternenaufgang *genannte Hauptmahlzeit.*« (→Literaturhinweise »Europäische Esskultur«, S. 53).

Bei jeder Nahrungsaufnahme dürfen wir mit viel Zeit und mit vollem Genuss essen (Langsamkeit und Achtsamkeit). Auch hier wird getaktet. Jeder Bissen soll mindestens 30 Mal gekaut werden, natürlich ohne dazwischen zu schlucken (Handvoll). Dabei sind Ablenkung und Stress zu vermeiden (Stressbewältigung).

Als Faustregel werden 4–5 Stunden Pause zwischen jedem Essen in Ansatz gebracht, die man mit Nichtessen, Fasten und Hunger überbrücken muss, und zwar ohne Zwischenmahlzeiten, Snacks und Knabbereien. Hier ist spezielles Timing gefragt. Es gilt immer wieder aufs Neue herauszufinden, wie und wann man bei einer Diät überhaupt essen darf. Besonders dann, falls uns Ernährung schlank und rank machen und uns gesund halten soll (Gesundheit und Kalorienverbrauch).

Timing braucht es auch in jeder guten Beziehung, wo man glaubt »auszuticken«, wenn der lesende Partner als Nimmersatt zu spät das Licht auszumachen gedenkt, während wir bereits unter Schlafentzug und Intoleranz leiden (Mangelerscheinungen und Schlaf). Oder die Kinder garantiert dann ins Zimmer stürmen, wenn wir gerade mit dem Liebsten ins Bett springen wollten (Betthupferl und Konkurrenz). Da wünscht man sich ein grundlegend besseres Timing für die gesamte Familie.

Für die zeitliche Auswahl an Lebensmitteln gibt es ebenso Empfehlungen zur besseren Bekömmlichkeit (Unverträglichkeit), wobei jeder etwas anderes rät:

- *Morgens:* Kohlenhydrate, Obst, Bulletproof-Diät oder Null-Diät
- *Mittags*: Hausmannskost, Trennkost-Diät, Mischkost oder Rohkost-Diät
- *Abends:* Proteine, Dinner Cancelling, Intervallfasten oder Alkohol

Am Ende des Tages müssen wir wohl selbst erspüren (Intuition), wann unser Magen gefüllt werden möchte, für wen oder was unser Herz schlägt, in welchem Biorhythmus wir unser Leben – wenn überhaupt – durchzutakten wünschen. Damit unser Timing uns langfristig auf allen Ebenen richtig satt zu machen versteht (Nahrung und Sättigung).

Tod

> Gestorben wird immer,
> ob dick oder dünn.
> Da kannst du noch so sehr
> den Bauch einziehen oder die Oberweite rausstrecken.
> Dem Tod ist es egal, wie du gerade aussiehst.
> Es gibt sogar Menschen, die gehen ihm helfend zur Hand
> und hungern sich zu Tode. Das ist nicht so schön.
> Sich selbst nährend am Leben zu halten, wird dringend
> empfohlen. Fragen Sie Ihren Arzt oder Apotheker!

»Lebe jeden Tag wie deinen letzten« (Henkersmahlzeit und Nahrungsergänzungsmittel). Das könnte missverstanden werden, und schon schlemmen wir uns zu Tode (Futterneid und Völlerei).

Andere wiederum hören einfach auf zu essen und zu trinken. Das nennt man dann Selbstmord – oder Sterbefasten. Doch das Leben will gelebt werden. Wie heißt es so schön: *Schlafen kannst du noch, wenn du tot bist!*

Oder im Sinne der Liebe: »*Allein sein kannst du noch, wenn du tot bist.*« (→Literaturhinweise »Würfel Liebe A bis Z«, S. 572).

Zum Thema Nahrung und Diät lautet es wiederum so: *Diät halten kannst du noch, wenn du tot bist.* Damit ist eigentlich schon alles gesagt.

Bis dahin gilt es, die gesunde Balance (Waage) zu halten zwischen Genuss und Mehrgewicht, zwischen Heilfasten und Magersucht, zwischen Wohlfühlgewicht und Fettleibigkeit, zwischen Feinschmecker und Tiefkühlkost. Damit ist man eine Weile beschäftigt, bis der kalte Tod an der Tür klingelt (Alter, Krankheit und Lieferservice). Dann heißt es: *Den Löffel abgeben.* Oder: *Das letzte Hemd hat keine Taschen* (Trostpflaster). Das große Loslassen auf allen Ebenen (Entspannung und Achtsamkeit).

»*Die eigentliche Kunst des Sterbens besteht darin, gelöst und entspannt und zugleich geistig unzerstreut und eingerichtet zu bleiben. Deshalb sollte der Sterbende sich so oft wie möglich das Schönstmögliche oberhalb seines Kopfes vorstellen und sich wünschen, dorthin zu gehen.*« (→Literaturhinweise »Von Tod und Wiedergeburt«, S. 61).

Wenn man das zu Lebzeiten schon mal ein bisschen übt, ist man ganz vorne mit dabei (Fasten, Intervallfasten und Dinner Cancelling). Dann tut es nicht so weh, wenn der letzte Hunger kommt. Bis dahin feiert man seinen »Hunger nach Leben« (Cheat-Day), frisst sich dabei nicht zu Tode, schaufelt sich kein Grab, indem man alles Essbare in sich hineinschaufelt (Übereessen), lässt andere am Leben (Vegetarier, Veganer und Frutarier), atmet viel frische Luft und satte Liebe (Breatharian-Diät), hält auch mal inne (Jesus-Diät), versteht Ursache und Wirkung (Karma-Diät), und kocht sich voller Hingabe sein eigenes Süppchen (Unterschiede und Kochen).

Den Tod lassen wir uns am Ende entsprechend gut schmecken. So sagt es mein buddhistischer Lehrer Lama Ole Nydahl (*1941):

»*Wenn du beim Sterben lächeln kannst, hast du gewonnen.*« (→Literaturhinweise »Würfel Liebe A bis Z«, S. 616).

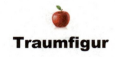

Traumfigur

> Träum weiter! ... Oder wach endlich auf!
> »Träume werden wahr«,
> sobald wir merken, dass wir schlafen.
> Im geistigen Wachzustand erkennen wir,
> dass alles ein Traum ist: nämlich *traumhaft* schön.

Die Dinge wirklich so zu sehen, *wie sie sind*, ist grundlegend nicht einfach (Spiritualität). Warum sollte das bei unserem Körper anders sein. Viel zu viele Vorstellungen laufen durch unsere Köpfe, die das Geschehen je nach Stimmung einfärben – durch Hoffnung und Furcht, durch Mögen und Nichtmögen, durch Anziehung und Abneigung (Konzepte). Die Wahrnehmung unseres Erscheinungsbilds und das anderer Menschen hat fast nur mit Bewertung zu tun (Spiegel und Wahrnehmungsstörung). Wir sehen uns so, wie wir glauben, wie man auszusehen hat (Erwartungshaltung). Und wären am liebsten anders als all die anderen, zumindest schöner (Konkurrenz).

»*Wir sehen eigentlich nur das als erstrebenswert an, was selten und außergewöhnlich ist. Früher war Dicksein ein Zeichen für sozialen Wohlstand: Es bedeutete, dass man jeden Tag reichlich zu essen hatte. [...] Da rundliche Menschen somit eine Ausnahmeerscheinung darstellten, wurde Dicksein als Schönheitsideal empfunden. [...] Sich einen 'normalen' Körper zu wünschen, ist nur recht und billig. Leider legen viele Frauen einen etwas hohen oder vielmehr zu niedrigen Maßstab an und orientieren sich an den Fotomodellen ihrer Lieblingszeitschriften, deren Maße (90, 60, 90) unerreichbar bleiben.*« (→Literaturhinweise »Ich esse, um abzunehmen nach dem GLYX«, S. 197/199).

Entweder eifern wir dem aktuellen Schönheitsideal nach, das sich über die Jahre beständig ändert und stets neue Fährten auslegt (Kultur, Mode und Alter), oder ringen mit unserer »Andersartigkeit«, die wir besser oder schlechter einstufen als das, was gerade angesagt ist. Dafür zücken wir das Maßband und steigen auf die Waage, um zu überprüfen, ob wir bereits Modelmaße erlangt haben.

»*Das weitverbreitete große Interesse an Kleidern, einem attraktiven Körper und immerwährender Jugend rührt teilweise von unserer Vorliebe her, unser Selbstwertgefühl zu stärken, indem wir in anderen Verlangen wecken (was einem gespiegelten Selbstempfinden entspricht). Sind Menschen ständig damit beschäftigt, wie sie aussehen und auf andere wirken, dann ist das deshalb so, weil sie einen anderen Menschen brauchen, der sie 'will'.*« (→Literaturhinweise »Intimität und Verlangen«, S. 446).

Alles nur, damit uns endlich jemand liebt (Liebe). Und wir ganz vorne mit dabei sind beim Wettlauf um die besten Fortpflanzungschancen (Sex). Doch erkenne:

»*Kein Lob kann so stark sein, dass es Ihnen ein stabiles Selbstwertgefühl zu garantieren vermag.*« (→Literaturhinweise, a. a. O., S. 72).

Erst wenn wir das verstehen, werden wir uns und andere so richtig gernhaben (Selbstliebe und Akzeptanz). Und uns unsere Traumfigur einfach selbst erträumen (Hypnose und Spiegel). Denn nichts hat Bedeutung, nur die, die wir ihr geben.

»*Nothing has meaning other than the meaning we give it.*« (→Literaturhinweise »Make Every Man wants you«, S. 55).

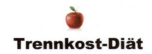

Trennkost-Diät

> Richtige Lebensmittelkombination.
> Leichtere Verdauung, bessere Fettverbrennung.
> Protein- und kohlenhydratreiche Lebensmittel
> isst man getrennt voneinander.
> Getrennt wird in drei Gruppen:
> Eiweiß – Kohlenhydrate – Neutral.

Anfang des 20. Jahrhunderts kam der Mediziner Howard Hay (1866–1940) mit der ersten Trennkost-Diät auf den Markt, der »Original Hay'schen Trennkost«.

Seine – von der Wissenschaft nicht bestätigte – These lautete, der Körper könne Eiweiß (Proteine) und Stärke (Kohlenhydrate) nicht gleichzeitig verdauen (Verdauung und Unverträglichkeit). Um eine Gewichtsreduktion zu erzielen, sollte man besonders *tierisches* Eiweiß niemals mit hyperglykämisch wirkenden Kohlenhydraten (Zucker) aus Brot und Getreide kombinieren (Blutzuckerspiegel und Insulinspiegel). Also weder die Kartoffel zum Fleisch noch den Reis zum Fisch, die Nudeln zum Geflügel, den Toast zum Rührei, die Cracker zum Käse, die Milch zum Müsli usw. Nur wasserhaltiges Gemüse passt immer wegen der *einfachen* (weniger komplexen) Kohlenhydrate.

Zu den bekannten Trennkosten-Diäten gehören die Atkins-Diät (Fleischesser und Eier-Diät), die Fit-for-Life-Diät (Obst und Gemüse), und ein bisschen auch die Montignac-Methode (Glyx-Diät und Mischkost). Sie alle gründen auf der Wirksamkeit der »richtigen Lebensmittelkombination«. Bestimmte Nahrungszusammenstellungen werden leichter verdaut und ausgewertet als andere. Jedes Mal, wenn man eine Nahrungsmittelgruppe weglässt, kann die andere besser verarbeitet werden. Magen und Darm bekommen Zeit, um verschiedene Stoffe in der jeweils passenden Weise mit unterschiedlichen Enzymen nacheinander zu verdauen (Obst). Die so bei der Verdauung eingesparte Energie nutzt der Körper bei der Entschlackung (Stoffwechsel), aber auch bei der Fettverbrennung und dem Abnehmen (Waage und Gewichtsverlust).

»*Ich hatte abgenommen, weil der Körper immer Gewicht verliert, wenn eine oder zwei Nahrungsgruppen aus der Ernährung weggelassen werden. Ganz einfach deshalb, weil der Körper weniger zu tun hat.*« (→Literaturhinweise »Fit for Life«, S. 153).

Die Trennkost unterteilt Essen in drei Gruppen: *1. Eiweiß* (Proteine) aus Fleisch, Fisch, Meeresfrüchten, Sauermilchprodukte, Milchprodukten unter 50 % Fett, Milch, Tofu und Sojaprodukte, Früchte, Nüsse und Eier. *2. Kohlenhydrate* aus Brot, Backwaren, Getreide, Nudeln, Reis, Kartoffeln, Zucker, Honig und Bananen. *3. Neutrale* Lebensmittel wie Gemüse, Salat, Pilze, Heidelbeeren, Melonen, Avocados, Erdnüsse, Fette und Öle (Olivenöl und Omega 3/6/9) sowie wenige Milchprodukte ab 60 % Fettanteil.

Veganer leben demnach Trennkost, weil sie Milchprodukte, Eier und Fleisch weglassen. Alle anderen müssen sich zumindest von dem Gedanken *trennen*, eine Mahlzeit müsste sowohl aus der einen als auch der anderen Gruppe bestehen. Wobei ja viele Lebensmittel sowohl Eiweiß als auch Kohlenhydrate enthalten. Eine Ambivalenz, die wir aus unserem Beziehungsalltag kennen, wo Ehen sowie auch *Trennungen* häufig auf gemischten Gefühlen basieren, die als *Kost* nur schwer verdaulich sind.

Trinken

> An Durst zu sterben, soll recht unangenehm sein.
> Der Körper meldet sich mit Trockenheit in der Kehle,
> wenn er mehr Flüssigkeit benötigt.
> Dabei will er nicht genährt, sondern *gewässert* werden.
> Anstatt nach Flüssignahrung, lechzt er nach Wasser.
> Wie der trockene Blumentopf im Büro.
> Oder der Mensch nach Liebe.
> Und der Wissensdurstige nach der Quelle der Erkenntnis.

Älteren Menschen sagt man nach, dass sie am Ende ihrer Tage glatt vergessen zu trinken (Sterbefasten). Gern rät man jedem, gleich welchen Alters, ganz viel Wasser zu trinken, auch wenn man noch keinen Durst verspürt. Junge Leute, die noch zu 10 % mehr aus Wasser bestehen, trinken bereits so viel Limonade, Milch (Milchprodukte und Muttermilch), Energy-Drinks, Smoothies oder Protein-Shakes (Flüssignahrung und Saugen), dass für Wasser weder Zeit noch Platz scheint. Die leiden zwar keinen Durst, aber zunehmend an einer Zuckerüberdosis inklusive verfetteter Leber (Adipositas und Diabetes). Sie sind dann eher wie der berühmte »*Schluck Wasser in der Kurve*«.

Die einen raten, man müsste 2–3 Liter Wasser pro Tag trinken, die anderen empfehlen, immer erst auf den Durst zu warten (Körpergefühl). Hauptsache jedenfalls, wir verdursten nicht. Geschichten aus der Wüste, wo verwirrte Wanderer mit glasigem Blick auf Fata Morganas gnadenloser Schattenfreiheit und sengender Hitze verzweifelt am letzten Strohhalm saugen, hören sich nicht besonders verlockend an. An Durst zu sterben, soll eine der unangenehmsten Todesursachen sein. Schlimmer als Hunger (Hungertod). Die weltweit herrschende Wasserknappheit ist mithin eines der größten Probleme und Herausforderungen der Menschheit (Hungersnot und Fleischesser).

Wir bestehen zu fast ¾ aus Wasser. Bereits der Mangel von 5 % macht unserem Organismus zu schaffen (Wasserverlust und Waage). Wir müssen also für flüssigen Nachschub sorgen. Ist es draußen heiß oder sind wir ins Schwitzen geraten, umso mehr (Thermogenese). Unterlassen wir das Trinken, setzt die *Exsikkose* ein, das Austrocknen des Körpers. Wir *dehydrieren*. Das Blut wird zähflüssiger und salzhaltiger (Salz und Knabbereien). Weiten sich gar die Blutgefäße, weil es um uns herum warm ist, sinkt der Blutdruck, der Kreislauf versorgt das Gehirn nicht mehr ausreichend mit Blut, uns wird schwindelig, Schwächeanfall und Konzentrationsmangel drohen (Nervennahrung). Zusätzlich welken wir vor uns hin (Alter), zerknittern zusehends und vertrocknen. Die Nieren stellen ihre Funktion ein, es gibt nichts mehr zu pinkeln. Ein Nierenversagen führt zur Vergiftung des Körpers (Entgiftungskur und Detox-Diät). Nach 2–3 Tagen ohne Wasser, kann das tödlich enden (Suppenkasper und Tod).

Die regelmäßige Bewässerung steht deshalb auf jedem Ernährungsplan. Dafür stellt man sich die Karaffe Wasser oder die Kanne Kräutertee griffbereit. Auch in der Liebe erinnert man sich an wiederholtes Besprenkeln mit angenehmen Gefühlen. Für draußen den Gartensprenger, für daheim den Liebes-Sprinkler. Und wenn man sich dafür den Partner vor die Nase auf den Schreibtisch legen muss. Der daraufhin glaubt, einer Fata Morgana zu unterliegen – und durstig zum nächsten Bier greift (Alkohol).

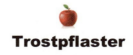

Trostpflaster

> Wir spenden uns und anderen Trost.
> Auf Schrammen klebt man Pflaster.
> Trost findet man überall.
> Zumindest in der Tüte Chips oder auf dem Grill
> (Soziale Grillgruppe).
> Gern auch im Partner oder in anderen Lieblingsmenschen.
> Die Suche nach Trost pflastert unseren Weg.
> Mögen wir dabei das Leben nicht zupflastern
> (Ersatzbefriedigung).

Tröstlich mutet es an zu hören, dass die Hoffnung stets zuletzt stirbt. Tröstende Worte, die einen hoffen lassen. Wenn das Heute schwierig ist, wird das Morgen schon ganz anders sein. Der Vergänglichkeit und Veränderlichkeit aller Dinge sei Dank. Wenn man enttäuscht oder traurig ist, oder beides zur selben Zeit, überlegen sich die anderen eine Überraschung für uns. Eine kleine Aufheiterung, die uns vom momentanen Leid abzulenken vermag (Ablenkung und Beschäftigung). Als Kinder bekamen wir ersatzweise einen »Trostpreis« überreicht, wenn eines der Geschwister Geburtstag feierte. Damit keiner mit leeren Händen dastand (Askese und Null-Diät). Besser ein Spatz in der Hand als ohne Taube auf dem Dach, oder so ähnlich. Zum Trost gab es auch immer etwas zum Lutschen (Süßigkeiten). An einer Tüte Eis oder an einem Riegel Schokolade (Nervennahrung und Dauerlutscher). War man hingefallen und hatte sich die Knie aufgeschürft, wurde einem auf die Wunde »Heile, heile Segen« gepustet (Spiritualität) und zur Wiedergutmachung Süßes in den Mund geschoben (Belohnung).

Das Ganze wird zur Gewohnheit, der man sich auch später kaum entziehen kann. War es im Büro mal wieder richtig ätzend, gibt es als Trostpflaster eine dicke Bratwurst am Imbiss und zu Hause noch überbackenen Toast (Abendbrot). Hat der Schwarm von letzter Nacht nicht angerufen, trösten wir uns mit einer Packung Toffifee. Klappt es mit der Erfüllung unserer Träume nicht, gibt es zumindest Kaffee und Kuchen satt (Kaffeeklatsch). Hat das Essen nicht geschmeckt, kann man immerhin den Nachtisch noch genießen (Zucker). War die Welt mal wieder ungerecht zu uns, gibt es zur tröstenden Abkühlung den dritten Prosecco auf Eis oder das fünfte frisch gezapfte Bier (Alkohol und Betäubung). Hauptsache, etwas zu essen oder zu trinken (Muttermilch).

Nach unglücklichen Lieben und Trennungen trösten sich Menschen gern mit Lückenbüßern, auch »Notnagel« genannt. Da müssen andere Leute als Trostpflaster herhalten. Die kann man zwar nicht essen, aber zumindest an ihnen herumlutschen (Küssen). Das beruhigt die Nerven und das Gemüt. Und klebt ein Pflaster der Zuneigung auf das blutende Herz (Befriedigung). Sollte der Notnagel nicht halten, was er verspricht, kann man notfalls wieder zur Tüte Chips greifen. Da greift man so lange hinein, bis nicht nur die Finger fettig sind (Bauch). Dass das ungesund ist, weiß man zwar, tröstet sich aber darüber hinweg, indem man sich hoffnungsvoll an den weisen Spruch erinnert: »*Das letzte Hemd hat keine Taschen*« (Tod und Aufessen). Und wer will schon mit einer noch vollen Tüte Chips im Grab liegen, sobald der letzte Sargnagel sitzt.

U

Überessen 389
Unterschiede 390
Unterzuckerung 391
Unverträglichkeit 392

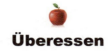

Überessen

> Wir können nicht aufhören, zu essen.
> Wir glauben, es schmeckt so gut.
> Wir denken, wir brauchen das (Essstörung).
> Ein Loch, das kein Halten kennt (Bulimie).
> Der Magen tut schon weh,
> die Ampel steht längst auf Rot,
> derweil wir durch die Absperrung brettern,
> die da heißt: »*Ich liebe mich selbst!*«

»Vielleicht ist dir schon mal aufgefallen, dass du dich nur an Junkfood und Süßigkeiten überisst, also eben an jenen Lebensmitteln, die am stärksten industriell verarbeitet sind. Oder hast du etwa schon mal vor einem Berg Bohnen oder Tomaten gesessen und konntest einfach nicht mehr aufhören? Vermutlich nicht. Es ist kaum möglich, sich an natürlichen Lebensmitteln zu überfressen [...]« (→Literaturhinweise »No Time To Eat«, S. 72 f.).

So viel wie möglich in uns hineinzuschaufeln, bis der Magen schmerzt, der Bauch den Gürtel sprengt, wir kaum noch Luft bekommen, derweil wir einer Kartoffel gleich im Sofa hängen (das arme Gemüse), gelingt uns nur mit »zubereiteten« Speisen, die irgendwelche Suchtstoffe und sonst nichts Gutes enthalten (Geschmacksverstärker und Zucker). Entweder ist es das Fleisch mit der Bratensauce, die Klöße unter der Mehlschwitze, die fetten Würstchen mit Kartoffelsalat, oder es sind die Tüte Chips, bis sie endlich leer ist, die Schokolade mit den Nüssen drin, die geballte Keksmannschaft aus der 500 g Familienpackung (Sucht, Proteine und Kaffeeklatsch).

Schuld ist die ausgelöste Vermeidung des körpereigenen Sättigungsgefühls. Das Gehirn wird ausgetrickst, wenn nicht zweierlei Rezeptoren aktiviert werden, nämlich die *Mechano-Rezeptoren* im Magen und die *Chemo-Rezeptoren* im Darm. Erst, wenn beide Empfänger Rückmeldung geben, hören wir auf, bevor wir platzen. Die Menge des Essens bewirkt die erste Meldung im Magen: *Wir sind voll!* (Volumetrics-Diät). Doch erst Vitamine und Mineralstoffe geben die zweite Meldung im Darm: *Voll befriedigt, herzlichen Dank auch, und stopp!* Fehlt es aber an diesen Nährstoffen, und das tut es bei Fast-Food, Junk-Food, Fertiggerichten, Süßigkeiten und Knabbereien, werden wir zum Nimmersatt. Voll unbefriedigt von dem, was wir essen, stopfen wir es weiter in uns hinein (Nährstoffmangel). Einzig *unbearbeitete*, frische, echte Lebensmittel gehen einher mit einem natürlichen Gefühl von Hunger und Sättigung. Deshalb ist das Clean Eating der beste Schutz gegen unnötige Völlerei. Ernähren wir uns *naturbelassen*, ist unser Organismus mit allen Makro- und Mikronährstoffen versorgt (Bio).

Aber nicht allein der Körper ruft, sondern genauso unser Herz. Ein berühmtes »Suchtmittel« bleibt die Liebe, die wir im Essen vermuten: Muttis Schinkenbrot war schon immer das Beste. Das liebe Kind isst auf (Aufessen und Belohnung). Wenn wir essen, kümmert sich jemand um uns. Wer viel isst, wird viel geliebt (Muttermilch). Doch anscheinend wird dieses Loch des ewigen Mangels nur gefüllt, wenn wir uns *über* alle Maßen lieben und dabei wirklich nahrhaft *essen* (Selbstliebe und Kochen). Und genau davon dürfen wir allesamt nie genug bekommen (Zufriedenheit und Liebesmahl).

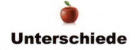

Unterschiede

> Die Kalorienzufuhr sollte mit
> dem Kalorienverbrauch identisch sein,
> und dabei unsere Nahrung
> ausreichend Nährstoffe liefern.
> Damit geht es uns allen gleich. Der Rest ist individuell.
> Der eine reagiert dort gereizt,
> der andere woanders überfettet.
> Zum Wohlfühlen müssen wir uns also kennenlernen.

Gleich und gleich gesellt sich gern (Liebe). Oder Unterschiede ziehen sich an – und *aus* (Sex). Und beide ergänzen sich meist vortrefflich (Dream-Team).

»Passend dazu hörte ich von der 'Oliventheorie', dass sich ein perfektes Pärchen dadurch zeigt, wenn der eine Oliven mag und der andere nicht (aus der amerikanischen TV-Serie 'How I Met Your Mother'). Das darf ich bestätigen: Ich esse sehr gern Oliven!« (→Literaturhinweise »Würfel Liebe A bis Z«, S. 170).

Jedenfalls wurde wissenschaftlich festgestellt, dass alle Menschen *individuell* auf ihre Nahrung reagieren (Stoffwechsel). Keiner ist wie der andere.

»Am wichtigsten ist indes die Erkenntnis, dass es wohl keine allgemeingültige Ernährungsregel gibt, die bei allen Menschen gleichermaßen der Gesundheit, dem Gewicht und dem Vorbeugen von Krankheiten förderlich ist.« (→Literaturhinweise »Die letzte Diät«, S. 67).

Besonders Blutzuckerspiegel und Insulinspiegel reagieren auf identische Lebensmittel bei jedem von uns verschieden (Glyx-Diät und Blutzucker-Diät). Der eine bekommt schon von einer Scheibe Weißbrot einen »Zuckerschock« (Diabetes und Betäubung). Die andere schlemmt sich durch den gesamten Vorrat an Süßigkeiten und hat trotzdem weder Karies noch Krebs (Krebs-Diät). Für jeden von uns ist also nicht dasselbe Nahrungsmittel »richtig« oder »falsch« (Orthorexie). Grund dafür sind neben der Darmflora die metabolischen Vorgänge (Stoffwechsel-Diät und Metabolic-Diät).

Glücklicherweise ist unser Körper mit einer großen Flexibilität ausgestattet, sich von unterschiedlichsten Dingen ernähren zu können (Allesfresser). Wichtig ist nur, dass wir alle auf eine ausreichende Zufuhr von Nährstoffen achten, und diese bei uns auch ankommt (Magen, Darm und Nährstoffmangel). Deshalb wird empfohlen, weitestgehend auf industriell verarbeitete Nahrung zu verzichten (Fertiggerichte, Dosenfutter und Junk-Food). Ebenfalls sollte bei allen gleich die Kalorienaufnahme mit dem -verbrauch korrespondieren, um unser Gewicht halten zu können (Bewegung und Sport). Wer wenig verbrennt, benötigt eine geringere Energiezufuhr (Kalorien). Das Zuviel landet sofort in unseren Fettdepots (Hüftgold und Rettungsringe). Das aber wäre nur dann ein Problem, wenn wir zu unserer individuellen Körper-Polsterung nicht stehen und uns damit auch nicht wirklich wohlfühlen (Selbstliebe und Traumfigur).

»Wenn alle dick wären, würde unser Denken es weniger verurteilen. Unser Denken verurteilt die Individualität, es will so sein wie alle anderen.« (→Literaturhinweise »Reklamationen beim Universum«, S. 73).

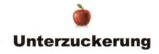
Unterzuckerung

Hypoglykämie,
ein abnormal niedriger Blutzuckerspiegel.
Im Gegensatz zur Hyperglykämie,
der Überzuckerung,
einem abnormal erhöhten Blutzuckerspiegel (Diabetes).
Im Sprachgebrauch des alltäglichen Beziehungslebens
bedeutet Unterzuckerung ein *emotionaler Mangel*
an Zuwendung, meist zusammengesetzt aus fehlender
Liebe, Aufmerksamkeit und Zärtlichkeit.

Emotionale Unterzuckerung gilt als Schrei nach Liebe. Es fehlen Aufmerksamkeiten allerlei Art (Hungerhaken und Mangelerscheinungen). Weder sind wir fürsorglich mit uns selbst (Selbstliebe), noch streichelt der Richtige uns liebevoll über den Kopf (Liebeskummer). Wir fühlen uns leer, unausgefüllt, unzufrieden, gelangweilt, enttäuscht, ungerecht behandelt, einsam, alleingelassen von der ganzen Welt. Wenn nicht bald jemand kommt, der uns sagt, wie wundervoll und liebenswert wir sind, ist Land unter (Hungersnot). Diesem Gefühl der Unzulänglichkeit – der eigenen Person gegenüber oder dem Leben an sich – ist am leichtesten durch Nahrungszufuhr beizukommen. Als Belohnung, dass wir überhaupt mitmachen, gibt es etwas zu essen, und zwar gern süß, salzig und/oder fettig (Naschen, Nervennahrung und Betthupferl).

Sobald wir uns mit Kohlenhydraten (Zucker) versorgt sehen, steigt der Blutzucker angenehm in die Höhe, wir fühlen uns pudelwohl. Aber nur, solange wir es im Eifer des Gefechts nicht übertreiben (Insulinspiegel). Der gezuckerte Wohlfühlmoment hält eine Weile, um dann im rasanten Fall, dem Blutzuckerspiegel gleich, abzustürzen. Es folgt die körperliche Unterzuckerung, die wiederum häufig zu Lieblosigkeiten uns und anderen gegenüber führt. Wir werden nervös bis unausstehlich. Wer kann schön freundlich sein, wenn ihm der Magen in den Kniekehlen hängt (Hunger) und der Körper nach Nachschub schreit (Süßigkeiten und Knabbereien). Selten, dass man da noch ein süßes Wörtchen für den Partner übrighat (Futterneid).

Eine körperliche Unterzuckerung (*Hypoglykämie*) wird ausgelöst, sobald unser Organismus mehr Glukose verbraucht, als er im Blut vorrätig hält. Meist handelt es sich um physische Störungen (Stoffwechsel, Hormone und Unverträglichkeit), die zu Symptomen führen, die wir auch von alltäglichen Geisteszuständen kennen, wenn unser Gefühlshaushalt in Unordnung gerät. Schneller Puls, kalter Schweiß, blasse Gesichtsfarbe, Kopfschmerzen, seltsame Gelüste (Heißhungerattacke), Zittern und weiche Knie, Unruhe, Nervosität, Angst, Konzentrationsschwäche oder Verwirrtheit (Psycho-Diät). Deshalb gibt es Leute, die immer Nüsse im Handschuhfach parat halten, um sie notfalls einzuschmeißen, oder stets den Schokoriegel in der Handtasche deponieren – für alle Fälle (Meal Prep). Oft lässt sich ja kaum unterscheiden, ob man nun rein körperlich unterzuckert ist oder ob eher die persönliche Gemütslage aus dem Takt geraten ist (Biorhythmus). Entweder greifen wir also zum Traubenzucker, der schnell ins Blut geht, oder besser doch nach der Liebe, die uns direkt im Herzen nährt.

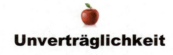

Unverträglichkeit

> Im Unterschied zur Allergie (Überreaktion des Immunsystems)
> beruht eine Lebensmittelunverträglichkeit
> auf einem Enzym-Mangel oder einer Fehlfunktion
> bzw. einem gestörten Abtransport im Darm.
> Wahlweise verträgt der Körper folgende Dinge nicht:
> Gluten, Weizen, Milchzucker (Laktose),
> Fruktose (Fruchtzucker), Saccharoset oder Sorbit.
> Dem einen bekommt das Essen nicht,
> dem anderen weder das Leben noch die Liebe.

Hat man keine Unverträglichkeit gegenüber Lebensmitteln, glaubt zumindest keine zu haben, hat man sie in der Liebe allemal. Das gehört zum Leben dazu – wie das Amen in der Kirche, die Butter aufs Brot, die Pommes zur Bratwurst. Irgendetwas ist immer. Mal passt einem das eine, dann wieder das andere nicht. Und sei es auch nur eine klitzekleine Kleinigkeit, wie zum Beispiel der verbrannte Toast oder der ewig kalte Kaffee zum Frühstück. Das wird weder gutgeheißen noch geduldet (Intoleranz).

Neben mentalen und emotionalen Empfindlichkeiten ist auch auf physischer Ebene nicht jeder mit einem robusten Magen oder einem widerstandsfähigen Körper gesegnet. Unser Organismus wird nicht alles reaktionslos schlucken, aber auch nicht alles schadlos verdauen, was man ihm zuzumuten gedenkt (Verdauung, Magen und Darm). Das ist auch gut so. Denn unsere jeweilige Reaktion auf eine Speise leitet uns individuell zugeschnitten durch ein reichhaltiges Angebot der Nahrungsaufnahme.

»Also: höre auf deinen Körper. Wie sehr es dich auch nach einem bestimmten Lebensmittel verlangt ..., wenn es dir anschließend schlecht bekommt, ganz gleich in welcher Form [...] (Schmerz, Brechreiz, Sauerstoffmangel, Panikattacke usw. ...), dann fordert dich etwas in dir dazu auf, es anzupassen, es zu ändern. Iss dieses spezifische Lebensmittel vorläufig nicht mehr oder nur in begrenzter Menge, je nachdem wie 'ernst' die Situation ist. [...] Gebrauche immer deinen gesunden Menschenverstand.« (→Literaturhinweise »Das Füllhorn«, S. 28).

Zurzeit sind übrigens diverse Unverträglichkeiten im Angebot: Gluten (Zöliakie und Getreide), Weizen (Weizenwampe), Milcheiweiß (Allergie), Milchzucker (Laktose und Milchprodukte), Histamin (Alkohol und Sauerkraut-Diät), Fructose (Fruchtzucker), Saccharose (Zucker und Industriezucker) sowie Sorbit (Zuckeraustauschstoffe). Die Gefahr lauert überall. Untersucht wird das Ganze beim Doktor im Wege von Haut-, Atem- oder Haartest, Stuhlprobe oder Blutentnahme (Blutzucker-Diät).

Natürlich reagiert auch die Lebensmittelindustrie auf die gestiegene Nachfrage. Entsprechend wurde eine breite Produktpalette entwickelt – von kalorienarm bis vorgekaut (Diät-Produkte). Der eine hätte es gern Gluten-, der andere Laktose-frei. Für jeden ist etwas dabei. Verspürte man bisher keine Unverträglichkeit, ist es spätestens beim Durchlesen der neuen Packungsbeilagen so weit (Geschmacksverstärker). Allzu viele künstliche Zusätze führen garantiert zu einer Überreaktion, und sei es auch nur gegenüber dem Partner, wenn der beim Einkaufen wieder das Falsche einpackt (Liebe).

V

Veganer	394
Vegetarier	395
Verbot	396
Verdauung	397
Verstopfung	398
Verzicht	399
Vitamine	400
Völlerei	401
Vollkorn	402
Vollwertkost	403
Volumetrics-Diät	404
Vorratskammer	405

Veganer

> Im Veganismus dienen Pflanzen als einzige Nahrungsquelle.
> Im Gegensatz zum Allesfresser (Fleischesser),
> aber auch zum Vegetarier, der zumindest keine Tiere tötet,
> verspeist der Veganer kein einziges tierisches Produkt.
> Er lässt Tiere einfach in Ruhe und
> leiert ihnen weder Eier noch Milchprodukte aus den Rippen.
> Dafür labt er sich am Busen von Mutter Natur (Bio).

Vegan ist sozusagen das neue Bio. Geschätzt leben 0,1–1,1 % der Deutschen als Veganer (→Online-Tipps »ProVeg International«). Der große Rest besteht vorrangig aus Allesfressern, die grundsätzlich dem Tier an die Gurgel gehen (Fleischesser und Mischkost). Den wenigen Veganern folgen noch mit 10 % die Vegetarier, die zwar tierische Produkte essen, aber hierfür keine Lebewesen töten. Daneben gibt es die noch konsequenteren Frutarier, die sogar so weit gehen, den Bienen nicht ihren Honig zu stibitzen, und darauf warten, dass Äpfel freiwillig vom Baum fallen.

Seit dem Dokumentarfilm »The Game Changers« aus dem Jahr 2018 haben sich die Anhänger veganer Ernährung sicherlich gemehrt (→Online-Tipps »The Game Changers«), demnach man tatsächlich fit und gesund, wenn nicht sogar fitter und gesünder durchs Leben schreitet, wenn man an tierischen Nahrungsmitteln spart.

»Eine ausgewogene pflanzliche Ernährung versorgt den Körper mit hochwertigen Eiweißen, die vom Körper sogar besser verwertet werden können als die der fleischlichen Alternative.« (→Literaturhinweise »Die Vegan Bibel«, S. 8 f.).

Der Veganer ernährt sich also nur von Produkten, die pflanzlicher Herkunft sind (*Getreide, Obst, Gemüse, Soja, Saaten und Nüsse*). Er meidet in seinem Alltag auch sonst die *Ausbeutung* von Tieren, verzichtet auf Lederschuhe oder Ledertaschen, trägt keine Wollprodukte und deckt sich nicht mit Daunendecken zu (Schlaf). Die Motivation seiner Ernährungsweise begründet sich in der Lebenseinstellung, sich auf dieser Welt nicht auf Kosten anderer Lebewesen durchzuschlagen. Es ist ein Akt der Nächstenliebe, dass der Veganer derart Rücksicht auf andere nimmt (Achtsamkeit und Liebesmahl).

Wenn sich diese gewaltfreie Einstellung auch auf alles Zwischenmenschliche erstreckt, wird die Liebe auf unserer Erde gut gedeihen (Gewichtsverlust). Je mehr Menschen mitmachen, umso freundlicher geht es in unseren Beziehungen zu. Die Liebe zu Tieren wird vielleicht nicht jedem schmecken, doch wir müssen einfach dafür sorgen, dass die Leute aus der Lebensmittelindustrie neue Aufgaben bekommen. Sie könnten zum Beispiel Smoothies oder Superfood verkaufen, Fitnesstrainer werden (Sport und Fitness) oder aktiv in die Ernährungsberatung einsteigen (Gesundheit und Diätetik).

Wie in jeder Liebesbeziehung muss der Einzelne sich erst einmal umorientieren, neue Wege der Kommunikation und des Essverhaltens kennenlernen, unbekannte Dinge ausprobieren (Kochen und Sex), sich neue Gewohnheiten zulegen und üben, auch sich selbst mehr in Ruhe zu lassen (Selbstliebe und Verzicht). Ob man dabei, vielen Tieren gleich, andere Lebewesen frisst und ihnen somit zu ewigem Dank verpflichtet ist oder eher aus dem friedlichen Büfett der Pflanzenwelt wählt, ist und bleibt wohl wie immer reine Geschmackssache (Unverträglichkeit und Intoleranz).

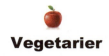

Vegetarier

> Der Vegetarier verzichtet darauf, Tiere zu töten.
> Weder tut er es, noch lässt er es andere für sich tun.
> Auch, wenn er Hunger hat.
> Anstatt sich von getöteten Tieren zu ernähren, greift er zu pflanzlichen Produkten. Anders als der Veganer, erfreut er sich jedoch weiterhin an Dingen, die von Tieren stammen, sofern sie nicht *extra* ihr Leben lassen mussten.
> Er erlaubt sich also Eier, Milch, Milchprodukte und Honig.
> Und trägt wohl auch mal Lederschuhe und Ledertasche.

Als Vegetarier war man lange Zeit als Latschenträger, Körnerfresser (Makrobiotik) oder »Weichei« verschrien. Nur Fleischesser galten als echte Männer. Stur wurde behauptet, wir alle ernährten uns schon seit jeher fast ausschließlich von Fleisch (Steinzeitmensch). Alles andere sei Gefühlsduselei (Gemüse und Obst). So die gängigen Vorurteile (Intoleranz und Konzepte). Wahrscheinlich wissen es die Menschen einfach nicht besser, können es sich zumindest nicht vorstellen, wie unangenehm es ist, das eigene Leben zu lassen (Tod), nur weil andere Leute gerne in unsere Brust, Lenden oder Haxen beißen (Sex). Entsprechend sagt auch Paul McCartney (*1942):

»Wenn Schlachthäuser Wände aus Glas hätten, wären alle Menschen Vegetarier.« (→Online-Tipps »Paul McCarney – Glass Walls«).

Veganer, Frutarier und viele andere Ernährungskünstler stimmen dem Vegetarier zu, dass man auch ohne Ausbeutung der Tierwelt bestens überleben kann, und zwar äußerst schmackhaft und köstlich (Breatharian-Diät und Fit-for-Life-Diät).

»*Der Veganismus ist eine soziale Gerechtigkeitsbewegung, um sozusagen anwaltschaftlich jenen Tieren Gehör zu verschaffen, die ansonsten in unserer Gesellschaft weitestgehend ungehört bleiben.*« (→Literaturhinweise »Vegan ist Unsinn!«, S. 17 f.).

Der Verzicht auf Fleisch scheint allerdings nicht einfach zu sein, weshalb hierzulande immer noch die *Mischkost* propagiert wird. Gemischt werden also entweder schlechtes Gewissen mit guten Argumenten für Ernährung und Gesundheit (Nährstoffmangel und Mangelerscheinungen). Oder schlechte Argumente (Proteine und Aminosäuren) mit gutem Gewissen, demnach die Tiere wenigstens fröhlich und freilaufend aufwachsen sollen, bevor man sie zum Schlachthof führt (Bio und Tod).

Vegetarismus ist jedenfalls gesellschaftsfähig geworden. Heutzutage gelten extra eingeschobene »Veggie-Days« als besonders angesagt (Mode). Schon formieren sich diverse Unterformen. So essen die *Ovo-Vegetarier* zwar keine tierischen Produkte wie Fleisch, Fisch oder Milchprodukte, dafür aber Eier (Eier-Diät). Die *Lacto-Vegetarier* keine Eier, dafür aber Milchprodukte. Die *Ovo-Lacto-Vegetarier* ... na, wer weiß es? Genau! Eier *und* Milchprodukte. *Pescetarier* sind zwar Vegetarier, essen aber Fisch. Wahrscheinlich braucht es für sie zwei bis mehr Beine, um als Tier durchzugehen. Der *Flexitarier* wiederum gilt als Gelegenheitsvegetarier, er achtet dabei auf Qualität (Bio). Und der *Freeganer* isst alles, es muss nur selbst angebaut, geschenkt, gefunden oder von anderen weggeworfen worden sein (Selbstversorger und Freiheit).

Verbot

Alternative zum freiwilligen Verzicht.
Wenn es mit der Mäßigung nicht klappen will (Handvoll),
wird einem die Entscheidung abgenommen
(Mono-Diät und Militär-Diät).
Kann befreiend sein,
aber auch eine einzige Tortur (Freiheit).
Verbote leben davon,
dass sie eingehalten werden (Diät).
Ausnahmen bestätigen die Regel (Cheat-Day).

»Gar nicht erst mit etwas anzufangen, ist leichter, als damit zur rechten Zeit aufzuhören. Das kennen wir von allem, was Sucht erzeugt, vom Rauchen bis zum übermäßigen Essen.« (→Literaturhinweise »Die Anti-Aging Revolution«, S. 65).

Kindern verbietet man Süßigkeiten und Schokolade, den Erwachsenen Diabetes und Fettleibigkeit (Krankheit). Wo kämen wir da hin, wenn jeder machen würde, was er will (Gruppenzwang und Bewertung). Die Soziale Grillgruppe hat gewisse Vorstellungen, was zu Glück führt und was nicht, und zwar für einen selbst und für andere, und stellt entsprechende Regeln auf (Gesellschaft). Wer sich nicht daran hält, wird bestraft (Diät). Und ohne Abendbrot ins Bett geschickt (Dinner Cancelling).

Verboten sind insbesondere Adipositas und Problemzonen, Völlerei und Überessen. Der Mensch möge schlank und beweglich bleiben (Gesundheit, Fitness und Verzicht). Verboten sind ungesunde Lebensmittel wie Junk-Food, Fertiggerichte, Dosenfutter und Tiefkühlkost. Und auch alles andere, was landläufig als Spaß (miss)verstanden wird (Alkohol, Zucker, Salz, Knabbereien, Rauchen und Drogen). Da hört der Spaß auf, bevorzugt wenn man krank davon wird (Medizin).

Das Problem am Verbot ist leider, dass alles Verbotene besonders erstrebenswert und wohlschmeckend scheint (Wahrnehmungsstörung). Deshalb klappen auch Mono-Diäten nicht, weil man spätestens nach einer Woche genau darauf Heißhunger verspürt, was man alles nicht essen sollte (Cheat-Day und Fastenbrechen). Genauso Crash-Diäten, die von 100 auf 0 abbremsen, um alles von der Speisekarte zu streichen, was jemals schmackhaft war, sind selten von Erfolg gekrönt. Der Diätist zählt nur noch die Tage, bis er wieder enthemmt zuschlagen kann (Jo-Jo-Effekt).

»In dem Moment, in dem Sie sich sagen, ich muß die Menge reduzieren oder aufpassen, was ich esse, opfern Sie etwas. Sie empfinden einen Verlust. Und Essen wird damit nicht weniger wertvoll, sondern ganz im Gegenteil – es wird zehnmal wertvoller. [...] Früher oder später bricht der Widerstand zusammen, und man stopft wieder alles wahllos in sich hinein.« (→Literaturhinweise »Endlich Wunschgewicht!«, S. 29 f.).

Das Gegenteil von Verbot ist *Erlaubnis*. Nur so entsteht Raum und wir finden all jene Speisen, die uns guttun und positiv nähren werden (Nahrung und Intuitives Essen).

»Der Zustand des *reinen Zulassens* scheint der Zustand zu sein, in dem sich am meisten positiver Wandel ereignen kann.« (→Literaturhinweise »Heilung im Licht«, S. 214.)

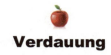

Verdauung

> Die Nahrung, die wir aufnehmen,
> wird verdaut, d. h. mechanisch zerkleinert.
> Sie gelangt vom Mund (Speichel, Kauen, Saugen)
> über den Magen in den Darm.
> Der Körper zieht sich Nährstoffe aus dem Essen,
> mal mehr, mal weniger effektiv
> (Vitamine und Mineralstoffe).
> Fleisch wird langsam verdaut, Pflanzenkost umso leichter
> (Ballaststoffe und Sättigung).

Für die ersten Male »*Kacki*« wird man (wenn man Glück hat) noch gelobt. Allerdings gibt sich das mit den Jahren. Selten, dass im fortgeschrittenen Alter zugeteilte Partner vor der Klotür stehen, um rechtzeitig lobende Worte der Anerkennung und ausreichend Wischpapier zu reichen. Meist kann man darauf verzichten, manchmal aber auch nicht, falls unsere Psyche in der sog. »Analphase« steckengeblieben ist. Und auch sonst bleibt das eine oder andere gern mal stecken. Nur, wenn alles gut läuft, emotional und körperlich, und man das Richtige richtig zu essen weiß, flutscht es vom Anfang bis zum Ende. Sonst sprechen wir von Verstopfung (Hamsterbacken und Vorratskammer).

Bereits im Mund kommt es mit viel *Spucke* (*Enzyme*) zur ersten Verdauung, und zwar von fettigen sowie von stärkehaltigen Lebensmitteln (Kohlenhydrate). Deshalb wird gründliches Kauen empfohlen (Essverhalten und Ablenkung). Wir schlucken und schon geht es die Speiseröhre runter in den Magen, wo *Magensäure* beginnt Eiweiße (Proteine) zu spalten und Fette zu zerlegen. Weiter rutscht der Essensbrei in den Dünndarm (Darm), wo nun *Verdauungssäfte* der Bauchspeicheldrüse die Kohlenhydrate und die Stärke aufspalten sowie *Gallenflüssigkeit* die Fette verarbeitet. Wenn einem etwas schwer im Magen liegt, kommt einem auch schon mal die Galle hoch, häufig gepaart mit Blähungen und Völlegefühl (Dream-Team). Es werden dabei alle Nährstoffe absorbiert. Nur der unverdauliche Rest gelangt in den Dickdarm. Dort wird der Masse die restliche Flüssigkeit entzogen und als »Stuhlgang« ausgeschieden.

Jede Art von Nahrung bleibt verschieden lang (leicht bis schwer verdaulich) im Verdauungstrakt. Am leichtesten geht es mit Obst, Gemüse und Eiern (2–4 h). Dann wird es schon schwerer: Hülsenfrüchte 15 h, Nüsse und Samen 18–24 h, Fisch 20 h und Fleisch 24–72 h. Eventuell könnte die Reihenfolge der Lebensmittel, die wir unserem Körper zuführen, eine Rolle spielen, denn Eiweiß, Kohlenhydrate und Fette werden mit unterschiedlichen Säften verwertet (Fleischesser, Trennkost-Diät und Montignac-Methode). Auch deshalb wird empfohlen, leicht verdauliches Obst zuerst und nur auf leeren Magen zu essen, damit nicht gerade ein anderer langwieriger Zersetzungsprozess läuft, derweil das Obst warten und vor sich hin rotten muss. Möchte man Früchte trotzdem als Nachtisch genießen, dann am besten in gedünsteter, sprich bereits vorbereiteter Form. Im Übrigen regen alle Ballaststoffe aus Gemüse, Obst, Hülsenfrüchten und Getreide (Vollkorn) die Verdauung an. Also ganz ähnlich wie in der Liebe und in jeder Beziehung, wo uns der *alltägliche Ballast* ordentlich auf Trab hält.

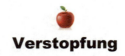

Verstopfung

> Mangelnde Durchlässigkeit körperlicher sowie geistiger Natur.
> Der Stuhlgang will nicht klappen (Verdauung)
> oder Gefühle und Konzepte bremsen uns aus (Motivation).
> Beides mindert unsere Lebensqualität (Gesundheit).
> Gegen Verstopfungen jeglicher Art helfen
> Flexibilität und Beweglichkeit, in Magen und Darm
> genauso wie im Herzen und Kopf (Konzepte und Bewertung).

»Übrigens: Lesematerial auf der Toilette ist nicht nur ein sicheres Zeichen von Verstopfung, wie einige behaupten: Wer hat schon Zeit zum Lesen, wenn alles flutscht? Sondern es dient gleichermaßen der Besinnung. Wo sonst lässt es sich so gut sinnieren, wenn nicht auf dem WC, dem stillen Örtchen (Arbeitszimmer). Da hat man seine Ruhe, bestenfalls sogar vor sich selbst (Erwartungshaltung).« (→Literaturhinweise »Würfel Liebe A bis Z«, S. 320).

Verstopfungen haben diverse Ursachen. Entweder essen wir das Falsche, können es nicht verdauen und schwer wieder ausscheiden, oder wir sind emotional und geistig gehemmt, lassen nichts von uns an die Außenwelt und geben uns verschlossen. Beides hat unschöne Folgen, die man mit einer gesunden, frischen und wohltuenden Ernährung sowie liebender und wertschätzender Nährung für Körper und Geist beheben oder gleich vermeiden kann (Entspannung, Entgiftungskur und Clean Eating).

Weniger Druck kann bereits entlastend wirken (Verbote und Leistungsdruck), gleichermaßen Großzügigkeit und Frohsinn zu mehr Durchlässigkeit und Beweglichkeit in Darm und Kopf führen (Fitness und Bewegung). Bevorzugt Ballaststoffe aus Gemüse und Obst sind bekannt dafür, gegen Verstopfung zu helfen und die Verdauung anzuregen (Vollwertkost). So wie auch Gefühle von Liebe und Glück dem Leben Sinn und Leichtigkeit verleihen und uns im Austausch mit der Welt fließender werden lassen.

Es gibt Menschen, die kämpfen auf der Toilette für Stunden mit ihrem Stuhlgang (Militär-Diät). Das kann organische Gründe haben, mit denen man zum Arzt gehen sollte (Medizin). Oder es könnte auch von der Einnahme sogenannter Sättigungskapseln herrühren, die einem die Muskeln von Magen und Darm verschließen, wenn man nicht genug Wasser trinkt (Appetitzügler und Sättigung). Alternativ kann es sich aber auch um rein psychisch begründete Umstände handeln, die einem das Loslassen auf emotionaler sowie auf körperlicher Ebene erschweren (Hamsterbacken).

Besonders Angst- und Stresssituationen sind dazu geeignet, den Körper vom Ausscheiden Abstand nehmen zu lassen (Stressbewältigung und Psycho-Diät). Wer sich auf der Flucht oder im Kampf wähnt, denkt weder an Nahrungsaufnahme noch an Entleerung. Selten hat man Zeit, sich hinters Gebüsch zu hocken, während man mit Schreckgespenstern ringt. Genauso wenig denkt man bei all den Alltagssorgen an Sex und Liebemachen. Dafür mangelt es einem einfach an Kapazitäten (Unterzuckerung).

Derweil ständige Verstopfung zu Depressionen führen kann. Ein Grund mehr, um hier *großflächiges Verlieben* zu empfehlen (Liebe und Geselligkeit). Denn die berühmten »Schmetterlinge im Bauch« haben schon seit jeher für Bewegung auf ganzer Linie gesorgt (Bauchgefühl und Selbstliebe). Damit es endlich wieder flutscht!

Verzicht

> Abstinenz, Enthaltsamkeit,
> Zurücktreten, Loslassen.
> Anscheinend muss man immer auf etwas verzichten.
> Bei ungesundem Essen auf ein frisches Erscheinungsbild.
> Beim Dünnsein auf die Schlemmerei.
> Bei Kohlenhydraten auf Proteine oder
> bei Fett auf Zucker (Trennkost-Diät).
> Doch wer will schon freiwillig verzichten?
> Vielleicht reimt sich *Verzicht* nicht umsonst auf *nicht*.

Portionieren oder Rationieren scheint – zumindest heutzutage – weder selbstverständlich noch besonders *in* zu sein (Handvoll und Mäßigung). Was zu Kriegszeiten oder in anderen Momenten der Lebensmittelknappheit gang und gäbe ist, wird im Falle von Wohlstand und Überschuss als knauserig, wenig locker und fast schon uncool angesehen (Hamsterbacken und Geselligkeit).

Die Aufforderung zu Verzicht hört sich schnell mal nach *Verbot* an (Askese und Fasten). Und schon löst es bei Menschen automatisch den berühmten Reflex der Heißhungerattacke aus. Was verboten ist, scheint umso dringlicher erwünscht (Alkohol, Rauchen und Süßigkeiten). Ob das mit Sucht zu tun hat, gilt es im Einzelfall zu klären (Abhängigkeit). Vielleicht ist es aber auch einfach nur der tiefe Wunsch nach Freiheit und Selbstbestimmung (Selbstliebe). Mutet also Verzicht wie Zwang an und Zwang wie ein Verbot, führt das meist zum Gegenteil von dem, was wir uns gewünscht und vorgenommen hatten (Diät und Ernährungsplan).

»*Ob man die 'Sei glücklich!'-Paradoxie sich selbst vorschreibt oder von anderen auferlegt bekommt, spielt keine besondere Rolle. […] der Versuch, eine Erektion oder einen Orgasmus durch Willensanstrengung herbeizuführen, und der genau das unmöglich macht, worauf er abzielt; einzuschlafen, weil man unbedingt einschlafen will; oder die Unmöglichkeit, zu lieben, wo Liebe als Pflichtübung gefordert wird.*« (→Literaturhinweise »Anleitung zum Unglücklichsein«, S. 94 f.).

Viele Leute empfehlen, insbesondere wenn es um Intuitives Essen geht, unseren Fokus wegzunehmen von Essen und Diät (Achtsamkeit und Intuition), eben grundlegend weniger Energie in das Thema hineinzugeben. Auch sehr schön, aber genauso schwierig. Jeder kennt die Aufforderung: *Denken Sie ab jetzt auf keinen Fall an einen rosa Elefanten!* Dann mal Prost und gutes Gelingen, kann ich da nur wünschen. Denn prompt denken wir nur noch an *rosa* und *Elefant* (Traumfigur).

Bei mir hilft eher die Aufforderung: *Denk doch so viel du willst an Essen und Diät, aber noch viel mehr an all die anderen schönen Dinge, die du tun und lassen kannst* (Tagebuch). Ist die Freiwilligkeit der wesentliche Faktor der Bemühungen, bin ich sofort mit von der Partie (Freiheit). Jeder braucht Luft zum Atmen (Breatharian-Diät). Gönnen wir sie uns und anderen, könnte es glatt klappen mit dem freien Leben (Vegetarier und Veganer). Die Konsequenz hieße, Verzicht als Freiheit zu verstehen: freies Essen, freie Auswahl, freie Entscheidung (Karma-Diät). Und alle dürfen – freiwillig – mitmachen.

Vitamine

> Vitamine sind das A und O.
> Entsprechend wurden sie alphabetisch durchnummeriert,
> damit man keines vergisst und sie überall wiederfindet.
> »Denk an deine Vitamine!«,
> schallt es schon seit jeher durch jede gute Ehe.
> Die Ernährung wird streng beobachtet und durch ein
> ABC von Nahrungsergänzungsmitteln aufgepeppt.
> Bereits am Morgen fühlt man sich genötigt,
> den berühmten O-Saft zu trinken (Fruchtzucker).

Für den gesamten Stoffwechsel benötigt unser Körper Vitamine, kann sie aber nicht selbst herstellen. Wir müssen sie deshalb durch unsere Nahrung aufnehmen.

Unterschieden wird zwischen *fettlöslichen (speicherbaren)* sowie *wasserlöslichen (nicht speicherbaren)* Vitaminen. Bei der Aufnahme fettlöslicher Vitamine sollte man deshalb gute Fette hinzunehmen, also beispielsweise Olivenöl zur Karotte, um für eine bestmögliche Rendite zu sorgen (Antioxidantien und Verdauung). Bei den wasserlöslichen Vitaminen darf man die Lieferanten (Gemüse und Obst) nicht zu sehr quälen (Kochen), und auch nicht zu lange im Wasser herumschwimmen lassen. Sonst haben sich alle guten Stoffe bereits durch den Abfluss verabschiedet, bevor sie unseren Organismus erreichen konnten. Aus diesem Grund übrigens trinken Leute das Kochwasser, in dem sie vorher den Spargel bissfest gegart haben.

Auf der Webseite *www.oege.at* (→Online-Tipps »Österreichische Gesellschaft für Ernährung«) gibt es eine tolle Übersicht, welche Lebensmittel wir aus welchen Gründen der Gesundheit zu uns nehmen sollten, um alle nötigen Vitamine und Mineralstoffe zu erhalten. Nach entsprechender Lektüre ahnt man, weshalb man sich gut und ausgewogen ernähren möchte. Von der Infektabwehr und Stärkung des Immunsystems (Antioxidantien und Immun-Diät) bis hin zur Zellteilung und Zellerneuerung, der Bildung von Blut, Bindegewebe, Knochen, Zähnen, Muskeln und Nervenbahnen, sowie der Funktion des gesamten Stoffwechsels, ist alles mit dabei.

Ab jetzt gehören Produkte aus Vollkorn, Getreide, Hülsenfrüchten, Obst, Gemüse und Nüssen, aber auch Fleisch, Fisch, Eier und Milchprodukte zu unserem täglichen Brot (Ernährungsplan und Ernährungspyramide). Die 5 Portionen pro Tag an frischem Obst und/oder Gemüse, schonend zubereitet, sind ja sowieso schon Standard. Frischer Salat dazu, und schon wären unsere Ärzte und Apotheker glücklich (Krankheit und Medizin). Und hier die wichtigsten Vitamine von A bis Z:

1. *Fettlösliche, speicherbare Vitamine:*
   - Vitamin A (Retinol) • Vitamin D (sich täglich 15 Minuten der Sonne auszusetzen sollte schon ausreichen) • Vitamin E • Vitamin K • Vitamin L (L wie Liebe)
2. *Wasserlösliche, nicht speicherbare Vitamine:*
   - Vitamin B1 (Thiamin) • Vitamin B2 (Riboflavin) • Vitamin B3 (Niacin)
   - Vitamin B5 (Pantothensäure) • Vitamin B6 (Pyridoxin) • Vitamin B7 (Biotin)
   - Folat/Folsäure • Vitamin B12 (Cobalamin) • Vitamin C (Ascorbinsäure).

Völlerei

> Ohne Bremse
> fährt es sich ungehemmt.
> Weder sieht man das Stoppschild,
> noch die Wand, auf die man zurast.
> Nicht an sich halten,
> mit der Nahrungszufuhr nicht stoppen und
> die Ess-Bremse nicht betätigen können,
> führt zu enthemmter Schlemmerei
> (Überessen).

Völlerei war im alten Rom nicht nur gang und gäbe, sondern äußerst angesagt (Mode und Gesellschaft). Die Devise lautete: Wer's hat, der hat's. Überfluss und Völlerei galten in der römischen Oberschicht der Antike als Maß aller Dinge, weit entfernt von Mäßigung oder Askese (Handvoll). Man sieht sie vor sich, die reichen Römer, wie sie dekadent auf der Pritsche liegend sich die Trauben in den Mund füttern lassen (Obst) und den Kelch, gefüllt mit Nektar oder rotem Wein (Alkohol), über die Gesichter kippen. Sie sollen sogar Brechmittel genommen haben, um mehr Essen nachfüllen zu können. Sozusagen eine Art gesellschaftsfähiger Bulimie, die da gefeiert wurde (Fastenbrechen).

Ein Essens- und Trinkgelage auf hohem Niveau, so auch gesehen in dem Kinofilm »Das große Fressen« (Fressanfall). Ob man sich das tatsächlich antun möchte, ist die wiederkehrende Frage (Essverhalten und Essstörung). Es mutet an, als ob einem jeder Funke an Vernunft abhandengekommen ist (Gesundheit). Weder mag es der Körper, derart überladen und überfrachtet zu werden (Volumetrics-Diät), noch werden wir völlig abgefüllt fröhlich durch die Weltgeschichte herumhüpfen können. Jeglicher Leichtigkeit beraubt, hängen wir stattdessen maximal geschwächt und ausgebremst auf dem Sofa herum (Fernsehteller). Das Leben zieht an uns vorbei, während wir maximal nur noch einen ziehen lassen (Verdauung).

Heutzutage gilt Völlerei als ungesund (Fettleibigkeit, Adipositas und Diabetes). Sie wird aber auch sozial-kritisch strenger bewertet und nicht mehr unbesehen geduldet. Während überall Menschen mit Hungersnot, Wasserknappheit und anderen Wirren dieser Welt zu kämpfen haben, verschreiben wir uns der täglichen Maßlosigkeit – bis zur Bewusstlosigkeit (Betäubung). Um dem Einhalt zu gebieten, und das Über-die-Stränge-Schlagen auf ein lebenserhaltendes Maß einzubremsen (Oversize), gilt anstatt »Wer's hat, der hat's« nun Leichtigkeit und Balance als oberstes Gebot. Das nennt man »ausgewogene« Ernährung, die wir zu unserer Gewohnheit machen wollen. Völlerei gibt es dann nur noch in Sachen Glück, Gesundheit, Beweglichkeit, Fitness und Wohlfühlen.

Völlig entspannt rekelt man sich also auf der Liege herum, lässt sich Obst und Gemüse reichen (Fit-for-Life-Diät), wovon man gelegentlich nascht, derweil man an den Lippen der Liebsten nippt (Küssen), den Nektar ihrer lieblichen Worte trinkt, und die Fülle der Liebe(n) nebst Zuneigung genießt (Genuss und Liebesmahl). Wer da kein Römer sein möchte, ist entweder kein Feinschmecker, oder vielleicht doch eher ein Gallier, der heldenhaft um seine Freiheit kämpft (→Online-Tipps »Asterix der Gallier«).

Vollkorn

Voll ist nicht immer nur schön
(Völlerei und Überessen).
Als Volltrottel beschimpft zu werden, gilt als Beleidigung.
Bei Korn und Bier ist das anders.
Da mag man es, voll zu sein (Alkohol).
Das volle Korn ist keine halbe Sache.
Es bleibt alles dran, was dran gehört:
Ballaststoffe, Vitamine, Öle und Mineralstoffe
aus der Schale (Kleie) und dem Keimling.

Sei es Weizen, Roggen, Hafer, Hirse, Mais, Reis oder Gerste, alle Getreidesorten produzieren Körner, die ihnen von uns Menschen oben aus dem Grashalmkopf (Ähre oder Rispe) gedroschen werden. Jedes dieser Körner setzt sich zusammen aus drei Bestandteilen, nämlich 1. der äußeren Hülle bzw. Schale, Kleie genannt (Ballaststoffe), nebst weiterer Frucht- und Samenschalen (Vitamine und Mineralstoffe), 2. dem darunter liegenden kleinen Keimling (*Mikronährstoffe*) und 3. dem daneben liegenden, großen Mehlkörper bzw. Endosperm (Nährgewebe aus Stärke und Proteinen). Bleiben diese drei Hauptbestandteile erhalten, sprechen wir von »vollem Korn«, also dem Vollkorn. Die Körner sind voll der guten Eigenschaften, und wir voll des Lobes (Gesundheit und Verdauung).

Üblicherweise werden aber, durch modernes Mahlen und Schleifen, die Schale (die Kleie wird getrennt verwertet) und der Keimling entfernt. Dadurch wird das Korn haltbarer und leichter verwertbar gemacht (Lebensmittelindustrie). Wir sprechen von *raffiniertem* Weißmehl, wogegen Vollkorn wegen der Schale dunkler in der Farbe bleibt. Aus beidem, hell oder dunkel, werden Mehl, Flocken oder das ganze Korn verwendet sowie zum Verzehr geeignete Produkte wie Brot, Nudeln, Müsli, Brei usw. hergestellt.

Getreide liefert nicht nur Kohlenhydrate (Zucker und Kalorien), sondern enthält neben Eiweiß auch Gluten das (*klebrige*) Klebereiweiß (Unverträglichkeit und Zöliakie), weshalb wir besonders aus Weizenmehl so gut Brot, Kuchen und Gebäck backen können (Backkünste und Kaffeeklatsch). Aus Gerste, Hirse oder Hafer lassen sich eher Breispeisen zaubern. Ob wir dafür die dunkle oder die weiße Variante wählen, ist Geschmackssache. Die einen raten zum Vollkorn als super gesund und bissfest (Bio und Vollwertkost), die anderen raten gleich ganz davon ab (Weizenwampe und Gluten).

Um es in der Auswahl für den Kunden schwieriger zu machen, gibt es auch hier Schummelpackungen und irreführende Angaben (Diät-Produkte). Da werden Nudeln einfach dunkelbraun gefärbt, ein hoher Ballaststoffgehalt angegeben oder das Brot mit Samen und Körnern bestreut, um uns glauben zu lassen, wir hätten ein »gesundes« Vollkornprodukt erworben. Steht jedoch kein *Vollkorn* drauf, ist auch kein Vollkorn drin. Da helfen weder Bezeichnungen wie »Körnerecke« noch »Bauernknüppel«. Wie bei Langzeitpaaren, die sich nur noch »Liebling« nennen (Gewohnheit). Irgendwann entfaltet es nicht mehr die *volle* Wirkung (Liebe). Spätestens dann wird es wieder Zeit, zu echtem Vollkorn zu greifen und sich mit vollem Namen anzureden.

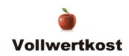

Vollwertkost

> Ein vollwertiges Mitglied der Gesellschaft zu sein,
> wird allgemein als erstrebenswert erachtet.
> Ob die Ernährung mit Vollwertkost
> dazugehört, gilt als umstritten.
> Viele meinen, es geht auch mit Junk-Food,
> Fast-Food, Fertiggerichten und Dosenfutter.
> Also das Gegenteil von frischer Vollwertkost
> aus Gemüse, Obst, Getreide und Hülsenfrüchten,
> am besten noch vom Bauern um die Ecke (Bio).

Dass Vollkorn zu Vollwertkost gehört, entnimmt man schon der Begrifflichkeit (Ballaststoffe und Getreide). Hinzu kommt als Basis eine Ausgewogenheit der Lebensmittelauswahl (Abwechslung), die verstärkt auf frisches, saisonales Gemüse und Obst setzt (Bio und Rohkost-Diät). Auch Hülsenfrüchte, Soja (Tofu) sowie gelegentlich Eier und Milchprodukte stehen auf dem Speiseplan. Doch auf tierische Produkte, besonders auf verarbeitete Fleisch-(Wurst-) und Fischwaren, wird weitestgehend verzichtet (Vegetarier und Veganer). Ebenso auf raffinierten Zucker (Zuckerfreiheit), raffiniertes Mehl (Vollkorn und Weizenwampe), künstliche Zusatzstoffe (Geschmacksverstärker) und alle anderen industriell hergestellten Erzeugnisse (Fertiggerichte, Instantsuppe und Dosenfutter). Stattdessen kommt das Essen möglichst unbehandelt und selbst zubereitet auf den Tisch (Kochen). Ökologischer Anbau, fairer Handel und naturbelassene Produkte, die unserem Körper und Organismus einen Mehrwert an Nährstoffen liefern. Nicht nur leere Kalorien, sondern voller Vitamine, Mineralstoffe, Mikronährstoffe und Spurenelemente.

Entsprechend lautet die Empfehlung für einen vollwertigen Ernährungsplan nach der sogenannten *Teller-Methode* wie folgt: Es bedecken den Teller zu 50 % Gemüse, 25 % Eiweiß (Proteine) und 25 % komplexe (*langkettige*) Kohlenhydrate, dazu maßvoll genossen gute Fette (Omega 3/6/9). So einfach ist das Ganze. Schon hat man sich vollwertig ernährt, und es schmeckt einfach nur köstlich (Genuss). Mehr braucht man nicht, um glücklich zu sein (Clean Eating).

Wären da nicht all die Leckereien, die es als ewige Verlockung im erweiterten Angebot gibt (Süßigkeiten und Knabbereien). Sie versprechen vielleicht keinen Vollwert, dafür aber ordentlich viel Völlerei (Überessen, Sättigung und Nährstoffmangel). Wer will da schon widerstehen (Cheat-Day). Das menschliche Dasein muss weder immer Sinn ergeben, noch ständig mit allen Werten des Anstands vertreten sein. Freude, Spaß und Erfüllung liegen ebenso im Unsinn verborgen, im Quatsch mit Sauce, sogar in der *Unvollständigkeit* des Geschehens (Konzepte und Bewertung).

So kann man tatsächlich ein vollwertiges Mitglied dieser Gesellschaft sein, dabei jedoch gleichzeitig Fünfe gerade sein lassen und die Vollwerternährung schon nach der Halbzeit sausen lassen (Fernsehteller), um aus voller Überzeugung und vollgefutterter Kehle zu kreischen: »Tor!« – gern auch zum wiederholten Mal für die Lieblingsmannschaft (Familie). Mehr Vollwert an Lebensqualität geht eigentlich nicht.

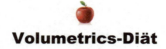

Volumetrics-Diät

> *Volumen* ist Rauminhalt aus Masse und Dichte.
> Je mehr Essen wir im Magen haben,
> umso satter fühlen wir uns (Sättigung).
> Isst man füllende Nahrung,
> die viel Flüssigkeit,
> aber wenig Kalorien enthält,
> nimmt man zwangsläufig ab (Energiedichte).
> Deshalb trinken manche Leute auch gern
> viel Wasser vor dem Essen (Trinken).

Die US-Ernährungsforscherin Barbara J. Rolls (*1945) hat sich das mit der Volumen-Diät ausgedacht. Hauptsache geringer Fettanteil, hoher Wassergehalt und reichlich Ballaststoffe = niedriger physiologischer Brennwert (Energiedichte). Schön viel Masse in den Körper einfüllen, dabei aber möglichst wenige Kalorien aufnehmen. Dadurch wird unserem Körper vorgegaukelt, ganz viel an Energie zu erhalten und auf etwaige Heißhungerattacken verzichten zu können (Fressanfall und Scheinfasten-Diät). Man isst Berge an wasserhaltigem Gemüse, Obst und Blattsalaten, fühlt sich daraufhin pappsatt und vergisst, die Kalorienbomben zu vernaschen. Dabei wird der Stoffwechsel überlistet, weil er sich aufgrund der Menge an Nahrung ordentlich anstrengt. Dazu trinkt man noch zusätzlich viel Wasser und hält die »Spülung« innerhalb des Organismus am Laufen (Trinken und Null-Diät).

Auch hier macht mal wieder die Auswahl an Lebensmitteln den Unterschied. Angestrebt wird eine Energiedichte von (1,25 bzw.) 125 kcal pro 100 g (523 kJ/100 g) oder weniger. Besonders wasserhaltige Lebensmittel vergrößern das Volumen und werden deshalb empfohlen. Dabei sind pro Tag 1200 bis 1300 kcal erlaubt. Auf dem Programm steht also alles, was ein großes Volumen hat und gleichzeitig kalorienarm ist. Damit entfällt ein minutiöses Kalorienzählen. Ganz weit vorne an der Front steht erst einmal die Salatgurke (Medizin), dicht gefolgt von Eisbergsalat, Tomate und Kohlrabi. Überhaupt sind Gemüse und Obst, eher von der weniger süßen Sorte (Fruchtzucker), wie immer die Spitzenreiter, auch bei der Volumetrics-Diät (Fit-for-Life-Diät). Das Ganze natürlich mit wenig bis ohne Zucker und Fett, ohne Süßigkeiten und Kaffeeklatsch (Zuckerfreiheit), ohne Nüsse und Knabbereien (Fette und Salz), ohne Weißmehlprodukte (Weizenwampe), ohne Fast-Food und Junk-Food (Askese und Verzicht). Also nur magere Milchprodukte, mageres Fleisch, magerer Fisch usw.

Gekocht werden vorrangig Suppen, weil sie so schön flüssig sind (Kohlsuppen-Diät). Karottensuppe, Kürbissuppe, Brokkolisuppe, Bohnensuppe, Spinatsuppe, Minestrone, Getreidesuppe, Gemüsebrühe, aber auch Eintöpfe usw. (Instantsuppe und Suppenkasper). Unter dem Motto: »Die Menge macht's«, wird hier auf leichtes Volumen gesetzt. Leicht aber viel (All-you-can-eat). Die Frage bleibt, ob man auf so viel Kalorienarmes überhaupt Lust, geschweige denn Hunger hat (Appetitzügler). Wer möchte schon viel von wenig essen (Genuss und Völlerei). Allein, dass man sich bei dieser Art von Ernährung äußerst *leicht* fühlt, könnte überzeugen (Verdauung und Darm). Freiheit soll ja dort beginnen, wo *Qualität* statt Masse herrscht (Lebensqualität).

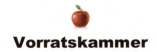

Vorratskammer

> Hier hält man seine Speisen vorrätig.
> Auch Speisekammer genannt.
> Meist eine kühle Abstellkammer,
> die von der Küche aus begehbar ist.
> Auf Regalen stapeln sich Dosen und Gläser
> mit Essbarem, Eingelegtem und sonst wie Haltbarem.
> Ein gutes Versteck, auch für Kinder,
> oder doch eher für verbotene Naschereien
> und andere Stelldicheins (Sex).

Die Menschheit liebt es, auf Nummer sicher zu gehen (Meal Prep). Es soll einem an ja nichts fehlen. Weder will man des Hungers sterben (Hungertod), noch möchte man plötzlich und unerwartet ohne Pizza oder einer Dose Ravioli den Abend bestreiten müssen (Fernsehteller). Aus der Not geboren, hat sich über Generationen hinweg der Trend entwickelt, so viel wie möglich Essbares im Haus zu horten (Hungersnot). Jeder legt sich gerne Vorräte an, seien es die Schokolade oder die Gummibärchen (Süßigkeiten und Naschen). Das erstreckt sich auf alltägliche Notwendigkeiten, die wir vorrätig zu halten wünschen, von Klopapier bis Nudeln, von Mehl bis Kartoffeln, von Gurken bis Marmelade (Hamsterbacken). Eine Errungenschaft nicht erst der Neuzeit, sondern schon seit Jahrtausenden, als man überschüssiges Essen noch in der Erde verbuddelte, um es länger haltbar zu machen.

»Die Kultur der Ernährung erfuhr durch die neuen urbanen Lebensformen tief greifende Änderungen, die den Alltag breiter Bevölkerungskreise bis zu jenen Neuerungen prägen sollten, welche die Industrialisierung Jahrhunderte später brachte. Am wichtigsten waren zunächst die Anfänge einer städtischen Vorratshaltung, die zwar den Mangel nicht abschaffen, seinen lebensbedrohlichen Schrecken aber bannen konnte.« (→Literaturhinweise »Europäische Esskultur«, S. 146).

Die Vorratskammer dient als wahre Schatzkammer für sämtliche Leckereien, die weder ständig offen herumliegen noch im Kühlschrank oder im Gefrierfach ihren Platz finden können. Es wird für Nachschub gesorgt und auf Vorrat gehalten, was sonst schnell mal zur Neige geht. Da stapeln sich die 500 g Schokoladentafeln für die ganze Familie, die Müslipackungen mit Rosinen, die Tüten mit Nussmischungen, die Chips und Flips für den Feierabend (Knabbereien), die Getränkeflaschen und Tetrapaks, die Dosen und Weckgläser mit getrocknetem, eingekochtem, eingelegtem Gemüse wie Erbsen, Karotten, Rote Beete, Sellerie und Sauerkraut (Selbstversorger und Dosenfutter).

Zumindest früher waren Keller noch mit hölzernen Vorrichtungen gerüstet, für Kisten voller Winterkartoffeln, Rüben und Äpfeln. Daneben hingen Schinken und Jägerwurst. Für den steten Weinvorrat war gesorgt (Alkohol). Doch der Platzmangel städtischer Wohnungen verdrängte die Speisekammer und lässt sie heute als wahren Luxus erscheinen. Wer so einen Rückzugsort der Vorratshaltung sein Eigen nennt, darf sich also glücklich schätzen. Er möge bitte seine Freunde regelmäßig zur Begehung einladen. Denn für Geselligkeit ist in der kleinsten Kammer Platz (Liebe und Genuss).

W

Waage	407
Wahrnehmungsstörung	408
Warrior-Diät	409
Wasser	410
Wasserverlust	411
Wechseljahre	412
Weight Watchers	413
Weihnachtskekse	414
Weizenwampe	415
Wellness	416
Winkearme	417
Winterspeck	418
Wissenschaft	419
Wohlfühlgewicht	420
Wohlstandsbauch	421
Wunder-Diät	422
Wunschgewicht	423

Waage

> Personenwaagen sind dafür entwickelt worden,
> dem Menschen sein Gewicht anzuzeigen.
> Leider nicht sein Gewicht an Bedeutung oder sonstigen
> Qualitäten, die er in die Waagschale des Lebens wirft,
> sondern speziell nur sein Körpergewicht.
> Gemessen wird in kg. Bei 130 kg ist normalerweise Schluss.
> Oder man kauft sich eine *Adipositas*-Waage,
> wo die Anzeige auch noch bis zu 300 kg mitmacht.
> Ab hier wird es gefährlich, *wage* ich mal zu behaupten.

Die allgemeine Waage wiegt uns entweder in Sicherheit, weil der Zeiger sich genau am richtigen Strich einpendelt, wo wir ihn am liebsten sehen würden. Oder die gemeine Waage wiegelt uns auf und schockt uns schon im Morgengrauen, wenn sie über das Ziel hinausschießt und gefühlte Fehlanzeigen verkündet. Unter dem Motto: *»Sie sind zu klein für Ihr Gewicht!«* Der zu Mehrgewicht neigende hofft, nicht schon wieder ein Zuviel auf die Waage zu bringen. Der Untergewichtige schickt Stoßgebete gen Himmel, dass die Anzeige folgt und nach oben ausschlägt.

Bei Babys wird noch frohlockend jedes einzelne Pfund gezählt, was das gute Kind an Masse zulegt (Babyspeck und Extra-Pfunde). Das findet jedoch spätestens in der Pubertät sein jähes Ende, wenn in hiesigen Breitengraden, besonders seit prähistorischen Twiggy-Zeiten (Zahnstocher und Hungerhaken), die Dünnen wohl mehr geliebt werden als die Dicken (Bewertung, Gesellschaft, Mode und Oversize).

Um sich das Wiegeergebnis zu erleichtern, gibt es diverse Empfehlungen zur präzisen Maßarbeit. Da wird geraten, immer zur gleichen Tageszeit zu wiegen, am besten nur auf nüchternen Magen, gern noch *vor* dem Duschen, weil aufgesogene Feuchtigkeit zu einem höheren Ergebnis führt. Und Klamotten werden an- oder ausgelassen, damit man mehr oder weniger Gewicht auf die Waage bringt. Jede Unterhose zählt. Damit auch ja keiner schummeln kann, gibt es diese modernen Geräte mit eingebauter Fettanzeige. Jedes Gramm, das man zu verlieren sucht, ist weniger wert, wenn es aus Wasser und nicht aus Körperfett besteht (Wasserverlust und Crash-Diät).

»Die Liste der Waagenergebnisfälscher: Alkohol, Abführmittel, Duschen, schlechte Laune, Stress, Prämenstruelles Syndrom, Salzstangen oder ähnliche HCI-Lieferanten, Wassereinlagerungen, Muskelaufbau, Kontaktlinsen vergessen, zunehmender Mond.« (→Literaturhinweise »3 echte Kilo weg«, S. 23).

Ganz Wa(a)gemutige gehen dazu über, die Personenwaage gleich zu entsorgen und sich nur noch auf das eigene Körpergefühl zu verlassen (Intuition, Bauchgefühl und Traumfigur). Spätestens wenn Kleider und Klamotten nicht mehr passen, weiß man, wo der Zeiger hängt und das Bündchen drückt (Maßband). Die Waage kann man derweil umfunktionieren zur *Gepäckwaage*, um etwaiges Übergewicht an Handgepäck zu vermeiden. Sobald wir auf Reisen gehen, zählen sowieso andere Maße. Im Flieger messen die Sitze zwischen 42 und 49 cm (Konfektionsgröße). Sobald man für zwei Sitze bezahlen muss, weiß man Bescheid.

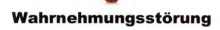

Wahrnehmungsstörung

Tägliche Illusionen stören uns
in unserer Wahrnehmung, tatsächlich
zu erkennen, *wie die Dinge sind* (Konzepte).
Es bleibt nur die Frage, wie denn nun die Dinge sind.
Der eine sagt dick, der andere dünn (Bewertung).
Dabei bildet sich jeder so manches ein,
sieht die Waage vor lauter Bauch nicht mehr,
hungert, wo es nichts zu hungern gibt,
und will am Ende doch nur *wahrgenommen* werden (Liebe).

»Wir haben bei fast allen Reflexionen, sprich Spiegelungen unseres Lebens, eine verzerrte Wahrnehmung (Projektion). Es ist wie bei einem Zerrspiegel. Auf dem Jahrmarkt finden Leute das lustig und zahlen glatt Eintritt dafür, um sich so richtig dick oder ganz doll langgezogen oder zusammengedrückt wie ein Zwerg, eben so ganz anders als sonst, sehen zu dürfen.« (→Literaturhinweise »Würfel Liebe A bis Z«, S. 580).

Obwohl wir das im echten Leben jeden Tag, und zwar kostenlos haben könnten. Dafür braucht man nur mit schlechter Laune in den Spiegel zu schauen. Sich beim eigenen Spiegelbild zu verschätzen, und beim Kalorienzählen sowieso, scheint allgemein üblich zu sein (Erscheinungsbild und Kalorien).

»Die harte Wahrheit ist daher: Wer glaubt, 'eigentlich gar nicht so viel zu essen' und unerklärlicherweise übergewichtig zu sein, hat ein Wahrnehmungs- und kein Stoffwechselproblem.« (→Literaturhinweise »Fettlogik überwinden«, S. 26).

Entsprechend finden Menschen Dinge genießbar, die andere noch nicht einmal hinuntergewürgt bekämen (Unterschiede und Bewertung).

»Wie wir eine Situation einschätzen und empfinden, hängt davon ab, wie wir sie wahrnehmen, welche Bedeutung wir ihr geben. Unsere Einschätzungen und Empfindungen wiederum bestimmen häufig unser Handeln.« (→Literaturhinweise »Warum wir Hunde lieben, Schweine essen und Kühe anziehen«, S. 14).

Das gilt beispielsweise für Pferdefleisch, an dem sich die Gemüter erhitzen und die Geister scheiden. Der eine will das Tier schön reiten (Sport), der andere am Imbiss stehend als Wurst verspeisen (Fleischesser). Wahnvorstellungen begleiten uns den ganzen lieben Tag, sonst würden wir nicht Shampoo und Duschgel kaufen, nur weil auf dem Etikett Früchte, Honig und Joghurt abgebildet sind (Hunger und Gesundheit), oder heiße Versprechen prangen wie »Sportlich frischer Duft« (Fitness), »Winterpflege« (Wellness), »Blumenwiese« (Bio) oder »Bali Kisses« (Liebe). Ist das Thema Essen erst einmal auf dem Tisch, ist auch der *Diäten-Wahn* nicht mehr weit. Sogar ganz normales Vogelfutter wird nicht nur einfach als Vogelfutter, sondern in verschiedenen Geschmacksrichtungen unserer Ernährungsführung, Vorurteile und Überzeugungen verkauft (Lebensmittelindustrie). Da ist für jeden etwas dabei: von proteinstark bis vitaminreich, von Körnermischung bis Gourmet-Mix, von Veganer bis Sommelier. Was das mit den armen Vögeln zu tun haben soll, ist mir schleierhaft. Doch, wie heißt es so schön: »*Nicht dem Fisch soll der Köder schmecken, sondern dem Angler.*«

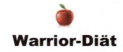

Warrior-Diät

> Warrior (engl.) = *Krieger*
> Abnehmen wie ein Krieger (Militär-Diät).
> Eignet sich für die *Spartaner* unter uns.
> Low-Carb-Diät mit Intervallfasten.
> 20 Stunden fasten, 4 Stunden essen,
> und zwar hauptsächlich am Abend
> und nur mit echtem *Hunger* (Steinzeitmensch).
> Wenig Kohlenhydrate und naturbelassen (Bio).
> Der Kampf mit sich selbst (Disziplin).

Schon der Steinzeitmensch *kämpfte* mit Widrigkeiten seiner Lebensumstände. Selten gab es ohne Kampf genug zu essen. Ihre Sippschaft bekamen nur diejenigen satt, die tagsüber ordentlich jagten, um sich abends um den Grill zu scharen (Abendbrot und Soziale Grillgruppe). Heutzutage quält man sich ins Büro, um sich zum Feierabend den Bauch vollzuschlagen (Belohnung). Entsprechend wird man bei der Warrior-Diät als Held gefeiert, wenn man erst abends zuschlägt und daraufhin todmüde ins Bett fällt (Schlaf). Demnach das totale Gegenteil zum Dinner Cancelling (Schlank-im-Schlaf-Diät).

Der Erfinder dieser Diät, Ori Hofmekler (*1952) aus Israel, folgt seit 2002 der Ernährungsweise unserer Vorfahren, tagsüber Stoffwechsel und Verdauung in Ruhe zu lassen (Grazing-Diät und Zwischenmahlzeit). Für 20 Stunden gibt es kleine Mengen Leichtverdauliches (Fasten). Erlaubt sind 2–7 Snacks aus Rohkost, Eiweiß oder Obst, die jeweils nicht über 200 kcal hinausgehen (Handvoll). Bleiben einem am Abend ganze 4 Stunden, wo man mit *echtem* »Löwenhunger« endlich essen darf (Intervallfasten). Tabu sind, wie sollte es anders sein, Zucker und Fast-Food (Zuckerfreiheit und Clean Eating). Dazu bewegt man sich möglichst viel, als sei man auf der Jagd (Bewegung und Sport). Selten, dass man wahre Krieger faul im Sofa hängend sieht. Allzeit zum Kampf bereit, sind wir gefordert, uns kriegerisch bis wagemutig in den Alltag zu stürzen, in die Beziehungsarbeit genauso wie in eine aufopfernd gesunde Ernährungsweise, für uns und unsere Liebsten (Familie). Tagsüber weniger mit Essen beschäftigt zu sein, lässt uns voller Tatendrang, Energie und Konzentration mehr Liebe und Achtsamkeit leben.

Ähnlich konzipiert ist die »Renegade Diät«, die *Diät für Rebellen*, die der US-Kraftsportler Jason Ferruggia (*1962) für die Bodybuilder unter uns erdacht hat. Als Weiterentwicklung der Warrior-Diät, versorgt sie uns täglich mit 45–60 Minuten Kraftsport und macht uns zu Kämpfern, zumindest was den Muskelaufbau angeht. Der echte Rebell snackt sich nicht durch den Tag, sondern fastet 16–24 Stunden bei Kaffee, Wasser und ungesüßtem Tee (Bulletproof-Diät). Innerhalb des restlichen Zeitfensters nimmt er die den Grundumsatz abdeckenden Kalorien (Gewicht × 24) mit einer einzigen Mahlzeit zu sich. Am Abend also die *Overeatingphase* – danach die *Undereatingphase*. Es werden natürliche, unbehandelte Lebensmittel bevorzugt, können hier aber auch aus Kohlenhydraten bestehen. Dazu gibt es eine moderate Fett- und Proteinzufuhr.

Ich sage mal, Hauptsache, es klappt mit der Verdauung. Es wäre nicht auszudenken, würden wir als Krieger des Alltags allein mit unserem Stuhlgang kämpfen.

Wasser

> Wasser als Quelle allen Lebens, bedeckt zu 71 % die Erde, der Mensch besteht zu 75 % daraus, das Gehirn zu 85 %. Ohne Wasser verdursten wir. Doch weltweit hat nur die Hälfte der Menschheit Zugang zu sauberem Trinkwasser. Wasser könnte knapp werden. Auch deshalb lässt sich Geld damit verdienen. Je gesünder das Etikett auf der Flasche, umso größer die Chance auf fließenden Reibach.

Seinen körpereigenen Flüssigkeitshaushalt sollte man gefüllt halten durch Trinken von 1 bis 3 Litern pro Tag (Durst und Wasserverlust). Zur Erinnerung stelle man sich eine Karaffe Wasser auf den Schreibtisch, dazu esse man wasserhaltiges Obst und Gemüse (Meal Prep). Wasser hat heilende Wirkung auf sämtliche Funktionen unseres Organismus (→Literaturhinweise »Sie sind nicht krank, Sie sind durstig!« und »Wasser – die gesunde Lösung«). Doch je erwachsener wir scheinen, umso weniger gelüstet uns nach Wasser. So macht es jedenfalls den Eindruck. Oder andersherum: Je weniger erwachsen wir sind, umso mehr hängen wir (noch) an geschmacksintensiven Flüssigkeiten (Muttermilch). Dabei sind alle gängigen Getränke – mit Ausnahme von Wasser, Tee und Kaffee – echte Kalorienbomben (Zucker).

Irrigerweise mutet pures Wasser – gar aus dem nackten Hahn – wie Verzicht an. Wir sehen uns bei *»Wasser und Brot«* in den finstern Verliesen unzähliger Diäten darben (Askese). Wozu sie einem meist noch das Brot streichen (Low-Carb-Diät). Übrigens trinke ich Wasser liebend gern heiß, also wie Tee, nur ohne Teebeutel (Medizin). Wasser hat bekanntermaßen null Kalorien (Null-Diät). Allein von Wasser wird man also nicht dick. Es zu trinken verbraucht sogar Energie, und zwar 50 kcal pro ½ Liter, was es für uns schmackhafter machen könnte (Abnehmen). Das gilt aber nur für stilles Wasser mit Zimmertemperatur. Kribbelwasser dagegen soll Hunger verursachen und den Magen stressen (Reizdarmsyndrom und Unverträglichkeit).

Ein weiterer Nebeneffekt ist, dass (stilles) Wasser den Magen füllt und dort den Hunger vertreibt (Volumetrics-Diät). So wird geraten, ein Glas vor jeder Mahlzeit zu trinken, weil es vorzeitig das Gefühl der Sättigung hervorruft (Appetitzügler). Allerdings warnen die chinesischen Heilkundler (Fünf Elemente) vor diesem Trick, weil es die Speichelproduktion stoppt, die Magensäure verdünnt und die Nahrung schlechter verdaut werden kann. Hiesige Mediziner meinen jedoch, die Flüssigkeitszufuhr, ob nun vor, während oder nach der Mahlzeit, lasse den Essensbrei besser rutschen (Darm).

Besonders Alkohol, aber überhaupt Flüssignahrung (Smoothie), setzt dem Körper zu, und dank der vielen Kalorien das Fett auf den Hüften ab. Auch deshalb bleibt Wasser die Nummer Eins. Lediglich aus Filmen, die im Mittelalter spielen, kennen wir das anders: da trinken die Leute vorrangig Bier und Wein, aber nur, weil es ehemals kaum sauberes Trinkwasser gab. Auch auf hoher See nahm man lieber das nahrhafte Bier mit an Bord, anstatt schnell verderbliches Wasser. Mithin reine Hygienevorschrift (Hygiene), die auch heute noch von der gern genommenen Ausrede untermauert wird, nämlich der Tatsache: Bier besteht zu 92 % aus Wasser. Also, wer sagt's denn. Wasser als »flüssiges Gold« ist und bleibt unser *Lebenselixier*.

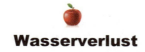

Wasserverlust

> Ein hoher Wasserverlust macht entweder krank,
> oder verzerrt das Ergebnis auf der Waage.
> Oder beides.
> Wir verlieren immer zuerst Wasser,
> erst dann unser Fett.
> Dieser Umstand schützt vor einem vorzeitigen Hungertod.
> Oder lässt uns austrocknen und verdursten.

Wasser ist gesund. Man sollte genug davon haben und aufpassen, nicht zu viel an Flüssigkeit zu verlieren. Denn ohne kann der Körper nicht funktionieren, sogar Knochen und Zähne beinhalten Wasser. Viele wollen es trotzdem loswerden, weil ein Weniger sich außerordentlich gut auf der Waage macht (Abnehmen und Crash-Diät). Hauptsache, leicht wie eine Feder. Deshalb meiden Menschen das Trinken vor dem Wiegen. Man stelle sich vor, man hat 200 g mehr auf dem Zeiger (Erscheinungsbild).

Zu ungewollten Wassereinlagerungen kann es durch ein Zuviel an Salz kommen (Knabbereien). Schon 8 Gramm Salz bindet ca. 1 Liter Wasser in unserem Körper.

»*Ein durchschnittlicher Erwachsener hat 150 bis 300 Gramm Speisesalz in sich. Was er über Schweiß und Urin ausscheidet, kann er mit drei Gramm Salz ersetzen. Weniger ist nicht nur schädlich, sondern über längere Zeit fatal. Bekommt der Körper unter zwei Gramm pro Tag, verliert er das Durstgefühl und beginnt auszutrocknen. Es zeigen sich Mangelerscheinungen, die Leistung lässt nach, die Müdigkeit nimmt zu. Über den Mangel an Salz brauchen wir uns heute allerdings keine Sorge zu machen. Im Gegenteil, unser Problem liegt in der anderen Fahrtrichtung: Wir haben permanent zu viel davon.*« (→Literaturhinweise »Die Anti-Aging Revolution«, S. 51).

Genauso führen überschüssige Kohlenhydrate dazu, dass unser Organismus Wasser in Form von Glykogen in den Muskel- sowie Leberzellen speichert. Das passiert aber auch hormonell bedingt bei Stress (*Hormon Cortisol*) oder wenn wir unsere Tage haben (*Hormon Progesteron*) – und uns daraufhin wie scheinschwanger fühlen (Zyklus). Empfohlen wird, neben Brennnesseltee (Kräuterhexe) viel Wasser zu trinken. Trinken wir zu wenig, speichert unser Körper das letzte bisschen Flüssigkeit im Gewebe. Wollen wir das vermeiden, müssen wir uns bewässern und nachspülen. Auch Reis (ohne Fett und Salz) sowie entwässerndes Gemüse wie Sellerie, Spargel und Fenchel helfen hier.

Auch Getränke entziehen unserem Körper Wasser. Alkohol trocknet leider aus, weil die Ausschüttung des Antidiuretischen Hormons (*ADH*) gehemmt wird, was eigentlich für die Speicherung von Wasser verantwortlich ist. Entsprechend muss man nach einer feuchtfröhlichen Nacht vermehrt pinkeln und spült dabei Elektrolyte aus (Natrium-Kalium-Gleichgewicht für gesunde Zellen), was nicht nur zu Krämpfen führt, weshalb man sich zu jedem Drink die doppelte Menge an Wasser zuführen sollte.

Übrigens soll das Sterben »vor Durst« recht qualvoll sein (Tod). Das Blut fließt nicht mehr durch die Adern, der Urin tröpfelt vor sich hin, wir trocknen regelrecht aus (sogenannte *Dehydrierung*). Nach 2–3 Tagen kommt es zum Nierenversagen, dann zum Herzstillstand (Sterbefasten). Daran darf man sich auch beim nächsten Gang auf die Waage erinnern – und sich noch einmal einen kräftigen Schluck Wasser genehmigen!

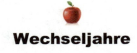

Wechseljahre

> Menopause.
> Schluss mit lustig.
> *Vorhang zu.*
> Kinderkriegen ist vorbei. Das war einmal.
> *Vorhang auf!*
> Ab jetzt sagen Frau öfter Nein.
> Sex hat weniger biologische Konsequenzen.
> Gegessen wird nicht mehr für zwei, umso mehr für sich selbst.
> Lustig wird es allemal.

»Viele Frauen leiden ab dem Wechsel stark unter Gewichtsproblemen. Weil das Testosteron steigt und sich das Körperfett anders verteilt. Weil die hormonelle Umstellung im Körper der Frau den Hang zum Bauchfett fördert. Weil sich die Muskelmasse zugleich verringert und auch Wassereinlagerungen für zusätzliche Kilos sorgen können. Und weil es zuerst zu einem Östrogen-Überschuss kommt, bevor die Produktion auf Dauer zurückgeht.« (→Literaturhinweise »Die Anti-Aging Revolution«, S. 14).

Das Alter setzt einem zu, und besonders Frauen scheinen an Rundungen zuzulegen, sobald sie in die Wechseljahre kommen (Zyklus und Oberweite). Nicht nur der Stoffwechsel verhält sich anders (Insulinspiegel). Sondern auch wir verändern uns. Jedes Jahr ein anderer Mensch. Erst noch Kleinkind, bald schon Teenager, endlich junge Frau, plötzlich in der Menopause. Die Tage setzen aus, die Hormonzusammenstellung ändert sich, der Körper ruft nach neuen Möglichkeiten. Anstatt Kinderkriegen ist jetzt eine neue Art von Freiheit und Kreativität gefragt. Dabei ist von Dickwerden nicht zwingend die Rede.

»Entgegen der weit verbreiteten Annahme kommt es in der Menopause somit nicht automatisch zu einer Gewichtszunahme. Das zusätzliche Gewicht stellt sich nur dann ein, wenn bereits Übergewicht vorliegt. Die Frauen nehmen also nicht deshalb an Gewicht zu, weil Hormone fehlen oder eine Hormonbehandlung durchgeführt wird, sondern weil Stoffwechselstörungen, die durch die physiologischen Veränderungen im Körper ausgelöst wurden, zu einer Bildung von Fettreserven führen.« (→Literaturhinweise »Ich esse, um abzunehmen nach dem GLYX«, S. 253).

Das Leben will gelebt werden. Jeder darf mehr Schwung in die Bude (und seinen Körper) bringen. Hauptsache, unser Dasein verbraucht Kalorien (Bewegung, Liebe und Sex). So findet der Wechsel auf allen Ebenen statt. Frauen in den Wechseljahren wird übrigens empfohlen, einfach auf Weizen zu verzichten, und schon schmilzt der Bauch (Weizenwampe und Kaffeeklatsch). Speziell bei der Frau soll Weizen dafür sorgen, dass ihr Hungerhormon Neuropeptid Y (*NPY*) sich seltsam verhält und jedes Essen, auch das gesündeste, in Hüftgold umwandelt (Hormone). Verzichtet sie zusätzlich neben Weizen auch auf Zucker, ist sie bald so dünn wie ein Suppenkasper (Zuckerfreiheit und Zahnstocher). Die Frage ist nur, wer das wirklich möchte. Wenn schon *Wechsel*, dann bitte schön auf allen Ebenen, auch in der Bewertung. Also, her mit dem Wechsel, aber auch her mit der Freude und der Freiheit. Und die lassen wir uns dann üppig schmecken.

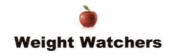
Weight Watchers

> Weight Watchers (heute WW) ist ein Diät-Programm,
> das mit einem Punktesystem arbeitet sowie
> das gemeinsame Abnehmen in einer Community anbietet.
> Ähnlich wie bei den Anonymen Alkoholikern erhält man geistige
> Unterstützung durch Leidensgenossen, die wöchentlich
> miteinander auf die Waage steigen.
> Der individuell erarbeitete Ernährungsplan
> sieht eine Anzahl von erlaubten Punkten für *grüne* (gesunde),
> *gelbe* (halb gesunde) und *rote* (gefährliche) Lebensmittel vor.

Die Organisation der Weight Watchers habe ich früher doch tatsächlich mit den Zeugen Jehovas verwechselt, die mit ihrem »Wachtturm« in der Hand an Straßenecken stehen. Also mit Menschen, die dringlich den Wunsch verspüren, über das Leben (oder das Gewicht) anderer Leute zu *wachen* (Spiritualität). Nun gut, dass das ein Irrtum war, hat sich im Laufe der Jahre geklärt. Trotzdem hat mich bisher noch nichts dazu bewogen, dieser Gemeinde der Punktezähler beizutreten. Vielleicht war ich noch nicht verzweifelt genug. Nur einmal habe ich bei einer zahlenden Freundin das »Punktesystem« stibitzt und versucht, auf eigene Faust mein *Weight* zu *watchen*. Was sich mangels Disziplin meinerseits leider nicht durchsetzen ließ.

Viele WW-Anhänger schwärmen jedoch davon, wie hilfreich die Methode der Weight Watchers ist. Das kann ich gewissermaßen sogar nachvollziehen, weil ich die Vergabe von Punkten eigentlich befürworte (Bewertung, Tagebuch und Kontrolle). Ein Ampelsystem, das man auch für jede gute Beziehung nutzen sollte (Nutripoints-Diät):

1. *Grüne Punkte* schaufeln Pluspunkte auf das Konto der Beziehung, und zwar für all jene Dinge, die einer Beziehung grundlegend guttun (Karma-Diät), mithin der Liebe und dem Sex dienlich sind: Blumen, Pralinen, Massage, Küssen, Streicheleinheiten, Stelldicheins, Quality-Time, Liebesmahl, Lieblingsessen, Fernseh-Teller, Sonntagsbraten, Nachtisch, Betthupferl, Süßigkeiten, Aphrodisiakum, Glückskekse, usw.

2. *Gelbe Punkte* kriegt man für ein Verhalten, das zwischen Partnern gerade noch zu tolerieren ist, unter dem Motto: »*Nun gut, wenn es denn sein muss ... fahren wir eben zu deiner Mutter, besuchen deine Freunde, schauen noch mal Fußball, usw.*«

3. *Rote Punkt* – als berühmte Rote Karte – werden bei Dealbreakern wie mangelnde Haushaltsführung, nicht geschlossene Klodeckel und andere Lieblosigkeiten vergeben, im Sinne von: »*Stopp mal, Freundchen, bis hierher und nicht weiter!*«

Hat einer oder beide Beteiligten ein Maximum von z. B. fünf roten Punkten erreicht, die weder mit grünen noch mit gelben Punkten wettgemacht wurden, ist die »Beziehungs-Diät« erst einmal gescheitert, und die Liebe meist verhungert (Hunger und Mangelerscheinungen). Bestenfalls teilt man noch Topf und Herd (Gnadenbrot).

Ob in einem solchen Fall weitere Versuche (Muskelaufbau) gestartet werden, hängt sicherlich von der Portionsgröße des liebenden Angebots ab, die der Einzelne bereit ist, auf den Tisch zu stellen (Handvoll und Kochen). Ansonsten lautet die Empfehlung endgültig Trennkost-Diät.

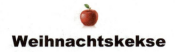

Weihnachtskekse

> Alle Feiertage halten ihre besonderen
> kulinarischen Überraschungen parat.
> Nur, dass es keine Überraschung mehr ist,
> sondern ein jährlich wiederkehrendes Ritual (Zyklus).
> Ostern gibt es Ostereier (Schokolade).
> Zum Geburtstag eine Torte (Kaffeeklatsch).
> Und Weihnachten eben Weihnachtskekse.
> Derart Unausweichliches ist eine gern genommene Ausrede
> für Schlemmerei und Extra-Pfunde (Winterspeck).

Jedes Jahr wieder, spätestens im September, beginnen die Lebensmittelabteilungen überzuquellen von Dominosteinen, Lebkuchenherzen, Spekulatiuskeksen, Schokokringeln und Weihnachtsmännern. Derweil daheim, emsig auf Vorrat backend, Horden von Hausfrauen mehr oder weniger backwillige Kinder um sich scharen, um mehlbestäubte Teigrollen zu schwingen, Plätzchen auszustechen und mit Glasur zu bepinseln. Selbstgemachte Weihnachtskekse sind und bleiben der häusliche Kick für alle Backwütigen (Backkünste und Beschäftigung).

Daraufhin biegen sich unweigerlich sämtliche Gabentische zur Weihnacht unter Blechdosen und Keksgläsern, gefüllt mit Plätzchen und Gebäck, stets im Inneren ausgelegt mit festlich bedruckter Serviette oder schlicht gehaltenem Küchenkrepp. Damit sich das Fett irgendwo sammeln und man sich diskret die Finger abwischen kann. Denn kaum ein Keks kommt ohne fette Butter und klebrige Zuckerzutaten daher (Rezepte). Die Grundzusammenstellung besteht fast immer aus Zucker, Butter, Mehl und Ei. Damit kann man schon mal einfache Butterplätzchen stechen. Fortgeschrittene fügen noch ein Päckchen Vanillezucker, Backpulver, Zitronenabrieb und eine Prise Salz hinzu. Schon arbeitet man traditionsbewusst mit *Mürbeteig*.

Wer es üppiger mag, und besonders zu Heiligabend Konkurrentinnen wie Schwiegermutter oder anhängliche Ex-Frauen *ausstechen* muss, fährt anspruchsvollere Teigkreationen auf. Gepunktet wird mit Nussecken, Vanillekipferl, Husarenkrapfen, Haselnussmakronen, Kokoskuppeln, Zimtsternen, Marzipankugeln, Linzer Plätzchen, Schwarz-Weiß-Gebäck, Schmalznüssen und Spritzgebäck. Die schaufeln sich Partner und Familie unbesehen in den Rachen hinein, nachdem sie den Sonntagsbraten verputzt und dazu die Knödel mit Rotkraut heruntergeschlungen haben. Als Beweis, dass es ihnen auch dieses Jahr wieder mundete, liegen sie satt und schwer, kreuz und quer, über die Sofalandschaft verteilt im Haus herum. Derweil die Kerzen flackernd niederbrennen, die leeren Teller sich in der Küche stapeln und quengelnde Kinder sich verzweifelt zwischen den Geschenken wälzen (Unterzuckerung).

Extra-Pfunde, durch derart ausgelösten Schlafmangel, Weihnachtsstress und Zuckerrausch garantiert, wird man – wenn überhaupt – erst wieder zum Frühling los (Bikini-Diät). Nämlich dann, wenn der letzte Weihnachtskeks gefuttert ist und in den Supermarktregalen bereits die Osterhasen warten. Es wird nicht umsonst behauptet, dass Schokohasen nur *umverpackte* Weihnachtsmänner sind. Also wie im echten Leben.

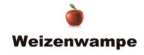
Weizenwampe

> Weizen als Kern allen Übels.
> Rettungsringe statt Wespentaille.
> Von der Lebensmittelindustrie
> gezüchtete Abhängigkeit,
> seit es Anbau von Getreide gibt.
> Viel Fett am Bauch als Resultat
> eines übermäßigen bis fast ausschließlichen Weizenkonsums.
> *Dr. med. William Davis* deckt auf
> in seinem Bestseller »Weizenwampe«.

»Natürlich tragen auch zuckerhaltige Getränke und eine sitzende Lebensweise zu dem Problem bei. Aber für die Mehrheit der gesundheitsbewussten Bevölkerung, die auf Limonade verzichtet und sich auch sportlich betätigt, ist Weizen der Hauptauslöser für das Übergewicht. [...] Es besteht kein Zweifel, dass manche Menschen süchtig nach Weizen sind. Und bei einigen grenzt dieses Verlangen schon an Besessenheit. [...] Die Trennung von Weizenprodukten führt bei 30 Prozent der Menschen zu offensichtlichen Entzugserscheinungen.« (→Literaturhinweise »Weizenwampe«, S. 89/73 f.).

Wo man auch hinsieht, besteht unsere Nahrung aus Weizenprodukten. Vom Croissant aus der Tüte bis zum Sandwich im Vorbeigehen, von der Nudel bis zur Pizza. Von all den verschiedenen Brotsorten ganz zu schweigen. Überall versteckt sich Weizen und liefert uns den Stoff, den wir Drogen gleich zu brauchen scheinen (Fertiggerichte, Dosenfutter, Fast-Food und Wohlstandsbauch).

Seitdem der US-Präventionsmediziner und Kardiologe Dr. med. William Davis (*1957) im Jahr 2013 mit seinem Bestseller »*Weizenwampe: Warum Weizen dick und krank macht*« auf dem Buchmarkt erschienen ist, wird uns auch hierzulande unterstellt, entsprechend krank, weil süchtig nach Weizen zu sein (Sucht und Diabetes).

Nun gut, ich gebe zu, es scheint kaum etwas Besseres zu geben, als in ein fluffiges helles Brötchen mit Butter zu beißen (Frühstück und Gewohnheit). Am Nachmittag dann in einen saftigen Käsekuchen mit Schlagsahne (Kaffeeklatsch). Um am Ende des Tages endlich Pasta mit Pesto zu genießen (Abendbrot), nachdem man vorher am Imbiss noch einen Hamburger verspeist und zwischendurch Süßigkeiten und sonstige Knabbereien naschen durfte, die wohl oder übel ebenfalls Weizen enthalten. Gewappnet sind wohl nur diejenigen, die eine Weizenallergie haben (Allergie).

Weizen ist in hiesigen Breitengraden das am häufigsten verarbeitete Getreide (7:1). Neben der Verwendung von Weizenmehl für Backwaren (Brot, Kekse, Kuchen, aber auch Vollkorn) wird Weizen in vielen Lebensmitteln verwendet wie in Panade, Wurstwaren, Kartoffelfertigprodukten, fertigen Saucen und Suppen, Mayo und Ketchup, Würzmischungen, Kakao- und Getreidegetränken, Nuss-Nougatcremes, Schokolade, Eis, Pudding, Bonbons, Kaugummi sowie in Gluten-freien Spezialprodukten (Diät-Produkte und Gluten). Weizen ist übrigens auch *Dinkel* (Gattung Weizen), *Kamut* (Wildform von Weizen), *Ein- und Urkorn* (älteste domestizierte Getreideart vom wilden Weizen), und natürlich *Weizenkeimlinge, Weizenflocken, -grieß, -kleie, -schrot* und *Malz* (Alkohol).

Wellness

> Erst 1997 hat das Wort »Wellness«
> Einzug im Duden gehalten.
> Vorher sagte man *Wohlbefinden*,
> hatte aber selten Zeit dafür.
> Dann kamen die fetten Jahre
> und alle brauchten passive Entspannung.
> Wellness als Stressbewältigung.
> Durch Ablenkung zum Wohlfühlgewicht.
> Mit Diät-Produkten zur Zufriedenheit.

»Wellness basiert auf einer gesunden Ernährung, kombiniert mit ausreichend Schlaf und viel Bewegung, am besten natürlich an der frischen Luft.« (→Literaturhinweise »Die Anti-Aging Revolution«, S. 11).

Wenn dagegen ich an Wellness denke, sehe ich mich im Whirlpool planschen, Ananas-Saft schlürfen (Ananas-Diät) und auf eine Ganzkörper-Massage mit heißen Wadenwickeln hoffen (Schroth-Kur). Entspannung pur, Hauptsache, ich fühle mich wohl (Wohlfühlgewicht). Eine *aktive* Stärkung meiner Gesundheit steht jedenfalls nicht im Vordergrund, eher *passive* Verwöhnung mit viel Genuss (Feinschmecker).

Entwickelt wurde ehemals das Wellness-Konzept mit Blick auf eine ganzheitliche Gesundheit als Rundumpflege von Körper und Psyche (Psycho-Diät), die Selbstverantwortung, Ernährungsbewusstsein, körperliche Fitness, Stressbewältigung und Umweltsensibilität umfasste. Eine gesunde Ernährung mit bewusster Auswahl von Lebensmitteln, reichlich Bewegung an der frischen Luft, Entspannung auch geistiger Art (Meditation und Spiritualität), atmende Liebe zur Natur (Achtsamkeit) und Mäßigung im Umgang mit Genussmitteln (Alkohol, Rauchen, Süßigkeiten und Knabbereien).

Jedenfalls boomt es seither mit der Wellness, alle wollen mitmachen und gern daran verdienen (Lebensmittelindustrie). Sport im Studio mit Jahres-Abo, ständige Zufuhr von Fitness-Riegeln, Energy-Drinks und Protein-Shakes, dazu Trimmgeräte, Sportklamotten und flotte Sneakers. Kampf den Zivilisationskrankheiten, Wellness auf Rezept und Hungerkur auf Krankenschein. Und auf jedem zweiten Nahrungsprodukt prangt der Hinweis »Wellness«, natürlich neben »Kalorien-frei« (Null-Diät), »Gluten-frei«, »Zucker-frei« und »Laktose-frei« (Unverträglichkeit und Intoleranz). Jeder fährt in den Wellness-Urlaub, bucht Relax- und Beauty-Wochenenden, checkt ein in Hotels mit Spa-Bereich, und geht ausschließlich in öffentliche Schwimmbäder mit Sauna- oder Badelandschaften. Unter »Ayurvedischer Öl-Anwendung« oder »Thailändischer Vierhand-Massage« läuft da gar nichts mehr. Dazu gibt es Superfood und Heilfasten, Detox-Diät und Entgiftungskur, Ernährungsberatung und Aufbautage.

Wem das alles zu viel und zu teuer wird, mit dem andauernden Wellness-Gedanken, und sich stattdessen unabhängig von Trends und Produktangeboten einfach nur *well* fühlen will, darf zu Hause in der Wanne Wasser treten, sich auf dem WC dem Meeresrauschen hingeben, den Föhn zur Windmaschine umfunktionieren, auf der schleudernden Waschmaschine Wellenreiten üben und seinen Wohlstandsbauch feiern.

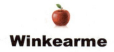

Winkearme

> Ob sich Frauen das selbst ausgedacht haben,
> auf ihre schlaffe Oberarmmuskulatur und
> sich dort bewegendes Fettgewebe hinzuweisen,
> gilt als nicht überliefert.
> Jedenfalls finden sie es witzig,
> sich darüber lustig zu machen.
> Vielleicht trotzdem besser, als sich niemals ärmellos zu zeigen.

Im Sommer wird es schwierig. Da ziehen sich alle aus und machen sich nackig (Bikini-Diät). Es gilt Farbe zu bekennen, die Arme durch die fehlenden Ärmel zu stecken und die Cellulite an sämtlichen Problemzonen zur Schau zu stellen. Dazu gehören spätestens mit fortgeschrittenen Jahren die weiblichen Oberarme, die sich bei winkenden Aktivitäten in Bewegung setzen. Deshalb »Winkearme« oder international auch »Bat-Wings« (Fledermausflügel) genannt. Wer also besonders schlau sein will, *winkt* einfach niemandem, wem sollte man auch, und zieht sogar bei Hitzefrei keine ärmellosen Kleider mehr an. Ganz im Gegensatz zur gefeierten Michelle Obama (*1964), Gattin des ehemaligen Präsidenten der USA, die für ihre stets ärmellose Garderobe meist bewundert, öfter aber auch angefeindet wurde. Nur, dass bei ihr rein gar nichts gewackelt hat, soweit ich mich entsinnen kann. Dafür hat sie sicherlich hart trainiert und Gewichte gestemmt (Sport). Von nichts kommt nichts, wie sie selber schreibt (→Literaturhinweise »Becoming«).

»Aus den ersten Ehejahren gab es eine ganze Palette von Etuikleidern. Das herrliche aus cremefarbener Seide, ärmellos, so geschnitten, dass sich die Oberarmkugeln sportlich hervorwölbten, so wie es durch Michelle Obama später noch ein herrlicher Skandal werden sollte, nackte Oberarme bei einer Dame!« (→Literaturhinweise »Die Dinge unseres Lebens«, S. 78).

Ist man auf Touristentour in großen Kirchenhäusern unterwegs, gilt dort als oberstes Gebot die stoffliche Bedeckung freier Schultern und Oberarme. Der liebe Herrgott hatte ein Einsehen mit uns und wollte bei der Kleiderwahl behilflich sein, möchte man meinen. Deshalb drängt er bei den Herren der Schöpfung auf Beinkleider in ausreichender Länge, also anstatt Shorts und Badelatschen auf Bundfaltenhose und italienische Slipper. Und bei dessen Begleitung, der Dame von Welt, auf die Stola oder das galante Schultertuch, um Problemzonen jeglicher Natur, oder welche, die es noch werden könnten, großflächig zu bedecken (Erscheinungsbild, Spiegel und Alter).

Schon locken Schönheitsoperationen mit Oberarmstraffung, zumindest aber »*Arm-Shaper*« aus Kompressionsgewebe, die man sich unterm Pulli anziehen darf. Damit sich auch ja nichts bewegt oder beim Winken wackelt (Fette und Beweglichkeit). Ob das tatsächlich zum allgemeinen Wohlbefinden beiträgt, wage ich zu bezweifeln (Wellness). Wird weder gewunken noch gewackelt, scheint der Armbesitzer tot zu sein. Nur Tote haben keine Winkearme (Rettungsringe). Und, wie sagt man so schön: *Das letzte Hemd hat keine Taschen* ... aber auch keine Ärmel (Tod). Da winke ich mich lieber zu Tode und freue mich, wenn es überhaupt noch nette Leute gibt, denen man hinterherwinken oder -wackeln mag (Geselligkeit, Liebesbeweis und Mensch).

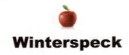

Winterspeck

> Eine gern genommene Ausrede lautet:
> »Ich kann nicht anders, das Wetter ist schuld!«
> Im Winter nehmen alle immer zu (Weihnachtskekse).
> Im Sommer nimmt keiner wieder ab (Bikini-Diät).
> Auch die Tiere futtern sich Vorrat an,
> damit sie unbewegt überwintern können
> (Vorratskammer und Hamsterbacken).
> Der Unterschied zu uns ist, dass sie nicht weiteressen,
> sondern Winterschlaf halten.

Winterspeck hört sich nicht nur gemütlich an, besonders in kalten Jahreszeiten (Wohlstandsbauch), sondern ist seit jeher die beste Grundlage für wiederkehrend gute Vorsätze, die sich Horden von Menschen zum Jahreswechsel zuprosten: »*Ab Neujahr nehme ich zehn Kilo ab!*« (Fasten und Askese). Wenn man sonst keine Idee hat, was man in Zukunft umsetzen möchte, Abnehmen geht immer (Diäten-Wahn).

Spätestens im Frühling sind dann die Frauenmagazine wieder voll davon, dem weiblichen Teil der Bevölkerung utopische Gewichtsverluste schmackhaft zu machen, und zwar in kürzester Zeit (Brigitte-Diät und Rezepte). Was man sich in mühseliger Kleinstarbeit über die Wintermonate angefuttert hat, wird bis Ostern verschwunden sein. Wenn schon der Beginn des Winters Ansichtssache ist (Wahrnehmungsstörung), gilt wohl dasselbe für die Dauer wahrer Gewichtsreduktion (Wasserverlust). Die einen können nicht früh genug Bikini und Sonnencreme in der hintersten Ecke der untersten Schublade verschwinden lassen, damit endlich Zeit für Glühwein, Stollen, Butterkekse und Marzipankartoffeln ist (Süßigkeiten). Die anderen glauben beharrlich bei jeder Diät daran, dass allein der Wunsch der Vater des Gedankens ist (Wunder-Diät).

In der Tierwelt mag es schön und gut sein, das mit dem Aufbau zusätzlichen Fettgewebes. Bei uns Menschen scheint es jedoch fragwürdig, noch Extra-Pfunde zuzulegen, um über ein vermeintlich dürftiges Nahrungsangebot hinwegzukommen. Weder warten magere Winter auf uns, noch weiße Weihnacht. Stattdessen sind Kaufhäuser und Supermärkte randvoll mit Lebensmitteln, unsere Kühlschränke ebenso, und wenn alle Stricke reißen, fährt man schnell zum Imbiss an der Ecke (Fast-Food, Lieferservice, Fertiggerichte, Tiefkühlkost, Dosenfutter und Instantsuppe).

Das Märchen vom Winterspeck ist zu schön, um wahr zu sein. Aber wenn es doch mal geschehen sollte, es wirklich schneit und man es Winter nennen darf, was da draußen in der Natur passiert, dann empfehle ich, zügig den Wintervorrat zu plündern, so viel wie möglich in sich hineinzustopfen, kräftig herunterzuschlucken, mit gezuckerten Getränken nachzuspülen, und noch bevor alles verdaut ist, zügig für Nachschub zu sorgen, um ohne Unterlass weiter zu futtern. Denn man stelle sich vor, das mit dem Winterspeck klappt wirklich, wir mutierten zum Bären im Wald, der berühmt ist für sein speckiges Winterfell, und fallen in den viel besagten Winterschlaf, aus dem wir, ganz wie im Märchen, erst 100 Jahre später aufwachen (Intervallfasten). Dann sind wir zumindest vorbereitet und bestens gewappnet (Schlank-im-Schlaf-Diät).

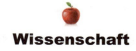

Wissenschaft

> »*Essen auf eigene Gefahr!*«
> Diätbücher sind das eine,
> wissenschaftliche Fachliteratur das andere.
> Leider sind auch medizinische Fachzeitschriften
> »[...] *durchdrungen von falschen und wissenschaftlich nicht
> belegten Überzeugungen zu Fettleibigkeit.*«
> (→Literaturhinweise »How Not to Diet«, S. 11 f.).
> Deshalb gilt: *Wissen ist Macht*, aber nur dann lebenstauglich,
> wenn gepaart mit eigener Erfahrung (Freiheit).

»Ich hasse Diätbücher. Und besonders hasse ich Diätbücher, die vorgeben, Diätbücher zu hassen, aber den altbekannten Blödsinn verbreiten. [...] persönliche Erfahrungsberichte und Vorher-nachher-Fotos [...]. Wer keine wissenschaftlichen Beweise hat, um seine Behauptungen zu untermauern, dem bleiben nur solche 'Erfolgsgeschichten'.« (→Literaturhinweise »How Not to Diet«, S. 10).

Misstrauisch werde ich, wenn jemand Behauptungen als richtig darstellen möchte, indem er seine Argumentation einleitet mit den Worten »*Die Wissenschaft sagt ...*« oder »*Wissenschaftler haben herausgefunden ...*«. Da schalte ich spontan auf Durchzug und frage mich hinsichtlich der Wissenschaftler: »Wer, zum Teufel, sind diese Leute? Kenne ich die? *Muss* ich sie kennen?« Zumindest überlege ich, ob ich mir erst einmal entsprechende Studien nebst Fundstellen und Referenzen vorlegen lassen sollte.

Die Frage ist ja immer, wer einem was erzählen möchte, warum er es tut (Motivation) und mit welchen »Beweisen« oder Halb-Wahrheiten dies untermauert wird (Lebensmittelindustrie). Wäre alles so einfach mit der Wissenschaft, sich selbst und besonders andere von der »Wahrheit« zu überzeugen, würde ich in meiner nächsten Beziehungsdiskussion gerne so vorgehen: »Liebling, da liegst du aber so etwas von daneben mit deiner Einschätzung, du müsstest weder den Abwasch machen noch mir den Rücken kraulen, denn, weißt du was, die *Wissenschaft* hat herausgefunden ...!«

Es geht wohl kein Weg drumherum, auf den persönlichen Einzelfall abzustellen, die Gegenseite zu Wort kommen zu lassen, sich Gegenmeinungen einzuholen und bevorzugt auf eigene Erkenntnisse zurückzugreifen (Intuition). Nicht nur in der Liebe verhält es sich so, sondern gleichermaßen mit all den unterschiedlichen Ansichten und Ratschlägen zur rechten Ernährungsweise, insbesondere zum Diäthalten und Abnehmen oder Zunehmen, die einem nur so um die Ohren fliegen. Wer soll da noch den Überblick behalten. Hier gilt es, weder vorzeitig aufzugeben, noch den Kopf in den Treibsand von Diäten zu stecken. Wir geben uns weder einem Diäten-Wahn hin, noch verheddern wir uns in ständig und überall lauernde Diäten-Fallen.

Stattdessen widmen wir uns der persönlichen Erfahrung (Selbstliebe), der individuellen Ernährung (Achtsamkeit), den Signalen, die uns unser Körper sendet (Bauchgefühl). Und wer dann noch möchte, kann sich gelegentlich über Fakten aus der Ernährungswissenschaft in Büchern oder im World Wide Web schlaumachen (→Online-Tipps »Nutrition Facts«).

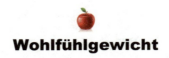

Wohlfühlgewicht

> Wohlfühlen ist das A und O (Wellness).
> A wie Akzeptanz und O wie Oversize.
> Jeder macht, was er will,
> isst, was er mag,
> und wiegt, was er kann.
> Weg vom Schönheitsideal,
> hin zur körperlichen und geistigen Gesundheit.

Ob nun Normalgewicht, Idealgewicht oder Wunschgewicht, Hauptsache wir fühlen uns wohl. Womit auch immer. Nörgelt der Partner womöglich, weil wir aus dem Leim zu gehen drohen, können wir uns zwar wohlfühlen in unserer Haut, aber vielleicht nicht mehr lange im gemeinsamen Schlafzimmer (Liebe und Sex). Sind wir dagegen mit Modelmaßen gesegnet, glauben aber trotzdem, alle haben es nur auf unsere Schönheit abgesehen, ist das ebenfalls wenig erbaulich (Erwartungshaltung und Konkurrenz). Es bleibt stets eine Frage der Ausgewogenheit und gelebten Balance zwischen Vorlieben und Interessen, zwischen Umständen und Zuständen (Unterschiede).

Dafür gilt es herausfinden, *womit* wir uns wohlfühlen, aber auch, *wie* sich Wohlfühlen überhaupt anfühlt. Unter dem Motto: »*Wer noch niemals in New York*«, oder so ähnlich (New-York-Diät), geht auch Wohlfühlgewicht nicht ohne Erfahrung. Anstatt ein gewisses Aussehen anzustreben, das wir noch gar nicht kennen, oder ein Gewicht, das wir nicht wirklich fühlen, verlegen wir unser Augenmerk direkt auf uns selbst, und zwar stets im *Hier und Jetzt* (Traumfigur).

»*Den Fokus vom Ziel zu nehmen bedeutet nicht, aufzugeben. Es bedeutet, für die Gegenwart empfänglich zu bleiben; es bedeutet, unverbraucht auf das reagieren zu können, was geschieht, […]*« (→Literaturhinweise »Auf dem Weg«, S. 244).

Hat man sich noch selten in seinem Leben wohlgefühlt, wie soll man da wissen, welches Gewicht zum Wohlfühlen taugt (Maßband). Ist man noch gar nicht beim eigenen Bauchgefühl bezüglich Essen und Nahrung angekommen, woher soll man dann ahnen, welches Gewicht alternativ zur Auswahl steht (Intuition und Intuitives Essen). Da fragt man sich: Ist es so weit, wenn der Gürtel schnürt (Wohlstandsbauch)? Mag ich es, wenn der Wind mich umweht (Hungerhaken)? Muss der Rock von der Hüfte rutschen (Mode)? Muss ich eine Hüfte haben (Körper)? Möchte ich lieber gehen oder rollen?

Das eigene *Wohl* in den Blick zu bekommen, ist der erste Schritt in die richtige Richtung. Entspannung, Zufriedenheit, Erfüllung, Liebe, Geborgenheit, Glücksgefühle, Beweglichkeit, Liebe, Zuneigung, Familie, Freunde, Partner, Abwechslung, Langsamkeit, Achtsamkeit, Meditation, Spiritualität und Sättigung sind alles Zutaten, die für eine große Bandbreite an Lebensqualität sorgen können. Die Mischung macht's (Mischkost).

Je mehr Wohlfühlgewicht, umso besser. Nicht das *Gewicht* entscheidet als bloße Zahl auf einer Skala, sondern es ist das *Gefühl*, von dem wir uns leiten lassen. Wie fühlt es sich an, wenn ich mich auf mich selbst verlasse, und nicht auf die Waage? Was kommt dabei heraus, wenn ich mir erlaube, mich rundum wohlzufühlen? Was gehört alles dazu, oder was könnte noch alles dazugehören, um mich *gewichtig wohlzufühlen*? Ziel ist also eine Schwere aus Liebe und Glück – als das einzig wahre Wohlfühlgewicht (Selbstliebe).

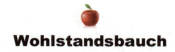

Wohlstandsbauch

> Ums nackte Überleben
> geht es hierzulande wohl eher selten.
> Da sind wir vielen weit voraus,
> was den Lebensstandard angeht.
> Man nennt das auch
> »*Leiden auf hohem Niveau*« (Diät und Hungersnot).
> Wer viel hat, der *isst* auch viel.
> Nur diejenigen, die schon lange sehr viel haben,
> werden sich meist ein Weniger leisten.

Den typischen Sonntagsbraten gibt es wohl nur noch gelegentlich bei den Schwiegereltern (Hausmannskost). Oder ist das nur bei mir so? Jedenfalls kann sich heutzutage jedermann jederzeit, nicht nur am heiligen Sonntag oder an speziellen Feiertagen, sondern an jedem Tag und mehrmals pro Woche, das große Stück Fleisch auf seinem Teller leisten (Steinzeitmensch).

Für das ehemals eher seltene und deshalb teure Fleisch gibt es kaum noch eine Limitierung, weder quantitativ noch qualitativ. Das gilt übrigens für jede Art von Lebensmitteln. Hierzulande kann sich einfach jeder (fast) alles leisten (Fleischesser und Weizenwampe). Ob er es auch tun sollte, ist eine andere Frage (Vegetarier und Veganer).

Wohlstand hat bei den meisten Menschen mit dem einfachen Luxus der Nahrungsaufnahme zu tun (Sättigung und Winterspeck). Wer nicht auf sein Geld achten muss, weil er genügend davon hat, leistet sich alles, was und wie viel er will. Damit das auch alle sehen können, streckt er stolz seinen prallgefüllten Bauch in die Runde. Respekt vor dem Bauch, Hochachtung vor dem Wohlstand, Prosit auf die nächste Runde. Hungern tun nur die anderen (Hungersnot und Askese).

In sogenannten Wohlstandsgesellschaften wird sich jedoch früher oder später das Wertekarussell weiterdrehen (Konkurrenz). Die wirklich Reichen haben es plötzlich nicht mehr nötig, sich der Völlerei hinzugeben. Sie wissen, dass es auch morgen genug von allem gibt. Also *leisten* sie sich den Verzicht, die Mäßigung, gleichzeitig aber auch einen schönen, schlankeren Körper (Schönheitsoperation). Schlank ist das neue reich. Wer einen dicken Bauch hat – Wohlstand hin oder her – gilt als unkontrollierter Loser, und zwar auf ganzer Linie (Maßband, Konzepte und Intoleranz). Schönheitsideale ändern sich eben, damit nicht jeder meint, mitmachen zu können. Wo kämen wir da hin (Modelmaße). Nachher glaubt noch der Mensch, wir wären alle gleich (Körper und Unterschiede). Und das möchten die einen weniger als die anderen, oder umgekehrt (Hollywood-Diät).

Am Ende entscheidet der gesunde Menschenverstand, was wahrer Wohlstand ist (Spiritualität und Zufriedenheit). Der eine liebt irre runde Hintern, der andere, super schlanke Hüften (Wunschgewicht und Traumfigur). Wahre Schönheit kommt eben von innen (Nahrung). Nicht umsonst sind die besonders gesunden Lebensmittel auch besonders teuer (Bio und Vollwertkost). Schon hat man wieder eine Unterscheidung gefunden, womit man sich wohlstandsmäßig gehörig von den anderen abheben kann.

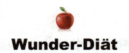

Wunder-Diät

> Das Geheimrezept schlechthin.
> Meist eine Blitz-Diät (Crash-Diät),
> die einen irre schnell
> mit irre wenig Aufwand
> irre viel abnehmen lässt.
> Man macht rein gar nichts,
> isst und lebt weiter wie bisher,
> und *plötzlich*
> sieht man einfach nur noch umwerfend aus.

Wunder-Diäten muten an wie Wunderkerzen. Irre glitzernd versprühen sie ihren Charme und Liebreiz. Um genauso schnell abgebrannt und verkümmert zu verenden (Jo-Jo-Effekt). Sie versprechen viel, halten aber wenig. Das ewige Wundermittel war bisher jedenfalls noch nicht dabei (Superfood und Zufall-Diät). Am Ende muss man doch wieder auf Zucker verzichten (Zuckerfreiheit und Verzicht), vermehrt auf Gemüse und Gesundheit achten (Zufriedenheit und Clean Eating), sich sportlich betätigen (Bewegung und Sport) und sich der Vollwertkost verschreiben (Mäßigung und Mischkost). Wenn da nicht doch all die vielen Wunder wären, die geschehen und regelmäßig die Welt sowie unser Dasein versüßen. *Man wundert sich*, was alles möglich ist. Ganz ohne eigenes Hinzutun will man meinen (Karma-Diät).

»Guten Morgen. Hier spricht das Universum. Ich werde mich heute um all deine Probleme kümmern. Dazu werde ich deine Hilfe nicht benötigen. Also genieße den Tag!« (→Literaturhinweise »Der kosmische Bestellservice«, S. 6).

Total spontan und völlig unerwartet passieren Dinge, die man sich niemals hätte vorstellen können, oder vorher nur insgeheim gewünscht hatte, oder die sich häufig erst im Nachhinein als perfekt und passend erweisen (Wunschgewicht). Plötzlich steht die Waage auf null (Tod) – oder sie ist kaputtgegangen (Freiheit). Man muss die Zeichen zu lesen verstehen. Und seine Sichtweise ändern. Schon ist man von Wundern umzingelt (Traumfigur und Lieferservice). Es geht einzig und allein um den Mut, die vielen Wunder in unserem Leben zu entdecken! »*Wunder gibt es immer wieder*«, sang schon Katja Ebstein 1970: »*Wunder gibt es immer wieder – Heute oder morgen – Können sie geschehen – Wunder gibt es immer wieder – Wenn sie dir begegnen – Musst du sie auch sehen ...*« (Wahrnehmungsstörung).

Meist kommen Wunder-Diäten aus Amerika, also über den großen Teich geschwappt (Hollywood-Diät). Dort wachsen Diäten anscheinend auf den Bäumen (Ananas-Diät), halten aber eben selten das, was sie versprechen. Anders kann ich mir die dort steigende Rate an Fettleibigkeit nicht erklären (Adipositas). Man muss sogar von einem Wunder sprechen, dass die Menschheit noch nicht ausgestorben ist, bei so viel Völlerei und Übergewicht (Krankheit). So gesehen ist eigentlich jede Diät ein Wunder – ein Wunder, wenn sie überhaupt in Erwägung gezogen wird. Dass wir uns dann tatsächlich an die jeweilige Wunder-Diät halten (Ernährungsplan und Disziplin), ist übrigens nicht zwingend notwendig. Sonst wäre es nämlich kein Wunder mehr.

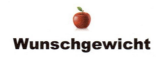

Wunschgewicht

> Wünschen kannst du viel,
> wenn der Tag lang ist.
> Wer auf ein bestimmtes Gewicht hofft,
> zählt die (langen) Tage (Waage).
> Wunschlos glücklich
> wäre auch ganz schön.
> Wenn Glück ein Gewicht hätte,
> wären wir alle gern ein Schwergewicht.

Wunschgewicht hört sich fast so schön an wie Traumfigur. Jedenfalls nicht so langweilig wie Normalgewicht. Wer will schon normal sein (Idealgewicht).

Im Gegensatz zum Wohlfühlgewicht, träumt man hier noch ein bisschen weiter, hofft zum Frühling auf ein Wunder (Bikini-Diät) oder wünscht sich zu Weihnachten – einfach so – fünf Kilo weniger (Wunder-Diät und Weihnachtskekse). Ob man sein Ziel erreicht, ist eine mutige Frage. Manchmal bringt der Weihnachtsmann nur die Rute (Zahnstocher und Stöcker-Diät). Oder zaubert einem gleich noch ein paar Extra-Pfunde auf die Rippen (Hüftgold und Wohlstandsbauch).

Welches Gewicht also sollten wir uns wünschen, auf die Waage zu bringen, ohne in die Diäten-Falle zu tapsen und wiederholt voller Enttäuschung den Kürzeren (bzw. den Dickeren) zu ziehen (Diäten-Wahn und Körperkult).

»Vielleicht haben Sie bereits entschieden, welches Wunschgewicht Sie erreichen wollen. Ich möchte nicht analysieren, wie Sie dazu gekommen sind. Nach welcher Vorgabe auch immer Sie sich gerichtet haben, bitte vergessen Sie sie!« (→Literaturhinweise »Endlich Wunschgewicht!«, S. 74).

Grundsätzlich darf man sich jedes Gewicht wünschen, alles ist möglich (Hypnose). Nur, ob es wirklich Sinn ergibt, was wir uns vorstellen, gilt es zu überprüfen (Intuition und Körpergefühl). Der einzig gültige Maßstab für unser Glück, und für das Gewicht, das uns glücklich macht und wir uns deshalb wünschen sollten, ist die dabei erlebte Freude (Maßband). Warum sonst sollten wir uns etwas wünschen.

»Mach' ganz einfach dein Leben zu einer gigantischen Gesamtbestellung: Bestelle dir das Paradies auf Erden! Stell' dich vor einen Spiegel, sieh dir in die Augen, und rede solange mit dir selbst, bis du dich selbst überzeugt hast, dass du es verdienst [...] Je besser es dir geht, desto besser wirst du darin, Probleme zu lösen, und deshalb ist es auf jeden Fall gerechtfertigt, dir beim Universum ein paradiesisches Leben zu bestellen!« (→Literaturhinweise »Der kosmische Bestellservice«, S. 216).

Da es sozusagen unser aller Menschenrecht ist, »wunschlos glücklich« zu sein, fangen wir gleich schon mal damit an und wünschen uns einfach ein Leben *ohne* ALLES – ohne Wünsche (wunschlos), ohne Gewicht, ohne Bewertung, ohne Befürchtung, ohne Angst, ohne Mangel, ohne Hunger, ohne Leid, ohne Diät. Schon bald haben wir unser »Wunschgewicht« erreicht, nämlich gewichtig glücklich zu sein.

»Es ist das Gewicht, das Sie haben, wenn Sie jeden Morgen völlig ausgeruht aufwachen, voller Energie, und sich mit echter Lebensfreude auf den neuen Tag freuen.« (→Literaturhinweise »Endlich Wunschgewicht!«, S. 75).

Xylit 425

Xylit

> Ein Zuckeraustauschstoff,
> bekannt auch als *Birkenzucker* (E967).
> In kleinen Mengen vorkommend in Gemüse und Obst.
> Industriell hergestellt aus landwirtschaftlichen
> Nebenprodukten wie Holz und Stroh.
> Xylit ist mit 98 % fast so süß wie Rohrzucker (Zucker).
> Er hat eine kühlende Wirkung im Mund,
> deshalb oft in Kaugummi und Bonbons vorzufinden.

Dieser eine Zuckeralkohol musste als Zuckeraustauschstoff erwähnt werden, weil er mit X anfängt. Aber auch, weil Xylit (*Xylitol*) für den Gesundheitsaspekt steht, der grundsätzlich bei allen Süßungsmitteln als Ersatzstoff für Zucker assoziiert wird, nämlich ganz nach dem Motto: *Ein Satz mit X, das war wohl nix!*

Viel Gesundheit wird für (fast) jedes zugelassene Lebensmittel versprochen (Lebensmittelindustrie). Warum also nicht auch für Birkenzucker bzw. Xylit. Seine Besonderheit soll darin liegen, ab 5–10 g täglich *gegen* Karies zu wirken (Wissenschaft). Nur bei anderen Säugetieren als dem Menschen, vorrangig beim Hund, wirkt Xylit toxisch bis tödlich: Atemnot, Husten, Ödeme und Bauchwassersucht. Man sollte das arme Tier mithin mit derartigem Süßkram verschonen (Stöcker-Diät). Ein weiterer Grund, kein Kaugummi an Haustiere zu verfüttern (Fütterung und Süßigkeiten).

Obwohl Xylit häufig unter der Bezeichnung »Birkenzucker« läuft, weil er in kleinsten Mengen auch in der Rinde bestimmter Holzarten wie Birke und Buche vorkommt, wird er industriell nicht aus Birken, sondern bevorzugt aus Holzgummi (*Xylanen*) landwirtschaftlicher Reststoffe (Rückstände aus der Zuckergewinnung) wie Maiskolbenreste, Stroh, Getreidekleie oder Zuckerrohr-Bagasse bei Temperaturen von bis zu 200 °C unter Einsatz von Schwefelsäure oder Natronlauge gewonnen.

Gern von Menschen mit Diabetes beim Backen und Kochen verwendet, weil Xylit um die Hälfte weniger Kalorien als Zucker hat (240 kcal anstatt 400 kcal auf 100 g) und mangels Nährwerte (Kohlenhydrate) unabhängig von Insulin verstoffwechselt wird (Blutzuckerspiegel), vermag er doch Wasser zu binden und wird im Dünndarm nur passiv bis unvollständig resorbiert (Darm und Wasserverlust). Bei übermäßigem Verzehr droht Durchfall, aber wohl erst ab 200 g täglich (Abführmittel).

Auch Xylit hat demnach Nebenwirkungen (→Online-Tipps »Nutrition Facts«). Deshalb dürfen Produkte unter Zugabe von Xylit nur mit Qualitäten wie der »Zahnmineralisierung« und dem geringen Anstieg des Blutzuckerspiegels beworben werden (→Online-Tipps »Lebensmittelklarheit«).

Etikettenschwindel droht allerdings auch hier, wie in jeder guten Beziehung, wenn denn der Eindruck von *Natürlichkeit* erweckt werden soll. Wo doch das mehrstufige technische Verfahren zur Xylit-Herstellung vielmehr an das Aufbrezeln so mancher Frau erinnern lässt, die zum Ankleben falscher Wimpern, Auftragen mehrerer Schichten Make-Up, Auftoupieren wilder Haarpracht und Ausstopfen großer Oberweite Stunden braucht. Um dann zu behaupten, sie wäre gerade erst aufgestanden.

#

Yoga 427

Yoga

> Eine jahrtausendealte Tradition aus Indien
> der körperlichen sowie geistigen Ertüchtigung.
> *Gleichzeitige Entspannung
> bei vollkommener Konzentration*
> (Meditation, Achtsamkeit und Fitness).
> Wechselwirkung zwischen
> physischem Ausdruck und
> geistiger Gesundheit.

»*Im Yoga ist oft die Rede davon, Körper und Geist zu verbinden. [...] So gesehen könnte man das Essen ebenfalls als eine Art Yoga betrachten – als Möglichkeit, die Verbindung zwischen Körper und Geist zu erforschen.*« (→Literaturhinweise »Yogafood«, S. 10).

Wunderbar, endlich wird Essen auch als Sport anerkannt. Das merke ich mir! Weil die Übung des Yoga mehr ist als nur Sport, fördert sie neben den positiven Auswirkungen auf den Körper auch die geistigen Vorzüge unseres menschlichen Daseins. Regelmäßiges Training verbessert Beweglichkeit, Atmung (Breatharian-Diät), Konzentrationsfähigkeit (Achtsamkeit) und Muskelkraft (Muskelaufbau), sorgt aber auch für Entspannung, Ausgeglichenheit, Stressbewältigung und mehr Energie (Qi). Ebenfalls zu erwähnen sind Arten der Heilgymnastik wie Qi-Gong und Tai Chi Chuan, kurz Tai Chi, die jeweils für Beweglichkeit und Energie sorgen. Man versteht sie auch als eine Meditation der Bewegung, entwickelt aus Methoden der Selbstverteidigung.

»*Qi-Gong heißt wörtlich übersetzt 'Arbeit am Qi' und ist eine Bewegungstherapie zum Bewegen und Harmonisieren des Qi-Flusses. [...] Das Tai Chi ist eine Sportart, die den spielerischen Kampf der Tiere als Inspirationsquelle verwendet und ein Spiel zwischen Geschmeidigkeit und Kraft, zwischen Schnelligkeit und Härte darstellt. Die taoistische Weltsicht besagt: 'Alles Biegsame, Weiche ist auf Dauer allem Harten überlegen, so wie das Wasser dem Stein'.*« (→Literaturhinweise »DuMonts große Enzyklopädie Naturheilkunde«, S. 380).

Leute, die ernsthaft Yoga praktizieren, bezeichnen sich als »Yogi« (männlich) oder »Yogini« (weiblich). Yogis wiederum sind die Jungs, die schon seit Jahrhunderten in den Höhlen Tibets in Abgeschiedenheit sitzen und ihrem nackten Gewahrsein durch Meditation auf der Spur sind. Die zu trainierende Beweglichkeit des Geistes bringt auf allen Ebenen des Seins einen großen Vorteil durch die Erkenntnis, weder Opfer des Geschehens noch ein Spielball der Götter zu sein. Vielmehr sind wir frei in unserer Entscheidung, wie wir Dinge wahrnehmen und mit welcher Bedeutung wir sie erleben.

»*Ein Yogi versucht, mit jeder Situation in der Weise umzugehen, dass möglichst viele einen positiven Nutzen davon haben. Er ist ein Jongleur zwischen alltäglichen Widrigkeiten und Gefühls-abhängigen Stimmungen. Ein Grenzgänger jenseits von Einengung und steifen Vorstellungen, abseits der Komfortzone und fern von fadem Allerlei. Jemand, der seinen Geist derart klar hält, dass er die Dinge sieht, wie sie wirklich sind.*« (→Literaturhinweise »Würfel Liebe A bis Z«, S. 719).

Z

Zahnstocher 429
Zöliakie 430
Zucker 431
Zuckeraustauschstoffe 432
Zuckerbrot und Peitsche 433
Zuckerfreiheit 434
Zufall-Diät 435
Zufriedenheit 436
Zwischenmahlzeit 437
Zyklus 438

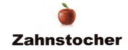

Zahnstocher

Um die Zahnzwischenräume zu säubern,
eignen sich dünne Holzstäbchen.
Damit stochert man in seinem Mund herum.
Am Tisch bitte nur hinter vorgehaltener Hand.
Sie finden auch als Käsespieß ihre Anwendung.
Trotzdem will nicht jeder ein Zahnstocher sein,
nur weil er so dünn und hölzern scheint.
Obwohl es jetzt sogar Zahnstocher
mit Geschmack zu kaufen gibt (Stöcker-Diät).

Als Schimpfwort verstanden, will man die Dünnen zum Essen auffordern (Suppenkasper). Jeder zweite fragt sich: »Warum isst der bloß so wenig?«, obwohl Dünnsein nachweislich weder immer gewollt ist, noch allein von der Menge der aufgenommenen Nahrung abhängig ist (Stoffwechsel).

Rechnerisch liegt vielleicht Untergewicht vor (Body-Mass-Index und Normalgewicht), körperlich kann trotzdem alles in Ordnung sein, oder eben auch nicht. Das hängt davon ab, wie sich der Betroffene in seinem Körper fühlt und wie weit sein Organismus funktioniert (Gesundheit und Wohlfühlgewicht). Wie bei jedem Menschen gibt es da Vor- und Nachteile, mit denen der Einzelne ringt. Der eine schlemmt sich zu Tode, nimmt aber trotzdem nicht zu. Die andere schlemmt auch so gern, bleibt aber weder im Rahmen des Empfohlenen noch bei ihrem Wunschgewicht (Waage).

Schon ist von *Bodyshaming* auch bei Dünnen die Rede, das »Skinny Shaming«, obwohl der normal mit Diät und Abnehmen Beschäftigte sich das niemals hätte vorstellen können. Der dachte noch: *Hauptsache dünn*. Doch ganz so simpel ist das Leben nicht. Jeder findet etwas, was ihn an seinem Körper stört (Wahrnehmungsstörung und Spiegel). Und falls er es nicht findet, tun es bevorzugt andere für ihn (Konzepte und Bewertung). Kommt ein Schlaksiger bis Hagerer vorbei, rufen sie: Zahnstocher, Hungerhaken, Bohnenstange, Klappergerüst, Strich in der Landschaft oder Suppenkasper. Und sind dabei ähnlich beleidigend, wie wenn sie auf die Dicken losgehen mit: Dickmadam, Fettwanst, Tonne, Vielfraß, Schwabbelbacke oder pseudo tolerant verpackt mit Umschreibungen wie »vollschlank« und »curvy« (Oversize).

Schade, dass wir hartnäckig glauben, uns für unser Aussehen bewerten und rechtfertigen zu müssen (Erscheinungsbild). Und uns schämen, wenn wir weder der Masse noch dem gängigen Schönheitsideal entsprechen (Konkurrenz). Obwohl die allgemeine *Masse* meist anders aussieht, als es aktuell angesagt ist (Konfektionsgröße und Modelmaße). Jedenfalls unterstellt man auch dünnen Menschen entweder eine Essstörung von Magersucht bis Bulimie oder einfach Diäten-Wahn. Dass sie vielleicht nur nicht zunehmen, egal wie viel sie essen, oder gar an einer Krankheit leiden, darauf kommt der Schmähkritiker selten. Wäre ja auch noch schöner, wenn es Leute gibt, die das »Klassenziel« ohne ihr Dazutun erreichen und einfach dünn sind. Wenn man selber gerade nicht dazugehört, müssen sich die Dünnen eben schämen. Und der Dicke kaut derweil ständig hungrig auf Zahnstochern herum (Rauchen und Ersatzbefriedigung).

Zöliakie

> Vom Griechischen abgeleitet für *Glutenunverträglichkeit*.
> Eine Autoimmunerkrankung des Darms.
> Die körpereigene Abwehr reagiert irrtümlich auf Gluten
> wie auf Bakterien oder feindliche Eindringlinge.
> Gluten ist ein Klebereiweiß, das im Getreidekorn vorkommt.
> Eine Unverträglichkeit kann zu Bauchschmerzen, Blähungen,
> chronischem Durchfall oder Übelkeit führen.

Hört sich ein bisschen wie *Zölibat* an, der sexuellen Enthaltsamkeit, die sich einem als frohlockende Alternative aufdrängt, sobald es zu Unverträglichkeiten mit dem Partner kommt, gipfelnd in Intoleranz auf ganzer Linie (Liebe und Sex).

Um es in der Beziehung nicht zum Äußersten kommen zu lassen (Crash-Diät und Trennkost-Diät), kann man es erst einmal langsam angehen und vorsorglich eine Zöliakie oder *Glutensensitivität* zumindest vortäuschen (Weizenwampe und Allergie). Schon lassen sich Sätze einbauen wie: »*Mach dir bitte keine Sorgen, die roten Flecken in meinem Gesicht sind allein einer allergischen Reaktion auf den Kuchen deiner Mutter zuzuschreiben!*« Oder auch gut: »*Zu unseren Schwiegereltern kann ich leider nicht mitkommen, du weißt doch, wie ich auf deren Abendbrot reagiere!*« (Hausmannskost).

Als Retourkutsche seitens des Partners eignen sich wiederum gesundheitliche Hinweise wie: »*Liebling, lass mal gut sein mit dem nächsten Bier, das bekommt dir doch nicht!*« (Alkohol und Oberweite). Oder aber: »*Bist du sicher, dass du wirklich noch ein fünftes Stück Kuchen möchtest, wo du dich danach doch jedes Mal so dick und aufgebläht fühlst?*« (Verdauung und Kaffeeklatsch).

Wie bei fast jeder Überempfindlichkeit eignen sich hier Mittel der Mäßigung oder des Verzichts (Zuckerbrot und Peitsche). Verträgt man kein Gluten, isst man einfach weniger oder gar nichts mehr aus Weizen, Gerste, Roggen, Dinkel, Triticale, Emmer, Kamut, Grünkern, Einkorn, Bulgur und Couscous. Man bremst sich nachhaltig ein oder lässt gleich alles weg, was aus Getreide hergestellt wird wie Brot, Pasta, Gebäck, Kuchen, Kekse, also all die leckeren Sachen (Café, Backkünste und Junk-Food).

Bezieht sich die Unverträglichkeit allerdings eher auf Zwischenmenschliches, lässt man jede zweite Begegnung ausfallen (Zwischenmahlzeit und Dinner Cancelling) oder verzichtet für eine gewisse Weile auf jegliches Zusammentreffen (Null-Diät und Fasten). Ein Weniger an Auseinandersetzungen führt zu einer deutlichen Entspannung, nicht nur von Darmflora und Verdauung (Stressbewältigung und Reizdarmsyndrom), sondern besonders der eigenen Gemütsverfassung (Entgiftungskur und Feierabend). Hören Schmerz, Übelkeit, Blähungen und Kopfschmerzen auf, bringt auch das Leben – allein oder zu zweit – wieder mehr Spaß (Fit-for-Fun-Diät und Lebensqualität).

Dafür lohnt sich ein bisschen Enthaltsamkeit, wovon auch immer (Sucht und Abhängigkeit). Was Mönche und Nonnen im Zölibat können, können wir in Sachen Zöliakie erst recht. Wir verzichten einfach fröhlich auf alles, was die Ursache für unser Unwohlsein scheint (Karma-Diät und Wohlfühlgewicht). Schon beginnt die *Heilung* unseres Daseins, körperlich sowie geistig und emotional (Gesundheit), die einem nicht nur im Himmel, sondern auch auf Erden versprochen wird (Spiritualität und Heilfasten).

Zucker

> Zucker (*Saccharose*) ist pflanzlich.
> Neben Rohrzucker wird er (meist) aus Rüben gewonnen
> (*Zuckerrüben*), seit einigen Jahren auch aus Mais (*Maiszucker*).
> Zucker besteht aus *Glukose* und *Fruktose* (Obst).
> Das sind zu 100 % Kohlenhydrate, also
> weder Fette oder Proteine noch Nähr- oder Vitalstoffe.
> Zucker liefert eine Energie von ca. 400 kcal auf 100 g.
> Die DGE empfiehlt *max.* 5–10 TL bzw. 25–50 g pro Tag.

Bei Zucker wird es spannend. Wer will nicht als »süß« bezeichnet werden (Liebe), oder zumindest als »süße Versuchung« (Sex). Bleibt ein solches Kompliment allzu lange aus, droht emotionale Unterzuckerung (Liebeskummer). Notfalls muss von außen nachgeholfen werden, indem man Süßigkeiten und Zucker nachlädt (Sucht). Dass das auf allen Ebenen unseres Seins gesund ist, wird von der Deutschen Gesellschaft für Ernährung (*DGE*) bestritten (→Online-Tipps »Deutsche Gesellschaft für Ernährung«).

Kristallzucker, der sogenannte *Haushaltszucker*, ist der Dickmacher Nummer Eins (Industriezucker). In fast allen Lebensmitteln und Mix-Getränken zu finden (Trinken und Wasser), mehr oder weniger versteckt (Lebensmittelindustrie, Süßstoffe und Zuckeraustauschstoffe), macht er dick und ruiniert unsere Zähne, und ist auch sonst (meist) unnötig (Zuckerfreiheit). Denn bereits Kohlenhydrate aus Brot oder Nudeln liefern die Energie, die unser Organismus benötigt, um sie selbstständig zu *Glukose* umzuwandeln (Blutzuckerspiegel) und den Zellen, besonders aber unserem Gehirn, als Energiequelle zur Verfügung zu stellen (Belohnung).

Bekommt unser Körper ein Zuviel an Zucker, und das tut er häufig, kann er dieses Angebot an Energie nicht mehr umsetzen (Kalorienverbrauch, Bewegung und Sport). Stattdessen lagert er es ungenutzt als Fett ein (Hüftgold, Fettleibigkeit und Hamsterbacken). Dabei laufen folgende Prozesse im Wege des Stoffwechsels ab:

Zucker (*Saccharose*) besteht aus Glukose und Fruktose. Beide werden verschieden von uns verarbeitet. *Glukose* (*Traubenzucker*, *Dextrose*) gelangt sofort ins Blut und wird dort von dem Hormon Insulin mehr oder weniger gut verwertet (Insulinspiegel, Diabetes und Blutzucker-Diät). *Fruktose* (Fruchtzucker) wird von der Leber bestenfalls in Glukose aufgespalten, führt aber bei einer ständigen Überdosis zu der berühmten »Fettleber« (Bauch und Entgiftungskur). Deshalb wird im Besonderen vor Fruktose gewarnt (auch wegen der hohen Energiedichte), aber ebenso vor *Isoglukose*, dem Glukose-Fruktose-Sirup aus den USA, der von (oft gentechnisch verändertem) Mais anstatt Zuckerrüben stammt. Seit 2017 ist dieser künstlich hergestellte Fruchtzucker für Lebensmittel in der EU zugelassen und mästet uns ungehindert. Denn Zucker ist *Zweifachzucker*, Glukose und Fruktose sogar nur *Einfachzucker*. Empfohlen wird jedoch *Mehrfach- und Vielfachzucker* aus Gemüse und Vollkorn (Kohlenhydrate und Bio). Einfach nur »süß« reicht eben nicht. Wie in jeder guten Beziehung muss es öfter mal herzhaft sein und in die Vollen gehen (Vollwertkost). Sonst fallen einem vorzeitig die Zähne aus und man rollt als dicker Hungerhaken verkleidet durch die Beziehungswüste (Mangelerscheinungen).

Zuckeraustauschstoffe

Um dem Dickmacher Zucker zu entgehen, begab sich der Mensch auf die Suche nach alternativen *Süßungsmitteln*. Er fand *Zuckeralkohole* als Zusatzstoff. Jeder von Diabetes betroffene ist voll des Dankes, wenn er ohne Reue süß schmecken darf, sieht man mal von Durchfall ab (Abführmittel). *Zuckeraustauschstoffe* sind natürliche Kohlenhydrate. Dagegen sind *Süßstoffe* künstliche Verbindungen mit höherer Süßkraft und Null Kalorien, dafür aber Krebs-fördernd.

Diverse Zuckeraustauschstoffe sind im Angebot, die zusammen mit Süßstoffen unter den Oberbegriff »Süßungsmittel« fallen (→Online-Tipps »Lebensmittelklarheit«). Sie alle haben diverse Wirkungen in Bezug auf Süßkraft, Nährwert, Eigenschaft Wasser zu binden, Eigengeschmack und Durchfall.

Neben Fruktose (Fruchtzucker) gibt es acht zugelassene Zuckeralkohole, von denen einige in geringen Mengen in der Natur vorkommen (Obst und Gemüse), im Übrigen aber als Zusatzstoff industriell hergestellt werden und der gesetzlichen Kennzeichnungspflicht unterliegen (→Online-Tipps »Bundeszentrum für Ernährung«). Häufig werden sie mithilfe von Enzymen aus gentechnisch veränderten Mikroorganismen gewonnen (→Online-Tipps »Forum Bio- und Gentechnologie«):

• *Sorbit* (E420) aus Maisstärke • *Mannit*/Mannitol (E421) aus Invertzucker (Gemisch aus Glukose und Fruktose) oder Traubenzucker (*Glukose*) • *Isomalt*/Palatinit (E953) aus Zucker der Zuckerrübe • *Polyglycitolsirup* (E964) aus Hydrierung von Maissirup • *Maltit*/Maltitsirup (E965) aus Mais- und Weizenstärke • *Lactit* (E966) aus Milchzucker (Laktose) • *Xylit* (E967), auch *Birkenzucker*, aus Pflanzenmaterial wie Holz und Stroh • *Erythrit* (E968) aus Kohlenhydraten der Stärke, Zahn- und Darm-freundlich.

Auf Zutatenlisten findet man Zuckeraustauschstoffe (leider) nicht unter Zucker, sondern unter *Kohlenhydraten*, deren Nährwerte in Kalorien (im Schnitt 2,4 kcal) angezeigt werden (Süßigkeiten, Fertiggerichte und Geschmacksverstärker).

Der Körper verstoffwechselt sie unabhängig vom Insulinspiegel, weshalb sie für Diabetiker geeignet sind (Diabetes und Blutzuckerspiegel). Einige davon sollen im Gegensatz zu Zucker auch nicht Karies fördern. Dafür sind ihre langkettigen Moleküle unverdaulich und rufen Durchfall hervor (Abführmittel). Die Lebensmittelindustrie muss ab einem Aufkommen von 10 % die Warnung anbringen: *»Kann bei übermäßigem Verzehr abführend wirken«* (Diät-Produkte).

Nicht jeder kann ohne Zucker *leben* (Zuckerfreiheit). Greift man jedoch stattdessen zu Zuckeraustauschstoffen oder Produkten, denen Süßstoffe zugesetzt wurden, hat man demnächst kein angenehmes *Leben* mehr (Gesundheit und Krankheit). Die Entscheidung liegt bei uns (Freiheit und Leben). Deshalb empfehle ich (mir selbst), auf Schaumküsse zu verzichten, die als Feuchthaltemittel Sorbit enthalten (Saugen), um stattdessen häufiger auf direkte Tuchfühlung zu gehen und echte, feuchte Zungenküsse zu genießen (Küssen und Sex) – garantiert unschädlich, Fairtrade und Bio (Fatburner).

Zuckerbrot und Peitsche

> Der eine steht auf süß, der andere auf salzig.
> Viele mögen es gern im rhythmischen Wechsel.
> Erst wollen sie gelockt werden mit etwas angenehm Leckerem,
> dann wieder bedroht mit strafender Hand.
> Wer nicht hören will, muss fühlen.
> Und das Leckerli wartet schon am Ende der Tortur.
> So führt man andere, aber besonders sich selbst durchs Leben,
> und in Sachen Diät durch die Nahrungsaufnahme.
> Mal ist es eine Belohnung, dann wieder eher das Gegenteil.

Zuckerbrot gab es für uns Kinder nur gelegentlich. Eine große Scheibe Graubrot bestrichen mit Butter (damals auch gerne Margarine) und dann mit Zucker bestreut. Das Brot musste (leider) einmal umgedreht werden. Nur was sich auf der Fettschicht hielt, durfte gegessen werden. Der rieselnde Rest kam brav zurück ins Zuckertöpfchen. Sozusagen der kindgerechte und preiswerte Ersatz für den Kaffeeklatsch.

Die *Peitsche* gab es dafür häufiger. Natürlich nur im übertragenen Sinne. Weder wurden wir von unseren Eltern dressiert, noch gezüchtigt. Aber eine kleine Drohung in diese Richtung konnte Wunder wirken. Bei uns selbst führen wir dies nun fort, in dem wir als Dompteur und Dompteuse unseres erwachsenen Lebens auftreten (Kontrolle).

Mit dem Süßen wird gelockt. Das kann das Erlangen eines Schönheitsideals sein, wenn wir denn nur die Diät durchhalten und ordentlich an Gewicht verlieren oder zunehmen. Das kann die Hoffnung auf ungehemmte Schlemmerei nach getaner Arbeit sein, mit der wir uns belohnen (Belohnung und Cheat-Day). Es können aber auch im wahrsten Sinne des Wortes all die Süßigkeiten sein, die wir uns über den lieben langen Tag verteilt zuführen, um uns das nötige Pensum abzuverlangen und nicht vor Feierabend schlapp zu machen (Erwartungshaltung und Leistungsdruck).

Mit der Bestrafung wird gedroht. Ist das Zuckerbrot wenig überzeugend, weil man mehr auf Würstchen steht, kommt die Rute zum Einsatz. Der Gaul wird von hinten angetrieben. Strafe droht, wenn wir das Klassenziel (Traumfigur) nicht erreichen. Bei »Wasser und Brot« stehen wir darbend auf Partys herum, um beim Angebot von saftigem Kuchen oder fetten Torten »Nein, danke« zu sagen (Disziplin, Bulimie und Magersucht). Vorher noch über die Stränge schlagend, wird nun bitter gebüßt durch absolute Zuckerfreiheit nebst Beschimpfung als *Weizenwampe*. Will der Körper einfach keine Ruhe geben, sich nicht zusammenreißen und nie wieder Hunger haben, werden Appetitzügler und Schlankmacher eingeworfen. Will der Rock nicht passen und die Hose nicht mehr schließen, wird der Gürtel enger geschnallt, auch wenn man keine Luft mehr kriegt (Mäßigung und Maßband). Alles in allem eine äußerst veraltete Methode, dem Kind in uns beizukommen. Heute endlich weiß man, worauf es wirklich ankommt, nämlich tiefe Wertschätzung sich und anderen entgegenzubringen, sich mit aller Liebe zu nähren und dabei fröhlich das Leben mit allen Sinnen zu genießen (Geschmackssache und Geruchssinn). Die Freiheit liegt wie immer in der Entscheidung, ob man mehr auf Zuckerbrot oder Peitsche steht, oder auf beides im heiteren Wechsel (Selbstliebe).

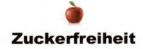

Zuckerfreiheit

> Freiheit wird großgeschrieben,
> auch in unserer Ernährung.
> Zu den Stoffen von Unfreiheit (Sucht)
> können, müssen aber nicht gehören:
> Alkohol, Drogen, Zigaretten (Rauchen), Sex,
> Weizen (Weizenwampe) und eben Zucker.
> Sagt jemand, er isst überhaupt keinen Zucker,
> hat er noch keine Packungsbeilage gelesen (Clean Eating).

»Niemand möchte es laut aussprechen oder gar sagen, wie es ist, schon gar nicht die Nahrungsmittelindustrie: Zucker ist ein hochkarätiges Suchtmittel.« (→Literaturhinweise »Intervallfasten und Zuckerfrei leicht gemacht«, S. 58).

Ob der persönliche Zuckerkonsum bereits Anzeichen der Unfreiwilligkeit aufweist, oder man gar von einer Sucht befallen ist, lässt sich recht einfach feststellen. Probiere eine Woche lang, keinen Zucker zu essen. Also keine Süßigkeiten, kein Kaffeeklatsch, keine Schokolade, keine Weihnachtskekse. Wenn du daraufhin durchdrehst und dich auf süße Vorräte fremder Leute stürzt, darf man zumindest von einer starken Gewohnheit deines Essverhaltens ausgehen (Abhängigkeit). Falls man sowieso schon Diabetes oder eine andere durch ein Zuviel an Zucker hervorgerufene Krankheit hat, wird man wahrscheinlich bereits auf Zuckeraustauschstoffe und schlimmstenfalls auf Süßstoffe umgestiegen sein (Blutzucker-Diät).

Für alle anderen gilt weiterhin das Prinzip von Zuckerbrot und Peitsche. Gelegentlich darfst du dir etwas Süßes gönnen (Genuss). Schlägst du jedoch über die Stränge, droht dir Überzuckerung nebst gestörtem Stoffwechsel, dann solltest du es zur Abwechslung mal wieder ganz ohne die süße Beruhigung versuchen (Belohnung und Befriedigung). Die Loslösung muss derweil gut vorbereitet sein, denn Zucker lauert überall (→Literaturhinweise »Goodbye Zucker«). In verschiedenen Kostümen schummelt er sich in unsere Lebensmittel. Man lese aufmerksam die Packungsbeilage (Clean Eating). Auf Zutatenlisten findet man die »Freiheitsräuber« in der Rubrik »davon Zucker« in Gramm-Angaben unter vielzähligen Decknamen und Pseudonymen: Glukose, Milchzucker, Laktose, Fruchtzucker, Fruktose, Fruktosesirup, Glukosesirup, Stärkesirup, Karamellsirup, Saccharose, Raffinose, Dextrose, Maltose, Maltodextrin, Malzextrakt, Gerstenmalzextrakt, Rohrzucker, Rohrohrzucker, Vollrohrzucker, Agavensirup, Honig, Fruchtpüree, Palmzucker, Kokoszucker usw. (Industriezucker).

Doch Zucker aus sich selbst heraus ist nicht zwingend schlecht. Wahre Freiheit kennt keine Angst vor Zucker. Es gilt, voller Zuversicht die Süße des Lebens zu entdecken, jenseits von Stopfeinheiten (Ersatzbefriedigung). Sobald man nämlich dessen Wirkung versteht und diese mehr und mehr in sein Leben bringt, können Zucker und Freiheit eine süße Verbindung eingehen (Zufriedenheit und Selbstliebe).

»Zucker fordert dich dazu auf, dich für dein Herz zu ENTSCHEIDEN, für die Herzwärme, für die warmherzige Umschließung deiner selbst. Er fordert dich dazu heraus, deine Gefühle, deine Sehnsüchte an die Oberfläche zu lassen, sie herauszulassen.« (→Literaturhinweise »Das Füllhorn«, S. 929).

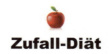
Zufall-Diät

> Spielerisch (fast) alles dem Zufall überlassen.
> Also nichts für Kontrollfreaks (Kontrolle),
> umso eher etwas für Abenteurer.
> 4 Phasen à 10 Tage.
> Jeden Tag entscheidet das Los (Glückskekse).
> Zur Auswahl stehen 9 Diät-Formen:
> Fasten, Intervallfasten, Gemüse (grün), Gemüse/Fisch/Tofu,
> Gemüse/Beeren, Wurzelgemüse/Pilze/Nüsse,
> Suppentage, Obsttage, Lieblingsessen.

Wer sich nicht entscheiden kann, lässt den Zufall für sich arbeiten. Scheinbar das Kontrastprogramm zur Karma-Diät. Nur, dass man es auch hier nicht dem *Zufall* überlässt, ob man Diät hält oder nicht. Zur Auswahl steht lediglich, an *welchem* Tag *wie* gefastet oder gedarbt wird. Das einzig spielerische daran ist, dass man eine Karte zieht, worauf die jeweilige Ernährungsweise steht, an die man sich die nächsten 24 Stunden hält. Das ganz große Los ist leider nicht dabei (Völlerei). Eher im Gegenteil. Es stehen im Wechsel zur Überraschung bereit: Gemüse, Fasten, Gemüse, Fasten, Gemüse, Obst, Fasten, Gemüse, Suppe usw. (Abwechslung). Nun gut, es gibt auch »Joker-Tage«, an denen man isst, was man halt gerne isst (Lieblingsessen). Wie in jedem Spiel gibt es davon nur wenige. Ganz so wie damals, als wir noch aus unseren Höhlen krochen und jeden Morgen aufs Neue zusehen mussten, woran wir des Hungertods sterben (Steinzeitmensch), ist auch hier ein gefüllter Kühlschrank nicht garantiert.

»*Vor ungefähr 11.000 Jahren wurde der Mensch sesshaft. Natürlich nicht auf einen Schlag, weil irgendjemand den Befehl dazu gab, in eine Höhe zu huschen oder ein Dorf aufzubauen* [...] *All diese Jahre danach waren davon geprägt, dass unsere Vorfahren am Morgen nach dem Aufstehen nicht wussten, was der Tag bringen würde. Ein Mammut, einen Säbelzahntiger oder eine Keule auf den Schädel.* [...] *Der Körper überlistet einen früher oder später immer. Daher der Plan, dem raffinierten Körper mit dem noch raffinierteren Zufall ein Schnippchen zu schlagen.*« (→Literaturhinweise »Die Anti-Aging Revolution«, S. 158 f.).

Grundsätzlich mag ich alle Arten von Spiel (Sport und Nutropoly-Diät). Deshalb habe ich mir das 40-Tage-Karten-Set aus vorzitiertem Buch schon mal ausgeschnitten und laminiert. Ich liebe es zu laminieren, das arbeitet so schön gegen die Vergänglichkeit an. Und die 40 Tage werden ja auch irgendwann vorbeigehen. Zumindest, sobald man die erste Karte zieht. Einen Anfang muss man schon setzen, um ein Ende in Sicht zu haben. Das nennt man landläufig »Karma«, das Gesetz von Ursache und Wirkung. Also lasse ich mir noch Zeit, überlasse es sozusagen dem *Zufall*, ob ich plötzlich unverhofft zum Diät-Stapel greife. Es könnte sein, wenn ich gleich mit Fasten anfangen muss, dass ich keine Lust mehr habe. Sollte ich aber den Joker mit meinem Lieblingsessen ziehen, dann wiederum wird es schwer, am Morgen danach eine nächste Karte zu nehmen. Wer will schon wechseln, wenn er das große Los gezogen hat. Hängt der Prinz endlich an der Angel, geht man ja auch nicht wieder in die Disco, um weiter im Dunkeln zu tappen.

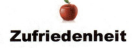

Zufriedenheit

> Unser innerer *Frieden* speist sich aus Dingen
> der physischen sowie psychischen Sättigung.
> Sonntagsbraten (Hausmannskost) oder
> Süßigkeiten (Dauerlutscher).
> Selbstversorger (Bio) oder
> Lebensmittelindustrie (Fertiggerichte).
> Stille Meditation (Achtsamkeit) oder
> lautes Leben (Abwechslung).
> Gern auch alles zusammen oder im heiteren Wechsel.

Die Befriedigung unserer Bedürfnisse sorgt für gefühlte Zufriedenheit. Beim einen so, beim anderen anders. Manchmal führt es bei uns zur Befriedung und beim Partner zum genauen Gegenteil (Unterschiede und Dream-Team). Esse ich seine Vorräte an Schokolade auf, bin ich zwar voll befriedigt, doch sein Wunsch nach Sicherheit aufs Äußerste gestört (Hamsterbacken und Vorratskammer). Futtert er des Nachts den Kühlschrank leer, ist sein Magen sehr zufrieden (Sättigung), meine Planung alltäglicher Aktivitäten jedoch gänzlich über den Haufen geworfen (Einkaufen und Grazing-Diät).

So manche Leute lassen sich nie zufriedenstellen. Besonders man selber nicht. Irgendetwas ist immer (Zyklus). Mal sind es die Nerven, dann das liebe Geld (Nervennahrung und Nimmersatt). Mal sind es die Kinder, dann wieder wiederholte Langeweile (Familie). Nach dem umfassenden Motto: *Schuld hat immer der Partner!*

Zufriedenheit gilt als eine Lebensqualität, die man tatsächlich erlernen kann (Genuss, Feinschmecker und Mäßigung). Wir müssen lediglich bereit sein, auch schwierige Umstände als zu meisternde Herausforderung zu verstehen.

»*Unzufriedenheit kann dabei als Motor und Hinweis verstanden werden, um Veränderungen zu erwirken und die Dinge, Umstände und Situationen anzugehen und zu verbessern (Neid). [...] Ebenso brennt sich Unzufriedenheit äußerst unvorteilhaft in die eigenen Gesichtszüge ein (Gedanken und Schönheit). Um auf inspirierende Ideen für mehr Zufriedenheit zu kommen (Coaching und Inspiration), kann man gern wiederholt auf den Begeisterungs-Test zurückgreifen (Begeisterung). Sind wir persönlich zufriedengestellt, werden es uns bevorzugt Partner und Familie mit deren Zufriedenheit danken.*« (→Literaturhinweise »Würfel Liebe A bis Z«, S. 735).

Abgeraten wird, ständig mit Essen, inbesondere Junk-Food, die Unzufriedenheit zu vertuschen oder zu deckeln (Essstörung und Ersatzbefriedigung). Das führt meist nur zum Leiden über eine verpfuschte Traumfigur (Wohlfühlgewicht). Wissenschaftler wollen stattdessen herausgefunden haben, dass *Obst und Gemüse* zu mehr Glück und Zufriedenheit führen (Liebesbeweis). Bereits mit 8 Portionen à 70 g bzw. 560 g pro Tag *isst* man mit von der Glückspartie (Handvoll). Ananas, Bananen und Pflaumen als Überbringer des Glückshormons *Serotonin* (Hormon-Diät und Schokolade). Trockenfrüchte wie Datteln und Feigen mit Tryptophan und Magnesium für weniger Stress und guten Schlaf (Aminosäuren und Stressbewältigung). Sellerie und Brokkoli als Aphrodisiakum für Liebe und Sex. Schon steht das Glück zufrieden vor der Tür.

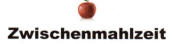

Zwischenmahlzeit

> Der berühmte *Snack* zwischendurch.
> Man fragt sich nur »wo zwischen«?
> *Zwischen* ist ja eigentlich immer.
> Zwischen Aufstehen und Schlafengehen
> könnte ständig *gesnackt* werden.
> Wie es das Wort schon sagt:
> *zwischen den Mahlzeiten*.
> Hat man drei Hauptmahlzeiten,
> isst man davor und danach, also den lieben langen Tag.

Snack ist Englisch und bedeutet, die kurze Zufuhr einer essbaren Kleinigkeit, sei es ein Stückchen Obst oder ein trockener Keks (Meal Prep). Der Imbiss, die Brotzeit, das Vesper, die Zwischenmahlzeit. Eben keine üppige Hauptmahlzeit wie Frühstück, Mittag und Abendbrot, sondern mengenmäßig und im Aufwand der Zubereitung sehr viel weniger (Kochen). Für den Snack wird selten gekocht, vielmehr gepflückt, was am Wegesrand steht (Kalte Küche). Der Schokoriegel aus der Schreibtischschublade scheint prädestiniert. Schnelle Zuckerzufuhr dank hoher Umdrehung an Kohlenhydraten (Kalorien und Zucker). Oder auch der heiße Kakao aus dem Trinkautomaten (Flüssignahrung), das belegte Sandwich-Brötchen an der Brottheke, die schnelle Wurst mit Pommes im Stehen (Imbiss und Fast-Food), der Griff in die Tüte Gummibärchen abwechselnd zu den Weihnachtskeksen (Süßigkeiten). Weder hat man sich extra an den Tisch gesetzt, noch will man behaupten, es handele sich um ein echtes Frühstück, Mittag- oder Abendessen. Deshalb zählt es auch nicht (Kalorienzählen und Tagebuch).

Zwischenmahlzeiten sind somit meist die versteckten Kalorienbomben, die heimlichen Sünden der Nascherei, die unbeobachteten Auszeiten ungezügelter Schlemmerei. Hauptsache, man hat andauernd etwas zu Essen im Mund (Liebesbeweis). Wie sonst, bitte schön, sollte man den Tag überstehen (Beschäftigung und Belohnung). Vom Frühstück bis zum Mittagessen sind es 4–5 Stunden (Unterzuckerung). Und nach dem Mittagessen wieder ganze 5 Stunden, bis endlich Abendbrotzeit ist (Feierabend). Da schiebt man am Vormittag das zweite Frühstück ein, und sei es der Gang zur Heißgetränkeecke, wo man sich die süße Trinkschokolade zieht. Dazu in die Keksdose gegriffen, den Müsli-Riegel geknabbert, die Nüsschen verspeist (Naschen), gern auch *Studentenfutter* genannt (Nervennahrung). Und am Nachmittag, wenn der Blutzucker wieder abzusinken droht (Heißhungerattacke), der obligatorische Kaffee mit Kuchen (Kaffeeklatsch) und/oder die Curry-Wurst auf dem Nachhauseweg (Hausmannskost).

Schon als Kinder wurden wir angehalten, uns den Hunger zu verkneifen und »aufzubewahren«: *Vor dem Essen wird nicht genascht!* Anstatt ständig mit Futtern beschäftigt zu sein (Grazing-Diät), wird auch heute den Erwachsenen unter uns geraten, nur 1–2 ordentliche Mahlzeiten am Tag zu essen. *Davor* und *danach* gibt es nichts (Intervallfasten). Der Blutzuckerspiegel darf zur Ruhe kommen, der Stoffwechsel sich entspannen, die Verdauung vonstattengehen. Also »Mund zu und Augen auf« für das ganz große *Zwischendurch*, genannt Hunger auf Leben (Meditation und Zufriedenheit).

Zyklus

> Mein Wille zur Diät ist
> abhängig von diversen Zyklen:
> dem Mondzyklus (Mond-Diät),
> dem Stand von Ebbe und Flut,
> auch in meiner Haushaltskasse,
> meinem wechselnden Gefühlshaushalt,
> meinem Biorhythmus,
> sowie den monatlichen Hormonschüben,
> die man besonders uns Frauen nachsagt.

Pünktlich zum Eisprung springt so mancher Frau die Sicherung heraus. Die Hormone spielen verrückt und lassen sie Dinge tun, die nicht jedermann nachvollziehen kann (Eier-Diät). Heißhungerattacken gehören eindeutig dazu. Einmal pro Monat erwartet die Frau eine Welle der körperlichen Veränderung (Biorhythmus und Mond-Diät). Bis zu 5 Tage mit Vor- und Nachbereitungsphasen ist sie damit beschäftigt, Tampons oder Binden nachzuladen und sich an Mengen von Süßigkeiten oder fetten Schnitzeln schadlos zu halten (Belohnung, Ersatzbefriedigung und Lieblingsessen).

Hormonell bedingt werden Follikel (Hüllen heranreifender Eizellen) in den Eierstöcken zum Wachsen angeregt. Diese produzieren daraufhin das Hormon *Östrogen*, das sie ins Blut ausschütten. Eines der 20–25 Eier wird besonders groß, die anderen sterben ab. Wie im echten Leben kann es nur einen geben, der unser Herz erobert (Liebe und Mono-Diät). Dann aber springt der Funke über, das Ei springt ab.

Ausgelöst vom Östrogen schüttet die Hirnanhangdrüse *Luteotropin* aus, was die reife Eizelle (Ovum) animiert, sich für ca. 24 Stunden befruchtungsfähig im Eileiter aufzuhalten. Dort wandelt sie sich um in einen Gelbkörper, der das Gelbkörperhormon *Progesteron* produziert, was wiederum die Gebärmutter in Habachtstellung bringt. Passiert nichts, kommt kein Samen vorbeigeschwommen und nimmt eine Befruchtung vor (Sex und Betthupferl), stirbt dieser Gelbkörper nach 10–12 Tagen ab, während er die Hormonproduktion wieder drastisch einstellt. Derweil entscheidet sich auch die Gebärmutterschleimhaut, die sich als Heim und Hort für das Ei aktiv bereitgehalten hatte, ebenfalls einen Abgang zu machen, und zwar mehr oder weniger beleidigt, mit reichlich viel Blut und Gekrampfe. Das sind dann die sogenannten »Roten Tage«, in denen wir 250–350 mehr Kalorien als sonst verbrauchen (Unterzuckerung). Empfohlen wird, diese PMS-Symptome durch viel Schlaf und eisenhaltige Nahrung zu lindern (Appetitzügler und PSMF-Diät).

»In der Regel« sollte man gerade in dieser Zeit, doch auch schon vorher und nachher, also eigentlich den ganzen Monat über, die Frau zuvorkommend und schonend behandeln. Dazu gehört das volle Programm an Lieferservice – von Liebesmahl über Kochen und Fütterung bis hin zu viel Geselligkeit und Befriedigung. Das Ganze gibt sich dann wohl erst wieder mit den Wechseljahren, wenn andere charakteristische Hormonschwankungen auf sich aufmerksam machen. Ob es im Alter aber tatsächlich besser wird, hängt vom Einzelfall ab. Für einen gepflegten Fressanfall reicht es allemal.

NACHWORT

Das Ziel meines Buches wäre erreicht, sobald mir ein einziger Leser berichtet, er oder sie habe durch **LIEBE ZUR DIÄT** ein Stück mehr Freude und Leichtigkeit erfahren, vielleicht sogar neue Zusammenhänge, Möglichkeiten und Freiräume entdeckt – zwischen sich und seinem/ihrem Körper, zwischen Mensch und Universum, zwischen Innen und Außen, zwischen Gemütsverfassung (Liebe) und Nahrung (Diät), zwischen Ursache und Wirkung (Karma-Diät).

Entsprechend wünsche ich jedem von uns einen liebenden *Vollkontakt* mit sich selbst (Selbstliebe) und mit dem täglichen Essen, das wir uns herzhaft bis lustvoll schmecken lassen (Lieblingsessen). Mögen wir es bewusst und selbstverantwortlich wählen, um uns genährt, geliebt und rundum wohlzufühlen (Intuitives Essen und Kochen). Mögen wir den Dingen unseres Lebens mehr Zeit und Muße widmen (Langsamkeit und Achtsamkeit) und daran auch andere wie Familie, Partner und Freunde teilhaben lassen (Liebesmahl und Geselligkeit).

Anstatt Diät im klassischen Sinne zu halten, feiern wir eine offene und positive Lebenseinstellung (Motivation), die ein Mehr an geistiger und emotionaler Freiheit zulässt, also mehr Eigenverantwortung, mehr Genuss, mehr Begeisterung und sehr viel mehr Abwechslung. Fast wie 100 Glückskekse auf einmal, und zwar jeden Tag.

Auf lange Sicht kommt keiner mit reinem Kalorienzählen und Hungerfasten oder mit nacktem Verzicht und rigorosen Verboten weiter. Weder in Sachen Diät noch in der Liebe. Sparen wir ständig an Kalorien oder Liebeseinheiten, oder beides im Wechsel, sterben wir den Hungertod, zumindest aber an emotionaler Unterzuckerung. Wer will schon zum Hungerhaken, Zahnstocher oder Suppenkasper mutieren, nur weil ein solches Erscheinungsbild dem gängigen Schönheitsideal entspricht (Konzepte, Gruppenzwang und Wahrnehmungsstörung).

Normalgewicht und Traumfigur sind ja schön und gut. Aber jeder möchte *bedingungslos* geliebt werden (Körpergefühl und Akzeptanz). Fangen wir also gleich damit an: Vollschlank oder mager, lang oder kurz, klein oder groß, alt oder jung, gehen wir ab heute mit unserem Körper durch dick und dünn, und zwar ein Leben lang. Deshalb versprechen wir uns ewige Freundschaft, werden liebevoll und wohlwollend sein und dabei uns sowie andere mit Liebe und Zuneigung speisen (Spiegel und Bewertung).

Nur dafür gilt es, DIÄT zu halten. Und zwar das volle Programm – aus fetter Liebe zu uns selbst und aus gelebtem Überschuss für die ganze Welt. Ein sattes Leben auf allen Ebenen: Die–Ich–Ändernde–Transformation (Diät). Für immer satt, für immer genährt, für immer geliebt, für immer frei.

Wenn mein Buch **LIEBE ZUR DIÄT** zu dieser Art von Lebensqualität beitragen kann, bin ich überglücklich. Und ihr hoffentlich auch. Denn es lohnt sich, mit sich selbst und dem Leben zufrieden zu sein: Liebe dich selbst und es ist egal, welche Diät du lebst!

Wir sind alle auf dem Weg.

LITERATURHINWEISE

A

Abnehmen für hoffnungslose Fälle: Hardcore-Tipps aus der Suchtmedizin, Shird Schindler & Iris Zachenhofer, 1. Auflage, edition a, Wien 2019
    (Fertiggerichte)

Anleitung zum Unglücklichsein, Paul Watzlawick, 17. Auflage, Piper, München 1998
    (Krankheit, Selbstliebe, Verzicht)

Auf dem Weg: Eine Reise zum wahren Sinn des Lebens, Yongey Mingyur Rinpoche, 3. Auflage, btb, München 2019
    (Erwartungshaltung, Gastfreundschaft, Krankheit, Selbstliebe, Wohlfühlgewicht)

B

Balldinis Gaumensex: Ein sinnliches Kochbuch nach Rezepten von Thomas Hofmann, Barbara Balldini, Lustenau 2015
    (Aphrodisiakum)

Becoming – Erzählt für die nächste Generation, Michelle Obama, 1. Auflage, Goldmann, München 2018
    (Winkearme)

Begeisterung: Die Energie der Kindheit wiederentdecken, André Stein, 2. Auflage, Elisabeth Sandmann, München 2019
    (Befriedigung)

Bittersüße Schokolade: Eine kritische Analyse des Kakaoweltmarktes unter besonderer Berücksichtigung der Produzentenseite, Carmen Busch, ibidem, Stuttgart 2005
    (Schokolade)

Buddha kocht: Typgerechte Ernährung nach Tibetischer Medizin, Eleonore Hild & Klaus Herkommer, 2. Auflage, Windpferd, Aitrang 2020
    (Buddha-Diät)

C

Chemie im Essen: Lebensmittel-Zusatzstoffe. Wie sie wirken, warum sie schaden, Hans-Ulrich Grimm, 9. Auflage, Knaur, München 2013
    (Geschmacksverstärker)

D

3 echte Kilo weg, Marion Grillparzer, Südwest, München 2013
    (Maßband, Tagebuch, Waage)

Darm mit Charme: Alles über ein unterschätztes Organ, Giulia Enders, 13. Auflage, Ullstein, Berlin 2017
    (Reizdarmsyndrom)

Das Ende des Alterns: Die revolutionäre Medizin von morgen, David A. Sinclair mit Matthew D. LaPlante, 3. Auflage, DuMont, Köln 2019
    (Alter, Antioxidantien, Seniorenteller, Sirtfood-Diät, Sirtuin-Diät, Stressbewältigung)

Das Füllhorn: Psychologische Symbolsprache der Nahrungsmittel, Christiane Beerlandt, 3. Auflage, Beerlandt Publications, Lierde 2019
    (Diätetik, Handvoll, Heißhungerattacke, Sucht, Unverträglichkeit, Zuckerfreiheit)

Das große Buch der Selbstversorgung, Dick & James Strawbridge, 1. Auflage, Dorling Kindersley, München 2021
    (Selbstversorger)

Das Große Lexikon der Heilsteine, Düfte und Kräuter, Gerhard Gutzmann, 25. Auflage, Methusalem, Neu-Ulm 2014
    (Krebs-Diät, Salz)
Das Paläo-Prinzip der gesunden Ernährung im Ausdauersport, Loren Cordain & Joe Friel, 5. Auflage, Sportwelt, Betzenstein 2005
    (Paläo-Diät)
deFlameYou! Löschen Sie Ihren Schwelbrand, Paolo Colombani, 1. Auflage, BoD, Norderstedt 2021
    (Entzündung, Immun-Diät)
Dein innerer Ernährungsberater: Wie wir mit somatischer Intelligenz mehr erreichen als mit jeder Diät, Thomas Frankenbach, 1. Auflage, Gräfe und Unzer, München 2021
    (Intuition)
Den Dämonen Nahrung geben: Buddhistische Techniken zur Konfliktlösung, Tsültrim Allione, 8. Auflage, Arkana, München 2009
    (Nahrungsergänzungsmittel, Nimmersatt)
Denken wird überschätzt: Warum unser Gehirn die Leere liebt, Niels Birbaumer und Jörg Zittlau, 2. Auflage, Ullstein, Berlin 2018
    (Beschäftigung)
Der Brockhaus Ernährung: Gesund essen – bewusst leben, 4. Auflage, wissenmedia, Gütersloh 2011
    (Abführmittel)
Der Ernährungskompass: Das Fazit aller wissenschaftlichen Studien zum Thema Ernährung, Bas Kast, 23. Auflage, Bertelsmann, München 2018
    (Betäubung, Proteine)
Der Keto-Kompass: Aktuelles Wissen über ketogene Ernährung, Ketone und Ketose – Wirkweisen, Anwendungen und Chancen, Ulrike Gonder u. a., 4. Auflage, Riva, München 2020
    (Ketose)
Der Körper lügt nicht: Eine neue Methode, die Ihr Leben verändern wird, John Diamond, 24. Auflage, VAK, Kirchzarten bei Freiburg 2013
    (Armlängentest)
Der kosmische Bestellservice: Eine Anleitung zur Reaktivierung von Wundern, Bärbel Mohr, 1. Auflage, »Die Silberschnur« (Omega), Güllesheim 2019
    (Lebensqualität, Wunder-Diät, Wunschgewicht)
Die 21-Tage Stoffwechselkur: Das Original, Arno Schikowsky, Rudolf Binder & Christian Mörwald, 6. Auflage, Bad Aibling 2016
    (Stoffwechsel-Diät)
Die Anti-Aging Revolution: Spielend schlank. Länger jung. Johannes Huber & Bernd Österle, edition a, Wien 2020
    (Seniorenteller, Smoothie, Steinzeitmensch, Verbot, Wasserverlust, Wechseljahre, Wellness, Zufall-Diät)
Die beste Diät, Michaela Herzog, BoD, Norderstedt 2020
    (Protein-Shake)
Die Bulletproof-Diät: Verliere bis zu einem Pfund pro Tag, ohne zu hungern, und erlange deine Energie und Lebensfreude zurück, Dave Asprey, 1. Auflage, Riva, München 2018
    (Bulletproof-Diät)

Die Dinge unseres Lebens: Und was sie über uns erzählen, Susanne Mayer, 4. Auflage, Berlin in Piper, Berlin/München 2019
    (Winkearme)
Die Ego-Diät: Gelassen abnehmen und zum Wunschgewicht finden, Ronald Schweppe & Aljoscha Long, 1. Auflage, Südwest, München 2014
    (Hypnose)
Die ganze Wahrheit über Gluten: Alles über Zöliakie, Glutensensitivität und Weizenallergie, Alessio Fasano & Susie Flaherty, 1. Auflage, Südwest, München 2015
    (Gluten)
Die Heißhunger-Kur: Welcher Sucht-Typ sind Sie? Julia Ross, 1. Auflage, Klett-Cotta, Stuttgart 2020
    (Essstörung, Heißhungerattacke)
Die Jesus-Diät: Leicht abnehmen ohne Sport, Melanie Schmidt, Twentysix, BoD, Norderstedt 2019
    (Jesus-Diät)
Die Jutta-Poschet-ImmunDiät, Jutta Poschet, F. A. Herbig, München 2012
    (Immun-Diät)
Die Krebs Revolution: Wege aus der Angst durch integrative Medizin, Miguel Corty Friedrich, Europa Verlag, München 2016
    (Krebs-Diät)
Die Küche des Himalaya: Eine kulinarische Reise durch Nepal, Tibet, Ladakh und Bhutan, Wolfgang Günter, Yeti-Verlag, Oy-Mittelberg 2021
    (Bulletproof-Diät)
Die Kunst des stilvollen Verarmens: Wie man ohne Geld reich wird, Alexander von Schönburg, 6. Auflage, Rowohlt, Berlin 2005
    (Geselligkeit, Heilfasten)
Die Kunst, das rechte Maß zu finden, Anselm Grün, dtv, München 2014
    (Mäßigung)
Die letzte Diät: Dauerhaft gesund und schlank durch Messung des Blutzuckers, Eran Segal & Eran Elinav, 1. Auflage, Goldmann, München 2018
    (Blutzucker-Diät, Getreide, Leistungsdruck, Unterschiede)
Die Montignac-Methode ... essen und dabei abnehmen, Michel Montignac, 10. Auflage, Artulen, Offenburg 2006
    (Alkohol, Ballaststoffe, Bulletproof-Diät, Montignac-Methode)
Die Morgen esse ich was ich will Diät, Bernhard Ludwig, 6. Auflage, Gräfe und Unzer, München 2014
    (Intervallfasten)
Die neue LOGI-Diät: Mediterran abnehmen – wissenschaftlich basiert, Nicolai Worm, 2. Auflage, Riva, München 2019
    (LOGI-Diät)
Die neue Nebenbei-Diät: Schlank und gesund ohne Kalorienzählen, Elisabeth Lange, Stiftung Warentest, Berlin 2021
    (Feinschmecker, Getreide)
Die neue Trendkost, mit glycaemic load, Michel Montignac, 2. Auflage, Artulen, Offenburg 2005
    (Montignac-Methode)
Die Öl-Eiweiß Praxis nach Dr. Johanna Budwig, Michael Bierschenk, BoD, Norderstedt 2018
    (Krebs-Diät, Quark)

Die Original Öl-Eiweiß-Kost: Das Grundlagenbuch, Dr. Johanna Budwig Stiftung, 2. Auflage, Knaur MensSana, München 2017
    (Quark)
Die Psyche isst mit: Wie sich Ernährung und Psyche beeinflussen, Susanne Fehrmann, 2. Auflage, Foitzick, Augsburg 2007
    (Bulimie, Feinschmecker, Geselligkeit, Gewohnheit, Kaffeeklatsch, Psycho-Diät, Sättigung, Soziale Grillgruppe, Spiritualität)
Die Psychologie sexueller Leidenschaft, David Schnarch, 6. Auflage, Klett-Cotta, Stuttgart 2020
    (Immun-Diät)
Die Schönheitsoperation im Strafrecht: Eine Untersuchung zu den normativen Grenzen chirurgischer Eingriffe bei fehlender medizinischer Indikation, Christine Wagner, Duncker & Humblot, Berlin 2015
    (Fettabsaugen)
Die Selbstversorger-Bibel, Simon Dawson, Anaconda, Köln 2021
    (Selbstversorger)
Die Vegan Bibel: 222 Fragen & Antworten für eine einfache und gesunde vegane Ernährung, Daniel Sacherer, 1. Auflage, Florida 2020
    (Veganer)
Du bist das Universum: Entdecke dein kosmisches Selbst, Deepak Chopra, Heyne, München 2021
    (Bewertung)
DuMonts große Enzyklopädie Naturheilkunde: Heilmethoden, Wirkungsweisen und Anwendungsgebiete, Cordula Bruch (Hrsg.), DuMont, Köln 2002
    (Armlängentest, Candida-Diät, Heilfasten, Makrobiotik, Rohkost-Diät, Yoga)

E

1x1 des guten Tons – Das neue Benimmbuch, Sybil Gräfin Schönfeldt, Wunderlich, Hamburg 2001
    (Büfett)
Endlich Wunschgewicht! Der einfache Weg, mit Gewichtsproblemen Schluss zu machen, Allen Carr, 25. Auflage, Goldmann, München 2013
    (FdH, Rauchen, Verbot, Wunschgewicht)
Ernährung nach den Fünf Elementen, Barbara Temelie, 47. Auflage, Joy, Oy-Mittelberg 2020
    (Gesundheit, Kräuterhexe, Krebs-Diät, Mitesser, Rohkost-Diät)
Ernährungstagebuch: Abnehmen durch Dokumentieren der Diät und Fitness, Dietteria (Hrsg.), BoD, Norderstedt 2018
    (Tagebuch)
Erziehung an der Mutterbrust: Eine kritische Kulturgeschichte des Stillens, Sabine Seichter, 2. Auflage, Juventa, Weinheim 2020
    (Muttermilch)
Europäische Esskultur: Eine Geschichte der Ernährung von der Steinzeit bis heute, Gunther Hirschfelder, Campus, Frankfurt am Main 2005
    (Drogen, Familie, Getreide, Küche, Kultur, Langsamkeit, Timing, Vorratskammer)

F

Fast Food Diät: Gesund und schlank mit Burger, Pizza und Co., Harald Sükar, 1. Auflage, edition a, Wien 2021
    (Junk-Food, Lieblingsessen)

Fett: Das Handbuch für einen optimierten Stoffwechsel, Anja Leitz, 1. Auflage, riva, München 2018
    (Fettverbrennung, Omega 3/6/9)
Fettlogik überwinden, Nadja Hermann, 19. Auflage, Ullstein, Berlin 2016
    (Beweglichkeit, Jo-Jo-Effekt, Kalorien, Stoffwechsel, 1000-Kalorien-Diät, Tagebuch, Wahrnehmungsstörung)
Finde deinen Himmel auf Erden: Warum wir nicht sterben müssen, um Liebe und Einheit zu erfahren, Anita Moorjani, 3. Auflage, Arkana, München 2016
    (Diät, Erwartungshaltung, Frustessen, Motivation, Selbstliebe)
Fit for Life. Fit fürs Leben, Harvey & Marilyn Diamond, 59. Auflage, Goldmann, München 2005
    (Fit-for-Life-Diät, Milchprodukte, Trennkost-Diät)
Fit for Life 2. Fit fürs Leben, Harvey & Marilyn Diamond, 25. Auflage, Goldmann, München 1992
    (Obst, Proteine)
Fuck Beauty! Warum uns der Wunsch nach makelloser Schönheit unglücklich macht und was wir dagegen tun können, Nunu Kaller, Kiepenheuer & Witsch, Köln 2018
    (Bewertung)

G

Goodbye Zucker: Zuckerfrei glücklich in 8 Wochen. Mit 108 Rezepten, Sarah Wilson, 5. Auflage, Wilhelm Goldmann, München 2018
    (Backkünste, Obst, Zuckerfreiheit)
Grundfragen der Ernährung, Cornelia A. Schlieper, Handwerk und Technik, Hamburg 2019
    (Bio)
Grüne Magie: Heilende Kräuter, Pflanzen, Tränke und Öle, Arin Murphy-Hiscock, 4. Auflage, mvg, München 2021
    (Kräuterhexe)

H

Happy Minutes: 4 Minuten, die dein Leben verändern, Rebekah Borucki, 1. Auflage, Integral, München 2017
    (Instantsuppe)
Heile dich selbst, Medical Detox: Die Antwort auf (fast) alle Gesundheitsprobleme, Anthony William, 2. Auflage, Arkana, München 2020
    (Fettverbrennung)
Heilung im Licht: Wie ich durch eine Nahtoderfahrung den Krebs besiegte und neu geboren wurde, Anita Moorjani, 9. Auflage, Goldmann, München 2015
    (Krankheit, Leistungsdruck, Verbot)
Hey Heißhunger, ab jetzt bin ich der Boss! Marion Grillparzer, 2. Auflage, Gräfe und Unzer, München 2011
    (Glyx -Diät)
Hinten sind Rezepte drin: Geschichten, die Männern nie passieren würden, Katrin Bauerfeind, 1. Auflage, Fischer, Frankfurt am Main 2017
    (Rezepte)
His Banana: Verbotene Früchte, Penelope Bloom, Piper, München 2019
    (Sex)

How Not to Diet: Gesund abnehmen und dauerhaft schlank bleiben dank neuester wissenschaftlich bewiesener Erkenntnisse, Michael Greger, 1. Auflage, Lübbe Life, Köln 2020
    (Pritikin-Diät, Wissenschaft)
How to Eat: Was, wann, wie viel und warum? Fragen, auf die das Bauchgefühl keine Antwort hat, Mark Bittman & David L. Katz, Lübbe Life, Köln 2020
    (Essverhalten)
Hunger, Frust und Schokolade: Die Psychologie des Essens, Michael Macht, Droemer, München 2021
    (Hungertod)

I

Ich esse, um abzunehmen nach dem GLYX: Die Montignac-Methode für die Frau, Michel Montignac, 17. Auflage, Artulen, Offenburg 2005
    (Glyx-Diät, Traumfigur, Wechseljahre)
Ich hör' auf mein Bauchgefühl: Das geheime Wissen unserer Bauchorgane, Friederike Reumann, 1. Auflage, Lüchow in Kamphausen, Bielefeld 2020
    (Bauchgefühl)
Ich kauf nix! Wie ich durch Shopping-Diät glücklich wurde, Nunu Kaller, 5. Auflage, Kiepenheuer & Witsch, Köln 2013
    (Entgiftungskur)
Im Reich der hungrigen Geister: Auf Tuchfühlung mit der Sucht – Stimmen aus Forschung, Praxis und Gesellschaft, Gabor Maté, 1. Auflage, Narayana, Kandern 2021
    (Bulimie, Drogen, Junk-Food, Karma-Diät, Sucht)
In meinem Element: Wie wir von erfolgreichen Menschen lernen können, unser Potenzial zu entdecken, Ken Robinson, 1. Auflage, Arkana, München 2010
    (Fünf Elemente, Genuss, Gruppenzwang, Liebeskummer, Motivation, Qi)
Intervallfasten und Zuckerfrei leicht gemacht: Abnehmen ganz ohne Diät und was der Zucker wirklich mit uns macht, Maria Rühmer, 1. Auflage, Leisach 2019
    (Zuckerfreiheit)
Intimität und Verlangen: Sexuelle Leidenschaft in dauerhaften Beziehungen, David Schnarch, 11. Auflage, Klett-Cotta, Stuttgart 2021
    (Aphrodisiakum, Bauchgefühl, Hormone, Mäßigung, Rettungsringe, Traumfigur)
Iss, was du bist – Das 5-Elemente-Kochbuch: TCM, Tanja Bunse & Esther Krahwinkel, 1. Auflage, EMF, Igling 2017
    (Fünf Elemente)

K

Karius & Baktus, Thorbjørn Egner, 1. Auflage, Random House, München 2014
    (Evers-Diät)
Klartext Ernährung: Die Antworen auf alle wichtigen Fragen. Wie Lebensmittel vorbeugen und heilen, Petra Bracht & Claus Leitzmann, 1. Auflage, Goldmann, München 2021
    (Gesundheit, Low-Carb-Diät)
Kochen und Backen nach Grundrezepten, Luise Haarer, 37. Auflage, Schneider Verlag Hohengehren, Baltmannsweiler 2018
    (Backkünste, Kochen)
Kraftsuppen nach der Chinesischen Heilkunde, Karola B. Schneider, 7. Auflage, Joy, Oy-Mittelberg 1999
    (Kochbücher)

Kraftzeiten nach der Chinesischen Heilkunde: 140 einfach-originelle Kochrezepte zur Stärkung, Reinigung und für inneres Gleichgewicht, Karola B. Schneider, 1. Auflage, AT Verlag, Aarau 2017
    (Kaffeeklatsch, Qi)
Krebs – Das Problem und die Lösung: Die Dokumentation, Johanna Budwig, 6. Auflage, Sensei, Kernen 2006
    (Krebs-Diät)

L

Liebe dich selbst, als hinge dein Leben davon ab, Kamal Ravikant, HarperCollins, Hamburg 2020
    (Liebesbeweis)

M

Magic Cleaning: Wie Wohnung und Seele aufgeräumt bleiben, Marie Kondo, 8. Auflage, Rowohlt, Hamburg 2015
    (Hygiene)
Make Every Man want you, Marie Forleo, McGraw-Hill Education, New York City 2008
    (Traumfigur)
Makrobiotik: In Fülle leben, Madhavi Guemoes, 1. Auflage, Aurum, Bielefeld 2017
    (Hygiene, Makrobiotik)
Mäßigung: Was wir von einer alten Tugend lernen können, Thomas Vogel, oekom, München 2018
    (Kummerspeck, Mäßigung)
Medical Food: Warum Obst und Gemüse als Heilmittel potenter sind als jedes Medikament, Anthony William, 10. Auflage, Arkana, München 2017
    (Heilfasten)
Mit der 5-Elemente-Ernährung zur Wohlfühlfigur, Barbara Temelie, 8. Auflage, Knaur MensSana, München 2009
    (Qi, Schlankheitswahn)
Motivation und Begeisterung: Entdecken und aktivieren Sie Ihre Talente! Wolf W. Lasko, 2. Auflage, Gabler, Wiesbaden 2012
    (Freiheit)
Mund auf, Augen zu. Essen zwischen Lust und Sucht, Astrid Arz & Barbara-Mara Kloos, Rowohlt, Reinbek 1987
    (Abspeisung, Akzeptanz, Brigitte-Diät, Genuss, Lieblingsessen, Magersucht)
Mythos Diät: Was wir wirklich über gesunde Ernährung wissen, Tim Spector, Berlin Verlag, Berlin 2016
    (Darmflora)

N

Nabelschau: Zwei Frauen enthüllen die letzten 55 Geheimnisse ihrer Spezies, Christiane Bongertz & Natali Michaely, 1. Auflage, Bastei Lübbe, München 2006
    (Sex)
Neun Farben der Stille – Spirituelles Enneagramm & Selbst-Erfahrung, Angelika Winklhofer & Christian Meyer, 2. Auflage, zeit-und-raum, Berlin 2016
    (Körperkult)
Neun Tage Unendlichkeit, Anke Evertz, 4. Auflage, Ansata, München 2019
    (Intuitives Essen, Körper)
No Time To Eat: Auf die Schnelle gesund ernähren, Sarah Tschernigow, 1. Auflage, Ullstein, Berlin 2019
    (Meal Prep, Nährwerttabelle, Überessen)

Nutripoints: Healthy Eating Made Simple! Roy Vartabedian & Kathy Matthews, 5. Auflage, Designs for Wellness Press, Texas 2011
    (Nutripoints-Diät)
NuTron-Diät: Dauerhaft schlank und gesund, Michael Schwarz, Haug Fachbuch, Stuttgart 1999
    (NuTron-Diät)
Nutropoly: Spielend abnehmen & schlank bleiben, Bernhard Kolster, 2. Auflage, KVM – Der Medizinverlag, Berlin 2006
    (Nutropoly-Diät)

P

Perfekte Krisenvorsorge: Überleben, wenn Geld wertlos wird und die Geschäfte leer sind, Gerhard Spannbauer, Kopp, Rottenburg a. N. 2021
    (Selbstversorger)
Pole Dance Fitness: Das komplette Trainingsbuch, Irina Kartaly, 1. Auflage, Meyer & Meyer, Aachen 2018
    (Fernsehteller)
Psycho-Diät: Abnehmen durch Lust am Essen, Leonard & Lillian Pearson, Rowohlt, Reinbek 1992
    (Disziplin, Psycho-Diät)

R

Reklamationen beim Universum: Nachhilfe in Wunscherfüllung, Bärbel Mohr, 2. Auflage, Omega, Aachen 2001
    (Unterschiede)
Richtig geile Eier: Ein lustiges Kochbuch für prächtige Eier und köstliche Eierspeisen, Rafael Bettschart & Magnus Ovum, 2022
    (Eier-Diät)
Richtiger Körper für dich: Was wäre, wenn dein Körper dein bester Freund wäre? Gary M. Douglas, Access Consciousness Publishing, Stafford 2020
    (Achtsamkeit, Backkünste, Freiheit, Genuss, Geschmack, Gewicht, Hunger,
     Intuition, Kontrolle, Körper, Null-Diät, Sex, Spiegel, Sterbefasten)
Right Recovery for You: Wie du dich selbst ermächtigst, über jegliches Sucht- und Zwangsverhalten hinauszugehen, Marilyn M. Bradford, Access Consciousness Publishing, Stafford 2014
    (Bewertung, Freiheit, Mensch, Sucht)

S

Säure-Basen-Balance: Der Kompass für mehr Vitalität und Wohlbefinden, Jürgen Vormann, 4. Auflage, Gräfe und Unzer, München 2016
    (Basenfasten)
Schlank im Schlaf: Das Kochbuch. 150 Insulin-Trennkost-Rezepte für morgens, mittags, abends, Detlef Pape u. a., 26. Auflage, Gräfe und Unzer, München 2011
    (Schlank-im-Schlaf-Diät)
Schlank mit Darm: Das 6-Wochen-Programm. Das Praxisbuch, Michaela Axt-Gadermann, 3. Auflage, Südwest, München 2016
    (Medizin)
Selleriesaft: Der ultimative Superfood-Drink für deine Gesundheit, Anthony William, 1. Auflage, Arkana, München 2019
    (Smoothie)

Sie sind nicht krank, Sie sind durstig! Heilung von innen mit Wasser und Salz, Fereydoon Batmanghelidj, 16. Auflage, VAK, Kirchzarten bei Freiburg 2016
    (Durst, Wasser)
Sinnliche Rezepte für schöne Stunden: Verführerische Früchte, Gemüse, Kräuter & Gewürze, Elvira Grudzielski, 1. Auflage, Demmler, Mecklenburg-Vorpommern 2017
    (Aphrodisiakum)
Slow Slim: Der 12-Monats-Plan für sanftes Schlankwerden und Schlankbleiben, Iris Zachenhofer & Marion Reddy, edition a, Wien 2017
    (Model-Diät)
Spiegelarbeit: Heile dein Leben in 21 Tagen, Louise Hay, Heyne, München 2018
    (Spiegel)
Spielen, um zu fühlen, zu lernen und zu leben, André Stern, 5. Auflage, Elisabeth Sandmann, München 2020
    (Kontrolle)
Sprechende Männer. Das ehrlichste Buch der Welt, Maxim Leo & Jochen-Martin Gutsch, 2. Auflage Taschenbuch, Heyne, München 2014
    (DASH-Diät)
Stark oder schwach? Selbst-Muskeltest als Entscheidungshilfe in allen Lebenslagen, Brunhild Hofmann, 1. Auflage, KOHA, Dorfen 2012
    (Armlängentest)
T
30 Days – Change your habits, Change your life, Marc Reklau, Maklau Publishing, Barcelona 2014
    (Freiheit)
The New Medicine, Patrick Kingsley, Abaco Publishing, Milton Keynes 2011
    (NuTron-Diät)
U
Ueber das künstliche Auffüttern der Kinder, oder die Ernährung derselben ohne Mutterbrust, Friedrich Ludwig Meissner, 2. Auflage, Verlag der Lehnhold'schen Buchhandlung, Leipzig 1841
    (Babynahrung)
V
Vegan ist Unsinn! Populäre Argumente gegen den Veganismus und wie man sie entkräftet, Niko Rittenau, Patrick Schönfeld & Ed Winters, 1. Auflage, Ventil, Mainz 2021
    (Vegetarier)
Vegetarische Köstlichkeiten: Neue Rezepte, Yotam Ottolenghi, 2. Auflage, Dorley Kindersley, München 2014
    (Kochbücher)
Von Tod und Wiedergeburt, Lama Ole Nydahl, Knaur MensSana, München 2011
    (Leben, Sterbefasten, Tod)
W
Warum wir Hunde lieben, Schweine essen und Kühe anziehen: Karnismus – eine Einführung, Melanie Joy, 5. Auflage, Compassion Media, Münster 2013
    (Wahrnehmungsstörung)
Was die Seele essen will: Die Mood Cure, Julia Ross, 4. Auflage, Klett-Cotta, Stuttgart 2021
    (Medizin)

Was Oma und Opa noch wussten: So haben unsere Großeltern Krisenzeiten überlebt, Udo Ulfkotte, Kopp, Rottenburg a. N. 2019
(Selbstversorger)
Wasser – die gesunde Lösung: Ein Umlernbuch, Fereydoon Batmanghelidj, 19. Auflage, VAK, Kirchzarten bei Freiburg 2014
(Wasser)
Weizenwampe: Warum Weizen dick und krank macht, William Davis, 20. Auflage, Goldmann, München 2013
(Blutzucker-Diät, Diabetes, Weizenwampe)
Wenn du mich wirklich liebtest, würdest du gerne Knoblauch essen, Paul Watzlawick, 12. Auflage, Piper, München 2008
(Liebesbeweis, Schlankheitswahn)
What Would Jesus Eat? Don Colbert, Thomas Nelson Publishers, Nashville 2002
(Jesus-Diät)
Wie Buddha das Intervallfasten erfand, Dan Zigmond & Tara Cottrell, 1. Auflage, Trias, Stuttgart 2020
(Buddha-Diät, Intervallfasten)
Wie die Dinge sind: Eine zeitgemäße Einführung in die Lehre Buddhas, Lama Ole Nydahl, Knaur MensSana, München 2004
(Bewertung, Buddha-Diät)
Wie du kriegst, was du brauchst, wenn du weißt, was du willst, Allan & Barbara Pease, 11. Auflage, Ullstein extra, Berlin 2017
(Nimmersatt)
Wir konnten auch anders: Eine kurze Geschichte der Nachhaltigkeit, Annette Kehnel, 2. Auflage, Blessing, München 2021
(Steinzeitmensch)
Wirf mich nicht weg – Das Lebensmittelsparbuch, smarticular (Hrsg.), Berlin 2020
(Resteessen)
Wohnen mit Feng Shui: Mehr Harmonie, Gesundheit und Erfolg durch gezieltes Einrichten und Gestalten, Thomas Fröhling & Katrin Martin, Mosaik, München 1997
(Küche)
Würfel Liebe A bis Z: Ratgeber & Fragespiel, Julianne Ferenczy, 1. Auflage, Mind is King, Heidenheim a. d. Brenz 2020
(Abhängigkeit, Achtsamkeit, Akzeptanz, Allesfresser, Armlängentest, Beweglichkeit, Breatharian-Diät, Bundeslebensmittelschlüssel, Erwartungshaltung, Futterneid, Fütterung, Hamsterbacken, Küssen, Langeweile, Liebe, Meditation, Mensch, Mond-Diät, OSC-Diät, Sex, Spiegel, Spiritualität, Superfood, Tagebuch, Tod, Unterschiede, Verstopfung, Wahrnehmungsstörung, Yoga, Zufriedenheit)

Y
Yogafood: Rezepte und Ernährungstipps für Wohlbefinden, Pamela Weber, Ullmann Medien, Rheinbreitbach 2017
(Yoga)

Z
Zen im Alltag, Charlotte Joko Beck, Goldmann, München 2011
(Nimmersatt)
Zusatzstoffe und E-Nummern: Alle Zusatzstoffe und E-Nummern sowie die gesetzlichen Grundlagen erklärt, Bernd Leitenberger, BoD, Norderstedt 2012
(Fertiggerichte, Superfood)

ONLINE-TIPPS

A
American College of Cardiology – www.bit.ly/3BFQBom
    (Süßstoffe)
Andrea Ammann – www.bulimiebesiegen.ch
    (Bulimie)
Armlängentest für Lebensmittel – www.bit.ly/2MlEq6Y
    (Armlängentest)
ASMR-Ohrgasmus – www.bit.ly/3baLgwI
    (Genuss)
Asterix der Gallier – https://youtu.be/vbC7cJGL838
    (Völlerei)
B
Babyspeck & Brokkoli – www.babyspeck.at/tipps-infos/ist-baby-led-weaning-blw
    (Babyspeck, Erscheinungsbild)
Bauchfrauen – www.bauchfrauen.de
    (Bauch, Problemzonen)
Bruderhahn-Initiative – www.brudertier.bio/bruderhahn
    (Eier-Diät)
Bundeslebensmittelschlüssel – www.blsdb.de
    (Bundeslebensmittelschlüssel)
Bundesministerium für Ernährung und Landwirtschaft – www.bmel.de
    (Bio)
Bundeszentrum für Ernährung (BZfE) – www.bzfe.de
    (Zuckeraustauschstoffe)
C
Carstens Stiftung – www.carstens-stiftung.de/artikel/die-chinesische-organuhr.html
    (Fünf Elemente)
D
Das Wohlfühlgewichtprogramm – www.intueat.de
    (Ernährungsberatung)
Deutsche Gesellschaft für Ernährung e. V. (DGE) – www.dge.de
    (Ernährungsberatung, Zucker)
Deutsche Zöliakie Gesellschaft e. V. – www.dzg-online.de
    (Gluten)
Diabetes Stiftung Düsseldorf – www.diabetesstiftung.de
    (Diabetes)
Diätplan kostenlos – www.diaetplankostenlos.net/welche-diaet-passt-zu-mir
    (Diät)
Die Jungs kochen und backen
www.diejungskochenundbacken.de/schnelles-quarkbrot
    (Backkünste)
Die Lunge und der blaue Dunst (Schulfilm) – www.bit.ly/326QUf2
    (Rauchen)
Dunkelrestaurant – www.dunkelrestaurant.info
    (Geschmacksnerven)

E
Eat.de – www.eat.de/magazin/deutsche-brotsorten
    (Getreide)
Einfach Malene – www.einfachmalene.de/21-rezepte-fuer-deftige-hausmannskost
    (Hausmannskost)
Ernährungsdenkwerkstatt – www.bit.ly/3jnat8A
(www.ernaehrungsdenkwerkstatt.de)
    (Abendbrot)
Ernährungspyramide (BZfE) – www.bit.ly/3uUEgbh
    (Ernährungspyramide, Lebensmittel)
Essstörung-Selbsttest – www.bit.ly/3BvIWIT
    (Essstörung)

F
5-Elemente – www.5-elemente.org/de/5elemente/5elementetest.html
    (Fünf Elemente)
Fachgesellschaft für Ernährungstherapie und Prävention (FET) e. V.
www.fet-ev.eu
    (Krankheit)
Food Aktuell – www.bit.ly/3ylQz20 (www.foodaktuell.ch)
    (Mischkost)
Foodsharing – www.foodsharing.de
    (Resteessen)
Foodwatch – www.bit.ly/3k4DAg6
    (Salz)
Forum Bio- und Gentechnologie e. V. – www.transgen.de
    (Bio, Zuckeraustauschstoffe)

G
Gesundheitsinformation.de – www.bit.ly/3IvTeeA
(www.gesundheitsinformation.de/operationen-zur-behandlung-von-adipositas.html)
    (Magenverkleinerung)
Grundumsatz – www.sportunterricht.ch/Theorie/Energie/energie.php
    (Grundumsatz)

H
Hypnose PHARO (Martin Bolze) – www.bit.ly/3xKTz7N
    (Hypnose)

I
Institut für Qualität und Wirtschaftlichkeit im Gesundheitswesen (IQWiG)
www.gesundheitsinformation.de
    (Allergie)

J
Jamie-Oliver-Brot
www.utopia.de/ratgeber/jamie-oliver-brot-rezept-mit-nur-drei-zutaten
    (Kochbücher)

K
Kohlenhydrate Tabelle – www.kohlenhydrat.org
    (Kohlenhydrate)
Kräuterbuch – www.kraeuter-buch.de
    (Kräuterhexe)

L
Lebensmittel Datenbank – www.fddb.info
 (Lebensmittel)
Lebensmittelklarheit – www.lebensmittelklarheit.de
 (Nährwerttabelle, Xylit, Zuckeraustauschstoffe)
Lebensmittellexikon – www.lebensmittellexikon.de
 (Lebensmittel)
Lebensmittelverband – www.lebensmittelverband.de
 (Nährwerttabelle)
M
Medizin Transparent - www.medizin-transparent.at/zimt-wirkung-diabetes
 (Kräuterhexe)
N
Nährwertrechner – www.naehrwertrechner.de
 (Bundeslebensmittelschlüssel, Nährwerttabelle)
NOVA-System – www.bit.ly/327NwQS
 (NOVA-System)
Nutrilicious – www.nutrilicious.de/blog/low-carb-diaeten
 (Low-Carb-Diät)
Nutrition Facts – www.nutritionfacts.org/topics/weight-loss
 (Wissenschaft, Xylit)
O
Olivenöl – https://youtu.be/L7k2996TCrg
 (Olivenöl)
Open Food Facts – www.bit.ly/3mBZmsX
 (Nutripoints-Diät)
Österreichische Gesellschaft für Ernährung – www.oege.at
 (Ernährungsberatung, Vitamine)
P
Paul McCartney – Glass Walls – www.peta.org/videos/glass-walls-2
 (Vegetarier)
PETA Deutschland e. V. – www.peta.de/themen/wasser
 (Fleischesser)
ProVeg International – www.proveg.com/de
 (Veganer)
R
Rezeptrechner – www.rezeptrechner-online.de
 (Bundeslebensmittelschlüssel, Nährwerttabelle, Rezepte)
Rubenshuis – www.rubenshuis.be/de/seite/sein-leben
 (Oversize)
S
Saftgras – www.saftgras.de
 (Smoothie)
Saisonkalender – www.gesundheit.gv.at/leben/ernaehrung/saisonkalender/inhalt
 (Kushi-Diät, Obst, Superfood)
Sam Geballe– www.samfrancesgeballe.com
 (Magenverkleinerung)
Schlankr.de – www.schlankr.de
 (Ernährungsberatung)

Schmerzspezialisten – https://youtu.be/k5j-VpRdx6c
    (Körper)
Schweizer Nährwertdatenbank – www.naehrwertdaten.ch
    (Bundeslebensmittelschlüssel)
Stoffwechsel – www.bit.ly/3L1RifC
(www.rtl.de/cms/studie-widerlegt-mythos-erst-ab-diesem-alter-wird-unser-stoffwechsel-wirklich-langsamer-4815127.html)
    (Grundumsatz)

T

The Game Changers – www.bit.ly/3m20mHY
    (Nahrungsergänzungsmittel, Veganer)

U

Uniteis e. V. Union der italienischen Speiseeishersteller – www.uniteis.com
    (Nachtisch)
Utopia – www.utopia.de/ratgeber/abnehmen-tipps-genuss
    (Diätetik)

V

Verband der Diätassistenten e. V. (VDD) – www.vdd.de
    (Diätetik, Ernährungsberatung)

W

Welt der Wunder – Flüssiges Gold: So gesund ist Olivenöl
www.weltderwunder.de/artikel/fluessiges-gold-so-gesund-ist-olivenoel
    (Olivenöl)
Welthungerindex – www.welthungerhilfe.de/hunger/welthunger-index
    (Hungersnot, Hungertod)
Worlds of Food – www.bit.ly/3D0SGfb (www.worldsoffood.de)
    (Salz)
Wunderweib – www.bit.ly/3IBE3QZ
(www.wunderweib.de/hueftspeck-loswerden-diese-4-uebungen-helfen-14808.html)
    (Rettungsringe)

Z

Zuckerschnute – Selbsthilfegruppe für Kinder mit Diabetes
www.facebook.com/Holsteiner.Zuckerschnuten
    (Lebensqualität)

REGISTER
(ohne die 400 Schlagworte/Kapitel A–Z)

10in2 201
21-Tage 65, 96, 370
40-Tage 315, 435
5-Uhr-Tee 211
7-Schritte-Strategie 275
90-60-90 283

A
A, B, C, D, E, F-Liste 299
abgrenzen 71
Adam und Eva 33, 310
Adrenalin 53, 127, 185, 186
After-Baby-Body 42
Agape 254
Agar-Agar 206
Alterungsprozess 28, 31, 42, 244, 324, 356
Altsteinzeit 100, 318, 365
Anabole Diät 258
Analphase 397
Angst 22, 90, 117, 119, 135, 144, 159, 185, 187, 189, 295, 300, 333, 336, 338, 363, 391, 398, 423, 434
Ankleidekabine 225
Anorexie 34, 119, 263
Anti-Pilz-Diät 76
Antibiotika 59, 104, 108
Antidepressiva 34, 186, 333
Antidiuretisches Hormon (ADH) 411
Antikörper 26, 29, 61
Antinährstoffe 77
Aphrodite 33
Aristoteles 363
Arm-Shaper 417
Aroma 37, 81, 156, 158, 160, 234, 245, 302, 375
Arterienverkalkung 45, 80, 243
Asprey, Dave 72, 441
Atem/atmen 21, 26, 42, 65, 89, 110, 149, 173, 190, 241, 244, 245, 246, 270, 279, 294, 300, 329, 343, 392, 399, 416, 425
Atherosklerose 63
Atkins, Robert 37, 101, 321
Aufbautage 127, 313, 416
Aufmerksamkeit 21, 48, 133, 156, 163, 168, 184, 230, 231, 245, 295, 300, 391
Aufwärmphase 215
Ausdauer 97, 120, 125, 232, 299, 364
ausgewogen 58, 66, 163, 295, 298, 311, 313, 373, 394, 400, 401
Ausgewogenheit 163, 195, 277, 294, 338, 403, 420
Automatisierte Esser 204
Autophagie 344
Autosuggestion 192

B
Baby Led Weaning 43, 116
Bad-Hair-Days 60
Bakterien 32, 45, 46, 59, 84, 85, 120, 121, 191, 241, 248, 271, 333, 342, 348, 355, 381, 430

Balance 36, 46, 55, 63, 89, 111, 149, 155, 163, 176, 267, 273, 276, 373, 383, 401, 420
Basen-Säure-Haushalt 46
Bauchfettsucht 86
Bauchspeicheldrüse 63, 84, 89, 185, 200, 211, 257, 397
Bauchtänzerin 47
Bedürfnis 16, 17, 20, 25, 50, 71, 89, 161, 162, 180, 203, 204, 230, 250, 263, 265, 267, 286, 295, 300, 326, 336, 379, 436
Begeisterung 48, 50, 52, 66, 111, 117, 128, 131, 177, 244, 283, 288, 436, 440, 446
Begierde-Liste 319
Bequemlichkeit 36, 209
Bettelmönch 335
Bewegungssinn 155
Beziehungs-Diät 413
Beziehungs-Tracken 214
Beziehungsführung 53, 125, 214, 223, 225, 349, 371
Beziehungssuppe 33
Bierbrüste 309
Big 7 296
Bikram-Yoga 232
Bilanz 214, 307, 320, 369
Binge-Eating-Störung 119
Bio-Bauern 248, 310
Biologische Wertigkeit 217
Birkenzucker 425, 432
Bittersalz 15
Blackburn, Geroge L. 325
Blitz-Diät 82, 286, 303, 422
Bodyshaming 429
Bolze, Martin 192, 451
Booster 31, 34, 373
Botox 88
Bratman, Steven 314
Brechmittel 401
Brennnessel 33, 65, 110, 179, 234, 411
Brennwert 107, 212, 296, 404
Bromelain 30
Brotbacken 44, 334
Brottrunk 67
Buchinger, Otto 179
Buddha 36, 69, 179, 201, 314, 363, 440, 449
Budwig, Johanna 235, 329, 442, 443, 446
Buttertee 72

C
Caliper-Zange 136
Calorie Control Council 376
Candidose 76
CARE-Paket 269, 344
Carr, Allen 332, 443
Castello, Camila 65
Chemo-Rezeptoren 389

China-Restaurant-Syndrom 160
Chronobiologie 60
Colbert, Don 207, 449
Containern 335
Convenience-Food 302
Cordain, Loren 318, 441
Curvy/Models 350, 429
D
D'Adamo, Peter 61
Dankbarkeit 17, 65, 147, 153, 181, 230, 267, 315, 335, 379
Darm-Hirn-Achse 333
Dating-Portale 256
Dauerbelastung 110
Davis, William 415, 449
Dehydrierung 65, 102, 386, 411
Delikatessen 131, 157
Denksport 213
Designer-Luxusküche 236
DeVries, Arnold 318
Diät-Analyse 97
Diät-Stapel 435
Diäten-Dschungel 275
Diäten-Himmel 321
Diätisten-Gemeinde 363, 368
Diätologen 94, 112
Diätverordnung (DiätV) 68, 266
Dick & Doof 63, 195
Dickenabnahme 18
Dickmacher 85, 102, 142, 183, 217, 259, 431, 432
Dickmadam 188, 354, 429
Drei-Gänge-Menüs 297
Dukan, Pierre 101
Dumpstern 335
Dunkelrestaurant 158, 450
Durchhaltevermögen 30
Durchreiche 236
E
Ebstein, Katja 422
Egozentrik 18
Eigenständigkeit 43
Einfachzucker 145, 182, 223, 431
Einheitsgröße 225, 283
einsgerichtet 17, 21, 87, 383
Einsicht 96, 180, 203, 207, 233
Einstein, Albert 165
Eiweißbausteine 29
Eiweißeffekt 324
Eiweißmangel 289
Eiweißschock 37, 106, 324
Eiweißspeicherkrankheit 258
Elektrolyte 411
Energieräuber 265
Energy-Drinks 142, 361, 386, 416
Entgiftungsorgan 145
Enthaltsamkeit 36, 95, 267, 399, 430
Entschackung/entschlacken 179, 284, 303, 338, 353, 385
Enttäuschung 117, 147, 283, 387, 391, 423

Entzug 16, 51, 76, 184, 214, 219, 235, 265, 382, 415
Enzyme 28, 29, 30, 31, 59, 84, 186, 240, 243, 261, 273, 329, 338, 344, 358, 359, 385, 392, 397, 432
Erfolg 77, 86, 96, 127, 168, 192, 201, 207, 208, 226, 231, 284, 294, 300, 328, 346, 378, 396, 419
Erfüllungsgalopp 17
Erlaubnis 14, 71, 92, 143, 267, 372, 396
Erlebnisgastronomie 25, 52, 367, 374
Ernährungsalltag 224
Ernährungsbewusst/sein 135, 416
Ernährungsfindung 91, 111
Ernährungslehre 94, 328
Ernährungstrends 66, 111
Ernährungsumstellung 91, 113, 226
Erschöpfung 23, 180, 239, 380
Ess-Bremse 401
Essen auf eigene Gefahr 419
Essensentzug 51, 214
Essensschlange 70
Evers, Joseph 121
Expeditions-Verpflegung 98
Exsikkose 386
F
Fasting Mimicking Diet (FMD) 344
Ferruggia, Jason 409
Festtagsschmaus 30, 246
Fett-weg-Spritze 200
Fettleber 22, 47, 108, 110, 142, 145, 200, 431
Fettnäpfchen 305, 320
Fettreserven 30, 37, 82, 85, 167, 186, 217, 218, 219, 232, 282, 303, 313, 369, 378, 412
Fettsäuren 29, 47, 72, 80, 84, 118, 135, 218, 219, 235, 240, 259, 266, 276, 294, 296, 304, 311, 312, 321, 329, 341, 344
Fettsucht 22, 86, 372
Fixierung 314
Fleischesser-Diät 77
Flexi-Carb 257, 258
Flexibilität 55, 390, 398
Flexitarier 395
Fließ, Wilhelm 60
Folgekrankheiten 22, 62
Formula-Diät 284, 323
Freeganer 395
Freiheitsräuber 434
Freiwilligkeit 399
freudvolle Anstrengung 232
Frischfleisch 381
Fruchtbarkeit 23, 33, 39, 309
Früchtler/Fruganer 148
Frühlingsdiät 134
Fürsorge 14, 19, 42, 43, 116, 153, 163, 230, 250, 255, 265, 290, 295, 354, 391
Fußabdruck 141, 310
G
Gandhi, Mahatma 148
Gartenkräuter 234
Gaumenkitzel 14, 181

Gautama, Siddhartha 36, 363
Geballe, Sam 262, 452
Gefühlshaushalt 20, 50, 88, 239, 295, 391, 438
Gegendruck 232
Geisteskräfte 65
Geistesruhe 270, 371
Gelegenheits-Mischköstler 277
Gen-Diät 97
Genmanipulation 59
Genussgift 24
Genussmensch 131, 155, 367
Gesamtpaket 173, 247, 255
Geschmackserinnerung 334
Gesprächs-Diät 86
Gewaltfreie Kommunikation 148
Gewichtsschock 122
Gewissensbisse 42
Gewürzmischungen 234
Glaubersalz 15, 126, 127, 266
Gleichgewicht 76, 155, 165, 168, 287, 298, 301, 363, 411
Glücksgefühle 252, 344, 420
Glückshormon 29, 133, 185, 238, 241, 252, 349, 436
Glutamat 160, 209
Glutensensitität 430
Glykämie 45, 63, 200, 257, 287
Glykämische Last (GL) 170, 257, 287
Glykämsicher Index (GI) 170, 257, 279, 287
Glykogen 82, 108, 200, 218, 219, 411
GLYX 170, 257, 258, 287
Grundbedürfnis 155, 349
Grundnahrungsmittel 164, 302, 349, 373

H
Haikus 240
Halb-Vegetarier 277
Halbierungsprinzip 129
Haltbarkeitsdatum 16, 191, 335
Haltung 116, 120, 233, 251, 289, 335
Hamsterkäufe 176
Handgepäck 407
Hauptmahlzeit 66, 95, 211, 275, 359, 382, 437
Hauptnahrungsmittel 67, 169
Hausfrauenkost 178
Hautfaltenmessung 136
Hay, Howard 385
hCG-Globuli 370
HDL-Cholesterin 259
Hefebusen 309
Heilgymnastik 427
Heilung 32, 60, 106, 179, 233, 288, 337, 353, 430
Herausforderung 109, 140, 153, 159, 162, 202, 225, 315, 322, 386, 436
High-End-Lieferanten 182
Hill, Napoleon 167
Himmel 22, 36, 58, 99, 137, 145, 156, 157, 207, 231, 321, 364, 407, 430
Hoffmann, Heinrich 374
Hofmekler, Ori 409
Höhlenmensch-Diät 318
Honeymoon 33
Hormesis 371

Hormonschübe 438
Hot-Yoga 232
Hungergeister 300
Hungerhormon 185, 412
Hungermodus 79, 82, 187, 204, 369
Hungerstoffe 145
Hungerstoffwechsel 208, 218, 369
Hungerstreik 190, 263
Hyperglykämie 89, 170, 287, 391
Hyperinsulinismus 287
Hypoglykämie 170, 287, 391

I
Ich-Illusion 228
Impuls-gesteuert 209
Inappetenz 374
Inkretin-Mimetika 348
Inneres Kind 14, 379
Inspiration 27, 50, 115, 132, 239, 427, 436
Insulin-Trennkost 346, 447
Iso-Getränke 140, 142, 282
Isolation 263

J
Jackson & Pollock 136
Joker-Tage 435
Junges Gemüse 154
Jürgens, Udo 299

K
Kalorien-Tracken 214
Kalorienbedarf 82, 173
Kalorienbombe 52, 75, 132, 227, 304, 307, 313, 360, 378, 404, 410, 437
Kaloriengehalt 98, 107, 304, 376, 379
Kalorienreduktion 129, 184, 358
Kalorienzufuhr 30, 55, 58, 89, 107, 204, 266, 304, 344, 370, 374, 378, 390
Kaltstart 215
Kampf 16, 71, 78, 96, 226, 321, 372, 398, 416, 427
Karies 121, 297, 390, 425, 432
Katzentisch 17
Kauen 17, 21, 41, 58, 75, 77, 118, 125, 132, 144, 171, 172, 202, 249, 261, 298, 310, 318, 338, 343, 360, 365, 386, 397
Kennedy, Jane 313
Kerkeling, Hape 263
Ketarier 218
Ketogrippe 219
Ketonkörper 218, 219, 303
Kinderstube 38
Kingsley, Patrick 306, 448
Klammergriff 227
Klassenziel 304, 429, 433
Klebereiweiß 26, 164, 169, 402, 430
Kleidergrößen 225
Kochbox 222
Kochshows 236
Kochtradition 178
Koffein 72, 75, 142, 184, 209, 211, 261, 271, 306
Kollagen 29, 78
Kolster, Bernhard 307, 447

Konservierungsstoffe 81, 199
Kontrollierte Esser 204
Kontrollverlust 71, 227
Konzeptfrei 228, 372
Körnerfresser 174, 264, 395
Körper-Masse-Wert 64
Körper-Polsterung 390
Körperbau 97, 188, 231
Körperfett-Tabellen 136
Körpertyp 194
Krankenkasse 64, 239
Kräutersalz 234
Kräutertee 126, 217, 234, 299, 303, 306, 313, 386
Kreativität 20, 169, 221, 222, 249, 255, 270, 277, 412
Krieger 69, 275, 349, 409
Kummerbund 238
Kurschatten 239
Kushi, Michio 240

L
Lacto-Vegetarier 395
Laktat 232
Langlebigkeitsgene 28, 359, 371
Langlebigkeitsmechanismus 359
Längsstreifen 281
Latin-Lover-Jeans 281
LCHF-Methode 258
LCHQ-Methode 258
Lebenselixier 142, 410
Lebensenergie 278, 328, 381
Lebensenergietyp 39
Lebensfreude 139, 149, 194, 316, 226, 423
Lebensmittel, summende und winkende 326
Lebensmittelkombination 139, 385
Lebensmittelpyramide 114
Lebensmittelskandale 248
Lebensmittelverarbeitung 302
Lebensmittelvielfalt 37
Leere Kalorien 208, 209, 212, 265, 403
Leichtigkeit 166, 226, 280, 398, 401
Leidenschaft 25, 125, 180, 245
Lichtnahrung 65
Liebes-Sprinkler 386
Liebesfähigkeit 18
Liebesknochen 75
Liebesschwur 30, 75, 90, 115, 325, 375
Liebestrank 33
Light-Produkte 92
Lipide 45, 135
Lipolyse 200
Longevità-Diät 344
Longo, Valter 344
Loser 363, 421
Loslassen 71, 109, 111, 134, 149, 176, 228, 300, 332, 345, 363, 383, 398, 399
Love-Handles 186, 336
Löwenhunger 409
Lügendetektor 35
Lunchbox 95, 269, 279, 319
Lustempfinden 33
lustvoll 155, 158, 222, 254

Lutz-Diät 258

M
Magenbypass 262
Makronährstoffe 195, 276, 277, 294
MAOA 186
Markert, Dieter 266
Märyrerinnen 254
Max-Planck-Diät 273
McCartney, Paul 395, 452
Meat-Only-Diät 77
Mechano-Rezeptoren 389
Mehrfachzucker 223, 431
Mengenelemente 276
Mengenverhältnis 106, 114, 206, 277
Menopause 412
Mensch ärgere Dich nicht 307
Menschenrecht 423
Menschenverstand 25, 28, 37, 233, 351, 392, 421
Menschlichkeit 237
Menschwerdung 225
Metabolismus 46, 47, 273, 369, 390
Mikrobiom 85
Mikronährstoffe 276, 294, 389, 402, 403
Mikrowelle 19, 133, 167, 278, 328, 335, 365
Milchsäure 67, 232, 271, 284, 342
Milchzucker 26, 202, 243, 258, 274, 284, 306, 333, 392, 432, 434
Minderwertigkeit 44, 115, 278
Mini-Mahlzeiten 297
Minimalismus 267
Modebranche 316
Monopoly 286, 307
Monroe, Marilyn 330
Monster 22, 142, 295
Montignac, Michel 257, 287, 442, 445
mTor 28, 344, 359
Muckibude 289
Mülltaucher 335
Mungobohnen 31, 39, 373
Mürbeteig 414
Musik- und Filmbranche 299
Muskelkater 232, 289
Muskeltest 35, 448
Muskelzittern 43, 76
Mutter Natur 167, 290, 309, 394
Mutterbrust 41, 290, 443, 448

N
Nachhaltigkeit 267, 320st, 365, 449
Nachholbedürfnis 319
Nächstenliebe 207, 254, 394
Nährstoffmangel-Test 293
Nährung 19, 295, 398
Nahrungsgeneralist 27
Nahrungskette 27, 77, 270
Nahrungsspezialist 27
Nährwertkennzeichnung 73
Nanopartikel 27
naturbelassen 121, 207, 264, 302, 304, 310, 338, 389, 403, 409
Naturheilmittel 235

Nebenwirkungen 34, 186, 233, 306, 370, 425
Nervenvitamin 298
Neurolinguistisches Programmieren (NLP) 192
Neuropeptide 145, 185, 412
Neurotransmitter 185, 186, 190
No-Carb 257, 258
Notfall-Ration 98, 275, 323, 349
Notnagel 387
Notnahrung 77
Nüchternblutzuckerwert 62
Nutri-Score 73, 302, 305
Nutri-Typ 97
Nydahl, Ole 383, 448, 449

O
Obama, Michelle 417, 440
Offenheit 117, 151, 153, 244, 288
Ohsawa, Georges 264
Okinawa-Diät 206, 304
Öko 59, 403
Öl-Eiweiß-Kost 235, 329, 443
Omnivore 27
One-Simple-Change 167, 315
Oologie 104
Optimierung 57, 194, 226, 227, 231, 277
OptimiX 277
Organuhr 49, 60, 139, 149, 450
Osteoporose 233, 243, 359
Östrogen 184, 185, 309, 412, 438
Overeatingphase 409
Ovo-Lacto-Vegetarier 395
Ovo-Vegetarier 395
Oxalate 77

P
Paläolithikum 318
Paradies/paradiesisch 25, 75, 93, 98, 111, 121, 183, 184, 189, 194, 207, 243, 246, 269, 310, 370, 423
Parasiten 26
Pearson, Lillian und Leonard 326, 447
Perfektion/ismus 168, 226, 231, 347
Personenwaage 136, 378, 407
Pescetarier 395
Pflanzenstoffe, sekundäre 31, 39, 110, 164, 311, 320, 330, 359, 373
Pfundskerl 42, 320
pH-Wert 46, 271
Picknick 160, 196, 254, 279
Playboy 283
Polaröl 118
Portionsgrößen 177, 200, 261, 296, 413
Potenzmittel 30, 33
Präadipositas 22, 64
Präbiotika 271
PRAL-Werte 46
Prana-Nahrung 65
Pranic Living Master 65
Primärproduzenten 27
Pritikin, Nathan 321
Probiotika 271, 333
Protein-/Eiweißquellen 81, 114, 324, 325
Proteinminimum 324

Pseudogetreide 81, 164, 330, 373
Pudel-Diät 320
Pudel, Volker 320
Pullover-Diät 58
Pups/en 20, 45, 48, 84, 201, 209, 352, 373

Q
Quartals-Diätist 90
Quatsch mit Sauce 38, 403
Quelle 50, 80, 118, 135, 151, 169, 258, 309, 312, 386, 410
Querstreifen 281
Quickie 125, 199

R
Radikalfänger 31, 39
Raffination 135, 198, 340
Rationieren 399
Rauschmittel 36, 100
Refill-Day 79
Reflexion 36, 272, 408
Reha 239
Reife 42, 126, 225, 264, 352, 373, 438
Reizüberflutung 333, 352
Renegade Diät 409
Respekt 23, 421
Restart 313
Restaurantkritiker 334
Resveratrol 28
Rhesusfaktor 61
Ricardo, Akahi 65
Risikofaktoren 86, 89, 179
Ritualbefriedigung 211
Rolls, Barbara J. 404
Römer 32, 108, 401
Rote Liste 306
Rubens, Peter Paul 316
Rubensfiguren 316
Ruheenergiebedarf 173
Ruhm 226, 238

S
Saccharide 45, 223
Saccharin 376
Saccharose 198, 392, 431, 434
Saftfasten 88
Saftkur 108
Sättigungs-Resistenz 341
Sättigungshormon 145, 184, 185, 341, 345
Sättigungskapseln 34, 398
Saugbedürfnis 343
Saugen am Moment 290
Saugverwirrung 41
Säurebildner 46
Schadstoffe 31, 108
scheinschwanger 309, 411
Scheinschwangerschaft 47, 136, 220, 228
Schlachtplatte 141
Schlank-Gen 359
Schlauchmagen 262
Schlemmer-Pferd 34
Schlemmerparadies 269
Schmidt, Melanie 207, 442
Schnellkauschlucken 25

Schnitzer-Kost 121
Schnitzer, Georg 121
Schnuller-Ersatz 343
Schönheitswahn 231
Schöpfung 122, 229, 417
Schroth, Johannes 353
Schulbrot 319
Schulkiosk 319, 334
Schwangerschaftshormon 370
Schweinehund 96
Schweißtropfbahn 140
Schwerelosigkeit 232
Schwergewicht 165, 304, 423
Sears-Diät 258
Seele 63, 131, 178, 179, 228, 250, 355, 363
Seelenfrieden 372
Seelenfutter 253
Sehnsucht 144, 251, 253, 299
Seitensprung 20
Selbstverantwortung 23, 233, 416
Selbstachtung 33, 199
Selbstbestimmung 116, 197, 366, 399
Selbstflucht 263
Selbstkontrolle 36, 96, 116
Selbstvertrauen 39, 43, 316, 338
Sellerie 33, 105, 358, 359, 360, 405, 411, 436
Selleriesaft 360, 447
Sexuelles Verlangen 33
Sicherheitsnetz 372
Sichtweise 36, 159, 162, 288, 316, 322, 350, 362, 363, 422
Signal-Proteine 344
Sitzfleisch 86
Sixpack 140, 289
Size Zero 194
Skinny Shaming 429
Slow-Carb-Diät 258
Slow-Food 125, 162, 245
Snack 41, 72, 132, 138, 164, 169, 199, 208, 220, 244, 245, 252, 269, 273, 297, 299, 319, 346, 382, 409, 437
Snack-Hits 220
Snackification 297
Social Media / Soziale Netzwerke 109, 174, 226, 256
Solarianer 65
Somatische Intelligenz 203, 441
Sonnenköstler 338
Soul Food 298
South-Beach-Diät 258
Sowohl-als-auch 36, 99, 179, 226, 270, 272, 363
Sparflamme 56, 204, 208
Spartaner 409
Speckfalten 49
Speckgürtel 186
Speisekarte 118, 132, 150, 161, 203, 292, 305, 356, 396
Spießrutenlauf 281
Sport ist Mord 26, 140, 364
Spurenelemente 31, 265, 266, 276, 338, 340, 403
Stamm-Diätler 90

Stärke, modifizierte 271
Statussymbol 231, 310
Stillen/Abstillen 41, 115, 116, 129, 167, 190, 290, 443
Stillman-Diät 258
Stimulanzien 185, 372
Stoakes, Ian 306
Stöcker, Frau 368
Stoffwechseltypen 97, 369
Stress, oxidativer 31
Strunz-Diät 258
Studentenfutter 298, 304, 437
Suchtmittel/Suchtstoffe 209, 375, 389, 434
Suchtwirkung 145
Sünden 67, 75, 179, 196, 269, 292, 363, 376, 437
Suppenfasten 88
Süß-Herzhaft-Teufelskreis 297
Süßungsmittel 376, 425, 432

T
Taille-Hüft-Verhältnis 194
Tantra 36, 151
Tattoo 231
Teller-Methode 403
Tellerrand 237
Temperatursinn 155
Testosteron 33, 77, 184, 185, 309, 412
Teufelskreis 17, 89, 287, 297, 341
Thermomix 380
Tiefkühlkette 381
To-go-Falle 125
Toleranz 18, 169, 202, 230, 237, 342
toxisch 27, 45, 425
Traditionelle Chinesische Medizin (TCM) 60, 102, 149, 328
Transfette 133, 135, 209, 312
Traubenzucker 89, 198, 287, 391, 431, 432
Trend 66, 111, 267, 281, 350, 361, 405, 416
Trigger-Faktoren 26
Trimm-dich-Pfade 140
Trinkmahlzeiten 142
Turbo-Fettverbrennung 137
Twiggy 350, 407

U
Überangebot 37, 189, 335, 346, 374
Überblick 24, 91, 94, 113, 281, 296, 368, 419
Überdosis 220, 251, 386, 431
Überfluss 87, 176, 190, 267, 401
Übergröße 316
Überlebensmechanismus 190, 359
Überlebensmodus 371
Überlebensration 344
Überraschung 54, 117, 132, 167, 168, 196, 244, 249, 256, 286, 297, 372, 387, 414, 435
Übersäuerung 46, 232, 243, 258
Überzuckerung 62, 63, 89, 287, 310, 360, 391, 434
Undereatingphase 409
Unendlichkeit 244, 272
Universum 57, 153, 165, 216, 228, 272, 422, 423

459

Unlust-Sauger 134
Unterbewusstsein 35, 192, 326, 335
Unterernährung 189, 190, 247
Unzulänglich/keit 22, 391
Urbedürfnis 51
Urkorn 415
Urnahrung 121

V
Vartabedian, Roy 305, 447
Veggie-Days 395
Verantwortung 39, 53, 168, 235, 288, 315, 326, 354
Verdauungstee 49
Verdünnung 268
Vergiftung 46, 76, 145, 276, 340, 386
Vergleich 57, 141, 188, 214, 226, 230, 376
Verhaltenstherapie 22, 333
Verköstigung 240, 311
Verlobungsring 235
Versöhnungssex 217, 371
Verstoffwechslung 223, 346, 425, 432
Versuchung 292, 297, 315, 349, 431
Vertrauen 115, 143, 150, 151, 157, 203, 227, 256, 268, 378, 379
Verzehr-Situationen 245
Verzweiflung 181, 195, 250, 366
Vielfachzucker 45, 223, 431
Vitalstoffe 97, 198, 293, 298, 340, 369, 370, 431
Voegtlin, Walter L. 318
Völlegefühl 49, 76, 348, 397
Vollkontakt 19, 155, 267, 372
vollschlank 155, 225, 301, 347, 429
Volltrottel 402
von Bingen, Hildegard 235
Vorsätze/Vorsatz 127, 288, 418
Vorurteil/e 48, 57, 116, 213, 228, 248, 395, 408

W
Waagschale 407
Wachstumshormon 59, 184, 345
Wahrnehmungsorgan 48
Waist-to-hip-Ratio 194
Warburg, Otto Heinrich 329
Wärmebildung 380
Wassergymnastik 42, 140
Wasserknappheit 141, 386, 401
Waterianer 65
Weintraubenextrakt 28
Weißbrot 68, 164, 271, 280, 287, 378, 390
Welthungerindex 189, 190, 453
Wertschätzung/wertschätzend 90, 177, 203, 230, 398, 433
Whole 30 258
Wespentaille 415
Wiedergeburt 246
Wiederholungsmuster 16

Wienerwald 196
William, Anthony 360, 444, 446, 447
Winterschlaf 82, 418
Wohlbefinden 94, 111, 138, 203, 229, 233, 271, 295, 328, 338, 375, 416, 417
Wohlfühlfaktoren 167
Wohlstandsgesellschaften 16, 27, 421
Workout 42, 232, 279, 315,
Wunder 18, 28, 32, 45, 108, 128, 154, 229, 246, 271, 272, 278, 346, 348, 422, 423, 433
Wunderknolle 217
Wunschkonzert 374
Wunschmedizin 134
Würde 33
Wurstbraterei 196

Y
YAH-Diät 207
Yogi/Yogini 55, 65, 427

Z
Zappelphilipp 374
Zärtlichkeit 230, 391
Zellerneuerung 28, 80, 345, 371, 400
Zellwachstum 28
Zeltkleider 316
Zen-Buddhismus 240
Zero Waste 335
Zero-Carb-Diät 77, 258
Zersetzungsprozess 397
Zigarette 16, 51, 88, 100, 115, 196, 279, 298, 300, 313, 332, 343, 380, 434
Zivilisationskrankheiten 271, 416
Zölibat 430
Zone-Diät 258
Zubrot 224, 373
Zuckeralkohol 425, 432
Zuckerkonsum 297, 434
Zuckerkrankheit 62, 89
Zuckerrüben 59, 198, 431, 432
Zuckerschlecken 249
Zuckerschleudern 375
Zuckerschnute 249, 453
Zuckerschock 75, 292, 390
Zufüttern 41
Zulassen 34, 36, 109, 230, 233, 368, 396
Zuneigung 50, 90, 188, 250, 255, 276, 295, 300, 387, 401, 420
Zungenküsse 87, 241, 432
Zusatzstoffe 45, 81, 133, 160, 199, 209, 302, 306, 325, 403, 432, 440, 449
Zutatenliste 45, 59, 73, 81, 169, 221, 296, 432, 434
Zuversicht 288, 300, 434
Zwangsernährung 190
Zweifachzucker 223, 431

ÜBER DIE AUTORIN

1960 im Hamburger Stadtteil Eppendorf geboren und aufgewachsen, ist Julianne Ferenczy im Alter von 21 Jahren als »Hippie« und Weltenbummlerin mehr als acht Monate in Indien, Nepal und Sri Lanka unterwegs gewesen. Spätestens dort entwickelte sie ihre Affinität zur geistigen Auseinandersetzung mit der Wirklichkeit. Zurück in der Heimat studierte sie Jura. Eine eher zufällig absolvierte Lehre als Anwaltsgehilfin, die ihrem Traumjob als Richterin oder aber Kriminalkommissarin geschuldet war, hatte sie überzeugt, ihre intellektuellen Kapazitäten verstärkt in Anspruch zu nehmen.

Danach war sie lange Zeit als Anwältin in der Musik- und Unterhaltungsbranche tätig. Über die Jahre hinzugekommen ist die Arbeit als Familien-Mediatorin sowie Paar- und Einzel-Coach, aber auch Vortragsreferentin, Hochzeitsrednerin und Autorin, um direkt am Menschen und dessen Wunsch nach Glück und Liebe anzusetzen.

Ihre beruflichen sowie privaten Erfahrungen aus einem zwischenmenschlich reichen Austausch verbindet die Autorin mit ihrer Lebensanschauung als praktizierende Buddhistin – geübt mehr als 35 Jahre. Daraus ergibt sich eine humorvolle Sichtweise auf unsere Welt, die sie für ein Glücklich-Sein und Glücklich-Bleiben zu vermitteln weiß.

Vorträge mit buddhistischen Inhalten haben Julianne Ferenczy auf die Bühne des Kabaretts gebracht, bisher mit ihren Programmen GLÜCK – BITTE HER DAMIT! und LIEBE – BITTE SOFORT & FÜR IMMER! Derweil Brautleute sie als freie Rednerin für Hochzeitszeremonien buchen, verfolgt sie – auch in ihrem Angebot für Ehe-Beratung, Mediation und Coaching – den lebensbejahenden Ansatz, zeitlose Werte von Offenheit, Liebe und Erfahrung in unseren Alltag und unsere Beziehungen zu bringen.

Unter dem Titel **WÜRFEL LIEBE A bis Z** erschien ihr Erstlingswerk im Juni 2020, ein Ratgeber & Fragespiel mit 275 Kapiteln in Sachen Liebe, Leben und Beziehung, alphabetisch sortiert und abgerundet mit 1650 weiterführenden Fragen, in die man sich allein oder gemeinsam mit Partnern oder Freunden hineinwürfeln kann.

Nun liegt ihr zweites Buch vor: **LIEBE ZUR DIÄT – Was Liebe mit Diät zu tun hat**, ein leicht verdauliches A–Z Nachschlagewerk für Diätisten und ihre Angehörigen.

Julianne Ferenczy ist weder Medizinerin noch Ernährungsberaterin. Ihre Kenntnisse, sowohl über Diäten als auch über die Liebe, basieren einzig und allein auf mehr oder weniger erfolgreiche Selbstversuche. Falls Sie Kontakt mit der Autorin aufnehmen möchten, können Sie dies über ihre Webseiten tun oder indem Sie eine E-Mail schreiben:

Wuerfel@LiebeAbisZ.com
www.LiebezurDiät.com
www.julianne-ferenczy.com

JULIANNE FERENCZY

Würfel Liebe
A bis Z

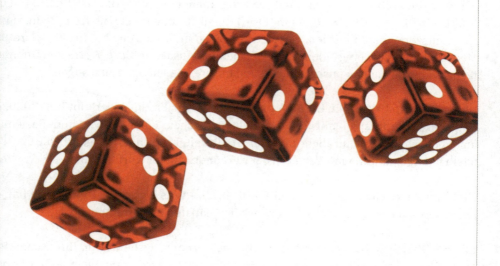

RATGEBER & FRAGESPIEL

275 Liebes- und Lebensthemen, die in jeder guten Beziehung vorkommen, werden heiter bis buddhistisch beleuchtet. Alphabetisch sortiert erfährt man Dinge des menschlichen Alltags … von A wie Abenteuer … über L wie Liebe … bis Z wie Zappenduster. Querverweise zwischen den Kapiteln helfen, verzwickte Ursachen zu erkennen und geschickte Mittel und Wege zur Erfüllung von Liebe und Glück zu finden.

Warum Glück kein Hamster ist — wie der Kühlschrank zur universellen Ganzheit wird — und wer Eifersucht nutzen sollte, um in Zusammenhängen denken zu können.

*

Man wird sich kennen und lieben lernen — und über so manche Dinge reden, über die man noch nie reden wollte!

1650 persönliche Fragen sorgen garantiert für mehr Schwung in der Liebe. Zu jedem der 275 Begriffe gibt es 6 Fragen für eine Extraportion Verständnis, Kommunikation und Humor. Paare, Singles und Freunde nutzen sie als Starthilfe für einen lebendigen Austausch und zur Vertiefung ihrer Beziehung, aber auch als Inspiration zum Selbst-Coaching. Wenn per Zufall Themen von A bis Z gewürfelt und unvorhergesehene Fragen beantworten werden, ist alles möglich.

Von der »Fachfrau für Lebensfragen«
JULIANNE FERENCZY

Neben ihrem Ratgeber & Fragespiel »WÜRFEL LIEBE A bis Z« und

dem Bildband »FUNDSTÜCKE auf dem Weg« sind von

Julianne Ferenczy zwei DVDs erschienen mit ihren Programmen

»GLÜCK – Bitte her damit!« und »LIEBE – Bitte sofort & für immer!«

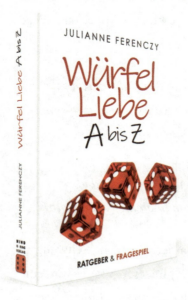
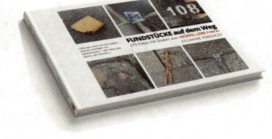

€ 34,90 / VÖ 2020 / 768 Seiten
ISBN 978-3-00063-178-8

€ 14,90 / VÖ 2020 / 144 Seiten
ISBN 978-3-00067-515-7

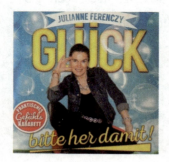
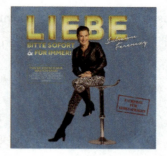

€ 9,90 / VÖ 2015 / 95 Min.

€ 14,90 / VÖ 2020 / 96 Min.

Den Shop von Julianne Ferenczy finden Sie hier:

www.mindiskingverlag.com